原书第 4 版

Cardiac Problems in Pregnancy

妊娠心脏病学

原著　[美] Uri Elkayam

主译　王少为

中国科学技术出版社
·北 京·

图书在版编目（CIP）数据

妊娠心脏病学：原书第 4 版 /（美）乌里·埃尔卡亚姆 (Uri Elkayam) 原著；王少为主译 . — 北京：中国科学技术出版社 , 2021.6

书名原文：Cardiac Problems in Pregnancy,4e

ISBN 978-7-5046-8964-1

Ⅰ . ①妊… Ⅱ . ①乌… ②王… Ⅲ . ①妊娠合并症－心脏病学 Ⅳ . ① R714.252

中国版本图书馆 CIP 数据核字 (2021) 第 019836 号

著作权合同登记号：01-2020-7673

策划编辑　焦健姿　靳　婷
责任编辑　丁亚红
装帧设计　佳木水轩
责任印制　李晓霖

出　　版　中国科学技术出版社
发　　行　中国科学技术出版社有限公司发行部
地　　址　北京市海淀区中关村南大街 16 号
邮　　编　100081
发行电话　010-62173865
传　　真　010-62179148
网　　址　http://www.cspbooks.com.cn

开　　本　889mm×1194mm　1/16
字　　数　770 千字
印　　张　32.5
版　　次　2021 年 6 月第 1 版
印　　次　2021 年 6 月第 1 次印刷
印　　刷　天津翔远印刷有限公司
书　　号　ISBN 978-7-5046-8964-1 / R·2662
定　　价　298.00 元

版权声明

内容提要

本书引进自 WILEY 出版社，是一部全面的妊娠相关心血管疾病诊疗指南。本书为全新第 4 版，共 7 篇 36 章，在上一版本基础上优化和增加了新知识，同时还补充了最新研究和临床进展，内容涉及先天性和后天性心血管疾病，阐释了母婴心脏病学的所有要素，以及孕前和孕期的风险评估方法及干预指南、妊娠心血管疾病的相关诊疗方法等内容，涵盖了心血管医学、产科学、麻醉学、心脏外科学、药理学和临床科学等多领域的专业知识，以期最大限度地为医学专业人员提供复杂妊娠安全性和成功率的支持，亦可为那些照顾妊娠心脏病患者的医务人员提供一部有价值的实用参考书。

译者名单

主　译　王少为　北京医院妇产科，国家老年医学中心，中国医学科学院老年医学研究院

副主译　马琳琳　北京医院妇产科，国家老年医学中心，中国医学科学院老年医学研究院

　　　　　张俊荣　北京医院妇产科，国家老年医学中心，中国医学科学院老年医学研究院

　　　　　胡　倩　北京医院妇产科，国家老年医学中心，中国医学科学院老年医学研究院

　　　　　梁　琳　北京医院妇产科，国家老年医学中心，中国医学科学院老年医学研究院

译校者　（以姓氏笔画为序）

　　　　　韦晓宁　中国医学科学院北京协和医学院，广西西科大学第一附属医院妇产科

　　　　　尹若昀　北京医院妇产科，国家老年医学中心，中国医学科学院老年医学研究院

　　　　　刘斐然　首都医科大学附属北京世纪坛医院妇产科

　　　　　张思辰　北京医院妇产科，国家老年医学中心，中国医学科学院老年医学研究院

　　　　　尚志远　北京医院妇产科，国家老年医学中心，中国医学科学院老年医学研究院

补充说明

　　书中参考文献条目众多，为方便读者查阅，已将本书参考文献更新至网络，读者可扫描右侧二维码，关注出版社医学官方微信"焦点医学"，后台回复"妊娠心脏病学"，即可获取。

译者前言

20世纪70年代以来，现代医学取得了令人瞩目的成就。围产医学的发展，使众多难以承受妊娠分娩的女性圆了成为母亲的伟大梦想，但随之而来的挑战和困惑也越来越多。心血管疾病依旧是孕产妇患病率增长和死亡的主要原因之一，不仅居非直接产科死因中的第一位，而且对胎儿的不良结局也有显著影响。妊娠合并心脏病中最常见的是先天性心脏病（先心病）和风湿性心脏病，随着存活至生育年龄的先天性心脏病女性人数增加，同时肥胖、高血压、子痫前期和糖尿病等并发症高风险的高龄孕妇比例越来越高，妊娠合并心血管疾病的发病率持续上升，妊娠心脏病的管理越来越具挑战性。良好的围产结局，需要心脏病学、母胎医学、麻醉、心脏外科和新生儿学等众多领域的多学科密切协作。

各学科领域的新理论、新成果、新技术不断涌现，汲取、更新和应用成为每一位临床医生的必备技能。如何从海量增长的文献和碎片化的信息渗透中抽丝剥茧、淘沙取金？国际权威专家的经验荟萃研究，对现有信息进行全面总结并提出切实可行建议的学术专著，对广大临床医生无疑可以起到事半功倍的效果。

本书主编Uri Elkayam博士，在妊娠心脏病领域深耕40余年，早于1981年初就开创了美国第一个学术性、多学科的孕产妇心脏病项目，并指导该项目至今。Elkayam教授已发表了230多篇同行评议文章，参与过80多部著作的编写，其中大部分为心力衰竭和妊娠心脏病相关内容。其原创文章和新进展综述涵盖了各种心脏病妊娠患者相关的主题。他与Norbert Gleicher教授共同编撰了《妊娠期药物治疗原则与实践》一书的前三版。近40年，他一直广泛参与本国（美国）及国际妊娠心脏病管理保健专业人员的教育工作。

本书作为妊娠心脏病领域非常有影响力的专业著作，目前已更新至第4版。Uri Elkayam博士联合心脏病、产科、内科、外科、麻醉科、核医学和药学等多学科领域的55位专家共同编写，这些专家在各自领域具有深厚的学术造诣、丰富的临床经验和极高的业内影响力。全书包括36章，全面涵盖了各种心血管疾病的诊断、治疗，不失为改善心脏病孕妇及胎儿管理、妊娠结局的良好案头参考工具书。

感谢中国科学技术出版社的信任，感谢编译团队的9位博士同道，你们仁慈博爱的职业品行、一丝不苟的工作精神和与时俱进的学术热情，为我完成中文翻译版增强了信心，感谢9位博士富有激情的工作态度和高质量的翻译作品。感谢所有关心和支持本书出版的人士。付梓之际，祝愿天下母亲幸福安康！

北京医院妇产科

原书前言

据估计，约 2% 的孕产妇患有心脏病。随着先天性心脏病的女性患者存活至生育年龄人数的增加，孕产妇年龄的增加，肥胖、高血压、先兆子痫和糖尿病等并发症发病率的上升，这一数字还在不断增大。如今，尽管孕产妇的死亡率在世界范围内有所改善，但无论是发展中国家，还是发达国家，其发病率仍然高得令人无法接受。在美国，其死亡率一直持续上升，心血管疾病仍然是孕产妇发病和死亡的主要原因，对胎儿结局也有重大影响。然而，在许多情况下，这些不良预后是可以预防的。妊娠心脏病的治疗具有挑战性，成功的结局需要多领域的跨学科专业知识，包括但不限于心脏病学、母胎医学、麻醉、心脏手术和新生儿学。

本书是妊娠心脏病领域的专著，目前已更新至第 4 版，撰写该书的壮举始于 30 多年前，1982 年《妊娠心脏病学》首次出版。与前几版一样，全新版本根据妊娠心脏病诊疗方面海量增长的文献和国际专家的个人经验，对现有信息进行了全面总结并提出了切实可行的建议。

本书共 36 章，涵盖了各种心血管疾病，内容全面，并对上一版的各章进行了更新和扩展，纳入了 20 年来已发表的最新进展，同时增加了新知识，包括妊娠前、妊娠期间的风险评估，以及扩张型心肌病、左心室致密化不全、非马方综合征主动脉病、晕厥、妊娠期间导管介入治疗、心脏病患者的分娩和产程管理、引产和产后出血管理的药物应用等内容。本书各章均由心脏病专家、妇产科医生、内科医生、外科医生、麻醉医生、核医学专家和药剂医师共同编写，这些专家具有丰富的临床经验，发表过大量著作，从文献角度看，对现有妊娠期间心脏相关问题贡献突出。在全世界范围内，患有心脏病的孕妇及胎儿，其治疗对医务人员来讲都是一项艰巨的挑战。希望全新第 4 版的出版，有助于提高医生的诊疗水平，最终改善心脏病孕妇及胎儿的医疗服务。

Uri Elkayam, MD
Los Angeles, California

谨以此书献给我已故的父母 Dvora 和 Mordechai Elkayam，他们使这一切成为可能。

感谢我的妻子 Batia 无尽的爱与支持。

感谢我的孩子 Ifat、Yonatan 和 Danielle，女婿 Tamir，我的孙子 Noam、Lior 和 Geffen 出现在我的生命里。

原著者简介

　　Uri Elkayam 博士，目前就职于南加利福尼亚州大学洛杉矶分校（USC），担任医学（心脏病学）和妇产科学教授，同时担任妊娠心脏病学科主任，曾任职心血管内科主任及心力衰竭项目负责人。1981年初到南加州大学不久，Elkayam 教授便从洛杉矶 / 南加州大学医院的前心内科主任 Frank Lau 医生处接管了一间妇女儿童医院和一个繁忙的心脏病孕妇诊所。与此同时，他开创了美国第一个多学科的孕产妇心脏病学术项目，并指导该项目至今。

　　Elkayam 教授已发表了 230 多篇同行评议文章，参与过 80 多部著作的编写，其中大部分与心力衰竭和妊娠期心脏病相关。其原创文章和新进展综述涵盖了各种心脏病妊娠患者相关的主题。他与 Norbert Gleicher 教授共同编撰了《妊娠期药物治疗原则与实践》一书的前三版。近 40 年，他一直广泛参与本国（美国）及国际妊娠心脏病管理保健专业人员的教育工作。2009 年，Elkayam 教授与 Avraham Shoran 教授共同创立了两年一度的妊娠心脏病国际会议，并在此后一直担任该会议的负责人。

致谢

　　我要特别感谢参与本书的 55 位编者和合著者，他们贡献了自己的时间和专业知识来编写这本内容翔实的著作，以造福于心脏病孕妇及其后代。

　　特别感谢我的朋友和同事们，在过去 40 年中，我一直致力于推进妊娠心脏病领域的学术进展，他们给了我莫大的支持和帮助。Norbert Gleicher 教授是我在医学院的同学，亦是我 50 余载的挚友。Frank Lau 教授是洛杉矶市医院前心内科主任，1981 年我从他手里接管了美国最繁忙的心脏病孕妇诊所。Thomas M. Goodwin 教授是南加州大学（University of Southern California，USC）母胎医学（maternal fetal medicine，MFM）部前任主任，我们合作在南加州大学建立了一个优秀的多学科临床和学术联合的妊娠心脏病项目。许多 MFM 的教职员工和同事，多年来帮助我照顾过成千上万名患者。我还要特别感谢我的朋友、研究合作者，我在妊娠心脏病国际会议（International Congress on Cardiac Problems in Pregnancy）的联合主席 Avraham（Avi）Shotan 教授，我的极具临床智慧的朋友和同事 Enrique Ostrzega 教授和 Anil Mehra 教授。已故的 Arie Roth 教授、Afshan Hameed 教授、Sorel Goland 教授、Sawan Jalnapurkar 博士和 Ofer Havakuk 博士为我们的研究项目提供了无私的帮助和贡献，Dennis McNamara 教授对我们在妊娠相关性心肌病（investigations of pregnancy-associated cardiomyopathy，IPAC）研究项目的不懈指导。

目　录

第四篇　妊娠期血管疾病

第六篇　妊娠期心血管疾病的药物治疗

第七篇　产程和分娩

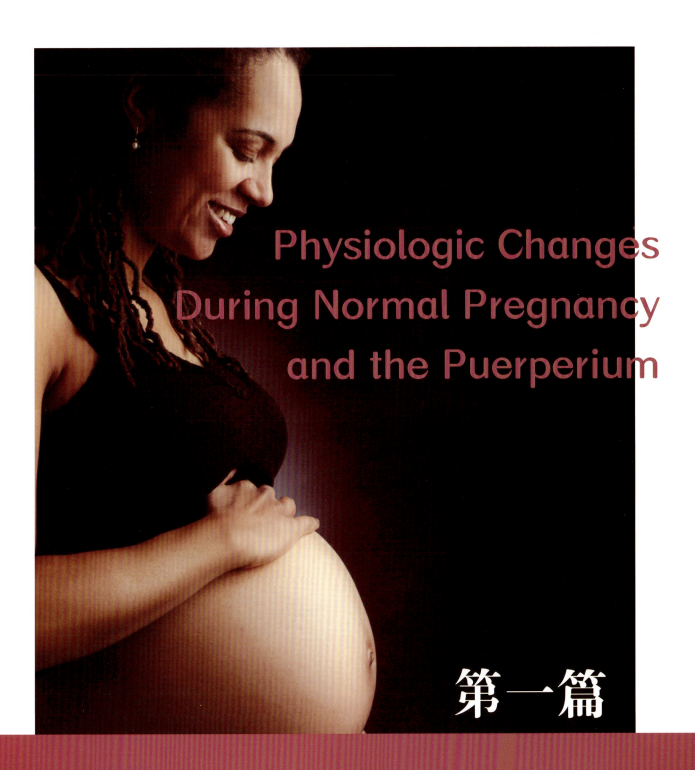

Physiologic Changes
During Normal Pregnancy
and the Puerperium

第一篇

正常妊娠及产褥期的
生理变化

第 1 章
血流动力学和心功能
Hemodynamics and Cardiac Function

Ofer Havakuk　Uri Elkayam　著
尹若昀　译　　张俊荣　校

一、概述

随着妊娠的进展，心血管系统（cardiovascular，CV）发生显著的生理变化。这些变化导致循环负荷的剧增，从而暴露出既往未发现的心脏疾病，引起孕期心脏疾病的迅速恶化，并导致显著的孕产妇发病率增加，甚至死亡，以及对胎儿结局的重要影响。全面了解妊娠期和产褥（postpartum，PP）初期心脏循环的变化，对于患有心血管系统疾病的孕产妇至关重要。

二、妊娠相关激素变化对心血管系统的影响

为了更好地理解妊娠相关的复杂血流动力学变化，我们有必要详述妊娠相关激素变化对心血管系统的影响。

（一）雌激素和孕激素

妊娠早期以雌激素和孕激素水平的升高为特征。雌激素对心血管系统的影响是复杂的，实验室模型显示雌激素可诱导肾单位对钠的重吸收[1]及升高血管紧张素（angiotensin，ANG）Ⅱ的水平[2]。然而，雌激素同时也被证实可以激活 2 型 ANG Ⅱ受体[3]，并通过刺激一氧化

氮（NO）合酶增加一氧化氮水平[4]，从而导致血管舒张。据报道，孕激素可阻断醛固酮的保钠作用[5]，并被发现可对肾脏产生直接的利钠作用[6]。在实验室大鼠模型中[7]，孕激素可改善去甲肾上腺素对动物的升压作用，抑制血管加压素和离体血管平滑肌细胞中钙离子通道的收缩血管作用。这表明其血管舒张作用可能是通过降低细胞内钙浓度来实现的[7]。总的来说，雌激素可能对血压（blood pressure，BP）有着中性的影响，而孕激素则有显著诱导血管舒张的作用。

（二）松弛素

这是一种主要由女性生殖系统分泌的肽类激素[8]。虽然最初以其在分娩前诱导骨盆、子宫和宫颈松弛的能力命名[9]，但松弛素也被发现可引起显著的心血管系统变化。相较于男性和绝经后女性体内 10pg/ml 的水平，松弛素在妊娠早期峰值可达 900pg/ml[10]。松弛素主要通过 1 型松弛素家族肽受体发挥其对心血管系统的作用，这种受体不仅存在于生殖系统，还存在于心脏、肺部、肾脏和脑部[11]。对非妊娠动物的研究表明，通过静脉给予松弛素可降低血压和全身血管阻力（systemic vascular resistance，SVR），并增加心排血量（cardiac out-put，CO）[12, 13]。同样

地，在注入松弛素抗体的动物中，妊娠相关心排血量的增加可被抑制[14]。切除的人体动脉实验模型显示，松弛素具有明显的内皮依赖性血管舒张作用[15]。其他研究表明，松弛素诱导的血管舒张具有一氧化氮依赖性[16]，同时松弛素可激活内皮细胞（而非血管平滑肌）B 型内皮素受体的表达，从而增加内皮素的清除和内皮细胞一氧化氮的释放，导致血管舒张[17]。此外，研究表明，给予松弛素可增加非妊娠大鼠的肾血流量和肾小球滤过率[18]，而松弛素抗体则可阻止怀孕大鼠肾血管的扩张和妊娠相关肾小球滤过率的增加[19]。

（三）利钠肽

众所周知，这些肽类可引起血管扩张和尿钠增加，减弱儿茶酚胺的作用，以及预防心脏重塑[20]。B 型利钠肽（BNP）和 NT-proBNP 的水平被证实在正常妊娠期间显著升高，尽管在整个妊娠期间仍保持在正常范围内[21-23]。在一项纵向研究中，对 29 名孕妇和 25 名健康对照受试者于妊娠期每 3 个月和产后 4～6 周测量了 BNP 水平[24]。纵观总体，对照组的 BNP 中位水平为 10pg/ml，而妊娠组则为 19pg/ml（P=0.003）。然而，在每 3 个月中的第 1 次（20pg/ml）、第 2 次（18pg/ml）和第 3 次（26pg/ml）测量及产后 4～6 周（18pg/ml）的 BNP 中位水平之间未发现显著统计学差异。值得注意的是，在正常妊娠晚期，一些女性的 BNP 水平高达 143pg/ml。Franz 等在 94 名正常孕妇前 6 个月的两次测量中也发现了与之类似的 NT-proBNP 水平明显轻度升高[22]。Lev-Sagie 等[23]对 88 名健康孕妇的 NT-proBNP 进行了测定，发现其在分娩后 28h 较分娩前水平翻倍（165±102 pg/ml vs. 81±32pg/ml，P＜0.001）。这种在产后初期增加的 BNP 水平可能与静脉回心血量增加有关，并引起产后尿量增加。

（四）肾素 - 血管紧张素 - 醛固酮系统

正常妊娠状态下，血管紧张素原（AT）、血管紧张素Ⅱ（ANGⅡ）、肾素和血浆肾素底物水平较非妊娠状态高[25]。在整个怀孕期间，AT 和 ANGⅡ水平都被报道呈进行性升高。血浆肾素前体水平在妊娠前 3 个月达到峰值，而具有活性的肾素水平在妊娠中期增加，血管紧张素转换酶水平在整个妊娠期间保持稳定[26, 27]。值得注意的是，根据肾素和 ANGⅡ水平，醛固酮水平的升高超出了预期值，导致妊娠期醛固酮与肾素比值升高[28, 29]。这一发现的一个可能原因是胎盘来源的血管内皮生长因子（VEGF）水平升高对醛固酮生成的影响。在实验室模型中，Gennari-Moser 等证实 VEGF 可直接增加肾上腺皮质细胞生成醛固酮，并协同增强 ANGⅡ介导的醛固酮合成[30]。血管紧张素Ⅱ的血管活性作用并非单一作用，它既可以与 ANGⅡ1 型受体结合（导致血管收缩），也可以与 ANGⅡ2 型受体结合（导致血管舒张）。在妊娠期，ANGⅡ受体的密度和反应均有变化，倾向于舒张血管的血管紧张素Ⅱ型 2 型受体活性更高[31, 32]。高水平的 ANGⅡ通过与 ANGⅠ型和Ⅱ型受体相互作用，在调节血容量、血压和胎盘血流量方面发挥作用[27]。

（五）交感神经系统

交感神经高反应性最初被认为只发生在妊娠期高血压疾病中[33]。然而，在 2001 年，Greenwood 等比较了年龄和人种匹配的血压正常非妊娠期女性和正常妊娠或患有妊娠期高血压（PIH）的孕 35 周女性[34]。该研究显示，与非妊娠状态相比（尽管与 PIH 相比程度较轻），正常妊娠状态下的交感神经活性有显著升高，而压力反射敏感性则显著下降，并在分娩后恢复到孕前状态。Jarvis 等也报道了相似的结论[35]。他们发现早在孕 6 周时，尽管舒张压和血管阻力有所下降，交感神经兴奋性已较孕前升高，交感神经活性的这种变化伴随去甲肾上腺素和肾素水平的升高[35]。妊娠早期交感神经兴奋性升高的机制尚不完全清楚，可能涉及多个因素。研究表明，雌激素[36]、ANG Ⅱ[37] 和醛固酮[38] 水平升高可能刺激交感神经系统。妊娠期间交感神经兴奋性升高的另一种解释可能与妊娠相关外周血管舒张的代偿机制有关[35]。

三、妊娠期间血流动力学改变

（一）血容量

正常妊娠晚期较非妊娠期血容量增加 34%～70%（平均 50%），而正常单胎妊娠的血浆容量为 3200～4280ml/m²（视胎次而定）[39, 40]。容量增加早在孕 4 周就已经开始，在 6～12 周增加 10%～15%，并持续增加直至分娩（图 1-1）。导致妊娠期高血容量的机制可能与多个因素有关（表 1-1）。雌激素和孕激素都被发现通过增加肾脏水钠重吸收对身体水分有重要的影响[42]。孕激素、ANG Ⅱ 和血浆来源的 VEGF 介导醛固酮生成增加导致钠重吸收的增加[27]。由于渗透调节重置，妊娠期抗利尿激素分泌的阈值降低。此外，我们发现渴觉阈值也被重置于更低的血浆渗透压水平上，以保持更多水分[43]。外周动脉在动脉循环相对充盈的情况下扩张，从而刺激肾素 - ANG - 醛固酮系统，调节水钠重吸收[44]。Ohara 等也发现了妊娠大鼠集合管水蛋白通道 2 的上调，该通道在肾脏水调节中起着关键作用，可能对妊娠期水分的保持发挥着作用[45]。

正常妊娠期间红细胞数量可增加 33%，是构成血容量增加的重要部分[46, 47]。红细胞数量增加的机制错综复杂，孕妇血浆和尿液中的促

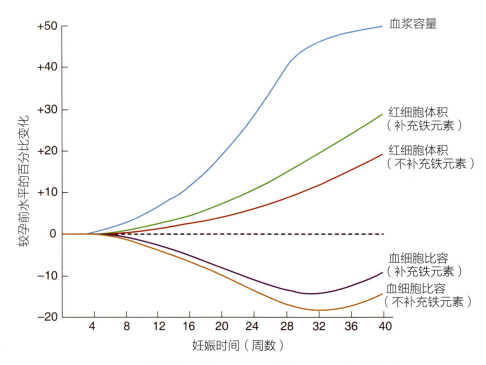

▲ 图 1-1 妊娠期血浆容量、红细胞体积和血细胞比容的变化

血浆容量的增加较红细胞体积的增加快，引起"妊娠期生理性贫血"（引自 Pitkin 1976[41]. Reproduced with permission of Wolters Kluwer Health，Inc）

表 1-1　可能引起妊娠血容量增加的机制

通过以下增加水钠重吸收
- 雌激素和孕激素水平升高
- 由孕激素、血管紧张素Ⅱ和血浆来源的 VEGF 刺激醛固酮生成增加
- 由于渗透调节的重置，抗利尿激素分泌阈值降低
- 重置渴觉阈值于更低的血浆渗透压水平上
- 外周血管舒张刺激肾素 – 血管紧张素 – 醛固酮系统
- 集合管水蛋白通道 2 的上调

通过以下增加红细胞数量
- 血浆促红细胞生成素水平轻度升高
- 人胎盘催乳素和催乳素水平升高从而增强促红细胞生成素活性
- 雌激素对促红细胞生成素生成和活性的负作用被孕激素水平的升高拮抗
- 提高铁的吸收和利用

红细胞生成素浓度在妊娠早期仅稍升高，在妊娠中期达到峰值，随后下降[48]。这种趋势与妊娠期红细胞数量的持续增加形成对比。根据 Jepson 的研究报道，相较于其他外周血管，妊娠子宫的血管中促红细胞生成素活性更高，这表明妊娠期某种因素（现在被认为是人胎盘催乳素）增加了促红细胞生成素活性[49]。另一种解释可能与孕期和围产期孕激素水平的升高有关，这拮抗了雌激素对促红细胞生成素生成和活性的负作用[49]。还应注意的是催乳素，一种生物学上类似于人胎盘催乳素的激素，在哺乳期也能协同增强内源性促红细胞生成素的作用。与红细胞相比，妊娠期血浆容量相对红细胞数量增加更多导致大多数孕妇出现"妊娠期生理性贫血"。数据的 Meta 分析显示，孕 17 周时血细胞比容从妊娠前的 39%±2.5% 下降到 37%±3%，27 周时下降到 36%±6%，39 周时下降到 34%±3%。重要的是，妊娠期生理性贫血与胎儿发育对氧需求的增加，这一矛盾的两种情况同时发生。作为一种代偿机制，在孕妇中发现红细胞 2,3- 二磷酸甘油酸水平升高，导致母体血红蛋白中氧解离增加，从而使向胎儿供氧水平升高[50]。

（二）心排血量

Bader 等在 1955 年使用 Fick 法通过右心导管检查发现心排血量（CO）在妊娠中期末达到峰值，随后向着孕前水平下降直到孕晚期末（表 1-2、图 1-2）[52]。然而，这项研究并不是纵向研究，且进行于 5 组不同妊娠阶段的女性（由于担心胎儿暴露于射线在孕 14 周前没有进行）。1966 年，Walters 等[53]用染料稀释法对 30 名孕妇的 CO 进行了连续评估，证实了上述发现。通过运用可以安全地对整个妊娠期间进行连续评估的超声心动图[51, 54-58]，表明妊娠期 CO 升高的开始早在孕 5 周即发生。van Oppen 等对妊娠期 CO 进行了系统回顾[59]，发现了 5 项可靠的纵向设计研究，所有这些研究均报道了孕早期 CO 的升高，且 CO 在孕中期进一步升高。研究报道的 CO 从孕中期至孕晚期的变化各不相同，一项研究显示其进一步升高[57]，两项研究显示没有变化[51, 60]，最后两项则显示下降[61, 62]。关于孕期 CO 总升高水平的结论，最佳参考是 Robson 等的超声心动图研究[51]，其独立测量了孕前 CO 的基线水平，发现孕 5 周时升高 11%，12 周时升高 34%～39%，34 周时升高 50%（由 4.88L/min 升至 7.34L/min）（图 1-2）。Atkins 等[62]采用心阻抗图对 8 名女性从孕前至产后 4～16 个月连续进行 CO 测量。研究者没有提供具体的 CO 数值，却用一张图表显示了一开始增长，在孕 20 周时达到峰值，之后逐渐下降并在足月时降至低于孕前水平的总趋势。此结论可能是由于妊娠后期的水钠潴留影响了本研究中所使用心阻抗图测量 CO 的数值。最近，一项研究通过对 51 名女性在孕期每 3 个月及产后 3～6 个月进行连续超声心动检查发现相较于年龄匹配的非妊娠女性，孕

表 1-2　正常妊娠期循环系统的变化

指　标	不同时间的变化（孕周）					
	5	12	20	24	32	38
心率	↑	↑↑↑	↑↑↑	↑↑↑↑	↑↑↑↑	↑↑↑↑
收缩压	↔	↓	↓	↔	↑	↑↑
舒张压	↔	↓	↓↓	↓	↔	↓↓
每搏量	↑	↑↑↑↑	↑↑↑↑	↑↑↑↑	↑↑↑↑↑	↑↑↑↑↑
心排血量	↑↑	↑↑↑↑↑	↑↑↑↑↑	↑↑↑↑↑	↑↑↑↑↑↑	↑↑↑↑↑↑
全身血管阻力	↓↓	↓↓↓↓	↓↓↓↓	↓↓↓↓	↓↓↓↓↓	↓↓↓↓↓
左心室射血分数	↑	↑↑	↑↑	↑↑	↑	↑

↑. ≤ 5%；↑↑. 6%～10%；↑↑↑. 11%～15%；↑↑↑↑. 16%～20%；↑↑↑↑↑. 21%～30%；↑↑↑↑↑↑. > 30%；
↑↑↑↑↑↑↑↑. > 40%。引自 Robson et al. 1989 [51]

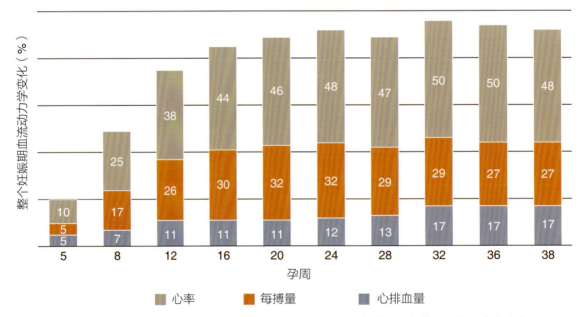

▲ 图 1-2　与孕前相比，整个妊娠期侧卧位测量的心率、每搏量和心排血量的百分比变化
引自 Robson et al. 1989 [51]

早期 CO 出现 19% 的升高，而在孕中期和孕晚期则进一步升高 29%、37% [63]。

　　在正常妊娠中观察到的 CO 增加最初是通过心率、每搏量（SV）的增加，以及从妊娠中期开始到妊娠末期心率的持续增加来实现的（图 1-2）[56, 60, 63]。

　　最近，利用磁共振成像（MRI）的连续测量（12～16 周、26～30 周、32～36 周和产后 12 周）处于妊娠的 23 名女性的 CO [64]，证实 CO 在孕早期就出现显著增加，于孕 26～30 周达到峰值，并在孕 32～36 周保持稳定 [64]。一项比较了 MRI 和超声心动图在妊娠晚期和孕 12 周女性的研究显示，较非妊娠状态下妊娠晚期 CO 在两种测量方法下均得出了升高 > 50%

的相似结论[65]。然而，无论是妊娠还是非妊娠状态，MRI 测量值都要高出 10%～15%。

1. 双胎妊娠

Robson 等报道，相较于单胎妊娠，双胎妊娠时 CO 的增加更为显著，主要原因是心率增加更显著[66]。这些发现得到了 Kametas 等的证实[67]，他们对 119 名孕 10～40 周双胎妊娠的孕妇进行了超声心动检查，并与 128 名单胎妊娠的孕妇进行了比较。在双胎妊娠中母体的 CO 高出 20%。此外，双胎妊娠的孕妇有着更大的左心室（LV）内径、收缩功能和容量。

2. 孕妇体位的影响

约在孕 20 周后，孕妇体位对 CO 有着显著影响[68]，从仰卧位变换至侧卧位由于下腔静脉受压减少可引起 CO 显著增加（图 1-3）。Rossi 等[69] 最近的一项 MRI 研究显示，在一组健康的孕晚期孕妇中，SV 和 CO 分别有 35% 和 24% 与体位相关的增加。尽管仰卧位时 CO

改变，但由于 SVR 的代偿性升高，大多数女性的血压维持不变。

3. 妊娠期仰卧低血压综合征

发现在 15% 的足月妊娠者中，仰卧位时收缩压降低至少 15～30mmHg，其被定义为妊娠期仰卧低血压综合征。症状在平卧 3～10min 后出现，通常包括乏力、头晕、恶心、出冷汗，甚至晕厥[70]，原因是下腔静脉（IVC）受妊娠子宫压迫使静脉回心血量减少，从而导致 CO 和 BP 降低 30%～40%。孕产妇和胎儿死亡可在个别极端病例中出现[71]。一种限定形式的综合征可能更为普遍，包括仰卧位时无症状的 CO 和 BP 降低，当发生交感神经阻滞（如腰麻）时，则可出现临床恶化[72]。尽管考虑到了妊娠子宫对 IVC 的显著压迫，但令人惊讶的是，只有相对较小比例的女性表现出这种综合征。正如 Scott 和 Kerr 所述，一种可能的保护机制是发展出了通过椎体血管引流的侧支循环[73]。持有不同意见的 Lanni 等则提出了另一

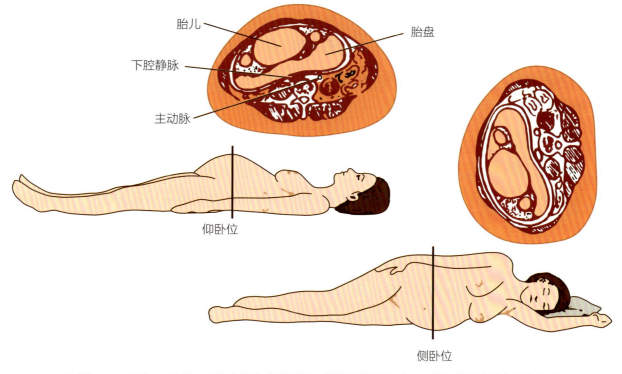

胎儿　　　胎盘

下腔静脉

主动脉

仰卧位

侧卧位

▲ 图 1-3　约孕 20 周后，下腔静脉的管腔受压可导致静脉回流减少，从而降低心排血量和血压

种关于压力反射和心率代偿性增加的保护机制假说，他们指出，与未受影响的孕晚期孕妇相比，出现此综合征的孕妇心动过速更为显著[74]。

（三）全身血管阻力

通过不同方法的许多研究表明，与非妊娠状态相比，妊娠期 SVR 显著降低。Bader 等[52]的早期有创检查研究显示妊娠中期 SVR 最低。另一项有创血流动力学研究报道，孕晚期 SVR 较产后 12 周显著降低[75]。然而这项研究并未在孕早中期做任何测量。Robson 等运用超声心动图显示 SVR 早在孕 5 周起便开始逐步下降（9%），最多于孕 20 周下降 34%，随后进入平台期直至孕 32 周，从孕 32 周至足月又出现轻度升高[51]。尽管在孕晚期有所上升，SVR 仍较孕前水平降低 27%。Savu 等[63]发现，与年龄匹配的对照组和产后数值相比，妊娠期 SVR 降低了近 20%，而在孕中期和晚期则进一步降低达约 30%。

导致妊娠期 SVR 下降的机制众多（表 1-3）。包括妊娠激素、松弛素、利钠肽的血管舒张作用，以及对血管紧张素和去甲肾上腺素的加压作用的拮抗增强[76, 77]。许多研究人员也报道了妊娠期内皮依赖性血流介导的血管舒张作用增强[78, 79]，NO 的生成在整个正常妊娠期间增加，并在产后 9～12 周时恢复到非妊娠状态下水平[80, 81]。此外，前列环素水平升高也可能导致直接血管舒张[82]。Poppas 等[83]指出早在孕早期便出现动脉顺应性和扩张性的增加。类似地，Macedo 等[84]发现，主动脉波反射（衡量主动脉硬度的指标）降低，于孕中期达最低点。这种顺应性增加可能是由于雌激素水平的升高，以及内皮细胞和血管平滑肌中雌激素受体的普遍增加所致[85]。动物模型和接受雌激素变性人中出现相似的血管变化，佐证了这一假设[86, 87]。另外，也有研

究报道，妊娠期血管壁的组织学改变，包括胶原 / 弹性蛋白比值的改变，这些改变可能对动脉顺应性和血管阻力产生影响[88, 89]。最后，妊娠是一种促血管生成状态，低阻力、高流量的子宫胎盘循环发展增加了对不断增大的子宫的血液供应，从而影响 SVR。Jaffe、Warsof[90]及 Jurkovic 等[91]表明，在妊娠早期和中期，从全身循环到子宫胎盘循环的血液分流增加，早在妊娠前几周，就已出现舒张期子宫胎盘循环血流。Coppens 等[92]进一步研究发现，妊娠早期滋养层周围血管的阻力下降幅度更大，这表明滋养层植入可能对局部血管阻力产生影响。乳腺血管床血管的显著增加，也可能在 SVR 降低中起作用。

表 1-3　可能导致妊娠全身血管阻力降低的机制

- 雌激素、松弛素、利钠肽和前列环素水平升高的扩张血管作用
- 血管中雌激素受体分布增加
- 通过血流介导的内皮依赖性血管舒张作用导致血管壁舒张
- 妊娠期间 NO 生成增加
- 对血管紧张素和去甲肾上腺素的血管收缩作用的抵抗升高
- 动脉顺应性增加
- 低血管阻力、高血流量子的子宫胎盘循环形成
- 乳腺血管增加

（四）血压

尽管不同方法和设备下不同研究的血压测量数据可能产生差异，妊娠引起的血压下降在大多数研究中有所报道，可能妊娠期 SVR 下降较 CO 升高的程度更多所致[93-96]。血压下降在受孕后的最初几周最为显著[93, 97]，因此，如果妊娠后稍晚阶段才首次对患者进行评估，可能会错过血压的下降。血压降低主要是由舒张压降低引起的，而收缩压降低程度较轻，因此导致脉压升高[98]。孕早期至孕中期的持续血压下降，相较于孕前至孕早期的下降不那么显

著。然而，大多数研究指出血压下降的最低点出现在孕中期[93-96]。在孕晚期，血压通常有轻度升高并持续至分娩及产后。尽管如此，研究发现产后16周的血压水平可比孕前下降2~3mmHg[93]。高龄和超重与妊娠期间正常范围内的血压相对升高有关[99, 100]，且可能患妊娠期高血压和子痫前期的风险更高。

（五）心率

妊娠期间心率逐渐升高（图1-2），最大增幅平均可达每分钟10~20次[51, 57, 63]。偶尔也会出现心率 > 100次/min，甚至 > 120次/min的窦性心动过速[101]，但通常都能较好地耐受，而不会对左心室功能产生影响。

（六）肺动脉压与肺血管阻力

Bader等[52]的早期研究对46名处于不同妊娠阶段的正常孕妇进行了心脏导管检查，记录了正常妊娠期间休息和运动时的肺动脉压。虽然没有测量肺动脉楔压，但CO的显著升高提示肺血管阻力（PVR）的显著降低[52]。Clark等也报道了相似结论。他们指出孕36~38周与产后12周相比，有创测量的肺动脉压没有显著变化，但他们在妊娠早、中期没有进行血流动力学测量[75]。Robson等[102]后来的一项研究中运用多普勒和心横断面超声检查，在孕前、妊娠期每月和产后6个月对13名女性的肺部血流动力学进行了连续评估。平均肺动脉压基线值为14mmHg，妊娠期间无显著变化。孕8周时肺动脉阻力下降了24%，但之后未再有显著变化。产后6个月指标数值恢复到孕前水平[102]。最近的一项超声心动图研究对年龄和体型相匹配的15名非妊娠对照组女性与60名孕妇在妊娠期间的连续血流动力学变化进行了比较评估[103]。这项研究证实了先前报道的结论，指出孕早期肺动脉压力正

常，且在之后的妊娠期也无显著变化。孕中期与孕早期相比，肺血流量增加了29%，PVR下降了15%。在孕晚期，肺血流量进一步增加13%，PVR则下降17%[103]。

（七）分娩时心血管系统的变化

分娩和产后早期与血流动力学显著的急骤变化有关[104]。在分娩过程中，由于子宫收缩、心率增快、儿茶酚胺激增导致心率和心肌收缩力增加，血容量和静脉回心血量随之增加，引起显著的血流动力学变化。Ueland 和 Hansen早期的重要研究[105]分析了仰卧位分娩的23名女性，发现在第一产程和分娩镇痛前，每次宫缩伴随着SV下降33%，心率反射性升高15%，CO上升24%，脉压上升26%。需要注意的是，在每次宫缩过程中，远端大动脉和（或）髂总动脉完全闭塞，导致上肢血压升高，而股动脉压降低[106]。侧卧位分娩时的血流动力学变化则和仰卧位大相径庭。由于静脉回流始终持续，以及宫缩时远端主动脉受到的阻力较小，因而测量出的CO和SV较高。侧卧位下宫缩时SV、CO变化较小，仅增加8%，心率无变化，而血压仅有微小变化。随后使用多普勒和肺动脉瓣横断面超声心动图对半侧卧位分娩时的CO评估显示在宫缩期间CO呈逐渐升高趋势[107]。在宫口扩张≥8cm时，由于SV和心率的增加，CO升高 > 30%，并伴随着平均压升高10%。值得注意的是，所有孕妇均予哌替啶和笑气止痛，未予硬膜外分娩镇痛[107]。这一点非常重要，因为麻醉方式在调节CV以适应分娩中起着巨大作用。在局部麻醉下，CO在整个分娩过程中进行性增加。这种变化在骶管麻醉时不明显[108]，部分原因是对疼痛控制更佳。两组患者在Valsalva动作时均发现类似的变化，这与全身血压和中心静脉压的显著升高有关[108]。

（八）剖宫产术对产妇血流动力学的影响

在临产前进行剖宫产术（CS）可以防止宫缩时观察到的血流动力学改变，但会导致与麻醉和手术相关的心血管反应。CS 的血流动力学效应在很大程度上受手术麻醉方式和术中所用药物的影响。Ueland 等[109-111] 的一系列研究评估了在不同麻醉方式下足月分娩 CS 的血流动力学影响。在仰卧位分娩时接受局部麻醉的女性中，染料稀释技术测量的 CO 值逐渐增加，在第一产程后期较进入产程前升高达 25%，第二产程达 49%，分娩后即刻达 80%[108]。在接受骶管麻醉的女性中，与前述相应的数值分别为 21%、24% 和 59%。虽然在分娩过程中和分娩后骶管麻醉使 CO 增幅减少，两种方法在各产程的宫缩过程中 CO 的增幅相似，均为 15%～20%[108]。研究者对 17 名接受再次 CS 的正常足月妊娠孕妇探索了使用硫喷妥钠、笑气和琥珀酰胆碱全身麻醉的影响[111]。与仰卧位相比，侧卧位时麻醉前 CO 基线升高 29%，心率降低 16%。在麻醉期间，CO 仅轻度增加，气管插管可引起 CO 升高 16%，心率升高 18%，血压升高 14%。CO 升高峰值（相较于对照组升高 41%）在分娩后 10min 出现。值得注意的是，对于轻度左心室功能不全的非妊娠患者，与气管插管相关的反射性心动过速和血压升高与现已发现的左心室射血分数显著下降和左心室充盈压升高有关[112]。Ueland 及同事指出脊髓麻醉与术前血压显著下降有关[104]。此发现随后得到 Langesaeter 等的证实[113]，他们对 80 名健康女性进行了一项双盲研究，这些女性被安排接受择期 CS，随机分组分别接受低剂量和高剂量丁哌卡因的脊髓麻醉，同时合并或不合并使用低剂量的去氧肾上腺素。研究发现尽管 CO 大幅上升，由于 SVR 下降低，

剂量和高剂量组均出现了平均压的显著降低。在低剂量组中，去氧肾上腺素显著减少了血压的降幅，这表明此法结合适当补液，可在 CS 脊髓麻醉期间保持最佳的血流动力学稳定性。与脊髓麻醉相似，使用肾上腺素进行硬膜外麻醉的所有患者术前均出现血压降低，且常常需要包括改变子宫位置、静脉输液，以及除静脉血管升压药以外的下肢加压包扎[104]。相比之下，不使用肾上腺素的硬膜外麻醉被报道与手术和分娩时更好的血流动力学稳定性有关[109]。在麻醉后 CO 和心率发生轻微变化所造成的血压短暂下降可通过改变子宫位置来恢复，而不需要应用血管加压药。Milsom 等[114] 比较了 20 例使用硬膜外麻醉或全身麻醉的女性在 CS 期间的血流动力学变化。在接受硬膜外麻醉的女性中，CO 在分娩前显著升高，分娩后进一步升高，其原因主要是心率的显著升高。由于 SVR 下降，收缩压和舒张压也显著降低。全身麻醉与分娩过程中的 SV 显著降低有关，而 CO 则没有（因为心率明显增加而）变化，但 CO 在分娩后可能由于静脉回流增加而升高。与硬膜外麻醉相比，全身麻醉由于 SVR 升高，收缩压和舒张压均显著升高[114]。Milsom 等也研究了分娩前后体位的变化对接受硬膜外麻醉患者的母体循环的影响。分娩前取仰卧位与 CO 和 SV 显著降低，以及心率、SVR 和血压显著升高有关。相比之下，产后仰卧位仅与轻微血流动力学变化有关[114]。

总之，CS 期间的血流动力学变化受患者的体位和麻醉或镇痛方式影响。心血管疾病患者的分娩方案需考虑各种麻醉方法和麻醉药物在麻醉过程中的显著差异。

四、产褥期血流动力学的变化

主要的血流动力学改变于分娩后立刻发生

（图 1-4）[116]。根据研究报道 CO 和 SV 增加了 50%[105]，这可能是由于收缩子宫的"自体输血"和妊娠子宫对 IVC 的重力作用压迫减轻而增加了静脉回心血量[117]。分娩后 1h 心率和 CO 恢复到产前水平，而血压和 SV 保持升高，直到产后 24h 恢复到产前水平[107, 118]。在孕 38 周、产后 48h 和产后 2 周对半侧卧位的 10 名健康孕妇进行了血流动力学评估，结果显示，由于 SV 升高，尽管心率出现大幅降低，CO 在产后至少 48h 内仍保持升高状态。在产后 2 周时，由于 SV 的下降和心率进一步下降，CO 出现明显降低[117]。同一研究团队报道了 15 名健康女性在孕 38 周、产后 2 周、6 周、12 周和 24 周的血流动力学评价。CO 和心率均逐渐下降并在产后 2 周恢复到分娩前水平，而 SV 在分娩后 2 周仅出现轻度下降，随后进一步下降，直到产后 6 个月（图 1-4）[115]。Capeless 和 Clapp[119] 的一项研究运用 M 型超声心动图

对左侧卧位下的 13 名女性孕前、产后 6 周和产后 12 周的血流动力学指标及左心室内径进行了比较。在产后 6 周和 12 周，心率恢复到孕前水平，SV、CO 和左心室舒张末期容积均仍保持显著升高，而 SVR 则继续保持降低。

Robson 等评估了与 30 名未发生异常分娩的对照组女性（估计失血 50～400ml）相比，10 名估计失血 > 500ml（550～1900ml）女性产后出血的影响，她们在此期间接受了平均 280ml 的静脉输液。所有的孕妇在分娩时均使用了麦角新碱。与对照组相比，产后出血的患者 SV 降低，而心率升高。尽管如此，由于心率和 SVR 升高，两组的 CO 和 BP 无显著差异[120]。

总之，显著的血流动力学改变于产后立刻发生。这些变化可能受失血量的影响。在未发生异常分娩的女性中，尽管心率迅速下降，但 CO 值有明显的升高，在至少 48h 内仍高于产

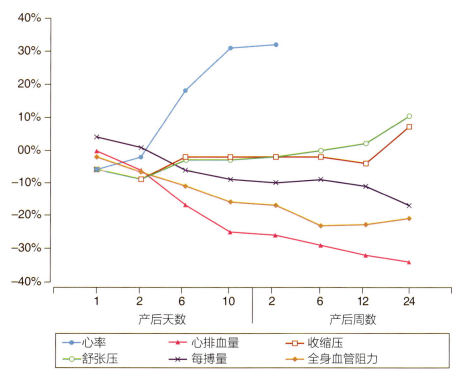

▲ 图 1-4 产后血流动力学参数相较于孕 38 周的变化
引自 Based on data by Robson et al. 1987[115]

前水平。分娩后血流动力学可相对较快地恢复到产前水平，但完全恢复到孕前水平则需要数周至数月的时间。

五、心脏的结构和功能变化

（一）心房心室内径

妊娠是一种容量超负荷的状态，通常情况下孕妇的心脏通过轻度增加内径和质量来适应这种新的状态。超声心动图是目前应用最广泛的评价妊娠相关的心脏结构变化的手段。虽然一些研究显示孕期心脏各心腔内径并没有显著增加[58, 121]，大多数研究还是指出了左心房和左心室大小（如左心室收缩末期内径，左心室舒张末期内径、左心室容量）出现微小而显著的变化，这种变化的数值波动仍在正常值范围内[63, 65, 122–124]。Savu 等最近的一项研究显示大多数指标的最大增幅出现在孕中期和孕晚期，包括左心室舒张末期内径增加 8%，左心室收缩末期内径增加 15%，左心室舒张末期容积增加 33%，左心室收缩末期容积增加 31%，左心房面积增加 20%[63]。同一研究团队也报道了随着妊娠的进展，左心室球形指数降低（提示左心室形态更趋近球形）[63]。与基线相比，左心室心肌重量在孕晚期增加了超过 30%。妊娠期心脏血流动力学成像与重构（CHIRP）的研究通过超声心动图和 MRI 检查对孕晚期与产后 4 个月的心腔大小进行了对比，结果显示前者的左心室心肌重量增加了 50%[65]。两种检查结果均显示左心室舒张末期容积与左心室心肌重量的变化具有良好的相关性，但超声心动图在数值上有低估的倾向。尽管关于右心的数据更加稀少，但研究也表明在整个妊娠期间右心室（RV）和右心房内径均有所增加[125]。在 CHIRP 研究中，相比于产后 4 个月，

孕晚期的 MRI 检查显示右心室舒张末期内径自（33 ± 4）mm 增加至（39 ± 3）mm，右心室容积自（93 ± 4）ml 增加至（115 ± 4）ml，右心室心肌重量从（51 ± 5）g 增加至（71 ± 6）g（以上各项 $P < 0.05$）[65]。左心室流出道直径在妊娠期可能增加[58]或保持不变[121]。各项超声心动图测量指标可能会延迟回归至孕前水平，对产后 6~8 周的女性进行检查仍可见未完全恢复的心腔增大[121, 122]。然而，在产后 4 个月这种变化则已完全消失[65]。

（二）心脏收缩功能

Clark 等[75]针对孕 36~38 周女性使用经动脉右心导管术进行研究，发现右心室搏出功能与产后 12 周相比无显著变化。但他们并未对孕早期和孕中期的心肌功能进行探讨。许多由超声心动图得到的有关妊娠期心脏收缩功能的最新数据显示出其微小而缺乏一致性的变化。将射血分数作为衡量收缩功能的指标，研究的其中一部分称妊娠期射血分数并无变化[58, 83, 121, 126]，另一些则认为下降[127]，还有一部分认为其在妊娠期升高[51, 56, 115]。在 CHIRP 研究中 MRI 检查结果显示，与产后 4 个月相比，孕晚期射血分数没有显著变化[65]。最近的一些研究使用超声斑点追踪成像技术来评估正常妊娠期间左心室功能的变化，得出的结论也各不相同。Naqvi 等报道了妊娠期左心室径向和纵向应变率增加，特别是在孕早期和孕中期，这提示心脏收缩力增加[128]。Savu 等[63]评估了 51 名孕妇在孕早、中、晚期和产后 3~6 个月的情况。尽管在妊娠期间，每搏量（反映整体心脏功能）有所增加，但射血分数和周向及径向应变率未见明显变化，而孕晚期纵向应变率则有所降低[63]。作者得出的结论为，纵向应变率的降低不一定代表心脏收缩功能不全，但可能与孕晚期心率和负荷的增加有

关[63]。Ando 等[129] 对 74 名正常孕妇和 21 名年龄匹配的健康女性对照组进行了一项超声斑点追踪成像技术回顾性研究。研究者们通过测量整体纵向应变、径向应变、周向应变、收缩期和舒张期整体纵向应变率、整体径向应变率和整体周向应变率来评估的心肌机械功能未发现变化，并得出结论：尽管心脏发生重构，左心室功能仍未发生变化。Cong 等[130] 采用二维超声心动图和三维超声斑点追踪成像技术分别在孕早、中、晚期及产后 6～9 个月对 68 名孕产妇和 30 名年龄相匹配的健康对照组进行了连续评估。研究者发现孕晚期整体纵向应变、整体周向应变、整体面积应变和整体径向应变显著下降，射血分数则轻度下降（5%）。

关于妊娠期间右心功能的研究有限。CHIRP 研究[65] 未发现右心射血分数的显著变化（62±3 vs. 61±3）。Savu 等利用对右心游离壁功能进行组织多普勒应变率成像评估了右心功能，发现孕早期和孕中期纵向应变率增加，而在孕晚期则降低[63]。

（三）心脏舒张功能

已有许多关于正常妊娠期间左心室舒张功能变化的研究，但结果不尽相同[121, 122, 131]。在一项早期研究中，Mesa 等[121] 在孕早、中、晚期对 37 名健康孕妇（8 名孕妇随访了 4～10 周）进行了超声心动图评估。研究发现包括舒张早期二尖瓣流速（E 峰）和孕早期 E/A 比升高等变化，同时相对地，舒张晚期二尖瓣流速（A 峰）在妊娠中期和晚期显著增加。此外，研究显示肺静脉反流（PVr）在整个妊娠期间均有升高。虽然这些变化可能代表舒张功能不全，但 A 峰与 PVr 的比值则保持不变，甚至增加[121]，这意味着这些研究所见变化更可能是由于血浆容量的增加，而不是舒张功能不全的标志。然而，A 峰和 PVr 的同时增加可能提示需

要更强的心房收缩功能来克服由于左心室质量增加而可能导致的心室顺应性降低。Moran 等[131] 也发现 E 峰在早期出现升高，在 18 周时达到峰值，然后在孕晚期恢复到正常水平，同时他们也发现孕 18 周时 A 峰升高和 E/A 比下降，随后始终保持在较高水平。Fok 等[122] 进行了一项前瞻性、纵向、观察性研究，通过对 35 名健康孕妇进行组织多普勒成像发现，舒张早期心肌速度（E'）在孕中期初达到峰值，随后在孕晚期和产后逐渐降低，而舒张晚期心肌速度（A'）则被发现在孕中期增加，但在孕后期和产后再次降低。因此，常用的舒张功能指标 E/E' 比，随着妊娠的进展会出现降低，但仍维持在正常范围[122]。研究者的结论是，左心室舒张功能在妊娠期间保持稳定，舒张后期的舒张功能有所增强，以适应增加的预负荷。在 CHIRP 研究中[65]，研究者未应用 MRI 评估和探讨舒张功能，但超声结果显示，孕晚期较产后相比，舒张晚期尖瓣流速（A 峰）升高，E/A 比值降低[65]。

（四）瓣膜反流

一项单中心超声心动图研究探索了 107 名孕妇（其中 55 名在孕 28 周之前）和 51 名年龄匹配的非妊娠对照组的瓣膜反流发生率[132]。三尖瓣反流率（TR）在对照组为 42%，在妊娠组为 67%，中位峰值反流速度为 1.7ms。妊娠 ≥ 28 周时，肺动脉反流（PR）的研究组反流率为 96%，高于对照组的 50%，而中位峰值反流速度则为 1.1ms。对照组的二尖瓣反流发生率为 27%，主动脉反流发生率为 2%，与之相对的，妊娠组未见明显增加[132]。Campos 等在 1 年后发表的一项研究中也得到类似发现。研究者对 18 名健康孕妇和 18 名年龄匹配的对照组进行了评估，证实了妊娠早期肺动脉、三尖瓣和二尖瓣有进行性舒张[125]，可能与瓣膜

反流的进行性增加有关。44% 的对照组受试者出现 TR，39% 出现 PR，但没有受试者出现左心室流出道反流。随着妊娠的进展，TR 和 PR 的发生率增加，在孕 36～40 周时均达到 94%。二尖瓣反流在 27% 的孕晚期受试者中出现，没有受试者出现主动脉瓣反流。在产后 3～6 周，二尖瓣反流完全消失，而 TR 和 PR 的发生率则仍比妊娠初期高[125]。

（五）心包积液

Haiat 和 Halphen[133] 研究了 123 名处于不同妊娠时期的孕妇，并发现妊娠 ≥ 32 周时 19/48（40%）出现心包积液。尽管 19 例中有 6 例有中至大量积液，所有患者均无不适症状出现。产后 4 周内，所有积液均消失[133]。Abduljabbar 等[134] 追踪了 52 名女性的妊娠过程，其中 11 人在产后 6 周也进行了检查。在孕早期、孕中期和孕晚期，分别有 15%、19% 和 44% 的孕妇出现心包积液，且在首次妊娠和妊娠期间体重增加超过 12kg 的女性中更为常见。所有 11 例孕妇在产后 6 周内接受了复查，积液均完全消失[134]。

六、通气

耗氧量（V_{O_2}）和二氧化碳释放量（V_{CO_2}）在妊娠期增加[135, 136]，可能是由于孕妇新陈代谢率增加和胎儿生长发育的代谢需求增加所致，在足月妊娠时相比基线水平可高出 20%～30%，V_{CO_2}/V_{O_2} 值则保持稳定[136, 137]。可能是由于孕激素（包括一定的雌激素）对大脑呼吸中枢的影响[140, 141]，每分通气量从妊娠初期就开始增加，其增幅大于 V_{CO_2}、V_{O_2}[138, 139]。越来越多的孕妇意识到这种呼吸驱动升高导致了通常报道的"妊娠生理性呼吸困难"。

七、总结

妊娠期心血管系统出现标志性的适应。在妊娠、分娩和产褥期，血容量和血流动力学发生重要变化。这些变化对患有心脏病和心脏储备有限的患者来说是一种明显的负荷或可称作"负荷试验"。随着高龄妊娠患心脏病的孕妇数量增加和存活至生育年龄的先天性心脏病女性的增加，越来越多的医生参与到对这些孕妇的管理中。正确认识妊娠的生理变化及其对母胎结局的潜在影响至关重要。

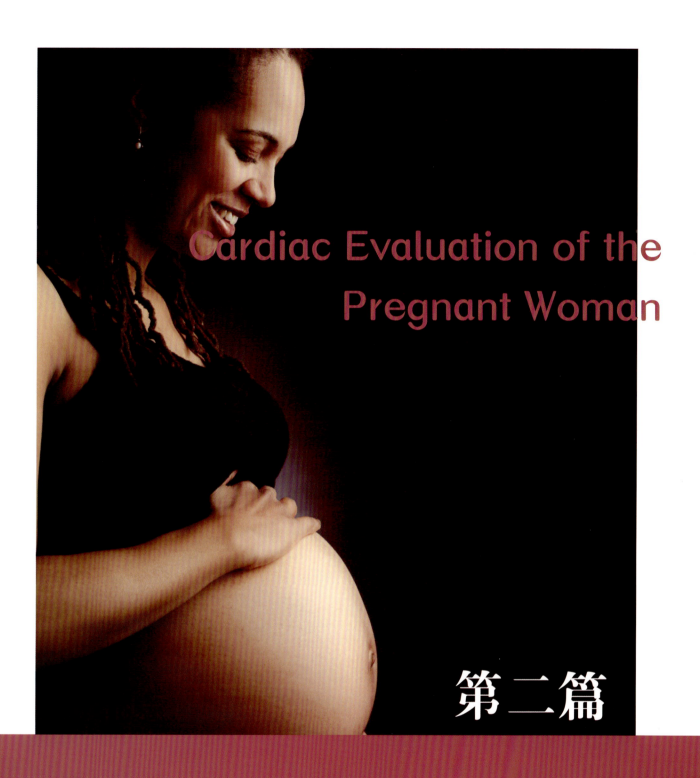

Cardiac Evaluation of the Pregnant Woman

第二篇

妊娠期女性的心脏功能评估

第 2 章
妊娠期的心血管系统评估
Cardiovascular Evaluation During Pregnancy

Uri Elkayam　著

尹若昀　译　　张俊荣　校

一、概述

妊娠期心血管疾病的评估可能因心血管系统的正常解剖和功能改变而复杂化。这些改变可能导致一些可与疾病相仿或掩盖心脏疾病的症状和体征。因此，在许多情况下，我们有必要使用额外的诊断工具来获取心功能状态的客观可靠信息。这类工具应根据其诊断阳性率和对胎儿潜在危险来选择。

二、病史和体格检查

（一）症状

妊娠期最常见的症状是运动耐受性下降和易疲劳，这可能与体重增加和妊娠期贫血有关（表 2-1）。头晕，甚至晕厥发作，可发生在妊娠后期，主要是由直立性低血压和血管迷走神经反射所致（见第 25 章）。心悸是妊娠期的常见症状，这可能是对妊娠期高动力循环的反应，通常不伴有心律失常[1, 2]。心悸发作通常持续时间较短，但也可能持续较长时间，同时伴有其他症状，如头晕和呼吸急促。同样地，呼吸困难亦常见于妊娠期，约 50% 的女性在孕 19 周之前出现呼吸困难，多达 76% 的女性

在孕 31 周之前出现。呼吸急促通常是劳力性的，与不同程度的运动耐受性下降有关，但一般不影响日常活动[3, 4]。呼吸困难的机制尚不完全清楚，可能受多因素的影响，包括激素对呼吸的影响[5]、中枢化学反射对 CO_2 的高敏感性[6]。由于腹部、膈肌和胸壁的形态布局逐渐改变[7]，以及肺弥散量减少而引起的对正常呼吸感知、过度通气的变化，导致呼吸系统总顺应性降低[8, 9]。Goland[10] 和 Kansal[11] 等最近发表的文章显示，在一些妊娠期出现明显气短的女性中，左心室（LV）结构出现亚临床改变，同时出现轻微的收缩和舒张功能不全。这些发现是否与临床上气短的症状相关，尚无定论。偶尔可见端坐呼吸，特别是在妊娠后期，通常仰卧位较侧卧位更明显，可能是增大的子宫对膈肌机械压迫所致。

（二）体征

过度通气是妊娠期常见的现象，可被误认为呼吸困难[3]。过度通气的机制可能与升高的孕激素及其对呼吸中枢的影响有关[3, 12]。妊娠期的生理性呼吸困难与咳嗽、肺底啰音或哮鸣音无关。

左心室搏动通常易触诊到，弥漫性活跃（diffuse brisk）且搏动清楚。它通常位置固定

或稍向左移位。在孕中期和孕晚期，可以触及位于左胸骨中下边界的右心室搏动，同时肺动脉主干搏动亦可（在左第2肋间隙）触及，这与肺动脉高压的典型表现类似。全身动脉脉搏通常是饱满的，在孕12～15周时变得短促，并保持这种状态直至产后1周左右。血管搏动常较弱，并常伴有毛细血管搏动征，它与主动脉反流的表现相似，但舒张压降低的幅度较小。

在孕20周左右，颈静脉可能会出现扩张。颈静脉搏动清晰可见，并可见明显的 A、V 峰和 X、Y 的迅速下降[13]。

脚踝和下肢水肿是孕晚期常见的症状，虽然水肿程度很少达到重度。水肿的形成可归因于血浆胶体渗透压的下降和随之而来的下肢股静脉压升高。在妊娠期间毛细血管通透性的增加也被认为是导致水肿的一个因素，但尚缺乏可靠证据证实[14]。

表 2-1　正常妊娠期间心脏症状及体征

症状
- 运动能力下降
- 疲劳
- 呼吸困难
- 端坐呼吸
- 心悸
- 头晕眼花
- 晕厥

查体发现
- 望诊
  - 过度通气
  - 外周水肿
  - 毛细血管搏动
- 心前区触诊
  - 轻度弥漫性和轻微移位的左心室搏动
  - 可触及的右心室搏动
  - 可触及的肺动脉主干搏动

听诊
- 第一心音增强，过度分裂
- 第二心音过度分裂
- 左胸骨下缘和（或）肺区的中段收缩期喷射样杂音
- 辐射至胸骨上切迹，左侧多于右侧
- 颈部连续性杂音（颈静脉杂音、乳腺杂音）
- 舒张期杂音（罕见）

（三）听诊

1. 心音

自孕12～20周开始，第一心音两种成分的响度均有增大，并一直保持到孕32周，但在一些病例中响度有所减小。第一心音在产后2～4周恢复正常[15, 16]。除了响度增大，第一心音还出现明显的心音分裂，这可能与心脏期前收缩相混淆。第一心音的第二或三尖瓣的振幅在吸气时增大，呼气时减小。妊娠期第一心音性质的变化原因尚不完全清楚。Cutforth 和 MacDonald[15]认为血容量的增加是主要的影响因素，而 Perloff[13]提出由于妊娠期左心室的高动力状态导致第一心音响度的增大。

在妊娠的前30周，第二心音的特征没有变化。然而，在妊娠后期，第二心音往往增大，当患者在侧卧位检查时，通常还表现出广泛性心音分裂。子宫压迫下腔静脉和膈肌运动受限被认为是导致患者在仰卧位检查时第二心音正常或出现轻微异常心音分裂的机制[15]。30年前，有研究报道妊娠期出现第三心音的概率增高[15, 16]。然而，根据我们的经验，这种心音在健康女性妊娠期间中很少见。16% 的孕妇在妊娠早期（孕15～22周）的心音图研究中发现了第四心音，但听诊时很少发现。

2. 收缩期杂音

由于妊娠期的高动力循环，单纯收缩期杂音的发生率很高，Cutforth 和 MacDonald[15]通过心音图发现孕晚期96%的病例可出现收缩期杂音。最近一项使研究通过数字听诊器发现，29 名处于孕中期的正常孕妇中，仅有69%出现收缩期杂音[19]。特征性的杂音出现在收缩期中期，多为1/6～2/6级，在胸骨左下缘和肺动脉区上方最易听清，且放射至胸骨上切迹，颈部左侧较右侧多见。杂音是血液从右心室流入肺动脉干和（或）从左心室流入主动脉弓分支处的头臂动脉时可听到的振动。患者仰卧位时，横膈上抬贴近胸壁，此时最易听到杂音。Mishra 等[18] 使用超声心动图对 103 例曾接受心脏检查的孕妇的心脏杂音进行了分析。所有有着轻微或较短收缩期杂音的 79 位孕妇，超声心动图和多普勒结果均显示正常。15 名有响度较大或长时间收缩期喷射样杂音的孕妇中有 3 人出现异常（1 例二尖瓣脱垂伴轻度二尖瓣反流，1 例为非阻塞性肥厚性心肌病，1 例为由二叶型主动脉瓣引起的轻度主动脉瓣狭窄）。所有 7 例有舒张期、全收缩期或收缩期晚期杂音或心电图异常的患者均发现异常（其中 3 例为室间隔缺损，1 例房间隔缺损伴风湿性二尖瓣反流，1 例二尖瓣脱垂伴轻度二尖瓣反流，1 例非阻塞性肥厚性心肌病）。这项研究和另一些研究者[19] 认为对于有着妊娠期典型血流杂音的孕妇超声心动图并非必要，但有助于区分响度更大、时间更长或与其他听诊异常及心电图异常相关的杂音，究竟是功能性还是器质性杂音。

3. 舒张期杂音

在一些正常的孕妇中发现一种中到高音的舒张期杂音。这种杂音在胸骨左下缘和整个肺动脉区最易听到，可与肺动脉 / 主动脉瓣关闭不全或二尖瓣 / 三尖瓣狭窄的早期舒张期杂音相似。这些杂音被认为是由于妊娠期通过三尖瓣 / 二尖瓣的血流增加，或肺动脉生理性扩张所引起[20, 21]。然而，根据我们的经验，健康孕妇发生舒张期杂音较为罕见，因此，若存在舒张期杂音应进行进一步检查以排除心脏瓣膜病。

4. 连续性杂音

颈静脉杂音是儿童最常见的单纯连续性杂音，非妊娠女性中也经常发现颈静脉杂音，据报道在孕妇中也存在[13, 21]。在胸锁乳突肌外侧的锁骨上窝可以最大限度地听到颈静脉杂音。杂音在右侧较明显，很少在锁骨以下闻及。乳腺血管杂音有时会在孕晚期和产后早期出现，尤其是哺乳期女性，这种杂音被认为是由于乳腺血管内血流量增加所致[21]。乳腺血管杂音既可以是收缩期的，也可以是连续的[21, 22]。连续性杂音在收缩期响度更大。杂音在第 2 左肋间隙或右肋间隙最易听到，但在第 3 或第 4 肋间隙响度更大，有时可在双侧听到。在妊娠后期和产褥期也可在乳房上听到此杂音。杂音在患者仰卧位检查时最易听到，在直立位检查或听诊器在皮肤上压紧时可改变或消失[21]。其特征是显著的逐日甚至每次搏动发生变异，并在哺乳期结束后消失[13]。根据我们的经验，乳腺血管杂音很少被听到，其临床意义也非常有限。

（四）胸部 X 线

常规胸部 X 线检查的辐射剂量极低（见第 3 章）[23]。尽管辐射剂量很小，但出于任何剂量的辐射都有潜在的致畸风险，因此在妊娠期间不应对该诊断性检查随意使用。进行胸部 X 线检查时，盆腔部位应使用铅衣保护。

正常妊娠时胸部 X 线片所见改变可能与患有心脏疾病时相似，应对胸部 X 线片所见谨慎解读（表 2-2）[24, 25]。妊娠期常见到因肺动脉圆锥突出而出现左心上缘变直。心脏可能因为横膈上抬所致的心脏水平位置升高而显得有所增大。此外，肺纹理增加可能提示由左心房压升高致肺静脉压升高时的典型血流分布。胸腔积液常在产后早期出现[25, 26]。通常为少量、双侧，在产后 1～2 周内吸收。

表 2-2　正常妊娠期胸部 X 线表现

- 左心上缘变直
- 心脏水平位置升高
- 肺纹理增加
- 产后早期少量胸腔积液

（五）心电图变化

由于膈肌上抬所致孕妇心脏与胸腔相对位置变化、心腔大小和心室壁厚度的变化、交感神经和激素变化可能引起的心肌电特性的改变，导致了体表心电图的各种变化（表2-3）。Sunitha等[27]最近的一项研究指出了50名正常孕妇与50名同年龄的非妊娠正常女性对照组相比，在孕中期和孕晚期的心电图变化。这项研究证实了许多早期研究的发现[28-32]，包括随着妊娠进展QRS轴向左偏移[对照组（64±7），孕中期（53±17），孕晚期（46±22）]，Ⅱ、Ⅲ、AVF导联Q波加深的发生率增加，Ⅲ、$V_1 \sim V_3$导联的T波异常（低平或倒置）。T波在孕晚期表现为上抬[28]。分娩后心电图通常会恢复到基线水平。在8%～14%的孕妇中，ST段压低可达1mm。这些变化是暂时的，不代表缺血性改变[32]。

表2-3　正常妊娠期心电图表现

- QRS轴向左偏移
- Ⅱ、Ⅲ和AVF导联Q波
- T波异常（Ⅲ、$V_1 \sim V_3$导联低平或倒置）
- ST段和T波改变（利托君保胎、剖宫产术、麻醉情况下）
- 窦性心动过速
- 房性期前收缩和室性期前收缩
- V_1和V_2导联的R/S比升高

有研究报道了利托君抑制宫缩治疗在健康孕妇中所导致的心电图改变[33-35]，几乎所有使用利托君的孕妇都存在窦性心动过速。此外，在孕妇中还观察到ST段压低、T波低平、QT间期延长的发生率较高。ST段压低可能与孕妇心动过速的程度及利托君抑制宫缩治疗的早期低钾血症和高血糖状态有关[35]。一些研究描述了剖宫产术中心电图的变化（图2-1）。在大多数患者中，心电图记录下ST段压低改变，这

种改变提示着心肌缺血。心电图改变主要发生在诱导麻醉和手术结束或产后早期[37]。这些改变是暂时的，最常见于I、AVL和V_5导联[36-42]。Mathew等[40]的一项研究发现，接受剖宫产术的患者Holter监测下ST段压低的发生率很高，但在22名经阴道分娩的女性中并未发现这种改变。与此同时，超声心动图检查并未发现心电图改变出现时的节段性室壁运动异常[36, 40]，在一项研究中，肌钙蛋白T水平在研究所取的所有时间点上均处于正常范围[43]。这些发现有力地证明，剖宫产术中出现的ST段压低并非心肌缺血的结果[36, 39, 41]。类似的心电图改变也发生于各种麻醉方式的情况下[40, 43]。然而，使用硬膜外麻醉与脊髓或全身麻醉相比，这种心电图改变的发生率可能更高[40]。

Copeland和Stern报道了妊娠期和产褥期出现的二度Ⅰ型房室传导阻滞（Wenckebach型），但其发生率非常低（研究的26000例心电图中发现6例）[44]。在50名没有明显心脏疾病的年轻非妊娠女性中，有2人发现类似短暂发作的二度Ⅰ型房室传导阻滞[45]，这表明妊娠与房室传导阻滞的发生之间是否有关尚待商榷。妊娠期心律失常的易感性增加可表现为窦性心动过速、室上性和室性期前收缩的频繁发生[1]。正常妊娠中心律失常发生率的增加已有记录（见第13章）。1970年的一项早期研究记录了孕妇在分娩期间的心电图，描述了心律失常的高发生率[46]，包括房性和室性期前收缩、窦性心动过缓和心动过速、窦性停搏发作、阵发性室上性心动过速和室性差异性传导。Shotan等[1]研究显示，已被排除器质性心脏病的一组孕妇通过心脏杂音听诊发现房性和室性期前收缩的发生率很高。在9名有大量期前收缩的孕妇中，产后复查Holter监测时，室性期前收缩的数量明显减少[1]。在正常妊娠期，阵发性室上性心动过速的易感性也已被研究证

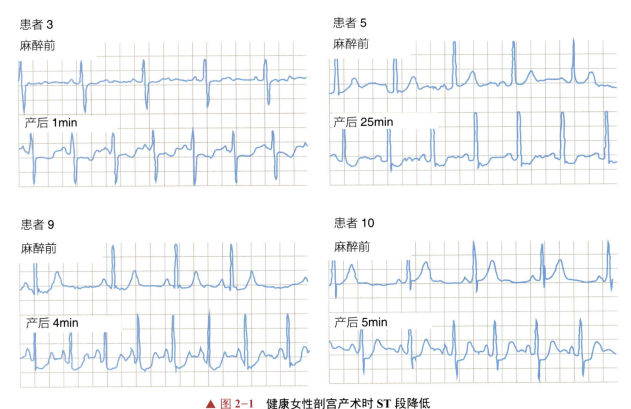

患者 3
麻醉前
产后 1min

患者 5
麻醉前
产后 25min

患者 9
麻醉前
产后 4min

患者 10
麻醉前
产后 5min

▲ 图 2-1　健康女性剖宫产术时 ST 段降低

这些改变与心室壁运动异常无关（引自 McLintic et al. 1992 [36]，经 Wolters Kluwer Health, Inc 许可转载）

实 [47, 48]，阵发性室上性心动过速也被发现于几例心脏明显正常的病例中 [49]。

（六）多普勒超声心动图

由于其普遍适用性和安全性，经胸壁超声心动图是评价妊娠期结构、功能和血流动力学异常的首选诊断性检查。已发表的关于经食管超声心动图安全性的证据有限 [50]。Stoddard 等 [51] 发表的一项研究对 10 例孕 5～31 周患者进行了 12 次经食管超声心动图检查，描述了其在孕妇中的应用。检查于孕早期（n=2）、中期（n=5）和晚期（n=5）进行。剂量 1.0～4.0mg 的咪达唑仑用于镇静，探头插入食管的时间为 6～21min。研究发现该操作是安全的，且患者具有良好的耐受性，没有证据表明其对胎儿有不良影响。然而，需要注意的是，妊娠引起的口咽组织肿胀和声门开口处口径减小等解剖改变可干扰操作。出于误吸和窒息风险的增加，

在给予孕妇任何程度的药物镇静时都应谨慎。

1. 妊娠期药物镇静

目前还没有可用于在妊娠期进行 TEE 检查患者镇静的 A 类药物，B 类药物及必要的 C 类药物也可使用。D 类药物可在获益大于风险的情况下使用 [52]。利多卡因（B 类）用于局部麻醉是安全的。但应指导患者吐出而非咽下药物 [53]。苯二氮䓬类药物（地西泮和咪达唑仑）通常用于非妊娠患者 TEE 前，以减少焦虑、松弛肌肉，并可诱发短暂遗忘。超声心动图和心血管麻醉协会的 TEE 操作指南推荐在妊娠前 3 个月避免使用苯二氮䓬类药物 [54]。虽然单次使用的安全性尚不清楚，但在妊娠早期持续使用地西泮可能与腭裂的发生有关。孕早期使用也可能导致智力障碍、神经及心脏缺陷、Mobius 综合征（智力正常但第Ⅵ对脑神经和第Ⅶ对脑神经麻痹的神经系统疾病）[52]。关于使用咪达唑仑（D 类）的数据有限，暂未发现与先天性畸

形有关，是在其他药物不能使用时首选的苯二氮䓬类药物。哌替啶（常规使用时作为 B 类药物和长期使用时作为 D 类药物）似乎并不致畸，但可能导致孕妇呼吸抑制、癫痫以及使用药物后持续长达 1h 的胎心微小变异（但非胎儿窘迫）[53]。芬太尼（C 类）与哌替啶相比，起效快、患者恢复时间短且不致畸。虽然这种药物在妊娠期低剂量使用时似乎是安全的，但妊娠期内镜检查指南中哌替啶较芬太尼的推荐程度更高[53]。

2. 哺乳期药物镇静

美国儿科学会认为咪达唑仑对哺乳期婴儿的影响尚不明确[55]。根据目前有限的信息，我们推荐在咪达唑仑给药后至少 4h 内停止哺乳。芬太尼经母乳分泌，但浓度太低，没有药理学意义，且 10h 后便不能检测出[56]。美国儿科学会认为使用芬太尼可以同时母乳喂养[55]。哌替啶经母乳分泌，可在给药后 24h 内检测出。它可经母乳喂养进入婴儿体内，并可致神经毒性反应。虽然它被归类为可同时进行母乳喂养[55]，但指南推荐尽可能使用芬太尼等替代药物，特别是产妇喂养新生儿或早产儿时[53]。

3. 正常妊娠超声心动图表现

妊娠期血容量的增加导致心腔大小发生微小而显著的增大（表 2-4 和表 2-5）[57-59]。左心室舒张末期内径和容积轻度而显著增加（孕晚期 5%～7%），但仍在正常范围内。由于左心室体积、后壁及室间隔厚度增加，左心室质量也逐渐增大（孕晚期为 20%～25%）。与左心室相似，右心室在妊娠期间也会增大。关于正常妊娠期左心室射血分数变化的研究结论并不一致[58]，但大多数研究发现其并无显著变化[57, 59-61]。Gilson 等[60] 发现负荷依赖性室壁应力与左心室周径缩短率之比降低，这提示心肌收缩力增强。相对地，其他研究者也报道了左心室射血分数或缩短分数的下降，尤其是在孕晚期[62-66]。

Naqvi 和同事[67] 使用斑点追踪应变率技术发现了心脏收缩力的增加，特别是在孕早期和孕中期，其表现为左心室径向变形率和纵向变形率的增加。Savu 等[57] 也报道了孕早期左心室和右心室纵向应变率的增加，而在孕晚期左心室射血分数则无变化。

表 2-4　正常妊娠期超声心动图表现

- 左心室舒张和收缩尺寸略有增加
- 左心室射血分数不变或部分缩短
- 左心室径向和纵向应变增加
- 左心房直径和容积适度增大
- 右心房和心室大小适度增大
- 进行性肺动脉瓣、三尖瓣和二尖瓣环扩张
- 功能性肺动脉瓣、三尖瓣和二尖瓣反流
- 小的心包积液

许多研究已针对正常妊娠期左心室舒张功能的改变进行探讨。大多数研究发现妊娠期左心室舒张功能保持稳定[68, 69]。舒张早期和晚期二尖瓣流速峰值（E 峰和 A 峰）增加是由于前负荷和血容量增加。A 峰的变化大于 E 峰的变化，因此 E/A 比降低，这可能与左心房充盈压升高导致心房收缩增强有关[70]。E′/A′ 比也因心房收缩增强而降低[69]。E/E′ 是左心房压力的标志，其不会发生超出正常范围的变化。二尖瓣血流的变化在产后 2 个月恢复至正常。

左心房大小在妊娠期间逐渐增大，但仍保持在正常范围内[57, 71]。最近，来自中国的 Song 等[61] 使用斑点追踪超声成像技术评估了左心房功能在妊娠期的变化。研究者使用了 Spencer 等[72] 先前报道的左心房功能指标，发现左心房的储存和泵作用增强，而管道作用减弱，可能是由妊娠期生理性心肌肥厚引起的。

Savu 等[57] 使用右心室游离壁的组织多普勒应变率成像评估妊娠期的右心室功能。研究者指出右心室纵向应变率在孕早期和孕中期升高，而在孕晚期则出现下降。

表 2-5　二维超声心动图参数及心肌速度

变 量	对照组	孕早期[13 周]（12～16 周）	孕中期[23 周]（22～24 周）	孕晚期[32 周]（32～33 周）	产后[4 个月]（3～6 个月）	p 值 [a]	p 值 对照组 vs. 产后
LVEDD（mm）	43±3	45±3[b]	47±3[b]	47±3[b]	46±2.5[c]	< 0.001	0.02/0.8[d]
LVESD（mm）	26±2	28±3	29±2	30±3[b,e]	28±3[c]	< 0.001	0.11
RWT	0.37±0.04	0.36±0.05	0.37±0.03	0.38±0.04	0.35±0.04	0.047	0.1
左心室质量（g）	115±30	121±20	135±25[b]	151±27[b,e]	119±25[c,e]	< 0.001	0.68
球形指数	1.98±0.12	1.91±0.19	1.85±0.16[c]	1.71±0.17[b,e]	1.92±0.17[c]	< 0.001	0.35
LVEDV（ml）	69±10	81±13	86±14	92±14[b,e]	70±15[b,c,e]	< 0.001	0.76
LVESV（ml）	26±5	29±5	31±6	34±6[b,e]	25±7[c,e]	< 0.001	0.67
射血分数（%）	62±3	63±3	63±3	62±4	64±4	0.29	0.09
缩短分数（%）	39±5	38±4	38±4	37±5	39±5	0.14	0.94
左心房面积（cm²）	15±2	16±3	18±2[b]	18±2[b]	15±3[c,e]	0.001	0.75
MAPSE[f]（mm）	14.4±1.1	16±1.5	15.6±1.5	14.1±1.3[b,e]	14.6±1.4[b,e]	< 0.001	0.59
心肌收缩期最大速度（cm/s）	8.3±1	8.6±0.8	9±0.9	8.3±0.8	8.4±0.9[e]	0.006	0.7

数据以平均值和标准差表示。LVEDD. 左心室舒张末期内径；LVESD. 左心室收缩末期内径；RWT. 相对室壁厚度；LVEDV. 左心室舒张末期容积；LVESV. 左心室收缩末期容积；MAPSE. 二尖瓣环收缩期位移

a. p 值由线性混合效应模型推导

b. Bonferroni 事后校正重复测量，与孕早期相比 $P < 0.05$

c. Bonferroni 事后校正重复测量，与孕晚期相比 $P < 0.05$

d. 调整后的体表面积

e. Bonferroni 事后校正重复测量，与孕中期相比 $P < 0.05$

f. 二尖瓣后尖瓣的 MAPSE 与此水平的收缩期心肌速度相似（数据未显示）

引自 Savu et al. 2012 [57]，经 Wolters Kluwer Health, Inc 许可转载

Campos 等的一项早期前瞻性研究[21, 73]报道了心脏四个腔室内径的进行性增大，以及肺动脉瓣、三尖瓣和二尖瓣环早期有进行性扩张[21, 73]。这些变化已被发现与多个瓣膜反流的进行性增加有关（二尖瓣，28% 的患者出现；三尖瓣，94%；肺动脉瓣，94%；主动脉瓣，0%）（图 2-2）。产后 3～6 周的复查结果仍发现较高的三尖瓣反流（83%）和肺动脉反流（67%）发生率。

正常妊娠期无症状心包积液的发生率通常较低[74-77]。Abduljabbar 等[76]的一项早期研究发现，15% 的正常孕妇在孕早期出现心包积液，19% 在孕中期出现，44% 在孕晚期出现，心包积液在产后 6 周完全消失。初产妇心包积液的发生率高于经产妇（69% vs. 36%，$P < 0.023$）。此外，孕期体重增加超过 12kg 的女性出现心包积液的概率更高。Haiat 和 Halphen[74]最近对 123 例处于不同孕期的健康孕妇进行了 M 型和二维超声检查，46 例为孕晚期（孕 32～38 周），其中 19 例（41%）发现心包积液的征象。其中，2 例孕妇有大量积液，4 例有中等量积液，13 例少量积液。所有

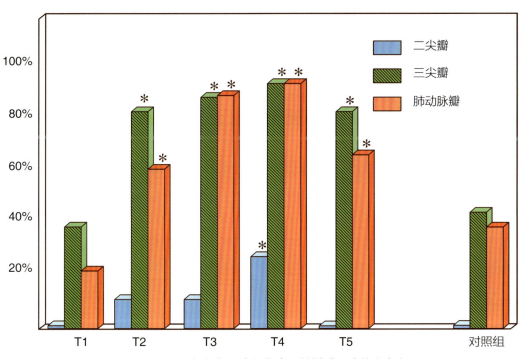

▲ 图 2-2　妊娠期和产褥期生理性瓣膜反流的发生率
引自 Campos et al. 1993 [73]，经 Elsevier 许可转载

女性均无临床症状。心电图通常为正常（19 例中有 16 例正常）或显示非特异性 ST-T 改变。心包积液多出现在孕晚期（不早于孕 32 周），呈暂时性，在产后 1 个月内即消失。出现心包积液孕妇的平均体重增加显著高于未出现心包积液者。

（七）负荷试验

运动负荷试验对于诊断缺血性心脏病和评估确诊或疑似心脏病患者的功能储备是非常有用的。然而，关于妊娠期诊断性负荷试验有效性和安全性的信息十分有限。van Doorn 等 [78] 让 33 名孕 16 周、25 周和 35 周，以及产后 7 周的女性进行以达到最大耗氧量为目标的高强度自行车运动，用来探索运动负荷的影响。在达到约 75% 最大耗氧量时，运动对血压的影响不受妊娠与否影响。在达到最大运动量后，胎心率每分钟增加 4 次，但没有改变模式。运动负荷下心电图显示，在没有其他缺血症状的女性中，有 12% 出现 ST 段压低。其他研究则指出在最大运动量或恢复期可出现胎儿心动过缓、胎心变异减少，以及胎儿肢体运动和呼吸运动减少 [79-82]。胎儿心动过缓可能提示胎儿缺氧 [83]、酸中毒或严重发热 [84]。许多研究者已证实孕期亚极量运动的安全性 [80, 85, 86]。由于这些发现，直到更多关于孕期最大运动量安全性的信息发表为止，当妊娠期需要运动负荷试验时，推荐使用亚极量运动负荷试验（约为最大预测心率的 70%）。与常规的 Bruce 方案相比，亚极量运动方案，如 Naughton 和改进的 Bruce 平板方案，更推荐在妊娠期使用 [87]。

心肺运动试验（CPET）是测量运动时的生理指标，它可以准确地鉴别呼吸困难的原因。此外，该试验还可以确定在达到厌氧阈值之前是否停止运动 [88]，从而更准确地评估患者的运动储备能力。

（八）放射性核素技术

心肌灌注扫描和放射性核素心腔造影是可提供心脏功能和冠状动脉灌注方面高质量信息的无创检查技术。然而这些技术对胎儿有小剂量辐射，妊娠期应谨慎应用（见第 3 章）。由于育龄期女性的冠心病发病率较低，且可用其他有效的无创检查（如负荷试验、超声心动图等）替代，妊娠期需要使用放射性核素技术检查心功能的情况极少。如有必要，则应尽可能避免在妊娠前 3 个月进行检查。

（九）肺动脉导管检查

使用球囊漂浮肺动脉导管可在床旁对右心房、右心室和肺动脉压进行测量。导管尖端球囊膨胀导致肺动脉分支闭塞，从而可测得肺动脉楔压，它可以很好地体现左心室舒张末压。此外，肺动脉导管可通过热稀释法和 Fick 法测定心搏出量，测量氧饱和度，计算全身和肺动脉阻力。该检查能仅在压力监测下插入导管而不需要透视，使这一技术在妊娠期的应用特别受欢迎。该技术积累的经验已显示出其在高危患者妊娠期、分娩期和产褥期治疗中的价值[89]。围产期的持续性血流动力学监测可使血流动力学问题得到及早识别和及时纠正。因此，我们推荐患有严重心脏病的孕妇使用肺动脉导管，以改善血流动力学参数、临床症状和 BNP 水平。此外，推荐对妊娠期出现症状和（或）记录有心功能不全、中到重度瓣膜狭窄、瓣膜反流、大多数有症状的先天性心脏畸形、已确诊肺动脉高压、未得到良好控制的系统性高血压、已诊缺血性心脏病、低氧血症、少尿和血流动力学不稳定的患者在产程早期进行血流动力学评估。由于产后会出现明显的血流动力学变化，因此需在产后 12～24h 进行持续血流动力学监测，以确保血流动力学的稳定。

1. 无创血流动力学评估

Cornette 等[90] 系统回顾了比较经胸壁超声心动图与肺动脉导管评估患有严重心脏疾病孕妇心排血量的文献，发现两者有很好的一致性。McLaughlin 等[91] 使用 NICOM（无创心排血量监测仪）对心排血量进行测量，该方法可通过测量反映胸腔搏动血流的胸廓电压变化自动评估血流动力学情况，并将其与 20 名健康孕妇的多普勒超声心动图进行比较。NICOM 显著高估了每搏量和心排血量的实际值。研究者认为需要对 NICOM 的有效性进行进一步探索。Vinayagam 等[92] 应用 NICOM 系统和需人工操作得到左心室流出道血流速度时间积分值的多普勒超声设备——USCOM（超声心排血量监测仪），对 524 名血压正常的孕妇和 74 名高血压孕妇进行了无创心血管系统评估。两种方法之间 SV 和 CO 仅存在中等强度的相关性。同一研究者对 114 名健康女性的心排血量进行了评估，其中包括处于各孕期的正常单胎孕妇或产后 72h 内的产妇[93]。该研究比较了 NICOM 和 USCOM 设备测定值与超声心动图的测量结果。14% 的患者由于数据偏差较大被排除。在孕早中期心排血量监测仪和超声心动图结果之间的一致性相当有限，USCOM 的平均百分比差为 38%，NICOM 则为 71% 和 61%。Burlingame 等[94] 比较了 28 例健康产妇的无创心排血量监测仪联合阻抗心描记术与超声心动图测量结果，发现两种方法在每搏量和心排血量方面均有不错的一致性。此外，阻抗心描记术还对随妊娠进展的心排血量和胸腔积液量的变化。总之，妊娠期使用超声心动图和使用有创肺导管检查测量心排血量有很好的一致性（90）。然而，超声测量的质量取决于操作者和患者。由于技术原因，往往难以在妊娠期获得高质量的超声心动图图像。

Wylie 等[95] 比较了 18 例孕妇经胸超声心

动图和右心导管检查获得的肺动脉压测量值。虽然这两种方法之间的相关性良好，但右心导管插入术排除了 30% 的超声心动图疑诊肺动脉高压患者。研究者认为，尽管超声心动图和右心导管检查之间存在良好的统计学相关性，但在做出诸如中止妊娠或提前分娩等重大临床决策时，应参考右心导管的结果。这一结论得到另一针对肺动脉压各不相同的非妊娠肺动脉高压患者的研究所证实[96]。

（十）心导管检查

在妊娠期心功能不全患者通过无创性检查无法获得足够信息的罕见情况下，可能需要心导管检查的介入。这种诊断性操作可能在瓣膜病的评估（尤其是是否需要外科手术）和冠状动脉解剖的评估时需要进行。妊娠期冠状动脉造影可能增加导致严重并发症的医源性冠状动脉夹层的风险[97]。因此，冠状动脉造影应该在获益高于风险时才考虑进行。造影过程中谨慎和细致地操作，包括初始时非选择性造影剂注射，避免导管插入过深和尽可能减少低压冠状动脉内注射（见第 14 章和第 27 章）。如果成像获得的信息可指导操作的改变，则应使用导管内冠状动脉成像以辅助操作。

结合使用透视和血管造影可能增加 X 线的辐射剂量（见第 3 章）。辐射的不良影响与剂量呈线性相关。其风险和不良反应随胎儿发育阶段的不同而异，包括生化妊娠、胚胎停育、先天性畸形，以及如前所述的诱发癌症和潜在的遗传改变[98]。妊娠第 1 周的辐射可能导致植入前囊胚的吸收，而孕第 2~6 周的辐射则与致畸风险增加有关，孕第 7~15 周之间的辐射可能影响发育中的脑细胞，并可能导致神经功能或行为的改变和智力发育迟缓。儿童时期的癌症与宫内辐射暴露之间可能存在联系[99]。这些风险似乎可随辐射累积而升高，据研究报

道，虽然在妊娠前 3 个月受到辐射的风险可能更高，但风险的发生率受到整个孕期辐射强度的影响。

由于对胎儿的潜在风险，仅在无法通过其他无创性手段获得诊治所需信息时，才应使用心导管检查。如果可能，手术应在主要器官形成期（末次月经后 12 周）后进行。胎儿应该得到适当的保护[100]，并且辐射暴露应该保持在最低限度。综上所述，需注意心导管检查（包括介入操作）应在妊娠期胎儿辐射暴露相对较低的情况下进行[101]。通常情况下，冠状动脉造影的胎儿辐射剂量估计为 0.074mGy（见第 3 章）。采用股动脉入路时，由于导管经腹股沟至心脏过程中胎儿仅在主 X 线束范围内停留片刻，胎儿受到大量辐射的情况罕见。但同时，在妊娠期穿刺被扩张股静脉覆盖的股动脉可能有些困难[102]。因此，为了减少腹部的辐射，经桡动脉入路较经股动脉入路更为理想。如果计划进行冠状动脉造影，出于桡动脉入路时较高医源性冠状动脉夹层风险的考虑，首选股动脉入路。此外，针对具体问题只有根据尽可能减少辐射暴露时间来分析。应请放射科医生会诊，谨慎选择技术暴露系数，并将辐射光束过滤和对准到术野。

碘造影剂：大部分造影剂经过胎盘[103]，但尚未发现与致畸效应或任何临床后果相关[104, 105]。新生儿甲状腺功能减退可能由直接向羊水注射造影剂引起。然而，最近的一项研究表明单纯高剂量造影剂无严重风险[106]。美国放射学会手册建议仅在必要时使用造影剂[101]。

1. 磁共振成像和钆造影剂

磁共振成像由于其无电离辐射的特点，对于评估存在主动脉扩张和夹层风险的患者和患有先天性心脏病的孕妇是首选成像方式。根据 2007 年 ACR 的 MR 实用安全指南，现有数据并没有结论证实 MR 成像对胎儿发育有任何有

害影响[107]。虽然胎儿在 MRI 检查时受到大量的噪音，但未有报道发现听力损失。Ray 等[108]最近的一项研究指出，在孕早期接受 MRI 检查的 1373 例孕妇中，死产、新生儿死亡、先天性畸形、肿瘤、视力或听力损失的发生率与未经 MRI 检查的 1 418 451 例孕妇相比无显著差异。

钆：动物实验已证实当高剂量静脉注射高剂量钆时可出现胚胎移植后流产、发育迟缓、自主活动增加、骨骼和脏器发育异常等情况[109, 110]。大多数 MRI 造影剂很容易穿过胎盘屏障[101]，经胎儿肾脏代谢并排泄到羊水中。Ray 等[108]观察 397 例患者的肾性系统性纤维化发生率并无升高。与此同时，397 例在孕早期使用过钆造影剂的患者，其类风湿、炎症、浸润性皮肤病、死产、新生儿死亡的发生率明显增加。因此，研究者建议在有进一步研究之前，妊娠期应尽可能避免使用钆造影剂，仅在获益远大于潜在风险的情况下才应使用[107]。Colletti 等[101]建议避免使用钆双胺、钆弗塞胺和钆喷酸葡胺这些血流动力学极其不稳定的药物。

2. 心血管计算机断层扫描（CCT）

当超声心动图、MRI 和冠状动脉造影都无法获得需要的信息而不考虑进行有创检查时，有时需要在妊娠期进行心血管 CT 检查，以排除肺动脉栓塞和主动脉夹层。由于成像视野局限于胸部，在评估妊娠期心血管疾病时，胎儿大剂量辐射暴露较少见（见第 3 章）。

3. BNP 和 NT-proBNP

脑利钠肽（BNP）和 NT-proBNP 在容量和压力负荷过大的各种情况下被用于诊断和判断预后（见第 1 章）[111, 112]。其血清水平已被证实在妊娠期较非妊娠状态升高，但仍在正常范围内。我们纵向观察获得了 29 名健康孕妇在妊娠各阶段和产后的 BNP 水平，并与 25 名非妊

娠对照组进行了比较[112]。病例和对照组之间体重、舒张压和人种方面没有显著差异。妊娠期共收集 116 个 BNP 值。妊娠组和对照组的中位（和区间）BNP 水平分别为 19（10～143）pg/ml 和 10（10～37）pg/ml（$P=0.003$）。然而，妊娠期各阶段的 BNP 中位水平并无显著差异，孕早期 20（10～115）pg/ml 与孕中期 18（10～112）pg/ml（$P=0.8$），孕中期 18pg/ml 与孕晚期 26（10～143）pg/ml（$P=0.06$），孕晚期 26pg/ml 与产后 18（10～62）pg/ml（$P=0.08$）。Resnik 等[113]也报道了类似的结果，他们发现在孕早、中、晚期和整个妊娠期的中位 BNP 水平相当，且均在正常范围内（分别为 18.4、17.9、15.5 和 17.8pg/ml，$P=0.796$）。Franz 等[114]研究了正常健康孕妇的 NT-proBNP，并将其与非妊娠对照组进行了比较。在一项纵向研究中，从孕 12 周开始，94 名正常健康孕妇（32±6 岁）每 5 周测量 1 次血清 NT-proBNP，并与 521 名非妊娠对照组（32±7 岁）进行了比较。妊娠组血清 NT-proBNP 水平中位数（第 25；75 百分位）显著高于非妊娠组［56（33；95）pg/ml vs. 38（22；62）pg/ml（$P < 0.001$）］。NT-proBNP 在孕（11+6）～（15+6）周增至 73（51；124）pg/ml（$P < 0.001$）。然而，从孕 23 周到孕足月的 NT-proBNP 水平与非妊娠对照组水平相当。Lev-Sagie 等[115]测量了 88 名健康孕妇的 NT-proBNP，发现其在产后 28h 内水平较产前翻倍（165±102pg/ml vs. 81±32pg/ml，$P < 0.001$）。这种在产后早期的利钠肽水平升高可能与静脉回心血量增加有关，并可导致产后尿量增加。Mayama 等[116]也报道了类似的结果，他们测量了 58 名非妊娠对照组女性和 773 名孕晚期、产后早期和产后 1 个月正常孕妇的 BNP 水平（图 2-3）。非妊娠女性的血浆 BNP（pg/ml）平均为 11.8，孕晚期为 17.9（$P < 0.001$），产后早期为 42.5

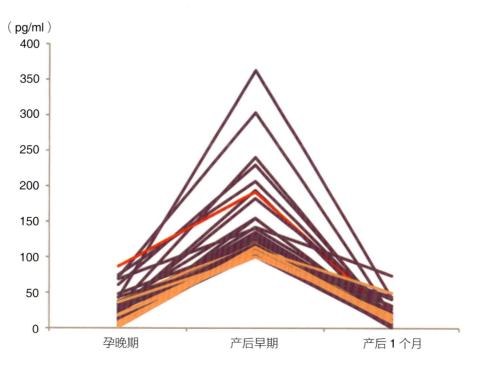

▲ 图 2-3　**BNP 超过 100 pg/ml 患者的 BNP 纵向变化**
引自 Mayama et al. 2017 [116]，经 Elsevier 许可转载

（$P < 0.001$），产后 1 个月为 16.1（$P=0.001$）。773 名孕妇中，有 47 名（6.1%）在产后早期 BNP 水平超过 100pg/ml（图 2-3）。Tanous 等 [117] 收集了 76 例患有不同心脏病的患者在妊娠各阶段和产后 6 周内的一系列临床数据和血浆 BNP 水平。与对照组相比，心脏病患者的中位 BNP 峰值水平更高（79pg/ml vs. 35pg/ml，$P < 0.001$）。BNP < 100pg/ml 对妊娠期心血管事件的阴性预测值为 100%。Kampman 等 [118] 研究得出类似数据。研究者对 213 名患有各种先天性心脏病的孕妇进行了随访，发现在孕 20 周时 NT-proBNP 水平 < 128pg/ml，对妊娠期心血管事件的阴性预测值为 97%。

总之，BNP 和 ProBNP 的水平在正常妊娠期间或多或少都有所升高，尤其在产后早期，但在整个妊娠期和产褥期均保持在正常范围内。妊娠前测定和妊娠期监测 BNP/NT-proBNP 可提供有预后价值的信息，并有助于鉴别生理性症状与血流动力学紊乱所导致的病理性症状 [117-119]。

第 3 章
妊娠期患者的心血管成像
Cardiovascular Imaging in the Pregnant Patient

Patrick Colletti　Uri Elkayam　著
尹若昀　译　　张俊荣　校

除子痫前期[1]、妊娠期高血压[2, 3]、围生期心肌病[4-9]外，成人中发病年龄相近的常见心血管疾病[10, 11]可能对约1%的孕产妇造成影响[4]。最重要的几组疾病包括肺动脉瓣、二尖瓣和主动脉瓣狭窄和反流，主动脉缩窄和夹层，发绀型先天性心脏病，肺动脉栓塞（PE）和肺动脉高压[10-12]。

妊娠期间，母体血容量可增加50%，心率增加10~15次/min，心排血量增加30%~50%[11, 13, 14]。Hirata等[15]通过超声心动图对25名健康受试者在妊娠期间进行连续监测，发现舒张末期左心室和左心房内径增大，平均左心室周径缩短率增加，并在孕36周达到峰值。左心室射血分数保持稳定，左侧卧位或仰卧位时的心脏大小和功能没有变化。

妊娠相关的容量负荷增加可能会对既有的心血管疾病产生负面影响，包括瓣膜病、心肌病、冠状动脉疾病和先天性心脏病[11, 12]。妊娠期患者可能出现气短、胸痛，或两者兼有。这种情况有时可能在体检时被偶然发现。这些心血管疾病通常需要影像学检查，以辅助诊断和制定治疗方案[11]。

孕妇应尽量减少放射性药物和造影剂的使用，以及辐射的暴露。大多数患有心血管疾病的孕妇通过超声心动图来进行心脏结构和功能评估，有时也会行多巴酚丁胺药物负荷试验[16]，理论上对胎儿没有显著风险[17]。

美国食品药品管理局（FDA）对妊娠药物的分级[18]如下。

A 类　设针对孕妇的对照组临床研究显示安全。

B 类　孕妇使用未发现有害作用（虽然动物研究中显示对胎儿有害），或动物研究显示无风险。

C 类　尚无针对孕妇的研究数据，动物研究显示对胎儿有害或尚无动物研究（67%）。

D 类　针对孕妇研究数据显示，药物可能对胎儿有害，但孕妇获益大于风险。

X 类　动物或针对孕妇研究数据显示不可接受的风险。

多巴酚丁胺（妊娠B类）比腺苷（妊娠C类）更适合用于超声心动负荷试验。尽管妊娠期可用振动生理盐水微泡超声造影剂来鉴别卵圆孔未闭，但通过肺循环系统的造影剂（如含八氟丙烷人微球白蛋白）是妊娠C类药物。如果妊娠期治疗需行常规以外的影像学检查，可能需要进一步（如X线、透视、磁共振、闪烁成像等）检查。

一、胎儿辐射风险

意外怀孕的患者偶尔会在未发现怀孕时接受心脏放射成像。这种情况通常发生在孕早期，可能早在妊娠数周后，此时尿妊娠免疫试验的结果尚不太可靠。人工错误或沟通不畅是此类事件的另一个常见原因。可请内科医师和放射科医师评估这类病例，并在计划或计划外的放射检查前后对孕妇会诊[19-22]。

对胚胎或胎儿的风险取决于辐射量、类型，以及接受辐射时的孕龄。自发性的不良结局时常发生（表3-1）[23]。尽管没有关于胎儿情况的数据显示诊断性成像与胎儿伤害之间有直接联系，Brent[25]预测的风险水平较低，一般人群中自然流产、严重畸形、智力低下和儿童恶性肿瘤的基线风险约为28.6%，50mSv（50mGy）的射线暴露增加了约0.17%的风险。令人信服地将辐射诱发事件与自发性的胎儿不良结局区分开来是不可能的。表3-2显示了关于与辐射暴露相关胎儿风险的孕妇咨询和建议。一般情况下，除非有合理的证据证明胎儿接触辐射量大于150mGy，否则不建议终止妊娠[19, 22, 26, 27]。

二、妊娠期患者心血管成像与电离辐射

大多数与心血管造影、透视、CT和核素检查相关的胎儿辐射是通过X线Compton散射、放射性药物的母体组织内放射和经胎盘分布来实现的（图3-1）[24, 28, 29]。由于胎儿在导管经腹股沟至心脏路径中仅短暂停留在主X线束内[30, 31]，而在主动脉夹层等情况下很少进行腹盆腔CT检查，因此在妊娠期心血管疾病的评估和治疗中，罕有胎儿大剂量辐射暴露。因此，与心血管造影、透视或CT相关的

表 3-1　妊娠自发性不良结局

孕龄（d）	风险	自发性发生率（%）
1～10	生化妊娠	30
10～50	器官畸形	4～6（严重者 0.6）
＞50	胎儿宫内发育迟缓	4

引自 Colletti et al. 2013 [24]，经 American Journal of Roentgenology 许可转载

表 3-2　关于胎儿辐射的建议

估计胎儿辐射暴露剂量（mGy）	建议
＜1（整个妊娠期）	限于一般人群
＜5（0.50/月）	限于 NRC 胎儿暴露
胎儿辐射量＜50	胎儿风险可忽略不计
胎儿辐射量＜100	不建议终止妊娠
胎儿辐射量100～150	根据个体情况
胎儿辐射量＞150	可能有胎儿损害：应认真考虑终止
胎儿辐射量＞200	一般建议终止妊娠

引自 Colletti et al. 2013 [24]，经 American Journal of Roentgenology 许可转载

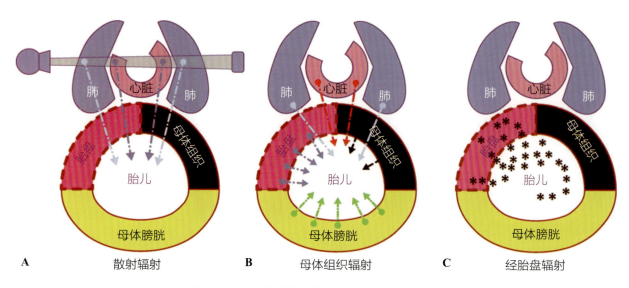

▲ 图 3-1　心血管成像过程对胎儿辐射机制的示意图

A. 胸部 X 线片、透视或 CT 的胎儿辐射主要由来自胸部的 Compton 散射引起；B. 放射性药物对胎儿的辐射局限于胎儿外的组织，这取决于生物分布、与胎儿的距离，以及中间组织的衰减；C. 当低分子量（< 500～1000Da）放射性药物通过胎盘屏障时，会发生胎儿内照射。通过胎儿泌尿系统或肠道排出的放射性药物可能进入羊膜循环，伴随着胎儿暴露时间的延长（引自 Colletti et al. 2013 [24]，经 American Journal of Roentgenology 许可转载）

胎儿风险大于最小值并非预期所见 [32-38]。有意义的心脏导管，包括介入和电生理操作 [30, 31]，可以在胎儿辐射暴露相对低的妊娠期进行。在许多情况下，介入心脏专科医师也可选择通过上肢进行穿刺，避免在导管入路过程中对胎儿的直接照射。与母体心血管 X 线成像相关的一般胎儿估计辐射剂量见表 3-3 [32-37]。

针对母体盆腔的外保护作用有限。研究结果发现，在整个妊娠期，未加保护的胎儿吸收的辐射剂量仅比实施保护胎儿吸收的辐射剂量高 3% [31]。铅衣重量增加患者的不适感和在减少潜在胎儿辐射，以及铅衣保护带给孕妇的心理舒适上的权衡取决于个人。

妊娠期的放射性药物成像可能通过母体膀胱和胎盘分布，对胎儿产生更高的估计暴露量，尤其是在胎盘分布的情况下。胎儿排出的放射性药物会进入羊膜循环，从而延长暴露时间。即便如此，典型的诊断性核素和正电子发射断层显像（PET）药物预计不会接近超过 50mGy 的辐射量（表 3-4）[28, 29]。在怀孕期间应尽量减少放射性药物的剂量，并应让患者充分补水，并鼓励多排尿。

表 3-3　放射线透视和 CT 心脏成像

检 查	估计胎儿辐射剂量（mGy）
胸部 X 线片	< 0.0001
肺动脉 CT 造影	0.01～0.66
冠状动脉 CT 造影（前瞻性门控扫描）	≈1
冠状动脉 CT 造影（回顾性门控扫描）	≈3
一般年度本底当量辐射	≈3
腹盆腔 CT 血管造影	6.7～56
腹股沟 - 心脏导管通路直接辐射 [a]	0.094～0.244/min
冠状动脉造影	0.074
复杂电生理介入检查	0.0023～0.012/min

a. 可避开上肢血管通路
引自 Colletti et al. 2013 [24]，经 American Journal of Roentgenology 许可转载

表 3-4　核医学检查对胎儿的辐射剂量

检　查	放射性（mCi）	放射性药物及剂量暴露	孕早期胎儿辐射剂量 a
肺灌注显像	5.5（200）	^{99m}Tc- 多聚白蛋白（P）	0.56
肺通气显像	30（1100）	^{133}Xe 气体	0.0054
肺通气显像	30（1100）	^{99m}Tc 气溶胶	0.1～0.9
心肌灌注显像	1.5（55）	^{201}TICI（P，F，A）	5.3
心肌灌注显像	30（1100）	^{99m}Tc-sestamibi（P）	17
心肌灌注显像	30（1100）	^{99m}Tc 替曲膦（P）	8.45
门控心血池显像	25（930）	^{99m}Tc 标记红细胞（P）	6.0
PET 存活显像	10（367）	^{18}F-FDG（P，F，A）	6.3～8.1
PET 灌注显像	80（2960）	^{82}RbCI（P，F，A）	≈2

a. 假设在孕 12 周时使用放射性药物，在孕 12 周之前或之后给药胎儿辐射剂量可能降低
引自 Colletti et al. 2013 [24]，经 American Journal of Roentgenology 许可转载

三、妊娠期碘造影剂的使用

已知碘造影剂可以穿过胎盘进入胎儿体内[39]。虽然碘造影剂没有致畸作用，也没有关于碘造影剂静脉注射引起临床后遗症的报道[27]，但碘造影剂直接注入羊水可引起新生儿甲状腺功能减退。2010 年的一项研究发现，单次高剂量碘造影剂的宫内暴露对新生儿甲状腺功能影响上，未发现严重的风险[40]。目前使用的低渗碘造影剂为妊娠 B 类药物[41]。美国放射学会造影剂手册建议，碘造影剂仅在需要时用于孕妇的成像[42]。

四、妊娠期 MRI 和钆造影剂

磁共振安全委员会于 1991 年发表声明："目前为止，还没有证据表明在孕期使用临床磁共振成像会产生有害影响[43]。"

自 1991 年的声明以来，尽管使用了 1.5～3T 磁共振成像对许多妊娠患者进行检查，但并未

提出新的指南[44-46]。虽然胎儿在磁共振成像中可能暴露于较大噪音中，但没有关于听力损伤的病例报道[47]。因此，心脏 MRI 对特定的孕妇，包括心肌功能不全、先天性心血管畸形（图 3-2）和肿瘤（图 3-3），以及主动脉瘤、主动脉炎、缩窄和夹层（图 3-4）者，是一种合理的可解决临床问题的手段[48]。也可考虑使用心肌灌注和活性检查，但存在妊娠期使用钆造影剂相关的额外风险。

胎盘血管丰富、血池大，MRI 造影剂可在胎盘部位集中分布。目前批准的大多数 MRI 造影剂是低分子量（500～700Da）的，容易穿过胎盘屏障。这些制剂大剂量使用已被发现会导致实验动物在胚胎种植后发生流产、发育迟缓、自主活动增加，以及骨骼和器官畸形[41]。FDA 将 MRI 造影剂列为妊娠 C 类药物。诸如"尚未对孕妇进行充分的对照研究"和"只应潜在获益高于胎儿的潜在风险时，使用（此制剂）"之类的描述才被明确写入说明书[49]。

由于钆造影剂可通过胎盘屏障，它们通

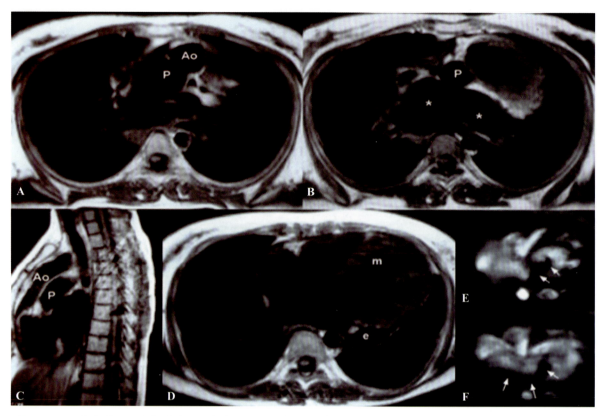

▲ 图 3-2　32 岁女性，孕中期前段，孕妇在孕 28 周时出现气短，她第一次妊娠无不良事件发生，超声心动图显示了明显的系统性心房室瓣膜关闭不全和扩张的左心室和左心房矫正性转位

门控自旋回波 MRI（A、B 和 C）显示了大动脉的矫正性转位；D 显示了扩张和肥大的系统解剖平面右心室。隔缘肉柱（m）处显示肥大，左心房）（*）处显示扩张，并可见少量心包积液（e）被标注；轴向梯度回波显像（E 和 F）显示一个明显的后低信号射流（箭）的系统解剖平面房室瓣膜功能不全。经矫正性移位后，系统平面心腔为解剖上的右心室及三尖瓣。有矫正性移位的患者易发生全心室衰竭和房室瓣膜功能不全。这两种情况均可能在妊娠期或产后立即出现。Ao. 主动脉；P. 肺动脉主干；*. 扩张的左心房；m. 隔缘肉柱（引自 Hoque and Colletti 2016 [48]，经 Springer 许可转载）

过类似于碘造影剂和小分子放射性药物的方式被胎儿排出体外。这些制剂通过胎儿泌尿系统进入羊膜循环。由于可能钆积累，对妊娠患者的成像，合理的做法是避免使用 3 个热力学稳定性最低的钆造影剂，如钆双胺、钆弗塞胺和钆喷酸葡胺，而使用稳定性明显较高的钆特酸葡甲胺特醇、钆喷酸葡胺溶液和钆特酸葡甲胺。后 3 种药物与钆沉积在皮肤组织（如肾源性系统性纤维化）或脑表面的分离的可能性非常小，目前尚未发现有特定影响产生。

五、疑诊肺动脉栓塞的妊娠患者

与年龄匹配的非妊娠患者相比，妊娠期女性患肺动脉栓塞（PE）的风险是其 2～4 倍。1000 例妊娠中有 1 例可能并发 PE [21, 50, 51]，而 PE 占所有孕产妇死亡原因的 20% [52]。由于妊娠后期可能出现轻度的气短、心率升高和下肢水肿，且 Wells 标准和 D - 二聚体水平在妊娠期诊断可靠性降低，妊娠期患者 PE 的临床诊断尤其困难 [53]。针对孕妇疑有 PE 的临床问题，2011 年美国胸科学会、心胸放射学会、核医学及分子成像学会和美国妇产科医师协会建议行下肢多普勒成像和胸部 X 线初筛，如

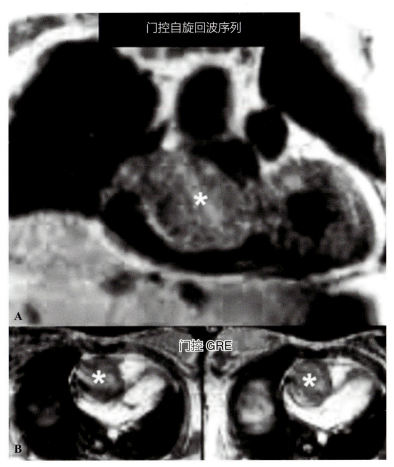

▲ 图 3-3　**27 岁女性，患马方综合征，孕 27 周，背部疼痛、右股动脉搏动下降，有机械主动脉瓣置换术史**
A 和 B 分别为矢状面（A）和轴面（B）屏气时稳态自由进动成像显示胸骨术后伪影和机械主动脉瓣（椭圆形，A），降主动脉夹层（星号表示真腔），胎盘及胎儿，右髂总动脉夹层扩展（圆形，B）引自 Colletti et al. 2013 [24]，经 American Roentgen Ray Society，ARRS 许可转载

果胸部 X 线片所见异常则进一步行 CT 肺血管造影（CTPA），如果胸部 X 线片正常（且无哮喘）则行肺通气灌注显像。如果通气灌注显像结果既不是明确的阳性也不是明确的阴性，则以 CTPA 进行随访 [53, 54]。直接行 CTPA 检查是一种可靠的替代性策略 [55-59]。

据推测，妊娠期乳腺腺体组织的生理性增生可能与乳腺放射敏感性升高有关 [60]。应考虑采用 CT 检查，以减少乳房射线暴露的临床策略 [61]。表 3-5 比较了 CTPA 和通气灌注扫描在妊娠患者中的优缺点 [21, 52-54, 60]。

MRI 和磁共振血管造影（MRA）是对疑诊 PE 妊娠患者的替代成像方法。平扫和增强

MRA 对 PE 诊断的敏感性（89%～100%）和特异性（93%～98%）令人满意 [61, 62]。使用最新的平扫 3D 高分辨率呼吸触发心脏门控 MRA 序列可能会改善肺外周血管的精细成像，进一步减少妊娠患者钆造影剂的使用。图 3-5 显示了一名 36 岁，孕 12 周的女性，在屏气时的稳态自由进动成像。

六、总结

关于妊娠期患者的心血管成像，需要依次考虑以下 9 个问题。

1. 患者是否怀孕，如果是，处于何孕期？

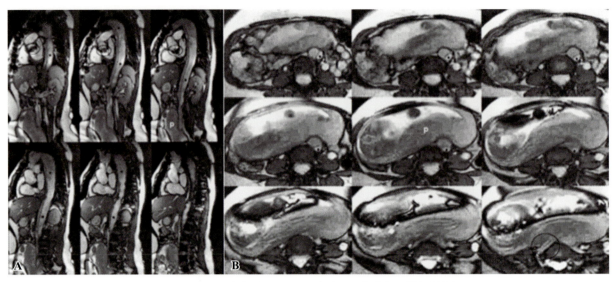

▲ 图 3-4　**37 岁女性，G3P2，在孕 24 周时出现进行性气短**

冠状动脉门控自旋回波（A）和轴向门控梯度回波显示 5cm 的右房带蒂肿块（B），她于孕 28 周时行手术分娩，随后进行了一个右心房黏液瘤切除术（引自 Hoque and Colletti 2016 [48]，经 Springer 许可转载）

表 3-5　妊娠期患者肺动脉栓塞的影像学检查策略比较

特　点	CT 肺动脉造影	通气灌注显像 ᵃ
准确性	高	高（以 CTPA 作对比）
可行性	高	低
效率	< 1h	数小时之多
费用	高	中
可靠性	高（妊娠期可能降低）	3%～25% 不能确诊
风险	碘造影剂	
胎儿辐射剂量（mGy）	0.01～0.66	0.1～0.8
孕妇乳房辐射剂量（mGy）	10～70	0.22～0.28

a. 如果通气灌注扫描不能诊断，可能需要 CT 肺动脉造影
引自 Colletti et al. 2013 [24]，经 American Journal of Roentgenology 许可转载

2. 超声心动图是否可以满足诊断需要？

3. 是否需要额外的影像学检查来解决临床问题？

4. 影像学检查可否推迟到较后的妊娠期（孕中期或孕晚期）或产后进行？

5. 是否有可能在进行影像学检查前进行产科干预，是否考虑中止妊娠，或是否考虑提前终止妊娠？

6. MRI 可以解决临床问题吗？

7. 是否需要 X 线、透视、CT 或放射性药物成像？

8. 造影剂成像对于诊治是否必不可少？

9. 可否用于干预措施（减少电子束、降低电压、减少放射性药物剂量、增加补液和排尿）减少胎儿的辐射暴露？

妊娠期患者心血管成像的相关风险，可总

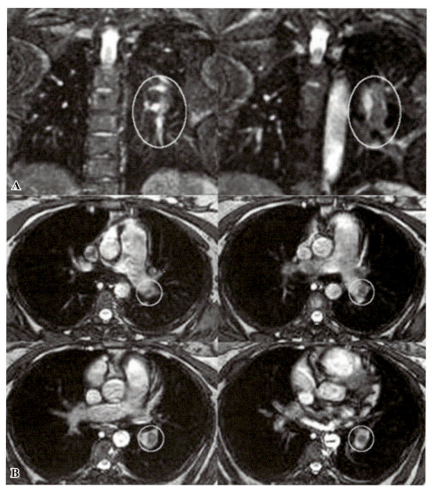

▲ 图 3-5　36 岁女性，孕 12 周出现气短

（A、B）冠状位（A）和轴面（B）屏气时稳态自由进动成像，显示左肺动脉主干充盈缺损（椭圆形，A；圆形，B）提示急性肺动脉栓塞。无须进一步检查（引自 Colletti et al. 2013[24]，经 American Roentgen Ray Society 许可转载）

结如下。

- 超声心动图可以在妊娠期任何时间进行。

- 心脏 MRI、MRA、振动生理盐水微泡造影超声心动图、多巴酚丁胺（妊娠 B 类）负荷试验，以及胸部 X 线片检查可按需要进行。

- 以钆剂为基础的心脏 MRI 造影剂，包括比较稳定的钆特酸葡甲胺特醇、钆喷酸葡胺溶液和钆特酸葡甲胺；超声心动图造影剂（如腺苷和瑞加德松）及放射性药物属于妊娠 C 类。

- 虽然碘造影剂通常可通过胎盘，但在妊娠期使用被认为是相对安全的（妊娠 B 类）。

- 肺部及心脏 CTA 对胎儿的影响很小。

与非妊娠女性相比，孕妇乳房可能对辐射更敏感。通气灌注显像对胎儿辐射相对较低，但略高于 CTPA。

- 心肌灌注显像、存活显像和心血池显像可使胎儿暴露于辐射剂量下。即便如此，核医学心脏检查对胎儿的辐射不太可能超过 50mGy。心导管检查、冠状动脉造影和电生理检查，即使是操作过程较为复杂，也可以在胎儿辐射暴露相对较低的情况下进行。

- 在胸部 CT 和透视时，铅衣保护胎儿作用甚微。在胎儿处于初级 X 线束中的情况下，须尽量减少透视和 CT 的使用。

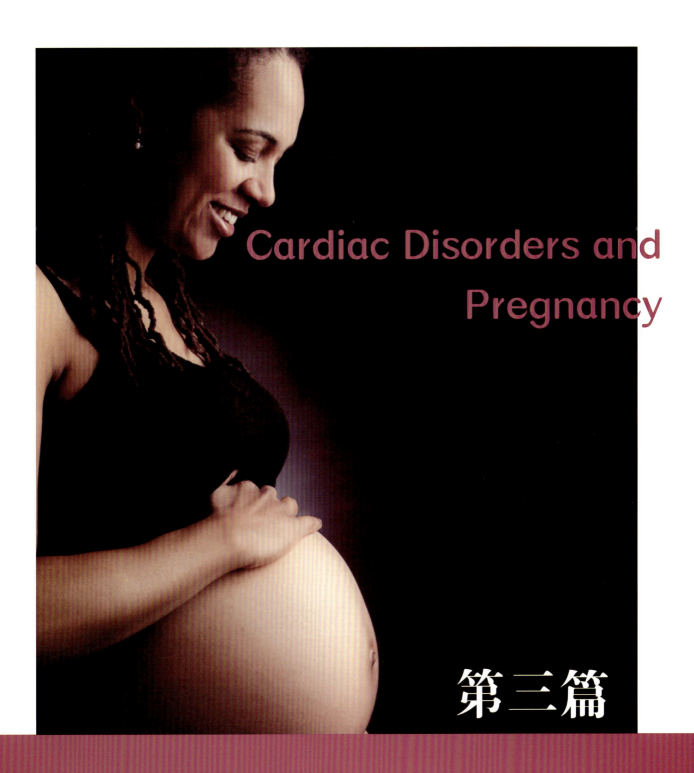

Cardiac Disorders and Pregnancy

第三篇

心脏病与妊娠

第 4 章
妊娠前及妊娠期风险评估
Risk Assessment Prior and During Pregnancy

Samuel C. Siu　Candice K. Silversides　著
尹若昀　译　　张俊荣　校

一、风险评估的作用

许多患有心脏病的女性可能在妊娠问题上接受过矛盾或不全面的建议，因此，患者教育是孕前咨询的一个重要方面。孕前的心脏咨询是复杂的，因此在讨论妊娠问题时采取系统方法很重要，最好是在孕前进行[1-3]。我们在咨询时处理以下问题。

1. 妊娠期孕妇的风险。

2. 对胎儿和新生儿的风险，包括心血管药物对胎儿的影响。

3. 心脏病遗传给后代的风险。

4. 产前及产后健康管理建议。

5. 对孕产妇和（或）孕产妇寿命的远期风险。

6. 在适当的情况下，建议采取安全的避孕措施、干预措施或药物在孕前降低孕妇或胎儿的风险。

在与患者和转诊医生的沟通中，我们总结出的建议如下：①继续妊娠是否安全；②是否需要开始服用或避免服用药物；③在产前或围产期是否有必要采取特殊的预防措施；④是否需要从本地医院转诊至三级医疗中心产检或分娩；⑤是否有推荐的分娩方式。从卫生系统的角度来看，风险评估可根据风险级别适当分配人力和医疗资源。低风险的女性可以同无心脏病孕妇进行相同的管理，而高风险女性则需在高风险医疗中心接受密切监测和进行分娩。

本章的目的是①回顾心脏病女性妊娠期并发症的发生率和性质；②提出在孕前或产前进行心血管风险评估，寻求切实可行的方法；③提供风险预测的方法学背景；④回顾目前临床应用的风险评估方法。

二、妊娠相关并发症发生率和性质

与没有心脏病的孕妇相比，患有心脏病的孕妇心脏和胎儿并发症的发生率更高。一项前瞻性研究将有心脏病的孕妇与无心脏病的对照组孕妇进行了比较，发现心脏病组胎儿并发症的发生率较无心脏病对照组高出 3 倍（图 4-1）[4]。与对照组相比，心脏病组产科并发症（产后出血或妊娠期高血压）的发生率更高。流行病学数据证实，与无心脏病的孕妇相比，有心脏病的孕产妇心脏并发症的发生率更高[5-7]。

发达国家心脏病孕产妇的死亡率低于发展中国家（图 4-2）[8]。然而，即使在发达国家，孕产妇心脏疾病仍然是导致孕产妇死亡的主要原因之一[7, 9-11]。由于先天性心脏病成年患者

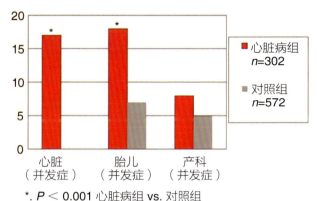

◀ 图 4-1　CARPREG 研究中患有心脏病孕妇和无心脏病孕妇结局发生率[4]

心脏病组的产科并发症发生率有升高趋势（P=0.073 与对照组相比）

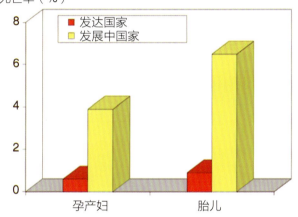

◀ 图 4-2　发达国家和发展中国家患心脏病的孕产妇和胎儿死亡率比较

引自 Roos-Hesselink et al. 2013 [8]，经 European Society of Cardiology 许可转载

数量的增加、产妇年龄的增加、高血压、糖尿病、肥胖等并发症发生率高，预计未来在孕产妇发病率和死亡率中，产妇心脏病的占比还将增加[6]。

心脏病孕妇的并发症主要是非致死性心脏事件。表 4-1 总结了关于妊娠和心脏病结局的研究纳入标准、研究设计和数据，以及每项研究对心血管、产科和胎儿并发症的定义。虽然上述所有研究均包括主要并发症，但如何定义这些并发症在各研究中有所不同。如不同研究对心力衰竭的定义不同，这使研究之间很难进行比较[8, 12-16]。值得注意的是，可能受当地医疗模式和接受治疗影响的事件，如转诊接受心脏介入手术或住院治疗，在一些研究中被列为主要心脏事件，或者在其他研究中未被纳入

或被视为次要事件。类似地，一些研究包括心内膜炎，它与妊娠的心血管变化可能并无因果关系。将这类终点纳入研究可能会增加并发症的发生率，并使各研究结果之间的比较变得困难。

表 4-2 总结了表 4-1 所述研究描述的心血管、胎儿和产科并发症的发生率和性质。在所有研究中，心律失常和心力衰竭 / 肺水肿是心血管疾病最主要的发病原因。胎儿死亡率与孕产妇死亡率一样处于较低水平，胎儿活产率超过 90%，不过几乎所有研究都排除了由于胎儿死亡或主动中止未超过 20 周的妊娠[8, 12-14, 16]。早产和（或）小于胎龄儿是最常见的胎儿并发症[8, 12, 14, 16]。心脏病患者最常见的产科并发症是妊娠期高血压和产后出血。其他产科并发症

表 4-1 主要妊娠结局研究的主要研究设计

研究名称或国家	CARPREG [12]	巴西 [13]	ZAHARA 1 [14]	中国 [15]	ROPAC [8]
研究年份	1994—1999 年	1989—1999 年	1980—2007 年	1993—2010 年	2007—2011 年
孕妇例数	599	1000	1302	1741	1321
数据来源	加拿大，多中心	巴西圣保罗，单中心	荷兰和比利时，多中心	中国上海，单中心	28 个国家的 60 所医院
研究设计	连续、前瞻性群组研究	未描述	回顾性＋电话问卷	回顾性	2007 年回顾性，2008—2011 年前瞻性
纳入心血管疾病类型	先天性、获得性及心律失常	先天性、获得性及心律失常	仅先天性	先天性、获得性及心律失常	先天性及获得性
最常见心血管疾病（%）	先天性（74%）	风湿性（56%）	先天性	心律失常（38%）	先天性（66%）
基线数据采集时孕周	69% 的孕妇＜孕 20 周	未描述	未描述	未描述	未描述
基线数据丢失率	2 例心脏检查正常者无孕前超声	未描述	未描述	未描述	未描述
产后最后随访时间	6 个月	3 个月	6 个月	未描述	6 个月
主要心血管结局定义	主要：肺水肿、需要治疗的持续症状性心律失常、卒中、心搏骤停或心源性死亡	死亡、充血性心力衰竭、肺淤血、心律失常、血栓形成、低氧血症、心内膜炎、心绞痛、血栓栓塞	需要治疗的心律失常或心力衰竭、血栓栓塞、心肌梗死、卒中或心内膜炎	心力衰竭、需要治疗的持续性症状性心律失常、心脏短暂性缺血发作、心搏骤停或孕产妇死亡	住院治疗、需要治疗的心力衰竭、症状性心律失常、心内膜炎、妊娠期进行心脏介入术、血栓栓塞、出血并发症或急性冠脉综合征
次要心血管结局定义	妊娠期或产后 6 个月内与基线相比 NYHA 分级（≥ 2 级）下降或需要急诊介入性心脏手术				
产科结局定义	非心源性死亡、妊娠期高血压或产后出血	按胎儿结局分类	同 CARPREG	未提供	同 CARPREG，及胎儿生长受限、胎膜早破、早产
胎儿结局定义	早产（＜孕 37 周）、小于胎龄儿（＜胎龄 10% 百分位）、新生儿呼吸窘迫综合征、颅内出血和胎儿或新生儿死亡	出生体重、死产、早产、遗传先天性心脏病	同 CARPREG 但不包括新生儿呼吸窘迫综合征、颅内出血，以及至产后 1 年的新生儿/婴儿死亡率	未提供	胎儿死亡、遗传先天性心脏病、出生体重和 APGAR 评分
结局的独立评价	有	无	无	无	无

表 4-2 妊娠结局研究的并发症发生率

研究名称或国家	CARPREG [12]	巴西 [13]	ZAHARA 1 [14]	中国 [15]	ROPAC [8]
孕妇心血管并发症的总体发生率（致死性和非致死性）	13% 主要事件 6% 次要事件 17% 主要或次要事件	24%	8%	9%	总体发生率未提供，入院率 26%
心源性死亡率	0.50%	2.7%	0%	0.6%	1%
最常见的非致死性心血管并发症（占心血管并发症总数的%）	肺水肿和（或）心律失常（92%）	心力衰竭或肺淤血（52%）和心律失常（25%）	心律失常（63%）心力衰竭（21%）	心力衰竭（67%）心律失常（26%）	总体发生率未提供，心率衰竭在总体中占 12%
产科并发症的总体发生率	8%	按胎儿并发症分类	24%	未描述	总体发生率未提供
胎儿并发症的总体发生率	20%	未描述总体%；早产12%，死产3%	25%	未描述	总体发生率未提供

如产前出血的发生率虽然在临床上很重要，但如果缺乏前瞻性数据则很难量化。

虽然目前的大多数文献都聚焦于妊娠期风险，但远期影响越来越受到关注，这将在本章较后部分讨论。

三、患心脏病女性妊娠风险评估的一般方法

对患有心脏病孕妇的管理，包括风险评估，是一项团队工作。心脏和产科风险评估最好在孕前或发现怀孕后立即进行 [2, 17, 18]。基线风险评估应包括心脏病专科医师和高危产科医师（母胎医学）的意见。随着妊娠的进展，来自麻醉、儿科心脏病学、护理、综合保健、遗传学和血液学的专业意见也应按需要纳入。我们和其他机构已经建立了具备心电图、Holter、超声心动图检查的产科心脏门诊。这些诊所分布于产科门诊部内或附近，在那里可一天之内在同一地点完成心脏和产科评估。这些诊所的整体分布使它们能最大限度地加强与各学科的

相互协作，以便能够迅速处理紧急问题，并交换专业意见以加强团队工作。Toronto Mount Sinai 产科心脏门诊的就诊模板见表 4-3。

全面的病史和体格检查、12 导联心电图和经胸超声心动图仍然是评估心脏病女性妊娠风险的基础 [2, 17, 18]。在进行心脏风险评估时，临床评估的关键因素包括以下几点。

1. 既往介入或外科手术的性质和类型。

2. 在用纽约心功能分级评估患者的心脏功能时，描述具体的活动受限项目是有用的。

3. 对于有心血管事件病史如心力衰竭、心律失常或卒中的患者，明确之前心血管事件发生的时间同样重要，无论上述事件是发生在已行介入或外科手术之中、之后和孕前。

4. 通过血氧饱和度测定确定发绀型心脏病患者的血氧饱和度。在血氧饱和度处于临界值或有可能导致妊娠期血氧进一步下降的心内分流的患者中，测量耐力下的血氧饱和度可能有所帮助。

5. 应分别测量双上肢血压。应对外周脉搏和是否存在股动脉波动延迟于桡动脉现象进

行评估。行姑息性分流术或锁骨下皮瓣修复主动脉缩窄的女性，其同侧上肢脉搏可能减弱或消失。

6. 全面的经胸超声心动图评估应由受过训练和具备对先天性和获得性心脏病进行成人超声心动图评估相关专业知识的人员来进行和解读。在孕晚期，由于妊娠子宫上升心脏移位，超声心动图成像操作可能具有相当的挑战。对超声心动图进行解读的研究者也应了解与妊娠相关的心脏容积变化，以避免误诊与妊娠相关的正常超声心动图的改变为心房心室的扩张[19]。

虽然对产科风险评估的详细描述超出了本章的范围，但在基线评估时收集的孕妇心血管特征也可预测产科和胎儿结局，后面将对此进行讨论[12, 20]。同样地，如果孕妇或其伴侣有先天性心脏病，建议进行胎儿心脏超声检查，同时产后儿科评估以筛查产前胎儿心脏超声未发现的心脏病变[21]。

对于那些需要接受孕前咨询的女性，如果有非常严重的，影响到她们的孩子、伴侣和一级亲属的先天性心脏病家族史，则建议进行正式的基因评估，以评估遗传风险，并进行基因检测。可能减少妊娠期心脏并发症的治疗方案也可进行讨论。在特定的病例中，可根据临床判断安排其他增强风险分层的检查，如心肺功能试验、心血管磁共振检查、心血管 CT 和心导管检查[22]。事实上，许多患有心脏病的女性直到怀孕后才会去转诊中心。如果在孕早期便进行了心血管系统的基础评估，则建议在孕晚期再次进行评估，以确保随着妊娠进展的血流动力学变化没有使孕妇病情恶化。在我们的中心，心脏和产科门诊就诊是同步进行的，这可以尽量减少患者绕弯路。对于那些风险极低的患者，可以不在孕晚期再次进行心血管评估和（或）在孕晚期就诊时不再重复进行超声心动图检查。应该强调的是，无论是否需要在孕晚期进行心脏病学检查，连续的产前产科随访都将持续进行。相对地，高心血管风险的患者将被更密切地随访。在我们中心，我们对产后 6 周的患者重新进行评估，以确保没有早期的产

表 4–3　Toronto Mount Sinai 孕产妇心脏门诊就诊模板

	初次就诊	孕晚期	产后 6 周	产后 6 个月
心脏病学评估	×	×	×	×
12 导联心电图	×	×	×	×
孕妇超声心动图	×	×		
产科评估	×	×	×	
麻醉会诊		×		
转诊胎儿心脏超声检查（如父母有先天性心脏病或遗传性心脏疾病史）	×			
产科超声		×		
多学科临床会诊讨论产前和围产期高危患者管理	在首次就诊后尽快进行			
儿科转诊新生儿评估以筛查胎儿超声未检测到的异常			×	

后并发症，并适时重新开始心血管药物治疗。产后 6 个月的心脏检查提供最后的评估，并为未来的随访建立新的基线。我们诊所的随访和诊断就诊模板如表 4-3 所示，它表示出患心脏病孕妇的最低就诊次数。孕产妇或胎儿高危患者在产前需要更高强度的随访 [2, 17, 18]。

四、将风险分类系统应用于风险评估的方法学考虑

到目前为止，所有发表的关于预测心脏病女性妊娠并发症的研究都是观察性的，且大多使用多变量分析来精确定义一些基线变量和结局之间的关系。从多变量模型中得到的具有统计学意义的预测因子 β 系数被用来创建可以快捷地应用于临床的一个风险评分。相比之下，ESC 采用了一种基于共识的方法，将患者归入修订后的世界卫生组织分级（mWHO），从而与专家对随 mWHO 级别增加而增加的发病率和死亡率判断相一致。

了解当前文献中的一些假设和潜在问题是很重要的，这样研究结果才能最佳地应用于患者个体的诊治。在接下来的章节中，我们将总结队列研究设计、多变量分析和风险指数制定的主要方面，这些方面与解释妊娠和心脏病风险评估的文献相关。

观察性研究设计（如队列研究）会遇到许多问题，这些问题可能会导致错误和偏差的结果。不同于重点为内部有效性（基线和纳入试验患者结果之间的一致性）的随机临床试验，观察性研究的重点是外部有效性（研究组和被研究人群之间的一致性）。以下几种减少偏差的方法需要在制定研究计划时进行讨论。

● 通过确保研究人群是目标人群的代表来减少选择性偏差，并减少获得性、语言或文化因素来提高普遍参与率。

● 通过标准化质量控制来减少信息和测量偏差，以减少不准确和不精确的数据采集。

● 请注意混淆之处，即所收集的数据变量与另一个基准变量有关，但不是基准变量和结果之间因果关系的一部分。

在评价观察性研究时，包括检查心脏病患者妊娠结局在内的一些重要问题如下：①研究对象是否代表目标人群；②数据采集是否标准化；③是否描述了潜在的测量误差，研究设计是否考虑了这些误差；④采集数据的质量控制过程是怎样的 [23]。上述考验有效性的因素存在于所有的研究中，但可以通过适当的研究设计和前驱性研究来降低。如在医院进行的回顾性研究中，选择性偏差可能通过纳入需要住院治疗的重大事件患者并排除那些没有住院的患者而被引入。那些产后未能存活者可能不会被纳入远期研究。在多中心研究中，使用标准的定义来收集数据并根据健康记录审核研究记录是确保基线和结果数据记录一致的常用方法。在前瞻性队列研究中，包括连续的受试者、标准化的数据收集、排除日志和独立的终点验证，把将偏差引入数据和后续分析的可能性降至最低。医学杂志的出版者已发布如何报道队列研究的核对表 [24]。

多变量逻辑回归分析广泛用于预测，这种方法对一组候选变量进行评估，并确定与感兴趣的结果独立相关的变量 [25]。在妊娠和心脏病领域，候选因素通常是孕妇的基线特征，而关注的结果则是在妊娠后期发生的不良事件或并发症（如心力衰竭或心律失常）。找到两个变量之间的统计学关系并不等于因果关系，认识这点很重要 [26]。当因变量，如产妇并发症（如心力衰竭或死亡）是二元的（是或否），而潜在的待评估自变量可以是二元、连续或有序的形式，则使用逻辑回归分析。多变量逻辑回归分析是一种稳健而复杂的统计学方法，在医学

研究中得到了广泛的应用。然而，并不是所有的使用者都能完全弄清与它的适当使用、正确解释和完整记录有关的假设。逻辑回归模型的评价标准已经发表[25]。一个经常被引用的重要概念是，结果事件与自变量的比率至少为 5∶1，理想情况下为 10∶1 或更高[25, 27]。逻辑回归分析的一个重要假设是候选变量之间相互独立，那些密切相关（共线）的变量要么需要合并，要么只需要输入一个。对于密切相关（共线）的候选变量，应该考虑其他方法，尽管它们可能比逻辑回归更敏感于人群病例组合的变化[28-30]。多变量模型要求所有孕妇或患者对模型纳入的每个变量都有完整的数据。如果在一项 1000 例孕妇的研究中，100 例孕妇丢失左心室（LV）功能基线评估数据，那么多变量分析来评估左心室功能作为一个可能的预测因素将基于一个有选择性或有偏差的 900 名患者的研究小组得出结论，这是因为那些左心室功能数据缺失的孕妇将被排除在外。如果同样的数据集也丢失了 100 例患者的氧饱和度信息，其中 50 例患者已经丢失了左心室功能的数据，那么多变量模型将只分析 850 例孕妇。由这个例子发散开来，我们可以看到，如果不同的患者不幸丢失了不同变量的数据，有效的样本量和检测预测因子的统计效力可能大大降低。由于一些数据缺失是不可避免的，研究者假设数据是随机缺失的并据此进行修正，当然情况可能是或可能并不是这样[31]。对数据严重缺失的数据集，或对相当大比例的关键数据进行修正的数据集，应谨慎分析。虽然在回顾性研究中缺失数据是一个众所周知的缺陷，但前瞻性多中心研究在标准化数据收集和验证方面缺乏完善或规范时，也面临着同样的缺陷。除了可能威胁有效性的共线性和不完整的数据外，逻辑回归的可重复性还受到样本量的影响。一项模拟研究表明，多变量逻辑回归分析的可重复性

随样本量的增加而增加[32]。

我们和其他一些人已经制定了临床预测规定，或称风险指数，作为帮助临床医师将估计妊娠并发症风险相同的心脏病女性归到同组的辅助决策，以便对临床诊治进行适当的调整[12, 14-16]。这些风险指数将患者的个体特征（预测因素）纳入一个特定的风险组（风险评分），该风险组对应于一个不良结局（事件）的预测可能性（概率或风险）。风险评分现在被广泛应用于临床医学，心血管专科医师会熟悉其在预测房颤患者发生卒中或急性心肌梗死患者发生心脏事件中的应用。风险评分代表了几个解释变量或预测因子与结果之间的数学关系的简化。在妊娠与心脏病的研究中，多种类型的不良结局，如心力衰竭、心律失常、死亡，往往合并为一个单一的综合结局，这是因为：①它们可相互联系；②最大限度地识别统计上有意义的预测因素[12, 14-16]。对于通过多变量分析确定的每个独立预测因子，相应的 β 系数可以表示为一个优势比。综合各种独立因子的 β 系数纳入逻辑回归方程将得出一个可以转化为一个事件的风险或概率的优势比。由于这个过程通常需要经过一个科学计算，β 系数可以四舍五入到近似的整数（0、1、2），结合一个与风险指数有关的分数对比表得出优势比。这种简化的数字将降低准确度，如 β 系数从 1.7 四舍五入到 2，优势比则从 5.2 变到 7.4。此外，虽然通常将风险显示为单个数字，但这是一个估计数值或平均风险，其始终存在相关的 95% CI，其通常不显示。

虽然风险评分法易应用于临床，而且其他人已经将该法扩展到他们的研究人群，但重要的是要系统回顾与合并结局和预测准确性的评估所相关的注意事项。

将不同的事件合并成一个单一复合结局的假设前提是，在每个事件和复合终点之间存

在相似的预测因子与结果间的病理生物学基础。如心脏病孕妇患心律失常和心力衰竭的频率增加，这可以合理地合并为单一复合终点。然而，如果把心内膜炎、肺动脉栓塞和深静脉血栓等其他心脏并发症也包括在内，这种假设可能就不成立了。在临床试验中，理想情况下，每个复合终点的单独成分应具有同等的重要性、频率和疗效[33]。研究者和患者认为将与如心肌梗死和死亡之类的"硬性"终点比住院和血运重建更为重要[34]。在实践层面上，使用包含与风险因素无关事件的复合结局将削弱模型识别独立预测因子的能力。在一项多中心研究中，死亡等"硬性结局"定义分明，而医生主观判断的结局则受诊疗模式或途径的变化影响。基于上述原因，我们认为功能分级恶化和紧急干预转诊是次要结局，并进行了单独分析。

风险评分的准确性通常表示为判断准确性和校准准确性。判断准确度 [C 统计或曲线下面积（AUC）] 代表着区分有结局者和无结局者的能力，0.50 不优于随机机会，> 0.70 明显优于随机，> 0.90 为理想[35]。校准准确度是在所有风险水平上预测和观察到的事件发生率之间的总体一致性。当作者通过（图 4-3）绘制出每个水平的预测和观察事件发生率时或通过更正式的 Hosmer–Lemeshow 拟合优度卡方统计可以很容易地发现，$P > 0.05$ 表明所有风险组观察到的事件和预测的事件之间没有统计学差异。定义风险指数整体表现的其他方法超出了本章的范围[31]。认识到风险评分对它的适应人群有最好的准确性这点很重要。因此，需要进行内部验证（使用计算机，如 bootstrapping）和在一个独立的、未参与风险评分推导的人群中评估（外部验证）。这种外部验证可以使用在推导过程中没有使用的数据集的一部分来进行（这种方法在 CARPREG 研究中使用），或者在另一个中心的不同人群中进行。如果要在另一个研究点对风险评分进行公平的评估，那么预测因子和结局的定义和后续方案需要与最初评分的人群相同。在实践中，验证集的准确性总是会有轻微的降低，因为推导集的准确性总是反映出最理想的情况。

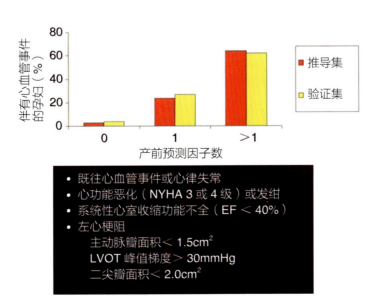

▲ 图 4-3　推导集和验证集中的 CARPREG 预测因子、风险评分和心脏并发症观察到的发生率

引自 Siu et al. 2001 [12]，经 Wolters Kluwer Health，Inc 许可转载

这在 CARPREG 研究中可显示出来，C 统计值推导集是 0.83，在验证集则是 0.80。因此，外部验证优先作为过度拟合模型可以人为地提高推导集的准确度。有一项很少有人关注的注意事项，即验证集需要有足够数量的结局，一项研究表明，验证数据集需要至少有 100 名患者有研究关注的结局和 100 名患者没有出现结局，以便能够明确评估预测公式的判别和校准准确性[36]。风险指数评估的核对表见表 4-4[31]。

目前可供临床应用的风险评估方法

心血管并发症的风险可以通过病变特异性因素、风险评分或两者结合来评估。高危病变与显著的孕产妇死亡率相关，出现这些临床状况的女性应建议中止妊娠，或者如果她选择继续妊娠，应采取最大的诊断和随诊强度。我们认为以下是风险最高的心血管病变：主动脉扩张被认为是主动脉并发症的高危因素，如 Loey Dietz 或血管 Ehlers–Danlos 综合征、机械瓣、妊娠相关的心肌梗死、严重的显著心室收缩功能不全（射血分数＜ 30%）围产期心肌病合并左心室收缩功能不全，以及包括 Eisenmenger 综合征在内的任何原因引起明显的肺动脉高压

（在没有右心室流出道梗阻的情况下右心室收缩压＞ 50mmHg）[2, 18]。其他高危病变包括严重二尖瓣、严重症状性主动脉瓣狭窄、复杂先天性心脏病和持续性室性心律失常。即使在确诊了高危病变后，在每个诊断组中，根据其他特征，如孕产妇心功能等级、既往心脏并发症史和心室收缩功能，仍可能存在一系列风险，经验丰富的临床医生会把这些特征纳入整体风险评估。

加拿大研究者共同合作了一项国家级前瞻性研究，该研究细化了先前推导的风险指数，然后使用样本评分法进行外部验证[12]。四个独立的预测因子的权重相同，因此每个预测因子各占 1/4（图 4-3）。需要注意的是，风险预测的四个部分的完整数据（心脏病史、孕产妇功能分级、血氧饱和度和超声心动图评估）均为计算风险指数必需。我们在本中心已利用这一风险指数作为风险评估的一部分，并分为低、中、高风险三组。随后来自美国[16]、欧洲[14]和中国[15]的研究发现了类似的预测因子，以及更多的病变特异性预测因子。表 4-5 提供了该领域中较大研究的摘要和结果。来自美国、欧洲和中国研究者推导出另外的回顾性风险评

表 4-4　预测指数评估的核对表[31]

研究设计	预测性研究的研究设计类型（如模型建立）、受试者抽样或方法选择（如队列研究、病例对照法）
受试者	受试者招募、随访、纳入和排除标准和设定（例如主要或次要干预或整体人群）
待选预测因子	明确定义，确保可重复性；预测因子数值的编码；对预测因子进行盲法评估
结果	明确定义，确保可重复性；结果的类型；对预测因子进行盲法评估
统计效力	有效样本量（如结果事件数与候选预测因子数的比较）
预测因子的选择	在统计分析之前和之中预测因子的选择，使用多种选择策略（如逆向选择），预测因子纳入标准（如 $P < 0.05$）
缺失值的处理	报道每个预测因子缺失值，或有缺失值的受试者数量或百分比；报道处理缺失值的过程
结果说明	报道单一变量和多变量对结果的预测作用，完整或最终模型的提出
模型性能的度量和验证	提出的预测性能度量的类型（如 C 统计和校准），验证类型（例如内部或外部）

分[14-16]。位于荷兰和比利时的 ZAHARA 1 研究提出的风险评分如图 4-4 所示。BNP 已被报道为一种预后因素，但它与其他已建立的预测因子之间的关系尚未完全阐明[37, 38]。欧洲心脏病学协会发布了一个基于共识的风险分级系统，mWHO，它将病变特异性与一些超声心动图变量合并为 5 类升高的风险[39]。表 4-6 总结了 CARPREG、ZAHARA 1 和 mWHO 分类中使用的预测变量，以及如何定义风险组[12, 14, 39]。随后在加拿大、美国和德国等地的研究验证了 CARPREG 预测指数[16, 40, 41]。由于在建立这一风险分级的共识过程中，与 mWHO 相对应的数个风险估计尚未发表。而其他在欧洲、西班牙、中国的研究报道，mWHO 较 CARPREG 或 ZAHARA 能更好地判断精确度[35, 42-44]，这种性能上的明显差异也可能与指数来源人群的差异、并发症记录的全面性和准确性、结果的定义，以及提供治疗或获得治疗的异质性有关（表 4-7）。表 4-7 列出

了各种验证性研究的主要结果。值得注意的是，在 CARPREG 中显示了校准精确度，但未在对比研究中列出。从实际意义上说，这一领域正在发展，有可能在功能和病变特异性的手段上取得一致。事实上，ROPAC 团队最近的一项研究，基于 39 个国家 2966 例妊娠的结果，指出当房颤或心力衰竭病史（它们本身就是 CARPREG 风险指数的一部分）被添加到 mWHO 分级中时，预测的准确性得到了提高[45]。在我们的前瞻性多中心妊娠和心脏病研究中，我们提出应用 CARPREG 可在每个 mWHO 级别中提供进一步的风险分层（图 4-5）[46]。重要的是，获得专家专科诊治需要纳入风险评估。我们最近推导并验证了 CARPREG II 风险评分，该评分将一般风险因素、病变特异性风险因素和诊疗因素纳入到孕产妇心血管并发症的预测中（图 4-6）[46]。

我们建议临床医师使用在其执业环境中最可行的风险评估方法，然后结合高危患者

表 4-5　孕产妇心脏并发症的预测因素[a]

研究名称或国家	CARPREG [12]	ZAHARA 1 [14]	中国 [15]	ROPAC [8]
妊娠前心血管事件	×	×	×	
NYHA 功能状态降低或发绀（血氧饱和度＜ 90%）	×	×	×	
左心室梗阻	×	×		
心室射血分数降低	×		×	
中 / 重度三尖瓣反流		×		
中 / 重度二尖瓣反流		×		
妊娠前心血管药物治疗		×		
机械瓣		×		
发绀型心脏病		治疗和未治疗	未治疗	
肺动脉高压			×	
修订后世界卫生组织分级				×

NYHA. 纽约心功能协会

a. 不包括报道心肺试验、吸烟、BNP 和肺动脉下型心室收缩功能不全预测作用的小型研究[16, 22, 37]

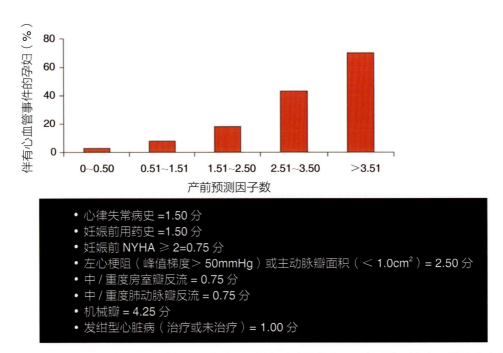

▲ 图 4-4　ZAHARA 1 预测因子、风险评分及患有先天性心脏病的推导组孕妇观察到的心血管并发症发生率
引自 Drenthen et al. 2010 [14]，经 Oxford Academic 许可转载

的病变特异性风险。在我们中心，我们已使用 CARPREG 评分将患者分成低、中、高危组，然后根据病变特异性危险因素进一步分级。对于那些在以前的研究中未被足够深入研究过的病变，我们假设了至少中等程度的风险。重要的是，上述风险指数并不能取代临床判断，在临床中，有经验的临床医生也会综合辅助信息，包括心肺测试、心导管术和其他影像学数据，以及患者因素（如依从性、共病条件、获得诊疗的机会和社会经济因素）。需要注意的是，最低风险组的心脏事件发生率约为 5%，因此"低"风险不等于"无"风险。

虽然在一般孕产妇中产科和胎儿并发症的危险因素已完善地提出，但针对心脏病孕产妇的产科和胎儿并发症的预测性研究较少。产科和胎儿并发症的预测因子见表 4-8 和表 4-9 [12, 20]。mWHO 分级不能预测产科风险 [20]。在 CARPREG 研究中，NYHA Ⅲ / Ⅳ级、左心

梗阻是心血管并发症的预测因素，同时也是胎儿并发症的预测因素。表 4-9 总结了上述研究中胎儿并发症的危险因素 [12, 14, 16, 47-49]。值得注意的是，早期研究已经确立了孕产妇发绀与胎儿不良结局之间的关系，其中一项研究报道，当孕产妇的血氧饱和度≤ 85% 时，活产率为 12% [50, 51]。最近，虽然有研究试图验证 CARPREG 风险评分对胎儿或产科结局的影响，但从方法学角度来看，这并非有效方法 [52]。

心血管事件和非心血管事件之间也有重要关系。首先，产前的心血管事件与早产有关，而产前的心律失常与新生儿并发症有关 [53, 54]。其次，在存在产科危险因素的情况下，心血管危险因素对新生儿并发症的影响将被放大 [4]。这些发现强调了孕产妇心脏状态和胎儿健康之间的相互关系，有人提出这种影响由心排血量和子宫胎盘灌注导致的假设。然而，并非所有研究都报道了这种联系。最近的两项研究未能证明心脏风险评分与胎儿事件之间的关系 [20, 35]。

表 4-6　CARPREG、ZAHARA 和 mWHO 风险分级方法的变量和组成

名　称	预测因子	分数计算	风险评估
CARPREG [12]	• NYHA Ⅲ 或 Ⅳ 级或发绀（血氧饱和度 < 90%） • 心室射血分数 < 40% • 左心梗阻（二尖瓣面积 < 2.0cm^2 或主动脉瓣面积 < 1.5cm^2，或左心室流出道压力梯度 > 30mmHg） • 既往心血管事件（心力衰竭、短暂性缺血发作或卒中）或心律失常	• 每个预测因子为 1 分 • 风险评分 = 分数总和	风险评分 0、1 或 > 1 分别对应妊娠期事件发生率 5%，27% 或 75%
ZAHARA 1 [14]	• 心律失常病史（1.5 分） • 妊娠前心血管药物治疗（1.5 分） • 妊娠前 NYHA 分级 ≥ Ⅱ（0.75 分） • 左心梗阻（2.5 分） • 中 / 重度三尖瓣反流（0.75 分） • 中 / 重度二尖瓣反流（0.75 分） • 机械瓣（4.25 分） • 治疗 / 未治疗的发绀型心脏病（1.0 分）	• 风险评分 = 分数总和	风险评分 0 ～ 0.50，0.51 ～ 1.5，1.51 ～ 2.5，2.51 ～ 3.5，和 > 3.51 分别对应妊娠期事件发生率 2.9%，7.5%，17.5%，43.1% 和 70.0%
修订后世界卫生组织分级（mWHO）[39]	**WHO Ⅰ 级** • 非复杂性小或轻度肺动脉狭窄，动脉导管未闭，二尖瓣脱垂 • 成功修补的简单病变（房间隔或室间隔缺损、动脉导管未闭、肺静脉异位） • 单发的心房或心室期前收缩 **WHO Ⅱ 级（如其他情况良好且非复杂性）** • 未修补的房间隔或室间隔缺损 • 修补术后的法洛四联症 • 大部分心律失常 **WHO Ⅱ ～ Ⅲ 级（取决于个体）** • 轻度左心室损伤 • 肥厚性心肌病 • 除外 WHO Ⅰ 或 Ⅳ 级的原发性或组织性瓣膜性心脏病 • 不伴主动脉扩张的马方综合征 • 二叶型主动脉瓣，主动脉 < 45mm • 治疗的主动脉缩窄 **WHO Ⅲ 级** • 机械瓣 • 系统性右心室 • Fontan 循环 • 未治疗的发绀型心脏病 • 其他复杂性先天性心脏病 • 马方综合征，主动脉扩张 40 ～ 45mm • 二叶型主动脉瓣，主动脉扩张 45 ～ 50mm **WHO Ⅳ 级（妊娠禁忌）** • 任何原因引起的肺动脉高压 • 严重心室功能不全（LVEF < 30%，NYHA 心功能分级 Ⅲ ～ Ⅳ 级） • 严重的二尖瓣狭窄，严重的症状性主动脉瓣狭窄 • 马方综合征，主动脉扩张 > 45mm • 二叶型主动脉瓣，主动脉扩张 > 50mm • 原发性严重主动脉缩窄		• WHO Ⅰ 级：未发现孕产妇死亡率风险增加及发病率无 / 轻微增加 • WHO Ⅱ 级：孕产妇死亡率风险小幅增加或发病率中度增加 • WHO Ⅲ 级：孕产妇死亡率风险明显增加或发病率严重增加。需专家会诊。如决定妊娠，在整个妊娠、分娩和产褥期都需要心脏和产科专家密切监测 • WHO Ⅳ 级：孕产妇死亡率风险极高或发病率严重增加，妊娠禁忌。如发生妊娠，应考虑中止。如妊娠继续，按照 WHO Ⅲ 级进行诊疗

LVEF. 左心室射血分数；mWHO. 经世界卫生组织修正；NYHA. 纽约心脏病协会

表 4-7　风险指数代表性验证研究的主要特征

研究名称或国家	CARPREG [12]	ZAHARA Ⅱ [35]	西班牙 [43]	中国 [42]
年限	1994—1999	2008—2011	2007—2012	1993—2010
研究设计	连续，前瞻性	前瞻性	前瞻性	前瞻性
纳入病变	所有类型（74% 先天性）	所有先天性	所有类型（68% 先天性）	所有先天性
主要心血管事件定义	表 4-1	定义不同于 CARPREG 处是需要治疗的心力衰竭，以及包括深静脉血栓形成、肺动脉栓塞、产后 6 个月的急诊干预和心内膜炎	定义不同于 CARPREG 处是需要住院的心力衰竭、心律失常和血栓栓塞事件	不同于 CARPREG 处是包括需要治疗的心力衰竭及血栓栓塞
CARPREG 评分 ≥1 的孕妇（%）	36	16	33	5
验证集孕妇人数	214	213	179	730
主要心血管事件发生率	14%	10%	13%	9%
包括统计准确性的次要结局	是，但单独统计	否	未描述	未描述
判断准确度（AUC 95% CI）				
• CARPREG（主要结局）	0.80（0.72~0.88）	0.57（0.43~0.70）	0.67（0.55~0.80）	0.63（0.57~0.71）
• ZAHARA 1		0.71（0.59~0.83）	对所有组未描述	0.68（0.60~0.75）
• mWHO		0.77（0.67~0.87）	0.76（0.65~0.87）	0.71（0.67~0.76）
校准精度	视觉显示	未描述	未描述	未描述

AUC. 接收者操作特征曲线或 C 统计量下面积；mWHO. 经世界卫生组织修正

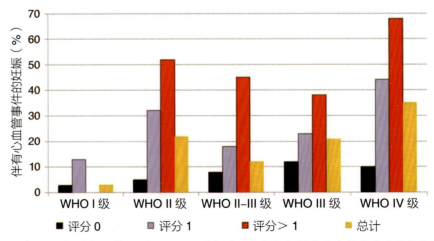

▲ 图 4-5　在每个经世界卫生组织修正（mWHO）分级中，与妊娠相关的心血管并发症总体发生率用橙色表示
根据 CARPREG 风险评分 0（CARPREG 0）、1（CARPREG 1）和＞ 1（CARPREG ＞ 1），进一步对 mWHO 各等级的并发症风险进行分层（改编自参考文献 [46]）

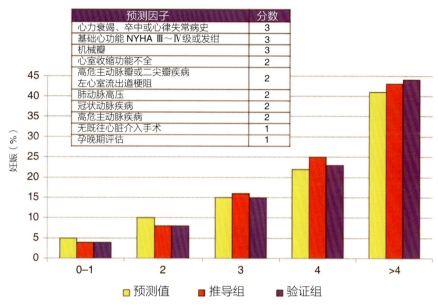

预测因子	分数
心力衰竭、卒中或心律失常病史	3
基础心功能 NYHA Ⅲ～Ⅳ级或发绀	3
机械瓣	3
心室收缩功能不全	2
高危主动脉瓣或二尖瓣疾病 左心室流出道梗阻	2
肺动脉高压	2
冠状动脉疾病	2
高危主动脉疾病	2
无既往心脏介入手术	1
孕晚期评估	1

▲ 图 4-6　CARPREG Ⅱ 风险评分基于 10 个预测因素，每个因素分配一个加权分

分数总和代表风险得分。风险评分分为 x 轴所示的五组。推导组（红）和验证组（蓝）中预测的（黄）和观察到的心血管事件发生率显示在 y 轴上（改编自参考文献 [46]）

表 4-8　产科并发症的预测因子

研究名称	CARPREG [12]	ROPAC [20]
妊娠期高血压的预测因子		
初产妇	×	
主动脉缩窄	×	
孕产妇患系统性红斑狼疮	×	
主动脉瓣疾病		×
产后出血的预测因子		
围产期抗凝治疗	×	
孕产妇发绀	×	

研究可能需要进行一系列的测量评估，正如来自同一团队的一项研究表明的那样，在患有心脏病的孕妇和对照组之间，脐动脉和子宫动脉多普勒指数是不同的[48]。当我们的前瞻性研究对患有心脏病的孕妇和健康对照组孕妇的心排血量和胎盘多普勒指数进行研究时，产科危险因素、孕晚期的脐动脉异常、孕晚期较基线的心排血量下降是预测胎儿并发症的因素（图 4-7）[49]。我们的数据表明，心排血量和子宫胎盘灌注是孕妇心脏状态和胎儿健康之间关系的中介，而这种关系只能通过产前的一系列测量建立。

进行详细的家族史调查对于遗传风险至关重要。先天性心脏病的遗传风险一般为 5%～10%。左心室流出道病变如二叶型主动脉瓣（BAV）具有较高的遗传率，可能在 9% 的家族中聚集或出现部分家族性主动脉病变[55, 56]。常染色体显性遗传疾病（如马方综合征、肥厚性心肌病、22Q11.2 缺失综合征、Loey-Dietz 综合征）的女性遗传风险为 50%[2, 18]。应注意患有先天性心脏病的孕妇应常规进行胎儿超声心动图检查，有必要儿科随诊或儿科心脏评估胎儿超声心动图未发现的新生儿心脏病变[21]。

五、远期结局

考虑怀孕对心脏的远期影响也很重要。有

表 4-9 胎儿并发症的预测因子 [a]

研究名称或国家 / 地区	CARPREG [12]	ZAHARA Ⅰ [14]b	中国 [47]b	ZAHARA Ⅱ [48]b	多伦多 [49]
左心梗阻	×				
NYHA Ⅲ 或 Ⅳ 级或发绀	×		×		
吸烟	×	×			
多胎妊娠	×	×			
抗凝治疗	×				
肺动脉高压			×		
机械瓣		×			
未治疗或治疗的发绀型疾病		×			
孕前心血管药物治疗（无抗凝血药）		×			
子宫胎盘多普勒超声异常				×	×
心排血量降低					×

NYHA. 纽约心脏协会
a. 先天性心脏病和复杂性先天性心脏病也被报道为胎儿 / 新生儿事件的预测因子 [20]
b. 仅纳入患有先天性心脏病的女性

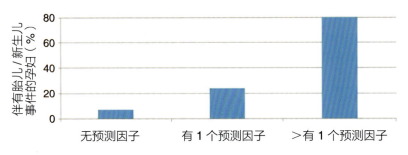

- 任意产科风险因素
- 孕妇孕晚期较基线心排血量降低
- 孕晚期脐动脉多普勒超声异常

▲ 图 4-7 胎儿并发症的预测因子和相应风险 [49]

数据显示患有心脏病的女性妊娠可加速病变的进展 [57-61]。表 4-10 总结了对孕妇产后 1 年心脏结局进行探查的研究。CARPREG 风险评分的某些因素可以预测患有先天性心脏病女性的远期心血管并发症 [62]。患有先天性心脏病的女性中，产后 1 年的心血管事件与妊娠期的 NT-proBNP 水平相关，且妊娠期并发症组产后肺动脉瓣下舒张末期内径较产前增加，提示心室

扩张可能是未来临床恶化的一个标志 [63]。远期结局研究的相对缺乏说明在进行长期观察研究和寻找合适的对照组方面有所局限。

六、总结

在考虑对患有心脏病的女性进行风险评估时，记住以下几点相当重要。

表 4-10　远期结局研究

孕产妇心脏病变研究	孕妇人数	平均随访（月）	对照组	预测因子	产后远期事件
Mustard[60]	28	31			• 心力衰竭 • 二尖瓣反流 • 心室收缩功能不全
马方综合征[61]	33	72	非妊娠	主动脉根部直径≥40mm	主动脉扩张率
先天性心脏病[59]	53	18	非妊娠	法洛四联症	肺动脉瓣下心室大小增加
主动脉瓣狭窄[57]	49	44		严重主动脉瓣狭窄	有临床适应证的主动脉瓣置换术
主动脉瓣狭窄[58]	70	72	非妊娠、年龄和病变匹配	• 中或重度主动脉瓣狭窄 • 妊娠期 NYHA 分级	有临床适应证的主动脉瓣置换术
先天性心脏病[62]	405	31		风险评分包括 • NYHA 分级＞Ⅱ级或发绀 • 主动脉瓣下心室功能不全 • 肺动脉瓣下心室功能不全和（或）明显的肺动脉反流 • 左心梗阻 • 妊娠前或妊娠期心血管事件	• 心源性猝死 • 心搏骤停 • 肺水肿 • 心律失常

NYHA. 纽约心脏协会

1. 风险评估需要解决孕妇所面临的风险和对胎儿、新生儿的风险。

2. 大多数心血管事件不是致死性的，但死亡风险仍高于一般孕产妇。

3. 心律失常和心力衰竭是患有心脏病的孕妇最常见的并发症。

4. 风险评估应包括一般风险预测因子、病变特异性结局信息和临床判断。

5. 心血管并发症的低风险并不意味着无风险。

6. 预测母婴事件的风险指数在不断地发展变化。

第 5 章
先天性心脏病与妊娠
Congenital Heart Disease and Pregnancy

Candice K. Silversides   Jack M. Colman   Samuel C. Siu   著
尹若昀   译   张俊荣   校

一、概述

越来越多的患有先天性心脏病（CHD）的女性存活至生育年龄并考虑妊娠。大多数患者在孕前就已对她们的先天性心脏病诊断知情，但偶尔，妊娠期血流动力学改变会暴露出以前未发现的病变。

对于已知患有 CHD 的女性，风险评估应针对孕产妇心血管、孕产妇产科、胎儿，以及新生儿的风险进行。虽然大多数患有 CHD 的女性可成功怀孕，但由于某些情况对母婴有显著的风险，细致地进行风险分层至关重要。表 5-1 列出了高危的先天性心脏病。即使是妊娠期并发症低风险的 CHD 患者，妊娠和心脏病相关的专家会诊对安抚患者、避免如剖宫产之类的不必要治疗也很有帮助。对于某些先天性心脏病，妊娠可能会对心脏产生远期的有害影响，应在孕前咨询、怀孕后和产后寻求治疗时加以讨论。

对于已怀孕的中、高危 CHD 女性，建议在妊娠期间由多学科团队进行密切监测以优化母婴结局。这样的女性应在一个有妊娠和心脏病治疗的中心进行随访。妊娠期、围产期和产后随访的管理方案应分发给所有相关医护。许多心血管并发症实际上发生在产褥期，因此产后的持续监测往往很重要。表 5-2 列出了一些常见的先天性心脏病患者孕前咨询、妊娠期诊疗和分娩管理的基本组成部分。

二、先天性心脏病女性妊娠期诊治

（一）产前评估

1. 孕产妇风险评估

当产前对患有 CHD 女性进行风险评估时，对该女性的心脏解剖和所有之前的介入或外科手术有深入了解很重要。患有复杂性心脏病的女性常伴随诸如心室功能障碍或明显血流动力学异常的瓣膜病变等后遗症。这些病变可能对妊娠结局有重要影响。孕妇可能还会有包括高血压、肝脏疾病或肾脏疾病在内的其他影响妊娠结局的并发症。

估计患有 CHD 女性的妊娠风险，包括以下一些复合变量。

1. 一般风险预测因子（纽约心功能分级、心室收缩功能、既往心血管并发症、发绀，以及肺动脉高压）[1-5]。

2. 病变特异性风险（如接受 Fontan 手术女性的特异性风险、大动脉病变）[6]。

表 5-1　先天性心脏病女性的病变特异性和一般风险预测因子

病变特异性风险	病变特异性风险	一般风险预测因子
高危先天性心脏病：妊娠禁忌	高危先天性心脏病	高危临床和超声影像学变量
• Eisenmenger 综合征 • 任何原因导致的严重肺动脉高压 • 严重的症状性主动脉瓣狭窄 • 马方综合征伴主动脉扩张（> 45mm） • 二叶型主动脉瓣引起的主动脉扩张（> 50mm） • 血管型（Ⅳ型）Ehlers-Danlos 综合征 - 子宫破裂风险 • Turner 综合征伴主动脉扩张	• Fontan 手术 • 心房转位手术 • 未治的发绀型心脏病 • 严重的无症状主动脉瓣狭窄 • 机械瓣 • 马方综合征伴主动脉扩张（40~45mm） • 未治的严重主动脉缩窄	• 妊娠前不良心血管事件 • 妊娠前心血管药物 • NYHA 心功能Ⅲ或Ⅳ级 • 发绀 • 中或重度主动脉瓣下心室功能不全 • 重度肺动脉瓣下心室功能不全 • 严重的二尖瓣反流 • 严重的肺动脉瓣反流伴肺动脉瓣下心室功能不全 • 严重的肺动脉高压 • 孕晚期评估

NYHA. 纽约心脏协会

3. 其他相关的临床信息（如运动负荷试验时的血压和心率反应）。

4. 人工瓣膜和导管功能。

5. 妊娠合并症（如高血压、肥胖）。

6. 产科既往史（如子痫前期、双胎妊娠）。

7. 心血管药物（如抗凝血药）。

表 5-1 列出了妊娠期孕产妇心血管并发症的一般预测因子。基于这些预测因子的风险评分，包括 CARPREG 和 CARPREG Ⅱ 风险指数[1, 2]、ZAHARA 风险指数[3]，以及经修订后世界卫生组织（mWHO）分级[7]，被用于量化风险。表 5-1 还列出了具体的高危 CHD。图 5-1 显示了患有先天性心脏病的孕产妇心血管并发症的发生率[6]。尽管有大量关于妊娠风险的医学文献，但患者对妊娠风险的理解仍不令人满意[8]。患者教育是咨询的重要组成部分。妊娠期并发症高风险的女性可以考虑代孕或领养。然而，代孕对希望取卵的心脏病患者仍有风险，因为促排卵药物和取卵的必需操作都与潜在的并发症有关。

心脏成像对于准确的风险分层和妊娠期监测至关重要。经胸超声心动图是妊娠管理的基本手段。超声心动图可用于监测心室功能、瓣膜功能和肺动脉收缩压。除了经胸超声心动图外，心脏磁共振造影和心脏 CT 可以为危险分层提供重要信息，特别是对复杂性先天性心脏病患者。

虽然还没有研究过利用生物标记物来进行孕前的风险分层，但是在妊娠期连续的脑钠肽（BNP）水平可有助于评估风险。BNP 水平对确定妊娠期并发症低风险的孕妇具有良好的阴性预测价值[9]。运动负荷试验在对功能储备有所疑问的时候可以对其进行量化并测定心率、血压和血氧饱和度对运动的反应。一项对 89 名 CHD 孕妇的研究发现，孕前对运动的异常变时反应与妊娠期的不良心血管结局有关[10]。

妊娠对 CHD 孕妇心室功能的长期影响值得关注。小型研究表明，经心房转位手术后又行大动脉完全转位术和大动脉转位纠正手术的女性，妊娠对其主动脉瓣下右心室功能和房室瓣功能有负面影响[11-13]。妊娠对单心室生理的远期影响尚不清楚。关于妊娠对法洛四联症（ToF）患者右心室重构不良影响的研究结果各不相同[14, 15]。孕妇需要对疾病进展的可能性有所意识。

妊娠结局也可以作为未来健康的预测因

表 5-2 先天性心脏病孕妇的一般管理

孕前管理	孕期管理	分娩及产后管理
• 回顾心脏解剖、外科及介入手术 • 考虑远期后遗症 • 评估其他并发症 • 必要时改善孕前心脏状态 • 评估患者心血管风险（短期及远期） • 评估患者产科风险 • 评估患者胎儿风险，包括遗传心脏病给新生儿的风险 • 如有妊娠风险药物，拟定调整用药方案 • 患者宣教 • 与希望避孕的患者商讨避孕方式	• 如未在孕前就诊中解决，则进行风险分层 • 组建多学科团队共同管理中、高危患者 • 调整用药 • 创建孕期随访方案 • 孕 18~20 周行胎儿心脏超声检查 • 考虑是否需要遗传咨询 • 进行产科麻醉会诊	• 组建多学科团队共同管理中、高危患者 • 在适当的时候分娩 • 分娩时机和分娩方式 • 产后对高危 CHD 产妇心血管或其他适合的高敏指标进行检测 • 对并发症风险较高的孕妇保证产后尽早及时随访

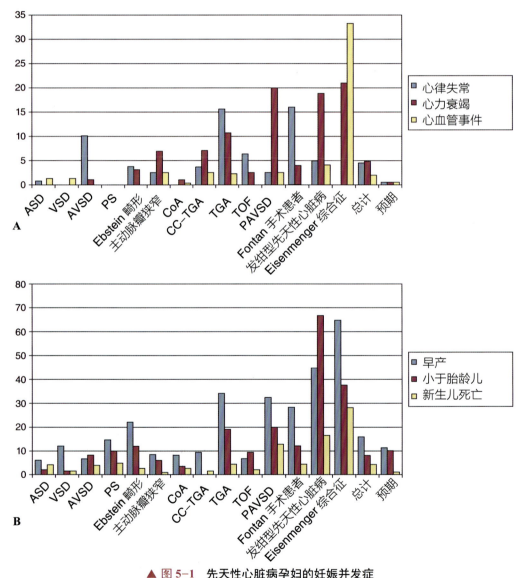

▲ 图 5-1 先天性心脏病孕妇的妊娠并发症

A. 心血管并发症；B. 胎儿和新生儿并发症。x 轴表示各种先天性心脏病，y 轴表示妊娠并发症的发生率（%）。AS. 主动脉瓣狭窄；ASD. 房间隔缺损；AVSD. 房室间隔缺损；CC-TGA. 先天性大动脉转位；CoA. 主动脉缩窄；PAVSD. 肺动脉闭锁合并室间隔缺损；PS. 肺动脉瓣狭窄；TGA. 大动脉完全转位；TOF. 法洛四联症；VSD. 室间隔缺损（引自 Drenthen et al. 2007 [6]，经 Elsevier 许可转载）

子。在有 CHD 的女性中，妊娠期出现并发症的女性产后心血管结局更差（图 5-2）[16]。患有复杂性先天性心脏病的女性预期寿命缩短[17]。关于孕产妇寿命的问题，往往不包含在孕前讨论中，但这对家庭而言是相当重要的信息，应谨慎地进行探讨，因为在孕前咨询中可能才首次提及该主题，并可能传递给孕妇及家属他们迄今未曾了解的负面信息。

除了心血管并发症外，一些患有 CHD 的女性还面临着早产或产后出血等产科并发症增加的风险[6, 18]。主动脉缩窄的孕妇罹患包括子痫前期在内的妊娠期高血压的风险增加[19]。伴有发绀和服用抗凝药的患者，其产后出血的风险增加。

2. 辅助生殖技术

越来越多的女性使用辅助生殖技术（ARTs）受孕。此外，生育能力低下和不孕在复杂性 CHD 患者中更为常见，如 Fontan 循环[20]。ARTs 与高血压病、多胎妊娠和医源性并发症（如卵巢过度刺激综合征）的风险有关。使用人绒毛膜促性腺激素可导致卵巢过度刺激综合征，该综合征可使血管通透性增加、体液进入组织间隙从而导致水肿、腹水、胸水或肺水肿。体液转移导致血管内低血容量、血液浓缩和高凝状态。同时可发生电解质紊乱和肾功能不全。这种医源性并发症对于患有复杂性 CHD 的女性可能难以耐受。多胎妊娠，可引起明显的母体血流动力学紊乱，可能对有明显的心室功能不全或严重的左心室流出道梗阻的孕妇有害。在一项对 22 名借助 ART 怀孕的心脏病女性的小型研究中，孕妇心血管和胎儿并发症的发生率分别为 27% 和 45%[21]。

3. 避孕

安全避孕方法的选择应该与所有希望避孕的女性进行商讨[22]。虽然屏障法对所有 CHD 女性都是安全的，但失败率很高，因此不适合妊娠并发症高风险女性，可靠的避孕措施对她们而言至关重要。有 Fontan 循环、肺动脉高压、Eisenmenger 综合征或机械瓣的女性不应使用含雌激素制剂（口服避孕药、贴剂和针剂），因为雌激素可使凝血功能亢进，从而增加血栓的风险。只含有孕激素的口服避孕药，即所谓的"迷你药丸"，不会增加血栓形成的风险，但其失败率高于含雌激素药物。此外，孕激素可能与液体潴留有关。宫内节育器对大多数 CHD 女性是安全可靠的避孕方式，但放置宫内节育器可能引起迷走神经反射，这可能会引起有 Fontan 循环或肺动脉高压女性

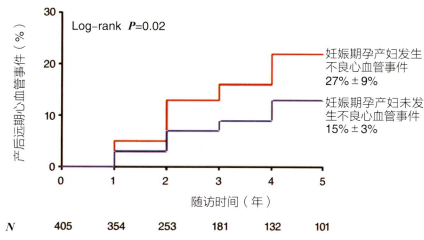

▲ 图 5-2　妊娠期有或无不良心血管事件的先天性心脏病女性的产后远期并发症

引自 Balint et al. 2010[16]，经 BMJ Publishing Group Ltd 许可转载

的病情波动。在这种情况下，节育器放置术需要在有能力对上环所有不良反应均能做出迅速应对的医疗中心谨慎地进行。输卵管结扎术需要麻醉和人工气腹，这对有 Fontan 循环或 Eisenmenger 综合征的女性有特殊的额外风险。微创宫腔镜手术是一种较安全的手术方式。紧急避孕药对患有 CHD 的女性是安全的。

4. 胎儿和新生儿风险

尽管 CHD 的性质和生理学特点存在很大差异[6]，在患有心脏病的孕妇中，胎儿和新生儿并发症约占 15%[23]。早产是最常见的并发症。心脏病患者更容易生出小于胎龄儿。新生儿死亡率在患有 CHD 女性中有所增加，尽管总体上还是很少见。图 5-1 显示了患不同先天性心脏病的女性胎儿及新生儿并发症的发生率[6]。患有发绀型心脏病、Eisenmenger 综合征和 Fontan 循环的女性有着异常高的流产风险。死产和新生儿死亡在这些女性中也更常见。

对围产期风险的讨论应包括对遗传心脏病给后代风险增加的解释。对于大多数患有 CHD 的女性来说，遗传给后代的风险为 3%～5%。左心梗阻性疾病女性的遗传发生率较高，约为 10%。具有常染色体显性遗传性疾病的女性有 50% 的机会将异常基因遗传给后代，是否受到明显的影响取决于异常的外显率。常染色体显性遗传包括 22q11 缺失综合征、Williams 综合征、Noonan 综合征、Holt Oram 综合征等。对有 CHD 家族史的女性[7]，尤其是有多种先天性疾病、有畸形特征、除 CHD 外还有发育障碍的女性，应进行遗传咨询。完整的风险评估还包括孕妇用药对胎儿生长发育风险的考虑。如在胚胎发生过程中使用华法林会导致华法林胚胎病，在孕中期使用血管紧张素转化酶抑制药会导致肾发育不良，而胺碘酮会对胎儿甲状腺功能产生有害影响。

（二）孕期管理

所有患有 CHD 的孕妇都应该在孕早期就诊。早期的孕期评估应包括完整的体格检查、12 导联心电图和经胸超声心动图。妊娠风险，如果没有在孕前就诊中解决，便应该进行商讨。应向患者解释妊娠期监测方案。就诊频率将取决于基础病变的严重程度和妊娠过程。低并发症风险的女性可能在孕早期在其低风险状态被检查所发现，随后可于当地医院进行随访，不需要进一步的高危孕产妇管理。相对地，高危女性可能需要每月进行心功能再评估。对于孕产妇不良心血管事件中高危的女性，监测应包括定期的经胸超声心动图以监测心室功能、瓣膜功能和右心室收缩压。心律失常是 CHD 孕妇最常见的并发症，多发生于产前[2]。总的来说，心律控制是治疗房性心律失常的首选方法。电复律在妊娠期是安全的，当患者出现急性发作或心律不稳定时可以行电复律[7]。β 受体拮抗药可治疗许多类型的房性心律失常。患有复杂性 CHD 和难治性房性心律失常的女性可能需要其他抗心律失常药物。室性心律失常的治疗应个体化，咨询电生理专家的意见是非常有用的。

心力衰竭最常发生在孕晚期或产后早期[2]。有肺水肿的女性应使用利尿药。由于对胎儿的肾毒性作用，妊娠期不宜使用血管紧张素转化酶抑制药和血管紧张素受体拮抗药；肼屈嗪和硝酸盐类药物可降低后负荷。对于药物难治性患者，应保留外科和介入手术的治疗方案。

（三）分娩及产后管理

对于合并复杂性 CHD 的女性，制定详细的分娩方案是必要的。分娩方案应包括来自心脏病学、母胎医学、产科和（或）心脏麻醉的意见。由于一些患有 CHD 的女性，如 Fontan 循环患者，早产的风险很高，分娩方案应在孕早期分发给团队所有成员。一项很有效的方法是为患者本人提供方案，并指导其在临产或分娩时提供给非原计划分娩的机构。只要进行适当的方案和护理，并发症在分娩时将很少发生[2]。

怀孕期间病情保持稳定的女性，自然分娩是最理想的。对于有明显心室功能不全、复杂性 CHD 和服用抗凝血药物的女性，可能需要有计划性终止妊娠。在某些情况下，第二产程进行一定干预可能是有用的，但按压腹部被认为是潜在有害的（如对有 Fontan 循环或明显心室功能不全的女性）[24]。早期应用硬膜外麻醉可以很好地实现分娩镇痛，降低宫缩时心排血量的增加，从而改善对有失代偿风险患者的管理。患者很少有需要提前终止妊娠的心血管适应证。围产期监测应个体化。对于密切监测血压有重要临床意义的患者，如有严重心室功能不全或有肺动脉高压者，动脉穿刺监测血压是有益处的。患有发绀型心脏病的女性需要监测血氧饱和度。持续心律监测对有较高心律失常风险的女性是有用的。对于大多数女性，即使患有复杂 CHD，经阴道分娩也是首选的分娩方式。对于患有马方综合征和主动脉根部直径＞ 45mm 或慢性主动脉夹层的女性，建议行剖宫产术（见第 19 和 20 章），对于那些分娩时仍在使用抗凝血药，有时合并严重的心力衰竭的患者，谨记剖宫产术本身就可导致血流动力学变化和对心力衰竭患者而言重要的体液转移[7]。第三产程应谨慎使用静脉注射缩宫素，因为大剂量的缩宫素可产生明显的血管舒张作用，从而导致心动过速和低血压。

在分娩时，由于下腔静脉压迫解除、收缩子宫自动输血和分娩时额外的静脉输液而导致的液体超负荷，患有心室功能不全、Eisenmenger 综合征或复杂性 CHD 的患者可能会发展为心力衰竭。产后出血在使用抗凝血药和患有发绀型心脏病的女性中更为常见。产后监护的时间应个体化。大多数女性在分娩后尽早出院。然而，对于有 Eisenmenger 综合征的女性，产后第 1 周可能出现肺动脉高血压危象、心力衰竭和产妇死亡，因此建议延长住院监测和治疗的时间[25]。

三、病变特异性风险和治疗建议

美国心脏协会 / 美国心脏病学会[26, 27] 和欧洲心脏病学会[7] 提供了 CHD 女性妊娠期治疗的指南和科学声明。表 5-3 总结了各种先天性心脏病的并发症、风险评估和治疗建议。

（一）分流病变

下面将讨论单向分流型 CHD 的妊娠结局。Eisenmenger 综合征、严重的伴有分流的肺动脉高压，以及复杂性 CHD 与高妊娠风险相关，将在本章稍后讨论。

1. 房间隔缺损

房间隔缺损（ASD）最常见的类型是继发孔型房间隔缺损（secundum ASD）。少数年轻女性会有原发孔型 ASD、静脉窦缺损或无顶冠状窦缺损。ASD 可能引起右心室扩张、右心室功能不全、三尖瓣反流、房性心律失常和矛盾栓塞。

大多数患有未修补 ASD 的女性在妊娠期不会出现心血管并发症。房性心律失常很少发生。虽然临床上右心力衰竭并不常见，但妊娠时增加的容量负荷可能会影响已经超负荷的右心室。妊娠是一种高凝状态，患有 ASD 的女性有发生矛盾栓塞的风险。已封堵 ASD 的女性在妊娠期发生心血管并发症的风险明显降低[28, 29]。有未修补 ASD 的女性新生儿并发症的风险可能增加[29]。ASD 患者在分娩时不需要特殊的心电监护。与所有心内分流一样，应

表 5-3　对先天性心脏病孕妇的潜在并发症、风险评估的考虑和治疗建议

心血管疾病	孕妇心血管风险	风险分层需考虑的变量	治疗建议
低风险病变			
房间隔缺损（修复或未修复）	• 心律失常 • 矛盾栓塞（罕见） • 较大的未修复房间隔缺损可有心力衰竭	• NYHA 心功能分级 • 血氧饱和度 • 分流的大小和方向 • 右心室大小和收缩功能 • 肺动脉收缩压	• 静脉通路的空气和微粒过滤器 • 首选经阴道分娩
室间隔缺损（修复或未修复）	• 心律失常 • 较大的未修复室间隔缺损可有心力衰竭	• NYHA 心功能分级 • 血氧饱和度 • 分流的大小和方向 • 左心室大小和收缩功能 • 肺动脉收缩压	• 静脉通路的空气和微粒过滤器 • 首选经阴道分娩
动脉导管未闭（修复或未修复）	• 心律失常 • 较大的未修复动脉导管未闭可有心力衰竭	• NYHA 心功能分级 • 血氧饱和度 • 动脉导管未闭的大小 • 左心室大小和收缩功能 • 肺动脉收缩压	• 首选经阴道分娩
中等风险病变			
修复的主动脉缩窄	• 妊娠期高血压（常见） • 主动脉夹层（罕见）	• 缩窄修复的类型 • 再缩窄 • 主动脉瘤 • 已存的肺动脉高压 • 相关的二叶型主动脉瓣疾病	• 妊娠期的临床监测及加强血压监测 • 在再缩窄的情况下谨慎行降压治疗（胎盘灌注可能受到影响） • 超声心动图监测，尤其是对有主动脉扩张或二叶型瓣膜病变者 • 首选经阴道分娩
修复的法洛四联症	• 心律失常 • 心力衰竭	• 外科分流和修补术的类型 • NYHA 心功能分级 • 心律失常倾向 • 肺动脉瓣反流或狭窄 • 三尖瓣反流 • 右心室大小和收缩功能	• 妊娠期和产褥期的临床监测 • 超声心动图监测右心室大小、右心室收缩功能和肺动脉压 • 22q11.2 缺失综合征女性心脏病对胎儿的常染色体显性遗传 • 首选经阴道分娩
Ebstein 畸形（修复或未修复）	• 心律失常 • 右心力衰竭 • 矛盾栓塞 • 存在心房内分流时氧饱和度下降	• Ebstein 畸形的严重程度 • NYHA 心功能分级 • 血氧饱和度 • 心律失常倾向 • 功能性右心室大小和收缩功能 • 三尖瓣反流 • 存在心房内分流	• 妊娠期和产褥期的临床监测，包括血氧饱和度 • 超声心动图监测右心室收缩功能 • 对存在心房内分流的女性进行静脉通路的空气和微粒过滤器 • 首选经阴道分娩
主动脉转位手术（Jatene 手术）	• 心律失常 • 主动脉扩张或夹层 • 主动脉瓣反流女性可出现心力衰竭	• NYHA 心功能分级 • 主动脉扩张 • 主动脉瓣反流 • 肺动脉狭窄 • 左心室收缩功能	• 妊娠期和产褥期的临床和超声心动图监测 • 除有显著主动脉扩张外，首选经阴道分娩

（续表）

心血管疾病	孕妇心血管风险	风险分层需考虑的变量	治疗建议
高风险病变			
主动脉转位手术（Mustard 或 Senning 手术）	• 心室功能恶化 • 加重的房室瓣反流 • 心律失常 • 心力衰竭	• NYHA 心功能分级 • 心律失常倾向 • 主动脉瓣下心室大小和收缩功能 • 房室瓣反流	• 加强妊娠期和产褥期的临床监测 • 加强超声心动图监测主动脉瓣下右心室大小、收缩功能和房室瓣反流 • 经阴道分娩时及早进行分娩镇痛并缩短第二产程 • 产褥期监测心律失常及管理容量状态
Fontan 手术	• 心律失常 • 心力衰竭 • 血栓栓塞并发症 • 出血并发症	• Fontan 修复的类型 • NYHA 心功能分级 • 血氧饱和度 • 心律失常倾向 • 血栓栓塞并发症病史 • 主动脉瓣下心室收缩功能 • 房室瓣反流	• 加强妊娠期和产褥期的临床监测 • 超声心动图监测主动脉瓣下心室功能 • 对存在风险的孕妇考虑抗凝治疗 • 房性心律失常的及时治疗 • 谨慎制定分娩方案 • 早产常见 • 经阴道分娩时及早进行分娩镇痛并缩短第二产程 • 在分娩过程中保持充足的前负荷 • 产褥期监测心律失常及管理容量状态
Eisenmenger 综合征	• 死亡 • 心力衰竭 • 肺动脉高压危象 • 心律失常 • 肺动脉栓塞 • 肺动脉破裂（罕见） • 出血并发症	• NYHA 心功能分级 • 血氧饱和度 • 右心室大小和收缩功能 • 肺动脉收缩压 • 左心室收缩功能 • 使用肺动脉扩张药物	• 加强妊娠期和产褥期的临床监测，包括血氧饱和度 • 超声心动图监测右心室大小、收缩功能和右心室收缩压 • 考虑监测脑钠肽水平 • 除非药物具有致畸作用，继续使用肺动脉扩张药物 • 谨慎制定分娩方案 • 早产常见 • 尽早终止分娩（孕 37 周即可或在临床恶化时提前） • 经阴道分娩通常可行 • 延长产褥期心律失常的检测、管理容量状态的时间和利尿 • 延长住院时间（约产后 7d）

NYHA. 纽约心脏协会

尽可能在静脉留置管中使用空气和微粒过滤器，使用静脉留置管时应仔细排气，尤其是在生产过程中过度的血流动力学转移，的确会出现左向右压力梯度的逆转。

2. 室间隔缺损

膜部室间隔缺损（VSD）和肌部室间隔缺损是成人最常见的室间隔缺损类型。漏斗部或嵴上 VSD 较罕见。面积较小的局限性 VSD 不会导致左心室扩张或肺动脉高压。中等面积 VSD 可伴有左心室扩张、左心室功能不全和肺动脉收缩压升高。这些是评估妊娠风险的重要考虑因素。主动脉反流可见于膜部或嵴上 VSD。大面积 VSD，如果在婴儿期没有闭合，通常会导致严重的肺动脉高压 / Eisenmenger 综合征，本章稍后部分将对此进行讨论。

具有小的局限性膜部或肌部 VSD 的孕妇

在妊娠期一般无明显异常，发生并发症的风险较低 [28, 30]。较大的 VSD，尤其是伴有左心室容量超负荷或肺动脉压升高的 VSD，妊娠期发生心律失常和心力衰竭的风险较高。VSD 患者在分娩时不需要特别的预防措施或心电监护。空气和微粒过滤器应尽可能用以仔细排气。

3. 房室间隔缺陷

房室间隔缺损（AVSD）根据缺损的程度分为不完全性和完全性。可能有一个原发孔 ASD，一个流入道 VSD，或者两者都有。AVSD 可能伴有左房室瓣（"二尖瓣"）裂及反流，也可能伴有右房室瓣裂，并可能发生完全性心脏传导阻滞。

许多有 AVSD 的孕妇在儿童时期可能已经进行了二尖瓣裂的封闭和修复。妊娠风险取决于缺损是否完全修复、左心室收缩功能、左房室瓣反流或狭窄的严重程度，以及肺动脉收缩压。未修复的较大的 AVSD 可合并肺动脉高压或 Eisenmenger 综合征。在这些女性中，孕产妇死亡率高，属妊娠禁忌。经 AVSD 修复且无明显分流、房室瓣反流或肺动脉高压的女性，在妊娠期表现良好。有严重的反流或心室收缩功能不全的女性可发生心力衰竭，尽管并不常见。有研究报道，妊娠期房室瓣反流可加重。在一项对 48 例 AVSD 孕妇（>孕 20 周）的研究中，19% 的孕妇出现心律失常，2% 出现心力衰竭 [31]，12% 的新生儿遗传了 CHD。有症状的严重左房室瓣反流或心室功能不全的女性，应考虑在妊娠前进行瓣膜修复或置换。

4. 动脉导管未闭

修复的动脉导管未闭（PDA）和较小的局限性 PDA，无左心室容积过负荷或肺动脉高压者，没有任何显著的妊娠风险。较大的 PDA 可导致左心室容量超负荷和肺动脉高压。伴肺动脉高压和 Eisenmenger 综合征的 PDA 者，妊娠的风险较高，其将于章节后面详细讨论。

（二）左心室流出道病变

1. 主动脉瓣狭窄

育龄女性主动脉瓣狭窄（AS）常继发于二叶型主动脉瓣（BAV）疾病。BAV 可能导致升主动脉近端扩张和（或）主动脉缩窄。BAV 患者应行全胸主动脉成像。其他较少见的导致左心室流出道梗阻的原因包括单瓣型主动脉瓣、瓣膜下狭窄或瓣膜上狭窄（见第 6 章）。

在轻度 AS 的孕妇中，并发症很少见。然而，有中、重度左心室流出道梗阻的女性由于血容量增加和无法耐受妊娠期心排血量，存在发生心血管并发症的风险，因为妊娠时增加的血浆容量和心排血量可能难以耐受。孕产妇死亡在当代的研究中很少见 [32-35]。在患有严重 AS（发生率为 10%～100%）的女性中，心力衰竭是妊娠期最常见的并发症。发生心力衰竭的风险取决于孕妇孕前的状态 [34]。房性和室性心律失常较少见 [32-35]。出现心绞痛的重度 AS 患者应住院卧床休息观察。心力衰竭应予利尿药治疗。应考虑行瓣膜成形术或瓣膜置换术，但仅限于药物治疗难以控制症状的患者。即使对于重度 AS，在良好的疼痛管理和第二产程干预，以减少孕产妇过度用力情况下，经阴道分娩也适用。通过外周动脉通路监测血压可能有所帮助。对于左心室肥厚顺应性降低的女性，失血导致前负荷的丢失可能会引起分娩时难以耐受的低血压，因此维持血管内容量尤为重要。

有明显症状或左心室收缩功能不全的重度 AS 女性应在孕前进行介入手术。无症状的重度 AS 女性，如在运动负荷试验中出现症状或血压下降，也应在孕前行介入手术治疗 [7]。如果 BAV 主动脉病变的主动脉直径超过 5.0cm，建议在孕前行预防性升主动脉置换术 [7]。

2. 主动脉缩窄

主动脉缩窄可能单独存在或与其他先天性心脏病合并发生，尤其是 BAV。主动脉缩窄的患者亦可见脑循环的囊状（浆果状）动脉瘤。大多数育龄女性在儿童期已选择各种缩窄修复术的其中一种术式进行了主动脉缩窄修复，包括端对端吻合、锁骨下皮瓣修复、间置移植、腔内支架，以及较少见的旁路移植。即使在缩窄修复后未出现再狭窄的情况下，全身高血压仍常见。再缩窄可通过上下肢血压差、超声心动图、CT 或心脏 MRI 测得缩窄修补部位的高梯度发现。缩窄修补部位的动脉瘤在 Dacron 补片修复和锁骨下皮瓣修复术后更为常见。患者在成年后孕前应行 CT 或 MRI 主动脉造影。如果孕前未行检察，孕早期的 MRI 检查可有助于评估。

大多数妊娠结局在修复后主动脉缩窄患者中有报道。妊娠期主要关注点是新发或既有的高血压。有高血压病史的女性发展为子痫前期的风险更高。据研究报道超过 25% 的孕妇可见高血压并发症[19, 36, 37]。妊娠期高血压风险与主动脉缩窄梯度有关。高血压控制不佳可导致围产期和孕产妇并发症。在主动脉缩窄或再缩窄的情况下，最佳目标血压的降压治疗尚不明确。理论上认为，严重的主动脉缩窄会导致缩窄部位远端血压降低，从而导致胎盘低灌注。患有 Turner 综合征的女性有主动脉夹层的危险。在伴有主动脉缩窄、BAV 和（或）主动脉病变的 Turner 综合征患者中，主动脉夹层的发生率更高。患有 Turner 综合征和主动脉扩张的女性应避免妊娠。对于身材矮小的女性，主动脉直径需对应于体表面积。未修复重度主动脉缩窄的女性有较高的妊娠并发症风险，应在孕前进行修复（见第 20 章）。

（三）右心室流出道病变

1. 肺动脉瓣狭窄

肺动脉瓣狭窄多由二瓣型肺动脉瓣或肺动脉瓣发育不良引起。患者可能伴有肺动脉扩张。通常肺动脉瓣狭窄（PS），即使重度，在妊娠期也能很好地耐受（见第 6 章）。

2. 法洛四联症（Tetralogy of Fallot, ToF）

ToF 是最常见的发绀型心脏病，主要包括原发性连接不良型 VSD 和右心室流出道梗阻，伴有主动脉骑跨和右心室肥厚。几乎所有患 ToF 的孕妇在儿童时期都已行心内修补术。术后残留的肺动脉瓣反流（尤其是经环补片修补术后）或残留的肺动脉狭窄（常在通常在保留瓣膜修补术后）常见。有明显的肺动脉瓣反流的患者也可能有右心室扩张、右心室功能障碍，以及继发的三尖瓣反流。继发手术瘢痕和右心房、右心室扩张的 ToF 患者常出现心律失常。

妊娠可使右心室血流动力学负荷增加，从而易诱发心律失常，同时引起致心律失常激素变化。一般来说，右心室功能正常和无心律失常病史的 ToF 女性，在妊娠期表现良好。有研究报道，孕产妇不良心血管事件发生率为 0%～17%[38-41]。房性和室性心律失常均见于妊娠期。合并严重的肺动脉反流、右心室收缩功能不全、右心室肥厚、肺动脉分支狭窄或双胎妊娠时，右心力衰竭的风险更高[39]。对于伴或不伴有症状的严重肺动脉反流，同时出现明显右心室收缩功能不全或右心室扩张的患者，建议在孕前行肺动脉瓣置换术[7]。应在妊娠期和产后早期进行连续的临床和超声心动图检查，以评估右心室的大小、功能，以及肺动脉瓣和三尖瓣反流的严重程度。推荐患者选择经阴道分娩。

（四）Ebstein 畸形

Ebstein 畸形是一种先天性三尖瓣畸形，在许多病例中还累及右心室心肌和右心室流出道。三尖瓣的隔瓣叶和后瓣叶移向心尖畸形，导致右心室部分心房化。三尖瓣前瓣叶也存在异常。瓣膜畸形导致三尖瓣反流，或者更少见的三尖瓣狭窄。如果三尖瓣反流导致慢性容量超负荷，则功能性右心室可能发育不良或出现扩张。右房扩张及旁路使房性心律失常风险增加。卵圆孔未闭或 ASD 常见，且在右心房高压导致右向左分流时可导致静息或仅在运动时出现血氧饱和度下降，并可能发生矛盾栓塞。

妊娠期的容量负荷可导致 Ebstein 畸形孕妇的心血管并发症。大多数患者在妊娠期表现良好。心律失常是最常见的并发症[42, 43]。心力衰竭罕见。出现心房内分流的孕妇可能会表现出发绀加重，这是由于右心室无法承受妊娠期的容量负荷引起右心房压力升高，从而导致右向左分流。在静息状态下或运动时出现临床症状或发绀的 Ebstein 畸形患者，应在孕前行修复术。

（五）完全性大动脉转位

完全性大动脉转位是一种表现为心室和动脉错位的罕见发绀型先天性心脏病。患者在儿童时期便进行修复手术，包括心房转位术（Mustard 或 Senning 手术）和动脉转位术（Jatene 手术）。儿童时期术式的不同导致成人临床情况的巨大差异。

1. 心房转位术（Mustard 或 Senning 手术）

传统的手术方式是心房转位术（Mustard 或 Senning 手术）。该手术通过心房内重建将血液转移到心房内。这种方法虽然纠正了发绀，延长了患者的寿命，但手术留下了一个支持体循环的右心室和一个位于主动脉下方易出现反流的三尖瓣，并有出现心律失常的倾向。心房转位术后最常见的并发症是房性和室性心律失常、三尖瓣反流、主动脉下右心室收缩功能不全和右心力衰竭。

妊娠期最常见的心血管并发症是心律失常和心力衰竭，尽管不同研究中心血管并发症的发生率各不相同[11, 13, 44-46]。妊娠期间，主动脉下右心室的血流动力学负荷导致心室功能恶化、三尖瓣反流和临床上的心力衰竭。这些血流动力学变化也可以诱发心律失常，房性心律失常、室性心动过速和心脏停搏也均见于研究报道。

一些出现主动脉下右心室功能恶化或三尖瓣反流加重的患者在产后不能恢复[11, 13]。尚无可预测哪些女性会出现永久性主动脉下心室功能不全的方法，所有患者在孕前都应该了解这种风险。妊娠期密切的临床和超声心动图监测对早期发现心力衰竭有重要意义。当心力衰竭的临床诊断困难时，BNP 可能是一个有用的标志物。有严重的主动脉下右心室功能不全和（或）严重三尖瓣反流的心房转位术后女性应被建议不要怀孕。早产和低出生体重儿也有显著的围产期风险[11]。

2. 动脉转位术（Jatene 手术）

动脉转位术（Jatene 手术）是现代的新术式，似乎较少导致远期并发症，但主动脉根部扩张、瓣上主动脉和肺动脉狭窄，以及再植入冠状动脉开口狭窄可作为远期后遗症在成人中发现。最近动脉转位术后的年轻女性已可存活至生育年龄。在一项 13 例足月妊娠的动脉转位术后患者早期研究中，1 例心室功能不全的患者在妊娠期发生了室性心动过速，另 1 例机械瓣患者发生了瓣膜血栓[47]。心室功能良好、无明显大血管扩张或瓣膜病的患者则可能对妊娠耐受良好。

（六）先天性矫正性大动脉转位

先天性矫正性大动脉移位，或心房-心室和心室-动脉错位，较为罕见。在这种解剖结构下，形态上的右心室作为主动脉下心室支持体循环。先天性矫正性转位可以单独发生，但常伴有其他的先天性心脏病，尤其是肺动脉狭窄、VSD 和三尖瓣的 Ebstein 样畸形。远期并发症可继发于主动脉下右心室功能不全、三尖瓣反流、包括完全心脏传导阻滞在内的传导系统疾病或其他相关的先天性心脏病。

虽然许多患者在妊娠期表现良好，但仍有研究报道主动脉下右心室功能恶化、三尖瓣反流、心力衰竭和房性心律失常的发生[48, 49]。心功能等级良好和主动脉下心室功能正常的孕妇发生心血管并发症的可能性较低。伴有或不伴有三尖瓣反流的严重主动脉下右心室功能不全的女性，在妊娠期有心室功能进一步恶化和临床出现心力衰竭的风险。建议通过连续的经胸超声心动图进行密切监测，应及时发现并迅速控制心律失常。

（七）永存动脉干

永存动脉干是一种罕见的先天性疾病，其特点是由一条动脉从心脏发出供应肺循环和体循环。通常伴随非局限性 VSD。动脉干的修复包括从中分离肺动脉，然后以引流管将其重新连接到右心室。引流失败、动脉干（主动脉）根部扩张、动脉干（主动脉）瓣反流、肺动脉分支狭窄、心室功能不全、缺血和肺血管疾病均见于修复术后的远期。在出生时患有永存动脉干的女性中很少有妊娠病例报道。然而，没有明显的心室功能不全或残留的瓣膜病变者可能对妊娠耐受良好[50]。

（八）Fontan 手术

Fontan 手术，用于治疗单心室的患者，从它首次被提出开始已经过数次改良。最初设想为治疗三尖瓣闭锁，现在已扩大到用于缓解其他单心室疾病。腔静脉血流不经心脏腔室直接进入到肺动脉，上腔静脉直接连接到肺动脉（Glenn 手术，双向腔肺吻合术），下腔静脉通过右心房与肺动脉的连接，心房内导管（Fontan 横向管道）或心外导管（Fontan 心外管道）与肺动脉相连。并发症在此人群中随年龄增长而增加。一些女性可能因动静脉畸形或 Fontan 旷置术而出现发绀。心房折返性心律失常较常见。Fontan 循环失败常发生于随着时间的推移出现舒张或收缩功能不全、房室瓣反流和（或）肺动脉阻力增加（未出现明显的肺动脉高压）的患者。临床心力衰竭可能在此类人群中很难诊断。低血流循环也容易导致血栓栓塞并发症，在 Fontan 生理学中，这可能是致命的。蛋白丢失性肠病常被认为是晚期疾病。Fontan 手术后出现心室功能不全、中至重度房室瓣反流、发绀或蛋白丢失性肠病的女性应被建议不要怀孕。

妊娠期发生的血流动力学变化会破坏 Fontan 循环的稳定性。患者有发生房性心律失常和心力衰竭的风险[51-53]。在对 1986—2015 年研究的一项系统性综述中，8.4% 的孕妇出现室上性心律失常，3.9% 的孕妇发生心力衰竭[53]。妊娠的高凝状态也会增加血栓栓塞并发症的风险[52, 53]。有心律失常或血栓栓塞并发症病史的女性，应在妊娠期接受抗凝治疗。虽然一些专家提倡在妊娠期对所有 Fontan 循环的孕妇进行抗凝治疗，但需对抗凝治疗的获益与出血风险进行权衡。出血风险在这一人群中也有所增加，有研究报道其发生于高达 25% 的孕妇[53]。我们的研究小组只对血栓栓塞并发症高风险的 Fontan 术后孕妇进行抗凝治疗。虽然孕产妇死亡很少见，但对可妊娠患者的谨慎选择至关重要。预期寿命缩短是 Fontan 术后可以预见的，这是一个需要在孕前咨询中敏感探讨和厘清的关键问题，因为它可能会影响是否妊娠的决定[17]。

除了孕产妇的心血管风险外，还存在着显著的胎儿和新生儿风险。流产是很常见的，在患 Fontan 的孕妇中有高达约 45% 的发生率。半数孕妇合并不良围产期结局，包括早产、小于胎龄儿和胎儿死亡（图 5-3）[53]。

妊娠期和产后早期应进行连续的临床和超声心动图检查，以评估心室功能和房室瓣反流的变化。分娩必须谨慎制定方案。Fontan 循环依赖于前负荷，在分娩过程中，Valsalva 动作、失血或药物引起的动静脉扩张可能导致循环衰竭。

患有左心发育不全综合征的女性需要进行更复杂的 Fontan 手术。Norwood 手术用于儿童发育不全左心综合征的初步姑息术。该手术是分阶段手术的第一步，包括新主动脉的构建和主动脉 – 肺动脉分流的建立。接下来是双向腔肺分流术(Glenn 手术)，最后进行 Fontan 手术。修复后的左心发育不全患者的潜在妊娠并发症与主动脉下右心室和重建主动脉的血流动力学应力，以及前述的其他 Fontan 妊娠并发症有关。出生时患有左心发育不全综合征并按上述方法治疗的女性现在可存活至生育年龄，但妊娠结局尚未有深入的研究结论[54]。

（九）发绀型心脏病和 Eisenmenger 综合征

1. 发绀型心脏病

非肺动脉高压引起的发绀型心脏病与多种先天性心脏病有关，包括未修复的 TOF、肺动脉闭锁伴主 - 肺侧支、Ebstein 畸形伴分流逆转、矫正性大动脉转位伴 VSD 和肺动脉狭窄。由肺动脉高压和分流逆转引起的发绀将在后面的 Eisenmenger 综合征部分讨论。

尽管一些患有发绀型心脏病的女性可能经历不完整的妊娠期，孕产妇死亡、心力衰竭、心律失常、咯血、血栓栓塞并发症、脑血管事件和心内膜炎等均见于研究报道[55, 56]。必须由 CHD 和产科专家进行孕前评估。在一项对 71

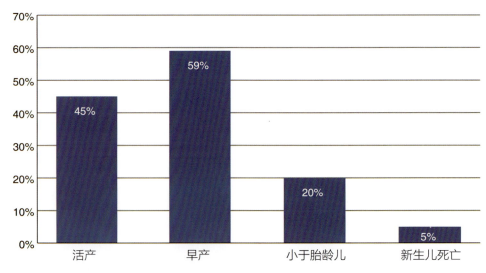

▲ 图 5-3　Fontan 术后女性的围产期并发症
y 轴代表合并围产期并发症的孕妇百分比（改编自 Garcia Ropero et al [53]）

名患有发绀型心脏病孕妇的研究中，27% 的孕妇并发心血管事件。围产期并发症更为常见，在一项针对 96 名孕妇的研究中，仅 43% 的妊娠结局为活产，不合并红细胞增多症和较高的动脉血氧饱和度是围产期结局满意的重要预测因素（图 5-4）[56]。出于孕产妇风险和预期新生儿结局较差的考虑，静息时血氧饱和度低于 85% 者应被建议不要怀孕[7]。

发绀型心脏病孕妇分娩需要详细协调。血氧饱和度应在整个分娩过程至产后持续监测。在分娩时或产后的失血或药物导致的低血压可导致从右向左分流的加重。

2. Eisenmenger 综合征

Eisenmenger 综合征是由较大的左向右分流引起的并发症。肺动脉高压可导致分流逆转，成为双向或从右到左跨间隔缺损或主 - 肺动脉分流。Eisenmenger 综合征是一种多系统疾病，包括发绀、继发性红细胞增多症、高黏血症、血栓栓塞事件、咯血、脑血管并发症、肾功能不全、痛风、胆石症和肥大性骨关节病。患者的预期寿命缩短。

妊娠容量负荷的增加和妊娠导致的全身血管阻力降低，可能导致进一步的从右向左分流，以及低氧血症和右心容量过负荷的加重。低氧血症可进一步导致肺动脉收缩和肺动脉高压危象。妊娠期由于高凝状态、血栓栓塞并发症增加。在该疾患者群中，孕产妇死亡率很高。在对 1997—2007 年出版文献的综述中，原发性肺动脉高压、先天性心脏病所致肺动脉高压和其他原因引起的肺动脉高压死亡率分别为 17%、28% 和 33%[25]。其中报道的死亡原因包括右心力衰竭、心源性休克、心律失常、猝死、血栓栓塞并发症，以及肺动脉破裂。除了孕产妇死亡外，右心力衰竭、心律失常和非致死性血栓栓塞性疾病的发病率也很高。虽然一些专科中心的研究报道了孕产妇死亡率比以往低[57, 58]，但是考虑到其高发病率和高死亡率，任何原因引起的显著肺动脉高压患者都不鼓励妊娠，如果已经怀孕，终止妊娠是最安全的选择[7]。

肺动脉高压的治疗已经有了显著的进展，虽然这些先进的治疗方法有可能改善妊娠结局，但尚未得到明确证实（见第 16 章）。孕前使用治疗肺动脉高压药物的女性应尽可能在妊

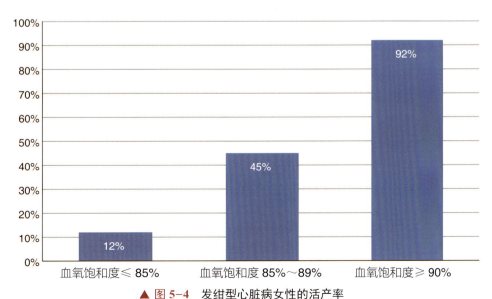

▲ 图 5-4　发绀型心脏病女性的活产率
y 轴代表患发绀型心脏病女性的活产率（引自 Presbitero et al[56]）

娠期继续用药。但是，波生坦和其他一些内皮素受体拮抗药，可能有致畸作用，因此应尽可能考虑使用其他药物替代。

患者在分娩时可能发生心脏失代偿，所以有必要谨慎地制定分娩方案。失血、麻醉或其他药物引起的低血压，可导致从右到左分流加重、低氧血症、肺动脉收缩，以及可能导致死亡的恶性循环。通常可在密切监测、良好的疼痛治疗和产后密切监护的情况下经阴道分娩。产后积极利尿有助于预防右心力衰竭，但建议谨防过度利尿，这对患有 Eisenmenger 综合征的产妇很危险。研究报道的产褥期死亡主要在产后第 1 周，因此延长住院监测时间至产后 7 天左右较为合理。

第6章
先天性心脏瓣膜病与妊娠
Native Valvular Heart Disease and Pregnancy

Uri Elkayam 著

张俊荣 译 尹若昀 校

妊娠合并先天性或获得性心脏瓣膜病（valvular heart disease，VHD）的患者对临床医生来说是一个挑战[1]。这种情况增加了母儿妊娠风险，需要给予特殊关照，以避免或尽量减少孕产妇的发病率和死亡率，保证胎儿健康。

一、一般考虑

（一）孕前评估

心脏瓣膜病患者的治疗最好在孕前就开始。计划妊娠的女性需要仔细进行心脏结构和功能的评估，以判断其能否承受妊娠期血流动力学负荷的增加及妊娠期并发症的风险（见第4章）。孕前评估应包括详细询问病史、查体、12 导联心电图、多普勒超声心动图等。由于各种无创或有创检查对评估瓣膜疾病严重程度存在局限性[2]，为了客观评估心功能，必须进行负荷运动试验，最好是心肺运动试验[3]，尤其是对那些声称无症状或有非特异性症状的患者。在评估的基础上，心脏科医生和产科医生要与患者及其家人讨论妊娠的预期风险。在妊娠前，对胎儿有潜在危害的药物应停止使用（见第32章）[4]。

（二）产前保健

产前保健包括产科和心脏科联合评估，频率由疾病类型、严重程度，以及患者情况决定。一般来说，孕 28～30 周前，妊娠合并轻度瓣膜疾病每月进行 1 次产前检查，合并中度、重度瓣膜疾病者，每 2 周 1 次，之后每 1～2 周 1 次，直至分娩。当需要药物治疗，应使用对胎儿安全的最小有效治疗剂量。值得注意的是，妊娠期心血管系统解剖结构和功能发生改变，可能会导致类似心脏病的症状和体征（见第 2 章）。这些症状包括疲劳、运动能力下降、呼吸急促、心悸、头晕，甚至晕厥。体格检查常显示颈静脉搏动增加、下肢水肿、可触及的右心室隆起和收缩期杂音。因此在评估妊娠期心脏瓣膜病患者时，评估可能会更加复杂化。在许多情况下，必需使用额外的诊断工具，包括脑钠肽（BNP）或 NT-proBNP 水平，使用多普勒超声或有创检查进行血流动力学评估，以在做出治疗决定之前获得关于心脏状态的准确信息。

（三）分娩时机及产程管理

分娩的时间和方式应由产科医生、心脏科医生、新生儿科医生和产科麻醉师共同讨论和决定。一般来说，在适当麻醉和缩短第二产程情况下，阴道分娩是安全的，并且可以在大多数 VHD 患者中进行[1, 5, 6]。剖宫产术可能与较高的并发症发生率相关[7]，通常应根据产科适应证和患者的心脏功能来判断是否需要手术。在分娩前进行血流动力学评估，在产程中及产后进行连续血流动力学监测。我们建议所有出现心脏瓣膜病症状、严重瓣膜狭窄、左心室功能不全、BNP 水平升高和肺动脉高压的患者使用血流动力学监测。

（四）产褥早期

产褥早期血液从子宫涌入产妇体循环，子宫排空后减少对下腔静脉压迫，静脉回流增加（见第 1 章）。这些血流动力学变化可能导致心力衰竭[5, 6]，分娩后需要密切观察 12～24h，通常在分娩前和分娩后立即使用利尿药。

（五）预防性使用抗生素

最近，美国心脏协会 / 美国心脏病学会指南[8] 或欧洲心脏病学会指南[9] 基于妊娠期心内膜炎的发病率非常低这一角度考虑，不建议对无并发症阴道分娩的心脏瓣膜病产妇预防性使用抗生素[9]。对 2009—2012 年间超过 37 000 例产科病例中所有的孕妇菌血症病例进行了回顾分析，发现 58 例菌血症，其中 19 例为产前诊断，20 例为产时诊断，19 例为产后诊断，没有产妇死亡[10]。多个早期的研究也报道了分娩后菌血症的高发生率。Boggess 等[11] 发现 93 名女性中有 14% 在分娩或胎膜破裂后发生菌血症，分离出的许多细菌都能引起心内膜炎。Petanović 和 Zagar[12] 报道，在分娩期间检查的 235 份血液培养样本中，19% 的血液培养呈阳性。Furman 等[13] 发现 968 名女性中有 9.4% 在产后出现菌血症，4692 名女性中有 5% 未合并胎膜早破。与阴道分娩相比，剖宫产与

感染发生率显著增高有关。伤口感染和其他感染率可高达 25%[14]。对于胎膜完整未经历试产的择期剖宫产手术，是否预防性使用抗生素一直存在争议。对四项研究的 Meta 分析，发现预防性使用抗生素可以减少术后发热（RR：0.25，95% CI：0.14～0.44）和子宫内膜炎[15]。建议对所有剖宫产患者都预防性使用抗生素，除非患者已经在接受适当的抗生素治疗（如绒毛膜羊膜炎），并且应在手术开始前 60min 内进行使用。对于抗生素的选择，如无药物过敏，一代头孢菌素为首选的一线抗生素。胎膜早破（PROM）的早产患者，在期待治疗时，应预防性使用抗生素。对于有青霉素或头孢菌素过敏史（过敏反应、血管水肿、呼吸窘迫或荨麻疹）的孕妇，克林霉素与氨基糖苷类抗生素的单剂量联合治疗是合理的选择[16]。在无感染征象的情况下，不建议阴道分娩时为预防感染性心内膜炎使用抗生素，除非患者有最大不良心脏预后风险。建议有人工瓣膜的孕产妇，包括经导管瓣膜或使用任何人工材料进行心脏瓣膜修复者，预防性使用抗生素[8]。

在一篇 68 例妊娠合并细菌性心内膜炎的综述中，计算出的孕产妇和胎儿死亡率分别为 22% 和 15%[17]。由于有资料表明，即使在无并发症的阴道分娩后，菌血症的风险也较高，因此采用相对较低的风险和治疗成本，考虑心内膜炎的潜在破坏作用，在许多机构中（包括我们自己）[18, 19]，对 VHD 患者常规在产程中给予预防性抗生素治疗。推荐的抗生素预防方案包括在产程开始时或剖宫产术后 30min 内给予氨苄西林 [2.0g 肌肉注射（IM）或静脉注射（IV）] 联合庆大霉素（1.5mg/kg，不超过 120mg）。6h 后给予氨苄西林（1g IM 或 IV）或阿莫西林（1g 口服）。对于对氨苄西林和阿莫西林过敏的患者，建议改用万古霉素（1～2h 1.0g IV）[20]。

二、特定的瓣膜病变

（一）二尖瓣狭窄

育龄女性的二尖瓣狭窄（MS）几乎完全是由风湿病因引起的。20世纪后期，高收入国家几乎消除了风湿性心脏病，部分原因是社会经济状况的改善，以及苄星青霉素广泛用于治疗链球菌性咽炎[21,22]。同时，风湿性心脏病仍然是中低收入国家、高收入国家移民及特殊人群中的常见疾病[21]。全世界风湿性二尖瓣狭窄仍是妊娠期常见的瓣膜病变[23,24]。欧洲妊娠和心脏疾病登记局（European Registry of pregnancy and Cardiac，ROPAC）最新报道包括来自低收入国家的许多患者，其中描述了334名VHD女性，其中1/4患有二尖瓣狭窄[25]。风湿性MS常伴有一定程度的二尖瓣关闭不全（MR）[5,25]，这可能导致其他血流动力学和症状的恶化。

1. 评估

二尖瓣狭窄的严重程度应通过仔细地运动耐量和经胸超声心动图检查来评估。用平面测量法测量二尖瓣瓣膜面积，是评估二尖瓣狭窄严重程度的参考方法[26]。跨瓣压、左心房大小和体积增加，以及存在肺动脉高压进一步提示瓣膜狭窄的严重程度。负荷运动超声心动图可用于获得有关二尖瓣压力梯度变化和其与症状相关关系的附加客观信息。左心房的大小和超声心动图成像的存在将有助于确定抗凝治疗的适应证。经皮二尖瓣球囊切开术（PMBC）的适用性应由标准超声心动图评分系统确定[27]。可以并且应该在怀孕之前或怀孕期间进行经食管超声心动图（TEE），以排除PMBC之前的左心房血栓。非妊娠期二尖瓣狭窄患者，行二尖瓣成形术的适应证包括因二尖瓣狭窄引起的症状，其特点是手术操作方便。不适合PMBC的有症状患者应进行手术瓣膜置换。无症状患者进行球囊瓣膜成形术或二尖瓣手术的其他适应证包括高血栓栓塞风险、全身性栓塞病史、左心房密集的自发对比、阵发性心房颤动的新发作和（或）血流动力学失代偿和增加的肺动脉高压（静止时≥50mmHg）。虽然指南也将妊娠意愿作为无症状二尖瓣狭窄女性瓣膜成形术的相对适应证，没有必要在怀孕前对运动能力正常且无其他原因的患者进行干预。符合二尖瓣介入治疗标准的患者应在怀孕前进行检查。

2. 孕产妇风险

在过去的20年中，发表的几篇有关患有心脏病的女性怀孕的报道，这些报道提供了全球不同地区的600多名MS患者的妊娠结局[5,6,18,19,23,28-32]。早期出版物中，我们的研究小组[5]报道了44名MS患者中46例妊娠病例的对照研究，这些患者与健康对照组的女性在年龄、种族、产科和医疗史、产前保健时间和分娩年份方面进行了仔细匹配。按纽约心脏协会（New York Heart Association，NYHA）心功能分级，其中28例为心功能Ⅰ级，18例为Ⅱ级。74%的患者在怀孕期间表现出临床恶化（图6-1）。与对照组相比，轻度MS患者的母亲预后良好，中度和重度MS患者的母亲发病率明显较高，包括心力衰竭、心律失常（心房颤动或室上性心动过速），需要开始和（或）增加心脏药物的剂量，以及需要住院治疗。来自加拿大的Silversides等[6]报道了类似的发现，描述了74名MS女性中80例妊娠的结果，其中36%为中度，11%为重度。在这些妊娠病例中，35%与母亲心脏并发症有关，包括31%的肺水肿和11%的心律失常。60%的患者在平均胎龄为（30±0.4）周的首次出现肺水肿，20%发生房性心动过速。在9名怀孕期间出现心律失常的女性中，70%有心房颤动，其余为室上性心动过速。孕产妇并发症的

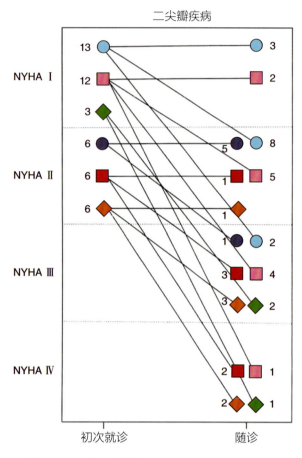

二尖瓣疾病

NYHA Ⅰ

NYHA Ⅱ

NYHA Ⅲ

NYHA Ⅳ

初次就诊　　　　随诊

▲ 图 6-1　二尖瓣疾病患者在妊娠期间首诊和随访期间纽约心脏协会（NYHA）功能分级的主要变化

圆形为轻度二尖瓣狭窄；方形为中度二尖瓣狭窄；菱形为重度二尖瓣狭窄；开放符号，NYHA 功能类 Ⅰ 表示；封闭符号，NYHA 功能类 Ⅱ 表示（引自 Hameed et al. 2001 [5]，经 Elsevier 许可转载）

发生与 MS 的严重程度有关，重度为 67%，中度为 38%，轻度为 26%。Barbosa 等 [28] 报道了 1991—1999 年在巴西随访的 41 例患者的预后因素。母亲不良事件的风险，包括心力衰竭的进展、心脏手术或二尖瓣球囊成形术的需要、死亡和血栓栓塞，与妊娠前 MS 和 NYHA 功能分级的严重程度密切相关。Bhatla 等 [19] 证实了患者的 NYHA 功能分级严重程度与母婴并发症之间有密切相关。她回顾性分析了 207 例患有心脏病并在 28 周以上分娩的印度女性，其中 71 例患有 MS，Madazli 等 [31] 报道了 125 名土耳其女性患有风湿性心脏病。Avila 等报

道了 54 例中重度二尖瓣狭窄患者，他们出现充血性心力衰竭和肺淤血。此外，20 名患者出现心律失常，主要是心房颤动，有 8 次血栓栓塞，大多数与心房颤动有关 [33]。来自 ROPAC 注册中心的早期出版物包括 79 名二尖瓣狭窄的孕妇，31% 在妊娠 13～37 周发展为心力衰竭，中位数为 25 周 [34]。ROPAC 注册中心的最新报道包括 273 名患有 MS 伴或不伴有 MR 的女性。1/3 的患者患有轻度 MS，其余患者为中度和重度 MS（20%）[32]。整个组怀孕期间入院率为 23%，重度 MS 患者的入院率为 49%，重度 MS 患者的 41% 在妊娠前有症状。住院的主要原因是心力衰竭，在妊娠期间只有 71% 的患者出现心力衰竭，在分娩和分娩后早期只有 14%，15% 在分娩后才出现。在发达国家，仅有 6% 的患者接受了心脏介入治疗，发生率较高（19% vs. 5% 单纯 MS 患者）。大多数为 PMBC，大多数患者在妊娠中期进行。43% 的患者在怀孕前有症状，其中近 80% 的患者属于轻度 MS。与妊娠前无症状患者相比，有症状的女性在妊娠期间肺动脉高压、心力衰竭和心律失常的发生率更高，干预措施也更多。怀孕前接受过干预的女性心脏事件明显少于未接受过干预的女性。尽管大多数患者来自新兴国家，但死亡率很低。1 例重症 MS 患者于孕 35 周死于急性心力衰竭，另外 2 例产后死亡。其中 1 名严重 MS 患者在自然流产 2 周后死于败血症，另 1 名中度 MS 患者伴心房颤动患者在抗凝治疗终止后因剖宫产产后出血并发症而死亡，这很可能是由于血栓栓塞并发症引起的。这项研究中报道的 MS 患者中与妊娠有关的低死亡率支持了以前的出版物。在北美设有高危产科 / 心脏病科三级医疗机构中 124 名患 MS 的妊娠女性，以及在印度一个大型医疗中心接受治疗的 71 名孕妇进行的两项研究中，均未报道有死亡病例 [5, 6, 19]。Avila 等 [33] 报道了 9 例

风湿性心脏病（1.6%）的死亡率，但没有详细的死因分析。在其他报道中，NYHA 功能Ⅲ和Ⅳ级的重症 MS 女性中有个别的孕产妇死亡病例[17, 29]。ROPAC 注册中心报道了 3 名二尖瓣狭窄女性的死亡情况。1 名患者在孕 35 周发生心源性休克后死亡，第 2 名患者孕 6 周因败血症死亡，第 3 名患者因脑干栓塞在产后 1 周死亡。

总之，妊娠合并 MS 的女性有发生并发症和住院的风险，主要原因是心力衰竭和心律失常。中度和重度 MS 患者，以及孕前有症状患者的风险更高。尽管并发症发生率很高，但死亡率并不常见，包括严重 MS 的女性。

对于窦性心律的患者，当有全身性栓塞病史或左心房（LA）有血栓形成时（建议Ⅰ级，证据水平 C），应进行口服抗凝血药治疗；当 TEE 表现出强烈的自发性超声心动图对比度或增大的左心房（M 模式直径 > 50mm 或 LA 容积 > 60ml/m²）时，也应考虑口服抗凝血药治疗（推荐等级Ⅱa，证据等级 C）。

尽管回顾性评估研究提示妊娠期 MS 患者血栓栓塞的发生率较低[18, 19, 33]，Hameed 等[35]报道了 3 例在没有心房颤动的情况下，出现具有临床意义的左房血栓患者，其中 1 例患者中风，1 例患者二尖瓣口部分闭塞导致心力衰竭恶化，1 例患者有多个大的左房血栓，在整个妊娠期间用低分子肝素治疗成功。由于这些发现和妊娠期高凝状态，这些研究者建议对严重 MS 和左房扩大的女性，即使在没有心房颤动的情况下，在妊娠期间也应进行预防性抗凝治疗。

3. 胎儿结局

在我们组的一项早期研究中，MS 女性与健康女性对照组胎儿结局的比较[5]显示 MS 对早产［28%（中度 MS）vs. 6%（对照组）和 44%（重度 MS）vs. 11%（对照组）］、宫内生长迟缓［27%（中度 MS）vs. 0%（对照组）

和 33%（重度 MS）vs. 0%（对照组）］的发生率有重要影响。同样，对出生体重也有显著影响，中度 MS 女性的出生体重从对照组的（3427±426）g 降至（2706±1039）g（P=0.02），重度 MS 女性的出生体重从（3332±403）g 降至（2558±947）g（P=0.05），轻度 MS 女性的出生体重与对照组比较（3135±419）g vs.（3288±531）g。Silversides 等[6]也报道了早产率有显著增加，轻度 MS 的早产率为 14%，中度 MS 为 28%，重度 MS 为 33%。

最近发布的 ROPAC 研究结果还显示，MS 合并妊娠的女性，新生儿出生体重降低，尤其是合并重度 MS 的孕妇，小于胎龄儿的发生率增加[32]。

4. 治疗

对于临床医生来说，MS 患者可以分为两组：希望怀孕并在怀孕前接受评估者和已经怀孕者见表 6-1。考虑怀孕的无症状患者发现有轻度 MS（二尖瓣≥ 1.5cm²）通常有良好的妊娠结局[5, 6]。因此，在怀孕前进行瓣膜修复以获得良好的结局是不可取的。一般来说，妊娠前经皮二尖瓣球囊成形术（PMBV）的适应证应遵循非妊娠患者的指南建议，并应限于有临床意义（中重度）二尖瓣狭窄（瓣膜面积 < 1.5cm²）和有症状的瓣膜面积≥ 1.5cm² 的患者（该症状不能用其他原因和解剖结构异常来解释）[27]。这种方法将尽量减少甚至完全防止在孕期预期的临床恶化[5, 6, 19]，并将减少妊娠期间对药物或介入治疗的需要[19]。妊娠前 PMBC 的其他适应证包括高血栓栓塞风险（系统性栓塞史、左房扩张、新发或阵发性心房颤动）和静息时肺动脉压升高。MS 患者是否适合 PMBC，需要进行仔细判断。对于重度二尖瓣狭窄的患者，应在怀孕前进行瓣膜置换手术。对于轻度和中度瓣膜狭窄，无症状或轻度症状的患者，妊娠期药物治疗可能优于妊娠前

二尖瓣置换术。是否实施手术置换瓣膜应基于对症状、运动表现、患者依从性，以及在妊娠期间密切随访能力的仔细评估。

表 6-1　MS 患者的管理

不建议妊娠（妊娠前干预的适应证）
- 显著（中重度）二尖瓣狭窄（瓣膜面积 < 1.5cm²）
- 血栓栓塞史
- 新发心房颤动
- 肺动脉压升高（收缩压 > 50mmHg）

孕期管理
- 密切随访，经常监测症状、BNP 或 NT-ProBNP 水平和超声心动图肺压
- 如果出现与 MV 梯度增加相关的症状，则通过减少活动和使用 β 受体拮抗药（β1 选择性首选，通常需要高剂量）来降低心率
- 新发心房颤动和心力衰竭致快速室性心律失常时进行复律
- 症状持续时予利尿治疗（尽管心率降低）
- 抗凝治疗，针对有 TE 事件史的阵发性或永久性心房颤动或窦性心律、左房血栓、超声心动图显示左房增大（M 型直径 > 50mm 或 LA 体积 > 60ml/m²）
- 经皮二尖瓣球囊扩张术治疗用药无效的中、重度 MS 患者
- 不宜行 PMBC 者外科手术治疗（二尖瓣置换术）
- 对于妊娠 28 周以上的女性，术前应考虑剖宫产，终止妊娠

产时管理
- 孕足月首选阴道分娩
- 当胎儿或母亲不稳定时选择剖宫产
- 考虑在产程、分娩和分娩后早期对有症状的重症 MS 患者进行血流动力学监测
- 减少产后 β 受体拮抗药的剂量，预防心动过缓

因孕期血容量和心率的增加导致血流动力学负担增加，妊娠期 MS 的治疗比非孕期更为复杂。此外，药物治疗和与诊断、治疗（如心脏导管手术或 PMBC）相关的电离辐射暴露，以及心脏手术中麻醉和体外循环的影响，都对胎儿有潜在影响。降低心率和左心房压力是对已经妊娠的 MS 患者的最佳治疗[36]。通过限制体力活动和使用 β 受体拮抗药[37]，心率和症状都可以得到有效控制，这些药物相对安全，而且通常母亲和胎儿都能耐受[38]。最好使用 β₁ 肾上腺素能选择性的 β 受体拮抗药，因为这些药物不太可能干扰 β₂ 肾上腺素介导的子宫松弛[38]。

美托洛尔可能优于阿替洛尔，因为后者可能与较高的胎儿生长迟缓发生率有关[39, 40]。由于孕期交感神经活动增强，与非孕期相比，通常需要更大剂量的 β 受体拮抗药来实现心率的控制[41]。在心房颤动患者中，地高辛在控制心室率方面也可能是安全有效的[4]。可获得的相对有限的人类妊娠相关的信息表明，使用维拉帕米和地尔硫草胚胎 – 胎儿风险较低[42]，这些药物可用于妊娠期间对使用 β 受体拮抗药有禁忌证或耐受性不好的患者进行心率控制。通过限制食盐摄入和口服利尿药可以减少血容量，降低左心房的压力。然而，应避免积极使用利尿药，以防止低血容量，其可能导致反射性心动过速和子宫胎盘灌注减少[43]。

5. 妊娠期二尖瓣修复术

尽管认真的随访和药物治疗使绝大多数女性能顺利完成妊娠[5, 6, 19, 28-30]，但是对于应用足够药物治疗仍有症状的患者，可以进行妊娠期瓣膜的修复或更换术。由于妊娠常与运动耐力下降和呼吸急促有关，在休息时和运动期间，应使用超声心动图甚至右心导管插入术仔细评估血流动力学，以确认症状和血流动力学之间的关系，以防止不必要的干预。

(1) 经皮二尖瓣球囊切开术（PMBC）

Hameed 等回顾了 515 例妊娠期 PMBC 病例（表 6-2）[44]。平均孕周（25±6）周，手术成功率 98%，平均透视时间（8.5±7.3）min，二尖瓣面积由（0.9±0.3）cm² 增加到（2.0±0.4）cm²。这些结果与非妊娠期 MS 患者的结果相似[45]。据报道并发症如心脏压塞、失血过多、一过性心房颤动、MR 恶化、全身栓塞、子宫收缩和临产的发生率很低[46-50]。此外，PMBC 与不可避免的电离辐射对胎儿的某些风险有关[51]。尽管有研究报道了 515 名在妊娠期间接受 PMBC 的女性孕期及胎儿娩出后生长发育情况，但纳入这些研究的患者数量很少，随访时间仅限于 3～7 年[52-

[55]。最近发表的一篇文章报道了23例二尖瓣重度狭窄孕妇，平均随访时间为（10±5）年，她们在妊娠中期行PMBC，术后NYHA分级提高到Ⅰ/Ⅱ级，病程平稳。其中22名女性分娩了23个婴儿，包括一对双胞胎。孩子们根据年龄表现出正常的生长发育。19名女性再次怀孕，分娩38名健康的活婴和1名死婴[56]。为减少胎儿的风险，在妊娠早期应尽可能避免使用PMBC，并应由经验丰富的操作人员进行手术，腹部和骨盆有足够的屏蔽，以达辐射暴露最少的目的[52,57]。通过尽可能减少荧光透视和摄片时间，并使用超声心动图和多普勒来获取有关心脏功能的信息，可以减少辐射暴露量[57]。使用Inoue气囊导管（Toray，Houston，Texas）似乎比使用双气囊技术更受欢迎，因为这样做所需的时间更少，从而使胎儿受到更少的辐射[58]。

表6-2　515例妊娠期PBMC的结局

平均年龄（岁）	26±6
平均孕龄（周）	25±6
瓣膜成形术前平均MVA（cm²）	0.9±0.3
瓣膜成形术后平均MVA（cm²）	2.0±0.4
瓣膜成形术前平均MVG（mmHg）	23±9
瓣膜成形术后平均MVG（mmHg）	6±4
瓣膜成形术前PASP（mmHg）	61±23
瓣膜成形术后PASP（mmHg）	40±16
X线透视检查时间（min）	8.5±7.3
术后二尖瓣反流需手术率（%）	1.6
成功率	98%
孕妇死亡率	2%

MVA.二尖瓣面积；MVG.二尖瓣跨瓣压；PASP.肺动脉收缩压；改编自Hameed et al. 2009[44]

妊娠期无症状或轻度症状中重度MS的女性是否应预防性进行PMBC？来自北美的报道描述了在没有PMBC的情况下，成功治疗的

MS女性中有126例怀孕。尽管这些妊娠无孕产妇死亡，但是出现较高的孕产妇发病率和因胎儿发育迟缓、早产和低出生体重导致的不良胎儿结局[5,6]。由于早产和胎儿生长受限已被证明与新生儿发病率、死亡率、成人高血压、糖尿病和心血管疾病发病率的增加相关[59-63]，预防早产似乎是一个理想的治疗目标。尽管一些研究报道在怀孕期间接受PMBC治疗的女性的胎儿结局有所改善[64]，但其他的报道描述了早产、低出生体重和胎儿丢失的高发生率[52,53,65-67]，即使进行了手术，并且血流动力学和症状有了显著改善，在孕中晚期仍可能无法防止早产和偶尔的胎儿死亡。根据现有信息，将孕期PMBC限制在药物治疗无效或无法在妊娠、产程和分娩期间提供密切专家随访的中重度MS患者似乎是合理的。

(2) 二尖瓣手术

对161名孕妇（其中59名因先天性瓣膜病接受了手术）的心血管手术结果的早期回顾[68]报道，产妇死亡率为9%，胎儿或新生儿死亡率为29%。手术时的孕周、体外循环时间和温度对胎儿或新生儿结局没有影响。这些结果后来被de Souza等证实[57]。他们比较了21例重度MS患者接受PMBC治疗和24例接受传统外科手术孕妇的结局，报道了手术组38%的胎儿死亡率，其中5例在手术后24h内死亡。由于手术的高风险和不可避免的胎儿丢失，只有重症MS不能接受最佳药物治疗且不适合PMBC的严重MS患者，或在怀孕期间无法密切随访的情况下，才应考虑在妊娠期间进行手术二尖瓣修复或置换手术。

6. 分娩方式

Hameed等[5]报道了在1979—1998年间，66例VHD患者中，92%的患者经阴道分娩，其中46例有MS。Silversides等[6]报道的病例中，74%的患者在硬膜外镇痛麻醉下阴道

分娩，20% 的患者在第二产程中进行辅助分娩（表 6-3）。26% 的孕妇进行了剖宫产，但 21 例剖宫产患者中只有 1 例是因为母亲心脏疾病。同样，Bhatla 等[19] 报道 205 例心脏病患者中剖宫产率为 20%，其中 71 例有 MS，所有病例均因产科适应证行剖宫产。这一信息清楚地表明，大多数 MS 患者（包括重度狭窄患者）都可以阴道分娩，由产科适应证决定是否需要剖宫产。在第二产程中应使用产钳术或胎头吸引术来缩短[70]。硬膜外麻醉被推荐用于分娩镇痛[71]，因其对产时心排血量的波动影响较小[72]，并可降低左心房和肺动脉的压力[73]。低血压是硬膜外镇痛的主要并发症，可以通过左侧卧位和谨慎输注晶体和血管收缩药来避免或治疗。建议所有中重度 MS 患者在产程和分娩期间使用肺动脉导管进行血流动力学监测[73]。如果需要，分娩前可以通过使用 β 受体拮抗药降低心率和利尿药来优化左心房压力。产褥早期静脉回流增加可导致左心房和肺动脉压显著升高[74]，并可导致肺水肿[5, 6, 19]。对先兆早产患者，因具有 β 模仿效应的宫缩抑制药可使患者心率加快，MS 患者应禁用[75]，首选对血流动力学影响较小的硫酸镁。

（二）二尖瓣反流

妊娠期二尖瓣反流（MR）通常是由风湿性瓣膜病或二尖瓣脱垂引起的[5, 19, 29]。

1. 评估

非妊娠患者的手术适应证包括射血分数 > 30% 的有 MR 相关症状、左心室舒张末期内径 ≥ 45mm 和（或）射血分数 ≤ 60% 的左心室功能不全、心房颤动或肺动脉高压无症状的患者[27, 76]。MR 符合手术治疗标准的女性应在怀孕前进行手术。

2. 母体风险

最近的一项研究表明，与对照组相比，患有 MR 的女性在怀孕期间左心房和左心室的增大幅度更大，并持续到产后 45 天[77]。由于妊娠期间全身血管阻力显著下降，左心室后负荷降低（见第 1 章），妊娠前无症状、运动耐力正常、左心室收缩功能正常（射血分数 ≥ 60%）的患者可以很好地耐受妊娠[78]。来自 ROPAC 注册中心的最新报道提供了 108 例风湿性 MR 患者的结果信息，其中 43 例为轻度，65 例为中度至重度，大多数生活在新兴国家，约 20% 的患者在怀孕前有症状[32]。有 1 例孕产妇死亡，患者左心室功能正常，孕 39 周出现心源性休克死亡。14% 的患者因任何心脏原因需要入院治疗，17% 的患者发生心力衰竭，而 MS 患者为 32%。1 例患者在孕 10 周时行机械人工瓣膜手术置换术。

3. 胎儿结局

MR 组的早产率、出生体重 < 2500g、小于胎龄儿的发生率低于 MS 组，重度患者中位出生体重较高（2925g vs. 2700g）。然而，严重的 MR 是妊娠期并发症的一个很强的预测因素，并且没有关于左心室功能的报道。

总之，在妊娠期间，MR 比 MS 有更好的耐受性，并且与更好的母婴结局相关。大多数并发症与心力衰竭和心律失常有关，这些并发症多发

表 6-3 二尖瓣和主动脉瓣狭窄患者的分娩方式

瓣膜疾病	病例数	妊娠次数	剖宫产术（%）	因心脏适应证行剖宫产术的分娩人数（%）
二尖瓣狭窄	39	49	16（33%）	1（2%）
主动脉瓣狭窄	74	80	21（26%）	1（1.25%）

引自 Silversides et al. [6, 69]

生在重度 MR 患者和有妊娠前症状的患者身上。

4. 治疗

计划妊娠的 MR 患者，如无外科二尖瓣修复或置换手术适应证[27]，不应进行预防性手术，因为瓣膜置换后的妊娠可能不太理想，尤其是机械人工心脏瓣膜患者（见第 7 章）。无症状患者在怀孕期间不需要治疗，而左心室功能不全的女性可能表现出血流动力学和症状恶化，需要密切监测患者的症状、BNP 水平和通过超声心动图甚至右心导管插入术测定血流动力学的变化（表 6-4）。对出现血流动力学异常和心力衰竭症状的左心室功能不全患者的治疗可包括使用利尿药和地高辛。因为血管紧张素转化酶抑制药（ACEI）或血管紧张素受体拮抗药禁用于怀孕期间[4, 79]，扩张血管的药物可选用硝酸酯类和肼屈嗪。由于胎儿丢失的发生率很高[68]，如果可能，在怀孕期间应避免二尖瓣修复或置换手术，手术只适用于那些有严重症状且药物治疗无效的患者。

表 6-4　二尖瓣反流的治疗

不建议妊娠（孕前手术适应证）
- 症状严重的二尖瓣反流患者
- 无症状的左心室功能不全、肺动脉高压或运动耐量明显降低的患者
- 对于无症状的 LVEF > 60%，LVESD 为 40~44mm 的患者，应在妊娠前考虑手术，因为很有可能进行持久性修复。如果不能达到良好的修复效果，选择机械瓣膜的女性，手术可能会推迟到怀孕后

治疗
- 密切随访，经常监测患者症状和 BNP 或 NT-ProBNP 水平
- 心力衰竭时使用利尿药
- β 受体拮抗药和口服血管扩张药（肼屈嗪和硝酸异山梨酯）治疗左心室射血分数降低的患者

分娩
- 足月的稳定期患者首选阴道分娩
- 胎儿或母亲不稳定时剖宫产
- 对于临床和血流动力学恶化、左心室功能不全、BNP 升高和肺动脉高压患者，应考虑进行血流动力学监测和早期分娩

LVEF. 左心室射血分数；LVESD. 左心室收缩末期直径；BNP. 脑钠肽

（三）二尖瓣脱垂

二尖瓣脱垂且无严重 MR 和心力衰竭的女性对妊娠耐受性良好[80]。然而，严重的并发症包括心律失常、感染性心内膜炎和脑缺血事件都可能发生。Anzalone 和 Landi[81] 报道了 1 名 20 岁二尖瓣脱垂的女性，她在分娩双胞胎后，出现明显的产后出血和贫血，继而发生脑血栓，最终出现了单纯的运动性偏瘫。Artal 等[82] 描述了 1 例 32 岁的二尖瓣脱垂孕妇的短暂性缺血发作。Sugrue 等[83] 和 Strasberg[84] 各报道 1 例二尖瓣脱垂女性经阴道分娩后并发 B 组链球菌性心内膜炎。

Chen 等[85] 进行了一项包含中国台湾在内的 3104 名孕妇的大样本研究，目的是评估二尖瓣脱垂女性的妊娠结局。这些研究者在一个多变量模型中显示，二尖瓣脱垂女性的早产率比非二尖瓣脱垂孕妇高 27%，剖宫产率增加 334%。研究人员推测二尖瓣脱垂与早产的关系是由于肌肉牵引力不协调或肌张力降低。二尖瓣脱垂与非二尖瓣脱垂的孕妇在其他结局（包括低出生体重、产时并发症、低 Apgar 评分和先天畸形）方面没有显著差异。

（四）主动脉瓣狭窄

妊娠期主动脉瓣狭窄（AS）主要是由先天性病因引起的[69, 86]。风湿性心脏病不太常见，约 5% 的风湿性心脏病孕妇合并二尖瓣疾病[5]。妊娠合并主动脉瓣下和瓣上狭窄的病例也有报道[69, 87]。

1. 评估

主动脉瓣狭窄严重程度的分析应考虑超声心动图评估的局限性[88]。可疑的病例，评估应包括负荷超声心动图和心肺运动试验，对于特定的病例，还包括心脏导管术。

2. 母体风险

大多数轻度和中度主动脉瓣狭窄患者妊娠结局良好[5, 69, 86]；但同时，严重主动脉瓣狭窄可能导致血流动力学和症状的恶化，随着心力衰竭的发展，导致住院，甚至孕产妇死亡[89]。Silversides 等[69] 报道 39 例先天性主动脉瓣狭窄患者，49 次妊娠，其中一半妊娠前无症状，但严重。3 例妊娠出现早期心脏并发症，包括肺水肿和房性心律失常，其中 1 例严重主动脉瓣狭窄（主动脉瓣面积 0.5cm^2，峰值梯度 112mmHg）在妊娠 12 周时行急诊经皮主动脉瓣成形术。妊娠期心脏病发病率和妊娠后随访时的心脏手术率与 AS 的严重程度有关，其中 10% 的严重 AS 患者发生心脏并发症，而轻、中度 AS 患者没有发生心脏并发症。6 例妊娠出现胎儿不良事件，包括早产（8%）、小于胎龄（2%）和新生儿呼吸窘迫综合征（6%）。此外，随访观察发现 31% 的患者在分娩后 2.6 年接受了手术。Hameed 等[5] 报道了 12 例以 AS 为主的女性中的 12 例妊娠，中重度 AS 患者的妊娠合并症发生率高于正常对照组，其中 44% 的患者报道为充血性心力衰竭，25% 的患者出现心律失常，33% 的患者需要开始或增加心脏药物治疗，33% 的患者住院治疗。尽管发病率增加，但在上述两项研究中报道的 61 例妊娠中，仅有 1 例死亡[5, 69]，该患者为重度 AS 同时伴主动脉缩窄，在剖宫产成功的 10 天后行主动脉瓣置换术后死亡。Maurya 和 Dasari 报道了 1 例孕产妇死亡，患者为重度 AS，孕 35 周早产分娩后病情恶化[89]。ROPAC 注册中心的最新报道描述了 96 名至少患有中度 AS 女性的结局[86]，超过 50% 的患者患有二尖瓣主动脉瓣膜，18 例患有风湿性主动脉瓣膜疾病，12 例患者修复了主动脉缩窄，8 例先前植入了生物人工瓣膜，7 例在主动脉位置，1 例在二尖瓣位置，以及 13 例患者有机械性人工心脏瓣膜（10 例位于主动脉位置处，4 例二尖瓣位置处，其中 1 例两处位置均有）。使用生物人工主动脉瓣的患者，跨主动脉瓣压均值为（28±5）mmHg，使用机械人工瓣膜者为（39±20）mmHg。主动脉平均峰压为（39±18）mmHg，除 1 名患者的射血分数降低 39% 外，其余患者的左心室收缩功能正常，并且 62.5% 的患者在怀孕前无症状，而 33.3% 被归类为 NYHA 功能 Ⅱ级，其余为 Ⅲ级。孕期和产后第 1 周未见孕产妇死亡。但是，有 21% 的妊娠女性因心脏病入院，严重 AS 的孕妇（33%）发生率高于中度 AS 者（13%），有症状且严重 AS 者发生率最高（42%）。主要的心脏并发症为新发或恶化的心力衰竭、心律失常，无脑血管并发症，1 名患者在妊娠期间发生心内膜炎。除 1 名严重 AS 伴左心功能不全孕妇需要行主动脉瓣切开术，其他孕妇均可以通过药物治疗心力衰竭。1 名孕妇在怀孕 4 个月时因主动脉瓣内膜炎而接受了机械瓣置换。

3. 胎儿结局

Hameed 等[5] 显示，中度和重度 AS 的存在也会影响胎儿结局，包括早产（44%）、宫内发育迟缓（22%）和低出生体重[（2650±987）g vs.（3391±412）g，$P=0.002$]。在 ROPAC 登记中，AS 患者的中位妊娠持续时间将近 39 周，而严重 AS 患者的中位妊娠时间则明显缩短[86]。剖宫产率重度 AS 患者（66%）明显高于中度（48%）。剖宫产的主要指证是心脏因素。有 5% 中度 AS 和 16% 重度 AS 的产妇分娩的新生儿出现低 Apgar 评分，重度 AS 产妇的新生儿体重较中度 AS 者要低[（2648±797）g vs.（3198±549）g]。

总之，大多数早期诊断并密切随访 AS 患者，尤其是瓣膜面积 ≥ 1.0cm^2 的患者，对妊娠的耐受性良好。严重的 AS 可能与孕产妇发病率和不利的胎儿结局有关，包括早产、低出生体重和低 Apgar 评分，但产妇死亡率很少。另外，患有严重 AS 的女性在妊娠后进行心脏手术的概率增加，此点应在怀孕前咨询时向患者解释。

4. 治疗

理想情况下，患有严重 AS 的女性应进行球囊瓣膜成形术或在怀孕前进行瓣膜置换术（表 6-5）。有症状的 AS 妊娠患者药物治疗仅限于利尿药。在怀孕期间出现严重症状但对药物治疗无效且无法分娩的患者，可能需要提前终止妊娠或通过经皮球囊瓣膜成形术 [69, 90, 91] 或手术 [92] 行瓣膜修复（见第 26 和 27 章）。因为与外科手术置换相比，气囊瓣膜成形术似乎与较少的胎儿流产风险相关 [68]，因此，在可能的情况下，它是首选的方法，可作为改善症状和预防早产的临时措施，并作为分娩后手术的桥梁。两种干预措施都会对胎儿造成风险（瓣膜成形术的放射线对胎儿的影响和手术导致的胎儿丢失），并且由于妊娠本身也可以出现类似心脏病的症状和体征，因此在决定手术之前应仔细评估症状。当可能需要干预并且可以确认

表 6-5　主动脉瓣狭窄的治疗

不建议妊娠（妊娠前的手术适应证）
- 有症状的严重主动脉瓣狭窄
- 运动耐受性明显下降的无症状患者
- LV 收缩功能受损
- 主动脉直径 > 5cm

孕期治疗
- 密切随访并经常监测症状和 BNP 或 NT-ProBNP 水平
- 症状严重患者行经皮球囊瓣膜成形术（PCBV）
- 如果无法进行 PCBV 或 PCBV 未成功者进行外科瓣膜置换
- 妊娠 28 周以上的女性在手术前应考虑早期剖宫产

分娩
- 足月患者首选阴道分娩
- 胎儿或产妇不稳定者行剖宫产
- 考虑严重的有症状的 AS 或 LV 功能障碍者在分娩期间行血流动力学监测

BNP. 脑钠肽

胎儿成熟时，应首先终止妊娠，并在分娩后进行瓣膜修复或置换术。

经导管主动脉瓣置换术（TAVR）是一种被批准并被广泛接受的用于严重主动脉瓣狭窄的高手术风险患者的治疗方法 [76]。最近，对二叶主动脉瓣狭窄患者 TAVR 登记的回顾研究显示，使用新一代瓣膜的患者有良好的结果 [93]。Hodson 等最近发表了 1 例 22 岁孕妇的病例报道，她在妊娠 15 周时出现严重的症状性主动脉瓣狭窄，并在 22 周时接受了 TAVR 治疗 [94]。作者总结说，此病例可能表明 TAVR 是治疗妊娠期间主动脉瓣狭窄一个可能的低风险选择。但是，该建议应考虑许多局限性和潜在的风险，包括对胎儿和母亲的射线暴露，以及患有二叶主动脉瓣和主动脉病变孕妇主动脉破裂或夹层的风险增加（见第 20 章）。此外，在非钙化的二叶主动脉瓣狭窄患者中，TAVR 与较低的器械成功率和较高的中重度主动脉瓣反流（AR）发生率相关。在最近的国际 TAVR 注册报道中，二叶主动脉瓣狭窄患者中，即使使用了新一代设备，与该手术相关新型起搏器的发生率为 16% [93]。值得注意的是，关于 TAVR 术后血流动力学瓣膜恶化的信息很少 [95]，而这些瓣膜的长期耐用性（尤其是在育龄女性中）尚不清楚。

5. 分娩

大多数 AS 患者在第二产程通过助产可经阴道分娩，剖宫产适应证应根据产科或产妇血流动力学情况决定。Orwat 等 [86] 报道了在 ROPAC 登记中的中重度 AS 患者中，超过 50% 的孕妇进行了剖宫产。这一高发生率反映了临床医生不管患者临床状况如何，都倾向于向 AS 患者推荐剖宫产。据 Silversides 等 [69] 报道，49 例孕妇中 67% 的人进行了阴道分娩。仅 1 例患者因母体心脏病原因而行剖宫产（表 6-3）。椎管内麻醉应用于伴有 AS 患者的生产

应当慎重（见第 28 章），以避免出现此类患者耐受性非常差的体循环血管阻力降低，而全麻仍然是 AS 患者剖宫产的首选[71]。强烈建议对中、重度 AS 患者，尤其是妊娠期 AS 引起的症状或 BNP 水平升高的患者，进行分娩时的血流动力学监测。

（五）主动脉瓣反流

年轻女性主动脉瓣反流可能是由于先天性二叶瓣、风湿性疾病、心内膜炎或主动脉环扩张所致。

1. 评价

符合手术适应证的女性应在怀孕前进行手术。无主动脉瘤的女性手术适应证包括主动脉瓣反流，左心室射血分数 ≤ 50%[27]。对于射血分数 > 50% 且左心室严重扩张的无症状女性（左心室舒张末期内径 > 70mm 或左心室收缩末期内径 > 50mm 或左心室舒张末期内径 > 25mm/m^2 的瘦小体型的患者），指南建议考虑手术（Ⅱa 级）。一方面要讨论手术前怀孕的风险，另一方面要讨论在有人工心脏瓣膜的情况下，怀孕的相关风险和年轻女性生物人工瓣膜的终生局限性，最终综合做出决定（见第 7 章）。

2. 母体风险

与 MR 相似，在妊娠期间通常对无左心室功能不全的主动脉瓣反流耐受良好，这可能是继发于全身血管阻力明显下降和可能由于心率的生理性增加所致，这可能使舒张时间缩短并因此降低了反流[96]。对于有症状的严重主动脉瓣关闭不全和左心室功能不全的情况，怀孕期间的药物治疗可包括限盐、利尿药和地高辛（表 6-6）。血管扩张药肼屈嗪和硝酸异山梨酯可以用作 ACEI 的替代品，ACEI 在怀孕期间禁用（见第 32 章）[79]。如有手术，应尽可能推迟至分娩后，以避免胎儿丢失的高风险（见

第 26 章）[68]。有症状和左心功能不全的患者应在分娩期间进行血流动力学监测。患有严重主动脉瓣反流但左心室功能正常的无症状患者，如果考虑怀孕，并且不被认为是已确定的瓣膜置换术的适应证[27]，孕前将表现良好，不应在妊娠前进行预防性瓣膜手术。

（六）肺动脉瓣狭窄

妊娠期单纯性肺动脉狭窄（PS）最常见的原因是先天性瓣膜水平的梗阻，但也可发生在瓣膜下或瓣膜上水平，是由于 Ross 手术中植入的同种异体移植物退化导致。对于非妊娠合并肺动脉瓣狭窄的患者，建议对无症状的肺动脉瓣圆顶、峰值瞬时多普勒压 > 60mmHg 或平均多普勒压 > 40mmHg 并伴有肺动脉瓣反流的患者行球囊瓣膜切开术。对于有症状的患者，建议对多普勒峰值或平均值分别 > 50mmHg 或 30mmHg 的患者进行手术。对于伴有肺环发育不全、严重肺反流、瓣下或瓣上性肺动脉狭窄、肺动脉瓣发育不全、三尖瓣反流患者，建议采用外科手术治疗。符合上述干预标准的

表 6-6 主动脉瓣反流的治疗

不建议怀孕（孕前手术适应证）
- 有症状的主动脉瓣反流
- 无症状重度 AR，LVEF < 50%，LVEDD > 70mm，或 LVESD > 50mm（为防止妊娠期发生 PHV 的风险，选择机械人工瓣膜的女性手术可能会推迟到分娩后）

孕期治疗
- 密切随访，经常监测症状和 BNP 或 NT-ProBNP 水平
- 限盐、利尿药治疗心力衰竭
- 血管扩张药和地高辛治疗左心室收缩功能障碍

分娩
- 病情平稳者足月阴道分娩
- 母亲、胎儿不平稳者剖宫产
- 少数 AR 患者临床和血流动力学恶化、BNP 升高、左心室功能不全和肺动脉高压对药物治疗无反应，应考虑进行血流动力学监测和早期分娩

LVEF. 左心室射血分数；LVEDD. 左心室舒张末径；LVESD. 左心室收缩末径；BNP. 脑钠肽；AR. 主动脉反流；PHV. 人工心脏瓣膜

PS 患者最好在怀孕前进行手术。

1. 母体风险

单纯瓣膜型 PS，即使是严重的 PS 通常在怀孕期间也耐受良好。Neilson 等[97]的早期研究报道了 11 例 PS 患者中有 26 次怀孕。有 4 次自然流产，其中 1 名重度 PS 患者在第 1 次妊娠期间发生了右心力衰竭，但在进行了瓣膜切开术之后又进行了 3 次正常妊娠。最近，Hameed 等[98]报道了 1995—2003 年间 17 例单纯 PS 患者的妊娠结局（表 6-7）。11 名患者为 NYHA 功能，6 名患者为 NYHA Ⅱ 级。除了 1 名患者在怀孕早期从 NYHA Ⅰ 级恶化到 Ⅲ 级，然后随着妊娠进展而改善到 Ⅱ 级，其余所有患者在妊娠期间病情保持平稳。与对照组相比，在妊娠时间 [（38.4±1.9）周 vs.（39.3±1.2）周，$P=0.17$]、新生儿出生体重 [（3278±474）g vs. （3360±432）g，$P=0.83$]、胎盘重量 [（648±184）g vs.（693±421）g，$P=0.83$] 无显著性差异。

2. 胎儿结局

Hameed 等[98]的研究两组新生儿平均 Apgar 得分在 1min 和 5min 时均为 9 分（表 6-8）。重度 PS [瓣膜峰值梯度＞50mmHg，平均（82±28）mmHg] 和轻度狭窄 [平均（34±11）mmHg] 的患者相比较，发现研究参数没有任何差异。

总之，尽管报道的 PS 患者数量有限，可获得的信息和我们持续经验表明，与二尖瓣狭窄和主动脉瓣狭窄相比，PS 患者的妊娠耐受性良好，PS 的严重程度不会对母婴结局产生不利影响。即使在重症患者中，也很少在妊娠期间进行球囊瓣膜成形术，无论是在孕前无症状或轻度症状者。阴道分娩耐受良好，大多数

表 6-7　PS 患者及其对照组的胎儿和新生儿结局

17 例妊娠合并单纯性 PS	患　者	对照组
孕龄（周）	38.4±1.9	39.3±1.2
1min Apgar 评分	9（8～9）	9（8～9）
5min Apgar 评分	9（8～9）	9（8～9）
出生体重（g）	3278±47.4	3360±432
胎盘重量（g）	648±184	693±421

引自 Hameed et al. 2007[98]，经 Elsevier 许可转载

表 6-8　轻度及重度 PS 患者胎儿和新生儿结局

峰　压	＜50mmHg（平均 34±11mmHg）	≥50mmHg（平均 82±28mmHg）	P
孕龄（周）	39.5±1.6	37.5±2.2	0.17
1min Apgar 评分	9（8～9）	9（8～9）	0.2
5min Apgar 评分	9（8～9）	9（8～10）	0.98
出生体重（g）	3289±426	3192±553	0.99
胎盘重量（g）	681±205	597±150	0.38

引自 Hameed et al. 2007[98]，经 Elsevier 许可转载

PS 患者可以被允许。

（七）三尖瓣关闭不全

年轻女性中的单纯性三尖瓣病变是罕见的[1]，可由先天性心脏病（如 Ebstein 畸形）、风湿性心脏病和心内膜炎引起。

1. 母体风险

大多数有三尖瓣反流的女性，包括有 Ebstein 畸形的女性，对妊娠的血流动力学变化都耐受良好[99]。然而，在先天性矫正性大动脉转位或完全性大动脉转位修复手术（Mustard 或 Senning 手术）时，三尖瓣是位于左心房室之间的瓣膜。在成人中，这种瓣膜经常是反流的，与主动脉下心室扩张和功能不全有关。这组女性有较高的妊娠并发症风险（见第 5 章）。在 ZAHARA 的研究中，矫正术后存在的三尖瓣反流是妊娠期并发症的预测因素[100]。关于 Ebstein 畸形女性的妊娠结局已有许多报道。1994 年，Connolly 和 Warnes[99] 报道了 44 名女性，她们共怀孕 111 次，活产 85 次（76%）。没有严重的妊娠相关并发症，如产妇死亡、中风、充血性心力衰竭、心律失常或心内膜炎。

2. 胎儿结局

在梅奥诊所报道的 111 例 Ebstein 畸形的孕妇中，19 例自然流产，7 例治疗性流产，2 例早期新生儿死亡。发绀型心脏病孕妇所生婴儿的出生体重显著低于非发绀型心脏病孕妇所生婴儿的出生体重（2.53kg vs. 3.14kg，$P > 0.001$）。先天性心脏病的发病率为 6%[99]。

另外的一些小型研究，包括 Chopra 等的报道，描述了 4 名患有 Ebstein 畸形女性的 8 次怀孕。2 例妊娠耐受良好，1 例在妊娠早期出现右心力衰竭，1 例产时及产后心律失常，有 2 次早产。在 8 个婴儿中，6 个没有任何心脏畸形，1 个有不明原因的新生儿死亡，1 例失访[101]。Katsuragi 等回顾性分析了 13 例 Ebstein 畸形患者的 27 次妊娠。2 名患者在怀孕前接受了 ASD 修补 / 封闭术，1 名患者接受了三尖瓣置换术。其中自然流产 6 例，活产 21 例。在所有患者中，心胸比率从怀孕时的 55% 增加到妊娠期间的 57% 和产后的 58%。1 例患者发生室性心动过速和端坐呼吸，早产剖宫产分娩；1 例机械性三尖瓣患者在孕 27 周时发生小脑出血，婴儿因早产死亡。在所有其他病例中，新生儿预后良好，无先天性心脏病。2 例妊娠期反复发作室上性心动过速，用腺苷或维拉帕米治疗。有 17 次妊娠，NYHA 分级稳定于 I 级，为足月阴道分娩[102]。总之，尽管大多数 Ebstein 畸形的女性对妊娠耐受性良好，但可能会并发快速心律失常或心力衰竭。

第 7 章
人工心脏瓣膜患者的妊娠
Pregnancy in the Patient with Prosthetic Heart Valves

Uri Elkayam 著

张俊荣 译　尹若昀 校

1960 年报道了第一例成功的人工心脏瓣膜置换术[1]。从那时起，人工心脏瓣膜（PHV）已经发展成为非常有用的方法（图 7-1）。全世界每年都在植入大量的 PHV，包括育龄女性[3]。PHV 的女性妊娠发病率甚至死亡率的风险增高[4]。育龄女性在生物人工心脏瓣膜（BPHV）和机械人工心脏瓣膜（MPHV）之间的选择是困难的，因为没有理想的瓣膜，这两种瓣膜都有优点和局限性。重要的区别是耐久性、血栓栓塞和出血的发生率，以及瓣膜血流动力学和对胎儿结局的影响，主要是因为抗凝作用（AC）导致。医生和患者都应该决定抗凝的选择，他们需要充分了解各种治疗方案的潜在风险和益处。

一、孕前评估与咨询

PHV 患者发生并发症的风险取决于瓣膜的类型、位置和功能，以及心功能、患者症状和功能能力。妊娠评估应包括仔细问询病史、体格检查，以及超声多普勒检查，以评估心脏和瓣膜功能。运动试验，包括最大耗氧量的测定，可以提供功能储备的客观估计。应告知患者及其家人怀孕期间可能出现的潜在并发症，包括血流动力学和症状恶化、血栓栓塞发生率

较高、生物瓣膜恶化，以及心脏药物（包括抗凝）对胎儿的潜在危害（胎儿丢失率、早产率和胎儿生长迟缓率增加）。由于临床恶化往往发生在妊娠期间，左心室和（或）瓣膜功能明显受损且有中度或重度症状的患者［纽约心脏协会（NYHA）Ⅲ级和Ⅳ级］应建议不要怀孕。

二、生物瓣膜

这类瓣膜可分为异种移植、同种移植和自体移植三类。大多数关于 BPHV 女性妊娠的数据都是在异种移植的女性身上获得的。使用 BPHV 可降低血栓栓塞和抗凝相关出血并发症的风险，但与年轻女性结构瓣膜恶化（structural valve deterioration，SVD）的高风险相关。最近，ROPAC 的一份报道[4]描述了 212 例 MPHV 患者的妊娠结局，并将其与 134 例 BPHV 患者和 2620 例有各种心脏疾病但没有人工瓣膜的其他孕妇的妊娠结局进行了比较。MPHV 患者、BPHV 患者和无 PHV 患者的孕产妇死亡率分别为 1.4%、1.5% 和 0.2%。MPHV 的孕妇中瓣膜血栓发生率为 4.7%，出血并发症的发生率为 23%，在 BPHV 和没有 PHV 的其他孕妇中，出血并发症的发生率有 5%（ $P=0.001$ ）。MPHV 组无严重不良事件的

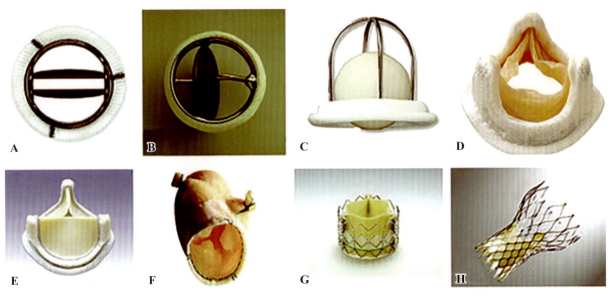

▲ 图 7-1　不同类型的人工瓣膜

A. 双叶机械瓣，B. 单叶机械瓣，C. 笼式球阀，D. 支架式猪生物瓣膜，E. 支架式心包生物假体；F. 无支架猪的生物瓣膜；G. 经皮球囊扩张生物假体，H. 自膨胀经皮生物假体（引自 Pibarot and Dumesnil 2009 [2]，经 Wolters Kluwer Health, Inc 许可转载）

妊娠率为 58%，BPHV 组为 79%，无 PHV 组为 78%。MPHV 患者胎儿丢失（包括流产和 24 周后死胎）率显著高于无 PHV 患者（18.4% vs. 2.3%，$P < 0.01$）。这项研究的结果证实了在孕妇中使用 BPHV 与 MPHV 相比的优势，特别是在发展中国家，或者在高水平抗凝治疗不可行的情况下。然而，同时要权衡使用 BPHV 发生 SVD 的高风险，据报道，80% 的年轻患者在 10 岁时和 90% 在 15 岁时发生 SVD [5-7]。最近 Chan 等 [8] 发表的一份报道对 3975 例首次行生物瓣或二尖瓣替换术的患者进行了再手术的必要性检查。年龄 < 40 岁患者主动脉生物瓣膜的再手术中位时间间隔为 7.74 年，二尖瓣生物瓣膜为 8.11 年，而 40 岁和 60 岁患者分别为 12.9 年和 10.14 年 [8]。早期研究（1995 年）报道，二尖瓣的 BPHV 发生 SVD 的风险是主动脉或三尖瓣位置的 7 倍 [9]。最近的 Goldstone 等 [10] 一份报道研究了 1996—2013 年间在加利福尼亚用 BPHV 或 MPHV 行

主动脉瓣或二尖瓣置换术患者的长期预后。患者人群中 MPHV 主动脉瓣 6907 例，二尖瓣 9982 例，BPHV 主动脉瓣 3845 例，二尖瓣 5521 例。对 45—54 岁（与生育年龄最接近的年龄组）患者的结果分析显示，主动脉瓣和二尖瓣 BPHV 患者 15 年死亡率均显著升高（31% vs. 26%，$P=0.03$；44% vs. 27%，$P < 0.001$）。接受 BPHV 者再次手术发生率也明显更高，而接受 MPHV 者出血并发症发生率更高。

支架式 BPHV 的血流动力学曲线一般低于同等大小的 MPHV [11, 12]。与带支架主动脉瓣相比，无支架猪异种移植物可提供更好的血流动力学特性，特别是在主动脉根部较小的患者中 [11]。也有人认为新一代 BPHV 改善了血流动力学特征 [13-16]。然而，缺乏长期的临床随访数据来支持新一代和老一代 BPHV 治疗结果的显著差异 [17-19]。此外，目前还没有关于这些瓣膜在妊娠期性能的资料。

（一）同种瓣膜（Homografts）

同种主动脉瓣具有一些优点，与支架型BPHV 相比，血流动力学更好（尤其是在小尺寸瓣膜中），与 MPHV 相比，血栓性更低且抗感染。缺点包括手术技术要求更高，在再次手术时手术难度特别大[20-22]。North 等[7] 早期发表的报道称，在 12—35 岁的非妊娠女性中，同种异体瓣膜（n=72）优于 BPHV（n=73）。Kim 等[21] 报道了 33 例非妊娠患者主动脉瓣根部同种移植 20 年的经验，平均年龄 47 岁。30天死亡率为 9.1%，1 年和 5 年生存率分别为80% 和 61%，无主动脉功能障碍分别为 92%和 42%，无再次手术率分别为 92% 和 67%。这些在相对较少患者中的结果与 Lund 等报道的 25 年（1969—1993 年）618 名平均年龄为51 岁的非妊娠患者的结果相似[23]。30 天死亡率为 5.0%，10 年和 20 年生存率分别为 67%和 35%，无 SVD 为 62% 和 18%，二次瓣膜置换为 81% 和 35%。在接受来自 30 岁捐赠者同种异体移植的 30 岁患者中，10 年和 20 年的无SVD 率分别为 82% 和 39%。最近的出版物[24]报道了 35 名平均年龄 32 岁的风湿性瓣膜病患者，她们用二尖瓣同种异体移植术进行了全部或部分 MV 置换，结果非常差。5 例患者早期死亡，21 例患者出现严重的二尖瓣反流，其中3 例患者死亡，8 例再次手术。这些数据并不支持年轻女性的同种异体移植比 BPHV 有更高的耐久性。此外，同种主动脉移植女性的妊娠结局只有有限的数据[25-27]。Sadler 等[26] 报道了 21 例同种异体瓣膜置换术后妊娠 41 例。在32 例已知结局的妊娠中，94% 有活产，没有早产。两名女性在怀孕期间发生心力衰竭，没有瓣膜相关并发症的证据。144 例平均年龄 49岁的患者中，第二次主动脉同种异体移植后的死亡率 3.4%，而 5 年和 10 年的再次手术率分

别为 97% 和 82%[28]。最近没有关于同种移植瓣膜女性妊娠结局的出版物。

（二）Ross 手术

Ross 手术包括切除患者自己的肺动脉瓣和邻近的主肺动脉，通常用相邻的主动脉来替换病变的主动脉瓣，然后将冠状动脉重新植入移植物中，并将人肺或主动脉同种移植物插入肺动脉瓣[29]。许多 Ross 手术技术也被开发出来，以稳定主动脉根部，防止手术晚期失败所致肺动脉扩张和随后的主动脉反流[30]。Ross 手术的结果是非血栓形成的主动脉瓣，它提供了极好的瓣膜血流动力学[31]。因此，一些作者推荐对希望怀孕的年轻女性行 Ross 手术。然而，手术在技术上是困难的，关于 Ross 手术后女性妊娠的信息是有限的[32, 33]。虽然早期的研究报道了相对较高的死亡率，但最近的一些出版物报道了良好的长期结果。一项为期 25 年的纵向研究[34] 报道了在加拿大魁北克的一家机构进行手术的 310 名成年人，平均年龄 41 岁，年龄在 45 岁以下的占 78%，女性（未怀孕）的占 40%。手术最常见的适应证是主动脉瓣狭窄（AS）。在 10 年和 20 年时，无 Ross 相关并发症率分别为 93% 和 70%。肺动脉自体移植退化的独立预测因素是术前大主动脉瓣环、术前主动脉瓣关闭不全，以及伴随的升主动脉置换，住院死亡占 1.3%，10 年和 20 年的总生存率分别为 94% 和 84%，低于一般人群的配对受试者（20 年的预期生存率为 92%）。Mazine等[35] 的另一项研究报道了 208 例 Ross 手术患者，平均年龄 37 岁，在加拿大多伦多的一家机构中平均随访 14 年。这项研究报道显示，与相同数量的 MPHV 患者相比，其生存率和无再次手术的可能性相似，心脏和瓣膜相关的死亡率更高，不受卒中或大出血的影响。无心脏和瓣膜相关死亡的比率为 97%，无手术瓣

膜再干预的比率为 87%。Buratto 等 [36] 来自澳大利亚的文献比较了 1992—2016 年 392 例行 Ross 手术的患者与 1928 例同期进行的单纯机械性主动脉瓣置换患者。在平均年龄为 43—44 岁的 275 对患者中，Ross 手术患者 20 年时生存率较高 [37]。此外，Ross 组 17 例需要瓣膜再介入的患者中没有手术死亡。但应该指出的是，最近发现这些报道与其他出版物的数据有所不同。Sievers 等 [38] 报道了一项多中心研究的结果，该结果显示在 8 个德国中心接受手术的 1779 名平均年龄为 45 岁的成年患者中，术后 15 年再手术的累积发生率达 17%。另一项研究，在 718 名 [39] 平均年龄为 13 岁的患者中，术后 12 年自体肺动脉瓣移植或置换肺动脉瓣的再干预率为 14%。在 2016 年 Schaff 的一篇评论指出 [40]，与 Ross 手术后再次手术相关的潜在复杂性和风险。在梅奥诊所接受 Ross 术后再手术的大量患者中，并非所有的手术都是简单的肺动脉瓣置换术或在失败的自体移植中插入主动脉瓣假体。38% 的患者需要进行主动脉根置换，而 23% 的患者需要进行升主动脉 / 弓重建术。27% 的患者还需要二尖瓣和（或）三尖瓣手术。

总之，Ross 手术的结果在不同的医疗中心之间有所不同。在专业中心，Ross 手术是一个很好的选择，对于正在考虑怀孕且对 MPHV 不感兴趣的年轻女性，可考虑进行 Ross 手术 [37]。同时，在 Ross 手术后可能需要进行各种复杂的再次手术，应告知考虑该手术的患者和家属潜在的相关发生率。

（三）妊娠相关生物人工瓣膜恶化加速

一些早期的报道提供了与妊娠相关的生物人工瓣膜加速恶化的有力迹象。Hanania 等 [41] 报道了 74 例妊娠合并生物瓣膜的孕妇，7 例（平均 5.9 年）发生 SVD，需再次手术。其他学者报道了更高的发病率，Kadri 等描述了 14 名患者中的 4 名患者患有 SVD。Sbarouni 和 Oakley [42] 等发现 49 名女性中有 17 名患有 SVD，2 名女性在怀孕期间和 13 名女性产后更换了瓣膜。Born 等 [43] 报道了 20 例患者中有 14% 在妊娠期或产褥期再次手术。Lee 等 [44] 报道了 57 例 BPHVs 患者中，95 次妊娠中只有 4 例发生了妊娠期 SVD，但瓣膜置换术后有过两次妊娠史的女性 10 年移植物存活率较低（17%），而只有 1 例（55%）。此外，Badduke 等 [45] 研究了 87 名 35 岁女性的生物瓣膜的长期性能，其中 17 名女性经历了 37 次怀孕。据报道，有妊娠史的患者中有 SVD 占 47%，而非妊娠组中只有 14%（P=0.05）。再次手术的首要原因是 SVD，表现为钙化和阻塞，在 59% 的妊娠组和 19% 的非妊娠组中进行了再手术（P=0.05）。最近，Sadler 等 [26] 报道了 10% 的二尖瓣生物瓣患者在妊娠期间发生 SVD。

尽管上述报道为妊娠相关的组织瓣 SVD 加速提供了有力的证据，但其他报道未能支持这些发现。Avila 等 [46] 对 48 名怀孕的 BPHVs 患者和 37 名未怀孕的有可比性的女性进行了 5 年的前瞻性随访研究，发现 SVD 发生率（分别为 27% 和 30%）和再手术率（两组均为 8%）是类似的。Jamieson 等 [47] 比较了 53 名曾经妊娠的女性和 202 名 35 岁以下未曾妊娠的女性。平均随访约 7 年，妊娠组 SVD 和瓣膜相关手术的发生率稍高，但不显著（分别为 51% vs. 41%，51% vs. 42%）。同样，Salazar 等 [48] 在 48 名怀孕 58 次的女性中，SVD 为 3.5%，与 107 名对照组的 3.4% 相当。8 年时怀孕组无功能障碍率为 77%，对照组为 73%。在 Cox 比例风险回归分析中，妊娠对 SVD 无影响。

总之，已有几项研究报道了妊娠期 BPHV 的恶化，但其他研究无法证实。尽管大多数可用数据都可能支持妊娠期间生物人工瓣膜的

SVD 加快，但这仅反映了已被证实的年轻患者的与怀孕无关的组织瓣膜退化。

（四）经导管瓣膜置换术

Hudson 等最近报道了 1 例成功的经导管主动脉瓣置换术（TAVR），患者患有二叶主动脉瓣和严重主动脉瓣狭窄（主动脉瓣面积 $1.0cm^2$）、轻度至中度主动脉瓣反流和主动脉病变（升主动脉直径 3.9cm），在妊娠 15 周时出现头晕、呼吸困难、胸部不适症状。透视下植入 23mm 瓣膜，透视时间 10.3min。将可取下的铅片放在患者下方的手术台上，以提供从肚脐上方至大腿中部以下的辐射防护。当需要对腹部和骨盆进行紧急成像时，可移除铅片。此外，还设置了标准的性腺屏蔽物以进一步保护子宫和胎儿。血管内超声（IVUS）用于评估髂骨动脉解剖，正常时是 7~8mm。仅使用 3D 经食管回声、荧光透视和荧光检查（无血管造影）来辅助植入的瓣膜定位和展开。术后观察到轻度瓣膜旁漏，患者出现新的左束支传导阻滞。患者在术后第 5 天出院回家服用小剂量阿司匹林（ASA）。术后妊娠进展顺利，孕 38 周引产，顺利分娩一健康女婴。作者建议，根据他们的成功经验，应将 TAVR 作为妊娠期主动脉瓣狭窄的一种低风险治疗方法进行研究。但值得注意的是，二叶型主动脉瓣狭窄患者的 TAVR 经验是有限的，该患者群体的手术是有挑战性的[49]。最近的一份出版物，报道了 561 例二叶型主动脉瓣狭窄的患者行 TAVR 的结果，其中男性＞60%，平均年龄 77 岁。该报道提供了重要的初步数据，表明新一代 TAVR 设备可能是克服二叶瓣解剖结构挑战的合理治疗选择[50]。由于胎儿手术的风险和气囊瓣膜成形术的持续时间有限，TAVR 可能被认为是在妊娠期需要机械干预的严重症状性 AS 女性获得良好妊娠结局的桥梁。但怀孕期间 TAVR 存在许多重要限制，需要与患者一起考虑和讨论。这些风险包括与辐射暴露相关的直接风险，患有二叶主动脉瓣的女性发生主动脉并发症的风险，以及妊娠期主动脉更容易剥离的主动脉病变。同时还有考虑手术后需要起搏器的风险也相当大[49]，而未能实现良好的 TAVR 风险会导致组织固定力降低，进而出现非钙化主动脉狭。此外，这些瓣膜的长期耐久性，特别是在育龄女性中的耐久性尚不清楚。

（五）瓣膜内瓣膜置换术

这种方法已经越来越成功地应用于老年患者生物人工主动脉瓣恶化的治疗[51]。经导管瓣膜植入术目前正在低危患者中进行，而瓣膜植入术（VIV）则用于有足够大失败的组织假体的患者。但是，目前还没有关于年轻女性接受这种手术的安全性和持久性资料。因此，在建议年轻患者接受外科手术植入 BPHV 的 AVR 手术前，应证明这种策略的可行性、价值和安全性[52]，希望在瓣膜出现故障时进行 VIV TAVR 手术[53]。

三、机械人工心脏瓣膜

机械式 PHV 分为三大类，为笼形球阀、倾斜盘和双叶瓣（图 7-1）[1]。目前使用最广泛的机械瓣膜是双叶瓣膜（St. Jude 瓣膜）。老一代的 Bjork–Shiley 瓣膜、Starr–Edwards 笼式球瓣膜已不再使用，仅具有历史意义[7,41-44]。

机械性 PHV，包括较小尺寸的 PHV[11]，具有极好的长期耐久性[54]和优越的血流动力学特征。然而，它们的血栓形成性和终身抗凝的需要与妊娠期间血栓栓塞和出血的风险增加有关。此外，有关胎儿结局的可用信息表明，胎儿丢失、早产、低出生体重、出生缺陷和新生儿死亡率的风险增加。ROPAC 的最新研究[4]报道了 212 名 MPHV 患者。尽管死亡率与 BPHV 患者（1.5%）相当，但据报道有 10 位患者（4.7%）发生机械瓣膜血栓形成，23% 的患者发生了出血事件，只有 58% 的患者没有发生严重的不良事件。使用华法林进行抗凝治疗与流产和胎儿死亡高发有关。

尽管这些结果表明妊娠期 MPHV 的潜在风险，但值得注意的是，纳入 ROPAC 的 MPHV 患者中，74% 来自保健水平较低的新兴国家，MPHV 血栓形成发生在抗凝治疗较差的患者身上。因此，本研究的结果可能不适用于在怀孕期间接受适当选择的抗凝治疗和密切监测的 MPHV 患者，这些患者可以显著降低母婴并发症的发生率[55, 56]。与 BPHV 相比，在年轻女性中使用 MPHV 已被证明可以降低再次手术的发生率，并且在选择 PHV 时应考虑到优异的终身生存收益。Goldstone 等[10] 最近的一项研究表明，与二尖瓣和主动脉位置的 MPHV 相比，BPHV 患者的高手术死亡率、低生存率的再手术率更高。其他组也得出结论，认为 MPHV 的终身生存率较高的结论[19, 57]。

四、并发症的治疗

（一）心力衰竭

怀孕期间的生理性血流动力学变化可能导致 PHV 患者的心脏代偿失调，尤其是那些左心功能不全且瓣膜尺寸小的患者。此外，妊娠期心律失常的发生率增加也可能导致血流动力学和症状恶化。尽管大多数 PHV 患者在受孕前无症状或仅有轻度症状，但妊娠后血流动力学负担增加、心功能降低、肺水肿，甚至死亡的病例也有报道[4, 26]。PHV 患者心力衰竭的治疗取决于其原因。安全药物包括地高辛、利尿药、硝酸盐、肼屈嗪和 β 受体拮抗药。相反，血管紧张素转化酶抑制药和血管紧张素受体拮抗药是禁忌，同时还应避免使用胺碘酮和硝普钠[58]。

（二）人工瓣膜血栓形成（PVT）

MPHV 的血栓形成是危及生命的并发症，妊娠期间的发生率更高[4]。瓣膜血栓形成更容易发生在老一代的机械瓣膜（Bjork–Shiley, Starr–Edwards）和位于二尖瓣或三尖瓣位置的任何瓣膜患者[5]。最近的指南建议，将溶栓作为一线治疗，而对于小的、非阻塞性血栓和那些禁止溶栓的病例使用肝素治疗[59-61]。妊娠期应用溶栓治疗（TT）与潜在的出血并发症有关，尤其是在分娩前后。Özkan 等来自土耳其的文献[62] 公布了最大系列的妊娠期人工瓣膜血栓形成（PVT）病例。这些研究者报道了 25 例妊娠的 PVT，所有这些妊娠都涉及二尖瓣。共有 50% 的发作发生在孕早期，14% 发生在孕中期，36% 发生在孕晚期。临床表现多为呼吸困难或心悸，1 例出现短暂性脑缺血发作。共有 15 名患者在妊娠期间使用了华法林，10 名患者使用了低分子肝素（LMWH）。93% 的患者对华法林依从性较差。所有患者均接受低剂量 TT（组织型纤溶酶原激活药 25mg，不经静脉注射，最多 1h）治疗。24h 后重复 1 次，必要时最多 6 次，最大总剂量为 150mg（平均剂量 48 ± 29mg），导致所有病例完全溶栓。1 例患者在孕 30 周发生胎盘出血，早产 1 活婴，另 1 例患者有轻微出血。这些结果明显好于之前对 32 例有 38 次 PVT 发作的孕妇进行全剂量溶栓治疗的结果[62]。那些研究报道 76% 的病例溶栓成功，但孕产妇死亡率和主要并发症分别为 10% 和 14%，胎儿 / 新生儿死亡率为 28%。最近的美国心脏协会（American Heart Association, AHA）/ 美国心脏病学会（American College of

Cardiology，ACC）指南建议通过食管超声心动图诊断 PVT，评估血栓大小、瓣膜运动、血流动力学严重程度，并随访跟踪瓣膜功能障碍的治疗[59]。虽然可以通过荧光透视评估瓣膜运动，但由于辐射风险，超声心动图评估可能是妊娠的首选。在近期发作（＜ 14d）、NYHA功能Ⅰ～Ⅱ级、血栓小（＜ 0.8cm），以及右侧 PHV 血栓形成的 PVT 中，TT 被认为是合理。而对非妊娠合并左侧 PHV 血栓形成伴 NYHA功能Ⅲ～Ⅳ级症状的患者和有栓塞或大血栓（＞ 0.8cm）的患者，指南建议进行紧急瓣膜手术。然而，妊娠期间的心肺手术与较高的胎儿死亡率（20%～30%）、发病率（早产和生长迟缓），以及较高的孕产妇死亡率相关（见第 26章）。这些并发症在需要紧急手术的患者中进一步增加[63-66]。

五、抗凝治疗

（一）妊娠期间的高凝状态

正常妊娠伴随着凝血功能的明显变化，产生了高凝状态，有助于预防分娩或流产时可能发生的出血[67]。在妊娠期间，凝血酶产生的外在途径和内在途径中的大多数凝血因子水平增加，同时纤溶活性降低。具体来说，因子Ⅱ、Ⅶ～Ⅹ和血管性血友病因子的浓度增加[68]。同时，抗凝因子的减少，包括游离蛋白 S 和总蛋白 S。尽管蛋白 C 的水平保持不变[69, 70]，但活化蛋白 C 的耐药性却有所增加，部分原因是几种修饰剂（如因子的存在）V Leiden 突变、凝血酶生成，以及抗磷脂抗体的存在。纤维蛋白溶解减少，主要是因为组织纤溶酶原激活药活性降低。胎盘产生的纤溶酶原激活物抑制物 1型（PAI-1）水平和 PAI-2 水平升高。凝血酶生成的其他标志物包括凝血酶 - 抗凝血酶复合

物增加，凝血酶原片段 1 和 2 增多，凝血酶生成高峰和 D- 二聚体水平增加[69-71]。所有这些变化导致妊娠期高凝状态，分娩后至少 8 周内可能无法恢复正常范围[72]，导致动脉和静脉血栓栓塞明显增加[73-75]。

（二）MPHVs 孕妇的抗凝治疗

MPHV 患者的妊娠风险主要与妊娠相关高凝导致血栓形成的发生率增加有关。ROPAC最近发表了机械瓣膜患者妊娠结局报道显示，4.7% 的病例发生了瓣膜血栓形成[4]。与未怀孕的 MPHV 接受抗凝治疗的患者相比，该比率几乎高出 5 倍，甚至高于未怀孕且未接受抗凝治疗的患者发生率[76]。因此，有效的抗凝对MPHV 的孕妇至关重要，但仍然存在问题，因为口服抗凝血药和肝素都与重要的胎儿和母体不良反应有关[77]。

1. 华法林

华法林可以有效预防机械瓣膜患者的血栓栓塞。但是，有大量证据表明，在怀孕期间服用华法林对胎儿有害。在怀孕的前 6～12 周使用它可能与重要的胎儿并发症有关，包括华法林胚胎病（1%～30%）和流产（15%～56%）。华法林胚胎病（图 7-2 和图 7-3）的典型特征是鼻发育不全，即鼻梁凹陷，鼻孔和鼻尖之间的深沟和点状软骨发育不良（点彩状未钙化骨骺，在产前期和婴儿期很明显）。此外，先天性心脏畸形、小头畸形、指甲轻度发育不全、手指缩短、低出生体重、严重智力障碍、严重中枢神经系统异常、视神经萎缩伴失明、耳聋、癫痫发作、肌肉张力降低、乳头间距大和喂养困难，所有这些都与妊娠期间接触华法林有关[80]。在整个妊娠期间，华法林风险继续存在，胎儿丢失率和胎儿颅内出血率增加[4, 81]。此外，分娩时使用华法林必需剖宫产，以防止在阴道分娩时胎儿出血的并发症，包括颅内出

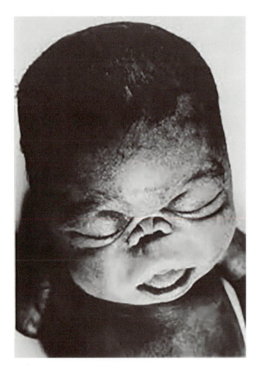

▲ 图 7-2　患有华法林胚胎病的新生儿的鼻发育不全
引自 Warkany 1976 [78]，经 John Wiley & Sons 许可转载

血。此外，据报道，长期后遗症在出生时可能并不明显，包括轻度神经功能障碍的发生率增加和智商得分低于 80 [67, 82]。尽管有一些研究没有报道华法林相关的胎儿毒性 [83, 84]，但其他研究显示并发症的高发生率是不可接受的 [82, 85]。

2. 低剂量华法林（LDW）

华法林相关的胎儿风险是否有剂量依赖性？ Vitale 等 [86] 提示华法林剂量与 MPHV 孕妇的胎儿并发症有密切关系。这些研究人员对 58 例孕妇进行了研究，结果表明，大多数胎儿并发症与华法林剂量 > 5mg/d 有关。每天服用 5mg 或以下华法林的女性中 33 次妊娠中有 28 个健康婴儿（82%），而每天服用 5mg 以上华法林的 25 次妊娠中有 22 例胎儿并发症（胎儿丢失 76%，华法林胚胎病 8%）。同一组研究者 [87] 随后报道了 71 例怀孕中的 30 例不良

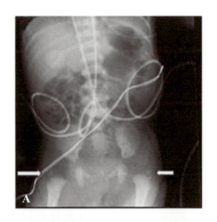

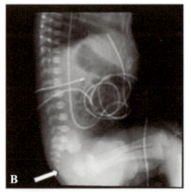

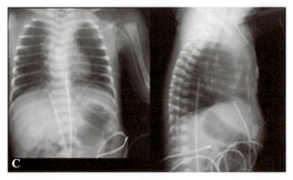

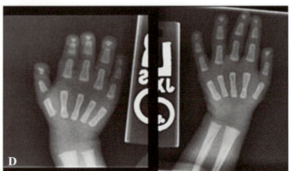

▲ 图 7-3　**A.** 骨盆正位 **X** 线片。在骶骨、尾骨和大转子处有点状的微小钙化（箭）。脐动脉和静脉导管位置正常；**B.** 腰骶脊柱侧位 **X** 线片，骶骨和尾骨有点状钙化（箭）；**C.** 胸部正侧位 **X** 线片，显示正常，脊柱或气道无点状钙化；**D.** 手部 **X** 线片。远端指骨明显短于近、中指骨
引自 Herman and Siegel，2010 [79]，经 Springer 许可转载

预后（胎儿丢失 28 例，胚胎病 2 例）。多变量分析确定每日剂量 > 5mg 的华法林是胎儿预后不良的重要预测因子（P=0.001）。因此在考虑建议孕期使用抗凝血药时，欧洲心脏病学会（ESC）治疗指南[88, 89]、美国心脏协会 / 美国心脏病学会制定的孕妇心脏病和瓣膜性心脏病的治疗指南均建议在整个妊娠期间华法林剂量每天不超过 5mg[59]。De Santo 等[90] 后来的研究报道了 16 例需要瓣膜置换的原发性主动脉瓣疾病女性的妊娠，这些女性在手术前接受了每日华法林剂量 < 5mg 的抗凝治疗，之后接受了新一代 MPHV。这些患者在整个妊娠期间继续接受低剂量华法林（LDW）并进行了非常密切的随访，没有血栓栓塞或出血并发症，而且所有婴儿均健康。研究人员每周对患者进行 INR 测定，其目标值为 1.5～2.5。Hassouna 和 Allam[91] 对 1991—2013 年发表的服用华法林剂量不超过 5mg/d 的病例进行了 Meta 分析。在 11 项研究中，共有 494 例符合条件的妊娠。胚胎病发生率为 0.9%（0.4%～2.4%），胎儿丢失率为 13.4%（8.4%～25%），主要原因为自然流产。据报道，瓣膜血栓形成率为 0.6%（0.3%～2.0%），总血栓栓塞事件为 1.8%（1.1%～3.6%），母体大出血为 3.4%（2.0%～5.1%）。尽管 LDW 似乎和之前报道的服用大剂量华法林有可比性的患者相比改善了胎儿结局，且未危及母亲的安全，但该分析的结果受到 Meta 分析中所包含研究的规模和质量的限制。近一半的报道既未描述华法林的剂量，也未描述达到的 INR。Hassouna 等[92] 还对二尖瓣 MPHVs 的高危患者达到推荐的 INR 失败率进行了前瞻性研究。75 名二尖瓣 MPHV 伴或不伴有主动脉人工瓣膜的在过去 3 个月给予 LDW 治疗并计划怀孕的女性，被包括在内。从妊娠第 5～12 周，27% 的患者未能达到 INR 的目标，这说明了 LDW 的

局限性。总而言之，尽管先前描述的研究结果表明与高剂量相比，使用 LDW 具有更高的安全性，但这些研究大多数都存在重要的局限性，因此，目前对临床的影响有限。另一个值得关注的问题是，尽管 De Santo 等[90] 在研究中报道了绝对安全性，但他们的结果没有得到其他出版物的支持。ROPAC 最近的报道[4] 显示，与高剂量相比，MPHVs 患者 LDW 治疗的女性无胎儿丢失率降低。许多其他出版物描述了 LDW 引起的胎儿并发症。Sadler 等[26] 报道说，每天用 5mg 华法林治疗的 11 名孕妇中有 7 次流产，而每天用 > 5mg 的华法林治疗的 11 名孕妇中有 5 次流产。Shannon 等[93] 报道在妊娠早期接受华法林治疗的 10 名女性中有 8 名自然流产，其中 6 例接受 5mg/d 的治疗，另外 2 例接受 6mg 的治疗，另外 1 例华法林胚胎病与华法林剂量为 5～6mg/d 有关。McLintock 等[94] 报道了服用华法林（每日剂量分别为 4mg 和 5mg）的女性因胎儿颅内出血导致的 2 例围产期死亡和 2 例死产，以及 1 例每日服用华法林 6mg 直至第 34 周的女性因华法林胚胎病导致的婴儿死亡。Mehndiratta 等[95] 报道了 1 例在整个妊娠期间接受华法林 3mg/d 治疗的患者出现胎儿严重生长迟缓的病例。Finkelstein 等[80] 报道了 1 例接受 LDW 的华法林胚胎病，该患者于妊娠 18 周进行治疗性引产，产后尸检发现。此外，De Santo 等[90] 根据最近的研究表明，新一代 MPHV 的非妊娠患者血栓栓塞事件发生率较低[96, 97]，因此使用了相对较低的 INR 目标，范围为 1.5～2.5。由于这些研究未包括孕妇，因此这种方法的安全性尚未得到证实。因此，在获得更多数据之前，妊娠期间使用华法林的剂量最好遵循 ACC/AHA 指南要求[59]，并达到即使是新一代 MPHV 患者的 INR 水平至少为 2.5。De Santo 等[90] 建议整个妊娠期应用 LDW 的患者应剖宫

产终止妊娠。尽管相对安全，但剖宫产短期和长期风险增加，包括手术相关感染、出血、血栓栓塞、疼痛和骨盆器官损伤，以及随后流产、异位妊娠、前置胎盘和胎盘植入的风险增加[98]。

总之，有证据表明与高剂量组相比，低剂量组胎儿并发症的发生率较低。然而，由于报道的局限性和数据的不一致性，即使在低剂量下华法林对胎儿的影响仍然令人担忧。我们同意 D'Souza 等[99]关于最新的指南建议在整个妊娠期间使用 LDW 是不成熟的，这种方法的安全性需要进一步验证的结论。在这一点上，建议在与患者详细讨论使用 LDW 的益处和风险之后，签署知情同意书。由于在怀孕期间甚至在怀孕前接受过治疗的患者中也有可能达不到治疗水平的 INR，因此接受 LDW 的患者应密切监测 INR 的水平，以便及时调整华法林的剂量。

3. 普通肝素

普通肝素（UFH）不会穿过胎盘，因此对胎儿没有直接风险。但是，长期使用 UFH 可能与疼痛、瘀斑和肝素导致的骨质减少等不良反应有关，每天服用大剂量药物超过 6 个月，可导致约 2% 的女性出现症状性椎体骨折，少数女性出现血小板减少[85]。此外，皮下给药与血栓栓塞并发症的发生率高有关，这可能是由于孕妇血浆肝素浓度较低和监测不准确[100]，不建议对 MPHV 孕妇皮下注射 UFH 进行抗凝治疗[101-103]。UFH 应在妊娠的最后 2 周内静脉注射使用以准备分娩。临床上，肝素浓度是通过检测活化部分凝血活酶时间（APTT）来估计的。然而，妊娠期 APTT 的延长可能不能准确反映肝素的浓度。APTT 的结果以秒为单位，通常无法获得患者不含肝素的基线样本，故使用未怀孕对照组中获得的平均值。正常情况下，由于促凝血因子的升高，妊娠期 APTT 变短（程度不同）。因此，仅出于这个原因，所报道的 APTT 比率可能是误导性的。其他条件也限制了 APTT 在肝素测量中的价值，这包括狼疮抗凝物的存在延长了肝素前的 APTT，肝素的加入进一步延长了凝血时间。由于这些原因，肝素浓度的测量可能需要更特异性的肝素测定，如抑制外源活化因子 X[104]。我们建议尽可能使用抗 Xa 活性监测肝素的作用。

4. 低分子肝素

与 UFH 相似，低分子肝素（LMWH）不会穿过胎盘，并且对胎儿没有直接影响。此外，该药物在许多方面都优于 UFH，包括更好的生物利用度、更长的半衰期、更可预测和稳定的剂量反应、更少的出血和更低的肝素诱发的血小板减少症风险[67]。尽管在接受低分子肝素治疗的 MPHV 孕妇中有血栓栓塞并发症的报道，但大多数是由于剂量不适当、监测不充分或患者依从性差导致的[4, 85, 99]。Van Hagen 等报道了 10 例纳入 ROPAC 登记的 MPHV 患者瓣膜血栓形成。这些患者中有 7 个有二尖瓣假体，1 例有三尖瓣，1 例有二尖瓣和主动脉瓣，还有 1 例有主动脉瓣假体。其中 6 例在妊娠 14 周前接受低分子肝素治疗。没有检查也没有报道抗因子 Xa 水平。Quinn 等[105]报道 12 例接受 LMWH 治疗的患者中有 1 例瓣膜血栓形成，该患者二尖瓣位置为 Bjork-Shiley 瓣膜，有因血栓形成而导致血栓栓塞并发症的病史。该患者在妊娠期间使用达特肝素治疗，未监测 Xa 因子。Abildgaard 等[106]报道接受 LMWH 治疗的 12 例患者中有 2 例发生瓣膜血栓形成，2 名患者均很少接受监测，且抗因子 Xa 峰值水平低于治疗水平，分别为 0.67U/ml 和 0.71U/ml。先前的报道也表明，LMWH 治疗的 MPHVs 孕妇的血栓栓塞并发症与抗凝治疗不充分之间存在密切关系[94, 107]。Oran 等[107]报道近 9% 的 MPHVs 孕妇发生了瓣膜血栓形成，12% 的患者发生了血栓栓塞并发症。10 名女性中有 9 名接受了固定剂量的 LMWH 治疗，其中 1 名女性进行了抗 Xa 因子的监测，但没有提供进一步的信息。McLintock 等[94] 报道了以依诺肝素为主要治疗的 37 例妊娠，其中 5 例因依从性差或抗凝治疗不充分发生了血栓栓塞并发症。Yinon[108] 和 De Santo[90] 等报道了 2 名接受 LMWH 出现了瓣膜血栓形成的患者，治疗过程中监测抗 Xa 因子水平，其峰值达到指南推荐的水平，但是未检测到谷值水平。

　　总之，LMWH 与 MPHV 孕妇的瓣膜血栓形成有关。然而，大多数病例都与抗凝管理不善有关。通过适当的患者选择、给药方案和仔细地监测，LMWH 的疗效和安全性与华法林相当[82, 94, 99, 105, 107–109]。表 7-1 显示了我们在 PHVs 孕妇中安全使用低分子肝素的方案。该方案非常重视患者的教育和依从性，从华法林转为低分子肝素，在医院给予低分子肝素，每周测量抗 Xa 因子的谷值、峰值水平，密切跟踪症状、脑钠肽（BNP）水平和超声心动图评估，以期早期诊断瓣膜血栓形成，此外根据 AHA/ACC 指南（1a 级）和美国胸科医师学会（ACCP）指南（2C 级）的建议[110]，在妊娠中期和晚期加用低剂量 ASA，在 36～37 周住院接受静脉注射肝素治疗，以避免患者在使用低分子肝素时分娩，并在术后小心恢复华法林抗凝治疗以预防产后出血，尤其是剖宫产患者。

5. 已发表 MPHVs 孕妇抗凝指南的优势和限制

　　ESC[88, 89]、AHA/ ACC[59] 和 ACCP[110] 对 MPHVs 女性妊娠期抗凝的指导性建议见表 7-2 至表 7-4。在缺乏临床对照研究的情况下，目前的建议是基于小型研究和有限的观察数据[67, 99, 111]。指南强调了孕前仔细评估、孕期密切随访的重要性，以及在专门的、有多学科合作团队、在治疗 MPHV 孕妇方面经验丰富

表 7-1　对妊娠期 MPHVs 患者使用低分子肝素进行 AC 治疗的推荐

- 咨询各种 AC 方案的风险和益处，并确定患者和家庭遵循非常严格的随访和治疗方案的可能性
- 基础的经胸超声心动图和 BNP 或 NT-proBNP 水平
- 当 INR ＜ 3.0 时，在医院从 VKA 转换为 LMWH，依诺肝素每 12h 以 1mg/kg 的剂量启动，每日监测抗因子 Xa 水平，并调整用药剂量，使低危患者达到 ≥0.6U/ml 的谷值水平，高危患者 a 达到 ≥ 0.7U/ml 的谷值水平，峰值水平（给药后 4～6h）不超过 1.5U/ml[b]
- 妊娠中晚期予阿司匹林 75～100mg/d
- 每周临床评估和监测抗因子 Xa 的谷值、峰值水平
- 调整剂量后 2～3d 内返回医疗机构监测抗 Xa 因子水平
- 患者症状加重后重新评估超声心动图和 BNP 或 NT-proBNP 水平
- 36～37 周住院治疗，从 LMWH 转为静脉注射 UFH，剂量调整为抗因子 Xa 水平 0.8～1.0U/ml 或 aPTT ≥ 2.5
- 38 周引产
- 分娩时或在椎管内麻醉前 ＞ 6h 停止静脉注射 UFH
- 阴道分娩，除非胎儿或母体不稳定有剖宫产的适应证
- 根据出血风险，在 2～12h 内恢复 UFH，并在 VKA 开始前继续 24～48h
- 等待 24～48h 后在医院启动 VKA
- 在医院继续静脉注射 UFH 直到 INR 到治疗目标

AC. 抗凝治疗；VKA. 维生素 K 拮抗药；BNP. 脑钠肽；LMWH. 低分子肝素；UFH. 普通肝素；aPTT. 活化凝血活酶时间；IV. 静脉注射；INR. 国际标准化比值；IU. 国际单位；MPHV. 机械心脏瓣膜；NT-proBNP. N- 末端前 -B- 型利钠肽
a. 二尖瓣、三尖瓣和肺动脉机械瓣膜、既往血栓栓塞、心房颤动、心室收缩功能障碍，或妊娠以外的高凝状态。
b. 在抗因子 Xa 峰值水平 ＞ 1.5U/ml 的罕见情况下，每日总剂量分 3 次给药，每 8 小时给予 1 次。

三级保健中心对患有进行保健的必要性。欧洲和 ACCP 指南建议在怀孕后的前 36 周内继续服用华法林，即使剂量很高（＞ 5g/d），因为它具有预防瓣膜血栓形成的功效[89]。根据我们的经验，此建议实践性不强，由于担心胎儿畸形和胎儿流产的风险增加，孕妇及其医生不太可能选择此治疗方案。ESC 和 AHA/ACC 指南均建议，在 MPHV 的女性中，如果达到治疗水平所需的日剂量不超过 5mg，则早孕期继续使用华法林是合理的。由于前文所述的原因，这项建议值得商榷。女性患者们需要知道，虽

表 7–2　机械人工心脏瓣膜孕妇抗凝指南

美国心脏协会 / 美国心脏病学会 2014 [59]

I

- 对于所有使用机械人工瓣膜的孕妇，建议在抗凝治疗中进行频繁监测（证据级别：B）
- 华法林被推荐用于机械人工瓣膜妊娠期患者，并在妊娠中晚期达到治疗性 INR（证据级别：B）
- 在使用机械人工瓣膜的孕妇计划阴道分娩之前，建议停用华法林开始静脉注射 UFH（APTT > 2 倍对照组）（证据级别：1a）
- 建议无论使用机械瓣膜或生物瓣膜的中晚期孕妇每天服用 1 次小剂量阿司匹林（75～100mg）（证据级别：1a）

IIa

- 在与患者充分讨论风险和益处后，如果华法林达到治疗 INR 的剂量为 5mg/d 或更低，在妊娠早期使用机械人工瓣膜的孕妇继续服用华法林是合理的（证据级别：B）
- 如果华法林的剂量 > 5mg/d，对于机械性人工瓣膜妊娠期患者，为达到治疗性 INR，在妊娠前 3 个月每天至少 2 次调整剂量的 LMWH（目标抗 Xa 水平为 0.8～1.2U/ml，给药后 4～6h）是合理的（证据级别：B）
- 对于机械性人工瓣膜的孕妇在妊娠前 3 个月，如果为达到治疗性 INR，华法林的剂量 > 5mg/d，连续静脉使用剂量调整后的 UFH（APTT 至少为两个对照）是合理的（证据级别：B）

引自 Nishimura et al. 2014 [59]，经 Wolters Kluwer Health, Inc 许可转载

表 7–3　机械人工心脏瓣膜孕妇抗凝指南

欧洲心脏病学会 [89]

I 级 C 类建议：

- 在妊娠心脏病中心管理妊娠合并机械性人工瓣膜患者
- 如果正在服用 VKA 或停药时间小于 2 周的孕妇临产后分娩方式选择剖宫产
- 使用 LMWH 或 UFH 的孕妇每周监测抗 Xa 水平或 APTT 值
- 服用 VKA 的孕妇每周或每两周监测 INR 值
- 使用药物 4～6h 抗 Xa 水平目标值：主动脉人工瓣患者 0.8～1.2U/ml、二尖瓣或右侧人工瓣膜患者 1.0～1.2U/ml
- 计划分娩前 36h 用静脉注射 UFH 代替 LMWH（APTT ≥ 2 倍对照），UFH 持续使用到分娩前 4～6h，而如果没有产后出血，在分娩后 4～6h 重新开始
- 计划分娩时间，保证围产期抗凝治疗的安全性和有效性
- 在医院调整抗凝治疗方案
- 低剂量 VKA 在妊娠中晚期是推荐的

IIa 级 C 类建议：

- 考虑怀孕的年轻女性可考虑生物人工瓣膜
- 妊娠中晚期直至孕 36 周可考虑使用 VKA
- 如果华法林抗凝治疗需要的有效剂量 < 5mg/d（苯丙羟基香豆素 < 3mg/d 或醋硝香豆素 < 2mg/d），可考虑在妊娠前 3 个月连续使用
- 如果在妊娠 6～12 周，华法林用量 > 5mg/d，可考虑调整治疗方案为 IV UFH（APTT ≥ 2 倍对照）或 LMWH 每日 2 次

IIb 级 C 类建议

- 对于需要高剂量（> 5mg/d）的女性，经患者同意后，在定期监测抗 Xa 水平时考虑使用 LMWH
- 在 LMWH 孕妇中，除了监测用药后抗 Xa 水平目标为 0.6U/ml 或更高外，还应监测抗 Xa 水平峰值

III 级 C 类建议

- 当无法每周监测 Xa 水平和剂量调整时，不建议使用 LMWH

IV. 静脉注射
引自 Regitz–Zagrosek 2018 [89]，经 Oxford University Press 许可转载

然服用华法林的胎儿风险似乎与剂量有关，但低剂量并不能完全消除胎儿畸形和胎儿丢失增加的风险。指南建议使用皮下注射普通肝素（SC–UFH），调整剂量使 APTT 至少达到对照组 2 倍的控制也是有问题的，因为这种方案不能防止严重的血栓并发症，包括致命的瓣膜血栓形成 [99]。如果使用 UFH，建议静脉注射，使用剂量应以达到使 APTT 至少 > 2.5 倍对照组为目标。ACCP 建议使用调整剂量的 LMWH，达到抗 Xa 因子的峰值水平为

0.35～0.7U/ml，这是不适当的，可能导致肝素剂量不足。ESC 和 AHA/ACC 中推荐的抗 Xa 因子峰值水平为 0.8～1.2U/ml，在二尖瓣人工瓣膜和右侧瓣膜患者的抗 Xa 因子的峰值水平 ESC 指南建议为 1.0～1.2U/ml 更为合适。然而，即使是这样峰值水平的大量患者，其谷值水平也可能达不到有效的治疗浓度。ESC 新的指南建议（IIb），调整药物剂量的目标是再次用药前抗 Xa 水平 > 0.6U/ml。虽然这是指南的一个被广泛接受的补充，但推荐水平应该更高，并且根据我们的经验，LMWH 的剂量应以谷值抗 Xa 因子水平为指导，而峰值水平应用于避免过度抗凝治疗（表 7-1）。新的 ESC 指南建议根据瓣膜血栓形成的风险，依据抗 Xa 因子和 INR 的变化，在医院内从一种抗凝方案转换为另一种抗凝方案，可以提高安全性和有效性，预防 MPHV 女性妊娠期 AC 的并发症。

表 7-4 机械人工心脏瓣膜孕妇抗凝指南

美国胸科医师学院[109]

对于有机械心脏瓣膜的孕妇，我们建议行下列抗凝方案之一，而不是不抗凝（所有 1A 级）：

　A. 我们建议在妊娠期间 bid 调整 LMWH 剂量，在皮下注射 LMWH 4h 后达到抗 Xa 水平的峰值

　B. 妊娠期间每 12h 皮下注射调整剂量的 UFH，调整剂量以保持中间期 APTT 至少 2 倍对照或抗 Xa 肝素水平达到 0.35～0.70U/ml

　C. UFH 或 LMWH（如前所述），到第 13 周由 VKA 替代，分娩时恢复

在被认为有很高的血栓栓塞风险的女性中，考虑到先前使用 UFH 或 LMWH 的有效性和安全性（如二尖瓣位置的老一代假体或血栓栓塞史），相比前面提到的一种治疗方法，我们建议在整个妊娠期使用 UFH 或 LMWH（如前所述）替代 VKA，而不是在分娩时使用（2C 级）

对于具有血栓栓塞高风险的人工瓣膜孕妇，我们建议添加小剂量阿司匹林 75～100mg/d（2C 级）

引自 Vijayan 和 Rachel 2012[109]，经 Med J Malaysia 许可转载

测量抗 Xa 谷值水平的重要性：许多研究表明，尽管抗 Xa 活性峰值水平达到指南认为的适当水平，但其谷值水平有很大的可能性达

不到有效治疗浓度[112-115]。Barbour 等首先证明了测量谷值水平的重要性[113]，他们评估了 13 个怀孕中的 138 个峰值和 112 个谷值抗 Xa 水平，发现仅有 9% 的谷值水平 > 0.5U/ml。即使峰值水平为 0.75～1.0U/ml，也只有 15% 的谷值水平 > 0.5U/ml。后来，Friedrich 和 Hameed[114] 证实了这些发现，他们研究了 15 名每日 2 次给予治疗剂量依诺肝素的孕妇。3～4h 时的所有峰值水平为 0.5～1.0U/ml，8h 是 20% 和 73% 的谷底水平，是达不到治疗水平的。我们小组最近的一项研究分析了每天 2 次皮下注射依诺肝素的 30 名孕妇，抗 Xa 水平的 187 对（波谷和波峰）测定结果[112]。约 70% 的峰值抗 Xa 水平为 0.7～1.0U/ml 和约 40% 的峰值抗 Xa 水平为 1.0～1.2U/ml 的病例，抗 Xa 谷值浓度水平是达不到治疗效果的（图 7-4 和图 7-5）。这些数据有力地支持了为确保足够的 AC 并预防 MPHV 孕妇的并发症，应常规测量并维持波谷水平在治疗范围内。

6. 南加州大学 MPHV 孕妇抗凝方案

表 7-5 证明了南加州大学对 MPHV 孕妇使用的有 20 多年历史的 AC 方案效果很好。该方案主张在大多数女性中，在妊娠 36～37 周之前使用 LMWH，并对其进行密切监测（每周 1 次），然后在医院内静脉使用 UFH 直至分娩。表 7-1 说明了我们在 MPHV 患者整个妊娠期间使用 LMWH 的方案。在怀孕前或怀孕后尽早与患者及家属讨论各种抗凝方案的风险和益处。患者被告知他们需要同意并能够非常仔细地遵循密切随访和治疗方案。在缺乏最新超声心动图研究的情况下，进行了基础的超声心动图检查，并获得 N 末端前 B 型脑钠肽（NT-proBNP）的基线水平。尽早用 LMWH 替代华法林。尽管大多数指南建议在 6～12 周内用肝素替代华法林，但这一建议并未考虑到当药物半衰期为 60h，在停药后将

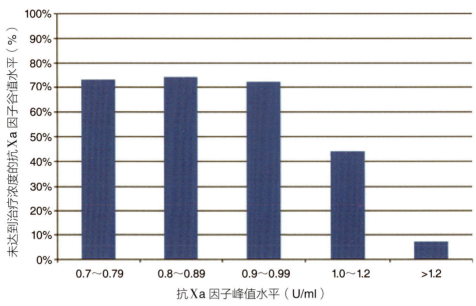

▲ 图 7-4 根据抗 Xa 高峰水平分类的未达治疗水平的谷值百分比
引自 Goland et al. 2014 [112]，经 SAGE Publications 许可转载

近 2 周（300h）时仍能在血液循环中检测到药物。因此，从妊娠 6 周开始替代治疗可能太迟，无法预防华法林所致胎儿畸形[116]。从华法林到低分子肝素的转换应在医院进行，从依诺肝素开始，剂量为 1mg/kg，第 1 天晚上第 1 次给药，取代华法林晚上给药。在第 1 次给药 12h 后的早晨和第 2 次给药前获得谷值和峰值抗 Xa 水平，并在注射后 4～5h 测量峰值抗 Xa 水平。在低风险患者（主动脉位双叶人工瓣膜无额外危险因素）中，通过在每次连续给药前后测量谷值和峰值抗 Xa 水平来实现谷值≥ 0.6U/ml 的目标，高危患者（二尖瓣和三尖瓣位置的人工瓣膜、心房颤动、抗凝血栓栓塞史和其他高凝状态）的谷值水平≥ 0.7U/ml。AHA/ACC 指南支持在高危患者中较高抗凝水平的合理性，该指南建议在高风险，未怀孕的 MPHV 患者中维持较高的 INR 水平[59]。最近的报道支持了在二尖瓣人工瓣膜女性中使用更高水平 AC 的合理性，其中包括 Özkan 等[62] 的一项研究，该文献报道了 28 例妊娠合并二尖瓣血栓形成，均累及二尖瓣。此外，

ROPAC 报道了 10 例机械性 PVT，其中 8 例为二尖瓣，1 例为三尖瓣，1 例为主动脉瓣。ASA75～100mg 在抗凝的基础上用于中晚期妊娠的患者。患者在达到预期的抗凝水平后出院回家，每周随访 1 次症状和确定谷和峰值抗 Xa 水平，并确保患者对治疗的依从性。如果需要调整剂量，抗 Xa 水平要在 2～3 天内重复检测。如果抗 Xa 峰值水平＞ 1.5U/ml，则将每日剂量分 3 次，1 次 8h。如果症状恶化，可重复超声心动图、NT-proBNP 水平监测，以便及早发现瓣膜血栓形成。由于 MPHV 患者早产和提终止妊娠的发生率增加[4]，应在妊娠 36～37 周住院，以静脉 UFH 代替 LMWH。基于前面讨论的原因，我们通过测量抗 Xa 水平而不是 APTT 来监测静脉注射 UFH 的效果。此外，与 APTT 相比，用抗 Xa 监测静脉输注 UFH 能更快地实现治疗性抗凝，并在较长时间内保持治疗目标，波动较小，剂量调整较少，需要重复检测[117]。在 Guervil 等[117] 的研究中发现，抗 Xa 监测的患者在 24h 达到抗凝治疗的概率比监测 APTT 的患者高 3.5 倍，在 48h

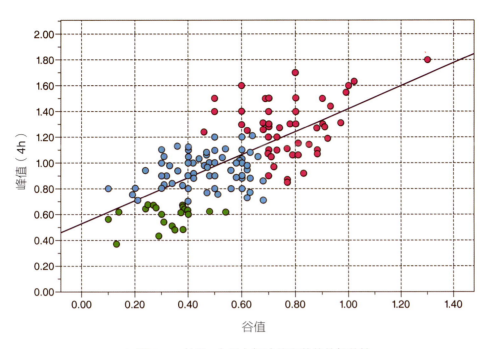

▲ **图 7-5　抗 Xa 水平之间峰值和谷值的相关性**

与亚治疗谷值抗 Xa 水平相关的治疗峰值抗 Xa 水平（构成治疗峰值抗 Xa 测量值的 80%）以蓝色圆圈标记；与治疗谷值抗 Xa 水平相关的治疗峰值抗 Xa 水平在红色圆圈中标记（构成治疗峰值抗 Xa 测量值的 20%）。在少数（12%）的患者中，峰值和谷值均为亚治疗水平，并以绿色圆圈标记（引自 Goland et al. 2014 [112]，经 SAGE Publications 许可转载）

表 7-5　妊娠期 MPHV 女性的 USC 抗凝推荐方法

	高　危	低　危
定义	二尖瓣、三尖瓣、肺动脉瓣部位 MPHV，心房颤动，抗凝血栓栓塞史	主动脉位置的 MPHV，无高危因素
治疗	LMWH（抗 Xa 谷值水平≥ 0.7U/ml，峰值≤ 1.5U/ml）＋ ASA 81～100mg/d，孕 36～37 周转换为静脉注射 UFH（抗 Xa 水平 0.8～1.0 U/ml 或 APTT ≥ 2.5 倍对照）至分娩 或 LMWH（抗 Xa 谷值水平≥ 0.7U/ml，峰值≤ 1.5U/ml）＋ ASA 81～100mg/d 至孕 12 周，转换为华法林（INR3.0～4.0）＋ ASA 81～100mg/d 至 36 周，然后转换为静脉注射 UFH（抗 Xa 水平 0.8～1.0U/ml 或 APTT ≥ 2.5 倍对照）至分娩	LMWH（抗 Xa 谷值水平≥ 0.6U/ml，峰值≤ 1.5U/ml）＋ ASA 81～100mg/d，孕 36 周转换为静脉注射 UFH（抗 Xa 水平 0.8～1.0U/ml 或 APTT ≥ 2.0 倍对照） 或 LMWH（抗 Xa 谷值水平≥ 0.6U/ml，峰值≤ 1.5U/ml）＋ ASA 81～100mg/d 至孕 12 周，转换为华法林（INR 2.5～3.5）＋ ASA 81～100mg/d 至 36 周，然后转换为静脉注射 UFH（抗 Xa 水平 0.8～1.0U/ml 或 APTT ≥ 2.0 倍对照）至分娩

达到 10 倍。另外，与基于监测抗 Xa 水平的方案相比，监测 APTT 的方案导致更大的波动。在临床试验中，快速抗凝治疗的重要性已得到充分证实 [118]。在使用 APTT 的情况下，由于妊娠的高凝状态，我们建议水平为 2.5 倍对照，而不是指南中建议的 2.0 倍对照。通常是孕 38 周开始引产，建议 UFH 在分娩开始前或椎管内麻醉 6h 前停止。为了防止分娩期间和分娩后的出血并发症，阴道分娩优于剖宫产。UFH 在分娩后 2～12h 恢复（取决于出血的风险），并在开始华法林之前持续 24～48h。在达到治疗 INR 水平之前，患者仍留在医院。

（1）LMWH 与维生素 K 拮抗药（VKA）序贯治疗

在妊娠早期使用肝素和在妊娠中期和晚期使用维生素 K 拮抗药（VKA）（序贯治疗）可减少与 VKA 相关的胎儿不良反应，但与全程使用 LMWH 相比，主要由于流产引起的胎儿丢失发生率更高，与全程使用 VKA 相比，血栓栓塞并发症的发生率更高[99, 111]。在 2000—2011 年发表的 7 份采用序贯治疗的报道中，共有 317 例患者，其中胎儿丢失率为 27%，自然流产率为 10%[104]。Steinberg 等[111] 对截至 2016 年 6 月的 18 份出版物中的 800 例妊娠进行了 Medline 检索，报道了包括自然流产、胎儿死亡和任何先天畸形在内的综合胎儿结局率，UFH 和 VKA 方案为 34%，LMWH 和 VKA 方案为 16%。这些数据不仅显示了使用低分子肝素与 UFH 相比的优越性，而且还显示了 VKA 对胎儿丢失的持续影响，甚至超过了妊娠早期。最近 D'Souza 等[99] 对 2016 年之前的 46 篇文章进行 Meta 分析，发现采用序贯疗法的产妇死亡率和血栓栓塞事件高于 VKA，低于 LMWH。序贯疗法活产率低于 LMWH 高于 VKA。同时，序贯疗法与小于胎龄儿、流产和早产相关。序贯治疗比 VKA 有优势，当因经济原因或无法提供适当的监测而不能在妊娠期间使用 LMWH 时，可使用此方案。值得注意的是，序贯抗凝方案需要多次切换抗凝方案，故需要密切监测抗凝水平以避免抗凝过度或抗凝不足导致出血并发症和血栓栓塞事件的风险增加。因此，抗凝方案的转换应在医院内进行，并进行密切监测。

（2）直接口服抗凝血药（DOAC）

最近 Godin 和 Tanguay[119] 建议考虑使用直接口服抗凝血药（DOAC）来管理 MPHV 孕妇。但是，关于妊娠期间使用这些药物的信息非常有限。Beyer-Westendorf 等[120] 报道了在妊娠期间使用 DOACs 的 137 例病例，这些病例可获得有关妊娠结局的信息。只有 49% 的病例活产、23% 的流产和 28% 的治疗性流产。7 个新生儿表现出异常，其中 3 个可能被解释为胚胎病（1 活产儿合并面部畸形，在第 10 周出现流产，合并肢体异常。由于胎儿心脏缺陷选择性妊娠终止，该女性这次妊娠因胎儿法洛氏四联症终止妊娠）。在未妊娠的 MPHVs 患者中使用 DOAC 的经验仅限于达比加群与华法林对 252 例患者的研究[121]。该研究由于达比加群组患者中过多的血栓栓塞和出血事件而提前终止。因此，总而言之，由于母婴安全，不建议在 MPHV 孕妇中使用 DOAC。

7. 哺乳期女性的抗凝治疗

（1）华法林

华法林是极性、非亲脂性的，并与蛋白质高度结合，在母乳中检测不到，并且在母乳喂养的婴儿中未出现诱导抗凝作用[122, 123]。因此，在需要产后抗凝治疗的哺乳期女性中使用华法林是安全的[110]。美国儿科学会认为华法林可用于母乳喂养[124]。

（2）UFH 和 LMWH

由于 UFH 分子量大、负电荷强，不会进入母乳，可以安全地用于哺乳期女性[125]。在剖宫产后接受 2500IU LMWH 的 15 名女性病例中，有 11 名患者有证据表明少量 LMWH 排泄到母乳中[126]。但是，由于肝素口服的生物利用度非常低，因此对哺乳期婴儿没有任何临床相关影响[110]。

（3）阿司匹林

母亲摄入 ASA 可在母乳中检测到水杨酸盐。因此，使用大剂量 ASA 可能导致母乳喂养婴儿出现相关并发症，包括血小板功能障碍、胃肠道（GI）出血、Reye 综合征[127, 128] 和代谢性酸中毒[129]。但是对于 MPHV 女性抗凝治疗使用的低剂量 ASA 是安全的[130–132]。

(4) 肝素诱导的血小板减少（HIT）

接受肝素的孕妇很少出现肝素诱导的血小板减少症（HIT）[133]。替代 AC 的一般建议最近被重新考虑[134]。根据实验室检查结果确诊或基于高度临床怀疑后，建议采用替代性 AC 治疗。替代性 AC 不应该包含华法林或 LMWH，两者都会加重血栓形成的风险。关于发展为 HIT 的 MPHV，孕妇治疗和结局公开的信息很少。Chaudhary 等[135] 对 12 名中位年龄为 28 岁，中位胎龄为 20 周的 HIT 患者进行了系统评价，其中只有 2 例因 MPHV 而接受 AC。在发展为 HIT 之前，2 名患者都接受过 UFH 治疗。其中 1 名患者用达那帕罗 3000 抗 Xa 单位续贯华法林治疗，发生妊娠合并子痫前期，剖宫产终止妊娠。另 1 例患者静脉注射阿加托班 0.7μg/（kg·min），出现瓣膜血栓形成，需要进行二尖瓣置换手术。没有提供 AC 水平的信息。所有 12 例患者最初接受了来匹芦定（33%）、阿加曲班（25%）、达那肝素钠（25%）或磺达肝素（17%）治疗，后来被转换至 VKA 或维持在来匹芦定上。Gerhardt 和同事[136] 报道了在 2 名患有 MPHV 和 HIT 的孕妇中成功使用达那肝素钠的情况。第 1 个患者进行了三尖瓣置换术，第 2 个进行了 St Jude 二尖瓣置换术。孕期抗 Xa 水平为 0.6～1.2U/ml。剖宫产术中抗 Xa 水平分别为 0.3U/ml 和 0.70/ml，1 例患者孕 32 周时出现胎盘血肿，血肿大小稳定。2 名患者都分娩出健康的男婴。MPHV 孕妇的 HIT 管理应遵循美国血液学会的最新指南[137]。由于 MPHV 孕妇发生瓣膜血栓形成的风险很大，应根据指南推荐的 4Ts 评分来诊断 HIT。AC 的推荐选择包括使用阿加托班、比伐芦丁和磺达肝素。治疗 MPHV 孕妇的药物选择可能受到药物因素（有效性、成本、抗凝效果监测能力、给药途径、半衰期）、患者因素（肾功能、肝功能、出血风险、临床稳定性）、临床医生经验和胎儿安全性的影响。所有 3 种药物的安全性人类数据有限[138]。比伐卢定和阿加曲班均为 FDA 分级 B 类药物，Briggs 和 Freeman 等将其描述为妊娠期使用安全[138]。磺达肝素尚未获得 FDA 分级，但由 Briggs 和 Freeman 定义为妊娠期使用安全不确定。没有关于哺乳期间所有 3 种药物安全性的信息。

第 8 章
心肌炎与妊娠
Myocarditis and Pregnancy

Avraham Shotan　Andrei Keren　著

张俊荣　译　　尹若昀　校

一、心肌炎的定义和发病率

1995 年，世界卫生组织 / 国际心脏病学会和联合会特别工作组对心肌炎的定义是："根据确定的组织学、免疫学和免疫组织化学标准诊断的心肌炎性疾病"[1]。心肌炎是一种非家族性心肌病，基于当前欧洲心脏病学会（ESC）对心肌病的分类[2]。心肌炎可以是急性、亚急性或慢性的，并且心肌可以有局灶性或弥漫性累及[3]。然而，由于该疾病临床表现的异质性，心肌炎的诊断非常具有挑战性。心肌炎的临床表现不是特异性的，可能从在社区柯萨奇 B 病毒或流行性感冒暴发期间观察到的无症状心电图异常，到伴有暴发性心力衰竭（HF）的严重扩张型心肌病（DCM），导致移植或死亡[4]。

心肌炎可以影响各个年龄段的人，尽管它最常见于年轻人。该病的真实发病率也不得而知，因为大多数病例都没有进行心肌内膜活检（EMB）——诊断的金标准，而且诊断被认为低估了[3-6]。尸检报告显示，根据所研究的人群，对心肌炎发生率的估算值各不相同，在普通人群中约为 0.5%[7-9]。根据对死于猝死年轻人进行的病理学系列检查发现，心肌炎的发病率为 8.6%，而猝死运动员的尸检中有 6% 有心肌炎的证据[10, 11]。此外，心肌炎在超过 40%的特发性扩张型心肌炎患者中被证实[12, 13]。根据最新的 2010 年全球疾病负担研究报告[14, 15]显示，预估全球每年心肌炎患病率为 22/10 万，2010 年由于心肌炎和心肌病引起的年龄标准化死亡率为 6.1/10 万。这些研究表明，心肌炎的发生率不可忽略，但是从完全的临床治疗到广泛的心肌损伤和死亡，其临床表现和后遗症差异很大。

二、病因

尽管心肌炎的病因还未被发现，但感染因素、全身疾病、药物和毒素均可引起心肌炎（表 8-1）[3, 6, 16]。

反转录酶 - 聚合酶链反应（RT-PCR）扩增[5, 17]等分子技术表明病毒感染是心肌炎最重要和最常见的病因。病毒感染及其与心肌炎、心包炎关系的最早证据，是在流感、脊髓灰质炎、麻疹、腮腺炎，以及与肠道病毒感染相关的胸膜炎暴发期间获得的[6]。通过使用适当、敏感的分子生物学技术（如原位杂交和巢式 PCR）检测病毒基因组的持久性，除了经典的心肌病毒（肠病毒和腺病毒）外，还检测到其他病毒，如当前最常见的细小病毒（PV）B19

表 8-1　心肌炎的病因

心肌炎的病因		
感　染	免疫介导	毒　素
• 病毒 • 细菌 • 螺旋体 • 真菌 • 原虫 • 寄生虫 • 立克次体	• **变应原**: 破伤风类毒素、疫苗、血清病、药物 • **同种抗原**: 心脏移植排斥反应 • **自身抗原**: 感染阴性的淋巴细胞、感染阴性的巨细胞、与自身免疫或免疫性疾病相关	• 药物 • 重金属 • 激素，如儿茶酚胺（嗜铬细胞瘤） • 物理因素

和人类疱疹病毒 6 型（HHV-6），而肠病毒（如柯萨奇 B 型）则是过去常见的 [3, 18-20]。PV B19 主要损伤血管内皮细胞，常引起急性心肌炎，类似急性冠脉综合征，伴有严重的胸痛、ST-T 改变和肌钙蛋白 I 和 T 显著升高 [16]。在怀疑心肌炎的情况下，常要检测 PV B19、腺病毒、巨细胞病毒、肠道病毒、EB 病毒、丙型肝炎、单纯疱疹病毒 1、2 和 6，以及流感病毒 A 和 B 等 [3, 6]。

在拉丁美洲，Cruzi 锥虫感染和免疫系统的激活，导致临床上出现 Chagas 病 [6]。

除其他已知病因外，如果 EMB 中未发现病毒，则认为淋巴细胞性心肌炎和巨细胞性心肌炎是特发性或自身免疫性的。自身免疫性心肌炎可发生在单纯的心脏受累或伴有心外表现的自身免疫性疾病中，最常见于结节病、嗜酸细胞增多综合征、硬皮病和系统性红斑狼疮 [3, 21, 22]。

三、病理

致病的微生物，通常是病毒性的，或非感染性感染过程引起的免疫反应。心肌损伤不仅由直接损伤引起，还由感染后自身免疫介导的心肌炎症损伤引起。典型的病毒病原体通过胃肠道或上呼吸道进入人体。它们产生系统性病毒血症，侵入心肌，在心肌细胞中复制，引起心肌细胞溶解。第 5～10 天出现巨噬细胞和 IgM 抗体反应，并伴有心肌炎症浸润。抗原特异性 IgG 抗体在第 14 天达到高峰，出现肌纤维脱落和间质纤维化 [23]。

这种炎症过程旨在消除病毒，而不是以损害心脏为目的 [24]。伴随着体液和细胞免疫反应，患者促炎细胞因子的产生可能会增加，从而导致病毒清除和炎症的解决。然而，即使病毒被清除了，免疫反应可能仍然持续存在。病毒性心肌病的发病机制主要有两条途径，分别是病毒直接对心肌细胞产生作用和病毒诱导的抗心免疫反应。心肌细胞溶解释放抗原，从而引发抗心脏自身免疫，即使在病毒完全清除后，这种免疫也可能最终持续 [25]。病毒的持续存在使抗心脏免疫反应永久化。遗传易感性可能是这些病毒最终导致心脏疾病的一个重要因素 [26, 27]。

活化的 B 淋巴细胞产生多种抗体，对抗病毒和对心肌抗原产生交叉反应，从而损害心肌收缩力 [28, 29]。

同时产生的促炎性细胞因子可能会导致心脏抑制和致心律失常性作用 [30]。细胞因子诱导细胞黏附分子（CAM）介导免疫细胞浸润的跨内皮迁移，包括介导心肌细胞溶解的细胞毒性 T 淋巴细胞的心肌内浸润 [25, 30]。一些患有急性心肌炎患者的反应是促炎性细胞因子的产生减少，这可能导致病毒持续存在，有时还减轻了心肌的炎症。

组织学上，心肌内有活跃的炎性细胞浸润，与心肌细胞坏死有关（Dallas 标准）[20, 31]，90% 以上的炎性浸润为淋巴细胞。但偶尔可见到嗜酸性细胞浸润或巨细胞形成[3]。

在大多数情况下，炎症过程在轻微、无损伤、重塑的情况下消失[25]。在人类中，持续的心肌炎症可能导致 DCM 或限制性心肌病。如果宿主的免疫反应强烈或不适当，即使没有扩张（暴发性心肌炎）和死亡，炎症仍可能会严重破坏心脏组织，导致左心室（LV）衰竭[6]。

因此，心肌炎症不再局限于心肌炎的急性期。心肌炎向 DCM 的进展已有文献报道，其病因常与慢性自身免疫病毒阴性炎症或病毒持续性有关，后者可诱发慢性炎症过程，定义为"炎性心肌病"[3, 16]。因此，嗜心病毒的持续存在是 DCM 病因学的主要原因之一。此外，在 DCM 患者中已描述了针对不同心脏自身抗原的循环自身抗体，为自身免疫参与提供了证据[3, 6, 25]。

四、妊娠期心肌炎

只有少数妊娠期心肌炎的病例被报道[32-43]。在 1968 年发表的一篇早期综述中，22 例病毒性心肌炎患者中有 4 例处于产后[32]。

Grimes 和 Cates 报道了 4 例流产后死亡的病例，尸检显示有心肌炎[34]。Gehrke 等报道了 1 例 28 岁合并哮喘的女性，其产后发生急性心力衰竭，并伴有腹泻、发热和嗜酸细胞增多。在使用类固醇治疗期间，发生了巨细胞病毒相关的心肌炎[35]。Chen 等描述了 1 名有反复发作急性心肌炎史的患者，在妊娠 36 周时发生心力衰竭，病情迅速恶化并死亡[36]。

Ciccone 等报道了 1 名 40 岁的孕妇，在分娩后出现高热，并伴有颈部和左臂疼痛，数天后突然死亡。尸检结果显示心脏大小正常，伴有暴发性心肌炎、器官充血，微生物学检查阴性[37]。Massengill 等描述了 1 名以急性呼吸窘迫为表现的传染性心肌炎孕妇[38]。Malhotra 等描述了 1 名 38 岁产后女性，1 周前因先兆子痫行剖宫产，其发展为与系统性红斑狼疮相关的急性心包炎和心肌炎，伴有急性呼吸衰竭和心源性休克，在类固醇疗法下数天内得到显著改善[39]。

有数篇报道显示，围产期心肌病（PPCM）患者的心肌炎发病率相对较高。这些发现提示心肌炎可能是 PPCM 患者的一个重要病因[40, 41]。然而，在不同的报道中，该患者群中活动性心肌炎症的发生率差异很大。Rizeq 等报道了 34 例 PPCM 患者心肌炎的低发病率（9%），与年龄和性别匹配的特发性 DCM 对照人群的心肌炎发病率相当[42]。Bültmann 等研究了 26 名 PPCM 患者，其中 8 名患者（30.7%）EMB 标本显示了病毒基因组分别为 PV B19、HHV-6、EB 病毒和人巨细胞病毒[43]。因此，这些不一致的结果不能为心肌炎是 PPCM/妊娠相关心肌病（PAC）的病因这一观点提供有力证据。

五、临床表现

临床表现可能与心肌炎性过程的程度、位置，以及相关的全身性疾病有关。

该疾病通常表现为新发的伴有病毒感染表现的全身症状，如发热、咽喉痛、咳嗽、关节痛、肌痛、腹痛、恶心、呕吐、腹泻和皮疹。心脏受累通常在数天到数周后才明显，表现为疲劳、运动耐力下降、呼吸困难、心悸和心前区不适。胸膜心包性胸痛并不少见，尤其是伴有心包炎时。然而，如 MRI 所证实的，胸痛可能发生在没有心包炎性病变的情况下。新出现的查体所见取决于疾病的严重程度，包括持续发热、心动过速、低血压和脉压减小。心力衰竭合并二尖瓣和三尖瓣反流的临床表现，可能发生在更严重的病例中。心力衰竭、心包积液或两者兼有时，颈静脉可能扩张。在急性期没有心腔扩张，但随后数天到数周内可能发生，并伴有心尖最强搏动点的弥散和右心室可触及抬举样搏动。听诊音可能包括第一心音、第三心音、摩擦音和二尖瓣和三尖瓣反流引起的杂音。

心肌炎也可能导致室性心律失常和心脏传导阻滞或类似急性心肌梗死的表现，特别是出现局部心电图改变和室壁运动异常时 [3, 6, 44]。严重的左心室和（或）右心室功能不全、高度房室传导阻滞、室性心律失常或相关的心脏压塞可导致血流动力学不稳定，甚至循环衰竭。心肌炎可能是导致约 20% 的年轻人（＜ 40 岁）和年轻运动员因快速心律失常或完全房室传导阻滞而猝死的原因。对年轻人尸检研究发现，4%～12% 的猝死原因是心肌炎，排在肥厚性心肌病和先天性和动脉粥样硬化性冠状动脉疾病之后，是第三位病因 [6]。

此外，在心肌炎中也有全身性和肺栓塞的报道，这可能是其表现特征 [19]。

约 80% 的心肌炎患者会自然消退，但在那些没有恢复的患者中，前瞻性研究显示 10 年生存率仅为 45%，主要的死因是 DCM 和心源性猝死 [25, 45]。

六、心电图

急性期心电图异常表现为 ST 段抬高、T 波倒置或变平、QT 间期延长。心肌炎患者的 ST-T 段抬高通常呈凹形（而不是心肌梗死时表现的凸形）和弥漫性，没有相互改变或局限于特定的冠状动脉区域。ST 段改变通常数天内可恢复到基线水平，而 T 波改变可能持续数周或数月。异常 Q 波有时可发展并出现类似急性心肌梗死的表现。室性早搏是常见的，房性和室性快速性心律失常在许多患者中存在。QRS 延长可能是一个关于生存的独立阴性预测因子。与快速性室性心律失常相关的不同程度房室传导障碍可考虑巨细胞型心肌炎，这是心肌炎的最恶性形式，需要组织病理学证实和积极的免疫抑制治疗。存在轻度左心室扩张的 AV 阻滞也可能提示 Lyme 病或心脏结节病 [3, 6, 23]。

七、胸部 X 线片

胸部 X 线片通常在正常范围内，但也可能因心室扩张、心包积液或两者兼而有之而引起心脏增大。其他发现可能包括肺静脉淤血、间质甚至肺泡水肿、轻度心房扩大、显著的腔静脉或奇静脉、斑片状肺浸润和胸腔积液 [23]。

八、实验室数据

心肌炎患者血沉和 C 反应蛋白（CRP）水平常升高，但不能明确诊断 [3]。

白细胞计数可能有轻微到中度升高，约 50% 的患者有中性粒细胞反应 [6]。嗜酸细胞增多可能是潜在的寄生虫病因。心脏生物标记物通常升高，尤其是高敏感肌钙蛋白 I 或 T，比肌酸激酶（CK）更敏感，包括 CK-MB 水平。然而，它们是非特异性的，正常时不排除心肌炎。最近我们发现对急性心肌梗死来说 [46]，CRP 值比高敏感性肌钙蛋白值要高得多。这也适用于其他生物标记物，如脑钠肽、循环细胞因子、与细胞外基质降解相关的标记物，以及在心肌炎中频繁升高的新生物标记物，如正五聚蛋白 3、半乳糖凝集素 3 和生长分化因子 15 [47-49]。

抗体通常在发病 1 周后才出现。免疫球蛋白类种类可能有助于确定疾病过程的持续时间，IgM 抗体水平在感染后 2～3 周内达到高峰，随后无法检测到，而 IgG 抗体水平在随后达到高峰，并可能在数月或数年内持续升高 [23]。病毒血清学阳性并不意味着心肌感染，而是表明外周免疫系统与感染因子的相互作用。因此，病毒血清学在病毒性心肌炎的诊断方面作用有限，因为在没有病毒性心脏病的普通人群中，循环性抗嗜心性病毒 IgG 抗体的发病率很高。虽然 IgM 抗体升高通常是暂时性的，代表了当前的病毒血症 / 感染，但 IgG 抗体升高仅仅反映了过去对病毒的免疫反应。因此，病毒血清学（IgG 升高）具有较低的临床价值，目前不被常规推荐，因为它与 EMB 病毒发现无关 [3, 49]。

九、超声心动图

根据心脏受累的严重程度，超声心动图表现可能从正常的心腔大小、功能，到心脏的明显扩大伴有局灶性或弥漫性左心室运动功能减退，以及由于炎性心肌水肿而导致的心室壁增厚、二尖瓣和三尖瓣出现不同程度的反流。此外，心包积液和腔内血栓也可能存在。

十、核素成像

放射性核素心室造影可能显示双心室整体功能障碍和扩张或节段性运动异常。用 ^{99m}Tc- 焦磷酸盐 [50]、^{67}Ga [51] 或 ^{111}In 标记的白细胞 [52] 进行心肌显像可显示摄取，作为弥漫性或局灶性心肌炎，或心肌坏死的证据。抗肌球蛋白闪烁显像通常可发现临床怀疑心肌炎患者的心肌细胞损伤 [53]。铷 FDG PET 成像可用于心脏结节病的诊断 [54]。怀孕期间核素成像的使用受到限制，这是由于其辐射可能引起的致畸作用。

十一、心血管磁共振成像

心血管磁共振成像提供心肌的无创组织特征，主要是水肿和（或）晚期钆增强（LGE），可以支持心肌炎的诊断。

临床疑似心肌炎时，其心肌磁共振诊断有如下标准（Lake Louise 标准）[55]。

1. 水肿图像在 T_2 加权像中显示局部或全部心肌信号强度增加。

2. 在钆增强的 T_1 加权图像中，心肌和骨骼肌中整体心肌早期钆增强比增加。

3. 在倒置恢复制备的钆增强 T_1 加权像（LGE）中，至少有一个病灶呈非缺血性区域性分布。

如果存在至少两个标准，则 CMR 研究与心肌炎一致。如果存在标准 3，则与心肌炎引起的心肌细胞损伤和（或）疤痕相一致 [3, 55]。目前，天然的或对比增强的 T_1 成像技术有望提高 CMR 在急性和慢性炎症期的诊断准确性 [56, 57]，它似乎也提供了重要的预后信息 [58]。

在心肌炎诊断方面，CMR 不能代替 EMB，它不能区分心肌炎是感染性的还是免疫介导性的，也不能提供炎症类型信息，包括特殊类型心肌炎（如巨细胞、嗜酸性心肌炎或结节病），这些炎症可能需要特殊治疗。此外，它不提供有关病毒类型的信息，在较轻的情况下可能无法诊断。CMR 是支持临床怀疑心肌炎和进行无创随访的有价值工具。这对于症状较轻的患者尤其重要，如年轻的原因不明的心律失常患者，或肌钙蛋白阳性的冠状动脉正常患者 [6, 55, 58-60]。

十二、心内膜活检

自20世纪80年代中期以来，EMB已成为诊断心肌炎的"黄金标准"。Dallas对于心肌炎的组织学诊断标准，包括与邻近心肌细胞坏死或变性相关的炎性浸润[31]。免疫抑制疗法在巨细胞心肌炎中的有效性，已证明其必要性[61]。EMB证实了心肌炎的诊断并确定了潜在的病因，尤其是特定类型的炎症（巨细胞、嗜酸性心肌炎、结节病），这意味着不同的治疗和预后[3]。然而，使用Dallas标准多中心招募的心肌炎患者接受6个月免疫抑制治疗的阴性试验结果，在未来10年对使用EMB检测和治疗心肌炎产生了实质性的负面影响[62]。可替代的检测方法依赖于表面抗原的细胞特异性免疫组织学染色，如抗CD3（T细胞）、抗CD4（T辅助细胞）、抗CD20（B细胞）、抗CD68（巨噬细胞）和抗人类白细胞抗原（HLA）。这种技术与较少的取样误差相关，因此比组织病理学更敏感，具有更好的预后价值[27]。通过分子分析，病毒基因组的DNA-RNA提取和RT-PCR扩增，可增强EMB的诊断作用。为了排除全身感染，应同时检查外周血。病毒载量的定量和病毒复制的确定，可能会增加诊断价值[3, 27]。从活检标本的培养物中分离病毒是组织病理学的补充，也是鉴定炎性浸润的必要条件。

怀孕期间进行EMB受到一定程度的限制，因为不宜使用透视检查。因此，如果可能，应在超声心动图指导下进行该手术[63]。

心肌中病毒的持续存在与心室功能障碍有关，而病毒基因组清除与心室功能改善和更好的10年预后相关[64, 65]。相反，炎症的免疫组织学证据而不是仅病毒基因组的存在，是存活的独立预测因子[27]。

十三、治疗

急性心肌炎患者中，50%在2～4周内消退，约25%会发展为持续性心脏功能障碍，12%～25%可能会急性恶化，或死亡，或进展为终末期DCM[45, 48, 64]。

对轻型心肌炎患者的治疗主要是针对症状进行治疗，如心律失常、心力衰竭等，并在有证据支持的情况下，进行病因学治疗[3, 66]。

所有疑似心肌炎的孕妇都应住院进行临床监测，直到确诊，因为即使最初保持收缩功能，也可能发生心肺急症，如严重的心脏传导阻滞或危及生命的心律失常[4, 66]。血流动力学不稳定、心力衰竭、心包积液、有压塞危险和严重心律失常的患者，应在重症心脏监护室进行充分监测。运动试验在急性期是禁忌证，因为它可以诱发心律失常[3]。

心力衰竭应该用利尿药和β受体拮抗药治疗[3, 4, 6, 66]。妊娠期间禁止使用血管紧张素转化酶抑制药[67]。

同样，由于妊娠期间应用血管紧张素受体拮抗药、醛固酮拮抗药和沙库巴曲/缬沙坦（血管紧张素受体脑啡肽酶抑制药，ARNI）具有致畸性和（或）缺乏证据，目前是禁忌证。虽然地高辛已被广泛使用，但地高辛增加了病毒性心肌炎小鼠模型的促炎细胞因子和死亡率[53]。由于地高辛的治疗水平可能与心肌炎的毒性有关，而在怀孕期间不能准确测量血清地高辛水平，因此应谨慎使用，并且只能在低剂量下使用。在有心源性休克和严重心室功能不全的急性/暴发性病例中，除了静脉注射正性肌力药和主动脉内反搏外，可能还需要早期心室辅助装置（VAD）或体外膜氧合（ECMO）（有时在12～24h内）为心脏移植或恢复提供桥梁[68]。

心律失常应使用β受体拮抗药，利多卡

因、奎尼丁或普鲁卡因胺治疗，这些药物在妊娠中相对安全，如果症状持续存在，应考虑植入除颤器。但是，只要临床情况允许，应将 ICD 植入推迟至急性发作治疗 / 缓解后 [3]。对于重度房室传导阻滞，应植入临时起搏器。由于大多数心肌炎患者的传导障碍是暂时性的，所以通常不需要永久起搏器。心脏电子植入装置，无论是起搏器还是除颤器（ICD/CRTD），都可以在怀孕期间使用超声心动图，在相对较低的 X 线照射下植入。在过去的数年中，怀孕期间使用可穿戴式除颤器（救生衣）的患者越来越多，以等待心脏恢复或分娩后植入内部 ICD/CRTD [69]。

非甾体抗炎药，特别是乙酰水杨酸，是治疗急性心包炎的基石，但在实验性心肌炎模型中与死亡率增加有关 [24]。其用于心肌炎的临床数据尚不确定，需要进行对照试验。

为减少栓塞的风险，可以增加抗凝治疗，特别是如果患者有严重的左心室功能不全，有或没有左心室血栓的迹象。

抗病毒治疗 - β 干扰素治疗可消除左心室功能不全患者的肠道病毒和腺病毒基因组，与 NYHA 功能分级改善相关，在肠道病毒感染中，与更好的 10 年预后相关 [65]。然而，在最近发表的 BICC 试验中 β 干扰素对细小病毒 B19 感染无效 [70]。大剂量静脉注射免疫球蛋白（IVIG）与各种原因的慢性症状性心力衰竭患者左心室射血分数的改善有关 [61]。然而，IVIG 在心肌炎、急性心肌病（IMAC）和在新近发病的 DCM 对照试验中的干预治疗无效 [62]。由于 IVIG 没有主要不良反应，它可以用于对传统心力衰竭治疗无效的心肌炎，包括病毒性和自身免疫性，特别是在自身抗体介导的情况下 [54]。

只有在用 PCR 排除在 EMB 活动感染后，才能开始免疫抑制。大多的数据都是通过单独

使用类固醇、硫唑嘌呤和类固醇联用，或环孢素 A 而获得的 [3, 27]。目前推荐的免疫抑制治疗是用于已证实的自身免疫性心肌炎中，没有免疫抑制的禁忌证，包括巨细胞性心肌炎、心肌结节病、嗜酸细胞性心肌炎和与已知的心外自身免疫性疾病相关的心肌炎 [49, 63]。类固醇治疗适用于存在心室功能不全和（或）心律不齐的心脏结节病中，以及某些形式的感染阴性的嗜酸细胞性或中毒性心肌炎并伴有心力衰竭和（或）心律不齐。在没有免疫抑制治疗禁忌证的患者中，对于标准性治疗难以进行的感染阴性淋巴细胞性心肌炎，最近的观点表明可以考虑进行免疫抑制治疗 [3]。这种方法基于 TIMIC 随机试验的阳性结果 [71] 和最近发表的回顾性研究结果 [72]。这些研究包括至少持续 6 个月的炎性心肌病患者。免疫抑制在感染阴性、对支持性治疗无反应的急性心肌炎中的应用，仅在零星病例中有记录 [73, 74]。

无论是运动员还是非运动员，剧烈的活动都可能有害，在心肌炎的急性期至少应禁止剧烈运动 6 个月 [3]。

十四、心肌炎与 PPCM/PAC 的比较

妊娠期心肌炎的发病率目前尚不清楚，可能很低。发达国家 PPCM/PAC 的发病率估计为 1 : 3000。通常，鉴别诊断是很困难的，一些炎症的证据已经在 PPCM 患者心肌内膜活检标本中被检测到。此外，病毒感染有时也可能发生在临床诊断的 PPCM/PAC 患者中。

表 8-2 比较了可能有助于区分这两种诊断的几个临床参数。当心肌炎发生在孕早期或孕中期，并出现流感样症状、发热、典型的胸膜心包疼痛和高炎症标志物（如 CRP）时，临床怀疑为心肌炎。

表 8-2　妊娠期心肌炎与 PPCM/ PAC 的比较

	心肌炎	PPCM / PAC
年龄（岁）	所有年龄	所有年龄，常＞30
妊娠次数	不清楚	多见于经产妇
病因	多为病毒感染（表 8-1）	不清楚
遗传背景	不清楚	＞16%
双胎妊娠	不清楚	16%
子痫前期 /HTN/ 宫缩抑制药使用	不清楚	有
症状出现时间	妊娠及产后 怀疑多发生在孕早期和中期	在妊娠末期和产后数月内
流感样前期症状	常见	偶见
诊断	延迟（通常数天内，除非重症）	延迟（平均 2 周、除非重症）
发热	很常见	偶见
心包痛	相当常见	少见
炎症标志物	总是	有时
心内膜活检	在临床重症患者	不推荐
治疗		
指南推荐的 HFrEF	是	是
β 干扰素	当病毒持续存在时（对细小病毒无效[19]）	否
免疫抑制治疗	是的，主要有活检引导	否
溴隐亭	否	是（有争议）
再次妊娠	未报道复发率，可能很低。当完全恢复时可能是安全的	20%~40% 的复发率

虽然在治疗上有相似之处，如使用指南推荐的对 HFrEF 的治疗，但有一些重要的区别。目前，现代的心肌炎治疗，特别是重症心肌炎的治疗，是在 EMB 的指导下进行的，包括检测到病毒持续性时的抗病毒治疗，排除病毒持续性时的免疫抑制治疗，有时给予的免疫球蛋白治疗和炎症的诊断。另一方面，EMB 在 PPCM/PAC 中的应用不多见。此外，免疫抑制治疗和免疫球蛋白的使用在 PPCM 中的作用尚未得到证实，而溴隐亭的应用虽然仍有争议，但仍经常被使用。

十五、总结

妊娠期心肌炎很少见。它的临床表现从无症状、轻度非特异性症状，到心源性休克和（或）危及生命的心律失常，其诊断基于临床特征、心电图、实验室、超声心动图和

CMR 的组合发现。

EMB 证实心肌炎的诊断，确定潜在的病因，并可能揭示需要特殊免疫抑制治疗的特定类型的炎症（如巨细胞、嗜酸性心肌炎和结节病）。此外，ESC 的专家小组建议考虑在对标准疗法无反应的特定患者使用免疫抑制疗法，这些患者有炎症表现，EMB 排除了病毒的持久感染[27]。心肌炎可在数周内消退。但是，患者可能会出现持续的心脏功能障碍，其中 12%～25% 可能恶化为终末期心肌病，甚至死亡。

第 9 章
心包疾病与妊娠
Pericardial Disorders and Pregnancy

Marla A. Mendelson 著

张俊荣 译   尹若昀 校

一、概述

心包，由浆液性的内脏、心外膜层和纤维质的壁层组成，包裹并保护心脏和大血管的起源。它可以稳定心脏，减少运动时的摩擦。它也可能成为感染的屏障。心包内的心包液是血浆的超滤，正常情况下，心包腔内可能有 15～50ml 的液体[1, 2]。心包可能参与许多原发性和继发性疾病过程，如感染性或特发性心包炎的炎症反应、全身感染、肿瘤、自身免疫性疾病、结缔组织疾病、肾衰竭、心脏或胸部手术、心肌梗死、外伤、主动脉夹层、治疗性辐射，或受药物治疗影响[1]。心包积液可能导致随后发展为心包压塞、长期纤维化或心包缩窄。在 2%～6% 的尸检研究中发现心包炎症（但临床上仅在 0.1% 的住院患者中发现）[3-5]。

女性在妊娠期间可能同样容易患心包病。由于心包膜可能对心脏扩张有抑制作用，亚临床心包疾病的女性因为妊娠期心脏的扩张和进行性心排血量增加，可能首先出现症状。怀孕期间免疫反应的改变，可能使育龄女性由于感染或炎症而更容易患心包炎，这是育龄女性最常见的心包疾病。该患者也可能有全身性疾病或有易患心包疾病的医疗 / 外科病史。考虑这些历史因素很重要，因为妊娠期心包疾病的诊断可能很困难，如果存在"危险因素"，则需要更高的怀疑指数。

二、急性心包炎

正如 Osler 在 1912 年[6] 所说，"很可能没有其他任何一种严重的疾病，如心包炎那样频繁地被医生忽视"。

心包炎通常是一种自限性、轻度疾病，其病因是特发性的。疾病的严重程度、血流动力学后果因病因而异，可能与病毒、细菌感染或全身炎症过程有关。心包炎可能与心肌炎同时发生，影响心脏功能[2, 7]。再加上妊娠时已经增加的血容量，可能会出现心力衰竭。妊娠期心包炎可以通过常用的诊断方法检测出来。根据表现的严重程度，妊娠期间可能需要进行血流动力学评估和干预，但即使是最复杂的病例也可能安全地进入足月[8-11]，其发病率可能与非妊娠状态相似，尽管只有罕见的病例报道，但这种情况也可以得到类似的治疗。有心包炎病史的女性可能在怀孕期间复发。

（一）病因

育龄女性急性心包炎的潜在病因总结，见表 9-1 [1, 12-15]。心包炎可能作为一个原发疾病

表 9-1　急性心包炎的病因

病　因	文献中估计的发病率[12-15]
特发性	85%～90%
感染	
病毒	1%～2%
细菌	1%～2%
结核病	4%
真菌	罕见
寄生虫	罕见
肿瘤	7%
系统自身免疫性疾病	3%～5%
心胸外科手术后	罕见
主动脉夹层	罕见
胸壁外伤	罕见
药物不良反应	罕见
胸壁放疗	罕见
急性心肌梗死	—
心肌炎	—
尿毒症 – 透析前	5%
透析开始后	13%

改编自 Khandaker et al. 2010[1]

或继发于另一种医学疾病。特发性心包炎可能是最常见的急性心包炎。第二个需要考虑的重要类别是创伤、意外或外科手术。以前的胸部创伤可能包括胸部手术后心包积血、心脏起搏器植入、瓣膜置换或冠状动脉旁路移植术。

感染性心包炎可能由多种病毒或细菌感染引起。据报道，妊娠期感染性心包炎的发病率较低。所讨论的致病因素可能是那些最有可能影响特定人群的因素。病毒性心包炎最常见，可能是由于柯萨奇 A 或 B 病毒、埃可病毒、endovirus、EB 病毒、腺病毒、腮腺炎、传染性单核细胞增多症、水痘、乙型肝炎和 1 型人类免疫缺陷病毒所致[2, 16, 17]。1 例妊娠期间风疹性心肌炎已被报道[18]。通常，有一个非特异性的病毒前驱症状伴有胸痛、淋巴结病，或心肌炎。病毒综合征通常导致疲劳和不适，在胸痛、急性症状减轻后，可能持续数周。

细菌性心包炎通常是全身细菌感染的并发症。涉及的典型细菌包括肺炎球菌、葡萄球菌、链球菌、革兰阴性杆菌、奈瑟菌、李斯特菌和军团菌等[1, 2, 19-21]，通常会伴有肺炎或脓胸。免疫功能低下的宿主容易感染革兰阴性菌和真菌，如组织胞浆菌病、球孢子菌病、念珠菌和芽生菌病[2]。其他感染原因是弓形虫病或阿米巴病[16]。当皮肤试验或定量结核实验呈阳性的患者出现典型的体重减轻、盗汗、厌食、关节痛和发热等症状时，应考虑结核病，通常会伴有大量的血性积液[16, 22]。

在儿童恶性肿瘤（如淋巴瘤或霍奇金病）中存活下来的育龄女性可能曾接受过胸部或纵隔照射，这可能会导致晚期心包炎、心包周围积液，甚至因预期的妊娠血流动力学变化而加重缩窄性心包炎。成年患者的肿瘤性疾病也可能继发累及心包，如肺癌、乳腺癌、白血病、霍奇金病和淋巴瘤等[1, 23]。

急性心包炎可能继发于其他疾病，如淀粉样变性或结节病[1]。在尿毒症、黏液性水肿等代谢性疾病中也可见[24]。

自身免疫性疾病常累及心包，特别是系统性红斑狼疮、类风湿关节炎和硬皮病[10, 25, 26]。系统性红斑狼疮可能在 17%～50% 的患者中累及心包，但临床证据可能仅在 5% 的患者中发生（表 9-1）[1, 10, 27, 28]。妊娠晚期和产后数月可能有狼疮加重。类固醇治疗可以防止心包缩窄和心脏压塞。在类风湿关节炎中，心包积液比心包炎更为常见，类固醇治疗可能不如心包炎有效[25]。其他需要考虑的胶原血管疾病包括急性风湿热、硬皮病、Wegener 肉芽肿病、干燥综合征和皮肌炎[1, 10, 29]。

抗凝治疗导致心包积血是心包炎的罕见病因。高危育龄女性会因心房颤动、肺栓塞或机械瓣膜而长期抗凝。在亚临床心包炎的情况下抗凝治疗，或在治疗性抗凝的情况下叠加创伤都可能导致心包出血。这样的患者可能会接受胸外科手术或其他一些疾病的治疗[1, 12, 13]。

随着女性生育越来越高龄化，可能会遇到有冠心病或心肌梗死病史的产科患者[1, 2, 12, 13]。心包炎已被描述为心肌梗死和心包切开术的结果，也可能是原因，尽管这在育龄女性中较少见。心脏手术后可发生心包炎。

当患有基础疾病的女性怀孕时，她们可能正在服用已知会引起心包炎的药物（如肼屈嗪、普鲁卡因胺、苯妥英钠、异烟肼、青霉素、米诺地尔、溴隐亭，以及抗肿瘤坏死因子药物、抗肿瘤药物和甲氨蝶呤等）[1, 2, 12, 30]。尽管夹层动脉瘤、血管破裂、胸膜囊肿[31]、心内膜炎和胸腺囊肿是罕见的临床事件，但这些情况有可能引起心包炎和（或）积液[1, 2, 12]。

（二）临床表现

1. 症状

胸痛是心包炎患者最常见的主诉。它通常是突然发作、尖锐且刺痛，并且可能辐射到背部、颈部、左肩或上臂。胸痛的性质在位置变化后可能有所不同。典型的是，向前倾斜可减轻疼痛，仰卧、吞咽、深呼吸或咳嗽可加剧疼痛[1]。鉴别诊断可能包括急腹症、心肌梗死、食管痉挛或肺栓塞。呼吸困难也是一种常见的表现，特别是当出现中等程度的心包积液时。出现这种情况的原因是由于胸腔积液和（或）肺实质（Ewart 征）与支气管的机械压迫导致心室充盈受损[1, 2]。机械压迫也可能导致声音嘶哑、咳嗽和吞咽困难。妊娠后半期呼吸困难可能被误解为妊娠过度通气。

全身性症状，特别是病毒性心包炎，上呼吸道症状可出现在胸痛、低热、淋巴结肿大、肌痛或皮疹发作前。在病毒性疾病中，在胸痛消退后，疲劳和不适的症状可能会持续数周。继发于全身性疾病的心包炎可能具有相应的临床特征，提示其潜在的病因，如发热、咳嗽、恶病质、水肿、关节痛、肌痛或腹水。

2. 体征

心包摩擦音是心包炎的一种病理学表现，被描述为一种短暂、搔抓、摩擦或嘎吱嘎吱的声音，在锁骨中线或左胸骨边缘的第 2 和第 4 左肋间间隙最容易听到[1]。约 85% 的病例中存在这种情况[13]，最好在膈肌位用听诊器听诊，患者前倾位、深吸气时声音最明显，摩擦音也可能会消失。它通常由 3 个部分组成，分别对应于心房收缩、心室收缩和心室舒张早期。它可能只有一个或两个部分组成[1]，也可能出现第三心音。心包摩擦音在整个呼吸循环中保持不变，不像心脏杂音那样放射，通常在左胸骨边缘而不是在特定的瓣膜区最响，并且在不同的检查时间和临床过程中可能会改变。心动过速常被发现。

胸部查体时，肺部听诊通常是清音。如果因大的心包积液引起肺部受压，则出现 Ewart 征，表现为左肩胛骨下方呼吸音变钝。由于右心室舒张压升高，在存在大量积液或心包缩窄的情况下，颈部静脉会扩张，从而导致右心房压力升高。

心包炎虽然通常是特发性或病毒性的，但其病程有限并且对治疗有反应。但有一些危险因素预示了不良的预后[1, 32]，这包括年龄较小、心律不齐、发热超过 38℃，亚急性发作，大量心包积液，心脏压塞、发热伴胃肠道症状、肌痛、心脏酶升高，以及影像学检查出现心肌功能障碍或标准治疗 1 周后没有反应。其他危险因素可能包括心肌炎、慢性免疫抑制、创伤或合并口服抗凝血药。这些高危患者应考虑住院治疗[1, 2]。

（三）诊断性评估

实验室血液检查：可能提示心包炎的潜在原因，如白细胞增多、淋巴细胞增多、C 反应蛋白（CRP）升高、血沉（ESR）升高、抗核抗体和（或）类风湿因子水平升高、结核菌素试验阳性、血培养阳性，以及心肌酶或感染升高，或特异性抗体滴度升高[1, 2]。血清学诊断试验可能是非特异性的，但有助于评估心包炎的严重程度、病因和潜在后遗症。

心电图：80% 的急性心包炎患者有心电图改变[1, 2, 33]。最初阶段，在多个导联存在 ST 段抬高和（或）PR 段压低。ST 段抬高通常具有特征性的向上凹形，并带有直立的 T 波。这些变化可能在胸痛或发热后的 1h 内发生。多出现在 I 、 II 、 V_5 和 V_6 导联中，并持续数小时至数天。第二阶段，包括 ST 段回到等电基线，T 波保持直立，PR 段可能是等电的或压低的。在这个阶段后期，T 波开始变平和反转。第三阶段，包括具有弥漫性 T 波倒置的等电 ST 段。此时 PR 段是等电的[1]。第四阶段，表现为等电性 ST 段，在数周至数月内恢复直立 T 波。窦性心动过速可能是最常见的心律，尽管可能有短暂的心房颤动或心房扑动。很少出现窦性心动过缓[1, 2]。

胸部 X 线片检查：在孕妇中，只有在怀疑患有肺炎时才需要进行胸部 X 线检查。如果由于其他原因行胸部 X 线检查，则心包炎或心包积液可能出现心脏轮廓增大。胸部 X 线检查可能对任何潜在的肺部病变（如肿瘤或结核病）都有帮助。在特发性心包炎中，肺部浸润和胸腔积液并不罕见。直到累积了 250～300ml 心包液，心脏阴影才会扩大[1, 2]。

心脏影像学：超声心动图被建议用于诊断心包炎[1, 2, 34]。它可能显示出心包增厚、心包积液，最重要的是心脏压塞的迹象。超声心动图还提供有关瓣膜和心肌功能的信息，这可能有助于确定心包炎的病因。在伴发心肌炎的患者中，可能存在左心室收缩功能障碍。如果积液损害了舒张期充盈，则左心室舒张功能正常或降低，左心室收缩功能正常。心包炎过程中的超声心动图评估可以确定心包积液是否正在增加，以及是否有即将发生的心脏压塞。

CT 成像可以最好地评估心包的厚度，以及心包积液的位置和大小，但是也存在怀孕期间放射线的风险。这项技术可以确定心包缩窄的诊断。磁共振成像可被用于妊娠期，可能有助于确定心包积液的病因、范围和心包厚度[1, 2]。

因此，心包炎的临床诊断至少应符合以下 4 项标准中的 2 项：心包区胸痛、心包摩擦音、特征性心电图改变和心包积液。额外的诊断测试可能有助于确定心包炎的病因。

（四）治疗

最初，在患有急性心包炎的孕妇中可能需要卧床休息和住院观察，而随后进行评估以排除可能存在的引起心包炎的任何原因。在非妊娠状态下，心包炎通常是自限性的，炎症持续 2～6 周[1, 2, 10]。心包炎在 20%～28% 的患者中复发的情况并不罕见[35, 36]。在伴有心包积液的特发性心包炎中，9% 可能发展为轻度心包缩窄[1, 2, 37]。据报道，心包炎患者中有多达 15% 出现心脏压塞[14]。

心包炎的并发症可能包括心律失常，治疗同非孕期。窦性心动过速不需要治疗，但可能会进展为心脏压塞。心房颤动可能发生，可能导致心力衰竭，特别是在血容量显著增加的孕妇。随着血流动力学紊乱和心房节律性搏动的消失，充血性心力衰竭可能随之发生。在心房颤动发生过程中，多种药物可以减缓心房颤动的发生，包括地高辛和心脏选择性 β 受体拮抗药。地尔硫䓬可用于速率控制，但这很少是必要的，因为心律失常是暂时的。对于血流动力学受损，应保留直流电复律[38]。

妊娠期间要考虑用药的安全性。治疗心包炎胸痛通常需要非甾体类抗炎药（NSAID），如大剂量阿司匹林（2015 ESC 指南推荐 $500\sim1000$ mg $q6\sim8$h）[1, 2, 9, 11]。虽然低剂量的阿司匹林通常用于预防子痫前期，似乎是安全的，但高剂量的阿司匹林（C 类）可能与出血、IUGR、致畸和围产期死亡率的风险相关[39]。大多数非甾体类抗炎药都有效，包括布洛芬 600mg q8h（B 类）和吲哚美辛 $25\sim50$mg q8h（B 类）。妊娠 20 周后，除阿司匹林 $\leqslant$ 100mg/d 外所有非甾体类抗炎药物，均可引起胎儿动脉导管收缩及肾功能损害，妊娠第 32 周后停用[2, 9, 11, 39]。

对于严重的持续性疼痛，超过 48h，可以使用皮质类固醇。泼尼松的最低有效剂量为 $60\sim80$mg/d[2, 9, 11]，分次给药。当患者无症状时，类固醇可能会逐渐减少。如果怀疑有肺结核，不应使用类固醇。一旦停用类固醇，症状可能会加重。抗生素只能用于有明确的细菌性者或结核性心包炎。使用的药物和剂量与非妊娠状态相同，但需谨慎，如表 9-2 所示[10, 11]。药物治疗对后代的长期影响要么没有研究，要么只有有限的报道[9-11]。秋水仙碱不建议在怀孕期间使用，因为可能对动物产生致畸作用（D 类），有罕见的数据报道。CRP 水平和 ESR 可能有助于跟踪患者对治疗的临床反应[10, 11]。美国儿科学会将布洛芬、吲哚美辛、秋水仙碱和泼尼松归类为与母乳喂养相容的药物，并建议谨慎使用阿司匹林，因为阿司匹林对新生儿有潜在影响[39]。

病毒或细菌感染可能引起心肌心包炎[7, 40]，其主要症状为胸痛和呼吸困难，伴有左心室功能衰竭。在实验室检查中，血沉、CRP 和肌钙蛋白可能升高。心脏成像可检测左心室功能不

表 9-2 妊娠期心包炎的治疗

药物（FDA 分类）	通过胎盘	不良反应	剂 量	母乳喂养
阿司匹林（C/D）	是	动脉导管早闭、降低肾血流量	$500\sim1000$mg/q 8h，20 周前	谨慎
NSAIDs	是	动脉导管早闭	30 周前	是
布洛芬			600mg/q 8h	是
吲哚美辛（C）			$25\sim50$mg/q 8h	是
萘普生			$500\sim1000$mg/q 12h	是
泼尼松（B）	有限	腭裂、死产、肾上腺功能不全	$10\sim25$mg/d	是
免疫抑制药				
硫唑嘌呤（D）	是	先天畸形		否
静脉注射免疫球蛋白（C）	是	不明		不明
环孢素（C）	否			否
甲氨蝶呤（X）	是	死胎或先天畸形		否
秋水仙碱（C）	是	胎儿无报道，母体胃肠道症状	$0.5\sim0.6$mg/Bid	谨慎

改编自参考文献 [1, 2, 9, 11]

全。这些患者应该住院治疗心包炎和充血性心力衰竭。

复发性心包炎定义为治疗后至少 4～6 周并在初始急性事件症状缓解后出现的心包炎临床复发证据 [35, 36]，这可能发生在 20%～50% 的患者中（Imazio，Lazaros）。最常见病因是特发性和病毒感染。全身性炎性疾病、自身免疫性疾病、肿瘤或初始治疗不足也可能导致复发。对于有心包炎病史的女性，应尽可能在缓解期间计划怀孕 [9, 11]。慢性心包炎定义为持续 3 个月以上 [35]。

在心脏压塞的情况下，可通过剑突下入路对孕妇进行心包穿刺活检。这也可能是出于诊断的目的，特别是在细菌性心包炎的情况下。难治性复发性心包炎可行心包切除术，这可以提高妊娠期结核的诊断率 [41]。对于炎性或肿瘤性心包疾病，可通过心外膜、心包活检，以及心包液的细胞学分析进行特异性诊断 [42]。

三、妊娠期急性心包炎

关于妊娠期急性、特发性心包炎对常规治疗有反应伴无并发症的足月分娩文献报道罕见 [9, 11, 39, 43-46]。考虑到文献报道的稀有性，发病率可能与一般人群相同。胸痛是最常见的首发症状 [8, 39, 43]。Hagley、Simpson 等描述了 1 例急性特发性心包炎导致肺水肿并发心脏压塞的病例 [44, 45]。Pajuelo-Gallego 等描述了 1 例妊娠晚期心包炎累及心肌（肌性心包炎）的病例 [46]。该病治疗最常使用阿司匹林和（或）类固醇 [8, 9]。

有报道妊娠期感染性心包炎是由葡萄球菌 [20]、脑膜炎球菌 [21]、流感嗜血杆菌 [17]、风疹 [18]、李斯特菌 [19]，以及结核分枝杆菌感染 [22] 和继发胸膜脓胸 [47] 引起。这些女性的妊娠过程期常因胎儿死亡 [18, 21]、母亲心力衰竭 [18]

和心包切除术变得复杂化 [17, 20]。

据报道，妊娠期间也会发生与系统性红斑狼疮相关的心包炎 [28, 48]。两名患者在产后都发生了心脏压塞。有人认为系统性红斑狼疮的恶化可能发生在怀孕期间 [49, 50]。据报道，妊娠期硬皮病和原发性干燥性心包炎的女性接受标准治疗后出现心包炎 [26, 29]。Duclos 等报道了 1 名患有 Takayasu 病的女性，她在妊娠第 5 个月时开始出现急性心包炎和心脏压塞 [51]。此外，还有 1 例乳糜心包，这是一种罕见的疾病，与胸导管的机械性梗阻或引流阻抗有关，是术后或创伤后并发症，或由肿瘤或结核引起 [31]。患者顺利分娩，但在产后需要进行心包穿刺。

病毒性或特发性心包炎通常在妊娠期有良性病程，不改变妊娠进程 [8]。在妊娠期间的发病率很可能与非妊娠期的患者相似。

化脓性心包炎很少见，常发生于肺炎或脓胸。紧急心包膜穿刺术被推荐用于细菌性感染的诊断和治疗。1 例妊娠 27 周的血液透析患者因金黄色葡萄球菌导致化脓性心包炎合并心脏压塞，引起早产 [24]。渗出性心包炎被报道为心脏淋巴细胞瘤的表现 [23]。

据报道，肌性心包炎的狼疮患者可表现为高血压危象和肺水肿。同时，也可存在射血分数明显下降和心包积液 [50]。A 组链球菌感染导致的严重败血症、中毒性休克综合征，可引发肌心包炎并引起胎儿窘迫 [7]。

肿瘤导致的心包炎是罕见的，但在这类人群中，最常见的肿瘤是乳腺癌。

妊娠期心包炎的临床表现应与非妊娠患者一样明显，至少符合下述 4 项标准中的 2 项。这些标准包括特征性胸痛、心包摩擦音、心电图改变、新的或范围扩大 / 增加的心包积液 [1, 9, 11]。女性出现胸膜性胸痛，可在仰卧位加重，也有呼吸困难的报道。急性心包炎的病理体征是心包摩擦音。如果有明显的心包积液，这可能会减少。

（一）妊娠期诊断性评价

实验室检查应寻找炎症标志物，以帮助确定病因，如结缔组织病、感染、自身免疫疾病或肿瘤。心电图和超声心动图诊断标准应同非妊娠状态。

孕妇胸痛的鉴别诊断包括肺栓塞、心肌梗死或主动脉夹层。肺栓塞可表现为胸膜炎性胸痛，并可伴有呼吸困难、心动过速和咯血。心肌梗死的可能性较低，疼痛很少是胸膜性或体位性的。疼痛的性质是不同的，通常被描述为持续的胸骨后压榨感、可以通过含服硝酸甘油缓解，并且不随位置改变。即使在怀孕期间，非糖尿病女性的心绞痛也应该很容易识别。心包炎可在疼痛发作后 24～72h 发生。主动脉夹层被描述为一种尖锐的撕裂性疼痛，向背部放射。它常伴有远端脉搏减少、主动脉瓣闭锁不全、低血压和可能的血流动力学损害。

（二）治疗

心包炎的胸痛通常对阿司匹林治疗有反应，但可能需要类固醇。妊娠期间的治疗方案见表 9-2 [1, 2, 9, 11]。在妊娠晚期不推荐使用大剂量的阿司匹林和非甾体类抗炎药，因为它们可能会导致胎儿动脉导管过早关闭。建议妊娠 20 周后停用阿司匹林和 NSAID [10, 11]。泼尼松常在低或中等剂量时有效 [9, 11]。胎盘通过率低，但可能引起孕妇体液潴留、骨质疏松、椎体骨折。使用时应考虑补充钙和维生素 D [9, 11]。秋水仙碱常用于非妊娠患者急性或复发性心包炎的治疗，在妊娠和哺乳期间禁用，因为它会干扰微管功能和有丝分裂，这可能会影响生育能力、妊娠和导致胎儿畸形，有家族性地中海热的女性长期使用后出现并发症的报道。患有慢性心包炎的女性，在受孕前应停用秋水仙

碱，虽然关于药物对母体和胎儿影响的报道有限 [2, 9, 11]。尤其是心包炎的患者应限制体力活动 [2]。心包膜穿刺术可能有助于诊断化脓性细菌性积液和结核性肿瘤 [2]。

复发性心包炎的定义为急性心包炎后 4～6 周症状复发，间隔无症状 [35, 36]。慢性心包炎的临床症状和体征持续 3 个月以上 [2, 11, 36]。这可能是由于药物剂量不足、治疗时间过早或未能限制体力活动等治疗不当所致。复发的危险因素包括潜在的全身性疾病，如炎性疾病或癌症。这也可能是由于一种新的病毒感染。心包炎有心包摩擦音、心电图或超声心动图征象。白细胞计数、ESR 或 CRP 可能升高 [2, 11]。糖皮质激素应该被考虑，尤其是在怀孕期间。虽然免疫抑制剂，如硫唑嘌呤或免疫球蛋白可用于复发性心包炎，但在妊娠期使用它们是不安全的 [2]。

四、心包积液、心脏压塞、心包缩窄

妊娠期间可见到少量心包积液，但心脏压塞和心包缩窄极为罕见，可能是心包炎或如前所述的全身性疾病的后遗症。心包积液的病因与心包炎相似（表 9-3）。它可能更常见于系统性结缔组织或自身免疫性疾病，如系统性红斑狼疮、类风湿关节炎或硬皮病。在正常妊娠过程中，超声心动图均记录有少量心包积液 [34, 52]，与妊娠时期或心包炎无关。一项对妊娠期间 123 名无心脏病孕妇行超声心动图检查的研究发现，在妊娠中期有 41% 的患者有心包积液。患者无论是轻度、中度，甚至大量心包积液，均无症状。没有感染（白细胞增多）或血清 CRP 升高的迹象 [53]。

在异常情况下，积液的多少和积液积聚的迅速将决定对心脏舒张充盈和心脏压塞形成的

表 9–3　妊娠期心包积液的病因

- 特发性
- 急性心包炎
- 胶原血管病
- 自身免疫性疾病
- 肿瘤性
- 照射后
- 创伤后
- 心包切除术后
- 艾滋病
- 药物性
- 慢性黏液性水肿

影响。心包积液可能是全部性或部分性的，最终导致右心房和右心室衰竭，血流动力学紊乱[1, 2]。最初，这种情况发生在舒张早期，但后来扩展到整个舒张期，使心室充盈受损。右心室舒张过程中不能扩张导致右心室舒张末压迅速升高。由于右心室舒张期充盈受限，代偿性心动过速会使血容量及血压急剧降低。右心房压力的升高会导致颈静脉扩张，临床表现出静脉压逆行升高。安静吸气时收缩压下降 > 15~20mmHg 的奇脉是由右心室静脉回流增加和充盈引起的。这个压差的正常值应该 < 10mmHg。然后右心室压迫左心室，导致血容量减少、心排血量和收缩压下降[1]。

心包纤维化时发生心包缩窄，通常是由于先前的过程，限制了 1 或 2 个心室的舒张充盈[1, 2, 51]。怀孕期间，两个心室都会膨胀以适应血容量的增加。因此，在妊娠血流动力学正常的情况下，亚临床缩窄的女性可能在妊娠后半期出现症状[1]。

（一）病因

育龄女性心包积液的病因总结见表 9-3。妊娠期最常见的病因是特发性或病毒性心包炎[44–46]。妊娠期心包积液的其他病例报道还包括 Takayasu 病[51]。

妊娠期心脏压塞的潜在急性和亚急性病因

总结见表 9-4。有病例报道描述了 1 位 27 岁孕妇因肺动脉夹层动脉瘤破裂而继发心包积血导致压塞，她患有未经矫正的动脉导管未闭和严重的肺动脉高压[54]。亚急性心脏压塞在特发性或病毒性心包炎中有报道[44, 45]。

妊娠期心包缩窄很少见，育龄女性的潜在病因总结见表 9-5。有妊娠期间病例报道描述了继发于辐射的缩窄性心包炎[55-57]（其中 1 例导致母亲死亡[55]），继发于幼年类风湿关节炎的复发性心包炎[58]，以及不明原因的心包炎[56, 58, 59]。

（二）临床表现

临床症状表现可能有助于区分讨论病例。心包积液的患者可能会主诉乏力、不适、呼吸困难或端坐呼吸，有时还会出现钝性胸痛或胸闷。肺部、食管或膈神经的机械压迫可能导致咳嗽、吞咽困难或呃逆。喉神经受压可引起声音嘶哑。阵发性夜间呼吸困难的消失将有助于鉴别心力衰竭和心脏压塞。水肿可能存在，肝大可能导致右上腹不适和压痛。心脏压塞与心动过速、呼吸困难、激动、休克或昏迷有关。心包缩窄与呼吸困难、咳嗽、正压通气、腹水和水肿有关。区分心包缩窄和心脏压塞在临床上可能较困难。临床特点、血流动力学和超声心动图差异总结见表 9-6[2, 57]。

（三）体征

在心包缩窄和心脏压塞中均可发现颈静脉扩张、肺部清晰，很难区分这两种诊断，表 9-6 比较了心包缩窄和心脏压塞的临床表现。在这两种情况下，都可能出现心动过速、低血压和脉压差变小（< 30mmHg）。腹水和肝大可能发生在妊娠后期。心脏压塞时可听到心包摩擦音，颈静脉充盈呈 X 形但无 Y 形下降，出现奇脉，全身动脉压降低。Kussmaul 征

表 9-4　心脏压塞的病因

急性
- 创伤
- 主动脉夹层
- 心血管破裂

亚急性
- 医源性
- 心包炎
- 肺结核
- 创伤
- 肿瘤
- 之前辐照
- 胶原血管病（红斑狼疮）
- 心肌梗死后
- 抗凝
- 尿毒症
- 细菌感染

表 9-5　育龄女性缩窄性心包炎的病因

- 特发性
- 心包炎
- 前次心胸外科手术
- 肿瘤
- 放射治疗后
- 肺结核
- 胶原血管病

的表现为吸气时颈部静脉扩张，是心包缩窄的病理学表现，同时也有颈部静脉扩张，表现出显著的 X 和 Y 下降。此外，在心包缩窄的情况下，可以听到，甚至可以感觉到，明显的舒张期心包敲击声。

（四）诊断性评价

1. 心电图

如前所述，在心包积液或心包缩窄的情况下，可能存在窦性心动过速、QRS 电压降低、T 波变平或心包炎的体征。大量积液或心脏压塞可观察到电交替。这种情况是由于心包腔内心脏的摆动所致[1]。缩窄性心包炎可发生心房颤动。

2. 胸部 X 线检查

大量心包积液在胸部 X 线检查中可能会增加的心脏轮廓，从而形成所谓的"水瓶征"。而心包缩窄与正常或较小的心影有关，胸部 X 线片可能出现心包钙化，在侧位 X 线片中更为常见[59]。肺野通常是清晰的，可能会出现胸腔积液[1]。

表 9-6　心包缩窄与心脏压塞的特点

临床特点	心包缩窄	心脏压塞
症状出现的时间	周—年	小时—天
胸痛	转移史	一直存在
奇脉	经常出现	典型的
Kussmaul 征	有	无
颈静脉	明显的 X 下降	无 Y 下降
心房颤动	经常存在	无
心包钙化	有	无
心包积液	可变	存在
心内压	均衡	均衡
超声心动图	室间隔运动异常，下腔静脉及肝静脉扩张	心腔塌陷，下腔静脉扩张

3. 超声心动图

心包积液或心脏压塞可见心包与心外膜之间无回声间隙。超声心动图可以确定积液的位置、数量和范围。重要的是要记录是否有心脏压塞造成的右心房和右心室舒张功能受限。在心脏压塞早期可见随着右心室舒张末期容积的增加，左心房塌陷，吸气时左心室舒张末期容积的减少，室间隔发生后移[1]。下腔静脉扩张不足 50% 的吸气塌陷可以见到[1]。对于表现为心包缩窄、心力衰竭、心房颤动或扑动的患者，重要的诊断标准被定义为存在与呼吸相关的室间隔移位、保留二尖瓣环 E 速度和显著的肝静脉呼气舒张期血流逆转[57]。心包缩窄时超声心动图可显示心包脏层增厚（心外膜）、壁层明亮，可能没有心包积液。心包增厚可以通过食管超声心动图或磁共振成像和超快计算机断层扫描得到更好的检测。无论是心脏压塞还是心包缩窄，多普勒技术记录的二尖瓣早期血流随着吸气开始而减少，随着呼气而恢复正常。相比之下，三尖瓣血流随着呼气开始而减少[1, 57]。

4. 血流动力学评估

用肺动脉球囊漂浮导管进行右心导管插入术可在床旁或导管检查室中诊断心脏压塞。右心房平均压、右心室舒张压、肺动脉舒张压、肺动脉楔压（5mmHg 以内）均相等。心包缩窄也显示压力均等。然而，在收缩过程中常出现舒张早期下倾和平台（"平方根征"）。右心房收缩描记显示呼吸变异减少，显著的 X 和 Y 下降和 Kussmaul 征。右心室也具有压力描记曲线的低谷和平台现象，同时记录左、右心室压力显示出在吸气过程中 RV 压力增加和 LV 压力降低（不协调的模式）[1, 60]。

（五）治疗与预后

对于有呼吸困难、循环衰竭、颈部静脉扩张和胸痛的孕妇，应仔细寻找提示心包积液、心包缩窄和心脏压塞的病史[56]。临床高度怀疑时有助于早期诊断和干预措施。可以在床旁进行超声心动图检查以帮助诊断。呼吸困难、低血压、颈部静脉扩张和心动过速的女性在使用利尿药的情况下可能会出现临床上恶化，尽管她们的症状可能被误认为是充血性心力衰竭。利尿药会进一步降低右心室充盈压、心排血量和血压。这些患者需要增加液体以维持心室充盈。

心包穿刺清除心包积液是心脏压塞的治疗方法，而且会留置临时导管持续引流液体。紧急情况下可以在床边，用超声心动图成像或在心导管室用心电图监护和透视下进行。在手术过程中也可以使用超声心动图[1, 61]，剑突下入路最常用。应通过革兰染色、培养、结核检测、聚合酶链反应和细胞学检查来评估液体的潜在病因。当手术的准备工作正在进行时，血压和心脏充盈必须用静脉输液或血液（如果合适）来维持。这种容积扩张有助于通过延迟右心室塌陷来防止血流动力学损害[1]。

一旦出现症状，心包缩窄的患者通常需要手术切除心包。患者可以保持多年无症状，在这种情况下，可以临床随诊。亚临床心包缩窄的女性在怀孕时有可能出现症状，因为血流动力学的改变可能需要在怀孕期间进行右心导管插入术。药物治疗包括非甾体抗炎药、皮质类固醇和对心力衰竭的治疗。如果药物治疗失败，慢性心包缩窄可能需要外科心包切除术。在临产和分娩时，监测右心压力有助于保持右心室充盈[1]。

五、妊娠期心包积液和心脏压塞

无症状心包积液常见于没有心脏病表现的女性，是妊娠期最常见的心包疾病[10, 11, 34, 52, 53, 62–65]。

在孕早、中、晚期都可以有心包积液，但最常见的是在妊娠晚期，产后缓解[53]。在体重显著增加（＜12kg）的初次妊娠的女性中更常见。两项关于怀孕期间无症状、特发性心包积液的研究表明，其患病率高达40%[34, 46]。但是，这些研究规模很小，可能存在内在的选择偏倚。由于妊娠的血流动力学变化和容量负荷增加的状态，心脏压塞患者可能不像非妊娠状态那样容易被诊断出[11]。

妊娠期心包炎引起的心包积液已有报道[44]。患者于妊娠21周出现严重的呼吸困难和端坐呼吸，但无既往病史。她最初接受地高辛和呋塞米治疗，最后进行了心包切除术。手术后，她继续维持妊娠至足月分娩。与甲氨蝶呤相关的心包炎并发心包积液，发生在1名接受甲氨蝶呤治疗葡萄胎的患者中[30]。Simpson等在1989年描述了1个怀孕期间发生心脏压塞的病例[45]，该患者在妊娠32周时出现胸膜胸痛症状，检查发现颈静脉扩张，胸部X线检查发现肺水肿，心电图出现显著电交替现象，超声心动图记录了大量心包积液，右心导管检查显示压力均等，患者接受了心包穿刺引流术。穿刺出液体没有显示感染或恶性肿瘤的证据，手术后患者发生早产。Duclos等描述了1名21岁患有Takayasu病的女性在流产后出现心包压塞的情况[51]。

心脏压塞可以是重度子痫前期的并发症[64]。有报道显示，患者在产后出现心包积液、心动过速和呼吸困难，患者接受了经皮心包穿刺引流术，以防止心脏压塞。

严重的卵巢过度刺激综合征会发生心包积液[65]，但很少继发生心脏压塞，有17%患者通过超声心动图检查发现无症状的心包积液。从理论上讲，在随后的妊娠过程中，其可能会增加，如果女性在怀孕前有卵巢过度刺激综合征，在鉴别诊断呼吸困难时考虑这一点[65]。

六、妊娠期心包缩窄

医学文献的回顾显示，妊娠期很少有缩窄性心包炎的报道[55-57, 66-69]。报道的病因包括结核病[69]、放射线照射[57]、心包炎后继发、石棉沉着病、结节病性尿毒症，以及既往心脏或胸腔外科手术史和青少年类风湿关节炎[1]。临床上，心包缩窄可能难以与限制性心肌病区分（表9-6）。通常，限制性生理学与系统性疾病相关，并作为其基础，如淀粉样变性、结节病、嗜酸细胞增多综合征、心内膜纤维化、先前化疗或放疗，或心肌疾病。在检查中没有发现脉搏异常[1]。心包缩窄的超声心动图特征如前文所述[51]。心包缩窄与限制性心肌病可能需要左右心导管介入术来区分（表9-6）[1, 2, 51]。

最常见的症状出现在妊娠后期，此时血容量接近最大水平。妊娠女性也可早在13周[61]或产后出现[59]。症状通常是严重的呼吸困难，体征包括明显的水肿、腹水，可观察到肝大和颈部静脉扩张[59]。有两篇报道通过右心导管术确诊[41, 66]。孕妇的症状可能出现得更早，因为孕妇血容量的增加，可能更容易受到心包缩窄的影响[9, 11]。

虽然有药物治疗的报道，包括利尿药[58, 66]和类固醇[66]，但利尿药对孕妇可能是一个问题，在没有临床心力衰竭的情况下，必须保持液体充盈状态。在妊娠期间[41, 67]或产后[59, 66]可行心包切除术。心包缩窄的产科不良结局包括早产[59, 66, 67]和婴儿死亡[57]。

在缩窄性心包炎心包切除术后成功妊娠的病例已有报道。1966年，Mendelson回顾了6例心包切除术患者，其中有10次随后怀孕[70]，1次流产，2次终止妊娠，其原因与心脏状况无关。在2例因结核性缩窄性心包炎而行心包切除术的患者术后正常妊娠，未出现心力衰竭或孕产妇死亡的报道[70]。未确诊的结核性缩窄性心包炎患者剖宫产术后发生了心源性休克[69]。Szekely 和 Snaith 报道了 1 例患者在心包切除术后 2 年正常妊娠[71]。

外科文献报道了心包切除术中未怀孕患者的估计死亡率为 4%～6%[1, 2]，与妊娠患者估计死亡率相似[72]。心包切除术的胎儿死亡率尚未见报道。Richardson 等[41] 的研究表明，与心包切除相关的胎儿死亡率可能与二尖瓣闭合术相关的胎儿死亡率相当，后者为 7%～9%[73]。因此，心包切除术的最高产妇死亡率约为 4%，而相关的胎儿死亡率可能为 9%。

总之，如果症状和血流动力学异常不严重，妊娠期缩窄性心包炎应进行药物治疗。有症状的患者，在分娩和产褥期的血流动力学监测有助于维持最佳的心排血量[2, 9, 58, 66, 67, 69, 74]。在心包缩窄的情况下，必须保持血容量，利尿药应仅限于合并心力衰竭者，避免过度利尿。如果出现严重的心包缩窄，可以进行心包切除，但存在一定的母体和胎儿风险。通常，心包切除术的临床反应很好，随后的妊娠耐受性也很好。

七、心包缺失

先天性心包完全或部分缺失是一种罕见的现象，在 27 000 例患者中有 3 例经尸检证实[75, 76]。最常见的是左心包受到影响，如果心脏向左移位，患者可能出现胸痛、头晕、晕厥和外周栓塞。心包完全缺失与症状无关[1, 2, 77]。与大多数先天性异常一样，可能伴有先天性心脏疾病，如房间隔缺损、二叶主动脉瓣或支气管源性囊肿[1]。超声心动图显示右侧房室突出，室间隔运动异常[77]。疝出的左心耳[52] 发生绞窄可导致死亡。对于有症状的患者[1]，建议将缺陷闭合。Savage 和 Nolan 报道了 1 名 22 岁的马来西亚孕妇，其左心包膜部分缺失，在胸部 X 线检查中可见左心耳[78]。患者妊娠 28 周前胸壁疼痛，妊娠 41 周时在局部麻醉下阴道分娩，无并发症。

八、心包囊肿

心包囊肿是罕见的先天性纵隔肿块，通常在肋骨角处发现，在行胸部 X 线片检查或超声心动图检查时偶然发现。鉴别诊断包括心包积液、心包肿块、肿瘤、心包扩大或膈疝[1]。虽然大多数情况下没有症状，但因为囊肿的扩大、压缩或扭转可能有胸痛、呼吸困难和心悸[1, 2]。有轶事报道了心包囊肿怀孕的女性。经超声心动图检查发现心包膜囊肿在妊娠期间破裂，并经磁共振成像证实[79]。

总之，孕妇可能会发生心包炎和（或）心包积液，其患病率与普通人群相似。妊娠期血流动力学改变可能会增加心包压塞或心包缩窄的风险。标准的诊断和治疗模式在怀孕期间相对安全，应在临床需要时实施。患有血管炎、胸部放疗或其他全身疾病的女性在怀孕期间心包并发症的风险可能会增加，在鉴别诊断胸痛和（或）呼吸困难时应考虑到这一点。

第 10 章
围产期心肌病
Peripartum Cardiomyopathy

Sorel Goland　Uri Elkayam　著

胡　倩　译　尚志远　校

围产期心肌病（PPCM）是一种妊娠相关性心肌病，在世界各地均有发病报道[1]。

一、历史回顾和定义

在 1937 年，妊娠相关性心力衰竭（HF）首次被描述为一种确定的心肌病形式[2]。1971 年，Demakis 等[3] 报道了 27 例患者在围产期出现妊娠相关性心肌病（PACM）。这些研究人员提出"围产期心肌病"的概念，并根据患者的特征和当时可用的诊断工具确定了诊断标准。这些标准包括：①妊娠最后 1 个月或分娩后 5 个月内出现心力衰竭；②缺乏心力衰竭的确切病因；③妊娠最后 1 个月之前没有明显的心脏病史。2000 年，在美国国家心肺血液病协会研究所和罕见病研究办公室[4] 联合召开的研讨会上，Hibbard 等[5] 增加了另一项标准，即超声心动图显示左心室射血分数（LVEF）＜ 45%，妊轴缩短率＜ 30%，或两者兼具的左心室收缩功能不全。后期的研究显示，尽管大多数 PPCM 患者在围产期被确诊，但妊娠早期并不罕见[6-8]。一项针对 23 例在妊娠第 17～36 周之间被诊断为 PACM 的病例（28 周之前有 8 例，29～32 周有 7 例，33～36 周有 8 例）进行的研究发现，该部分患

者与 100 例符合 PPCM 经典诊断标准的女性没有区别（图 10-1）[7]。这些研究表明，PPCM 和 PACM 表现出了同一疾病发展的连续性[6-8]，大量研究也证实了该观点[8-11]。因此，欧洲心脏病学会 PPCM 工作组最新的立场声明将 PPCM 的定义扩展为"除外其他原因，在妊娠末期或分娩后数月继发于左心室收缩功能障碍心力衰竭的一种特发性心肌病"[12]。因此，PPCM 是排除性诊断，应排除其他导致心脏功能障碍的原因。但与此同时，在患有其他类型心脏病的女性中，也有 PPCM 特有的短暂性和意外性的左心室功能下降的情况发生[13]。

这些研究表明，心脏病患者不应排除 PPCM 的诊断，否则在妊娠期间或之后出现左心室功能障碍可能性很小。此外，PPCM 和其他形式的可逆性左心室功能障碍（如伴随心肌炎，应激性心肌病和左心室心肌致密化不全）可能重叠。临床过程和影像学标准可能有助于 PPCM 与其他急性心肌病的区分[14, 15]。绝大多数无症状的年轻女性，在妊娠或分娩后出现心力衰竭症状之前没有超声心动图检查。因此，在大多数情况下，我们会假定没有先天性心脏病的存在，而不是证明这一点。这种不确定性可能是导致研究结果之间存在差异的原因，尤其在左心室复苏方面，其中可能包括既往有扩

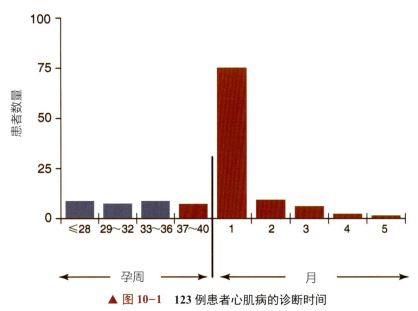

▲ 图 10-1　123 例患者心肌病的诊断时间

蓝柱代表 23 例早期 PPCM 患者，红柱代表 100 例典型的 PPCM 患者（经 Elkayam 等 2005 [7] 许可转载）

张性心肌病（DCM）未诊断并在妊娠期间恶化的女性。

二、发病率和流行病学

PPCM 在非洲和海地的发病率为 1:（100~300），美国平均发病率为 1:3000，而日本为 1:20 000 [9, 16–19]。也有一些研究结果显示，PPCM 在美国的发病率为 1/4000~1/1000 [20-25]。这种研究结果的差异不仅取决于研究的人群，同时研究设计、样本量和漏报程度也有重要的影响 [23, 26]。Mielniczuk 等 [22] 发现 PPCM 的发病率有逐年增加的趋势，从 1990—1993 年 1/4350 例，增加到 2000—2002 年 1/2229 例。最近，Kolte 等 [25] 对来自美国 47 个州 1000 家医院 6400 万美国国家数据库的出院记录进行了研究，报道显示 PPCM 的发病率为 1:968。PPCM 发病率的增加可能与产妇的生育年龄增加、现代生殖技术导致多胎妊娠率的大幅增加，以及对该疾病的认识加深有关。在南加州进行的一项研究发现 [22]，非裔美国人（AA）中 PPCM 的发病率最高（1:1421），西班牙裔美国人中 PPCM 的发病率最低（1:9861）。白种人的发病率是 1:4075，亚裔的发病率是 1:2675。Gentry 等 [27] 在 Augusta　Georgia 和 Memphis Tennessee 进行了一项病例对照研究，他们发现 AAs 中 PPCM 的发病率比非 AAs 女性高出近 16 倍。这证实了 AAs 女性 PPCM 发病率更高的观点。与之前的结果一致，Harper 等 [28] 的一项最新研究发现，North Carolina 的黑种人女性 PPCM 发病率是白种人的 4 倍。美国的多项研究报道表明，患有 PPCM 的 AA 女性患者的病情更严重，预后更差，这可能与遗传易感性和环境差异引起的种族差异有关 [23, 27, 29]。

三、病因

PPCM 的病因尚不清楚。虽然目前提出了很多的发病机制，但缺乏相关的数据支持。这些机制包括硒缺乏、病毒感染、应激激活的细胞因子、炎症、自身免疫反应和妊娠的血流动力学变化等 [26, 30–32]。尽管在 PPCM 患者的心内膜活检（EMB）中发现了病毒基因组，但在匹配的对照组中也得到了类似数据。因此，心肌炎在 PPCM 中的作用仍然不确定，也没有证据表明心内膜活检可以作为 PPCM 诊疗过程一部分 [33-35]。

最近在 PPCM 患者中 MRI 的应用产生了相互矛盾的结果。一些小样本的回顾性研究发现，在 PPCM 的急性期存在一过性心肌炎的表现 [36, 37]。相反，Schelbert 等 [38] 对 40 名参与妊娠相关性心肌病（IPAC）研究的患者进行 MRI 检查，发现只有 2 名女性在基线水平，3 名女性在 6 个月时出现钆延迟增强（LGE），只有 1 名患者出现心肌炎的影像学表现。低硒血症被认为是 PPCM 的病因之一，但其流行仅限于如尼日利亚等独特的地理区域 [39]。胎儿微嵌合体细胞是在分娩后不久引发的自身免疫反应 [4]。但最近 Kara 等 [40] 的研究发现胎儿细胞运输有利于促进母体损伤心肌的再生修复。最后，有学者提出对血流动力学的异常反应是 PPCM 的病因之一，类似于心力衰竭加重，多发于已存在结构性异常并处于血流动力学变化最大的妊娠中晚期女性（见第 1 章）[41]。然而，由于大多数 PPCM 患者在围产期出现症状，故此这种机制可能性不大（图 10-2）。

PPCM 的动物模型

对 PACM 动物模型的最新研究数据表明，PPCM 可能是妊娠晚期相关激素变化触发的一种血管性疾病 [42]。2007 年，Hilfiker–Kleiner 等首次用实验证明了这个观点 [43]。该小组开发了一种 PPCM 小鼠模型，该模型特异性敲除小鼠心肌细胞中 STAT3 转录因子。小鼠心脏中 STAT3 的缺失导致保护心脏抵抗活性氧自由基的基因表达减少，尤其是锰超氧化物歧化酶（MnSOD），它能中和跳动心肌细胞中强大的线粒体活动产生的超氧化物。活性氧的增加会导致组织蛋白酶 D 的分泌，具体机制尚不清楚。然后，这种细胞外肽酶将催乳素（一种妊娠晚期特有的激素）切割成 16-kDa 的片段，从而促进内皮细胞的凋亡。结果，STAT3 心脏敲除小鼠在妊娠晚期和随后的妊娠诱导 DCM 中出现明显的血管脱落（图 10-3）。用溴隐亭治疗 STAT3 心脏敲除小鼠完全阻断垂体促催乳素的分泌，从而逆转了观察到的心肌病。最近的研究表明，16-kDa 催乳素片段诱导内皮细胞将 miR-146a 包装到外泌体中，一种脂质包裹的小颗粒，分泌后被心肌细胞吸收 [44, 45]。

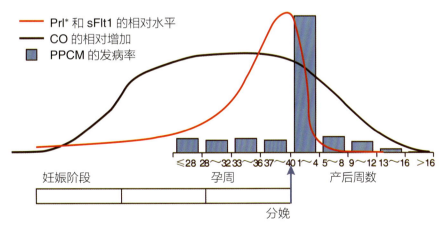

▲ 图 10-2　妊娠期和分娩后血流动力学变化的比较，如心排血量（CO，黑），催乳素和可溶性 Fms 样酪氨酸激酶 -1（sFlt1）升高（红），以及围产期心肌病的发病率（PPCM，蓝）
*. 哺乳女性的 Prl 保持较高水平（经 Arany 和 Elkayam 2016[26] 许可转载）

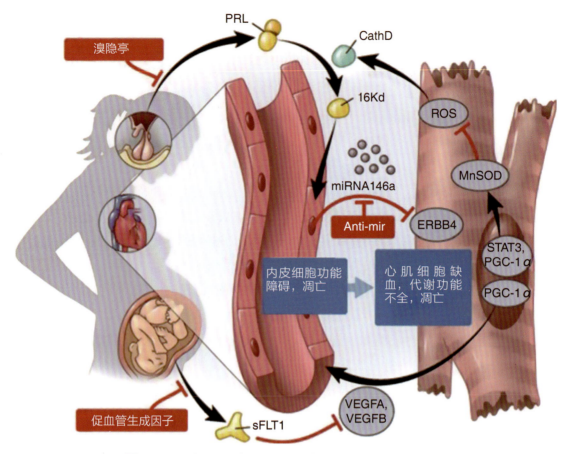

▲ 图 10-3　围产期心肌病（PPCM）病理生理学的血管内分泌假说

VEGF. 血管内皮生长因子；PRL. 催乳素；MnSOD. 锰超氧化物歧化酶；PGC-1α. 过氧化物酶增生物激活受体 - γ 共激活子 1α；ROS. 活性氧自由基（经 Arany 和 Elkayam 2016[26] 许可转载）

miR-146a 被内吞进入心肌细胞后抑制了神经调节蛋白 / ErbB 途径，从而促进了心肌细胞的凋亡。此外，患有 PPCM 的女性血清 miR-146a 水平显著升高，而经溴隐亭治疗后，其水平显著下降，这表明催乳素能够促进 miR-146a 的分泌。基于上述发现，miR-146a 有望成为 PPCM 的生物标记物。另外，由于 microRNA 在临床上可以被有效地特异性抑制，miR-146a 可能成为有效的治疗靶标。的确，用锁核酸（LNA）修饰的反义寡核苷酸可以治疗 PPCM 的 STAT3 模型，它通过使 miR-146a 的表达沉默，进而部分恢复心脏的毛细血管密度和收缩功能。此外，由于亚麻酸在 16-kDa 催乳素片段的下游起作用，LNA-miR-146a 不会抑制泌乳功能。因此，与溴隐亭不同，如果可以使用

LNA-miR-146a 治疗，将不影响新生儿的哺乳问题[26]。

过氧化物酶增生物激活受体 - γ 共激活子 1α（PGC-1α）是一种高效的转录调节因子，最近一些对 PGC-1α 心脏特异性敲除的 PPCM 小鼠模型的相关研究验证了血管内分泌学说[46]。与 STAT3 类似，PGC-1α 可以促进 MnSOD 和血管内皮生长因子（VEGF）的表达[47]。因此，PGC-1α 的心脏缺失可通过两个途径促进血管毒性：①激活抗血管生成的 16-kDa 催乳素介导的途径（如 STAT3 模型）；②阻断 VEGF 介导的促血管生成途径（图 10-3）。因此，溴隐亭和 VEGF 单独使用时仅具有部分作用，而它们联合使用可使患有 PACM 动物的左心室功能完全恢复。

上述结果引出问题，即妊娠期哪种激素在 PGC-1 模型中能抑制 VEGF 途径并引发 DCM。在有胎盘哺乳动物的妊娠晚期，胎盘向母体循环中分泌了大量的激素，包括 VEGF 受体 -1 的可溶性变体，可溶性 Fms 样酪氨酸激酶 -1（ sFlt1 ）。妊娠后期，sFlt1 可以中和母体循环中大部分游离的 VEGF [48]。心脏和其他器官可以通过局部分泌 VEGF 来抵御这种侵害，但是在 PGC-1α 敲除的 DCM 模型中，这种作用下降。即使在未妊娠的情况下，对未产仔甚至非妊娠状态的 PGC-1α 动物注射 sFlt1 也足以引起心肌病，这表明 sFlt1 是这些动物发生妊娠相关心肌病的重要组成部分。因此，sFlt1 和催乳素都是妊娠晚期的潜在血管毒素，可在致敏宿主中诱发 PPCM。

在子痫前期和双胎妊娠中，胎盘分泌的 sFlt1 显著增加 [48, 49]。因此，在这些情况下，孕妇心脏暴露于更高水平的 sFlt1，这可能解释了先兆子痫、双胎妊娠和 PPCM 之间较强的流行病学关联。在 IPAC 研究中，较高的 sFlt1 水平与更严重的症状和主要的临床不良事件相关 [50]。关于 sFlt1 脱除临床应用性的研究仍在进行，但一项针对先兆子痫患者使用体外脱除 sFlt1 技术的非随机开放性的初步研究结果令人满意，在一篇的病例报道中，通过双心室机械循环支持（MCS）系统对进展期 PPCM 患者进行血浆置换，该技术显示出了良好的应用前景 [51, 52]。Goland 等 [53] 在其最新的研究中提出，较高浓度的 sFlt1，伴随循环内皮祖细胞水平下降和不合理的 VEGF 水平降低，可能提示血管生成机制的失衡，甚至在恢复期持续存在，可能因此易患 PPCM。

总之，这些数据表明，妊娠后期胎盘分泌的 sFlt1 对心脏产生了毒性攻击，并且在缺乏适当防御的情况下，可以导致 PPCM 的发展。这些发现与 STAT3 模型一起，有力支持

了 PPCM 是一种由围产期激素环境触发的血管性疾病的概念（图 10-3）。这一观点可以解释公认的流行病学结果，即 PPCM 与先兆子痫和多胎密切相关，两者均以 sFlt1 的高分泌为特征。此外，如果激素假说正确，它将为该疾病的诊断、预后和治疗提供契机 [26]。

四、相关因素

PPCM 与高龄产妇、妊娠相关性高血压、多胎妊娠、AA 病史和糖尿病之间具较强相关性 [54]。

（一）年龄

尽管报道显示，该病多发于 16—44 岁的女性，在美国 PPCM 的发病年龄为 27—33 岁 [7, 20-23]，超过 50% 的患者年龄 > 30 岁 [7, 24, 25]。美国最新的研究（IPAC）显示，100 名 PPCM 患者的平均年龄为 30 岁 [55]，在全球 PPCM 登记册中来自 43 个不同国家的前 411 名患者中，平均年龄为 31 岁 [1]。此外，Harper 等发现 [28]，年龄 ≥ 35 岁女性 PPCM 的发病率是 ≤ 30 岁女性的 4 倍，而 Kolte 等 [25] 的研究认为，与 20 岁以下的女性相比，40 岁以上的女性 PPCM 的发病率要高 10 倍。

（二）种族

在美国，有报道显示 PPCM 影响多个种族的女性，包括非西班牙裔白人、非裔美国人、西班牙裔和亚裔。然而，该病的发病率在 AA 患者中明显更高。Gentry 等 [27] 在乔治亚州的一项单中心病例对照研究中发现，黑种人女性 PPCM 的发病率比白人女性高 16 倍。Harper 等 [28] 的研究结果表明黑人女性 PPCM 的发病率高出 4 倍（1 : 1087 和 1 : 4266）并且具有高的 5 年死亡率（24% vs. 6%）。此外，Goland

等 [29] 通过对罹患 PPCM 的 52 位 AA 与 104 位白人女性进行比较，结果显示非洲裔患者通常更年轻、高血压患病率更高、发病的时间更晚，LVEF 的恢复率较低且预后较差。这些发现后来被其他研究小组证实（见 PPCM 预后的种族和地理差异）。

（三）高血压和子痫前期

在美国，有 15%～68%（平均 23%）的高血压孕妇，包括慢性高血压、妊娠期高血压或子痫前期，与 PPCM 密切相关 [3, 7, 20-22, 56, 57]，在产前和产后的女性中诊断的发病率相似 [7]。明显高于所有孕妇中报道的 5%～8% 发病率 [58]。Bello 等 [59] 最近对包括近 1000 例 PPCM 的 22 项研究进行的 Meta 分析显示，先兆子痫的总体患病率为 22%，所有高血压性疾病的患病率更高（37%）。此外，最近一项对美国 6 个州出院记录进行的研究表明，在所有 PPCM 病例中，多达 29% 患有先兆子痫，47% 患有高血压。Kamiya 等 [9] 在日本进行了一项全国性调研。在 102 名患有 PPCM 的女性中，有 41% 患有高血压。日本的另一项研究表明，高血压的存在与住院时间缩短和左心室改善独立相关。在世界范围的登记中也报道了类似的发现，其中高血压的发生率为 30%，子痫前期为 23% [1]。此外，最近在加利福尼亚州进行的一项关于子痫女性临床发病率的大规模人群研究表明，与不合并先兆子痫或子痫的女性相比，子痫女性患 PPCM 的风险增加了 12 倍 [60]。综上所述，这些研究表明子痫前期与 PPCM 之间存在明显的相关性，这也验证了先前描述的病理生理机制。

子痫前期和 PPCM 患者的心力衰竭症状通常归因于患者同时存在这两种病理情况所致 PPCM 诊断和治疗的延迟。值得注意的是，尽管最近利用斑点追踪、应变成像技术发现子痫前期的女性存在亚临床左心室收缩功能障碍 [61]，但这种短暂的收缩功能障碍与 PPCM 女性出现的 LVEF 显著降低和 HF 症状的发生并无关联。由于高血压加重所致的舒张功能障碍才是根本原因 [62-64]。许多研究报道表明高血压孕妇的左心室收缩期可以保持正常 [65-68]。Ntusi 等 [69] 对南非的一个转诊中心诊断为妊娠相关性 HF 病例的 83 名女性进行了研究。其中，30 名女性患有 PPCM，53 名患有高血压。高血压相关的 HF 通常在分娩前发生，常存在心肌肥厚但 LVEF 正常，预后较好。基于这些理由，与左心室收缩功能明显下降相关的子痫前期，提示 PPCM 存在的可能。因此，所有伴有 HF 的妊娠相关性高血压患者均应接受超声心动图评估 LV 功能 [70]。由于子痫前期患者的脑钠肽（BNP）水平仅轻度升高 [71-73]，该指标可用于存在可疑 HF 子痫前期患者 PPCM 的早期诊断。

（四）多胎妊娠

在美国，多胎妊娠 PPCM 发病率是 7%～14.5% [3, 21, 56, 57, 70, 74]，而总人群的发病率只有 3.3% [75, 76]。最近，Bello 等 [59] 对 16 项研究进行 Meta 分析后发现，双胎妊娠 PPCM 的平均发病率为 9%，而总的平均发病率为 3% [73]。关于三胞胎妊娠的 PPCM 也有病例报道 [21]。这些研究均证实了多胎妊娠与 PPCM 的发展具有很强的相关性。

（五）产次

尽管美国的大多数研究表明，超过 50% 的 PPCM 患者发生在其初次或第 2 次妊娠期间 [7, 21, 56, 57]，但传统观点仍认为多产是 PPCM 的危险因素 [30]。最近 Sliwa 等 [1] 对全球注册的 PPCM 数据进行了汇总分析，尽管来自世界各地患者的社会统计学参数和种族背景存在显著差异，但 PPCM 受试者的基线特征相似，包括平均产次为 3.6 ± 1.9。

（六）糖尿病（DM）

一项基于加拿大 Alberta 省人群的大型研究报道了 194 例 PPCM 病例（1/2418 出生事件），除了先前描述的相关情况，如高龄、多胎妊娠和妊娠相关的高血压性疾病（PPCM 组 29.9%，非 PPCM 组 5.9%，$P < 0.01$），研究首次发现 DM 是 PPCM 的潜在危险因素(PPCM 组 3.6%，非 PPCM 组 0.9%，$P < 0.01$)[54]。但 PPCM 和 DM 之间的关联需要进一步研究。

五、围产期心肌病的遗传学

PPCM 被归为 DCM 的非遗传类型[77]。然而，许多研究报道了该病的家族聚集性[78-82]。此外，在德国登记的一项队列研究中，有 15% 的患者有家族性心肌病[10]。最近，两组研究人员评估了受 PPCM 和 DCM 共同影响患者的罕见谱系，并鉴定了编码肌原纤维蛋白的基因的变异体，包括 TTN，一种编码肌节蛋白的基因[8, 77]。最近，Morales 等[8] 对大型 DCM 数据库进行了系统检索，以查询与妊娠和围产期相关的病例。在来自 520 个家庭的罹患非缺血性 DCM 的 4110 名女性中，他们确定了 45 例 PPCM / PACM 患者。对 19 位患者进行了与 DCM 相关基因的测序，其中 6 人存在基因突变。van Spaendonck–Zwarts 等[77] 的研究进一步支持了这一结果。在欧洲 90 个患有 DCM 的家族中，有 6% 的人发现了 PPCM。对 3 名患有持续性左心室功能不全的 PPCM 患者的一级亲属进行筛查发现，在这 3 个家族中均存在此前未被诊断出的 DCM。此外，遗传分析显示，在一个具有 PPCM 成员的 DCM 家族中，编码心肌肌钙蛋白 C（TNNC1）的基因发生了突变。

最近，同一研究小组收集了来自不同国家的 18 个有 PPCM 和 DCM 患者的家庭，并应用了下一代测序（NGS）技术对 48 种已知与遗传性心肌病有关的基因突变进行检测。他们在 4 个家族（22%）中鉴定出 4 个致病性突变，并在另 6 个家族中发现 6 个未知临床意义但可能具有致病性的突变（33%）。研究人员得出结论，在 PPCM 和 DCM 家族中，心肌病相关基因的潜在致病性突变很常见，这支持了 PPCM 可能是家族性 DCM 一部分的观点[83]。最近，一项对 172 名未经家族史或其他遗传起源指标预先选择的 PPCM 患者进行的基因研究显示，TTN 剪切变异体是 PPCM 和 DCM 中最普遍的遗传易感因素[84]。该研究在患有 PPCM 的女性中，鉴定出 8 个基因中的 26 个罕见的剪切变异体。剪切变异体的发生率（15% vs. 4.7%）明显高于参考人群，但与 DCM 组患者发病率相似（15% vs. 17%，$P=0.81$）。已确定的剪切变异体 2/3 位于 TTN 中，而几乎所有 TTN 变体都位于肌巨蛋白 A 带。此外，在 83 例具有典型临床特征的 PPCM 亚组人群中，TTN 剪切变异体的存在与一年随访时 EF 降低显著相关（$P=0.005$）。这些结果说明，PPCM 常有遗传倾向，并且 PPCM 与家族性和散发性 DCM 具有相同的遗传起源。

六、临床表现

如前所述，绝大多数的 PPCM 女性在产后最初几周被确诊。然而，一部分患者出现在妊娠中、晚期或分娩 1 个月以后[3, 7, 31]。正常妊娠的许多体征和症状与 HF 相似。基于 PPCM 发病率低和对该病认识的不足，PPCM 常常被漏诊或误诊，进而导致灾难性并发症的发生[85, 86]。大多数患者表现出 HF 典型的症状和体征，包括呼吸困难和端坐呼吸[21, 87]。此外，咳嗽、胸痛和腹痛等症状较为常见，这加大了初步临床评估的困难性[87]。体格检查通常可发现心动过速和呼吸急促，血压可能升高或下降，且患者由于呼吸急促而无法平卧。通常会有颈静脉压力增高，心尖搏动移位，右心室区隆起，二尖瓣和三尖瓣关闭不全的杂音、第三心音、肺部啰音和外周性水肿。最近一项研究对 78 位患有 PPCM 的非洲女性进行了 12 导联心电图（ECG）检查，结果显示，90% 的女性存在窦性心动过速（平均心率 100±21 次/min）。在 49% 的病例中发现了严重的心电图异常，最常见的包括 T 波改变（59%）、P 波异常（29%）和 QRS 轴偏移（25%）。在 12% 的患者中发现束支传导阻滞（BBB）（大多数为左 BBB）。44名患者在 6 个月后复查心电图时发现心率下降（平均 27 次/min），25% 的患者心电图恢复正常而 75%LV 功能恢复正常[88]。在 IPAC 研究中，对 88 位女性确诊时的心电图进行分析后的结果显示，存在窦性心动过速的患者占 44%，窦性心动过缓占 6%，QRS 轴正常为 84%，左心房扩大为 17%，左心室肥大为 9%，ST 段压低或抬高为 24%，T 波变平为 70%，T 波倒置为 64%。传导异常中不完全性右 BBB 占 5%，完全性右 BBB 和左 BBB 占 1%[89]。胸部 X 线通常显示心脏扩大和肺静脉淤血或肺水肿，伴或不伴胸腔积液[20, 90]。超声心动图显示不同程度的左心室扩张，伴有中重度的收缩功能下降，左心室收缩功能重度下降者可见左心尖附壁血栓。值得注意的是，PPCM 的发生可以伴或不伴 LV 增大。右心室和双房扩张、二尖瓣和三尖瓣中重度反流较为常见，可伴有肺动脉压升高和轻度肺动脉反流[5, 7, 20, 21, 90]。心脏 MRI在少数患者的心功能评估和附壁血栓或心肌纤维化的检测中有所应用[80, 91-94]。尽管在妊娠期间使用 MRI 也许是安全的[95, 96]，但静脉注射的造影剂能够通过胎盘，2007 年美国放射学会建议在妊娠期间使用安全的 MRI 检查方法，且仅在绝对必要时才使用[96]。在接受 MRI 研究的 8 名 PPCM 患者中，没有 1 例表现出异常心肌的晚期增强，LV 功能未恢复正常的 4 名患者与恢复正常的相比，其 MRI 模式没有差异[97]。最近，许多研究关注患有 PPCM 的女性的 LGE[36-38]。在一项对 40 例患者进行 LGE检测的前瞻性 IPAC 研究中，仅观察到 2 名在基线水平，3 名在 6 个月时出现了 LGE。

脑钠肽

健康女性在妊娠期间或产后 BNP 的水平无明显变化，子痫前期可能轻度升高[71, 73, 98, 99]。BNP 的水平在 PPCM 早期可明显升高，对其监测可能有助于 PPCM 的早期诊断[100]。

七、预后

（一）左心室功能恢复

在近期报道中，左心室功能恢复比率有所不同（表 10-1）。最近一项汇集大约 300 名美国患者的研究数据显示，45%～78% 的患者 6个月时左心室功能可以恢复（LVEF ≥ 50%），平均恢复率为 54%[31, 56, 57, 86]。Elkayam 等[7] 对40 名患者进行了为期 30±29 个月的纵向随访，结果表明，心功能的改善通常发生在诊断后的前 6 个月内。Amos 等[56] 发现 55 名 PPCM 女性中有 45% 的 LV 恢复，大多数发生在前 2 个月内，并在 1 年中持续改善。最近，来自犹他州 PPCM 注册登记的初步调查报道显示，58例患者中有 62% 的左心室功能恢复，平均时间为 9 个月[110]。在最近的一项大型回顾性研究中，包括来自 South California、Louisiana 和基于网络注册的 187 例患者，确诊后 6 个月左心室功能恢复（LVEF ≥ 50%）的患者有 115 例

表 10-1　PPCM 患者左心室功能恢复率

参考文献	年份	国家	病例数	恢复率（%）	平均随访时间（月）	研究设计
Amos 等[56]	2006	美国	55	45	41	单中心回顾性
Hu 等[101]	2007	中国	106	52	6	多中心前瞻性
Modi 等[102]	2009	美国	44	35	24	回顾性
Goland 等[70]	2011	美国	187	61	6	回顾性，全国性
Kamiya 等[9]	2011	日本	102	63	9.6 ± 6.5	回顾性，全国性调查
Safirstein 等[57]	2012	美国	55	78	无数据	网络调查
Biteker 等[103]	2012	耳其	42	30	19.3	前瞻性研究
Haghikia 等[10]	2013	德国	96	47	6 ± 3	前瞻性登记
Blauwet 等[104]	2013	南非	141	21	6	前瞻性
Laghari 等[105]	2013	巴基斯坦	45	71	6	回顾性
Pillarisetti 等[106]	2014	美国	100	23	33	回顾性
McNamara 等[55]	2015	美国	96	72	12	前瞻性
Cuenza 等[107]	2016	菲律宾	38	39	6	回顾性
Ersboll 等[108]	2017	丹麦	61	67	3～12	回顾性
Hilfiker-Kleiner 等[109]	2017	德国	63	60	6	前瞻性

（61%）[76]。相反，Modi 等[102] 的研究结果显示，40 名 PPCM 贫困患者中只有 35% 恢复了 LV 功能，中位恢复时间 54 个月。由于该组中有 87.5% 的患者是 AA，因此研究人员认为人种和种族可能与不良预后相关。Goland 等最近的研究分析支持了这一假设。与 104 名白种人相比，非裔患者 LV 恢复率明显降低，只有 52 例恢复正常（40% vs. 61%，$P=0.02$）[70]。最新的 IPAC 前瞻性研究从全美多个中心招募了 100 名女性，并对其临床病程进行了 12 个月的仔细评估，包括在中央实验室进行反复的超声心动图检查。这项包括 30% 非裔女性的研究支持了以往回顾性研究的结果，发现 71% 的女性恢复后 LVEF ≥ 50%，只有 13% 的女性发生重大不良事件或持续性心肌病 LVEF < 35%[55]

（图 10-4）。与美国前期研究结果类似[7, 56]，在 6 个月时 LVEF 几乎全部恢复正常，此后变化不大。AA 女性的 LVEF 较低（31% vs. 36%，$P=0.008$），在 1 年随访时，LVEF 的平均值较低（47% vs. 56%，$P=0.003$），恢复率也较低（定义为 LVEF ≥ 50%：59% vs. 77%，$P=0.03$）。

总之，美国的公开数据表明，超过 50% 的 PPCM 女性的 LV 功能可以恢复正常，多数发生在诊断后的 2～6 个月内。然而，某些患者仍然存在后期恢复的可能性。与白种人相比，AA 患者的 LV 恢复率显著降低。其他国家关于 LV 恢复率的报道有所不同。Haghikia 等[10] 对在德国前瞻性 PPCM 国家注册系统中登记的 115 位患者分析的结果显示，在 6 个月内 LV 恢复率为 47%。最近发表的一篇来自中国的回顾性报道显示[111]，在 71 位 PPCM 受试者中，56% 在 12 个月时完全康复。在一项对巴基斯坦 45 名 PPCM 患者的单中心研究发现，有 71% 的患者在 6 个月内恢复了左心室功能。相反，对南非 176 例患者的一项大型研究中，只有 21% 的幸存者 LVEF 完全恢复（恢复定义为 LVEF ≥ 55%）[104]。同样，土耳其（6 个月 35%）[103] 和海地（28%）研究中的 LVEF 恢复率也较低[112]。

（二）左心室功能恢复的预测因子

事实证明，诊断时的许多因素都与较高的痊愈可能性相关，包括 LV 舒张期内径（< 5.5~6.0cm）和收缩功能（LVEF 30%~35%，而缩短分数 ≥ 20%）[5, 21, 57, 90]。不伴有肌钙蛋白升高[101]、血浆 BNP 降低[100]、无左心室血栓[56]、母乳喂养[57]、分娩后诊断[57]，以及非 AA 种族[86]。在 IPAC 的研究中，发病时 LVEF < 30% 的 27 名女性中，只有 1/3 在 1 年后 LVEF 恢复至大于 50%（图 10-4）。没

有女性出现心脏扩张的迹象（LV 舒张末期直径 > 6.0cm）。在 LVEF > 30% 的 65 名女性中，有近 90% 的患者没有恢复的迹象（图 10-5）[55]。同样地，一项在德国的队列研究结果显示，康复者 LVEF 的平均水平显著高于未康复者（28% vs. 17%，$P < 0.0001$）[10]。最近，Goland 等[70] 对 187 例 PPCM 患者进行多元分析，他们发现 LVEF > 30% 和舒张末期 LV 内径 < 55mm 与 LV 恢复显著相关，这表明初始心肌损害程度与恢复之间存在相关性。然而，37% 基线 LVEFs < 20% 的患者和 51%LVEFs < 30% 的患者左心室功能可以完全恢复，这说明这些参数预测个体患者 LV 恢复的敏感性有限（图 10-6）。因此，不应将 LV 功能的基线参数作为尽早使用植入设备或心脏移植的适应证。与上述研究相反，南非 Soweto 的一项大样本研究显示，发病时的 LVEF 不能预测患者的预后[104]。最后，对 172 名 PPCM 女性进行的基因测序结果表明，在 1 年随访时，TTN 剪切变异体的存在与低 EF 显著相关[113]。

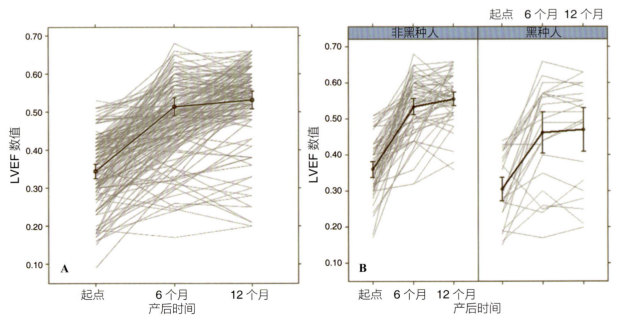

▲ 图 10-4　A. 总体队列，整个队列研究起点，产后 6 个月和 12 个月时的 LVEF；B. 种族。PPCM 的黑种人女性 LVEF 明显较差，起始（*P*=0.009）、产后 6 个月（*P*=0.006）和产后 12 个月（*P*=0.001）
LVEF. 左心室射血分数；PPCM. 产后心肌病（经 McNamara 等 2015[55] 许可转载）

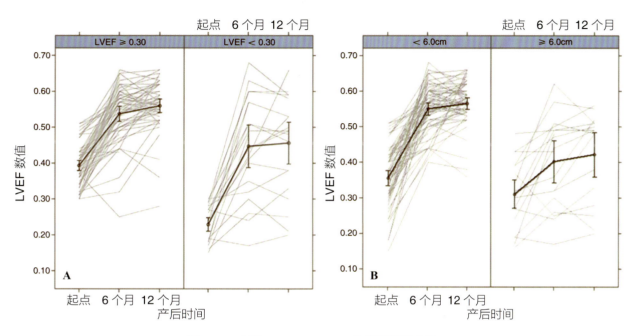

▲ 图 10-5　初始 LVEF、LVEDD 和随时间变化的 LVEF

A. 初始 LVEF ＜ 0.30 或≥ 0.30，在研究开始时有严重左心室功能障碍的女性，在产后 6 个月（ P ＜ 0.001）和 12 个月
（ P ＜ 0.001）时，LV 功能障碍持续存在；B. 初始 LVEDD ＜ 6.0 或≥ 6.0cm。左心室重塑明显（LVEDD ≥ 6.0cm）的女性
研究起点的 LVEF 较低（ P =0.04），并且在产后 6 个月（ P ＜ 0.001）和 12 个月（ P ＜ 0.001）时更难恢复
LV. 左心室；LVEDD. 左心室舒张末期内径（经 McNamara 等 2015[55] 许可转载）

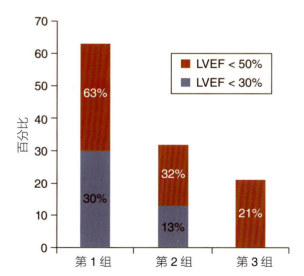

▲ 图 10-6　根据基线水平，不同组 6 个月后左心室
射血分数（LVEF）未达到 50% 和 30% 的情况，第
一组为 10%～19%；第二组为 20%～29%；第三组为
30%～45%

经 Goland 等 2011[70] 许可转载

（三）关于 PPCM 中 LV 恢复的争论

心力衰竭的标准治疗和 LV 恢复之间的关系尚不清楚。在对心力衰竭进行目前的标准疗法之前，早期研究的恢复率[3, 114]与近期研究的报道相似，早期恢复通常发生在达到标准 HF 药物最佳治疗剂量之前[56]。此外，类似于非缺血性 DCM[115]，初期报道显示，与 LV 未恢复的 PPCM 患者相比，在恢复患者中使用 β 受体拮抗药并未产生显著性差异[116, 117]。以下各节将详细讨论关于溴隐亭疗法如何提高 LV 恢复率，以及其潜在益处的研究。

关于子痫前期或妊娠高血压的治疗在 LV 恢复中作用的报道并不一致。在德国的一项队列研究中，Haghikia 等[10]发现，LVEF 恢复的女性中有 49% 患有高血压，而 LVEF 未改善的女性只有 7%（ P =0.009）。同样，来自 Soweto 的 Blauwet 等[104]的研究显示，血压每增加

1mmHg LV 恢复不良风险为之前的 0.97 倍（P=0.02）。日本一项全国性研究结果显示，在 7 个月随访中，高血压与住院时间缩短和 LVEF 改善独立相关（59% vs. 51%，$P < 0.05$）[9]。相反，在 IPAC 研究中，子痫前期或高血压与预后的改善并不相关[55]，此外，最近对 39 位 PPCM 女性（44% 合并子痫前期）进行的一项小型回顾性研究发现[118]，相对于正常孕妇，子痫前期女性的 LV 恢复率明显降低（25% vs. 80%，P=0.014）。

（四）康复后亚临床左心室功能不全的证据

二维斑点追踪成像技术的应用为心肌应变的定量研究提供了心肌纵向和圆周方向功能和旋转性能的数据[119]。据报道这些变形参数是 LV 功能细微变化的敏感指标。Goland 等[53] 的最新研究发现，与对照组相比，29 名 PPCM 出现至少 12 个月且 LVEF ≥ 50% 女性的 LV 整体纵向和心尖周向二维应变明显受损（图 10-7）。这些发现支持了早期对 LV 功能恢复后的 PPCM 患者的超声心动图研究的结果，该研究显示多巴酚丁胺负荷后收缩储备降低，同时说明即使在 LVEF 恢复正常后，具有 PPCM 病史的女性仍存在持续的亚临床功能障碍[120]。

八、并发症

PPCM 可伴有重要而持久的并发症，包括严重的心力衰竭、心源性休克，继发于心力衰竭或心律失常的呼吸心搏骤停，血栓栓塞性并发症和死亡。Goland 等[86] 对 182 名 PPCM 患者进行调查发现，25% 患者出现了主要不良事件（MAE），其中 80% 发生在诊断后的前 6 月内，1/3 的幸存者存在继发于心肺骤停或脑血

管事件的神经损伤后遗症。并发症的预测因素是 LVEF < 25%，非白种人背景和诊断延迟（图 10-8）。在对 2004—2011 年全美住院患者数据库的一项大型调查中，Kolte 等[25] 报道了 14% 的院内 MAE（定义为院内死亡率、心搏骤停、心脏移植、MCS、急性肺水肿、血栓栓塞和植入心脏复律除颤器或永久起搏器）。在最近发表的前瞻性 IPAC 研究中，对有适应证的 100 位 PPCM 女性患者进行了随访[55]。到 1 年时，有 13% 的女性经历了重大事件，包括死亡、移植或左心室辅助装置（LVAD）植入或持续严重的 LV 功能障碍（LVEF < 35%）。绝大多数 MAE（死亡、移植或 LVAD 植入）发生在发病时 LVEF < 30% 的患者中（图 10-9），这证实了发病时存在严重收缩功能障碍的女性预后最差。在此期间，6 名女性发生了 9 项主要不良事件，即 4 例死亡，4 例 LVAD 植入和 1 例心脏移植，另外 3 名女性因心脏并发症入院。无事件生存率（无 LVAD 植入和心脏移植）为 93%，对于 AA 和非 AA 患者，无事件生存率相似。与 LVEF ≥ 30% 的女性相比，LVEF < 30% 女性的无事件生存期明显下降（分别为 82% 和 99%，P=0.004）。

九、PPCM 预后种族和地域差异

（一）美国的种族差异

Goland 等[29] 回顾性分析了 52 例黑种人和 104 例白种人 PPCM 患者的结局，他们发现尽管起始 LVEF 相似（图 10-10），AA 患者的预后较差，包括 LV 恢复率较低（40% vs. 61%，P=0.02）和死亡率或心脏移植率较高（P=0.03）。在 IPAC 研究中，LVEF 较低的黑种人患者（31% vs. 36%，P=0.008），在 1 年的随访时平均

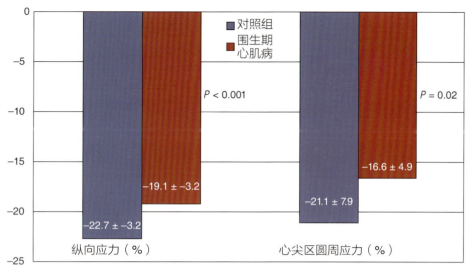

▲ 图 10-7　围产期心肌病（PPCM）患者和对照组之间二维应变值的比较

经授权改编自 Goland 等 2016 [53]

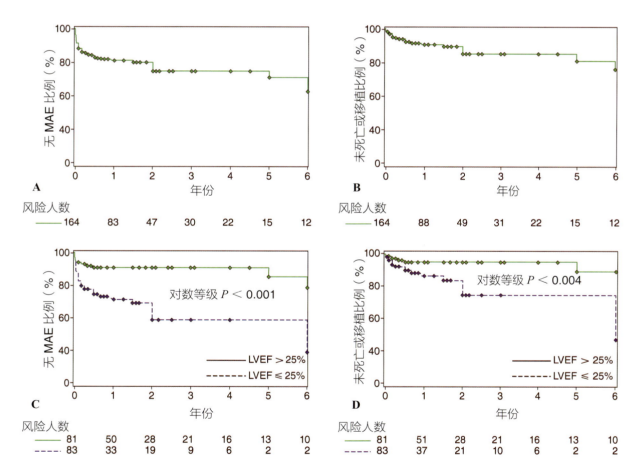

▲ 图 10-8　A. Kaplan–Meier 生存曲线表明无主要不良事件（MAE）的患者比例。图表下方的数字代表有事件发生风险的人数；B. Kaplan–Meier 生存曲线表明无死亡或心脏移植的患者比例。图表下方的数字代表有事件发生风险的人数；C. Kaplan–Meier 生存曲线表明左心室射血分数（LVEF）≤ 25% 和 > 25% 的无主要不良事件（MAE）患者比例的比较，p 值用于两组之间的比较；D. Kaplan–Meier 生存曲线表明左心室射血分数（LVEF）≤ 25% 和 > 25% 的无死亡或心脏移植患者的比例，p 值用于两组之间的比较

经 Goland 等 2009 [86] 许可转载

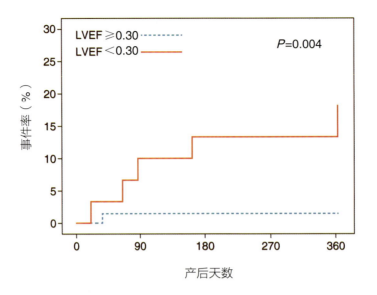

▲ 图 10-9　基线 LVEF 的事件发生率

产后第 1 年死亡或接受 LVAD 植入的女性百分比。蓝色虚线代表初始 LVEF ≥ 0.30 的女性；红色实线代表初始 LVEF ＜ 0.30 的女性。LVEF ＜ 0.30 的女性中，事件发生率显著增高，P=0.004
LVAD. 左心室辅助装置；LVEF. 左心室射血分数（经 McNamara 等 2015 [55] 许可转载）

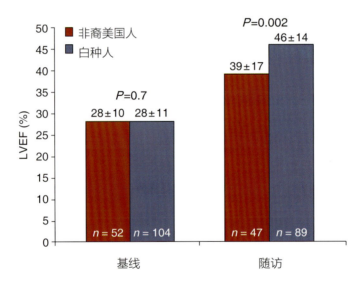

▲ 图 10-10　患有围产期心肌病的非裔美国人和白种人在诊断和随访时左心室射血分数（LVEF）的比较

经 Goland 等 2013 [29] 许可转载

LVEF 较低（47% vs. 56%，P=0.003），并且恢复率较低（定义为 LVEF ＞ 50%，59% vs. 77%，P=0.03）（图 10-4）。同样，Harper 等 [28] 通过 7 年的跟踪随访报道，黑种人患者的死亡率为 24%，而白种人患者为 6%。相反地，与非西班牙裔白种人相比，美国患有 PPCM 的西班牙裔女性在预后方面没有差异 [121]。最近，

Irizarry 等 [11] 对来自费城的 220 位 PPCM 患者进行了一项回顾性研究，其中 121 位为 AAs，该研究与 Goland 等之前发表的结果相似 [29]，该研究中的 AA 女性年龄较小，妊娠相关高血压的发病率较高，其中大多数是在分娩后和产后晚期出现，并且可能出现 LVEF ＜ 30%。非洲裔美国女性在初步诊断后也更有可能恶化，

她们无法康复的可能性是正常人的 2 倍，即使她们确实康复了，在接受同样充分的治疗情况下，她们的康复至少要用 2 倍的时间。潜在的遗传差异和社会经济资源的差异可能是造成非洲裔 PPCM 女性与非 AA 女性预后差异的重要原因，我们有必要进行进一步的深入研究。

（二）国家和地区差异

在世界不同地区，与 PPCM 相关的死亡率差异很大。与美国白种人女性相比，来自德国和日本的研究显示，PPCM 女性死亡率为 0%～4%，LV 的恢复率为 60%[9, 10, 109]。最近，巴基斯坦的一项单中心研究报道 PPCM 死亡率为 0%，左心室恢复率达 71%[105]。相反，从某些地理区域（如土耳其和非洲）报道的结果却很差。据报道，来自土耳其伊斯坦布尔两所医院的一组 PPCM 患者在 6 个月时死亡率高达 24%，左心室恢复率只有 30%[103]。来自南非的两项研究报道类似，死亡率高达 13%～17%，而幸存者中只有 21% 的患者恢复了 LV 功能[104, 122]。最近发表的一份针对非洲 96 名 PPCM 女性疾病转归的研究报道显示，该病 6 个月的死亡率为 22%[123]。

总之，患有 PPCM 的女性在发病率、起病时间、疾病严重程度、恢复率和恢复时间，以及死亡率方面存在极大的种族和地理差异。这些差异强烈表明，不能将 PPCM 视为"一种疾病"，临床医生在治疗具有该疾病状态的女性时需要考虑到特定的群体差异，研究者针对这种情况设计的临床试验和社会的指导方针都需要考虑这些因素。需要更多的研究来确定 PPCM 的不同地理和种族特征的社会经济和遗传原因，以及需要更多针对该疾病的人群特异性治疗。

（三）持久性左心室辅助装置

最近，两项研究解决了 PPCM 患者的循环支持设备和心脏移植的问题。INTERMACS 最新的研究报道了 2006—2012 年接受持久性机械辅助循环支持的 99 例 PPCM 患者的预后。与非 PPCM 心肌病患者相比，由于年龄较小且并发症较少，PPCM 女性的生存期更好，两年生存率为 83%。在 36 个月时，PPCM 女性的心室功能少有恢复，恢复率为 6%（而非 PPCM 女性为 2%），并且几乎 50% 的 PPCM 女性（48%）接受了心脏移植[124]。与因其他适应证接受心脏移植的女性相比，PPCM 的移植受者，移植失败和死亡率均较低，可能在一定程度上与患者年龄较小、同种异体致敏性较高、移植前脱敏度更高和排斥反应增加相关[125]。

（四）死亡率或心脏移植

在美国和许多其他国家，由于种族和地域差异，PPCM 的死亡率存在巨大的差异（表 10-2 和表 10-3）。据报道，美国 PPCM 的死亡率为 0%～19%，而心脏移植的比率为 6%～11%（表 10-2）[21-23, 56, 86, 90, 102, 133]。在 IPAC 研究中，有 4 名患者（4%）在 1 年的随访过程中死亡。最近两项对美国国家住院病例数据库分析研究显示，PPCM 患者住院死亡率为 1.3%。没有关于出院后的预后信息[25, 121]。Harper 等[28] 在北卡罗来纳州一项人群研究中报道，PPCM 的 7 年死亡率为 16%。Goland 等[86] 报道的死亡率为 7%，平均随访 19 个月，而非白种人女性的死亡率或心脏移植率明显更高。在美国，两年死亡率低至 0%～9%，但在 Louisiana（16%）的死亡率较高，因为那里绝大多数是非裔美国人[7, 126]。非洲和海地的黑种人群体两年死亡率相对较高（分别为 28% 和 15%）[17, 128]。

表 10-2 美国 PPCM 患者的死亡率

参考文献	年份	患者例数	研究类型	平均随访时间（月）	非裔美国人（%）	死亡（%）
Goland 等 [86]	2009	182	多中心回顾性	19	29	7
Modi 等 [102]	2009	44	单中心回顾性	24	89	16
Gunderson 等 [24]	2011	110	回顾性群体性	36	29	2
Cooper 等 [126]	2012	39	多中心前瞻性	25	39	0
Harper 等 [28]	2012	85	回顾性流行病学	7 年	59	16.5
Pillarisetti 等 [106]	2014	100	双中心回顾性	33	55	11
Briasoulis 等 [127]	2015	47	单中心回顾性	12	96	11
McNamara 等 [55]	2015	100	多中心前瞻性	12	30	4

表 10-3 在美国以外的其他国家 PPCM 患者的死亡率

参考文献	年份	患者例数	研究类型
Kamiya 等 [9]	2011	102	全国性调查
Sliwa 等 [128]	2011	80	单中心前瞻性
Haghikia 等 [10]	2013	115	前瞻性注册研究
Blauwet 等 [104]	2013	176	单中心前瞻性
Ntusi 等 [69]	2015	30	单中心前瞻性
Libhaber 等 [129]	2015	206	双中心前瞻性
Li 等 [111]	2016	71	单中心回顾性
Akil 等 [130]	2016	58	三中心回顾性
Cuenza 等 [107]	2016	39	单中心回顾性
Lu 等 [131]	2017	391	群体性研究
Hilfiker-Kleiner 等 [132]	2017	63	前瞻性

少数研究关注 2~5 年的死亡率，美国和法国的死亡率为 0%~6%[22, 91, 97, 133]，中国、土耳其和南非的死亡率为 15%~30%[103, 111, 130]。据报道，在美国 5~9 年的死亡率高达 7%~16%[28, 106, 133]，在德国，5.8 年内没有死亡病例[134]，而印度的死亡率一直较高（23%）[135]，尼日利亚的一项前瞻性研究[76] 报道了类似结果，其 10 年死亡率为 26%。

（五）死亡时间和方式

Goland 等 [86] 提供了 13 例患者死亡的详细信息，其中大多数在分娩当日至产后 8 年期间发生突然死亡（38%）或进行性心力衰竭（45%）。Whitehead 等 [136] 报道了 1991—1997 年间因 PPCM 死亡的 17 个病例。死亡率随着产妇年龄的增长而增加，活产分娩≥4 次的女性和黑种人女性的死亡率是白种人的 6.4 倍。18% 的死亡发生在确诊后的 1 周之内，87% 的死亡在确诊后的 6 个月内，死亡原因不是进行性心力衰竭就是心源性猝死所致。Goland 等发现，基线 LVEF ≤ 25%，AA 以及延迟诊断的 PPCM 女性死亡率更高[86]。

在 Yameogo 等[123] 报道的 22 个非洲的死亡病例中，有 6 例在诊断后 2 周内死亡，14 例在 3 个月内死亡，剩下 2 名在 6 个月内死亡。该报道没有提供关于死亡方式的信息。由于缺乏长期数据，PPCM 晚期死亡的风险因素尚未明确界定[137]。

（六）血栓栓塞

与其他病因的扩张型心肌病相比，PPCM 与血栓栓塞的发生率增加相关，有 10%～17% 的患者在初次超声心动图检查中发现存在左心室血栓[56, 126]。一些报道描述了严重的血栓栓塞事件，包括冠状动脉、肺动脉、外周动脉和脑动脉的栓塞[56, 76, 86, 90, 106, 126, 128, 130, 134, 135]。Laghari 等报道高达 9% 的女性发生血栓栓塞性中风[105]。Sliwa 等[1] 描述了超过 5% 的患者出现血栓栓塞并发症，而最近 Yaméogo 等发表的一篇文章[123]，报道 96 例非洲患者中有 13 例血栓形成，其中 12 例左心室血栓，包括 2 例双室血栓，1 例右房血栓。血栓栓塞的发生率增加可能是由多种原因造成的，包括妊娠的高凝状态[136]、心脏扩张和功能障碍、内皮损伤、静脉淤血，以及阴道助产和剖宫产术后长期卧床休息。

十、后续妊娠结局

具有 PPCM 病史的女性最常见的问题是后续妊娠（SSP）风险，这关系到女性是否再次妊娠的决定。最近一项对 PPCM 支持小组线上发布的所有帖子的回顾性研究发现，SSP 是许多女性认为最重要的问题[138]。Habli 等[139] 报道了 21 例平均 LVEF > 40% 有 SSP 的患者，其中 29% 患者 HF 恶化，而其余终止妊娠的 8 例患者均未出现恶化。两名初始 LVEF < 25%（未提供随访 LVEF）有 SSP 的患者，以及 8 例终止妊娠中的 5 例出现临床恶化，需要转诊接受心脏移植。

Modi 等[102] 描述了 44 位贫困的 PPCM 患者，其中 28% 有后续妊娠（未提供患者例数）但无孕产妇死亡。Elkayam 等[140] 报道了 44 名女性 60 次后续妊娠的结局，其中 28 例是在 LV 功能恢复后（第 1 组），16 例存在 LV 功能障碍（第 2 组）。后续妊娠女性 LVEF 均值，从（49 ± 12）% 降至（42 ± 13）%（P < 0.001），第 1 组和第 2 组分别从（56 ± 7）% 和（36 ± 9）% 降至（49 ± 10）% 和（32 ± 11）%。两组中分别有 21% 和 44% 的患者可观察到 LVEF 降低 > 20%，第 1 组女性的死亡率为 0%，而第 2 组死亡率为 19%（图 10-11）。如果排除了因流产而终止的妊娠，则母婴不良结局的风险更高，尤其对持续性左心室功能不全的女性。第 1 组的 1 名女性在其第 1 次 SSP 期间左心室功能未改变，而在第 2 次 SSP 期间从 55% 降至 40%。Fett 等[141] 对 61 例产后的 PPCM 患者进行了研究，大部分数据来自美国的一个互联网支持小组，他们发现 29% 的患者复发，而 LVEF < 55% 患者中的 PPCM 复发率更高（46%）（图 10-12）。LV 功能恢复的患者中有 9 例接受了超声心动图检查，表现出正常的收缩储备，这些患者未见复发。尽管有学者认为，左心室功能恢复的 PPCM 患者具有正常的收缩储备可以确保其在随后妊娠期间获得良好的预后[142]，但是这一观点尚未得到验证，因此不能应用于预测有 PPCM 病史女性后续妊娠的风险。Elkayam[143] 在最近的系统性综述中，总结

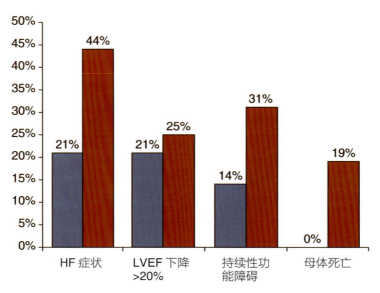

▲ 图 10-11　PPCM 女性妊娠相关母体并发症的发生率

蓝色柱是第 1 组，妊娠前左心室射血分数（LVEF）≥ 50% 的女性，红色柱为第 2 组，妊娠前 LVEF < 50% 的女性
HF. 心力衰竭（改编自 Elkayam et al. 2001 [140]）

了 191 例反复妊娠患者的数据，结果表明，再次妊娠前持续性左心室功能不全患者复发的风险远高于那些左心室功能正常的患者。前者有 48% 的患者出现左心室功能显著恶化（n=93），有 16% 死亡，而后者有 27% 的左心室功能恶化，没有死亡报道（表 10-4 和表 10-5）。因此，反复妊娠加重 PPCM 的风险很大。孕前 LVEF 是心脏功能恶化和复发的最佳预测指标。标准化的左心室功能通常与良好的预后相关，但不能保证 SSP 无并发症发生 [143, 146]。Hilfiker-Kleiner 等在德国和南非首次进行的一项前瞻性同期研究纳入了 34 名 SSP 的女性，2/3 的患者来自非洲，其余为白种人 [132]。这项研究结果表明，存在持续性 LV 功能障碍的 PPCM 女性 SSP 具有高风险，这支持了以往的研究发现。该组患者的死亡率高达 25%，其中 16 名患者在妊娠期间死亡，3 名患者在产后 6 个月的随访期间死亡。此外，与 LV 完全恢复后妊娠的患者相比，该组患者随访期间 LV 恢复率较低。该研究结果也支持了以前的报道，即使女性完全恢复了 LV 功能，SSP 也会导致 LV 功能降低。

这些患者的 LVEF 平均值在分娩后降低了 12%［从（58±5）% 降至（51±13）%］，而超过 40% 的病例 LV 功能未能完全恢复。与先前的研究一致，在 SSP 之前具有正常 LV 功能的女性中，LV 功能的降低与死亡率无关。这项研究还试图探讨溴隐亭对 SSP 女性 LV 功能恢复的影响，结论认为，在标准疗法中添加溴隐亭有可能改善预后。考虑到患者人数较少、研究人群的异质性，以及黑种人患者在目前发表的所有研究中显示出的不良预后，这一结论为时尚早，但整个溴隐亭组分娩后的平均 LVEF > 50%［溴隐亭组为（51±9）%，标准治疗组为（38±16）%］。这些局限性强调需要进行大规模、设计良好的研究来评估 SSP 后溴隐亭的疗效，然后才能推荐使用这些药物。

最近，Codsi 等发表了与 PPCM 女性 SSP 结局相关的文献 [144]。研究人员报道了 25 例有 PPCM 病史的患者（80% 白种人），除 1 名患者在 SSP 之前已恢复左心室功能（> 50%）。其中有 43 次 SSP，6 次流产，4 次终止妊娠和 33 次（77%）活产。PPCM 复发率为 27%，与

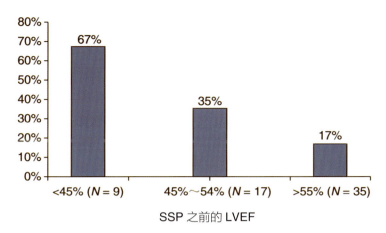

▲ 图 10-12　根据 SSP 前 LVEF 水平，61 例 SSP 围产期心肌病患者的复发率

改编自 Fett et al. 2010 [141]

表 10-4　后续妊娠前左心室功能正常的患者

无数据	年　份	妊娠例数	LV 功能恶化发生率	心力衰竭症状发生率	随访期间持续性LVEF 下降发生率	死亡率
Elkayam 等 [140]	2001	23	4（17%）	6（20%）	2（50%）	0（0%）
Habli 等 [139]	2008	21	无数据	6（28%）	无数据	0（0%）
Fett 等 [141]	2010	35	8（17%）	无数据	1（12%）	0（0%）
Hilfiker-Kleiner 等 [132]	2017	18	无数据	无数据	7（39%）	0（0%）
Codsi 等 [144]	2018	19	9（47%）	无数据	0（0%）	0（0%）
总计		116	21/77（27%）	12/44（27%）	10/76（13%）	0（0%）

表 10-5　后续妊娠前持续左心室功能不全的患者

参考文献	年　份	妊娠例数	LV 功能恶化发生率	心力衰竭症状发生率	随访期间持续性LVEF 下降发生率	死亡率
Elkayam 等 [140]	2001	12	4（33%）	6（50%）	5（42%）	3（25%）
Habli 等 [139]	2008	10	9（53%）	无数据	5（29%）	1（6%）
Hilfiker-Kleiner 等 [43]	2007	12	5（42%）	无数据	6（50%）	3（25%）
Fett 等 [141]	2010	26	10（46%）	无数据	5（80%）	1（0.4%）
Hilfiker-Kleiner 等 [132]	2017	16	无数据	无数据	11（39%）	4（25%）
Yameogo 等 [145]	2018	23	14（61%）	19（83%）	无数据	9（31%）
总计		115	50/99（65%）	33/51（65%）	28/76（39%）	23/115（20%）

之前的报道一致 [142, 143]。复发女性 EF 下降的中位数为 15%，LVEF 最低点为 43%，但是复发患者中无 1 例左心室 LVEF 下降至指数妊娠水平。在妊娠的最后 1 月中，有 44% 的患者被诊断复发，其余的患者在产后被诊断出复发（分娩后 1 周 3 例，产后 1 个月 1 例）。这些发现证实了 Sliwa 等 2004 年的报道。他们报道了 6 名既往有 PPCM 的女性 SSP 结局，其中 5 名女性的 EF 下降 > 10%。LVEF 在妊娠 8 个月时保持不变，而在产后 1 个月明显恶化。值得注意的是，Codsi 等报道了 60% 的孕妇合并妊娠相关性高血压疾病（妊娠高血压 12%、子痫前期 36%、子痫 12%），4 例（16%）早产患者，9 例因高血压疾病引产，14 例（56%）因产科原因接受剖宫产，没有与 PPCM 复发相关的死亡，但是 3 名患者不得不入住重症监护病房。所有复发患者的 LVEF 均恢复正常，中位恢复时间为 1 个月（范围 0~24 个月）。另一项研究描述了 29 名非洲女性的 SSP 结局，其中 2/3 存在持续性 LV 功能障碍。妊娠前的平均 LVEF 为（50±5）%，第 1 次 SSP 后降低至（38±5）%。患者的死亡率为 48%，包括 4 名流产的患者 [145]。

总之，具有 PPCM 病史女性的后续妊娠与复发和持续性心脏功能障碍甚至死亡的风险相关。SSP 之前存在持续性 LV 功能障碍患者的风险大幅增加。左心室功能恢复女性的预后明显较好，此类患者死亡率很低。但与此同时，有 20%~30% 的患者左心室功能明显下降，并可能在分娩后持续存在 [140, 143, 147]。美国最近的一项研究（包括大多数白种人患者）表明，在 SSP 期间复发的所有 LV 功能正常的患者均可完全康复 [144]。PPCM 复发通常在妊娠最后 1 个月或分娩后的第 1 个月确诊。心脏病专家和产科医生应告知患者 SSP 的风险，以及最安全、有效的避孕方法 [148]。

后续妊娠的管理

表 10-6 和表 10-7 列出了后续妊娠管理的主要问题。计划再次妊娠的患者，应在妊娠前或妊娠初期进行基础超声心动图检查，并确定血清 BNP 水平。对于使用 HF 药物的患者，一旦妊娠，应立即停用血管紧张素化换酶抑制药（ACEI），血管紧张素受体拮抗药（ARB）或沙库巴曲 / 缬沙坦（Entresto）。有症状或无症状的左心室收缩功能不全（EF < 40%）患者应从硝酸异山梨酯 / 肼屈嗪联合用药开始，起始剂量为 20mg/25mg，每日 3 次，如可耐受则增至 40mg/75mg 每日 3 次。如果使用螺内酯和伊伐布雷定，也应停用。由于妊娠处于高凝状态，患有严重左心室功能不全的患者，应在妊娠期间用低分子量肝素（LMWH）抗凝（依诺肝素 1mg/kg，每 12h 1 次），产后使用华法林 6~8 周，或者在孕早期使用 LMWH 序贯治疗，孕中、晚期使用华法林，在分娩前 2 周使用普通肝素为分娩做准备。由于没有关于卡维地洛或琥珀酸美托洛尔（Toprol XL）在妊娠期间安全性的信息，因此可以考虑使用酒石酸美托洛尔（每日 3 次）。PPCM 女性中，与 SSP 相关的复发时间与初次 PPCM 时间相似。Codsi 等发现，有 45% 的患者在妊娠最后 1 个月复发，其余患者都在产后发生，（3 名在产后第 1 周内，1 名在第 1 个月内）[144]。Sliwa 等的早期研究报道了 6 例 PPCM 后发生 SSP 的病例。所有患者在 SSP 发作时均为 NYHA 心功能Ⅰ级，并且在分娩前无症状 [149]。所有患者均在产后期间出现心力衰竭症状，并且有 2 名患者在分娩后的 8 周内死于重度心力衰竭，其余 4 名患者仍有症状。根据这些有限的信息，对左心室功能恢复的患者，我们应每月随诊患者的症状，并在妊娠中期、预产期前 1 个月、分娩后出院前、分娩后 1 个月，以

表 10-6 有 PPCM 病史且 LV 功能障碍的女性 SSP 治疗策略的建议

妊娠期间

- 初次就诊前或就诊期间的基线超声心动图和 BNP 水平
- 症状随访，妊娠 30 周前每月 1 次，之后每 2 周 1 次直至分娩
- 继续使用 β 受体拮抗药，将 ACEI/ARB/Entresto 替换为肼屈嗪 / 硝酸异山梨酯
- 容量超负荷使用利尿药
- 子痫前期风险增加的女性，自 12～28 周之间开始应用阿司匹林，81mg /d 直至分娩
- 考虑使用地高辛改善症状
- LVEF ＜ 40% 进行抗凝治疗
- LVEF ≤ 35% 使用心脏复律除颤器
- 在妊娠早期末和妊娠中期，定期复查超声心动图和 BNP，预产期前每月 1 次，分娩后出院前，产后 1 个月及出现症状加重的任何时间

分娩后

- 开始使用依那普利和螺内酯
- 继续抗凝治疗 6 周
- 继续进行生命支持，作为恢复或放置植入型心律转复除颤器的过渡
- 除非患者不稳定，否则可以允许母乳喂养
- 密切随访 6 个月

表 10-7 有 PPCM 病史且 LV 功能恢复（≥ 50%）的女性 SSP 治疗流程的建议

- 妊娠前或首次就诊时超声心动图和 BNP 基线水平
- 症状随访，妊娠 30 周前每 1～2 个月 1 次，之后每 2 周 1 次直至分娩为止
- 停止使用 ACEI/ARB 这类药物并继续使用 β 受体拮抗药
- 停用 RAAS 药物治疗 1～2 个月后复查超声心动图和 BNP 水平以重新评估左心室功能
- 不使用药物的患者无须药物治疗
- ASA 81mg/d 12～28 周开始，直到先兆子痫风险增加的女性分娩为止
- 在妊娠中期，预产期前 1 个月、出院前、产后 1 个月或症状恶化的任何时间，重复超声心动图和 BNP
- 可以允许母乳喂养
- 密切随访 6 个月

及妊娠期间任何时间或分娩后出现症状的情况下，复查超声心动图和 BNP 水平检测。左心室功能不全（LVEF ＜ 50%）的女性由于复发率高和血流动力学负荷增加的潜在不利影响而处于高风险状态，妊娠 30 周前应每月随访，之后直至分娩前每 2 周 1 次，分娩后出院前、产后 1 个月，以及妊娠期间或产后出现症状加重的任何时间，内容包括症状评估、BNP 水平和超声心动图。重复测定 BNP 水平有助于区分正常妊娠和血流动力学恶化相关的心力衰竭样症状 [99, 100]。由于 PPCM 复发通常在妊娠最后 1 个月或分娩后早期确诊 [144, 149]，在此期间应密切监测患者。如有必要，分娩后应开始使用 ACEI（哺乳期女性用卡托普利或依那普利）和螺内酯。欧洲心脏病学会 PPCM 研究小组在最近发表的治疗方案中 [137] 建议 SSP 女性产后可考虑使用溴隐亭治疗。但这些建议基于人类有限的信息。2018 ESC 新版的妊娠期间心血管疾病管理指南将该适应证定义为 ⅡB 级推荐，B 级证据 [150]。由于使用溴隐亭存在剥夺了母乳喂养这一重要优点，以及与溴隐亭相关的潜在血栓栓塞的并发症的问题，因此，需要更多信息来确定该疗法对 PPCM 产后 SSP 的患者的风险收益比。LV 功能恢复的女性在 SSP 期间使用 β 受体拮抗药的益处尚不明确。在 Codsi 等 [144] 的研究中，在 43 位（44%）SSP 患者中，有 19 人使用了 β 受体拮抗药，其中，6 例（32%）复发。在妊娠期间使用 β 受体拮抗药治疗的患者未发现宫内生长受限。

根据美国妇产科学会的建议，对子痫前期高风险（子痫前期的病史、多胎妊娠、肾脏疾病、自身免疫性疾病、1 型或 2 型糖尿病、慢性高血压、孕妇年龄 ＞ 34 岁、体重指数 ＞ 30、子痫前期的家族史）的 SSP 女性，应考虑从妊娠 12～28 周开始使用小剂量阿司匹林（81mg/d），直至分娩为止。

持续性 LV 功能障碍的患者（如意外妊娠），应考虑尽早终止，以防止 LV 功能恶化和潜在的孕产妇死亡 [143]。应特别注意生育咨询。最近一项基于国家网络注册自报系统的

研究对 PPCM 患者进行了健康相关的质量评估，报道显示，25% 的患者表示没有讨论过防止意外妊娠和心力衰竭恶化的避孕策略[151]。对有 PPCM 病史的女性避孕措施的建议，通常与其他形式心脏病的女性的建议相似（见第 34 章）[152]。具有 PPCM 和 LV 功能障碍的女性血栓栓塞风险较高，因此应避免使用含雌激素的避孕药。首选有孕激素释放的宫内节育器，如曼月乐或皮下埋植，如果患者有意愿也可以使用输卵管结扎术。必须经过妇科医生和心内科专家咨询后，才能做出最佳避孕方式的选择。

十一、治疗

（一）药物

急性和慢性 HF 标准的药物疗法包括利尿药、静脉和口服血管扩张药、静脉正性肌力药、ACEI 或 ARB 类药物、沙库巴曲 / 缬沙坦、β 受体拮抗药、螺内酯和地高辛的潜在应用[153]。一般来说，PPCM 患者的 HF 治疗应遵循最近指南的建议，但在妊娠和哺乳期间除外，在这种情况下，由于可能会对胎儿或哺乳的婴儿造成不利影响，而需要改变治疗策略。

1. 利尿药

利尿药可用于纠正容量超负荷，使血容量快速下降，但在妊娠期间应谨慎使用，以防止利尿过多、血压过低和子宫灌注减少。呋塞米可被排泄到母乳中，但尚未发现对哺乳期婴儿有不良影响的报道，被归为可用于母乳喂养期间的药物[154]。

2. 静脉血管活性药物

失代偿期的 HF 患者推荐使用血管扩张药用于血流动力学和症状改善[153]。在现有的静脉内血管扩张药中，妊娠期间首选硝酸甘油（B 类风险），因为硝普钠（C 类风险）可能与硫氰酸盐毒性有关，目前尚无奈西利肽安全性的相关信息，该药物已退出美国市场。关于正性肌力药使用的数据有限，因此，仅在出现晚期心力衰竭、低血压、高充盈压和由于低排血综合征而导致外周灌注减少的患者，或对静脉血管扩张药无反应或不耐受的患者，按照指南建议使用这些药物[153]。

(1) 多巴酚丁胺

在急性心力衰竭的 PPCM 患者中使用 β_1 受体激动药多巴酚丁胺，患者的预后更差。Stapel 等[155]报道了 27 例重度 PPCM（LVEF ≤ 25%）患者，其中接受多巴酚丁胺治疗的 7 名患者，全部接受了心脏移植或辅助装置。相比之下，20 例左心室舒张末期直径（LVEDD）、LVEF 和 BNP 水平相似，但未使用多巴酚丁胺的患者，19 例心脏功能得到了改善。此外，他们在同一篇文章中的动物研究表明，β1 肾上腺素能受体对 STAT3 表达缺失心脏的慢性刺激会导致 STAT3 依赖性糖代谢网络控制的恶化，从而导致能量缺乏、氧化应激、心肌细胞死亡和不可逆性心力衰竭的发生。由于在 PPCM 患者中观察到心脏 STAT3 表达下降，因此作者认为在动物实验中发现的细胞水平改变，可能进一步验证了多巴酚丁胺促进心力衰竭进展的事实。

最近，丹麦的一项人群研究报道了类似的发现，但在这项研究中，接受多巴酚丁胺治疗的女性 LVEF 明显更低，这本身也可以解释这部分患者的不良结局。近来有学者建议，在 PPCM 和心肺功能不全的患者中，避免应用 β 受体激动药，而应使用其他正性肌力药[156]。

(2) 左西孟旦

左西孟旦是一种用于急性失代偿期 HF 的钙增敏药，已用于 PPCM 患者的治疗。最近，基于 Biteker 等[103]在土耳其进行的一项随机对照试验，对 24 例 PPCM 女性给予左西孟旦和安慰剂治疗，两组结局并无差异。Labbene 等[157] 回顾了 8 例出现心源性休克的 PPCM 的女性，通过右心导管置入术监测发现左孟西坦可以提高射血分数、减轻充血，进而改善血流动力学。因此，在需要正性肌力支持的情况下，不增加心肌需氧量的左西孟旦被认为是首选的肌力型药物[156]。但应注意，左西孟旦在美国不可用。

3. ACEI、ARB（C 类风险）和血管紧张素受体 - 脑啡肽酶抑制药（Entresto）

因为对发育中胎儿肾脏的毒性作用，妊娠期间禁忌使用 ACEI 和 ARB 类药物。其他潜在的不良反应包括羊水过少、宫内发育迟缓、早产、骨畸形、肢体挛缩、动脉导管未闭、肺发育不全、呼吸窘迫综合征、低血压、无尿和新生儿死亡[158]。在妊娠期间，应联合使用有机硝酸盐和肼屈嗪（均属于 C 类风险）替代 ACEI 或 ARB 类药物。卡托普利和依那普利哺乳期均可应用。

目前没有任何关于 Entresto 在妊娠或哺乳期间使用的临床信息。制造商的处方说明显示，Entresto 与作用于肾素血管紧张素系统的其他药物相似，孕妇用药可能对胎儿造成伤害。在动物繁殖研究中，在器官形成过程中应用 Entresto 会导致大鼠和家兔的胚胎致死率增加，家兔的致畸性增加。一旦发现妊娠，建议立即停用 Entresto 并使用其他药物替代治疗。但是，如果没有合适的治疗肾素 - 血管紧张素系统的替代药物，并且该药物被认为可以挽救母亲的生命，则应告知孕妇胎儿的潜在危险。

关于母乳中是否含有沙库巴曲 / 缬沙坦，其对母乳喂养婴儿的影响或对乳汁产量的影响，目前尚无相关信息。沙库巴曲 / 缬沙坦可在鼠乳中检测到。由于母乳喂养的婴儿暴露于沙库巴曲 / 缬沙坦后可能出现严重的不良反应，

因此哺乳期女性在使用 Entresto 治疗期间不建议母乳喂养。

4. β 受体拮抗药（C 类风险）

使用美国批准的三种 β 受体拮抗药治疗妊娠期 HF（卡维地洛、比索洛尔和琥珀酸美托洛尔，风险类别均属 C 类）缺乏经验，因此其对胎儿的影响不明。酒石酸美托洛尔在妊娠期更常用于高血压、心律失常、二尖瓣狭窄和心肌缺血的治疗[159]。此外，妊娠期间首选使用 β₁ 受体拮抗药，因为非选择性 β 受体拮抗药可促进子宫活动[159]。卡维地洛和比索洛尔被排泄到哺乳期大鼠的母乳中，其在哺乳期女性中的使用尚无资料[154, 160]。β 受体拮抗药可通过母乳排泄。尽管美托洛尔在乳汁中的浓度是母体血清中的 3 倍，但母亲摄入 200mg/d 的美托洛尔，母乳中仅有 225μg/1000ml。在接触含美托洛尔乳汁的哺乳婴儿中并未观察到不良反应，因此这种水平可能没有临床意义。为了进一步减少这种接触，建议在服药后 3～4h 再哺乳[154, 161]。

5. 伊伐布雷定

最近，Haghikia 等[10] 通过对德国 PPCM 注册中心的 27 例急性 PPCM 患者（其中包括 2 例心源性休克）进行亚组分析，发现早期使用伊伐布雷定［the "funny"（f 通道）有效通道阻滞药］作为心力衰竭治疗方案一部分具有潜在的临床获益。在 24 周随访时，94% 的患者表现出 LVEF 和临床症状的改善，并且 28% 的患者心脏完全康复。在随访期间，没有患者接受左心室辅助装置、心脏移植或发生死亡[162]。根据药品生产商提供的处方信息，基于动物研究的发现，孕妇服用伊伐布雷定可能会对胎儿造成伤害。目前还没有对该药进行充分且严格控制的研究。因此，应告知女性患者胎儿的潜在风险。也没有关于人乳汁中伊伐布雷定的存在、伊伐布雷定对母乳喂养婴儿的影响或药物

对乳汁产生影响的信息。然而，动物研究表明，伊伐布雷定存在于大鼠乳汁中。由于接触该药物可能对母乳喂养的婴儿造成潜在危害，因此不建议母乳喂养。

6. 螺内酯（C 类风险）

目前尚无该药对人有致畸作用的报道，但关于该药物对人的抗雄激素作用和雄性大鼠胎鼠中的女性化报道引起人们的关注[154]。母乳中螺内酯的排泄率未可知，其主要代谢产物烯睾丙内酯可少量（约占母亲日剂量的 0.2%）排入母乳，这似乎没有明确意义[154]。美国儿科学会将螺内酯归为母乳喂养可用[160]。

7. 地高辛（C 类风险）

对有母儿适应证的女性，在妊娠期间使用该药物不会对胎儿造成伤害。它被排泄到母乳中，但没有不良反应的报道，该药物母乳喂养可用[160]。

8. 抗凝血药

由于与 PPCM 相关的血栓栓塞发生率较高[56, 163–169]，因此建议从确诊开始直至 LV 功能恢复（LVEF ＞ 40%）应进行抗凝治疗。由于持续的高凝状态，抗凝在妊娠期间和产后 6～8 周尤为重要[170]。与华法林（D 类风险）不同，普通肝素和 LMWH（C 类风险）均不能穿过胎盘，在妊娠期应用安全[154]。华法林和肝素均不分泌到母乳中，因此这两种药物都可在母乳喂养期间[154]。

9. 免疫球蛋白

Bozkurt 等[171]在 6 例 PPCM 患者常规的 HF 治疗中加用了静脉的免疫球蛋白，与 11 例单纯接受常规治疗的对照组患者相比，LVEF 有明显改善。尽管结果似乎令人鼓舞，但过少的样本和缺乏盲法随机且匹配良好的对照组限制了该研究。

10. 己酮可可碱

Sliwa 等[172]在 30 个南非国家 PPCM 患者中，研究了己酮可可碱（一种可以抑制肿瘤坏死因子的产生及胞凋亡的黄嘌呤制剂）的作用。这些患者除了接受标准 HF 治疗外，连续 6 个月接受该药物治疗，每天 3 次，每次剂量 400mg，并与仅接受标准治疗的 29 例 PPCM 患者进行比较。研究结果表明，包括死亡，LVEF 未能提高 10 个绝对点或末次随访持续性 NYHA 心功能Ⅲ～Ⅳ级的联合终点均有显著改善（52% vs. 27%，P=0.03）。尽管取得了这些积极的效果，但还没有进一步的研究，并且该疗法尚未得到广泛的应用。此外，尚未确定己酮可可碱在妊娠期和哺乳期的安全性。该药物虽然可被分泌入乳汁，但母乳喂养可能可以使用[154]。

11. 溴隐亭与母乳喂养的作用

溴隐亭对 PPCM 治疗的潜在益处最早是在 2007 年，根据 Hilfiker-Kleiner 等进行的动物实验提出的[43]。增强的氧化应激介导催乳激素裂解为具有抗血管生成和促凋亡作用的 16-kDa 形式，这可能是 PPCM 发生的原因[43]，基于这一观点，Sliwa 等[91]尝试使用催乳激素阻滞药溴隐亭治疗 10 例非洲 PPCM 患者。在患者确诊后，除了标准的 HF 治疗外，予 2.5mg 的溴隐亭治疗，每天 2 次，连续 2 周，然后每天以 2.5mg 的剂量给药，连续 6 周，与对照组 10 名仅用标准疗法治疗的 PPCM 女性相比，6 个月时 LV 恢复率显著提高（31% vs. 9%，P=0.012）。此外，治疗组的死亡率较低（1 例 vs. 4 例），合并终点的死亡率较低，NYHA 心功能Ⅲ级或Ⅳ级，或 6 个月时 LVEF ＜ 35%。尽管结果令人满意，但该研究存在很大的局限性，包括患者例数很少，死亡率过高，对照组的恢复率低于美国和欧洲甚至此前南非的同一位研究者报道的比率[173]。Yaméogo 等提供了一项更大规模的非洲研究[123]，报道了 Burkina Faso 96 名女性的结果。该研究是在

Yalgado Ouedraogo 教学医院进行的。所有患者均接受呋塞米和卡托普利的心力衰竭治疗。LVEF < 35% 或心室血栓的患者接受了氟茚二酮抗凝治疗 6 个月。卡托普利剂量在确诊后的前 4 周内逐渐上调至耐受剂量，然后在 12 个月的全程研究期内保持相同剂量。在研究期间，根据临床评估减少呋塞米的剂量。随机接受标准治疗加溴隐亭（Br +）治疗的 48 例患者，每日 2 次，每次 2.5mg，持续 4 周。随机接受溴隐亭治疗的患者被告知与该药物相关的泌乳抑制作用，并为婴儿提供了人工喂养。患者的平均年龄为（29 ± 3）岁，2/3 的患者社会经济水平较低，无高血压病史。两组之间的基线特征无显著差异（表 10-8）。在 6 个月时，Br + 组的累积死亡率显著降低（16% vs. 29%，P=0.0001），超声心动图检查结果显示在 6 个月和 12 个月时，心室大小和功能均有更好的改善（表 10-8）。由于该患者群体的高死亡率，该研究结果对北美和欧洲死亡率明显较低患者群体中 PPCM 进行管理的意义尚不清楚。

欧洲在 PPCM 患者中使用溴隐亭的经验包括一项前瞻性、随机、多中心的开放性研究，该研究从 2010—2016 年共招募了 63 名患者，最近在德国完成[109]。该研究旨在招募 EF ≤ 35% 的 PPCM 女性，比较溴隐亭加标准 HF 疗法对 LVEF 从基线到 6 个月随访时变化的影响，溴隐亭以 2.5mg 的剂量，每日 2 次，为期 2 周；然后调整为 2.5mg 每日 1 次，为期 6 周。将治疗组与对照组进行比较，对照组接受标准 HF 治疗长达 1 周时，用以停止泌乳的小剂量溴隐亭（2.5mg/d）治疗[174]。有 57 名女性在开始治疗后接受 6 个月的随访评估。两组的 LVEF 均显著增加［1 周组从基线的平均（28 ± 10）% 增至 6 个月的（49 ± 12）%，8 周组从（27 ± 10）% 增至（51 ± 10）%］。而 δLVEF 无显著差异（P=0.381）。尽管该研究未

表 10-8 溴隐亭对 96 名非洲患者的 LV 大小、功能和 6 个月死亡率的影响[123]

参 数	STHF + Br	STHF	p 值
BL LVEDD（mm）	59 ± 3	58 ± 4	0.6
BL LVEF	37 ± 7%	37 ± 5%	0.12
6 个月 LVEDD（mm）	53 ± 2	55 ± 2	0.002
6 个月 LVEF	50 ± 2%	41 ± 6%	0.001
12 个月 LVEDD（mm）	52 ± 2	54 ± 3	0.001
12 个月 LVEF	54 ± 4%	46 ± 6%	0.001
6 个月死亡率	17%	29%	0.0001

BL. 基线；LVEDD. 左心室舒张末期内径；LVEF. 左心室射血分数；STHF. 标准心力衰竭治疗；Br. 溴隐亭治疗

能显示两组之间的差异，但两组患者的预后均令人满意，有 52% 的患者 LV 功能完全恢复（LVEF ≥ 50%），21% 患者部分恢复（LVEF 35% < 50%）。与溴隐亭治疗相关的严重不良事件包括，1 例静脉栓塞和 1 例外周动脉阻塞。因此，即使是短期内服用小剂量的溴隐亭也可能有好处。但是，在缺少完全不使用溴隐亭的对照组情况下，该假设只可被视为猜想，而不是基于证据的结论，需要进一步研究。丹麦最近公布的一项基于人群的研究发现，61 名 PPCM 女性，39% 的患者服用 0.50mg 卡麦角林（一种多巴胺激动药）2 天以抑制泌乳。当观察左心室恢复状况时，作者发现，由于线性和逻辑回归分析中的结果相互矛盾，卡麦角林作为左心室恢复的预测指标的临床意义有限[108]。但是，对基线 LVEF < 30% 两个丹麦亚组的结果进行事后分析表明，13 名服用卡麦角林 2 天以抑制泌乳的女性和 23 名未服用溴隐亭或卡麦角林的女性，完全恢复率没有差异[175]。

溴隐亭被作为治疗 PPCM 的药物在德国和

世界其他地区使用[1]。然而，在美国，该治疗的应用滞后，因为在纳入前瞻性 IPAC 试验的 100 例患者中只有 1 例使用溴隐亭治疗。IPAC 研究小组正在向美国国立卫生研究院（NIH）提交研究建议，以对 200 名 PPCM 女性患者进行溴隐亭治疗的随机评估。

考虑到该疗法可能与包括卒中、心肌梗死和其他血栓栓塞性事件的不良反应有关[176]，因此在没有适当科学证据的情况下使用溴隐亭尚存在争议，即使在没有溴隐亭治疗的情况下也建议进行抗凝治疗，这有助于将患有 PPCM 女性的并发症降至最低限度[26]。同等重要的是，溴隐亭的使用与泌乳抑制有关。母乳喂养好处是多方面的，包括营养、胃肠道、免疫、发育和心理影响[176]。这些益处对早产儿的影响更为深远，因为在有 PPCM 病史、LVEF 降低，以及中低收入国家的女性 SSP 中，早产儿较为常见[177]。在最近发表的一份报道中，有 411 名女性被纳入了 PPCM 的全球注册库，其中很大一部分患者是从中低收入国家招募的，与发达国家相比，这些国家使用溴隐亭的比例更高[1]。尽管在低经济国家中母乳喂养的好处已得到普遍认可，但其在高收入国家中的重要性却未得到充分重视[178, 179]。考虑到母乳喂养的巨大益处和美国 FDA 出于安全方面考虑撤销了使用该药抑制哺乳批准的事实[180]，卫生保健人员应使 PPCM 女性充分了解其潜在益处，但同时，目前关于产后早期溴隐亭治疗的有效性和安全性尚不明确[177]。未来前瞻性、随机和对照试验将为溴隐亭治疗 PPCM 的有效性和安全性提供更多信息。2018 年，欧洲心脏协会妊娠期心血管疾病管理指南指出，标准 HF 添加溴隐亭治疗可以改善急性重症 PPCM 女性的 LV 恢复和临床结局。该指南推荐，在无并发症的情况下，应考虑使用溴隐亭（2.5mg 每日 1 次）至少连用 1 周（IIb 类，B 级），而 LVEF ＜ 25% 和（或）心源性休克的患者，延长治疗（2.5mg，每日 2 次，持续 2 周，之后调整为 2.5mg 每日 1 次，服用 6 周）。由于血栓栓塞并发症的风险增加，因此溴隐亭治疗必需始终同时应用肝素（LMWH 或 UFH）抗凝，至少使用预防剂量[181]。

12. PPCM 女性康复后是否应停药

这是在康复后希望停止用药 PPCM 患者常见的问题。由于仅可获得有限的长期前瞻性数据，尚无法给出明确建议。Amos 等[56]对 15 例完全康复的患者进行了平均 29 个月的随访，这些患者停止服用 ACEI、β 受体拮抗药（n=11）或两者同时停用（n=5），未发现 LV 功能恶化。MRI 也未发现患者存在持续性心肌损害[97]。然而，在一项大规模的回顾性研究中，报道了 3 例患者在确诊后 3～60 个月完全恢复（n=2）或部分恢复（LVEF 45%）（n=1）后，出现了自发性 LV 功能恶化[86]。早期超声心动图对左心室功能恢复女性的研究表明，多巴酚丁胺会引起收缩储备下降[120]。最近，Goland 等利用斑点追踪和组织多普勒成像技术对 29 名恢复后的 PPCM 女性（LVEF ≥ 50%）的心脏储备功能受损进行了描述，与年龄和产次匹配的对照组相比，这些女性存在持续的亚临床 LV 收缩功能障碍。此外，如前所述，即使 LVEF 恢复的女性如后续妊娠仍有心脏功能恶化的风险。当完全恢复（LVEF ≥ 55%）的患者希望终止药物治疗时。在第 1 年中，应密切监测临床和超声心动图变化，逐步减少每次用药。在完全停止治疗之前，应考虑进行全面的静息（包括通过 2D 应变评估）和负荷超声心动图检查，以评估 LV 收缩力储备。对于 LVEF 处于临界状态（50%～54%）的女性，应继续使用 β 受体拮抗药。南加州大学的研究方案是停止 ACEI、ARB 类药物和螺内酯，如 LVEF 无变化，3 个月后停用 β 受体拮抗药。

建议所有左心室功能恢复的女性每年评估 1 次。

（二）设备和心脏移植

1. 植入式心脏复律除颤器（ICD）

PPCM 患者致命性心律失常的数据有限。Goland 等对 California 的 182 例患者进行了回顾性研究，其中 38% 患者的死亡原因是猝死[86]。在 19 例进行了 24 小时动态心电图检测的 PPCM 患者中，有 4 例出现非持续性室性心动过速[182]。如果存在持续性室性心动过速，可能需要消融[183]。与非缺血性 DCM 的女性相比，在适合植入式心脏复律除颤器（ICD）治疗的谈话中发现，19 名 PPCM 女性患者 ICD 的使用率更高。最近，在德国的一项单中心研究中，Duncker 等[184] 对 7 名 LVEF 严重下降（平均 18%）并使用了穿戴式心脏复律器 / 除颤器（WCD）的女性进行了平均 81 天的随访，其中 3 例发生了 4 次心室颤动同时被电击治疗成功。最近，该研究团队对来自德国 16 个中心的 49 名女性进行了一项多中心回顾性分析，这些新近确诊的 PPCM 患者 LVEF ≤ 35% 同时均使用了 WCD，其平均随访时间为（120 ± 106）天[185]。在 49 名女性中，有 12% 出现室性心动过速，其中 5 例心室颤动发作，2 例持续性室性心动过速和 1 例非持续性室性心动过速。相反，在 Saltzberg 等[186] 进行的一项大型回顾性注册表研究中，107 名 PPCM 患者（平均 EF 为 22%）的售后 WCD 在平均 4 个月的随访中未发现针对室性心动过速或心室颤动的电击事件。只有 20% 的女性使用永久性 ICD，主要是由于持续性心室功能不全。

由于高风险患者可能会发生早期猝死[7, 86, 136, 182, 184, 185]，因此在这种情况下，通常考虑早期植入 ICD。最新的指南建议，尽管有最佳药物治疗，对伴有持续性 LV 功能不全的患者考虑植入 ICD。这些建议尤其适用于 PPCM 患者，这些患者的 LV 功能可能会改善，并且无法根据初始 LV 功能预测患者个体改善的失败[70]。由于这些原因，并且大多数患者在诊断后 2～6 个月左心室功能恢复[56, 187]，尽管进行了充分的最佳药物治疗试验，但仍建议在高风险患者中考虑临时使用可穿戴体外除颤器 6 个月[188] 或完全皮下植入 ICD[189]，作为恢复或持续 LV 功能障碍患者 ICD 植入的桥梁。尽管进行了适当的药物治疗，但对于 LBBB 和持续 LVEF ≤ 35% 的女性，仍建议植入心脏再同步治疗[190]。

2. 机械循环装置

对病情迅速恶化的患者，如果对包括血管活性药物在内的药物治疗无效，并且在氧合充足的情况下，可以使用经皮（主动脉内球囊反搏泵，Impella）或外科植入装置（如 CentriMag）。如果氧合受损，建议使用体外膜肺氧合（图 10–13）或 Tandem Heart 装置。辅助装置（左心室辅助装置 LVAD 或双心室辅助装置 BiVAD）已成功应用于有适应证的病例[191-200]。对 2017 年 3 月以前的医学文献进行系统检索后，确定了 26 名接受 MCS 治疗的 PPCM 女性。其中 74% 的患者在产后出现症状，42% 接受了一种以上辅助装置的支持。在单用一种装置进行治疗的患者中，最常见的是 LVAD（31%），其次是主动脉内球囊反搏泵（12%），Impella（8%）和体外膜肺氧合（ECMO）（8%）。在 50% 的病例中出现并发症，其中最常见的是出血，其次是感染和血栓性事件，包括卒中。总的来说，58% 的患者能够康复，23% 接受了心脏移植，8% 列入移植名单，11.5% 的患者死亡[201]。

由于 PPCM 患者的恢复率高于其他形式的 DCM 患者，因此应考虑使用临时装置作为心脏移植前心功能恢复的桥梁[194, 196, 197]。最近，一项针对 99 名接受 LVAD 的 PPCM 患者的研

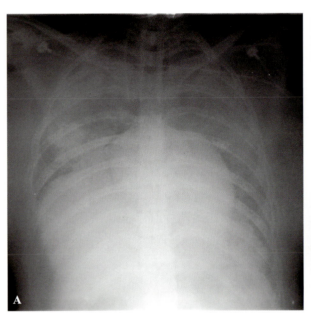 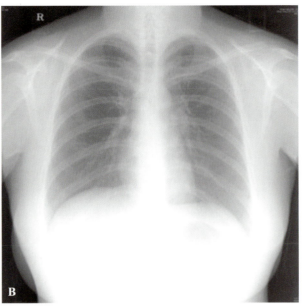

▲ 图 10-13　一名 18 岁女性，在剖宫产过程中发生了心动过速和高血压，并伴有严重的低氧血症（PO_2 30%）和酸中毒，正性肌力药物和 100% 氧气无法纠正。患者 LVEF 为 18%，被诊断为 PPCM。体外膜肺氧合（ECMO）使用 24h 治疗成功。患者在第 4 天拔管，第 12 天出院。出院后 1 个月，LVEF 为 56%

究报道显示，与非 PPCM 心肌病相比，PPCM 女性通常预后更好。然而，只有少数（6%）患者康复，其中近 50% 最终接受了心脏移植[124]。

3. 心脏移植

该手术已成功应用于 PPCM 患者[202-204]。Rasmusson 等[205] 最近进行了一项多机构研究，他们利用心脏移植研究数据库的数据，描述了美国 29 个机构中 69 位接受了心脏移植的 PPCM 女性。PPCM 患者的排异风险与有妊娠史的女性相似，略高于同年龄段的男性或无妊娠史的女性。PPCM 患者的累积感染风险最低，而无同种异体移植血管病变和死亡风险则与其他组相似或更高。最近，该团队将 485 名接受移植的 PPCM 女性与非 PPCM 患者进行了比较。PPCM 患者更年轻、致敏性更高、移植前心血管支持强度的要求更高，以及列表状态更突出。此外，在移植住院期间和移植后第 1 年，PPCM 女性的移植后排异反应更多。与所有其他女性相比，PPCM 的移植生存率较低，而经年龄校正后的生存率更低。

十二、分娩过程

对妊娠期间确诊的患者，分娩的时机和方式应由母亲和胎儿的临床状况决定。终止妊娠或提早分娩可同时改善症状和心脏功能，对于症状或心脏功能恶化的患者应予以考虑。对通过药物或辅助装置治疗后稳定的患者，可以通过频繁监测维持妊娠以使胎儿成熟。稳定的 PPCM 患者的分娩方式应由产科医生和心内科医生共同确定。阴道分娩可预防与麻醉和手术分娩相关的潜在风险，包括血流动力学波动、更大的失血量、疼痛、感染率更高、呼吸和血栓栓塞性并发症、盆腔器官损伤，以及对未来生殖健康的潜在不利影响[206]。同时，选择性剖宫产术更快捷，可以更好地计划分娩时间，并且可以让最有经验的医疗团队参与分娩过程。对于在妊娠期间确诊的不稳定 PPCM 患者，需要在分娩期进行血流动力学监测，它能够优化分娩前的血流动力学状态，监测分娩过程中液体摄入和失血的相关变化，以及由于分娩后静脉回流、外周血管阻力增加和液体动员所致的血流动力学的早期变化。如果是阴道分娩，建议辅助第二产程，以减少产妇用力、缩短分娩时间。应持续监测孕妇的生命体征、血氧饱和度、心电图和胎儿心率。

十三、PPCM 幸存者的心理影响

大多数研究集中在 PPCM 的生存率和心脏并发症，而对这些之前健康的年轻女性的社会心理结局知之甚少。Rosman 等[207]在全国范围内，基于网络的生活质量登记对 177 名 PPCM 患者进行了调查，其中 32%[自诊断为（3.0±4.3）岁以来的中位时间] 临床上具有明显的抑郁症状，这与患者对医疗随访的依从性差有关。另一项研究表明，即使康复后，女性也常常将其对 PPCM 确诊后的最初反应描述为感到恐惧和厄运[198]。女性在产后难以照料新生儿，并被建议避免再次妊娠，这会对她们的家庭关系产生负面影响[208]。另一项研究的重点是 PPCM 幸存者的生活质量和情感健康，该研究通过在社交网站 Facebook 上向"围产期心肌病幸存者"支持小组成员分发调查问卷进行。在完成调查的 116 位女性中，超过一半（56%）无法恢复到以前的情绪状态，只有 26% 的女性对医生提供的咨询感到满意。所有这些信息都强调了一个事实，即大多数患有 PPCM 的女性仍然担心其长期预后，需要不断的支持和教育。

第 11 章
扩张型心肌病与妊娠
Dilated Cardiomyopathy and Pregnancy

Kathleen Stergiopoulos　Fabio V. Lima　著
胡　倩　译　　尚志远　校

一、概述

妊娠期间发生的血流动力学变化对原发性扩张型心肌病患者心血管系统的适应性提出了很大挑战。血容量、外周血管阻力、心率和心排血量的变化可以满足孕期更大的代谢需求。然而，对患有心脏疾病的女性而言，妊娠的需求带来了额外的应激刺激，这些应激因素可能导致血流动力学失代偿、心律失常，甚至导致产妇死亡[1]。尽管心脏病在所有孕妇中仅占 0.5%～1%，但美国和英国的数据表明，心脏病是发达国家孕妇最常见的死亡原因[2-5]。此外，在美国，与妊娠相关的死亡人数有所增加，心血管疾病和心肌病占所有妊娠相关死亡人数的 1/3 以上[6]。在其他发达国家也观察到类似的趋势[7]。在美国，原发性扩张型心肌病（CM）和妊娠的发生率相对较低（每 10 万人中 22.2 例）[8]。但与此同时，在 2003—2012 年，美国分娩的女性中心脏病尤其是心肌病呈上升趋势[9]。在此研究期间，患有心肌病的女性占所有患心脏病女性的 20% 以上。在患有各种形式心脏病的女性中，患有心肌病的女性住院时间最长、住院总费用最高。在本章中，我们回顾了妊娠、分娩以及产后各时期扩张型心肌病女性的治疗方法。应该注意的是，围产期心肌病将不在本文讨论，因为它在本书第 10 章已经进行讨论。

扩张型心肌病定义为排除冠状动脉、瓣膜性、先天性或全身性疾病等原因，出现的左心室舒张和收缩功能障碍[10]。在美国的非妊娠人群中，扩张型心肌病每年导致约 10 000 例死亡和 46 000 例住院治疗，被认为是心脏移植最常见的适应证[11]。尽管有一些已知的病因，但近 50% 的扩张型心肌病被认为是特发性的（表 11-1[13]）。对于育龄期女性，应考虑表 11-1 中列出的几种病因。但是，通常直到怀孕后才进行充分检查。

研究发现一组与扩张型心肌病相关的基因发生了突变。这些基因包括与心力衰竭（HF）和致命性心律失常发生相关的 *lamin A/C*（*LMNA*）基因缺陷[14]。另外，编码肌巨蛋白肌节蛋白质的肌巨蛋白基因（TTN）突变与扩张型心肌病有关[15]。Herman 等发现，高达 25% 的家族性扩张型心肌病患者 TTN 存在有害的剪切变异体[15]。在一项最新的研究中，Ware 等提出，与围产期心肌病相似，约 15% 患有散发性特发性扩张型心肌病的女性具有遗传易感性[16]。TTN 剪切变异体是这两种疾病中最常见的遗传易感因素。

表 11-1 育龄期女性扩张型心肌病的病因[11, 12]

- 特发性
- 心肌炎 / 感染
  - 病毒
  - 锥虫病
  - Lyme 病
  - HIV 感染
- 缺血性心脏病
- 浸润性疾病
  - 结节病
- 围产期心肌病
- 高血压
- 炎症 / 自身免疫
  - 系统性红斑狼疮、硬皮病、川崎病
- 药物滥用
  - 酒精、可卡因、苯丙胺
- 化疗
  - 蒽环类药物（阿霉素）
  - 曲妥珠单抗
- 其他
  - 应激性心肌病（Takotsubo 综合征）
  - 心肌致密化不全
  - 肥厚型心肌病
  - 心动过速性心肌病
  - 内分泌相关（甲状腺功能障碍、肢端肥大症、嗜铬细胞瘤）
  - 遗传性 / 家族性 / 遗传性心肌病
  - 阻塞性睡眠呼吸暂停
  - 神经肌肉性疾病
  - 毒素相关，如氯氮平、一氧化碳、钴、铅、汞、氯喹

改编自 Stergiopoulos et al. 2011[12]

二、妊娠期间的血流动力学变化

妊娠期间心血管系统发生了急剧的变化，在"概述"部分中有详细说明。简而言之，循环血容量的显著增加会导致每搏量增加，并且心率增加 15%～20%。最终，在妊娠早期末，心排血量增加 30%～50%，该作用在妊娠中晚期达到峰值[17-20]。在妊娠晚期，由于妊娠子宫压迫下腔静脉（IVC），可能会导致前负荷减少，从而减少每搏量。心排血量和血容量的增加使一颗心脏可以同时泵血供给母体和胎儿组织。多种机制所致的全身血管阻力的下降，包括胎盘的低阻力循环，促进了该生理效应[21]。这种

现象一直持续到妊娠第 32 周，此时后负荷开始增加。

三、扩张型心肌病女性在分娩期间的血流动力学变化

扩张型心肌病女性的心血管系统适应妊娠需求的能力有限。当在循环系统上出现额外的应激因素时，这些限制在分娩期变得更为显著。在分娩期，心排血量显著增加，高于分娩前值。分娩后，由于胎儿对下腔静脉压迫的解除和血液从下肢回流至静脉系统，导致液体平衡的急剧变化。这些变化使前负荷明显增加，对于扩张型心肌病患者，可能导致心力衰竭加重、肺水肿和心律失常。另外，由于低阻力胎盘去除引起，左心室后负荷的增加进而导致进一步的血流动力学变化。因此，扩张型心肌病的女性在分娩期间和分娩后早期可能具有较高的血流动力学恶化的风险。

四、孕前计划和风险评估

已有扩张型心肌病的女性需要进行全面的孕前评估和深入咨询，以确保对孕产妇对妊娠所致的母婴风险有清晰的认识（图 11-1，表 11-2）。一般认为射血分数≤40% 的女性不宜妊娠，因为这会增加发生母婴不良事件的风险[22]。欧洲妊娠和心脏病指南将射血分数≤30%的女性归为世界卫生组织（WHO）的Ⅳ级（禁止妊娠），而较轻的左心室功能不全女性为 WHO Ⅱ～Ⅲ级[23]。尽管接受了充分的咨询，渴望妊娠的患有扩张型心肌病女性，仍常选择加入高风险妊娠行列。

Grewal 等[24] 对一项关于心脏病女性结局的大型前瞻性队列研究进行了高质量的亚组分析，他们研究了 36 例妊娠中 32 例扩张型心肌

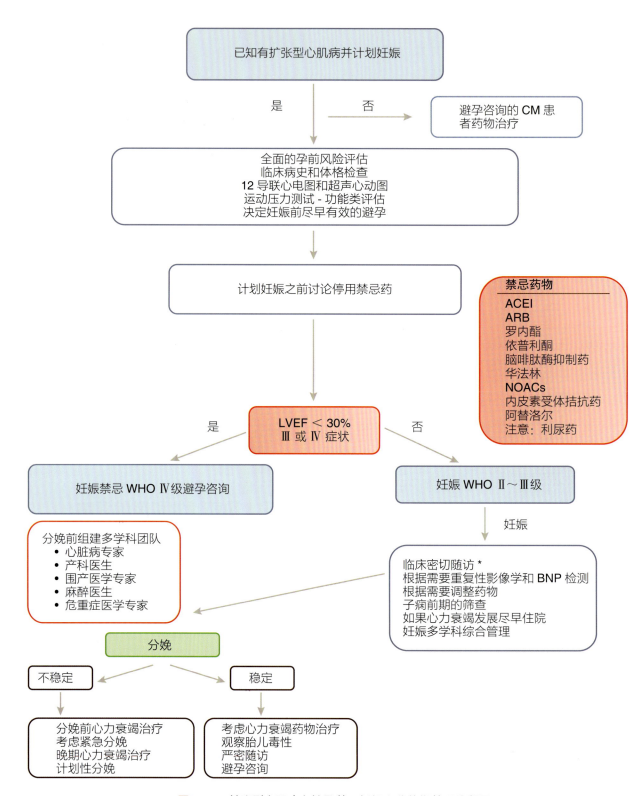

▲ 图 11-1　扩张型心肌病女性孕前、妊娠和分娩期管理流程图

*. 每 3 个月至少 1 次，可能根据需要每月 1 次；CM. 心肌病；WHO. 世界卫生组织；ACEI. 血管紧张素转化酶抑制药；ARB. 血管紧张素受体拮抗药；NOACs. 新型口服抗凝血药

表 11-2　扩张型心肌病女性的孕前评估和风险评估

孕前风险评估

- 全面的心脏病史和体格检查
- 12 导联心电图
- 基线运动耐力和功能等级（必要时进行运动测试）
- 基线超声心动图
  - 评估心室功能（左和右）和肺动脉压力，瓣膜功能障碍的严重程度（尤其是二尖瓣关闭不全）
- 早期而有效的避孕直至怀孕
- 讨论终止致畸药物，包括 ACEI、ARB、脑啡肽酶抑制药、华法林、NOAC、醛固酮抑制药，计划或已妊娠
- 遗传性心脏病患者的遗传学转诊
- 母胎儿医学和心脏病学的协作措施
- 个体化妊娠风险

扩张型心肌病女性母体心血管事件的预测因子

- 全心室功能不全（LVEF < 40%）
- 任何既往心脏事件或心律失常（心力衰竭、短暂性脑缺血发作、中风和心律失常）
- NYHA > II 级
- 肺动脉高压，尤其是与心肌病相关的情况
- 严重的左心梗阻（主动脉瓣面积 < 1.5cm²；二尖瓣面积 < 2.0cm²）
- 严重的主动脉或二尖瓣关闭不全（NYHA III～IV 级症状），尤其是与左心功能不全相关的患者。

改良的 WHO 对母体心血管风险分级：应用

- WHO II～III 级
  - 轻度左心室损害
- WHO IV 级（妊娠禁忌）
  - 严重的全心室功能障碍（LVEF < 30%，NYHA III～IV）

ACEI. 血管紧张素转化酶抑制药；ARB. 血管紧张素受体拮抗药；NOAC. 新型口服抗凝血药；NYHA. 纽约心脏协会；WHO. 世界卫生组织；LVEF. 左心室射血分数
改编自参考文献 [12, 22, 23]

病患者。其中，39% 的孕妇至少并发一项母体心脏事件。最常见的心脏事件是心力衰竭和心律失常。没有心搏骤停或死亡。多元分析表明，中度或重度左心功能不全和（或）纽约心脏病协会心功能 III 级或 IV 级孕期是孕产妇不良结局的主要决定因素，发生不良结局的风险高42 倍。在患有中度 / 重度左心功能不全的女性人群中，孕妇的 16 个月无病生存率较未怀孕女性更低（图 11-2）。分娩期最常用的麻醉方法是硬膜外麻醉（占分娩的 86%）。81% 的分娩经阴道完成，其中麻醉诱导占 11%。值得注意的是，没有 1 例女性因心脏适应证而剖宫产。20% 的孕妇出现胎儿和（或）新生儿的不良事件。所有患有心脏病孕妇的重要预测因子包括存在严重的基础症状或病史、纽约心脏协会心功能 III 或 IV 级、既往的心脏事件、既往心律失常、肺动脉高压、左右心室功能障碍程度和 LVEF < 40%[18, 25]。应建议高风险患者避免妊娠，并告知他们拥有孩子的其他方式。已怀孕的妊娠早期女性应考虑终止妊娠。应对那些选择继续妊娠或处于妊娠后期无法终止妊娠的女性进行关于其病情、潜在并发症、密切随访必要性，以及早产可能性方面的宣教。

五、扩张型心肌病患者的避孕选择

计划生育对每个女性的生活都很重要，患有心脏病的女性也不例外。选择避孕方法需要考虑妊娠风险、避孕方法的可行性、其风险和收益、避孕方法本身的失败率、了解非计划妊娠的后果和女性偏好。除了风险评估外，指南性的文件已认可，妇产科医生和心脏科医生有责任向患者宣教安全有效的避孕措施，这与她们的心脏问题密切相关[23, 26]。心脏病女性的避孕咨询被作为一级推荐。对于扩张型心肌病女性，应根据心室功能障碍的程度，考虑采用团队管理的避孕方式[27]。孕前咨询应尽早开始（在对患有继发性心脏病的人进行诊断时），并在每次就诊时重复进行，以避免计划外和高风险妊娠。尽管雌激素和孕激素均对心脏产生不良影响，但临床上最重要的是雌激素，可能导致血栓栓塞和高血压。

对于患有扩张型心肌病的女性，选择避孕方法需要考虑妊娠的风险、避孕失败的风险

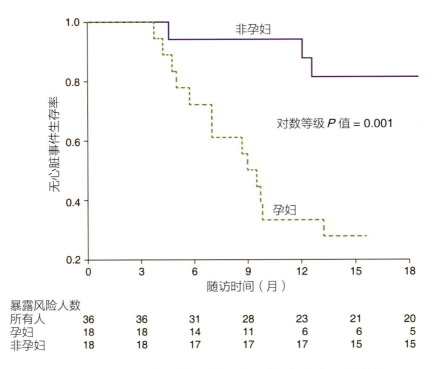

▲ 图 11-2　左心室收缩功能不全的孕妇与非孕妇心脏预后的比较

孕妇（虚线）与非孕妇（实线）无不良心脏事件的 16 个月生存率的比较，时间 "0" 定义为（i）孕妇首次产前检查时间，
（ii）非孕妇前往心力衰竭门诊的指引性访问时间

改编自 Grewal et al.2009 [24]，经 Elsevier 许可转载

和不良反应。WHO 针对这种情况采用了分级体系，为患有心肌病的女性提供咨询。有关避孕方法和 WHO Ⅰ～Ⅳ级情况的详细说明，见第 34 章和其他资料 [27]。单一孕激素应用是患有中重度扩张型心肌病患者可以选择的一种避孕形式（表 11-3），但口服药的失败率很高

表 11-3　扩张型心肌病女性可选择的避孕方式 [27]

推荐方式
- 长效注射（长效制剂）：Depo Provera
- 皮下植入物
- 子宫内系统（子宫内装置，Mirena）
- 绝育术

其他可用方法
- 单一孕激素口服制剂（即 "小剂量口服避孕药"）
- 屏障法（由于失败率高，不建议单独使用）
- 复方口服避孕药（仅针对既往心肌病，已完全康复，包括围产期心肌病）

（5%～10%），因此，注射或皮下植入的方式，包括长效孕激素制剂或许是更好的选择。宫内节育器仍然是最佳选择，但要注意的是，在置入时可能会出现明显的迷走神经反应，并且可耐受性差。

六、妊娠期和产后的随访

随访的频率取决于患者病情的稳定程度。通常，建议妊娠 30 周前每个月随访 1 次，此后每 2 个月随访 1 次，直到分娩。应在妊娠开始或初次就诊时检测 B 型利钠肽（BNP）或 N 端 B 型利钠肽前体（NT-proBNP）的水平，并定期随访，尤其对于出现症状加重的患者，以区分是与妊娠相关的不适还是血流动力学恶化所致的。超声心动图可能有助于肺动脉压变化的评估。

七、妊娠期心力衰竭的治疗

（一）发病率和发病时机

心力衰竭是所有患心脏病孕妇最常见的心脏并发症，包括那些原发性扩张型心肌病的女性 [8, 9, 22, 28, 29]，也是最主要的死亡原因 [29]。原发性扩张型心肌病的女性分娩期心力衰竭的发生率约为 30% [8]。

心力衰竭通常发生在妊娠中期末或产后早期。主要由于心血管系统为适应妊娠、血容量和心排血量增加，在妊娠中期结束时达到最大值 [30]。分娩后，由于宫腔压力去除和子宫收缩导致静脉回流增加，有 500～1000ml 的血液回流至母体循环，导致血流动力学恶化。值得注意的是，原发性扩张型心肌病的女性，妊娠期间随时可能出现心力衰竭。然而，它通常发生在妊娠中期末，有别于围产期心肌病，后者通常在妊娠末期或产后出现症状 [29]。

压力超负荷会导致 NT-proBNP 值升高，这有助于预测妊娠期间的心血管事件 [31-33]。因此，低水平的 NT-proBNP 和 BNP [25] 具有很强的阴性预测价值。在妊娠开始或初次就诊时，确定 BNP 或 NT-proBNP 的基线水平非常重要，随访其血清水平进行临床评估。可以根据需要复查超声心动图检查。

（二）妊娠期扩张型心肌病患者急慢性心力衰竭的处理

在发生急性心力衰竭代偿失调的情况下，尤其是严重的失代偿时，其治疗与未妊娠女性的治疗类似（表 11-4 和表 11-5）。静脉应用利尿药和硝酸甘油来扩张血管，可以安全地使用但应避免利尿过度和低血压，以免影响胎盘灌注。当患者血流动力学不稳定时，可能需要进行右心导管检查。在紧急情况下，需要组建

表 11-4　扩张型心肌病患者的紧急处理

血流动力学稳定和妊娠
- 咨询产科和心脏科专家
- 高危产科（母胎医学）专家和新生儿科医生咨询
- 多学科协作的分娩处理
- 分娩计划：方式和时机（分娩和阴道分娩试验）
- 计划性胎儿监护
- 分娩前的心力衰竭治疗（利尿药、硝酸盐、地高辛、肼屈嗪）
- 避免使用 ACEI、ARB 和 AA，药物优化容量状态
- 医院严密监控

血流动力学不稳定和妊娠
- 咨询产科、心脏科、重症医学专家和（或）如有条件咨询心力衰竭专家
- 高危产科和围产咨询
- 胎儿监护
- 分娩前可以使用多巴酚丁胺、米力农和硝酸甘油药物治疗
- 分娩计划：方式和时机（不稳定患者选择剖宫产）
- 晚期心力衰竭治疗：如果药物治疗失败和分娩，应考虑临时性机械循环支持（主动脉内气囊反搏、心室辅助系统、ECMO），永久性左心室辅助设备和（或）进行心脏移植

血流动力学稳定和产后
- 咨询妊娠和心脏病专家
- 有明确受益启用心力衰竭治疗（ACEI、ARB、BB、AA、地高辛、利尿药）
- 考虑使用华法林抗凝至左心室功能恢复
- 解决哺乳和药物安全性问题（见第 32 章）
- 讨论计划生育和避孕
- 复查超声心动图密切随访、评估对治疗和药物升级的反应

血流动力学不稳定和产后
- 咨询产科专家、心脏病专家、重症医学专家和（或）如有条件咨询心力衰竭专家
- 考虑晚期心力衰竭疗法，包括机械循环支持和（或）心脏移植
- 开始药物治疗，包括多巴酚丁胺、米力农和硝酸甘油
- 应避免哺乳
- 考虑用华法林抗凝直至左心室功能恢复
- 讨论计划生育和避孕

ACEI. 血管紧张素受体抑制药；ARB. 血管紧张素受体拮抗药；AA. 醛固酮拮抗药；BB. β 受体拮抗药（适用于心力衰竭治疗）；ECMO. 体外膜氧合（改编自 Stergiopoulos and Lima 2019 [34]）

表 11-5　妊娠期和产后扩张型心肌病的药物治疗

药物 / 种类	目　的	评　价
利尿药		
呋塞米	• 一般用于治疗肺水肿 • 使用尽可能低的剂量	• 导致子宫胎盘低灌注 • 在子宫胎盘低灌注缓解的情况下禁忌（IUGR、子痫前期） • FDA 分类 C 类 [a]
地高辛	• 非妊娠心力衰竭患者一线治疗不考虑 • 死亡率没有改善 • 对医疗器械使用受限的妊娠有效	• 一般认为安全 • 尽管采用标准疗法，但对持续症状的治疗有用 • FDA 分类 C 类
血管扩张药		
肼屈嗪	• 妊娠期常用口服降压药 • 可在妊娠期间替代 ACEI • 非产后推荐药物	• 对高血压的有效 • 低血压风险 • 妊娠降低 SVR • 避免血压大幅度或急剧下降 • FDA 分类 C 类
ACEI/ARB	• 非妊娠慢性心力衰竭患者疗效确切 产后一线用药	• 因致畸作用在整个妊娠期间禁忌；与羊水过少、继发于肾衰竭、肾发育不全相关新生儿死亡相关 • 妊娠早期 FDA 分类 C 类，妊娠中晚期 FDA 分类 D 类
氨氯地平	• 妊娠期替代 ACEI • 不是产后首选	• 如需要可与肼屈嗪联合使用 • FDA 分类 C 类
硝酸盐	• 可用于治疗失代偿性心力衰竭、静脉给药效果更好	• FDA 分类 C 类（硝酸异山梨酯） • FDA 分类 B 类（Ⅳ硝酸甘油）
β 受体拮抗药		
卡维地洛 琥珀酸美托洛尔 比索洛尔	• 慢性心力衰竭治疗的重要措施 • β 受体拮抗药可在整个妊娠期持续使用 • 可在妊娠期或产后启用	• 妊娠期一般安全有效可以引起 IUGR • 可以引起 IUGR • 使用 β 受体拮抗药的母亲所生的婴儿应在出生后至少观察 72h • FDA 分类 C 类 • 阿替洛尔妊娠期间禁用
醛固酮拮抗药		
螺内酯 依普利酮	• 延长部分心力衰竭患者的生存期 • 孕期不常规使用 • 产后可以使用	• 没有数据支持妊娠安全性 • FDA 分类 C 类

华法林	• 产后中重度左心室功能不全（LVEF
	  ＜40%）的风险 / 效益比需与患者讨论
	  治疗和预防性抗凝
		• 妊娠早期致畸
		• 妊娠期间用药复杂
		• FDA 分类 X 类

多巴酚丁胺	• 不稳定患者可用	• FDA 分类 B 类
多巴胺	• 低血压患者的首选药物 • 不稳定的患者可能需要	• FDA 分类 C 类
米力农	• 血管扩张药 • 不稳定的患者可能需要	• FDA 分类 C 类

ACEI. 血管紧张素转化酶抑制药；ARB. 血管紧张素受体拮抗药；IUGR. 宫内生长受限；SVR. 全身血管阻力

a. FDA 分类，A 类（对照研究显示无危害）、B 类（对照研究中对人类无危害证据）、C 类（不能排除危害）、D 类（有危害的明确证据）、X 类（人类禁忌）

改编自 Stergiopoulos et al.2011 [12]

一支跨学科的团队，并应根据孕产妇和胎儿的状况决定治疗计划。胎儿的生存能力和妊娠所处时期是制定决策的决定因素。如果胎儿未存活，则建议在不稳定的患者中尽早终止妊娠。如果胎儿是存活的，则根据孕周选择是立即分娩还是治疗心力衰竭的同时继续妊娠。如果心力衰竭严重或难以控制，或者胎儿有呼吸窘迫的迹象，通常应建议分娩。如果心力衰竭是轻度和可控制的，并且胎儿评估令人满意，则建议在医院密切监测下继续妊娠。卧床休息是急性心力衰竭初始治疗的核心部分。应当指出的是，在患严重心力衰竭的女性中严重早产的情况下，已成功使用包括主动脉内球囊泵和Impella装置在内的机械辅助装置来稳定患者病情并允许继续妊娠（见第27章）。

妊娠期慢性心力衰竭患者的药物治疗目标与非妊娠患者相似[12]。只要有可能，维持慢性心脏病治疗以改善心力衰竭女性的长期预后仍然是重要的考虑因素。一个特例是，由于致畸作用和对胎儿肾发育过程的毒性作用，在妊娠各个阶段的孕妇均禁止使用血管紧张素转化换酶抑制药（ACEI）、血管紧张素受体拮抗药（ARB）和血管紧张素受体 - 脑啡肽酶抑制药（ARNI）（表11-5）[23, 35, 36]。由于人体试验数据有限和担心螺内酯（FDA分类C类）对人的抗雄激素作用以及在雄性大鼠胎儿中观察到的女性化现象，不建议在妊娠时使用[37]。应在女性计划妊娠或确认妊娠后适时停用这些药物。计划妊娠的女性在左心室功能不全的情况下，必需权衡停用可延长生存期药物的风险与整个妊娠期间特别是孕早期用药存在的致畸可能性。使用β受体拮抗药（BB）治疗慢性心力衰竭的女性即使在无症状的情况下，也应在妊娠期间继续服药。心力衰竭患者也可以应用肼屈嗪和硝酸盐来扩张血管。氨氯地平对于妊娠期心力衰竭患者的高血压治疗是安全的[19]。

建议所有患者均限制钠盐摄入，襻利尿药可用于缓解明显的容量超负荷或肺部充血。此外，妊娠期间，在β受体拮抗药和血管扩张药达到最大量后，可加用或持续使用地高辛以缓解心力衰竭症状。由于妊娠处于高凝状态，对于妊娠期间和分娩后6—8周的严重左心功能不全的患者，建议使用低分子量肝素抗凝。

八、扩张型心肌病患者分娩期的管理

一个多学科的团队对于分娩期患者的规范管理至关重要。建议患者在开始分娩前向产科医生、产科麻醉医师和心脏病专家进行咨询。此外，血流动力学失代偿在整个分娩期间和产后早期最容易发生，应对心力衰竭或潜在的心肌病患者进行仔细监测。这包括孕妇持续性心电图监测和无创血压监测，可以使用独立的有创中心监测，如右心导管检查和动脉系统监测。动脉系统监测有用且风险低。右心导管检查在分娩前可进行血流动力学评估和优化，在分娩过程中可进行血流动力学的密切监测和液体管理，并且在分娩后最初的24~48h内，由于预期会出现容量急剧变化，可用于血流动力学恶化的预防。分娩时机和方式的确定取决于患者的血流动力学状态（表11-6）。并非所有患有心肌病和心力衰竭的患者都需要提前分娩。根据患者对药物治疗失败的情况和患者总体血流动力学状态做出决定。在进行任何方式的分娩之前，药物稳定治疗十分关键。如果患者的心力衰竭对药物治疗无效，则需要认真考虑提前终止妊娠。应该寻求个性化的治疗方法。

如果药物治疗可以使孕妇病情稳定，应尽可能至足月经阴道分娩。由于剖宫产的出血、感染和血栓形成的风险增加，因此阴道分娩的心脏风险更低。可以根据患者的心脏状况、子宫颈的成熟度和胎儿的肺成熟度来个体化确定引产时机。从实际应用的角度来看，计划性引产是有益的，以便在所有条件都完备的情况下进行分娩。通常，应避免对宫颈条件差的女性进行长时间引产。对子宫颈条件好的患者，引产通常仅需要催产素给药和人工破膜。但不成熟的宫颈可能需要使用前列腺素 E 类似物。即便如此，对患有潜在心肌病的女性也应谨慎进行，因为前列腺素类似物被全身吸收后可能会导致不良的血流动力学后果，包括全身血管阻力降低、低血压和反射性心动过速（见第 36 章）。美国的一个大型管理数据集显示，剖宫产分娩的女性占 48%[8, 38]。Grewal 等[24] 对一个经验丰富的转诊医疗中心进行的调查，报道了较低的剖宫产率。这些研究人员发现，在 36 例扩张型心肌病的女性中，只有 19% 接受了剖宫产，并且都有产科适应证[24]。这些数据表明，大多数扩张型心肌病女性可以经阴道分娩，剖宫产应作为有产科适应证和心功能不稳患者的选择。

　　患有慢性或新发心力衰竭的孕妇，麻醉需要特殊管理，并应尽可能在产前计划（表 11-6）。患有心肌病和（或）有临床心力衰竭证据的女性，如果不使用某种形式的麻醉，不应进行阴道试产。麻醉药的目的是消除疼痛，并减少通常分娩所致的代谢需求和血流动力学压力的生理性增加。管理的目标主要是避免麻醉药过度引起的心肌抑制，维持正常血脂水平并最大限度地减少与分娩有关的内源性交感神经刺激[39]。静脉麻醉和腰椎硬膜外联合麻醉对缓解分娩过程中的疼痛非常有效，是一种被推荐的麻醉方式。缓慢而小心地置入硬膜外麻醉，能够减少全身血管阻力和平均动脉压而不降低心脏指数，这对心室功能障碍的患者较为有利[40]。它提供了满意的手术镇痛效果，不

表 11-6　分娩和产后问题的管理

- 配合良好麻醉，短时间内阴道分娩，并考虑辅助第二产程
- 左侧卧位
- 根据产科适应证剖宫产或患者有难治性心脏症状或血流动力学不稳定
- 必要时进行有创监测（有创动脉血压监测、肺动脉导管）
- 药物治疗优化负荷情况
- 肺水肿的监测和治疗

发生心力衰竭时分娩的麻醉选择（见第 28 章）
全身麻醉
- 挥发性物质包括七氟醚、异氟烷和地氟醚，它们会降低 SVR
- 紧急情况使用
- 快速诱导可能导致心血管系统不稳定
- 诱导和插管时死亡率最高

区域性麻醉
- 包括脊柱、硬膜外或脊柱 - 硬膜外联合
- 心力衰竭孕妇分娩时的选择
- 可减少后负荷和分娩时血流动力学反应
- 低浓度的丁哌卡因和亲脂性麻醉药物有助于血流动力学稳定

镇静
- 如果需要，可与区域性麻醉联合使用
- 丙泊酚、咪达唑仑和芬太尼等药物可以使用，对胎儿安全
- 存在吸入风险

产后和随访
- 谨慎使用催产素（有发生低血压的危险），避免大剂量使用
- 药物疗法可治疗心力衰竭，延长生命并防止再次住院
- 维持正常血容量状态
- 产后重症监护至少 48h
- 长期避孕（宫内节育器）或绝育
- 在产后 6～8 周使用抗凝药
- 使用可便携式心脏复律除颤器作为 3～6 月的决定前过渡，对 LV 功能进行连续的超声心动图评估
- 产后第 1、3 和 6 个月进行超声心动图随访，此后每 6 个月 1 次
- 远期可考虑 ICD 或 CRT[a]
- LVEF 恢复的女性继续使用标准治疗心力衰竭的药物至少 12 个月，LVEF 降低的女性则更长

SVR. 全身血管阻力；LV. 左心室；LVEF. 左心室射血分数；ICD. 植入式心脏复律除颤器；CRT. 心脏再同步治疗
a. 植入 ICD 的适应证应遵循公认的学会指南，但围产期心肌病（PPCM）患者的左心室功能恢复可能会延迟 6～12 个月
改编自 Stergiopoulos et al.2011[12]

但限制了疼痛诱导的交感神经活兴奋，而且还降低了产妇屏气用力冲动（Valsalva 动作）。另外，伴随的静脉扩张减少了静脉回流，这对于那些有容量负荷过重迹象的患者也可能是有利的。收缩压的下降可能需要使用血管活性药物而不是静脉输液治疗。全身麻醉的使用会引起与全身麻醉相关的血流动力学不稳定的风险，同时也有足够的镇静药来耐受气管插管。

产程中，患有心脏病的女性应左侧卧位，以避免下腔静脉受子宫压迫。产科医生应在没有产妇协助的情况下，让胎头下降至会阴水平，以避免 Valsalva 动作的不良循环作用。可以根据需要通过低位产钳或胎头吸引术来缩短分娩的第二产程。在整个分娩过程中，应明确界定停止阴道试产并选择剖宫产终止妊娠的具体临床场景。

分娩后，垂体后叶分泌的催产素引起子宫持续收缩、减少子宫出血。一般使用合成催产素来促进这种缩复作用，但应缓慢输注以避免低血压效应（见第 36 章）。分娩后至少要连续 48h 对母亲进行血流动力学监测，因为这段时间体液重新分布会导致血管内容积的急剧变化。如果存在严重的贫血，通常与妊娠期稀释性贫血有关，并因分娩时失血而加重，可以考虑补充铁剂或输血以减轻心动过速并减少心肌负荷。表 11-6 列出了其他产后注意事项。

九、扩张型心肌病女性的母体预后

最近，Grewal 等的一项研究中调查了扩张型心肌病女性的母体心脏、产科和胎儿的结局[24]。作为一项有关心脏病女性预后的大型前瞻性研究的一部分，他们评估了 32 名女性中的 36 次妊娠。通过年龄匹配与具有潜在心肌病的非妊娠期女性进行比较。值得注意的是，

39% 的孕妇并发至少一个项母体心脏事件。中度或重度左心室功能不全和纽约心脏病协会心功能 III 或 IV 级预示国母体心脏的不良结局。此外，患有中度或重度左心室功能不全的女性亚组的 16 个月无病生存期最差（图 11-2）。

在原发性扩张型心肌病的女性中，美国一个大型数据库结果显示，39% 的女性住院分娩期间发生主要不良心脏事件[8]。在这些事件中，院内死亡率相对较低（1.0%），但与没有任何类型心肌病的分娩女性（0.01%）相比，仍高出数倍。心力衰竭和心律失常（分别为 30% 和 11%）是住院期间分娩的最常见不良事件。在其他妊娠合并心脏病的研究中，心肌病是孕产妇发生不良事件的重要预测因素[28, 29, 41]。

十、扩张型心肌病女性胎儿和新生儿结局

患有心肌病女性的胎儿和新生儿不良事件发生率高于患有其他形式心脏病的女性（53% vs. 31%[41]）。胎儿不良事件包括早产、体重过轻、呼吸窘迫、1min 和 5min APGAR 评分降低和胎儿死亡。心肌病与胎儿不良临床事件、低出生体重、早产和早产儿呼吸窘迫综合征相关。扩张型心肌病合并至少一种产科危险因素（早产或胎膜破裂、宫颈功能不全或有剖宫产适应证[24]）更易发生胎儿不良事件。产科合并心脏危险因素的女性，新生儿不良事件的发生率最高（43%）。

十一、扩张型心肌病女性长期注意事项

尽管激发事件很难准确定义，但妊娠会影响扩张型心肌病的自然病程，尤其是短时间内。妊娠晚期和产后早期是血流动力学变化最

大的时期，这也支持了加速血流动力学负荷的变化会导致心脏失代偿的观点。心脏并发症，如心力衰竭加重伴左心室射血分数下降、心律失常和脑血管意外，最常发生于妊娠后期和产后前 16 个月的孕妇中 [24]。妊娠对受累心室的延迟效应也可发生在妊娠完成数月后，这可能与射血分数和收缩力下降有关 [42]。这种对左心室收缩功能的延迟负效应虽然在研究中难以量化，但与妊娠明确相关，对远期预后有不良影响。这可能与妊娠和（或）哺乳期因禁忌证和（或）患者选择而中止心力衰竭有效的药物治疗有关。妊娠对扩张型心肌病女性的远期影响尚有待进一步研究。

十二、结论

在具有潜在扩张型心肌病的女性中，血管容积、心排血量、心率与外周血管阻力的变化，以及心室储备的受损，对妊娠产程和分娩时的治疗提出了巨大挑战。孕前风险评估和妊娠安全性相关咨询至关重要，但需要更多数据为孕妇提供更有效的建议。孕前咨询可为母亲和胎儿提供有关妊娠风险的信息，应由在该领域具有丰富经验的从业者提供。必需评估患者心脏功能基础状态，并允许尽早转诊给心脏病专家进行最佳药物治疗，以便更好地应对妊娠、产程和分娩时给这一特定人群带来的挑战。

第 12 章
肥厚型心肌病与妊娠
Hypertrophic Cardiomyopathy and Pregnancy

Iris M. van Hagen　Uri Elkayam　Sorel Goland　Jolien W. Roos-Hesselink　著

胡　倩　译　　尚志远　校

一、概述

肥厚型心肌病（HCM）是最常见的遗传性心血管疾病，全世界每 500 人中就有 1 个[1]。它是一种以左心室肌壁增厚为特征的原发性心肌病，与异常的负荷状态并不完全相关[2, 3]。肥大通常是不对称的，与心肌纤维排列异常有关，最常累及的是靠近心底部的基底室间隔（不对称的室间隔肥大），但几乎可以累及任何心肌节段。在超声心动图、心脏磁共振（CMR）成像或计算机断层扫描（CT）上，如果存在一个或多个左心室（LV）心肌节段的厚度 ≥ 15mm，则支持 HCM 的诊断。超声心动图以下标准可用于确定诊断：①在任何心肌节段中无法解释的最大肌壁厚超过 15mm；②血压正常的患者室间隔 / 心室后壁厚度比 > 1.3；③高血压患者的室间隔 / 心室后壁厚度比 > 1.5[4]。在年轻（23—35 岁）的普通人群中，HCM 的患病率约为 2‰[5]。这包括很多人，其中许多是女性[6]，终生未被诊断[7]。该病可发生在各个年龄段，也可能在新生儿中被确诊。HCM 典型的病理生理学特点包括：①动态左心室流出道（LVOT）梗阻，引起静息状态、负荷超声心动图、Valsalva 动作，以及诸如亚硝酸异戊酯等药物激发后的压力梯度；②二尖瓣前叶收缩前向运动（SAM），导致瓣叶对合不良伴二尖瓣反流和下外侧定向反流；③心肌缺血，可能是供需失衡和冠状动脉血流量下降所致；④舒张功能不全；⑤自主神经功能异常。

对于诊断明确患者的一级亲属，不明原因的左心室壁厚 ≥ 13mm 可以诊断。

二、临床表现

在大量的临床表现中演变出多种表型，包括无症状到运动耐受差，心力衰竭或猝死等表现[8]。LVOT 严重梗阻和无明显阶差的患者可能出现临床表现甚至严重的症状。呼吸困难是最常见的症状，通常伴有非典型性胸痛、心绞痛、头晕、先兆晕厥、晕厥和心悸。晕厥可能是由于持续性室性心动过速或 LVOT 梗阻所致。心力衰竭的典型症状有劳累性呼吸困难、端坐呼吸和阵发性夜间呼吸困难，特别是在严重 LVOT 梗阻、严重的收缩和（或）舒张功能障碍，以及心房颤动的患者中。劳累会使大多数症状恶化，而耐力差是最常见的主诉。由于主动脉下梗阻的动力学特性和症状与心脏功能之间的关系，静息时压力阶差的存在和程度与运动时症状的严重程度并不一定具有良好的相关性。

猝死可能是该病的首发症状。然而，在当前的治疗条件下，其在整个 HCM 人群中，年发病率已下降至 0.5%[9]。那些具有 HCM 相关猝死家族史、不明原因晕厥、最大 LV 壁厚（≥ 30mm）、反复非持续性室性心动过速和运动后血压异常的高危患者，具有心脏复律除颤器（ICD）植入适应证[2, 3]。有学者提出了其他潜在的危险因素，如左心房直径增加、LVOT梗阻、CMR 影像出现晚期增强和 LV 心尖动脉瘤，但目前仍处于研究阶段[2, 3]。最近，一个更精确的突发性心脏病风险预测模型（HCMrisk-SCD）得到验证，它排除了将运动后血压异常反应作为危险因素，因为在任何多变量生存分析中，均未显示出与心脏性猝死独立相关[10]。

对没有 LVOT 梗阻的患者进行体格检查可能是完全正常的，或者可能只表现出一些微小的症状，如颈动脉搏动快速上冲、左心室抬举性搏动、可触及心房搏动和第四种心音。在压差大和（或）心肌肥大明显的患者中，可见更多特征性的体征。颈静脉搏动一般正常，但是由于心房强有力地收缩而导致右心室肥大的患者可能会看到明显的 A 波。颈动脉搏动正常，出现快速向上冲动。对于有流出道梗阻的患者，可能在收缩中期出现短暂的下降，然后继发上升（颈动脉双峰脉或"尖峰和圆顶样"）。心尖心前区搏动有力，可触及明显的收缩前搏动。沿胸骨左下角和心尖可触及收缩期搏动。听诊时，第一心音通常正常，诊断的标志是闻及刺耳的菱形收缩期杂音。静息性梗阻患者有3/6～4/6级杂音。它在心尖或其内侧明显，并向胸骨左缘放射。在 Valsalva 动作用力阶段、运动或心动过速过程中，直立位的杂音强度会增加。蹲位、等长握力运动、Valsalva 动作的松弛阶段，杂音强度会减弱。此外，还可以听到二尖瓣关闭不全的杂音。由于在流出梗阻的情况下左心室射血时间延长，第二种心音可能是单一，甚或逆分裂（矛盾的）。心房强有力的收缩和左心室顺应性下降导致第四种心音持续存在。

心电图特征可包括左心室肥大、ST 段和 T 波异常，以及下壁或侧壁导联出现异常 Q 波。巨大倒置 T 波是典型的心尖 HCM。一些 HCM 患者根本没有任何病理性心电图（ECG）模式[11]。在动态心电图监测（Holter）中，可以见室性心律失常[12]。

三、影像学

超声心动图是一种能够明确诊断 HCM 的方法，同时也可以记录心脏功能障碍和相关病理情况[13]。二维经胸超声心动图可用于测量左心室壁各节段的厚度。心室腔通常会减小，当存在 LVOT 梗阻时，可见主动脉瓣收缩中期关闭。多普勒技术用于评估动态 LVOT 梗阻和二尖瓣反流的存在。对于 LVOT 压差正常的 HCM 患者，应进行 Valsalva 动作或压力测试，以判断是否存在明显的激发性梗阻。

经食管超声研究可能有助于确定二尖瓣异常或在围手术期指导手术治疗。斑点追踪超声心动图是鉴别 HCM 和高血压性心肌病的有效工具，HCM 患者的应变明显下降[14]。在过去10 年中，心脏 CMR 在 HCM 的诊断和风险分层中的作用被放大，已被视为对可疑或确诊的 HCM 患者进行补充诊断的工具。心脏磁共振可通过识别超声心动图无法清楚显示的肥大区域（左心室前外侧、心尖壁和右心室壁），提供更准确的壁厚测量值将 HCM 与造成 LV 肥大的其他原因区分开，进而帮助 HCM 诊断。此外，CMR 还可以识别出尖部动脉瘤患者，这种动脉瘤与较高的室性心律失常、血栓栓塞性卒中风险，以及晚期弥散性强化（≥ 15%LV 心肌）相关，即使没有常规的危险因素，也可能与猝死风险增加相关[15, 16]。对于超声心动图图像不清晰且无法进行 CMR 的患者，建议进行 CT 扫描以确认 HCM 的诊断[3]。

四、遗传学

HCM 在大多数患者中是一种遗传疾病，具有常染色体显性遗传模式。然而，仅在 1/3 的患者中发现了潜在的遗传原因。它具有与年龄相关的外显率，一些基因型阳性的患者外显不全，根本不会有表型。携带者的后代有 50% 的机会发生遗传病。最常发生突变的基因包括"β- 肌球蛋白重链"和"肌球蛋白结合蛋白 C"。目前，这些突变尚不能帮助识别最高风险人群，如从 ICD 植入中受益的患者[8]。对肌节蛋白基因的测序显示，目前高达 60%～70% 的患者存在该基因型。最近的指南为先证者和家庭提供了全面的检测标准[3]。HCM 患者的一级亲属均应进行疾病筛查。

五、肥厚型心肌病和妊娠

（一）产妇结局

如前所述，HCM 与心力衰竭、心律失常和心源性猝死的风险增加有关，而与妊娠相关的心血管系统的变化（见第 1 章）可能会加剧这些风险。妊娠生理变化对 HCM 女性血流动力学的影响比较复杂。血容量的增加及伴随而来的 LV 增大可能会降低 LVOT 压差并抵消周围血管阻力下降的不利影响。另一方面，由于心率加快、妊娠期间血容量的增加和舒张期充盈时间的缩短可能会导致 LV 充盈压升高并加重或诱发心力衰竭。此外，分娩后，压力相关

性心动过速，胎儿对下腔静脉压迫解除后静脉回心血量的增加，以及血管外体液的重新分配和收缩的子宫向全身循环的自体回输，都可能导致左心室肥厚的女性临床状况恶化。

大多数患有 HCM 的女性可能会正常妊娠。然而，个人经验和现有文献确实显示，HCM 患者妊娠期间心力衰竭和心律失常的风险增加，尤其是在孕前有症状的女性中。在近 20 年的研究中，HCM 女性妊娠的相关文献逐年增加（表 12-1 和表 12-2）。在本书的早期版本中[36]，截至 1995 年，16 例患者出现了多种严重的并发症，包括需要住院治疗和提前分娩的心力衰竭恶化、心悸，需要心脏复律治疗以解决胎儿窘迫的心房颤动，在妊娠 5 个月时出现需要进行房室结消融的顽固性室上性心动过速，1 例患者出现肺水肿并在 28 周猝死。另外，表 12-1 列出了 1998—2017 年发表的 14 例病例，报道了类似的并发症。尽管这些报道很可能代表了一组最严重的病例，但它们呈现了重度 HCM 患者与妊娠有关的潜在并发症。在过去 10 年中，发表了许多患者数量相对较多的报道。Autore 等[35] 评估了 40 例 HCM 女性与妊娠相关的发病率，他们发现，在 28 例孕前无症状的女性中，4% 出现心功能 III 或 IV 级的临床恶化，而孕前有症状的女性有 42%（表 12-2）。Thaman 等[34] 对 127 例 HCM 女性的 271 次妊娠进行了报道，90% 的女性在孕前无症状。27% 的患者在产前出现过一种或多种心脏症状，9% 在分娩时出现。最常见的症状是呼吸困难，主要发生在孕前有气喘症状的患者中，心悸、头晕和胸痛大多是一过性的。2 名女性在产后早期出现肺水肿，需要住院治疗并使用利尿药。根据 Avila 等[33] 的报道，在 23 名 HCM 孕妇中，30% 在妊娠期间出现了心力衰竭，而在 12 位未怀孕的患者中仅为 17%。Tanaka 等（2014 年）报道了 23 例 HCM 女性

表 12-1　病例报道：妊娠和肥厚型心肌病

出版年份	第一作者	年龄（岁）	生育史（GPAb）（孕产流）	HCM类型	最大室壁节段厚度（mm）	LVOT最大压差（mmHg）	既往史和危险因素	孕前NYHA	妊娠期使用药物	母体并发症	分娩孕周	分娩方式	麻醉方式	胎儿/新生儿结局/并发症
2017	Tomasov 等[17]	31	G1		21	14	室间隔乙醇消融术	I		无	足月	经阴道自然		良
2016	Shin 等[18]	27	G1	梗阻性（SAM）	15	75～100（静息-激发状态）			比索洛尔	压差增大 120～150 劳累性呼吸困难，头晕	37	择期剖宫产	全麻	良
2013	Kumare 和 Kawthalkar[19]	21	G2P0Ab1	向心性左心室肥厚			猝死家族史	I	维拉帕米	劳累性呼吸困难，蹲踞晕厥	37	择期剖宫产	硬膜外	良
2010	de Paula 等[20]	24			29		哥哥因心搏骤停行 ICD 植入			反复晕厥，NSVT，ICD植入			硬膜外	良
2010	de Paula 等[20]	17			30		猝死家族史			反复晕厥，NSVT，ICD植入				良
2007	Pitton 等[21]	36		梗阻性	24		ICD移植	I	普萘洛尔	乏力和心悸	36	剖宫产	全麻	良
2007	Pitton 等[21]	36	G1				HCM家族史	I		无	38	紧急剖宫产	全麻	良
2005	Ferguson 等[22]	31	G1P0	梗阻性（SAM）	22	125（妊娠期）	ICD、猝死家族史	I～II	阿替洛尔、维拉帕米	晕厥，持续性室性心动过速，由于左右侧阔韧带血肿产后反复低血压	足月	择期剖宫产	硬膜外	良

（续表）

出版年份	第一作者	年龄（岁）	生育史（GPAb）（孕产流）	HCM类型	最大室壁节段厚度（mm）	LVOT最大压力差（mmHg）	既往史和危险因素	孕前NYHA	妊娠期使用药物	母体并发症	分娩孕周	分娩方式	麻醉方式	胎儿/新生儿结局/并发症
1999	Nam等[23]	26	G4P3		18	28	因既往压差65mmHg植入双腔起搏器	I		呼吸困难，压力梯度增至48mmHg发生SAM	35	择期剖宫产（因既往宫产史）	全麻	良
1999	Autore等[24]	25	G1			36（妊娠期）		I	普萘洛尔、利尿药	轻度劳累性呼吸困难、心悸	37	择期剖宫产	硬膜外	?（好转）
1999	Autore等[24]	40	G3P2	梗阻性（SAM）	38			I	索他洛尔、呋塞米	轻度劳累性呼吸困难、心悸、NSVT	38	择期剖宫产	硬膜外	?（好转）
1999	Autore等[24]	28	G1	非梗阻性（SAM）	17			I	氧烯洛尔	劳累性呼吸困难（妊娠37周）	38	择期剖宫产	硬膜外	?（好转）
1998	Piacenza等[25]	23	G1				因VTs植入ICD，猝死家族史	I	索他洛尔	妊娠33周心脏失代偿，多次除颤器放电治疗	38	择期剖宫产（由于HCM/ICD）	全麻	良
1998	Kazimuddin等[26]	30		非梗阻性	22			I	普萘洛尔	充血性心力衰竭产后3周和2个月收缩功能障碍	足月	经阴道，自然		?

SAM. 收缩期前向运动；ICD. 心脏复律除颤器；HCM. 肥厚型心肌病；NSVT. 非持续性室性心动过速

表 12-2 队列研究和病例系列研究：妊娠和肥厚型心肌病

出版年份	第一作者	妊娠次数（患者数）	研究评述	年龄（岁）	产史	HCM 类型	室壁节段最大厚度	LVOT 最大压差	孕前病史和风险因素	NYHA >1 孕前	妊娠期使用药物	母体并发症	分娩孕周	分娩方式	麻醉	胎儿/新生儿结局
2017	Goland 等[27]	60（60）	前瞻性	30	50% 初产	42% HOCM	室间隔：18mm 后壁：12mm			33%	55%（主要应用 β 受体拮抗药）	23% 不良心血管事件（心力衰竭、心律失常）	38	60% 剖宫产		5% 流产或晚期胎儿死亡 16% 小于胎龄儿 25% 早产
2015	Ashikmina 等[28]	23（14）	回顾性，仅有产妇	33	43% 初产		室间隔均值：20mm	静息态均值 43（±29）mmHg （>50mmHg） 5/14	2/14 肌切除术 30% 植入 ICD		57% 使用 β 受体拮抗药	13%（心力衰竭）和 13%（PPH）	38	48% 剖宫产	均为硬膜外	良
2015	Lima 等[29]	52	回顾性，仅有产妇，较大规模队列研究的部分研究 n=2078	28								23% 不良心血管事件（心力衰竭、心律失常）		48% 剖宫产		
2014	Tanaka 等[30]	27（23）	回顾性	32 （医学年龄？）	63% 初产	26% HOCM		范围 15~35mmHg （除 1 例 50mmHg）		4%		26% 心血管事件（非持续性室性心动过速、1 例室性心动过速）	37	33% 剖宫产		26% 早产
2012	Schuler 等[31]	12（8）	回顾性，有植入 ICD 的女性	35							83% 任何药物	1 例 ICD 植入导致血栓 1 例室性心动过速＋心房电极断裂 1 例室性心动过速 1 例非持续性室性心动过速 2 例心力衰竭（同一患者，LVEF 40%~45%）	37	7/12 经阴道分娩 4/12 剖宫产（1 例由于心源性因素） 1/12 流产		1 例流产由于胎儿染色体异常

（续表）

出版年份	第一作者	妊娠次数（患者数）	研究评述	年龄（岁）	产史	HCM类型	室壁节段最大厚度	LVOT最大压差	孕前病史和风险因素	NYHA >1孕前	妊娠期使用药物	母体并发症	分娩孕周	分娩方式	麻醉	胎儿/新生儿结局
2007	Walker等[32]	11（10）	回顾性致编辑的信					20~50mmHg（范围）	50%植入ICD		3例应用利尿药	无		9/11经阴道 2/11紧急剖宫产（胎儿窘迫）	经阴道分娩中7例行硬膜外麻醉，2例全麻	良
2007	Avila等[33]	23（23）	前瞻性 同12名非妊娠期HCM患者比较	28		73.9% HOCM	室间隔均值:20mm 后壁:11mm	均值13.4（±26.7）mmHg			52%β受体拮抗药+钙通道阻滞药	47.8%心脏并发症（30.4%心力衰竭、13.4%心律失常、4%卒中）	37	52%剖宫产		13%胎儿宫内生长受限，26%早产，1/23新生儿死亡（产后20天因早产所致）
2003	Thaman等[34]	271（127）	回顾性 31.5%女性为产前资料（产前诊断）	24			室间隔均值:23mm	均值14（±4.8）mmHg	2.5%植入ICD 5%肌切除 5%起搏器 20%心源性猝死家族史	15%	11.8%（主要）β受体拮抗药	9%恶化或有新发呼吸困难 4%新发或频发胸痛 6%频发心悸 9%分娩期心脏病 1.6%产后肺水肿		产前诊断的68%剖宫产，妊娠后诊断的10%剖宫产	19例全麻 39例硬膜外	
2002	Autore等[35]	100（199）	回顾性 旨在比较大量家庭孕产妇和一般人群死亡率的差别	25		30% HOCM	室间隔均值:21mm		48%女性一级亲属存在心源性猝死	30%	25%β受体拮抗药 5%钙通道阻滞药 3%胺碘酮	2产妇死亡，15%NYHA普遍加重（呼吸困难和乏力），5%发展至NYHA IV			11/15全麻 4/15硬膜外	

HOCM.肥厚梗阻性心肌病；ICD.心脏复律除颤器；LVEF.左心室射血分数；NYHA.纽约心脏病协会；PPH.原发性肺动脉高压

的 27 次妊娠。这些研究人员共描述了 18 例心血管事件，发生在 27 次妊娠中的 13 次，其中 13 例与妊娠或产后心律失常有关。4 例因心力衰竭或心律失常加重而终止妊娠，4 名患者因心源性因素早产[30]。最近，Goland 等[27] 报道了 60 例被纳入妊娠和心脏（ROPAC）疾病登记系统的 HCM 孕妇的妊娠结局。据报道，42% 的患者存在梗阻性 HCM。妊娠期并发症包括心力衰竭 15%、室性心动过速 10% 和心房颤动 2%（图 12-1）。3 例发生了胎儿丢失，并且 8% 的新生儿被诊断为遗传性 HCM。

尽管现有的研究均报道了上述与妊娠相关的并发症，但死亡率却很低。Pelliccia 等[37] 报道了 1 名 27 岁无症状的 HCM 患者在妊娠 28 周时突然死亡。Autore 等研究了 91 个有 HCM 患者家庭中的孕妇（100 名女性，199 次妊娠），报道了 2 例孕产妇死亡[35]。2 名女性均为高危患者，受孕前均被建议避免妊娠。其中 1 例患者心功能分级较差，LVOT 梯度较高，室间隔直径为 30mm，并于分娩后 4 天猝死。第 2 例有多例猝死的家族病史，患者在分娩期间出现持续性室性心动过速，尽管成功进行了紧急剖宫产，但复苏失败。

总而言之，现有的数据表明，大多数 HCM 患者对妊娠的耐受性良好，死亡率很低。但与此同时，患有 HCM 的女性妊娠并非没有风险。如心力衰竭、胸痛、心悸、房性和室性心律失常等并发症并不少见，且会造成很高的母儿发病率[27, 29, 30, 33, 35]。这些并发症的发生率为 15%～48%，具体取决于研究设计和患者人群。在目前的 ROPAC 登记中，近 1/4 的 HCM 孕妇会出现心力衰竭或心律失常，并且大多数并发症发生在妊娠晚期或产后[27]。根据欧洲心脏病学会（ESC）风险分层指南[3]，该注册表的结果显示，纽约心脏协会（NYHA）功能≥Ⅱ级与孕前的心力衰竭（HF）症状，与在妊娠期或产后心脏并发症的风险增加相关。最近一项对 237 名女性的 408 次妊娠进行的汇总分析证实了上述信息，并表明 HCM 女性中的大多数妊娠情况良好，包括 29% 有并发症或症状加重的患者，孕产妇死亡率低至 0.5%[38]。

（二）胎儿结局

尽管有由于产妇心脏状况恶化导致早产的报道，但大多数情况下胎儿的结局似乎不受产妇 HCM 的影响。在此书的上一版中，报道

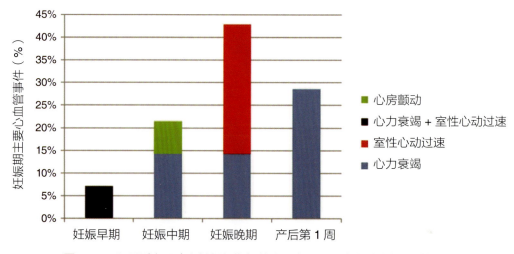

▲ 图 12-1 肥厚型心肌病女性妊娠期间首次发生严重不良心脏事件的时间和类型
引自 Goland et al. 2017[27] 经 Oxford University Press 许可转载

的自然流产率为 20%，低出生体重的发生率为 10%，这与无心脏疾病女性报道的发生率相当。最近，Schinkel 对文献进行了系统性回顾，他发现早产增加了 26%。胎儿死亡率与一般人群相当，包括自然流产（15%）、治疗性流产（5%）和死胎（2%）[38]。最近在 ROPAC 进行的最大的前瞻性观察研究中，只有 5% 发生了胎儿死亡[27]。

六、妊娠期的诊断

在适当的临床背景下，如存在提示性的临床特征或疾病的家族史，进行进一步的检查有助于确诊。超声心动图检查是诊断 HCM 的金标准，可以在妊娠期间安全使用。多普勒技术可用于评估是否存在 LVOT 梗阻和二尖瓣反流。在妊娠早期进行 CMR 相对安全。然而，目前关于钆对胎儿的影响知之甚少，但它能穿过胎盘屏障，因此应避免使用（见第 3 章）。

七、治疗

（一）孕前评估

在妊娠之前需要进行详细的评估，以确定与妊娠相关的潜在风险，并制定适当的治疗策略，以最大限度地降低母儿风险。妊娠前应与女性及其家人讨论发生并发症的潜在风险。应全面涵盖以下问题：①该疾病对妊娠期母亲和胎儿安全性的影响；②妊娠期间可能使用的药物对胎儿的潜在风险；③如果发生临床恶化的情况，可能需要早产。另外，应探讨 HCM 对后代遗传的可能性及孕妇在孕期和产后较少见的猝死的风险。

每位患者均应进行详细的评估，包括病史和家族史、体格检查、12 导联心电图、经胸超声心动图、血清 B 型钠尿肽（BNP）或 NT-proBNP 水平、跑步机或脚踏车运动测试，必要时进行心肺运动测试、48h 动态心电图监测和心脏磁共振检查。

当前的美国心脏病学会 / 美国心脏协会指南建议在计划妊娠之前为父母进行遗传咨询（1 类适应证，C 级证据）。遗传咨询的目的是讨论遗传检测以确认致病突变的可能性、遗传缺陷传给子代的风险、多变的疾病外显率、疾病的严重程度和预后[2, 38]。

血容量增加可能会导致血流动力学恶化，尤其在左心室僵硬、顺应性差的患者中。在这一相对较少的以限制性生理为主要特征的亚群中（约占 10%），患者通常仅表现为心肌轻度肥大，但可能出现心房扩大和早期症状，并伴有心律失常和栓塞。由于妊娠期间血流动力学异常和症状可能加重，因此应建议患有中重度心力衰竭症状（纽约心脏协会心功能Ⅲ级和Ⅳ级）的患者避免妊娠。此类患者只有在使用对胎儿安全的药物治疗（β 受体拮抗药、钙通道阻滞药、丙吡胺）或手术 / 介入治疗（肌切除术、LVOT 压差明显的患者行酒精消融术，以及重度二尖瓣反流患者行二尖瓣修复术）后取得的明显症状改善（达到 NYHA 心功能Ⅰ或Ⅱ级），才可以尝试妊娠。

持续性室性心动过速（单形或多形性）和心室颤动是预防性植入 ICD 的适应证。对于具有心脏猝死高风险的 HCM 患者，也应考虑进行 ICD 植入。猝死的潜在风险要超过与植入相关并发症的风险，以及不适当电击对年轻女性的影响和终身风险[38, 39]。

在绝大多数患者中，HCM 是由几种收缩蛋白基因突变引起的。应告知患者及其伴侣该病 50% 的遗传风险。ROPAC 中的 HCM 患者组中，有 8% 的新生儿被诊断为 HCM[27]。在某些情况下，通过超声心动图检查产前筛查可进行诊

断 [40, 41]，但这种可能性通常较低。植入前或产前基因检测可能有助于诊断，但极少使用。

（二）妊娠期 HCM 患者的治疗

对于病情较轻的无症状患者，不需要进行预防性治疗，并且妊娠结局通常较好（图 12-2）。欧洲心脏病学会 2018 年孕妇心脏病管理指南建议，如果已经服用 β 受体拮抗药的患者继续使用，并在出现新症状时开始启用 β 受体拮抗药，以控制心房颤动的心率并抑制室性心律失常 [42]。但是，必需严格随访，因为在妊娠晚期、分娩期和产后早期可能会发生血流动力学和临床恶化 [27, 34]。对于静息或激发状态有 LVOT 梗阻的患者，心肌收缩力增加、心室腔减小或左心室后负荷可能会导致左心室流出道梗阻恶化，应予以避免或纠正。利尿药应用或失血引起的血容量不足、药物或麻醉引起的血管舒张、交感神经药或洋地黄引起的心

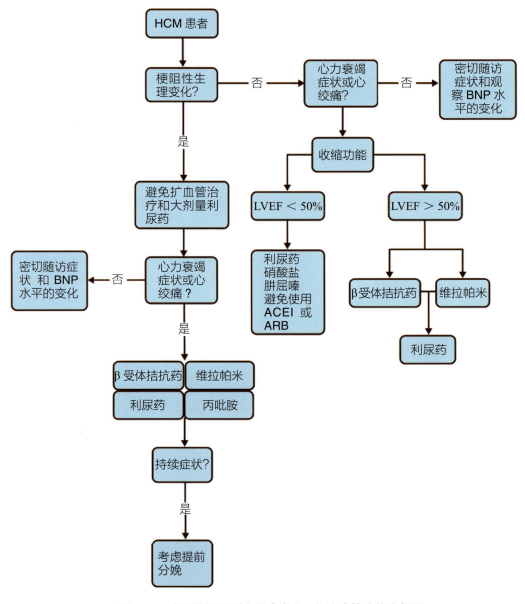

▲ 图 12-2　妊娠期肥厚型心肌病患者一般治疗策略的流程图

LVEF. 左心室射血分数

脏刺激，以及 Valsalva 动作都可能导致这种恶化。但需要注意的是，患有 HCM 的女性通常对阴道分娩的耐受性良好，只要没有严重的心力衰竭，大多数患者不需要剖宫产。最近，在 Schinkel 的文献回顾中，大多数女性为正常的阴道分娩，剖宫产分娩占 25%，且主要为产科原因 [38]。

正常妊娠的症状通常与心力衰竭症状相似，因此对无症状患者，在妊娠前、妊娠早期和在出现症状时，确定血清 BNP 或 NT-proBNP 的基线水平，或在对有症状的患者在整个孕期定期进行检测，有助于血流动力学恶化的早期诊断 [43]。

（三）对症治疗

药物治疗的具体适应证包括呼吸困难、心绞痛、头晕、晕厥和心悸，以及心律失常等症状。由于患者对现有药物的反应不同，因此在使用对母亲和胎儿都安全的药物时，应采用个体化治疗以达到疗效。治疗呼吸困难的方法应以左心室舒张和收缩功能，以及是否存在 LVOT 梗阻为基础。在大多数 HCM 患者中，呼吸困难与左心室舒张功能受损导致的肺静脉压升高有关。对这类患者，使用如地高辛等正性肌力药物干预没有帮助，甚至可能加重 LVOT 梗阻患者流出道梗阻，导致症状恶化。β受体拮抗药或钙通道阻滞药通常有效，并且可能需要利尿药来改善此类患者呼吸困难的症状 [8]。在少数患者中，充血性心力衰竭症状是由于收缩功能下降引起的。在这些患者中，心力衰竭的治疗与扩张型心肌病的患者相似（见第 11 章），可使用包括β受体拮抗药、地高辛、利尿药和血管扩张药。由于潜在的严重胎儿不良反应，在整个妊娠期间均禁止使用血管紧张素转化酶抑制药和血管紧张素受体拮抗药 [44, 45]。

对有症状的 HCM 孕妇在妊娠期间使用β受体拮抗药，效果良好 [46]。β受体拮抗药的使用是治疗有症状阻塞性和非阻塞性心脏病患者（心绞痛或呼吸困难）的 1 类适应证 [2]。如果低剂量对控制症状无效，建议对未妊娠患者，调整剂量至静息心率为 60～65 次 /min。由于妊娠期间心率加快并逐渐升高，我们建议增加β受体拮抗药的剂量使心率降低 20%。β受体拮抗药在 HCM 中的作用机制是多方面的，包括增强左心室充盈（主要是通过降低心率和允许更长的舒张时间）及对心肌收缩和扩张性的直接作用。β受体拮抗药还可以减少心肌耗氧量和交感刺激性的左心室流出道梗阻，并可能具有抗心律失常作用。尽管有关于胎儿生长迟缓的报道，但β受体拮抗药在妊娠期间相对安全 [47]，指南建议加强对胎儿心动过缓的监测 [2]。

在一些新生儿中已有诸如新生儿低血糖、心动过缓和呼吸暂停等并发症的报道，应予重视。需要说明的是，β受体拮抗药在有症状患者中的潜在益处可能超过这些风险 [48]。非选择性β受体拮抗药可能导致早产，因此，在妊娠期间应首选选择性 β_1 受体拮抗药 [49]。

钙通道阻滞药也被证明可有效治疗有症状的 HCM 患者 [8]。维拉帕米是应用和研究最广泛的药物，据报道，可以改善流出道梗阻和心脏症状。该药物对流出道梗阻的作用机制是负性肌力作用所致的心肌收缩力降低。抗心绞痛的作用是由于维拉帕米通过负性频率和负性肌力作用对心肌耗氧量产生的影响。但是，该药必须谨慎使用，因为其扩血管作用可能会加重梗阻，甚至可能因低血压或肺水肿而导致死亡 [50]。妊娠期使用维拉帕米未发现致畸作用 [51]。对β受体拮抗药无反应或有不良反应，以及有β受体拮抗药应用禁忌的梗阻性或非梗阻性 HCM 患者，建议使用维拉帕米（从小剂量开始，最大剂量至 480mg/d）来控制症状（心绞痛或呼吸困难）[2]。

丙吡胺，一种具有负性变力作用的 I A 型抗心律失常药，可降低大多数 HCM 患者的压力梯度而不引起血管舒张 [52, 53]。使用这种药物可能会延迟进行肌切除手术的时间。尽管没有报道丙吡胺对胎儿有明显的不良反应，但是在妊娠期间使用该药物的经验有限 [51]。对 β 受体拮抗药或维拉帕米单药无反应的梗阻性 HCM 患者，可将丙吡胺与 β 受体拮抗药或维拉帕米联合用于心绞痛或呼吸困难等症状的治疗 [2]。

外科肌切除术　用于治疗有症状的梗阻性 HCM 已有 30 多年的成功经验 [9]。该技术可以完全缓解静息和激发状态的流出道梗阻和二尖瓣反流，改善症状并降低心房颤动、晕厥或猝死的风险。

室间隔消融　经皮腔内治疗如室间隔酒精消融术已成功用于降低流出道压差 [54]。尚无妊娠期行肌切除术或室间隔酒精消融术的报道，但已有这些手术后成功妊娠的病例 [27]。因此，即使有药物治疗，但对于有明显症状的梗阻性 HCM 患者，应在受孕前考虑这些治疗。

（四）室性心律失常

由于心律失常和猝死与 HCM 相关 [35, 37]，因此在妊娠前应识别具有高风险的患者。对于妊娠前未评估的孕妇，应在妊娠期间进行评估。至少 48h 的动态心电图监测或植入式循环记录仪是检测妊娠期心律失常的最佳手段。由于新发的意识障碍症状（晕厥、黑矇）在正常妊娠中的发生率很高，因此妊娠期间对此类症状的评估很困难。患有 HCM 的孕妇很少需要进行电生理检查，只有在手术的潜在收益明显大于风险的情况下才应进行。如果可能，该操作应在超声心动图引导下完成。如需使用透视，应尽量通过适当的屏蔽措施（见第

3 章），采用肱或颈内动脉途径及有意识地使用最小荧光透视法，以减少胎儿对放射线的暴露 [55]。妊娠期导管消融术尚未见文献报道，仅应在药物难治性和血流动力学不稳定的快速性心律失常的罕见病例才考虑。如果要在妊娠期进行该手术，则应在电解剖标测系统指导下完成，并且由于放射剂量较高，应推迟到妊娠早期结束后。ICD 植入的适应证对妊娠和非妊娠的 HCM 患者相同。妊娠期间可以成功顺利地完成 ICD 植入 [20]。总的来说，ICD 植入的女性妊娠预后良好，但内科和设备相关的并发症并不罕见 [31, 56]。Shuler 等收集了来自 14 位患有心脏病同时植入 ICD 用于心源性猝死的一级或二级预防女性的 19 次妊娠的数据。43% 的病例出现了内科和设备相关的并发症，包括心律失常、心力衰竭、ICD 心内电击转复和电极断裂各 1 例。1 名具有多种血栓栓塞危险因素（家族史和 V Leiden 因子）的女性，尽管使用了大剂量的低分子肝素，但由于产后血栓的形成，仍需要更换系统 [31]。

（五）室上性心律失常

约 25% 的 HCM 患者会发生房性心律失常，尤其是心房颤动，在左心房扩大（通常 > 50mm）的 HCM 患者中更为明显 [8]，这可能是由梗阻性 HCM 伴有二尖瓣反流、左心室舒张和收缩功能不全所致。它通常是无症状的，并且通过动态监护发现。但与此同时，HCM 患者也可能表现出症状性心房颤动，特别是在出现快速心室率和 LVOT 梗阻的情况下 [57]。与非妊娠期相比，妊娠期间发生心律失常风险增加的证据尚不明确。Avila 和同事将 23 例妊娠与 12 例非妊娠的 HCM 女性进行比较后并未发现房性心律失常的风险增加。但这一结论受到样本量较少的限制 [33]。心房颤动的发生会增加全身性栓塞的风险，并可能导致血流动力学恶化，因

此，对新发或复发性心房颤动应立即治疗并密切随访。这种情况应尝试包括通过电复律或药物恢复窦性心律的治疗。由于潜在的胎儿毒性作用，抗心律失常药物应谨慎使用。另外，妊娠可能会引起药代动力学的改变，因此可能需要调整剂量。尽管已证明胺碘酮是 HCM 患者逆转心房颤动和维持窦性心律最有效的药物，但由于可导致胎儿毒性，建议该药仅在妊娠期间短期应用[58]。在合并心房颤动的年轻 HCM 患者推荐使用索他洛尔，尽管在孕妇中的使用经验有限，但该药物被归为 FDA 分类 B 类，可能是妊娠女性患者的首选。氟卡尼一直是治疗胎儿心律失常的首选药物[59]，可在以 β 受体拮抗药为背景的治疗中，作为"口袋药"的方法间断使用，将阵发性心房颤动女性转复为窦性心律。在妊娠期间，电复律可以安全地用于多种适应证[60]。1 名 HCM 的患者，在孕 30 周时出现了快速心房颤动、呼吸困难和低血压，Coven 等[61]对其使用了电复律。对出现症状和血流动力学失代偿或药物难治性心动过速的患者，应立即使用该方法恢复窦性心律。建议在电复律期间和之后密切监护胎儿情况。Barnes 等报道了 1 例室上性心动过速的孕妇因耐药在妊娠 28 周进行心脏复律后，发生了严重的胎儿心动过缓。在该病例中，胎儿心率从之前的 130 次 /min 降至复律后的 80 次 /min。在出现心率进一步下降和心脏运动障碍后，采取了急诊剖宫产术分娩婴儿[62]。对于经过充分的药物治疗后未成功复律的慢性心房颤动患者，控制心室反应是治疗的目标。可以在妊娠期间使用 β 受体拮抗药来控制心率，最好密切监测胎儿生长。或者，可以使用地高辛（在没有 LVOT 梗阻的情况下）和非二氢吡啶类钙拮抗药（维拉帕米、地尔硫草）。HCM 患者的心房颤动与血栓栓塞并发症的严重风险相关，所以应对此类患者进行抗凝治疗[57]。低分子量肝素（LMWH）可以在孕早期使用，在孕中晚期换成维生素 K 拮抗药，在 36 周后继续使用 LMWH[3]。即使在妊娠中期，维生素 K 拮抗药也会增加胎儿丢失的风险[63]，因此两位作者（UE 和 SG）使用了另一种方法，在整个孕期使用都 LMWH，并调整其剂量至抗 Xa 活性的治疗水平（抗 Xa 最低水平为 0.5U/ml）。

八、分娩方式和麻醉方式

阴道分娩是 HCM 女性首选的分娩方式[38]。阴道助产可用于缩短分娩的第二产程，而剖宫产应主要用于产科适应证[64]。对于 LVOT 梗阻症状严重的患者，分娩时口服抗凝血药的患者，或严重心力衰竭的患者，建议行剖宫产[48]。

HCM 女性分娩的麻醉管理目标是通过维持足够的充盈压力和外周血管阻力，避免交感神经活动增加所致的变时性和变力性增加，从而防止静息或激发态梗阻的女性 LVOT 梗阻的发生或恶化。因此，肾上腺素不应该用于局部麻醉。由于强烈的血管舒张作用，HOCM 患者在产前或产后都不应使用前列腺素影响子宫收缩。由于具有 β 肾上腺素能刺激活性的宫缩抑制药也可能加重左心室流出道梗阻，因此在 HOCM 女性中应避免使用。一些麻醉医师避免对 LVOT 梗阻的患者采用任何蛛网膜下腔操作，因为可能引起全身血管扩张和低血压，并可能导致临床恶化。然而，谨慎地使用硬膜外麻醉是安全的，需小心维持血容量并避免主动脉受压迫[24]。建议在缓慢诱导阻滞同时，使用稀释的局部麻醉药溶液，以避免引起严重的血流动力学紊乱。治疗低血压时，首选选择性 α 受体激动药，如去氧肾上腺素。由于麻黄碱和多巴胺具有正性变时和变力作用，应避免使用。产程和分娩期间应继续使用 β 受体拮抗药，可能需要增加剂量以减慢心率。对于剖宫产，可以使用硬膜外麻醉或全身麻醉。通常建议在麻醉诱导之前给予预负荷，以保持左心室充盈压力和每搏量 [65]。但是同时，由于左心室舒张功能不全，过多的液休会导致左心室充盈压 [66] 和肺水肿 [67] 不成比例的增加。如果发生心房颤动，在 HCM 患者中通常不能很好地耐受，建议进行早期术中心脏复律 [65, 68]。由于催产素的血管舒张特性，应谨慎使用催产素 [65]，建议对患有梗阻性疾病的女性使用低剂量和缓慢的静脉滴定。因为低血容量导致左心室流出道梗阻加重的风险，应评估分娩时的失血量并输血。可能需要复苏液，包括交叉匹配的血液。在血容量不足引起的低血压中，去氧肾上腺素可以暂时恢复血压。同时，由于去除腔静脉压力，血管外液转移到血管内腔室和子宫收缩的自体输血使静脉血回流到心脏时，分娩后左心室充盈压显著升高进而导致肺水肿 [34]。由于 HCM 患者的体积和压力之间的关系复杂，

因此在分娩之前进行血流动力学评估，并在分娩、分娩期间和分娩后的 24～48h 进行连续监测，有助于避免这些患者出现血容量过低和血容量过高。在 Southern California 大学，对有症状的妊娠期 HCM 患者，如果 BNP 水平升高和左心室流出道梗阻严重，常规进行血流动力评估（医学博士 Uri Elkayam 的个人交流）。

抗生素预防

HCM，无论是梗阻性还是非梗阻性，都与高死亡率的细菌性心内膜炎相关 [69]。妊娠期心内膜炎的发生率极低，但继发于心力衰竭和栓塞并发症的孕产妇和胎儿死亡率均很高（分别为 33% 和 25%）。但是，指南不推荐对梗阻性和非梗阻性 HCM 患者分娩前预防性应用抗生素 [70]。仅建议对出现无法解释的发热、心脏杂音的孕妇严密监测，以及早发现和治疗心内膜炎。

第 13 章
左心室心肌致密化不全
Left Ventricular Noncompaction

Radha J. Sarma　著

胡　倩　译　　尚志远　校

一、概述

孤立性左心室心肌致密化不全（LVNC）是一种具有独特形态学的特殊类型心肌病。1984年 Engberding 和 Bender [1] 对 1 名患有心悸和呼吸困难的年轻女性进行二维超声心动图检查，并通过左右心导管和左心室造影检查进一步证实后，首次报道了该病，称为"孤立性心肌窦状隙持续状态"。"孤立性左心室心肌致密化不全（INVM）"一词是由 Chin 等 [2] 在 1990年首先提出。他们报道了 8 例存在左心室收缩功能不全、室性心律失常、全身性栓塞和面部畸形的患者。其中有 3 例死亡，尸检证实了超声心动图检查的结果。最初，这种情况在儿童中有报道，但后来在所有年龄组中都有发现。LVNC 可能单独发生，也可以与其他先天性心血管畸形同时存在，如 Ebstein 畸形（三尖瓣下移畸形）、房室间隔缺损、瓣膜狭窄和右心室（RV）心肌致密不全 [3-5]。Stollberger 等发现，左心室心肌致密不全（LVHT）患者中神经肌肉性疾病和其他心脏畸形的发生率较高 [6, 7]。在早期的文献中，这种情况被称为 LVHT、心室肌致密不全（NVM）、非致密型心肌病（NCCMP）、孤立性心室不紧密症（IVNC）和心肌致密化不全（MnC）。欧洲心脏病学会将非致密型心肌病归为未分类的心肌病 [8]，而美国心脏病协会心肌病工作组将 LVNC 归为原发性遗传性心肌病 [9]。

在本章中，讨论仅限于介绍独特的心脏形态学，与 LVNC 相关的遗传学、LVNC 的诊断、并提供已发表病例报道的摘要，以及从家系研究中提取的妊娠相关信息。

二、流行病学

LVNC 确切的患病率仍不清楚，但早前发表的报道为 0.05%～0.24%[7]。基于目前的标准，许多研究者认为在正常健康个体、训练有素的运动员、心力衰竭（HF）患者和少数其他情况下 LVNC 的发病率较高 [10, 11]。最近一项前瞻性研究对 102 位健康的初次妊娠女性进行了连续的超声心动图检查，结果发现在无任何心血管并发症的女性中，25.4% 出现新生肌小梁 [12]。这种新生肌小梁 73% 在分娩后可以消失。由于很少有女性在分娩后肌小梁持续存在，因此这一单一报道的意义尚不明确 [13]。许多专家强烈建议规范该病的诊断标准，以解决这种独特心肌病识别和分类方面的问题 [14-16]。从产前诊断到 94 岁高龄 [17]，该病的就诊年龄存在着巨大差异 [18]。男性比女性患病风险高。目前，仍缺乏对这种疾病的了解，在无症状个体中，获取超声心动图的选择偏倚或单纯的误诊，都可能是导致缺乏更准确统计数据的原因。

三、LVNC 的胚胎学、解剖病理学和组织学

（一）胚胎

在过去 10 年里，该领域取得了巨大进展。在人类胎儿心脏的正常发育过程中，胚胎网状小梁的致密化从妊娠第 5 周开始，到第 8 周完成[4]。致密化心肌通过新形成的心外膜冠状动脉供血。这种小梁致密化的遗传调控尚未完全清楚。左心室心肌比右心室更致密、更厚实，即使在成年后，右心室仍有肌小梁持续存在。最初，人们认为 LVNC 是心肌无法完成致密化过程的结果，因为心脏在致密化前与胚胎心脏结构相似[4]。据报道，使用胎儿超声心动图，LVNC 也可以在后期发展。最近，Jensen 等[19]通过免疫组化检测发现，非致密状态下过多的小梁与正常胚胎小梁具有不同的特性。在非致密状态下，小梁更宽（50μm vs. 1~2mm）、冠状动脉血管丰富、ANF 表达极少。他们提出非致密化并非由胚胎小梁的致密化过程失败所致，而很可能是由于致密壁形成畸形小梁造成的。

（二）病理学

Boyd 等[20]研究了 474 例尸检标本的左心室小梁出现频率和分布，他们发现正常心脏可能有 2 个或以上的小梁（68%），不常见的可多达 5 个明显小梁，而 LVNC 的心脏小梁数目众多。Burke 等[21]使用两种 LVNC 病理诊断标准检查了 14 例 LVNC 患者的心脏（尸体解剖 13 例，外植体 1 例）：①没有形成良好的乳头肌；②组织学证实，超过 50% 的内陷性心内膜隐窝向心外膜表面浸润。在 9/14 例中，非致密 / 致密的比率＞ 2，并且在孤立性和非孤立性 LVNC 之间未发现明显的形态学差异。Jenni 等[22]报道了 7 例孤立性 LVNC 的超声心动图和病理解剖学特征。大多数小梁累及中侧壁、中下壁和心尖，其次是基底侧壁和中前壁。典型的孤立性 LVNC 心脏表现为左心室壁呈病理性的双层外观，心外膜薄而致密，心内膜厚而高度小梁化，至少比致密层厚 2 倍，深陷的小梁间隙充满来自室腔的血流灌注（图 13–1A 和 B）。正常心脏心内膜层的小梁不会比致密心肌层厚。

（三）组织学

组织学研究表明：①小梁被与左心室腔连续的心室内膜覆盖；②在增厚的纤维化心内膜层和小梁中发现缺血性病变；③小梁间隙与心外膜冠状动脉不相通[21, 22]（图 13–2）。

四、LVNC 的遗传学研究

LVNC 的遗传异质性已被许多研究人员充分证明[25–27]。LVNC 可通过常染色体显性遗传[28]，常染色体隐性遗传或 X 连锁隐性遗传[29]。它可以是家族性或散发性发病。目前发现，LIM 结构域结合蛋白 –3（ZASP）、α– 肌养蛋白（DTNA）、tafazzin（TAZ/G4.5）和编码肌节蛋白的基因突变与 LVNC 相关，但随着研究的深入可能会发现其他未知的基因。Budde 等[30]通过对许多家系进行彻底筛查发现，家族性心肌病与基因异常相关。一项系统性研究对大量患者进行了基因检测和包括心电图、超声心动图和心脏磁共振（CMR）显像检查在内的家系筛查，结果显示 LVNC 主要具有遗传性（67%），且临床表现多样化[31]。由于遗传异质

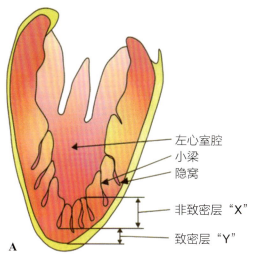

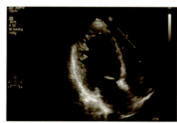

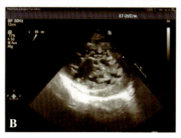

◀图 13-1　A. 非致密化示意图（引自 Sarma 等 2010[23]，经 Elsevier 许可转载）；B. 二维经胸超声心动图显示了典型的心脏特征，在左心室心尖附近有双层外观和多发小梁。经胸长轴观（上）和经食管胃短轴观（下）显示海绵状心肌，其突出的小梁和左心室心尖深陷隐窝

引自 Reuschel 等 2016[24]，经 Elsevier 许可转载

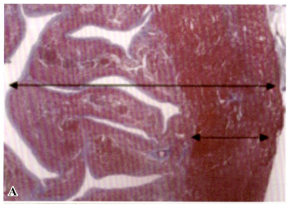

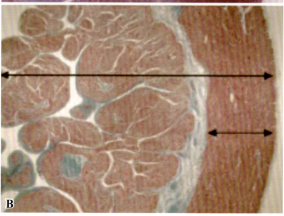

▲图 13-2　LVNC 组织学，心肌结构有 A 和 B 两种类型

A. 顶部观：由表面相对光滑的心内膜（左侧）和宽小梁相吻合，形成不规则的、大的鹿角状的心内膜衬隙。B. 底部观：心内膜表面布满息肉状结构的小梁，有深陷的间隙隐窝，其内尖端又形成鹿角状陷凹。无论大体形态如何，LVNC 都具有标志性的微观特征。根据 Chin 等的标准，短箭头表示致密层，长箭头表示非致密层（引自 Burke 等 2005[21]，经 Elsevier 许可转载）

性，LVNC 患者的家族成员可能患有扩张型或肥厚型心肌病[32]。一些家系研究支持了这一观点，即 LVNC 与家族和遗传有关，LVNC 女性可以生下正常婴儿和遗传性心肌病患儿[29, 32-36]。LVNC 可能被误认为扩张型心肌病（DCM）或肥厚型心肌病（HCM），尤其是心尖型。这些遗传学研究中，许多患者在通过 CMR 或其他附加的影像学检查进行正确诊断之前，都存在 LVNC 的误诊和漏诊[34, 36]。2011 年心律协会/欧洲心律学会（Heart rhythm society/European heart rhythm association，HRS/EHRA）专家共识声明[37] 建议：①在识别出索引病例中的 LVNC 致病突变后，对其家庭成员和适当的亲属进行突变特异性基因检测——Ⅰ级；②对心脏病专家通过患者的临床病史、家族史和心电图/超声心动表型已经确定 LVNC 临床诊断的患者，基因检测有益——Ⅱa 级。不推荐对所有家属进行常规的基因检测。

五、LVNC 的诊断

尽管从最初对这种疾病的描述到现在已经超过 25 年，并且在过去 10 年中，有关该病的出版物数量呈指数级增长，但使用成像技术的

诊断标准仍未标准化。与其他心脏病类似，患者可能会出现心力衰竭、心律失常或全身性栓塞的症状。LVNC 的诊断主要基于临床信息和通过影像学研究获得左心室（LV）典型的形态学特征，包括超声心动图 [2, 6, 22]、CMR 成像 [38, 39]、计算机断层扫描（CT）[40] 或左心室造影。表 13-1 列出了最常用的超声心动图和 CMR 成像标准 [2, 6, 22, 38, 39]。

超声心动图建立了如下三个标准。

Chin 等 [2]：在胸骨旁长轴、剑突下或心尖四腔切面获得图像；诊断是基于有数目众多的突出小梁和深陷的小梁间隐窝的存在。舒张末期在二尖瓣、乳头肌和心尖水平，计算致密层（X）/ 致密层 + 非致密层（Y）的比率；在短轴切面心尖水平 X/Y ≤ 0.5 的比值正确，后来作为诊断孤立性左心室心肌致密化不全的标准。

Jenni 等 [22]：左心室的两层结构，收缩末期在胸骨旁短轴切面，非致密层 / 致密层比值 > 2；无其他并存的心脏结构异常和数目众多的突出小梁和深陷的小梁间隐窝；彩色多普勒成像可见，隐窝内有心室腔的血流灌注。

Stollberger 等 [6]：在单个成像平面上可见，左心室游离壁从心尖向乳头肌突出 3 个以上的小梁；彩色多普勒显示小梁间隙有来自左心室腔灌注的血流。此后对其进行了修正，包括与致密心肌同步移动的小梁，这些小梁是收缩末期可见的两层心肌结构中的非致密层。

最常用的 CMR 标准有如下两种。

Petersen 标准 [38]：两层结构致密的（C）心外膜和非致密（NC）的心内膜层；舒张末期 NC/C > 2.3 被认为是 LVNC 的诊断标准。

Jacquier 标准 [39]：LV 小梁质量大于舒张末期左心室心肌总质量的 20% 被确定为 LVNC 的诊断标准。

如前所述，这些标准在应用于不同人群时似乎过度诊断了致密化不全 [10, 11]，并且有报道显示，8% 的健康黑色人种患者满足一项或多项超声心动图诊断标准。另外，Gati 等 [12] 对 102 名初次妊娠的健康女性报道中，有 25% 的女性存在可逆性的新生小梁增多，其中 8 名女性满足 Chin 和 Jenni 的 LVNC 诊断标准，有待进一步研究。作者认为，在无临床症状和任何心脏并发症的情况下，单一的小梁存在不能作为健康孕妇诊断 LVNC 的标准。在先前对 1146 名训练有素的运动员，415 名对照组和 75 名 LVNC 患者的调查基础上，Gati 的研究小组提出了一种区分 LVNC 与正常变异体的方法（图 13-3A）。最近，Aung 等 [41] 还提出了一种临床方法，以指导通过影像学研究诊断为小梁增多患者的治疗（图 13-3B）。两项建议似乎具有共

表 13-1　LVNC 最常用的诊断影像学标准

超声心动图标准
- Chin 等 1990（UCLA）[2]：对致密层（X）和非致密层（Y）进行舒张末期测量，使用心尖观和胸骨旁长轴观，Y 也包括 X，X/Y < 0.5 可诊断 LVNC
- Jenni 等 2001（Zurich）[22]：使用了收缩末期测量的薄致密层（C）和非致密层（NC），使用短轴观，彩色多普勒成像中显示过多突起的小梁、深陷的隐窝，血流与左心室腔相通。NC/C > 2 可诊断 LVNC
- Stollberger 和 Finsterer 2002（奥地利）：未指定心动周期的阶段；使用心尖四腔观和任何可获得最佳图像的非典型切面观；在一个成像平面可观察到，距左心室壁心尖至乳头肌突起 4 个或更多个小梁；具有与心肌等回声的小梁及与 LV 收缩同步的小梁运动；可见自左心室腔向小梁间隐窝的血流灌注

心脏磁共振成像标准
- Petersen 等，2005（伦敦，英国）[38]：使用舒张末期测量值，NC/C > 2.3 可诊断 LVNC
- Jacquier 等，2010（法国）[39]：使用舒张末期测量，小梁样 LV 重量 > 20%，LV 总重量可诊断 LVNC（LVNC 的超声心动图诊断基于 Jenni 标准）

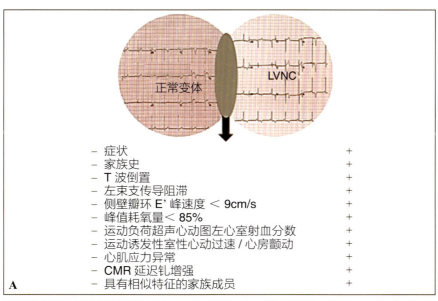

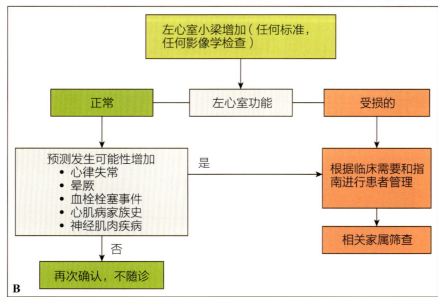

▲ 图 13-3　A. Gati 等提出鉴别左心室小梁生理性增多与病理性 LVNC 的方法，对处于生理性和病理性非致密化不全的灰色区域病例，需要进行临床评估，心电图和多种影像检查方式 CMR. 心脏磁共振成像（引自 Gati 等 2014 [10]，经 Elsevier 许可转载）；B. 对左心室小梁增多的患者进行管理的临床策略，Aung 提出对小梁增加患者管理算的策略（引自 Aung 等 2017 [41]，经 Elsevier 许可转载）

同的临床指标，并提出了筛查家庭成员的需求。这些还没有得到其他独立研究者的证实。

六、先进影像技术有助进一步完善 LVNC 的诊断

除左心室形态外，Chebrolu 等总结了先进

的多模态成像技术在 LVNC 诊断和评估中的作用 [42]。他们还提出了一种诊断策略，以帮助执行各种诊断成像过程，如图 13-4 所示。Williams 等 [43] 利用组织多普勒成像，报道了 1 例 LVNC 孕妇在整个心动周期中出现了独特的收缩和舒张交替变化的条带。Cortes 等 [44] 使用斑点跟踪超声心动图对 28 例 LVNC 患者

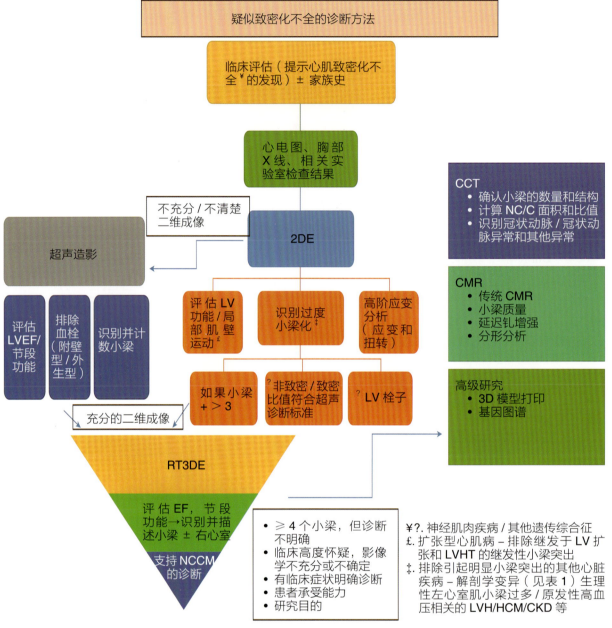

▲ 图 13-4　拟用于评估疑似致密化不全性心肌病的临床诊断方法

2DE . 二维超声心动图；RT3DE. 实时三维超声心动图；CCT . 心脏计算机断层扫描；CMR. 心脏磁共振；LVHT. 左心室心肌致密不全；LV. 左心室（引自 Chebrolu et al. 2017 [42]，经 John Wiley & Sons 许可转载）

进行了研究，他们发现该技术能将左心室射血分数（LVEF）< 50% 的 LVNC 患者与 13 例 DCM 患者和 28 例健康对照区分开。经食管成像有助于获得左心室的清晰图像，诊断血栓并排除其他心脏病理。经食管影像学检查可用于 LVNC 及有心脏并发症患者的剖宫产术中监测[45-48]。在 2 例 LVNC 患者中，实时 3D 成像技术有助于确认左心室血栓[49]。当超声心动图图像欠佳时，如果没有禁忌证，使用超声造影剂[50] 可能有助于使左心室显影。关于孕妇使用该类药物尚缺乏系统的研究。根据目前的处方指南，属于怀孕用药 B 级；如果收益大于风险并且患者知情同意，则可将该造影剂用于诊断。

七、LVNC 孕妇心血管影像学检查及其安全性

2016 年，美国妇产科学院[51]发布了妊娠和哺乳期诊断影像学指南。该建议指出，超声检查和磁共振成像（MRI）不增加 LVNC 患者相关风险，是妊娠期患者可以选择的成像技术。Ray 等[52]报道称，母亲接受单独 MRI 检查并不增加胎儿或幼儿期的风险，但在妊娠的任何时期进行钆增强的 MRI 检查都具有很高的风险。Bural 等[53]报道了孕妇核成像的现状。南非的 Ntusi 等[54]于 2016 年对所有心血管影像学的检查方法及其对孕妇和胎儿的安全性问题进行了总结，令人欣慰的是，大多数心脏诊断的技术方法相对安全，尤其是在正确使用的情况下。

八、孤立性 LVNC 的孕妇

尽管该疾病被发现已超过 25 年，但关于 LVNC 女性妊娠和分娩管理的出版物很少。然而，早在 1997 年，就有对患病女性以及 LVNC 的携带者生育过的许多家庭进行遗传学研究[29]。Bleyl 的病例系列研究[29]（图 13-5），报道 5 例无并发症，1 例早产。表 13-2 显示了关于 LVNC 的患者的家庭系谱研究很少[29, 30, 33-36]。这些报道中总共包括 121 次妊娠。在许多情况下，无法提供妊娠和分娩的详细信息。该表还显示，携带者和发病女性经常发生多胎妊娠，许多儿童遗传了该疾病，并有包括心脏移植和死亡的严重并发症。在这些家庭中，心力衰竭、心悸、心律失常、败血症和晕厥的症状与其他心肌病症状基本相同。LVNC 已被归为 DCM 的病因[55]，因此在这两种家族性心肌病的表现形式中发现相似之处并不奇怪。

表 13-3 是根据 33 例已发表的 LVNC/LVHT

妊娠报道汇编而成的[24, 43, 45-48, 56-82]。8 例报道[45, 58, 63, 71, 72, 75, 77, 81]描述了同时患有 LVNC 和围产期心肌病（PPCM）患者的特征，表明这两种情况之间存在一些重叠。在妊娠前，已知 5 例有 LVHT，10 例有 LVNC（2 个月至 5 年）。采用 Jenni's 标准诊断 LVNC 的有 8 例，采用 Stollberger's 标准的有 5 例。此外，还有使用心尖小梁过多或 NC/C 比值＞2，来诊断 LVNC。该汇总中共计 42 位女性，平均年龄为（29±6）岁，年龄范围为 14—41 岁。该组患者总计约有 64 次妊娠（1 名有多次产史的女性没有详细信息）；2 名女性分别有 4 次妊娠，4 名女性各有 3 次妊娠，10 名女性各有 2 次妊娠，其余女性在第 1 次妊娠期间就诊。4 名女性分娩了 LVNC 婴儿[56, 61, 62, 72]；1 名新生儿在尸检时确诊 LVNC[56]。只有一份来自中国的病例报道[68]，显示了 1 例 LVNC 患者剖宫产后因脑梗死死亡。有 3 例有趣的病例报道，患者符合临床 PPCM 和 LVNC 的诊断标准，同时患有严重的心力衰竭。Rehfeldt 等[45]报道了 1 名没有明确既往史的 25 岁女性，正常妊娠并在分娩后 8 周发生了心搏骤停。在复苏后，急诊冠状动脉造影显示冠状动脉正常，但超声心动图显示 LVEF 5%。插入主动脉内球囊反搏装置（IABP），并将其转诊至另一家医院放置左心室辅助装置（LVAD），术中经食管超声心动图（TEE）显示 EF 5%～10% 和 LVHT。3 个月后移除 LVAD，术中 TEE 显示 LVHT 和 EF 改善至 47%。该病例被诊断为 LVHT/NC 合并围产期心肌病[45]。Rajagopalan 等[75]描述了另 1 例经 CMR 标准确诊为 LVNC 合并 PPCM。这是 1 名 30 岁女性，在第 4 次妊娠之前有过 3 次正常妊娠，在分娩后 10 周出现心力衰竭。她的 LVEF 为 20%，尽管进行了强化药物治疗，但仍处于低输出量性心力衰竭，并接受了 LVAD 作为移植的过渡[75]。Lea 报道了另 1 例诊断为

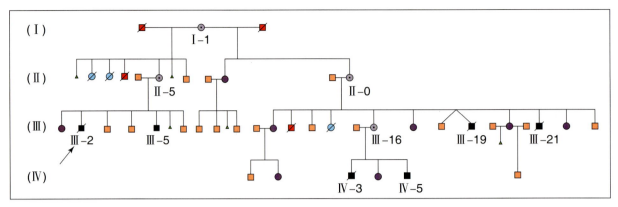

▲ 图 13-5　孤立性心肌致密化不全（INVM）的家族谱系

一个家族，四代均有孤立性心肌致密化不全。黑色正方形表示患病的男性；未有任何标记的圆形和正方形代表未患病；带中心点的圆圈为女性携带者；斜线代表死亡；先证者用箭指示；带有三角形尖端的线表示已终止（引自 Bleyl et al. 1997 [29]，经 John Wiley & Sons 许可转载）

PPCM 合并 LVNC 的病例，在分娩时出现严重的呼吸困难、难治性心力衰竭，在产后 7 周进行了心脏移植 [72]。第 4 例患者是 Antlanger 等 [81] 报道的 1 名患有慢性肾衰竭进行血液透析的女性，患者在 27 周引产并在分娩后 2 个月诊断为 PPCM，超声心动图显示收缩功能严重下降，CMR 表现符合 LVNC 标准。经过 6 个月的药物治疗，患者病情有明显改善，CMR 显示致密化不全几乎完全消退。她进行了肾脏移植手术，状况良好。

经剖宫产分娩的 21 例女性，2 例为产科适应证，1 例为臀先露，另 1 例为胎儿心率过速。其他几乎都是心脏相关适应证，主要是心力衰竭，伴室性心律失常的心力衰竭极少。心力衰竭是这部分患者最常见的并发症，27 例可获得 LVEF 数据，EF 值平均为（28 ± 12）%，6 例患者 LVEF 正常，1 例为 LVEF 中度下降、1 例降低、1 例为维持不变、其余病例无可用信息。

心电图异常和心律失常

表 13-4 列出了与心电图、心律失常、心律失常消融和装置植入相关的 14 份报道。1 例患者有窦性心律伴预激综合征，但未报道心律失常 [62]。1 例左束支传导阻滞（LBBB）[70]。6 例发现某种类型的室性心动过速 [24, 43, 63, 67, 75, 82]；6 例患者接受了植入型心脏复律除颤器（ICD），其中 1 例接受了射频消融治疗（RF）[63]，该患者同时对心房扑动进行了射频消融。1 名严重左心室功能不全的患者在晕厥发作后接受了 ICD。1 名非持续性室性心动过速多次发作的患者使用了可穿戴式心脏除颤器，并在整个孕期佩戴，没有发生电击 [24]。据报道 1 名患者在分娩期间有多发性室性早搏，但尚无相关治疗信息。另 1 名同时存在严重的收缩功能障碍、严重的肺动脉高压（HTN）、QT 间期延长和室性早搏（PVC）的患者拒绝接受 ICD 治疗 [47]。另 1 名已知 LVNC 的患者（不在本表中）在妊娠前 33 个月接受了 ICD，并剖宫产分娩了健康婴儿。妊娠期间设备未检测到快速性心律失常 [64]。根据 2008 年 ACC/AHA/HRS 装置治疗指南 [83]，对于左心室致密化不全的患者，可以考虑使用 ICD 治疗预防心源性猝死（Ⅱb 类推荐，证据水平为 C。）

表 13-2　患有 LVNC 的女性生育有或无 LVNC 后代的各代情况

作　者	携带 / 患病女性的妊娠情况	她们女儿的妊娠情况	评　论
Bleyl 等[29]	1 名女性携带者与两任丈夫妊娠 9 次（5 个女孩、2 个男孩，还有 2 次流产）。2 个女孩是携带者，没有症状。病例Ⅲ-2，Ⅲ-5，Ⅲ-19，Ⅲ-21，和Ⅳ-5 均为正常足月妊娠分娩，Ⅳ-3 为 36 周出生	其中 1 位携带者女儿妊娠 7 次（5 个男孩，1 个女孩和 1 次流产）；2 名男孩患病，1 个死于心力衰竭，另 1 个进行了心脏移植。第二位携带者女儿妊娠 11 次，有 12 个孩子（一对双胞胎）。她的携带者女儿妊娠 3 次（2 个男孩患病，1 个女孩正常）	出发 9 个月接受心脏移植的男孩在第 34 个月时仍存活
Ichida 等[35]	家系 NLVNC-09：三代患病的母亲，最后一位女性Ⅲ-2 有 3 次妊娠（3 个都是男孩）	—	家系 09：3 个男孩都有 LVNC，1 名死亡
	家系 LVNC-10：1 例 LVNC 女性，3 次妊娠均为女孩	—	家系 10：3 个女孩中有 2 个患有 LVNC，没有死亡
Ichida 等[35]	家系 BSD：1 名女性携带者妊娠 5 次，5 个女孩都是携带者	家系 BSD：3 个女孩各有 1 次妊娠，3 个都是男孩，都患有 LVNC。2 个女孩各妊娠 2 次，4 个男孩	BSD：7 个男孩中 6 名患有 LVNC，1 名死亡
	家系 BSG：1 名女性携带者妊娠 1 次，1 个男孩	—	—
	家系 BSL：1 名女性携带者妊娠 1 次，1 个男孩	—	家系 BSL：患有 LVNC 的 1 名男孩死亡
	家系 BSH：1 名女性携带者，妊娠 4 次，3 名男孩和 1 名女孩。3 个男孩都是 LVNC，女孩是携带者	—	家系 BSH：3 名患有 LVNC 的男孩，2 名死亡
Lorsheyd 等[34]	家系 A：1 名患有 LVNC 的女性妊娠 7 次，5 个女孩和 2 个男孩。5 个女孩中有 1 个患有 LVNC	患病的女儿出现晕厥和房颤，有 2 次妊娠，生育的 2 个都是女孩，其中 1 名 LVNC 患儿有严重的心力衰竭	第三代的女孩有严重心力衰竭，14 岁时接受心脏移植
	家系 B：无患病女性	—	她的母亲植入 ICD
	最初误诊为 DCM 或 HCM 的病例数	—	—
Budde 等[30]	1 位部分发病女性，妊娠 7 次，5 个男孩和 2 个女孩	1 名患病的女儿有 3 次妊娠；1 名 LVNC 男孩	母亲有房室传导阻滞（AV）并佩戴起搏器，死于感染
	2 名女孩和 1 名男孩患有 LVNC，1 名男孩部分发病并死亡	另 1 名患病的女儿有 2 次妊娠，2 个女孩；其中 1 名患有 LVNC	2 名女性患儿均在心脏移植名单上
	使用 Jenni 超声诊断标准	—	—
Klaassen 等[33]	家系 107：1 名 LVNC 女性，5 次妊娠（4 个男孩和 1 个女孩）	4 个男孩中 2 名患有 LVNC	1 例在 26 岁时发生休克、全身性栓塞和肺栓塞并接受了心脏移植
Klaassen 等[33]	LVNC 家系 101：初代父母临床状况不明	LVNC 家系 101：在第三代中有 4 名女性患有 LVNC；其中 1 名患者妊娠 1 次，她的女儿也患病。另外 2 名女性各有 2 次妊娠，3 个女孩和 1 个男孩，均未发病	在第二代中，2 名男孩患有 LVNC。其中 1 名发生休克、全身性栓塞，另 1 名发生心力衰竭和肺栓塞
	初代和二代父母未发病		
Yuan 等[36]	初代父母未发生 HCM 或 LVNC	在第二代中，2 名患有 LVNC + HCM 的女性有 5 次妊娠；在第三代中，1 名患有 LVNC 合并 HCM 的女性有 2 次妊娠	第四代家系成员均同时具有 LVNC 和 HCM 的超声心动图特征

表 13-3 左心室心肌致密化不全女性的妊娠

作者/年份/国家	年龄（岁）	使用的超声心动图标准/LVEF%	妊娠次数	分娩类型	并发症	药物治疗（妊娠任何时期）	外科手术/装置治疗
Williams 等[43]/2003/英国	28	心尖切面，小梁和深陷的隐窝 EF: N/A	3	前2次妊娠正常，第3次36周剖宫产	HF，妊娠第22周开始出现严重的MR	标准治疗；f/u 6个月 NYHA Ⅱ级	产后10d因VT植入ICD
Kitao 等[56] (2004)日本	N/I	小梁过度化和深陷的小梁隙，EF 低	1	24周行急诊剖宫产	HF，婴儿出生第2天死亡 尸检显示LVNC	N/I	—
Uesugi 等[57] (2005)日本	N/I	非特异性 EF: N/A	2	第1次24周剖宫产 第2次34周剖宫产 2次均顺利	第1次妊娠发生HF，第2次妊娠未发生HF	N/I	—
♥Bahl 等[58] (2006)印度	23	NC/C 2:1，心脏时相非特异，EF为19%	1	40周，正常阴道分娩	36周出现呼吸困难，超声心动图提示PPCM及LVNC	地高辛，利尿药，ACEI ASA，卡维地洛，f/u 2年，EF 20%，MR	—
Fernandez Sanchez 等[59] (2006) 西班牙	N/I	非特异性，EF: N/A	1	未足月择期剖宫产	缺血性脑梗死	抗凝	—
Finsterer 等[60] (2006)澳大利亚	39	Stollberger标准; LVHT 和NC/C > 2; EF: N/A	1?	正常分娩伴严重失血和低血压	分娩后1h出现晕厥、摔倒致左枕骨骨折，硬膜下血肿	N/I	—
Salemi 等[61] (2006)巴西	28	进行了大量的检查，漏诊24年；CMR确诊LVNC 中度收缩功能障碍	1	具体情况不明	4岁开始出现心力衰竭，超声心动图筛查发现儿子患有LVNC	血管扩张药和华法林	无
Munehisa 等[62] (2007)日本	24	左心室两侧结构，NC/C=2.3；EF为45%	2	第1次妊娠5周时流产。第2次妊娠32周行择期剖宫产	EKG显示WPW，超声心动图显示这孩子和外祖母患有LVNC	华法林，依那普利，卡维地洛	—
♥Patel 等[63] (2007)美国	26	左心室心尖和心尖侧壁小梁，EF < 20%	2	第1次妊娠35周因子痫前期引产 第2次妊娠37周引产	呼吸困难、头晕和贫血	美托洛尔，地高辛，肼屈嗪，硝酸盐和铁剂	心房扑动和室性心动过速2个月后行射频消融

（续表）

作者 / 年份 / 国家	年龄（岁）	使用的超声心动图标准 / LVEF%	妊娠次数	分娩类型	并发症	药物治疗（妊娠任何时期）	外科手术 / 装置治疗
♥Patel 等 [63] (2007) 美国	14	左心室心尖和心尖侧壁小梁，EF 为 17%	1	36 周剖宫产	贫血和感染 使用奈西立肽、米力农、多巴酚丁胺静脉注射治疗心力衰竭	标准治疗，f/u 17 个月 EF 为 30%	—
♥Rehfeldt 等 [45] (2008) 美国	25	两层外观有小梁和深部隐窝，EF 为 5%，f/u6 个月 EF 为 47%	2	2 次正常分娩	产后 8 周心搏骤停，心肌炎活检，具有 LVNC 和 PPCM 的特征	N/I	入院行主动脉内球囊反搏；3 个月后植入左心辅助装置
Kobza 等 [64] (2008) 瑞士	N/I	使用 Jenni 标准诊断的 LVNC 病例，EF 为 N/A	1	剖宫产，健康婴儿	妊娠前 33 个月植入 ICD 妊娠期无心律失常	N/I	LVNC 患者妊娠前植入 ICD
Stangl 等 [65] (2008) 德国	N/I	N/I，EF < 50%	1	剖宫产	妊娠晚期 HF	N/I	—
Nemes 等 [66] (2009) 荷兰	26	肥大 / 致密化不全的已知病例，实时三维超声心动图显示双侧心室致密化不全，EF 为 38%	1	第 1 次妊娠 11 周终止建议 再次妊娠	呼吸困难，阵发性心动过速和心悸	N/I	—
Fischer 等 [46] (2009) 美国	28	收缩末期 NC/C=2.2，EF 为 15%	2	第 1 次妊娠无存活胎儿，未足月急诊剖宫产	可疑先兆子痫，29 周宫内胎儿死亡	ACEI，β 受体拮抗药，利尿药，华法林	产后第 8 天植入 ICD
Moeschler 等 [67] (2009) 美国	30	NC/C=2.3，EF 为 35%	1	32 周全麻下剖宫产	呼吸困难，心悸，32 周出现黑矇，室性心动过速，EF 为 35%	普鲁卡因胺，ACEI 和 β 受体拮抗药，f/u 9 个月，EF 为 55%	产后 8h 于主动脉内球囊反搏至产后 2 天；第 7 天植入 ICD
Li [68] (2012) 中国	N/I	N/I，EF N/A	N/I	剖宫产	脑梗死	患者死亡	N/I
Plastiras 等 [69] (2012) 希腊	32	妊娠前 2 个月确诊；MRI 舒张期 NC/C > 2.5；超声心动图两层结构，舒张末期 NC/C > 2；EF 正常	1	经阴道分娩	无	无	—

（续表）

作者／年份／国家	年龄（岁）	使用的超声心动图标准／LVEF%	妊娠次数	分娩类型	并发症	药物治疗（妊娠任何时期）	外科手术／装置治疗
Panduranga 等[70]（2012）阿曼	30	NC/C > 2，右心室和左心室呈海绵状外观并有深隐窝，EF 为 35%；双心室心肌致密化不全确诊病例	3	N/I	31 周心电图发现 1 次左心室传导阻滞，超声心动图见左心室舒张。无 f/u	卡维地洛和利诺普利患者停用 建议使用抗凝血药	—
♥de Souza 等[71]（2012）巴西	37	超声心动图 c/w（心肌计数比值）致密化不全，左房，左心室扩张，EF42%，重度 MR，CMR 排除致密化不全	多产	正常足月分娩	分娩后 15d 发生心力衰竭，符合 LVNC 和 PPCM 标准	卡维地洛，依那普利螺内酯和华法林	—
♥Lea 等[72]（2012）美国	23	超声心动图显示突出小梁和深陷隐窝，CMR 确诊 LVNC，左心扩张，EF 为 15%~20%	1	40 周 5d 经阴道分娩，无既往史，正常的产前检查	分娩期出现严重心力衰竭；PPCM 及 LVNC 心脏移植确诊 LVNC；子代患有 LVNC	药物治疗失败，因 HF2 周内再次入院	进行了心脏移植；f/u12 个月后显示正常
Kilic 等[73]（2013）土耳其	19	突出小梁及窦状隙腔内可见血流灌注，EF 为 20%	1	N/I	分娩前咳嗽。EF20% 重度 MR TR PAP57mmHg	β 受体拮药，ACEI，利尿药和 ASA	—
Sawant 等[74]（2013）英国	37	妊娠前 3 年已知 LVNC，二维超声心动图和 MRI 可见小梁和隐窝，EF 为 28%	1	34 周剖宫产采用低剂量逐渐增加的硬膜外麻醉	妊娠 32 周重度 HF 6 个月 f/u 情况很好	比索洛尔，低分子量肝素，呋塞米和阿米洛利，ACEI，ASA 和螺内酯	因 VT 植入 ICD
	30	根据 Jenni 标准符合 LVNC 并通过 CMR 确诊，EF 为 20%	4	前 3 次妊娠顺利	LVNC 和 PPCM，严重心力衰竭无改善	米力农静脉注射 ASA	因晕厥使用左心辅助装置作为移植的过渡
♥Rajagopalan 等[75]（2013）美国	29	根据 CMR 标准诊断 LVNC，EF 为 16%	1	正常分娩	LVNC 和 PPCM，f/u 12 个月 EF 为 20%	ASA	—
	41	根据超声心动图和 CMR 标准均符合 LVNC，EF 为 21%	3	正常分娩	LVNC 和 PPCM，EF 升高至 40%	ASA	—
	21	根据 Jenni 标准符合 LVNC，EF 为 15%	1	顺利分娩	LVNC 和 PPCM，f/u 6 个月，EF 提高至 45%	ASA	—

（续表）

作者/年份/国家	年龄（岁）	使用的超声心动图标准/LVEF%	妊娠次数	分娩类型	并发症	药物治疗（妊娠任何时期）	外科手术/装置治疗
Dogan 和 Karabulut[76]（2013）土耳其	32	已知的 LVNC，EF 为 25%	1	第 35 周剖宫产	27 周出现呼吸困难，EF 5%，分娩后 3 周出现 CVA	HF 药物和华法林	—
Peters 等[77]（2013）美国	30	根据 Jenni 标准符合 LVNC，EF 32%PPCM 的临床特点	3	所有正常分娩	分娩后 1 个月双心室衰竭，f/u 6 个月时 EF 增高至 48%	呋塞米、ACEI、卡维地洛、螺内酯	—
Koster 等[78]（2013）德国	39	妊娠 1 年前已知 IVNC 因短暂性脑缺血发作检查，符合 Jenni 标准，EF 为 25%	2	未足月剖宫产、35 剖宫产	窒性心律失常，EF 20%，PAP 80mmHg，婴儿健康	多巴酚丁胺和米力农静脉滴注	ECMO 备用
Stollberger 等[79]（2014）澳大利亚	平均年龄 30±7	已知有左心室过度小梁化，4 例患者 EF 均正常	1	剖宫产	因臀位行剖宫产		—
			1	正常分娩			
			1	正常分娩	未进行药物治疗时无症状		
			1	正常分娩			
Ashford 等[47]（2014）美国	27	已知 LVNC 深陷隐窝数目众多和心肌增厚，EF 15%~30%	2	10 年之前第 1 次妊娠正常分娩，婴儿于 11 周死亡；第 2 次妊娠在孕 33 周进行的剖宫产，并进行经食管超声心动图监测	32 周可疑子痫前期；RVSP 97mmHg；心电图有 VT 和 T 波改变，长 QT 间期；经食管超声心动图上的 LA 血栓；4 个月后出现 HF	呋塞米、肝素并使用 6 周的华法林。β 受体拮抗药和 ACEI	f/u 4 个月因 HF 要求入院
Spitzer 等[48]（2015）美国	31	初次分娩后已知 LVNC 和肺高血压，EF 为 38% 之后 23%，PA 收缩压 73mmHg	4	剖宫产、分娩 1 名健康男孩	心力衰竭，经食管超声心动图监测于孕 34 周行剖宫产	术中使用多巴酚丁胺、麦角藤卡维地洛、呋塞米和依诺肝素	拒绝 ICD
Gandasegui 等[80]（2015）西班牙	37	32 岁初次分娩时获知 LVNC，EF 为 44%，孕 30 周 EF38%，母亲有 DCM	2	第 1 次妊娠 40 周正常分娩，第 2 次 40 周经阴道分娩，正常婴儿	每 3 周 1 次门诊；从 20 周起每 4 周进行 1 次超声心动图检查	ASA 自孕 12 周起应用依诺肝素至 32 周，卡维地洛	

（续表）

作者/年份/国家	年龄（岁）	使用的超声心动图标准/LVEF%	妊娠次数	分娩类型	并发症	药物治疗（妊娠任何时期）	外科手术/装置治疗
Reuschel 等[24]（2016）德国	27	2 岁时已知 LVHT; EF49% 之后自 45% 降至 38%, 妹妹 HCM 接受 ICD 但死于心力衰竭及败血症		孕 37 周硬膜外麻醉下剖宫产, 健康女婴	于孕 16 周出现, Holter 出现 2 次 NSVT ICD	比索洛尔 5mg/d	拒绝 ICD 孕期穿戴式
♥Antlanger 等[81]（2016）澳大利亚	34	符合 LVNC 和 PPCM 超声心动图诊断标准; 剖宫产 2 个月后 EF 为 21%; 中重度 MR; CMR 提示 LVNC	1	孕 27 周剖宫产, 3 天后新生儿死亡	血液透析, PPCM, LVNC, 子痫前期, CMR 提示 4 个月时 LVNC 接近完全缓解和 EF 56%	α-甲基多巴和拉贝洛尔; 透析	6 个月接受肾移植 过程顺利
Kochmareva 等[82]（2016）俄罗斯	26	EF 为 26%, NSVT, 下壁心肌及右心室心肌梗死, 冠脉正常, 猝死家族史	3	6~8 周两次流产 孕 31 周剖宫产, 婴儿存活且正常	血栓形成, 孕 18~19 周入院, EF 36% 之后降至 20%, 正常 PAP	ACEI, β 受体拮抗药, 利尿药, 孕前应用地高辛, 华法林, 妊娠期使用肝素	因室速接受 ICD; f/u 8 个月时 EF 32%
个人交流 CK/美国	35	EF 正常 EF 50%~55%	2	初次剖宫产 第 2 次剖宫产	室性早搏, NSVT, 眩晕, 偏头痛		因室速接受 ICD
个人交流 JB/美国	36	MRI 致密化不全 EF 正常	2	第 1 次剖宫产 第 2 次剖宫产	HF 恢复良好 第 2 次分娩顺利	ASA, NYHA I 级	—

♥. 作者报道的患者符合 PPCM 和致密化不全标准

HF. 心力衰竭; NSVT. 非持续性室性心动过速; ICD. 植入式心脏复律除颤器; N/I. 无信息; N/A. 不可用; ASA. 阿司匹林; f/u. 随访; DCM. 扩张型心肌病; PPCM. 围产期心肌病; TR. 三尖瓣关闭不全; PAP. 肺动脉压; OR. 比值比; MR. 二尖瓣关闭不全; CVA. 脑血管意外; RVSP. 右心室收缩压; WPW. 预激综合征; LVNC. 孤立性左心室心肌致密化不全; LVHT. 左心室心肌致密化不全; ACEI. 血管紧张素转换酶抑制药; EF. 射血分数; NYHA. 纽约心脏病协会; VT. 室性心动过速; ECMO. 体外膜氧合器; CMR. 心脏磁共振; EKG. 心电图

表 13-4 心电图异常和心律失常

作者 / 年份	心电图	节律问题	药物治疗	手术治疗
Williams 等[43]（2003）	下壁导联低电压、R 波递增不良	产后 10d 出现持续性室性心动过速	β 受体拮抗药	因室性心动过速接受 ICD
Bahl 等[58]（2006）	LAE、下侧壁导联 T 波低平	无	无	无
Munehisa 等[62]（2007）	伴预激综合征的窦性心律	24h 动态心电图未见异常	无	无
Patel 等[63]（2007）	窦性心动过速、非特异性 ST-T 改变	24h 动态心电图显示 PACs PVCs 和心房扑动、EP 研究中的折返性室性心动过速	β 受体拮抗药	分娩后 2 月，因心房扑动和室性心动过速行射频消融
Fischer 等[46]（2009）	无信息	无信息	β 受体拮抗药	手术后第 8d 接受 ICD 作为 EF15% 的一级预防
Moeschler 等[67]（2009）	宽 QRS 波心动过速	宽 QRS 波心动过速、术中 3 次室性心动过速、除颤成功	普鲁卡因胺、胺碘酮、β 受体拮抗药	分娩后第 7d 因室性心动过速接受 ICD
Panduranga 等[70]（2012）	左束支传导阻滞	无	无	无
Kilic 等[73]（2013）	非特异性 T 波改变	无	β 受体拮抗药、ACEI、利尿药	无
Sawant 等[74]（2013）	无信息	产后 10d 因 NSVT 再次入院	β 受体拮抗药	产后 3 周因室性心动过速接受 ICD
Rajagopalan 等[75]（2013）	无信息	无信息	标准治疗 加米力农	因晕厥接受 ICD、同时放置 LVAD
Koster 等[78]（2013）	多发性室性早搏	严重的室性心律失常	无信息	拒绝 ICD
Dogan 和 Karabulut[76]（2013）	非特异性室内传导延迟	无	无信息	无
Ashford 等[47]（2014）	窦性心律、PVCs、长 QT 间期、T 波异常	无	呋塞米、β 受体拮抗药、ACEI、肝素、华法林	拒绝 ICD
Reuschel 等[24]（2016）	无信息	孕 24 周 24h 动态心电图显示 2 次 NSVT，无其他	比索洛尔 5mg/d	仅孕期佩戴可穿戴式心脏除颤器
Kochmareva 等[82]（2016）	下壁心肌梗死和右心室梗死	2009 和 2014 出现 NSVT	地高辛、β 受体拮抗药	剖宫产后接受 ICD

ICD. 植入式心脏复律除颤器；LAE. 左心房扩大；LVAD. 左心室辅助装置；MI. 心肌梗死；NSVT. 非持续性室性心动过速；PVC. 室性早搏；ACEI. 血管紧张素转换酶抑制药；PAC. 妊娠相关的心肌病；EP. 电生理学；EF. 射血分数

九、LVNC 孕妇的抗凝治疗

有 15 份报道提到了阿司匹林、华法林、肝素或低分子量肝素（LMWHs）的使用。三份报道未说明所使用的具体抗凝血药（表 13-5）。在 15 例患者中存在 LVEF% 降低，范围为 15%～46%，7 例产后仅给予阿司匹林，8 例产后予华法林，其中 1 例在剖宫产时 TEE

监测发现左心耳（LAA）有 1cm 的血栓[47]。1 例有多次短暂性脑缺血发作（TIA）的患者在妊娠前服用华法林治疗了 1 年，妊娠期间改用 LMWH[78]。病例报道未列出出院药物。剖宫产后 3 周，1 名患者发生脑血管意外，考虑为心源性病因，并开始使用华法林治疗[76]。另 1 名心肌致密化不全的孕妇因心源性栓塞导致的缺血性脑梗死于急诊室就诊，几天后经剖宫分娩[59]。1 名有血栓形成倾向及右心室下壁心肌梗死合并右心室血栓患者病史的在妊娠前接受华法林治疗 4 年，孕期使用低分子肝素，产后重新使用华法林[82]。

左心室收缩功能不全（LVEF < 40%）的患者被认为是发生母儿不良事件的高风险人群[55]。2011 年 ESC 妊娠期心血管疾病管理指南[84]建议对患有房性心律失常的孕妇在妊娠期间进行抗凝治疗，DCM 患者可使用 LMWH 或维生素 K 拮抗药（VKA），对 LVNC 没有具体说明。在一项对遗传性心肌病女性妊娠进行的系统评价中，Krul 等[85]建议对所有 LVNC 的孕妇进行抗凝治疗。2014 年，Herrey[86]对遗传性和获得性心肌病的妊娠患者进行了回顾，并提出即使目前尚无证据可指导治疗，对左心室收缩功能良好的无症状患者建议使用阿司匹林或预防剂量的 LMWH。Oechslin 和 Jenni[27]建议对 LVNC 和 LVEF < 40% 的患者进行抗凝治疗，但对收缩期功能正常的窦性心律患者不建议抗凝治疗。根据 2013 ACCF/AHA 心力衰竭指南[87]，对既往有血栓栓塞事件或心源性栓塞病史，无心房颤动的射血分数降低的慢性心力衰竭患者，不建议使用抗凝治疗（Ⅲ类，证据水平 B 级）。同样，2016 年《ESC 诊断急性和慢性心力衰竭的指南》[88]也指出，与安慰剂或阿司匹林相比，没有证据表明口服抗凝血药能够降低无心房颤动的心力衰竭患者的死亡率 / 发病率。由于近期的大样本研究未显示抗凝治疗对死亡率的获益，且存在大出血风险，因此不建议常规推荐使用 VKA 进行口服抗凝治疗。具有不同风险特征的新型口服抗凝血药是否可以替代维生素 K 拮抗药还有待进一步证明[88-90]。Fazio 等[91]对 SIEC 登记的 229 例 LVNC 患者进行了评估，所有患者均为窦性心律，其中 122 例 LVEF 的平均值为 24.6%，随访了 7.3 年，并得出以下结论："左心室致密不全可能并不是卒中或栓塞结局的危险因素，因此没有口服抗凝治疗的适应证。"Stollberger 等[92]在 169 例诊断为 LVHT/NC 的患者中进行了研究。他们将 26 例卒中或栓塞患者的 CHADS$_2$– 和 CHA$_2$DS$_2$VASc 评分与 143 例非卒中或栓塞患者进行比较，发现卒中组得分明显更高。因此，卒中风险评估分数可能有助于 NCCMP 患者的决策。

分娩后的随访

有 13 份报道对 15 例患者进行了 2 个月至 2 年的随访。其中 10 例随访超过 6 个月，2 例 12 个月（表 13-6）。Lea 等[72]报道的心脏移植患者在 12 个月后报道情况良好。Antlanger 等[81]报道了 1 名 34 岁接受血液透析的孕妇，由于产科适应证在孕 27 周剖宫产分娩。在分娩后 2 个月，患者出现 PPCM 症状且 CMR 显示具有 LVNC 的特征，她进行了包括左、右心脏导管插入术，冠状动脉造影，心肌活检和病毒血清学在内的全部检查。6 个月后，再次行 CMR 检查显示左心室致密不全几乎完全消退且左心室收缩功能正常，EF 为 56%，且无肌壁运动异常。之后，患者接受了肾脏移植，身体状况良好。许多患者仅靠药物治疗就得到改善。

十、LVNC 的预后

因为只有个案报道，且没有任何对孕妇大

表 13-5　LVNC 孕妇抗凝血药的使用

作　者	年　份	疾病情况	LVEF（%）	妊娠期间	产　后
Uesugi 等[57]	2005	LVNC – HF	NA	—	抗凝血药未标明
Fernandez Sanchez 等[59]（仅摘要）	2006	LVNC – 脑梗死	NA	—	抗凝血药未标明
Bahl 等[58]	2006	LVNC/PPCM	19	—	ASA
Salemi 等[61]	2006	LVNC – 漏诊多年儿子患有 LVNC	NA	NA	华法林
Munehisa 等[62]	2007	LVNC	45	—	华法林
Fischer 等[46]	2009	LVNC – HF – 高血压	15（TEE）	—	华法林
Panduranga 等[70]	2012	LVNC 左心室憩室	35	—	抗凝血药未标明
de Souza 等[71]	2012	LVNC	42	—	华法林
Kilic 等[73]	2013	LVNC	20	—	ASA
Sawant 等[74]	2013	LVNC – HF	28	LMWH	使用 LMWH 一段时间，后停止
Rajagopalan 等[75]	2013	LVNC 和 PPCM	15～21	—	仅 4 例使用 ASA
Dogan 和 Karabulut[76]	2013	LVNC – CVA	25	—	华法林
Koster 等[78]	2013	LVNC – 多次短暂性脑缺血发作	25	LMWH	华法林
Ashford 等[47]	2014	LVNC –TEE 显示 10mm 左心耳栓子	15～30	—	肝素，之后使用 6 周华法林
Spitzer 等[48]	2015	LVNC	38	—	依诺肝素
Gandasegui 等[80]（仅摘要）	2015	LVNC	44	100mg ASA 至孕 32 周，自孕 12 周起依诺肝素 40mg	无药物信息
Reuschel 等[24]	2016	LVNC，妹妹肥厚型心肌病	41	无	患者拒绝抗凝血药
Kochmareva 等[82]	2016	LVNC – 下壁心梗血栓形成倾向	46	速碧林	华法林

CVA.脑血管意外；HF .心力衰竭；PPCM .围产期心肌病；NA.不可用；ASA.阿司匹林；LMWH.低分子量肝素；TEE.经食管超声心动图；LVNC.孤立性左心室心肌致密化不全

规模长时间的随访，LVNC 患者妊娠的预后尚不清楚。从普通的 LVNC 研究对象看来，无症状患者的预后良好。有症状的左心房扩张、心力衰竭和心功能纽约心脏协会（NYHA）Ⅰ级以上且存在持续性室性心律失常的患者预后不良[93]。目前，在法国、意大利、澳大利亚和德国，有一些心肌致密化不全的注册机构针对诊断为 LVNC 或过度小梁化 /NC 的患者进行跟踪调查。通过意大利注册中心（SIEC），

Corrado 等[94] 创建了意大利的 IVNC 国家注册中心，该中心 2004—2007 年招募了 246 名患者。在这 3 年期间对 181 名成年患者（73 名女性）的调查结果显示，与无症状组相比，有症状的患者发生包括死亡、心力衰竭、血栓栓塞和恶性室性心律失常等事件的概率更大（62/90 vs. 7/91；卡方分析 $P < 0.0001$）。他们得出的结论是，IVNC 的总体预后可能比最初估计要好。患有 IVNC 的偶发 / 家族性诊断的成年人

表 13-6　LVNC 患者的产后随访数据

作者 / 年份	随访持续时间（月）	注　解
Williams 等 [43]（2003）	6	NYHA Ⅱ级
Bahl 等 [58]（2006）	2 年	EF 20%，二尖瓣关闭不全中度
Patel 等 [63]（2007）	第 1 例患者：3 第 2 例患者（14 岁）：f/u 17 个月	EF 30%；NC/C=2.5 EF 30%；NC/C 1.4
Rehfeldt 等 [45]（2008）	6	EF 从 5% 提高到 47%
Moeschler 等 [67]（2009）	9	EF 55%
Lea 等 [72]（2012）	12	心脏移植后 1 年，效果稳定
Kilic 等 [73]（2013）	3	症状改善
Sawant 等 [74]（2013）	6	ICD 效果稳定
Rajagopalan 等 [75]（2013）	第 3 例患者：12 第 5 例患者：6	EF 20%，稳定 EF 从 15% 提高到 45%
Peters 等 [77]（2013）	6	EF 从 32% 提高到 48%
Ashford 等 [47]（2014）	6	因 HF 在第 4 个月入院，严重的肺性高血压～97mmHg
Antlanger 等 [81]（2016）	6	EF 56% 且 4 个月时 LVNC 几乎完全消退，6 个月行肾移植
Kochmareva 等 [82]（2016）	8	EF 从 20% 提高到 32%

NYHA. 纽约心脏病协会；EF. 射血分数；HF. 心力衰竭；LVNC. 孤立性左心室心肌致密化不全

预后较好，而有症状、严重的收缩功能障碍（LVEF ＜ 31%）或左心房扩大（＞ 40mm）的成年人预后更差。来自德国登记中心（ALKK）的 Gerecke 等 [95] 发表了他们的数据，总计 269 例患者，其中 89 例为女性，随访时间为 28 个月，间隔为 6 个月。年龄和性别不影响事件发生率。左束支传导阻滞、房颤和 LVEF 降低（＜ 35%）与心力衰竭、恶性心律失常、心源性和全因死亡率显著相关，但与栓塞事件无关。MRI 的延迟增强并不常见，且与事件发生率无关。从法国登记处，Habib 等 [96] 前瞻性随访了 105 例（36 例女性）LVNC 患者（2.33 ± 1.47）年，并发症发生率较高，20% 的患者死亡或接受了心脏移植，随访期间经常发生因栓塞事件、心力衰竭和严重心律失常而住院的情况。与死亡或心脏移植相关的因素有移植、NYHA Ⅲ级或Ⅳ级、高左心室充盈压和由于心

力衰竭住院。LV 功能正常的患者无上述任何并发症。在这三项共有 198 名女性的研究中，性别对并发症没有影响。

十一、总结和结论

LVNC 是一种独特的心肌病，具有很多遗传异质性。过去几年中发表了大量的文献，尽管有数位专家呼吁，但该病使用的术语和诊断标准仍不规范 [14-16, 97]。心血管成像技术对孕妇是安全的，如果孕妇有临床适应证，不应因为担心辐射暴露而不进行诊断检查 [51-54]。超声心动图和心脏 MRI 所采用的较新的先进诊断技术令人鼓舞，但由于这些都源自小样本研究，而且并不仅仅是针对致密化不全的患者，因此在与其他类型心脏病合并的较大人群中，对其特异性存在一定的怀疑 [10, 97, 98]。由于缺乏可靠

的影像学标准来诊断 LVNC，因此建议不要单独使用影像学标准来进行诊断；Gati [10]、Chebrolu [42] 和 Aung 等 [41] 提出区分病理性致密化不全和影像学研究中发现小梁增多的诊断流程，可能对临床工作非常有用。对健康的无症状孕妇，特别是黑种人女性，在仅根据影像学标准进行诊断时，应考虑可逆性新生小梁的可能性 [12]。同样，如果医务人员不了解 NCCMP 及其形态变化，则可能会将患者误诊为 DCM 或 PPCM。PPCM 的临床特征可能与致密化不全的影像学标准并存。目前尚不清楚这两个条件是否同时存在，在这一领域还需要更多的研究。LVNC 患者的妊娠可能并发严重的心力衰竭、严重的室性心律失常或血栓栓塞并发症。对于复杂病例，应由心内科专家、产科医生、心脏和产科麻醉师，以及新生儿科医生组成团队来制定治疗计划。目前尚没有针对致密化不全患者的并发症的具体治疗方法，通常依据现有的妊娠期心血管疾病管理指南 [84]、心力衰竭管理指南 [87, 88]、心律异常设备治疗指南 [83] 和其他既定的指南。在一些治疗中心，ICD 已用于猝死的一级和二级预防 [64]。但在 2008 年 ACC/AHA 心律异常设备治疗的指南中，对 LVNC 猝死的一级预防 ICD 的适应证仍为 II b 级。各大科学组织不建议对窦性心律的 LVNC 患者进行预防性抗凝治疗 [87, 88]，但是一些专家认为，致密化不全本身就是抗凝的适应证，尤其是在妊娠期，由于处于高凝状态，建议采用预防血栓栓塞的治疗 [85, 86]。对于重度心力衰竭（LVEF < 20%）和有严重并发症的患者，应根据 DCM 患者的建议，给予避免妊娠的建议。但是，在其他健康的 LVNC 年轻女性中，妊娠并不是禁忌。患有 LVNC 或小梁过度化 / 致密化不全的女性应进行类似于其他家族性心肌病的产前咨询，并应意识到其子女可能遗传基因异常的可能性，该遗传异常可能在她们的任何年龄发生。患有 LVNC 母亲所生的孩子需要在出生时进行评估，并按照建议的时间间隔定期随访，以评估可能出现的家族性心肌病 [99]。随访非常重要，通常与其他心肌病相同。未来的研究应致力于对所有成像方式的诊断标准进行标准化，应根据现有文献、可用技术、家族筛查和所有家族性心肌病的精确基因检测，解决关于 LVNC 的命名、发病机制和具体治疗策略等的问题。

第 14 章
急性心肌梗死与妊娠
Acute Myocardial Infarction and Pregnancy

Uri Elkayam　Ofer Havakuk　著
尚志远 译　胡 倩 校

妊娠相关急性心肌梗死（PAMI）虽然很少见，但可能会带来灾难性的后果，并在妊娠期心血管相关死亡率中占据相当大的比例[1]。由于其较为罕见且缺乏有组织的前瞻性数据库，大部分 PAMI 数据来自大样本的回顾性注册研究[2-6]和病例报道[7, 8]。尽管缺乏统一的标准或前瞻性研究，但来自不同文献提供的数据是可靠的，并提供了一致的信息。

一、流行病学

（一）发病率

在一项针对 15—39 岁非妊娠期女性的卒中和心肌梗死的研究中，心肌梗死的发病率为 1∶49 000[9]。与同龄的非妊娠期女性相比，妊娠期心肌梗死的风险可能增加 2～3 倍。近期一篇纳入了 1975—2015 年的 17 项研究的 Meta 分析报道的妊娠期心肌梗死发病率为 1∶29 940[10]。Ladner 等[4]利用 1991—2000 年的加利福尼亚州产妇的孕产妇出院记录，报道的 PAMI 发病率为 1∶35 700。然而在研究的时期内发病率逐年上升，其中最近一年为 1∶25 000。James 等[5]利用美国全国住院患者样本（NIS）数据库进行全国性的检索，报道

的 2000—2002 年 PAMI 发病率为 1∶16 129。Mulla 等利用 Texas 医院住院患者数据库对 2004—2007 年怀孕病例进行的一项回顾性研究发现，PAMI 发病率为 1∶15 290[11]。这种多样性和近年来所观察到的发病率增加，可通过诊断方法的改进、医学界认知的提高，以及目前真实患病率的增加（产妇年龄升高所致）来解释。与美国的报道相反，一项类似的在英国全部 222 所医疗顾问领导的产科单位中开展的人群研究显示，2005—2010 年 PAMI 发病率显著低于美国，仅为 1∶138 780[12]。这些结果可能暗示美国和英国人群间 PAMI 发病率存在真正差异。但其他可能的解释包括：①英国的研究中产后期限制为 1 周（与 James 等研究中所有定义为"产后"的病例相反）；②英国的研究中诊断标准更严格，需要心肌酶升高。另外可以观察到，尽管英国（2005—2010 年期间）[12]并未报道 PAMI 死亡病例，但调查 2006—2008 年孕产妇死亡病例的《英国关于孕产妇死亡的机密调查的八份报告》[13]报道了 11 例因心肌梗死或缺血性心脏病死亡的孕产妇，这说明人群研究中可能遗漏了某些 PAMI 病例[13]。

（二）年龄

Roth 和 Elkayam [3, 7] 在同期出版的两个综合性病例系列中报道了共计 253 名 PAMI 女性患者，年龄分布分别为 19—44 岁 [3] 与 17—52 岁 [7]，其中大多数女性（分别为 72% 和 75%）> 30 岁，超过 40% 的患者 > 35 岁，其他大型注册中心也报告了类似结果 [4, 5]。

（三）传统心血管疾病风险因素

尽管大多数 PAMI 患者没有冠状动脉粥样硬化的传统风险因素，但考虑到她们的年龄相对年轻，目前报道的发病率仍然相对较高 [3, 7]。这些患者中，25%～45% 为吸烟者，20%～24% 患有高脂血症，15% 患有高血压病，9%～22% 有冠状动脉疾病家族史，9%～11% 据报道患有糖尿病（表 14-1）。

表 14-1 PAMI 女性患者中传统风险因素发生率

作者与参考文献	Roth 和 Elkayam [3]	Elkayam 等 [7]
病例数	n=103	n=150
高血压病（%）	15	15
糖尿病（%）	11	9
高脂血症（%）	24	20
吸烟（%）	45	25
家族史阳性（%）	22	9

（四）其他风险因素

James 等进行的多元分析揭示患有易栓症（OR 25.6）、需要输血的贫血（OR 5.1）和产后感染（OR 3.2）的女性患 PAMI 的比值比（OR）增加 [5]。在两个病例系列 [3, 7] 中我们已报道的子痫前期发病率为 6% 和 7%，Ladner 等报道的发病率为 10%～15% [4]。然而 James 等的研究中，经多元分析验证，子痫前期并不

是 PAMI 的显著独立风险因素 [5]。Ladner 等发现与未患心肌梗死的女性相比，多胎（78% vs. 61%）、非西班牙裔白种人（40% vs. 35%）或非裔美国人（15% vs. 7%）的女性更容易患有心肌梗死。James 等的分析还发现，黑色人种患者中 PAMI 发病率增加，但将种族因素排除出独立风险因素后，高血压仍然是重要的预测因素，这表明黑种人女性患病率更高（OR 21.7）可能是黑种人中风险因素更普遍造成的。此外，尽管经产妇可能是风险因素之一 [3, 12]，但这也可能与患者的高龄相关。

（五）时间

Roth 和 Elkayam 在他们始于 2008 年的病例系列中报道说，大多数 PAMI 病例发生在围产期（21%）或产后（34%）[3]。相似的是，在他们后续始于 2014 年的病例系列中，大多数病例发生在妊娠晚期或产后 [7]（图 14-1）。患者在这段时期内心肌梗死易患性增加，其可能的机制包括心肌需氧量增加（妊娠引起的心率增加所致）、妊娠期生理性贫血、妊娠相关的冠状动脉结构改变，导致自发性冠状动脉夹层（SCAD）发生率增加，以及妊娠期、产后期血栓形成风险的增加 [3]。

（六）临床表现

大多数 PAMI 患者表现为典型的胸痛。其他症状包括气短、恶心、晕厥。由于该病的严重性，大多数女性表现为心力衰竭，同时心源性休克与重症室性心律失常的发病率很高。心电图上 ST 段抬高在 PAMI 患者中很常见，本病例系列中 [3, 7] 报道发病率为 75%（图 14-1）。据 Roth 和 Elkayam 发表的病例报道，有 78% 和 69% 的病例心肌梗死部位为前壁 [3, 7]。这些发现支持了 James 等先前的结论——前壁心肌梗死的发病率高于侧壁或下壁 [2]。

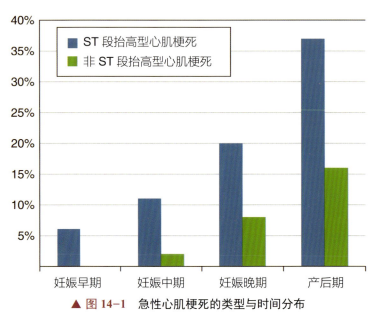

▲ 图 14-1　急性心肌梗死的类型与时间分布

引自 Elkayam et al. 2014 [7]，经 Wolters Kluwer Health，Inc 许可转载

（七）冠状动脉解剖

由于这些数据很少被其他学者报道，关于冠状动脉解剖和病变类型的资料主要来自于 Roth 和 Elkayam 发表的病例系列 [3, 7]。近些年来，冠状动脉造影技术的普及和复杂程度的提高，辅助诊断方法［例如血管内超声（IVUS）和光学相干断层成像（OCT）］的应用，以及介入心脏病学家对 PAMI 独特的冠脉病变类型认知的深入，对相关数据的质量及解读产生了重大影响。Roth 和 Elkayam 在其最早始于 1996 年的病例系列中 [2] 报道，仅 54% 的患者有条件进行冠状动脉解剖，所描述的冠脉病变的主要类型为狭窄（43%）、血栓（21%）和夹层（16%）[2]。随着冠状动脉造影技术的广泛应用、复杂度提高及显影方法的改进，在后续的研究中关于冠状动脉解剖的描述有了显著的改变。在 2008 年和 2014 年发表的病例系列中分别有 93% 和 86% 的病例进行了冠状动脉解剖，同时妊娠相关自发性冠状动脉夹层（PASCAD）的患病率增加至 27% 和 43% [3, 7]，使其成为 PAMI 的首要病因 [3, 7]（表

14-2）。通过对自发性冠状动脉夹层（SCAD）及其不同亚型 [14] 认知的增加，我们发现在较早的报道中冠状动脉夹层可能因误诊为冠状动脉粥样硬化、正常冠状动脉或冠状动脉痉挛而未被明确诊断。Elkayam 等 [7] 报道的其他 PAMI 的发病机制包括 27% 的病例为冠状动脉粥样硬化（其中半数在妊娠早期或妊娠中期诊断），17% 的病例为冠状动脉内血栓同时没有证据提示其患有动脉粥样硬化性冠状动脉疾病（2/3 患者于妊娠早期或妊娠中期发病），9% 的病例为正常冠状动脉解剖结构，2% 病例为应激性心肌病，1% 病例为冠状动脉痉挛（表 14-2）。

（八）妊娠相关自发性冠状动脉夹层（PASCAD）

近期两篇文献提供了有关妊娠相关自发性冠状动脉夹层（PASCAD）的数据，并证明了妊娠期自发性冠状动脉夹层（SCAD）的独特表现。Havakuk 等 [8] 发表的一篇文献描述了 120 例 2000—2015 年间的 PASCAD 病例。与同龄的患有急性心肌梗死的非妊娠期女性相

表 14-2　132 例 PAMI 患者基于血管造影的发病机制

AMI 病因	妊娠早期病例数	妊娠中期病例数	妊娠晚期病例数	产后期病例数	总数，病例数（%）
冠状动脉夹层	—	3	12	41	56（43）
动脉粥样硬化	8	10	10	7	35（27）
血栓	3	10	3	6	22（17）
正常血管	1	2	5	3	11（9）
血管痉挛	—	—	1	1	2（2）
应激性心脏病	—	—	—	3	3（2）

AMI. 急性心肌梗死

引自 Elkayam et al. 2014 [7]，经 Wolters Kluwer Health，Inc 许可转载

比，妊娠期女性因传统风险因素所致冠状动脉疾病的发病率相近或更低[15]。与此前关于 PAMI 病因的研究相似，高龄是最强的风险因素，78% 的患者年龄超过 30 岁，其中近半数患者超过 35 岁。大多数患者于产后期或妊娠晚期发病，未发现妊娠早期发病的病例（图 14-2）。PASCAD 病例主要症状表现为胸痛、气短，绝大多数患者（75.5%）表现为 STEMI，其余表现为 NSTEMI，80% 的病例心肌梗死部位位于前壁或前侧壁。这些发现与 Tweet 等[6] 和 Saw 等[16] 近期发表的在非妊娠人群中的结果截然不同，在他们的报道中，ST 段抬高型心肌梗死发生于 1/3 或更少的患者中（表 14-3）。病变血管节段，包括 36% 的病例为左主干（LM），72% 的病例为左前降支（LAD），23% 的病例为左旋支（LCX），15% 的病例为右冠状动脉（图 14-3）。60% 的病例发现单支冠状动脉受累，22.5% 的病例发现 2 支，17.5% 的病例存在 ≥ 3 支血管受累（图 14-4）。在夹层部位方面，60% 以上病例位于动脉起始部或近端，16% 的病例位于动脉中段。尽管该研究中 LAD 占多数，这与已报道的在非妊娠期 SCAD 患者中的研究结果相似，但是 LM 受累比例显然更高（表 14-3）。相似的，与非妊娠期患者相比，

多支血管夹层的发病率高出将近 3 倍[6, 16]。

近半数妊娠期患者左心室射血分数（LVEF）大幅降低，这一比例显著高于已报道的非妊娠期 SCAD 患者[6, 16]（图 14-5）。较大程度的心肌损伤导致并发症的发病率较高，其中包括近 1/4 的患者发生心源性休克，类似数量的患者需要机械辅助装置，16% 的概率并发室性心律失常。严重并发症的高发病率与非妊娠期人群患此类并发症的低发病率形成鲜明对比（表 14-3）[6, 16]。此项研究中的产妇死亡率较同龄的非妊娠期 MI 患者[15]，包括 SCAD 患者在内，高出 2 倍[6, 16]。

44 例接受经皮冠状动脉介入治疗（PCI）的患者仅部分成功且并发症发生率较高。9 例报道有导管置入或导丝通过困难，这些病例中动脉均完全闭塞，另外有 11 例报道了动脉夹层扩张。总体上完全成功的病例仅占 50%。这些结果为早先报道的为 SCAD 患者进行 PCI 操作的困难性提供了更多的理论依据[16]。

此类患者接受冠状动脉旁路移植术（CABG）的比例是育龄期的非妊娠期 AMI 女性患者的 20 倍以上[15]，也显著高于非妊娠期 SCAD 患者（表 14-3）[6, 16]。44 名患者（37%）首次住院期间接受 CABG（图 14-6）。33 例为

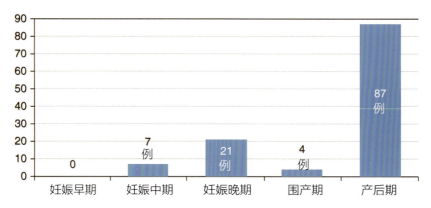

▲ 图 14-2　**120 例 PASCAD 患者发病时间分布**

引自 Based on information published in Ref. [8]

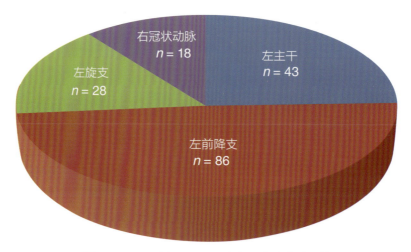

▲ 图 14-3　**120 例 PASCAD 患者冠状动脉受累情况**

n. 病例数（引自 Based on information published in Ref. [8]）

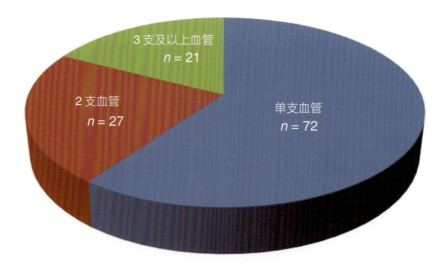

▲ 图 14-4　**120 例 PASCAD 患者冠状动脉受累数量**

n. 病例数（引自 Based on information published in Ref. [8]）

表 14-3　PASCAD 与非妊娠期 SCAD 患者临床相关的差异

临床指标	Havakuk 等[8] PASCAD	Tweet 等[6] PASCAD	Tweet 等[6] NP-SCAD	Saw 等[16] NP-SCAD
病例数	120	54	269	327[a]
年龄（岁）	33±5	35[17～33]	47[17～68]	52±10
STEMI（%）	69	57	36	26
LM 受累（%）	36	24	5	0.6
LAD 受累（%）	72	70	60	45
多支血管受累（%）	35	33	14	无可用数据
LVEF 平均值（%）	40	46	53	57
死亡率（%）	5	0[b]	0[b]	0
CABG 手术（%）	37	26	7	2
PCI 失败（%）	50	35	20	31
保守治疗（%）	45	47	52	83
保守治疗失败需血运重建术（%）	33	14	2	2

PASCAD. 妊娠相关自发性冠状动脉夹层；NP-SCAD. 非妊娠期自发性冠状动脉夹层；STEMI. ST 段抬高型心肌梗死；LM. 左主干；LAD. 左前降支；LVEF. 左心室射血分数；CABG. 冠状动脉旁路移植；PCI. 经皮冠状动脉介入治疗
a. 91% 为女性患者
b. 不包括首次 SCAD 发病时死亡的患者
引自 Elkayam and Havakuk 2018[69]，经 Wolters Kluwer Health，Inc 许可转载

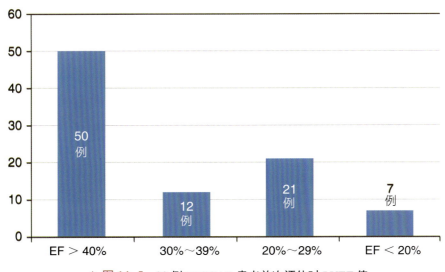

▲ 图 14-5　90 例 PASCAD 患者首次评估时 LVEF 值

EF. 射血分数（引自 Havakuk 2017[8]，经 Wolters Kluwer Health，Inc 许可转载）

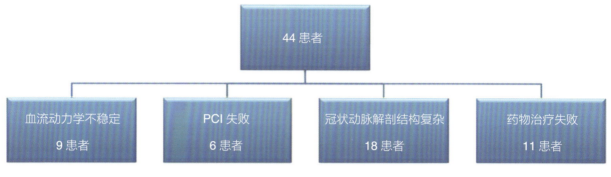

▲ 图 14-6　44 例 PASCAD 患者 CABG 手术的原因
引自 Based on information published in Ref. [8]

冠状动脉造影后直接转入手术，其中 9 例因血流动力学不稳定，6 例因 PCI 治疗失败，18 例因冠状动脉解剖结构复杂——13 例左主干病变、9 例为三支病变（4 例为左主干病变合并三支病变）。其他 11 例患者首先接受保守治疗，随后接受手术治疗。其中 3 例因存在持续性缺血症状，1 例发生 STEMI，3 例发生心源性休克，1 例经计划内的二次血管造影发现 SCAD 夹层扩张。4 名女性患者在妊娠期进行了手术，其中 2 例导致胎儿死亡，另 2 例导致胎儿患其他并发症。早先发表的文献表明妊娠期进行心脏手术会导致胎儿高风险，其他资料也证实了这一点（见第 26 章）。

几乎 50% 的患者首次入院时接受保守治疗（图 14-7）。在约 1 年的随访期间（主要在前 3 个月），约半数的患者因症状复发再次行血管造影，这些患者中约 1/3 需要行血运重建。另外，自愿再次行血管造影的无症状患者中，1/3 发现陈旧性或新发的 SCAD[8]。发生 5 例孕产妇死亡事件，死亡原因包括 1 名患者在心脏导管置入时发生心搏骤停，1 名患者发生未控制的出血，3 例发生心源性休克。据报道，3 例胎儿死亡事件均发生于 LM 动脉夹层患者。其中 2 例与 CABG 术相关，1 例发生于一名 STEMI 的幸存患者。报道中有 8 例新生儿并发症，包括 2 例心搏骤停复苏和 4 例早产

（30～35 周）。

Tweet 等的第二项研究对比了 54 例 PASCAD 患者与一组梅奥中心 SCAD 数据库注册的 269 例非妊娠 SCAD 女性患者[6] 的临床特征。仅 4 名 SCAD 患者于孕期发病，其余患者均在产后期发病，其中大多数在分娩后的第 1 个月内。除 1 名患者外，其余患者均报道在 SCAD 发病时伴有胸痛。其特有的风险因素并不常见，但与 Havakuk 等[8] 的研究结果相似。子痫前期的发病率高达 11%。Havakuk 等的研究中未评估的其他类型的冠状动脉血管异常（如纤维肌发育不良）比非妊娠期 SCAD 更罕见。该研究证实，与非妊娠期患者相比，PASCAD 患者中 STEMI 发病率更高（57% vs. 36%，P=0.009），确诊时射血分数更低 [（46±17）% vs.（53±7）%，P=0.0003] 并且射血分数 ≤ 35% 更常出现。该研究同样证实了 PASCAD 患者具有更高的 PCI 干预失败率（35%）和初诊保守治疗后病情恶化的概率。与非妊娠期患者相比，PASCAD 患者接受 CABG 手术的概率更高。与 Havakuk 等[8] 的报道不同的是，此项研究中 PASCAD 组未出现患者死亡事件[6]。

总之，两项研究的结果[6, 8] 都强调了 PASCAD 与非妊娠期 SCAD 患者相比独特、更复杂的特征，以及明显更差的预后（表 14-3）。

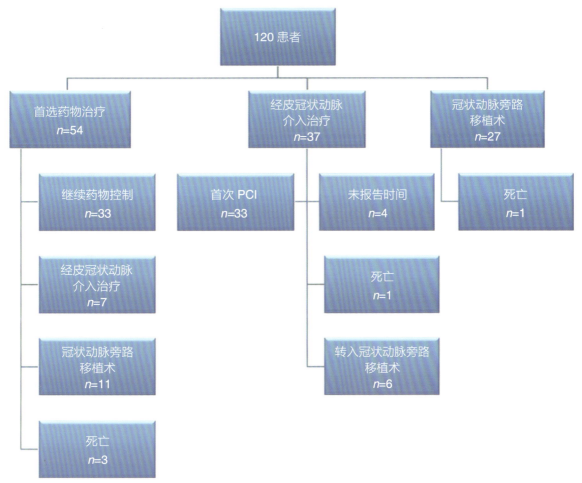

▲ 图 14-7 **120 例 PASCAD 患者首次入院时首选治疗方案及结局**
引自 Havakuk et al. 2017[8]，经 Wolters Kluwer Health，Inc 许可转载

这一结果与 LM 夹层显著增加、多支血管受累和前壁 STEMI 相关。这些病变进一步导致 LVEF 的普遍下降、心力衰竭、心源性休克、室性心律失常等威胁生命的并发症发病率增加，以及 CABG 手术的发生率增加。PASCAD 患者中，PCI 治疗失败的发生率高得多，并且常与动脉夹层扩张继发的临床病情恶化相关。保守治疗是非妊娠 SCAD 患者的常规诊疗手段[16]，但仅在约 50% 的患者中有效，对于很多患者仍需再次进行血管造影和血运重建。

二、病理生理学

妊娠相关急性心肌梗死（PAMI）的病理生理学机制是复杂的、多因素的，取决于能诱导其发病的特定冠状动脉病变。

（一）需氧量增加

妊娠期间心率和每搏量的显著上升[70]，致使心肌需氧量增加。此外，有证据表明妊娠期间左心室质量最多可增加 50%[71]，这可能会进一步增加心肌需氧量。另一方面，妊娠引起的舒张压降低[72]（可能会减少冠状动脉血流）和妊娠期生理性贫血[34]的共同作用致使心肌供氧减少、心肌缺血加重。这些影响供氧与需氧平衡的改变可能导致冠状动脉缺血的患者发生心肌梗死，其中冠状动脉缺血主要是动脉粥样硬化疾病造成的。据报道仅在 27%～40% 的

PAMI 患者中发现动脉粥样硬化病变 [3, 7]，因此大多数 PAMI 患者的发病可能还涉及其他机制。

（二）冠状动脉夹层

PASCAD 的确切机制尚不完全明确，可能与妊娠期血流动力学变化及激素介导的血管壁改变相关 [35-37]。妊娠期的正常血流动力学变化包括全身血管阻力降低、每搏量增加及心率增快。这些改变与子宫增大导致的主动脉、髂动脉明显受压共同作用造成流出阻力增大和主动脉、冠状动脉管壁张力增加有关。妊娠引起的动脉壁病理改变，包括网状蛋白纤维断裂、黏多糖减少和弹性纤维正常结构丧失，这些病理改变可能造成动脉夹层的产生。

（三）高凝状态

妊娠期与产褥期女性处于高凝状态。实验室模型与人体研究表明，组织纤溶酶原激活物（tPA）和纤溶酶原激活物抑制剂（PAIs）之间的平衡在妊娠晚期和产后数周内会发生倾向于发生血栓形成活性增加的改变。Gore 等证明，与同龄的非妊娠期女性相比，妊娠期女性可释放 tPA 水平从妊娠早期开始显著减少，并且 PAI 水平在妊娠末期达到峰值 [39]。此外，Yoshimura 等发现胎盘剥离后 PAI- 纤溶酶复合物的水平立即出现显著地增加，这意味着血栓形成活性的增强 [17]。妊娠期间凝血蛋白的水平显著改变，其中纤维蛋白原、凝血因子 Ⅷ、Ⅺ、Ⅹ、Ⅻ 和血管性假血友病因子（von Willebrand factor）水平翻倍，Ⅻ 因子甚至可增加 10 倍 [18, 19]。在正常妊娠期间，总蛋白和功能性蛋白 S 的水平分别降低 38% 和 32% [20]。这种血栓形成趋势可能有助于解释 PAMI 病例系列中报道的正常冠状动脉内血栓形成的现象 [3, 7]。

（四）冠状动脉痉挛

在一小部分 PAMI 患者中疑似存在冠状动脉痉挛 [21, 22]，但尚无明确记录。对于具有正常冠状动脉解剖结构的女性在心脏导管插入术中发生 AMI 这种情况（在约 9% 的病例中描述了这一发现 [7]），冠状动脉痉挛仍然是一种可能但未经证实的机制。冠状动脉痉挛可能是血管对血管紧张素 Ⅱ [23] 和去甲肾上腺素 [24] 反应性增强造成的，并且可能与内皮功能障碍有关 [25]。冠状动脉痉挛的其他可能原因是仰卧位子宫灌注减少引起的肾素释放和血管紧张素生成 [26]，以及常用于控制产后出血或抑制泌乳的麦角类衍生物的使用 [27]。

三、并发症与死亡率

在 1996 年的第一个病例系列中，Roth 和 Elkayam 报道的心力衰竭和（或）心源性休克发病率为 19%，死亡率高达 20%，这与同一时期发表的其他相关的研究所报道的并发症和死亡率相似 [28]。然而在随后的病例系列中，并发症和死亡率有所下降，这表明了诊断和治疗水平的改善。在他们始于 2008 年的病例系列中，死亡率为 11% [3]，在 2014 年的病例系列 [7] 中降至 7%，在 2016 年 SCAD 继发 AMI 的病例系列中降至 4% [8]。产妇死亡的原因是心源性休克和室性心律失常。这些较低的死亡率与其他同一时期的研究相当，后者所报道的死亡率为 5%~7% [1, 4]。尽管死亡率在降低，但重要并发症的发生率却很高。在 Elkayam 等的研究中，有 54% 的患者出现 LVEF 的显著降低（≤ 40%），90 名 PASCAD 患者中 44% 对左心室功能进行了初步评估 [7, 8]。左心室功能障碍的程度与心力衰竭、心源性休克、室性心律失常和死亡率相关（表 14-4）。由于 SCAD 的发生，28% 的 PAMI 患者病情恶化，需要机械支持［包括主动脉内球囊泵、左心室辅助装置、体外膜肺氧合（ECMO）］（图 14-8）[8]。Tweet 等报道的 54 例梅奥诊所 SCAD 数据库注册的 PASCAD 患者中，9% 患者发生室性心律失常，12% 的患者 LVEF ≤ 35%[6]。

表 14-4　150 例 PAMI 患者的并发症

并发症	病例数 n（%）
心力衰竭或心源性休克	56（38）
室性心律失常	18（12）
心绞痛或心肌梗死复发	29（19）
孕产妇死亡	10（7）
胎儿死亡	7（5）

引自 Elkayam et al. 2014[7]，经 Wolters Kluwer Health, Inc 许可转载

四、诊断

PAMI 的诊断对于患者的治疗结局而言，既是挑战又是决定性因素，因此需要高度警惕。大多数 PAMI 病例都发生在相对年轻和其他健康的女性中，这通常会导致延误诊断或漏诊。妊娠期女性 AMI 的诊断标准通常与非妊娠期患者相同，主要包括症状、心电图改变、影像学与心脏标志物。120 例因 SCAD 诱发 PAMI 的患者主要症状是胸痛和气短[8]。同时相当一部分正常的妊娠期女性主诉气短和胸部压迫感（见第 2 章）。因此，AMI 的症状可能被忽略并被归为正常的妊娠期表现。有报道称，在行择期剖宫产手术的健康女性中，麻醉诱导后会出现胸痛和 ST 段偏移[29-31]。Moran 等对 26 名健康女性进行监测，从到达手术室开始持续至术后 12h。他们的报道中有 11 名患者（42%）需要阿片类药物镇痛，21 名患者（81%）出现 ST 段偏移，其中大部分（n=10）发生于术后早期[31]。Mathew 等报道 111 名接受剖宫产的患者中，25% 存在 ST 段压低，并且发现无论选择何种麻醉方式心电图的变化都相似[29]。值得注意的是，此项研究监测的 22 名经阴道分娩的女性中，没有出现 ST 段改变[32]。另一项 Perrotta 等的研究明确报道了 46 名经阴道分娩的女性中 59% 出现心电图改变，其中 16 例出现 T 波倒置、8 例出现微小 ST 偏移（≤ 0.5mm）、3 例出现非特异性改变。分娩后 12~24h 内，7 例患者（15%）仍存在

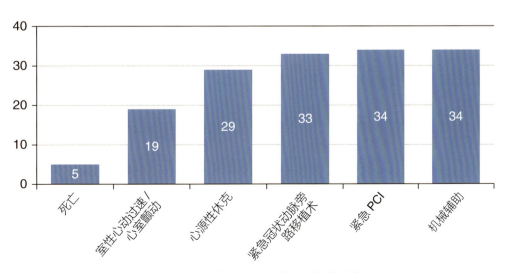

▲ 图 14-8　120 例 PASCAD 患者母体并发症
引自 Havakuk et al. 2017[8]，经 Wolters Kluwer Health, Inc 许可转载

非特异性 ST 段改变，而这一改变在 3 个月的随访期间完全消失[33]。通过使用 2 导联（V₅，aVL）动态心电图监护仪，Palmer 对 20 名健康女性从阴道分娩期间到产后 24h 进行随访，并报道其中 3 名（15%）女性出现 ≥ 1mm 的 ST 段压低[40]。这些情况全部发生于产后，且患者无任何症状。

超声心动图在妊娠期是安全的，可用于评估室壁运动异常。Mathew 等对 23 名患者进行超声心动检查，其中 5 名患者已出现 ST 段偏移[29]。这些患者均未显示局部室壁运动异常。类似的，据 Roy 等报道，尽管在 47 名行剖宫产术的女性中，有 14 名（30%）患者 ST 段压低有进展，但在 ST 段压低发作期间，LVEF 较基线水平不降反升 [从（58±8）% 升到（66±5）%，$P=0.01$][30]。

生物标志物的意义有些复杂，需要考虑到其在正常分娩过程中发生的变化。Shivvers 等检测 51 名正常分娩的健康女性的肌红蛋白、肌酸磷酸激酶（CPK）、肌酐激酶同工酶 MB（CPK-MB）和肌钙蛋白 I 水平，并报道除肌钙蛋白 I 维持正常水平外，其他生物标志物均增加超过 2 倍[41]。CPK-MB 平均值持续上升，直至分娩后 24h 到达峰值。类似地，Moran 等发现几乎所有剖宫产围术期 ST 段偏移的患者肌钙蛋白 I 均处于正常水平[31]。在 2 名明确出现肌钙蛋白轻度升高的患者中，其检测值处于临界水平（0.07ng/ml vs. 0.1ng/ml，阈值为 0.07ng/ml）。一些研究表明，患高血压和子痫前期的妊娠期女性肌钙蛋白 I 可能略有升高。Fleming 等[42] 从 26 名妊娠期高血压女性和 43 名正常血压女性中采集她们在妊娠 35~38 周间的血清肌钙蛋白 I 样品，发现妊娠期高血压女性肌钙蛋白 I 的中位水平较正常孕妇稍高，且有显著性差异（0.118ng/ml vs. 0.03ng/ml，$P < 0.0001$）。同时妊娠期高血压女性中合并

蛋白尿的患者肌钙蛋白 I 水平高于无蛋白尿患者（0.155ng/ml vs. 0.089ng/ml，$P=0.03$）。最近一项有关子痫前期患者心脏肌钙蛋白水平的系统性综述纳入了 9 项涉及 719 名女性的研究[43]。其中 5 项研究表明肌钙蛋白超过正常阈值，而其余 4 项未报道。但所有研究仅报道单一时间节点的数据，并未连续监测以确定这种现象是否持续存在或在整个妊娠期是否出现进展。这些数据的不一致性提示我们，当子痫前期患者肌钙蛋白水平升高时，应当鉴别是否合并急性冠脉综合征[44]。

在妊娠期间行运动负荷试验可用于诊断心肌缺血或急性心肌梗死后的危险分层。尽管总体上是安全的，但有报道描述了母体在中度至重度运动状态时胎儿出现心动过缓、胎心率变异减少及胎动减少的情况[45, 46]。由于这些发现，妊娠期女性应首选亚极量运动试验（心率上限为最大预测心率的 70%）。应用负荷超声心动图可能增加检测心肌缺血和适应性的敏感性[47]。

评估心肌缺血的其他诊断方法，包括妊娠期通常不建议使用的放射性检查。进行胸部 X 线检查时胎儿的放射线暴露量非常小，在必要时胸部 X 线检查被认为是可安全使用的。妊娠期使用放射性药物进行放射性核素显像时，放射性物质可能经孕妇膀胱和胎盘附着处对胎儿产生更高的预估辐射量，尤其是发生经胎盘转运播散时（见第 3 章）。胎儿排出的放射性药物将进入羊水循环，延长暴露时间。同时，典型的诊断性放射性药物和正电子发射断层扫描剂预计不会超过 50mGy 的辐射暴露。尽管如此，在妊娠期间应尽量减少放射性药物的剂量，并且应保证患者充分水化，并鼓励其经常排尿（见第 3 章）。

对于非妊娠期 STEMI 和大多数 NSTEMI 的患者，有创操作是指南推荐的标准诊治方

法。尽管在 PAMI 患者中也应该考虑采取相同的策略，但是对于心电图提示 ST 段抬高并伴有持续性心肌缺血症状的患者，无论药物治疗适当与否和（或）血流动力学是否稳定，心脏导管插管也需要更加有选择性、更加谨慎。我们最近报道了 9 例心脏导管插管术中发生医源性冠状动脉夹层后确诊或疑似 PAMI 的病例（表 14-5），其中 6 例在冠状动脉内注射造影剂后发生夹层，其余 3 例发生在球囊扩张成型或支架植入后，2 名患者分别在妊娠 24 周和 36 周进行手术，其余患者在分娩后 2～10 天进行。在所有病例中，夹层均累及左前降支，此外 6 例累及左旋支、2 例累及左主干。5 名患者需紧急冠状动脉旁路移植术，2 名患者必需在使用 ECMO 之前放置左心室辅助装置。1 名置入左心室辅助装置的患者在等待心脏移植期间死于颅内出血，另 1 名中度 LAD 狭窄患者在第二次冠状动脉内注射造影剂后死于左前降支和左主干的大范围夹层[48]。由于 PAMI 患者中导管诱发的冠状动脉夹层风险增加以及左主干受累的冠状动脉夹层发病率高，血管造影术中操作需谨慎、细致进行，包括首先非选择性注射造影剂（为使左主干显影），加压示踪时提高警惕，避免导管置入过深，减少低压注射造影剂次数。尽管与股动脉入路相比，桡动脉入路可能对胎儿的辐射更少，但它与医源性左主干夹层的风险增加相关[49]，因此桡动脉入路可能并不是 PAMI 患者的理想选择。冠状动脉内超声或光学相干断层扫描已被证实可用于确诊 SCAD。但是妊娠期间应当合理应用这些技术以避免不必要的并发症。对妊娠合并 NSTEMI 的低危患者（血流动力学稳定、无持续性缺血表现、左心室功能良好）进行有创干预的获益风险比与非妊娠期患者不同。这些患者应首选无创检查方式。

最近获得更多认可的另一种评估可疑 PAMI 患者冠脉解剖结构的无创检查方法是冠状动脉 CT 造影（CCTA）[48]。与冠状动脉造影类似，这种手段同样需要碘剂并使患者暴露于射线中。在不同研究和不同 CT 系统间，CCTA 的中位放射剂量存在明显差异。目前已有降低辐射剂量的有效策略，但其中一些并不经常使用[50]。另外，这一技术在较小的冠状动脉中，尤其是直径＜ 2mm 的血管，SCAD 显影的空间分辨率较低[51]。由于妊娠期交感神经兴奋性与心率增加，为使冠状动脉显影达到最佳效果，常使用大剂量 β 受体拮抗药（对胎儿影响尚不明确）降低并稳定心率[52]。对于低危、病情稳定的 PAMI 患者，常规不要求任何形式的冠状动脉造影检查，但出院前应进行无创的危险分层。如果需要明确冠状动脉解剖结构，CCTA 可能有助于排除严重的近端病变，尤其是对于产后无须担心胎儿辐射暴露和大剂量 β 受体拮抗药对胎儿不良影响的患者[53]。当妊娠期需行 CCTA 检查时，应尝试采取有效措施减少辐射剂量。

五、患者管理

PAMI 患者的治疗方案应当考虑这种疾病的独特特征和潜在对母婴的影响。如果可能，应在能够提供产妇监护和综合性产科服务的重症监护室对妊娠期患者进行管理。在母体临床症状恶化的病例中，应为可能存活的早产婴儿制定治疗计划。

（一）冠状动脉造影与重建

在我们最近的 2 项综述中，253 名 PAMI 患者 87% 进行了冠状动脉造影[3, 7]。其中 118 例在分娩前进行，103 例在分娩后进行。5 名患者因冠状动脉注射造影剂而发生导管诱发的急性冠状动脉夹层，其中 4 名患者进行紧急

表 14-5　9 例继发于冠状动脉造影或支架植入术的医源性冠状动脉夹层

编号	年龄	妊娠时期	心肌梗死类型	操作	并发症	结局
1	40	产后 3d	前壁 NSTEMI	冠状动脉造影	第二次注射后 LAD 和 LCX 急性夹层	CABG 术
2	28	妊娠 36 周	前壁 NSTEMI	冠状动脉造影	造影时 LAD 和 LCX 夹层扩张	急诊 CABG 术
3	32	产后 3d	前壁 NSTEMI	支架植入	支架植入后 30min LAD 中段夹层扩张至近端和远端	LAD 植入 6 枚支架
4	25	产后 10d	前壁 NSTEMI	支架植入	LAD 中段支架植入后 LAD 近端夹层，LAD 近端支架植入后斜向夹层	植入大量支架
5	29	产后 3 周	前壁 NSTEMI	球囊血管成形	LAD 球囊血管成形术后 3d LM、LAD 和 LCX 夹层	CABG 术
6	37	产后 3d	可疑下壁 STEMI	冠状动脉造影	冠状动脉造影后 LM、LAD 和 LCX 夹层扩张	强心药、ECMO、LVAD、死于颅内出血
7	40	产后 3d	前壁 NSTEMI	冠状动脉造影	第二次注射造影剂后 LAD 和 LCX 急性夹层	CABG 术
8	27	妊娠 24 周	侧壁 NSTEMI	冠状动脉造影	第二次注射造影剂后 LAD 和 LCX 夹层	PCI 失败，死亡
9	40	产后 2d	前壁 STEMI	冠状动脉造影	LAD 夹层	CABG 术、ECMO、LVAD，等待心脏移植

引自 Elkayam 2016[48]，经 Elsevier 许可转载

CABG 术，2 名患者（包括 1 名行 CABG 术的患者）需要植入左心室辅助装置。1 名患者在等待心脏移植期间死于颅内出血。在大多数进行产前干预的患者中，97 名患者行 PCI 术并植入裸金属支架。2 名患者的医源性冠状动脉夹层与此相关。第一例患者的 LAD 夹层在分娩后的 3 天内扩张至动脉近端和远端，并且需要额外放置 5 枚支架。

　　Havakuk 等和 Tweet 等近期关于 67 名 SCAD 诱发 PAMI 的患者 PCI 术后结局的报道给出了一些特别的信息。这两项研究都证实，由于导管置入或导丝通过困难导致 PCI 的低成功率，以及医源性夹层、需行急诊 CABG 术的夹层扩张等并发症的高发生率[6, 8]。这些发现与 SCAD 病变血管相对较高的自愈性表明，应根据患者的临床情况制定适当的诊疗方案。在病情稳定、低危的 PASCAD 患者中首选无创的诊断方法和保守的治疗策略。图 14-9 展示了我们推荐的针对 PAMI 患者选择积极或保守诊疗策略的流程图。在进行冠状动脉造影时，为避免导管诱发的夹层形成，应当小心仔细地处理血管造影技术的细节。这些细节包括检查初始通过非选择性注射造影剂使左主干显影、特别注意血管内压力衰减、避免置管过深（尤其是经桡动脉入路）、最少次数的柔和、低压注射造影剂，以最小化夹层形成或已有夹层扩张的风险（见第 27 章）。在支架植入时，操作人员应当意识到诸多潜在的困难，包括导管诱发的医源性夹层的风险[54]，导丝、球囊、支架难以进入真正的管腔，夹层扩张的风险（即便是

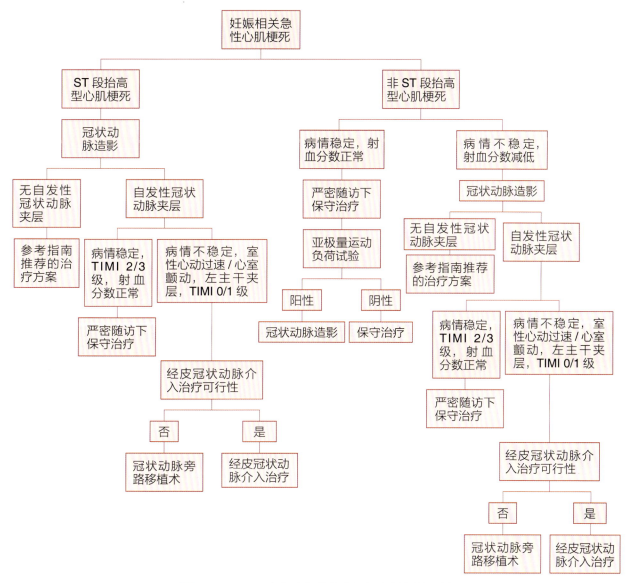

▲ 图 14-9　**PAMI 患者选择激进或保守诊疗策略的流程图**

TIMI 0. 冠状动脉完全阻塞；TIMI 1. 冠状动脉阻塞部位灌注微弱；TIMI 2. 冠状动脉灌注延迟或缓慢；TIMI 3. 冠状动脉灌流正常

在低压注射造影剂时），冠状动脉破裂的风险，以及壁内血肿吸收后发生支架错位的风险。长支架最好能充分覆盖壁内血肿的两端。对于非常长的病变，建议采用分多步植入多枚支架的方法。为避免壁内血肿扩张，建议首先分别在远端、近端植入支架，随后在冠状动脉中段植入其余的支架。

（二）冠状动脉旁路移植术

James 等报道了 61 例在妊娠期行血运重建术的急性心肌梗死病例[5]。但作者没有提供这些患者的预后信息。在我们的两个病例系列研究中纳入了 253 名 PAMI 患者，有 40 名患者接受了 CABG 手术，包括 19 名妊娠期女性[3, 7]。其中 1 名患者胎儿的死亡与手术有关。一项纳入 120 例 PASCAD 患者的综述[8]中，44 名患者（37%）在首诊入院时接受了 CABG

术。该病例系列中 CABG 术的发生率是非妊娠期育龄女性 AMI 患者[15] 的 20 倍以上，同时比非妊娠期 SCAD 患者高 5 倍（表 14-3）[6]。33 例患者在冠状动脉造影后直接转入手术，其中 9 例因血流动力学不稳定，6 例因 PCI 失败，18 例因冠状动脉解剖结构复杂（13 例涉及左主干病变、9 例涉及三支病变）。另外 11 例起初接受保守治疗，后转入手术治疗，其中 3 例因持续性缺血症状，1 例因出现 STEMI，3 例因发生心源性休克，1 例因 SCAD 夹层扩张。6 例患者在急诊剖宫产后立即进行 CABG 术，其中 1 例新生儿出现短暂的心搏骤停，其他 5 例需要机械通气。4 名女性在妊娠期间接受了手术，1 例由于胎儿窘迫立即行剖宫产术、2 例导致胎儿死亡、第 4 例胎儿在 35 周（手术后 4 周）早产。据 Tweet 等最近的文章报道，54 例 PASCAD 患者中 26% 接受了 CABG 术，而在梅奥诊所临床注册中心纳入的非妊娠期 SCAD 患者中，这一比例为 7%[6]。尽管仍有保守治疗的可能，但 3 名患者因 PCI 失败、1 名患者因 SCAD 夹层扩张而进行了 CABG 术。总之，尽管资料有限，但 PAMI 患者行 CABG 术似乎是安全的。CABG 术通常在出现左主干和左前降支夹层、多支冠状动脉夹层、PCI 相关并发症发病率高，以及血流动力学不稳定这些情况时进行。手术似乎有利于母体的预后，但妊娠期间进行可能会导致胎儿并发症的高发病率。因此，对于任何胎儿有存活可能的病例，都应考虑在手术前行剖宫产术。

六、溶栓疗法

妊娠期溶栓疗法（TT）被认为是相对禁忌，并且由于传统上将妊娠患者排除在临床试验之外，因此可获得的相关资料是极少的[55]。近期在妊娠期患者中应用溶栓药治疗的临床经验大多与组织型纤溶酶原激活物（tPA）相关，主要来自于卒中、人工心脏瓣膜血栓形成、肺栓塞或深静脉血栓的患者。Elkayam 等报道在 6 名 PAMI 患者中应用溶栓疗法没有出现并发症[7]。几项研究表明，链激酶与 tPA[56] 经胎盘转运量很低，无法在胎儿中引起纤维蛋白溶解作用。尿激酶和重组型 tPA（rtPA）在大鼠或小鼠中均未发现致畸作用[57]，现有报道也未发现在人体中有致畸作用。尽管大多数病例中母体与胎儿的预后良好[55]，但部分文献也报道了一些并发症，如孕产妇出血、早产、胎儿死亡、自然流产、少量阴道流血、巨大的绒毛膜下血肿、胎盘早剥、需行紧急剖宫产术的子宫出血、需要输血的产后出血等[56-59]。偶发的母体或胎儿死亡似乎与溶栓疗法无关，尽管这种相关性尚未被排除[55, 57, 58]。Gartman 近期报道了一项关于从 1946 年至今妊娠期女性中进行溶栓疗法的大规模的综述，结论是妊娠期患者溶栓治疗的适应证与非妊娠期患者相似。然而考虑到缺乏包括母体在内的临床对照试验和现有资料的证据水平不足，出于对母体和胎儿安全的考虑，需谨慎使用溶栓疗法[55]。

溶栓疗法在继发于冠状动脉夹层的 AMI 中的安全性和有效性尚不明确，这种疗法可能是一把双刃剑，有可能增加出血风险、导致夹层进一步扩张[8, 28, 45]。由于这些原因，仅在妊娠期 STEMI 患者获益可能超过风险的情况下才应考虑溶栓疗法，尤其是在冠状动脉夹层高发的妊娠中期和分娩后早期。

总而言之，可用的资料有限，对于妊娠期 AMI 患者是否使用溶栓疗法，尚不能提出明确的建议。

七、药物治疗

对于非妊娠期 AMI 患者，最新的药物治疗推荐方案包含了几种有潜力的药物，包括硫酸吗啡、β受体拮抗药、硝酸甘油、钙通道阻滞药、肝素及其衍生物、阿司匹林等抗血小板药物[60]。这些药物用于妊娠患者的安全性资料有限。2015年FDA取消了以往的处方药和生物制品妊娠期药物分级（见下文），并且于2018年6月29日删除了字母分类系统[61]。在这里我们将临床经验总结为类似的字母分类系统。A类：充分的、严格的对照试验未能证明妊娠早期对胎儿有风险（没有关于妊娠中期和晚期风险的证据）。B类：动物生殖试验未证实对胎儿有风险，但是在妊娠期女性中没有充分的、严格的对照试验。C类：动物生殖试验中发现对胎儿有不利影响，并且在人体中没有充分的、严格的对照试验，尽管有潜在风险，但潜在的获益有可能允许我们在妊娠期女性中使用。D类：基于调查收集的不良反应数据、销售经验或人体试验，有确切的证据表明存在对人类胎儿的风险，尽管有潜在风险，但潜在的获益有可能允许我们在妊娠期女性中使用。X类：动物或人体试验证实胎儿致畸作用和（或）基于调查收集的不良反应数据、销售经验，有确切的证据表明存在对人类胎儿的风险，并且在妊娠期女性中使用此药物风险明显超过获益。

（一）硫酸吗啡（C类）

一份关于妊娠期间448次药物暴露的报道中，没有证据显示有致畸作用。吗啡经胎盘转运迅速，在分娩前不久给药可能导致新生儿呼吸抑制。除非大剂量、重复给药，否则仅有微量的吗啡进入母乳，因此该药的使用不影响母乳喂养[62]。

（二）有机硝酸盐（B类：硝酸甘油，C类：硝酸异山梨酯）

除了用于心肌梗死与局部缺血以外，静脉内或口服硝酸盐在妊娠期还用于治疗高血压[63]、紧急保胎[64]、产后胎盘滞留时松弛子宫[65]。透皮硝酸甘油用于治疗早产对胎儿或子宫灌注没有任何影响[66]。但是为避免母体低血压和子宫灌注减少[67]，建议缓慢滴注此类药物。目前没有关于哺乳期女性使用这些药物的数据。

（三）β受体拮抗药（B类：美托洛尔，C类：阿替洛尔）

β受体拮抗药已在妊娠期患者中广泛用于治疗高血压、心律失常、二尖瓣狭窄、马方综合征和心肌缺血[68]。目前尚无致畸作用的报道，但已报道罕见的不良反应包括胎儿出生后心动过缓、低血糖症、高胆红素血症和呼吸暂停。另外，这些药物的使用可能与胎儿生长迟缓发生率增加有关[73-75]，尤其是在妊娠早期使用[76]。由于非选择性β受体拮抗药可能促使子宫活动增加，因此选择性β_1受体拮抗药是更好的选择[68]。所有β受体拮抗药在母乳中的蓄积浓度高于血浆中的浓度，因此应对哺乳期婴儿进行不良反应监测。

（四）钙通道阻滞药（CCBs）（C类：硝苯地平、地尔硫䓬、维拉帕米）

目前只有硝苯地平（一种二氢吡啶类CCB）被认为在妊娠期是安全的[77]，并且普遍用于控制高血压，治疗子痫前期和保胎。关于妊娠期使用维拉帕米和地尔硫䓬的资料有限，但目前临床数据显示是低危的[78]。同时使用CCB和硫酸镁应慎重，因为两种药物可能产生协同作用[79]。硝苯地平、维拉帕米、地尔硫䓬均经乳汁排泄，因此服用这些药物时不推荐母乳喂养[67]。然而美国儿科学会认为这些药物可以与母乳喂养兼容[62]。

（五）血管紧张素转换酶抑制药（ACEI）和血管紧张素受体拮抗药（ARB）（妊娠早期为 C 类，妊娠中期、晚期为 D 类）

ACEI 的胎儿毒性主要表现为影响胎儿肾脏发育，因此 ACEI 是妊娠的禁忌。其他不良事件包括羊水过少、宫内发育迟缓、早产、骨发育不良、肢体挛缩、动脉导管未闭、肺发育不全、呼吸窘迫综合征、低血压、无尿和新生儿死亡[80, 81]。1992 年美国 FDA 发出警告，反对在妊娠中期、妊娠晚期使用 ACEI。1994 年 Shotan 等报道了 ACEI 致畸作用的证据，并建议在妊娠早期也应该避免使用这类药物[80]。此后 Cooper 等也在文章中[81]证实了这些结论。ARB 类药物的作用与 ACEI 相似，ARB 类药物也应当避免在妊娠期 AMI 患者中使用[82, 83]。在乳汁中的检测到 ACEI 卡托普利和依那普利的浓度很低，因此这 2 种药物被认为可与母乳喂养兼容[78]，尚无妊娠期患者使用赖诺普利的相关资料。目前没有哺乳期患者使用 ARB 的相关报道。已有报道表明大鼠乳汁中存在大量的氯沙坦及其活性代谢物。由于 ARB 类药物（如氯沙坦、缬沙坦）的分子量足够低，其经乳汁排泄是预料中的，但 ARB 类药物暴露对哺乳期婴儿的影响尚不明确。

（六）依普利酮（B 类）

依普利酮是一种醛固酮受体拮抗药，可提高合并充血性心力衰竭或糖尿病的 AMI 和左心室收缩功能障碍（LVEF ≤ 40%）患者的生存率[84]。由于缺乏安全性证据，仅在潜在获益大于潜在风险时，依普利酮可用于妊娠期患者。没有关于乳汁中药物浓度的资料。因此不建议服用依普利酮的女性进行母乳喂养。

（七）β- 羟 -β- 甲戊二酸单酰辅酶 a（HMG-CoA）还原酶抑制药（他汀类药物）（X 类）

关于人类在妊娠期使用这些药物的资料非常有限。动物试验证实，使用洛伐他汀增加胎儿骨骼发育异常的发生率，使用氟伐他汀增加母体、胎儿和新生儿死亡率[78]。从全球上市后，基于 137 家制造商的监测信息，妊娠期间偶然暴露于辛伐他汀或洛伐他汀未出现不良妊娠结局[85]。这些药物抑制甲羟戊酸的合成，而甲羟戊酸在 DNA 复制中发挥重要作用并在胎儿发育过程中是类固醇和细胞膜合成的必要成分。由于这个原因，再加上妊娠患者使用这些药物的资料有限，目前不建议在妊娠期患者中使用 HMG-CoA 抑制药。Kazmin 等于 2007 年对妊娠期使用他汀类药物的进行了系统性综述[86]。作者得出的结论是，尽管基于理论依据和小的病例系列研究，他汀类药物被认定具有潜在致畸性，但其可用性尚无定论且实际风险似乎很小，即便是有也不能将其作为终止妊娠的适应证。2012 年的一项综述得出结论，他汀类药物的致畸性是不明确的，因为现有的资料是互相矛盾的[87]。最近另一篇综述的结论是，他汀类药物的致畸性尚未被证实或排除[88]，其实际风险低于最初的预想。此后 Karalis 等进行文献检索[89]，检索到 16 项临床研究。他们发现，尽管早期无对照的病例系列报道了与使用他汀类药物有关的先天性异常，但最近的观察性研究报道称，与对照组相比，使用他汀类药物并不增加先天性异常的风险。Briggs 等建议，由于具有潜在的胚胎或胎儿风险，他汀类应当被列为妊娠早期的禁忌药物[78]。由于缺乏相关资料和对哺乳期婴儿具有潜在的不良反应，不建议将他汀类药物用于哺乳期女性[78]。

（八）普通肝素（UFH）和低分子肝素（LMWH）（B 类：LMWH，C 类：UFH）

普通肝素和低分子肝素都不能通过胎盘，并且一些报道已指出缺乏胎儿不良反应资料[90]。由于半衰期更长、生物利用率更高、与肝素结合蛋白亲和力更低[91]，低分子肝素比普通肝素具有优势，因此也有更理想的治疗效果。许多研究证实了低分子肝素在妊娠期患者中的安全性[92]，因此将其用于患者的长期治疗是方便可行的。分娩前停用任何一种类型的肝素（普通肝素需 6h，低分子肝素需 24h）可以达到满意的效果。如果有适应证，分娩后在止血充分的前提下，可以尽快恢复肝素治疗。肝素和低分子肝素因分子量高而不会排泄到母乳中，此外这些药物在口服后不会被吸收，因此对于哺乳是安全的[78]。

（九）抗血小板治疗（阿司匹林，C 类）

阿司匹林在妊娠早期的安全性是可疑的，因为动物试验表明，阿司匹林可导致出生缺陷，包括脊柱裂和颅骨裂，筋膜和眼睛缺陷，中枢神经系统、内脏、骨骼畸形[67]。妊娠期服用大剂量阿司匹林的安全性也有争议，应避免长期使用阿司匹林，因为这可能导致母体和胎儿出血风险增加、围产期死亡率增加、胎儿宫内发育迟缓、动脉导管过早关闭[78]。另一方面，一项 Meta 分析[93]和一项招募了 9000 多名妊娠中期和晚期女性的大型随机试验[94]证实了低剂量阿司匹林（≤150mg/d）的安全性。最近一项研究在 1776 名妊娠期女性中验证了阿司匹林相对于安慰剂的作用，这些患者均为未足月子痫前期的高危患者。实验组的 798 名患者从妊娠 11～14 周开始至妊娠 36 周，服用阿司匹林 150mg/d。实验组与对照组在新生儿不良结局或其他不良事件发生率方面在没有显

著性差异[95]。尽管母乳中分泌的阿司匹林浓度很低，尚未报道有相关的不良反应[78]。美国儿科学会建议哺乳期女性谨慎使用阿司匹林，因为可能会对哺乳期婴儿产生不良影响[62]。

（十）噻吩吡啶类药物（B 类）

妊娠期使用抗血小板药物的资料非常有限。6 名患者在妊娠 6～37 周期间，接受了数周的氯吡格雷治疗[96-101]。1 例患者出现胎儿宫内死亡[97]，该患者同时行 CABG 手术，因此临床情况复杂，并不能得出药物对胎儿影响的相关结论。一项研究[99]报道了 1 例原发性血小板减少症患者，该患者因 AMI 病史在整个妊娠期服用氯吡格雷却未出现任何并发症。Elkayam 等报道，在 23 例 PAMI 患者中使用氯吡格雷未出现并发症[7]。大鼠和家兔中进行的研究表明，使用＞65 倍人类剂量的氯吡格雷未出现不良反应[90]，同时，大鼠乳汁中未检测到氯吡格雷及其代谢物。此类药物是否会在人类乳汁中分泌尚不明确，因此不建议服用氯吡格雷的女性进行母乳喂养[67]。为保证局部麻醉的安全，至少需停药 1 周时间确保氯吡格雷代谢并清除出体内。

在大鼠和家兔中进行的生殖试验中，口服普拉格雷的剂量为人类推荐治疗剂量的 30 倍，未发现该药对胎儿不良影响的证据。基于这些资料，普拉格雷被 FDA 列为 B 类用药。Havakuk 等报道[8]，在 120 例因 SCAD 继发急性心肌梗死的妊娠期患者中，4 例使用普拉格雷的患者未出现并发症。尚无关于人类哺乳期使用普拉格雷、替格瑞洛的相关资料。动物试验证实有用药风险，但由于缺乏人类用药的数据，无法评估胚胎与胎儿的风险。这些药物已获得 FDA 的 C 类认证。没有有关哺乳期使用这些药物的报道。

（十一）PASCAD 的药物治疗

由于缺乏随机对照试验，尚未制定针对 SCAD 继发急性心肌梗死患者的理想药物治疗方案。目前推荐双重抗血小板治疗（阿司匹林 + P2Y12 受体抑制药），这种疗法在理论上可能有减少假管腔血栓形成并导致真管腔收缩的作用[54]。Saw 等建议非妊娠期 SCAD 患者长期服用阿司匹林和氯吡格雷（1～12 个月）。同时，现有的理论似乎并不支持抗血小板疗法用于继发于 SCAD 而不是动脉粥样硬化的 AMI 患者。另外，这些药物与溶栓治疗一样可能造成动脉夹层的扩张，进而产生不利的效果。由于缺乏氯吡格雷对母体和胎儿的安全性和有效性信息，因此在给药之前应当与患者进行详细的解释和充分的沟通。β 受体拮抗药可以降低动脉剪切力，可能有助于预防复发。最近 Saw 等的一项研究显示，2012—2016 年间接受治疗的 327 例肌钙蛋白阳性的非妊娠期急性冠脉综合征伴非动脉粥样硬化性 SCAD 患者中，在 3 年的随访期内合并高血压的患者复发的可能性是其他患者的 2 倍以上，而使用 β 受体拮抗药大幅度降低了 SCAD 复发的风险[16]。应给予妊娠期 SCAD 患者有效剂量的 β 受体拮抗药，治疗目标为使心率降低 ≥ 20%。根据 Havakuk 等的报道，持续性或新发的 SCAD 导致的不适症状发生率较高[8]，因此患有 PASCAD 的女性患者应持续服用 β 受体拮抗药至少一年。因为有诱发夹层扩张的风险，同时又有溶解表层血栓和促进管腔开放的潜在获益，在女性 SCAD 患者中使用抗凝血药也是有争议的。Saw 等[14]在近期一项综述中建议，一旦 SCAD 诊断明确需立即停用肝素。尽管这条建议具有临床意义，但缺乏数据支持。HMG CoA 还原酶抑制药常规用于冠状动脉粥样硬化导致的 AMI 患者。这些药物在 SCAD 患者中没有被证实的获益，因此不应当用于 PASCAD 患者。对于左心室射血分数减低的患者，分娩后建议使用 ACEI 治疗。

八、分娩

妊娠相关心肌梗死患者的分娩方式应根据分娩条件及母体临床状况来决定。择期剖宫产可避免长时间或紧张的分娩并且可以更好地控制分娩时间。完善的产科团队应包括 1 名经验丰富的产科医师、产科麻醉医师、心脏病医师及儿科医师。另一方面，经阴道分娩可避免全身麻醉和外科手术相关风险，其中包括血流动力学波动、较大的失血量、疼痛、感染、呼吸系统并发症、盆腔脏器损伤，以及对未来生育健康的潜在不利影响（流产、异位妊娠、前置胎盘、胎盘植入的风险）[102]。

Roth 和 Elkayam 报道的 68 例 PAMI 患者中仅 10 例经剖宫产分娩，这一比例低于同期普通妊娠期女性的剖宫产率（> 30%）[103]。这些数据表明，如果能采取有效措施减少心脏负荷、保证氧供，在病情平稳的非 SCAD 急性心肌梗死女性中，经阴道分娩可以相对安全地完成。建议采用器械助娩以避免产妇过度用力和产程延长。分娩期间患者取左侧卧位可以改善心排血量。另外，患者疼痛、恐惧和忧虑可能导致心动过速和高血压从而增加心肌需氧量，需尽早预防和及时治疗。分娩过程中需持续监测重要的指标，如氧饱和度、心电图、胎心率。为预防或治疗分娩期间心肌缺血，可以经静脉使用硝酸甘油、β 受体拮抗药和钙通道阻滞药。需要注意的时，硝酸甘油和钙通道阻滞药有抑制宫缩作用并可能导致产程延长。大多数因 SCAD 诱发 PAMI 的患者于分娩后发病。Havakuk 等报道的 28 例分娩前发病的患者中，21 例（75%）经剖宫产分娩，剖宫产率高的原因可能是这些患者中新发动脉夹层的发生率高[8]。

九、心肌梗死后妊娠

医学文献中关于有 AMI 病史的女性妊娠风险的资料有限。Vinatier 等[104] 报道了 1943—1991 年发表的 14 例临床病例，总体预后良好，但未提供详细信息。作者介绍了他们自己的病例，1 名 18 岁患前壁心肌梗死的女性于 21 岁受孕。这名患者在妊娠前没有症状，但超声心动图提示严重的左心室扩张和射血分数减低。患者的运动负荷试验未见残留的缺血病灶。心肺运动试验提示活动耐量正常。患者于妊娠 28 周时出现心悸，经 β 受体拮抗药治疗后好转，但是妊娠 35 周再次出现。动态心电图监测显示每 24h 出现 500 次室性早搏，以及非持续性的室性心动过速（VT）。由于室性心搏次数增加，患者在妊娠 37 周经剖宫产分娩。分娩后早期和晚期随访正常。Frenkel 等[105] 报道了 4 例心肌梗死后 9 个月至 9 年受孕的病例。首例患者在 30 岁时患前壁心肌梗死与卒中，急性期左心室射血分数为 20%。治疗 1 个月后患者无症状，射血分数升高为 28%。患者于 39 岁再次妊娠。除了妊娠 38 周时血压升高外，患者在妊娠期间病情平稳。患者经阴道助娩分娩 1 名 2170g 的正常女婴。第 2 例患者在 33 岁时患急性广泛前壁心肌梗死，导致左心室射血分数降低至 34%。在随后的 4 年中，她因胸痛数次入院治疗，并在 MI 发生 8 年后妊娠。妊娠期病情平稳，直到妊娠 36 周患者因呼吸困难入院，被诊断轻度妊娠期高血压并且病情恶化，胎儿表现为宫内发育迟缓。血流动力学评估显示肺动脉高压，在硬膜外麻醉后显著改善。患者经剖宫产娩出 1 名 2120g 的婴儿。分娩后患者恢复良好，在一年中仅偶尔出现胸痛

症状。第 3 例患者在 41 岁出现无 Q 波的侧壁心肌梗死，此后的 1 年中两次发作劳力性胸痛。患者 43 岁时妊娠并在妊娠 5 个月因劳力性胸痛发作入院，此时患者血压为 200/90mmHg 合并心力衰竭，经降压和利尿药治疗后出院。1 个月后患者再次住院，直到经阴道分娩。在随后的 5 年中，她继续患有高血压和心绞痛并 2 次急性心肌梗死发作，最终 52 岁死于心源性休克。最后 1 例患者患有广泛侧壁和后壁心肌梗死，导致射血分数降低至 40%，数天后恢复至 50%。患者病情稳定，并在产后 9 个月再次妊娠。患者在妊娠 34 周时出现心悸，并接受 β 受体拮抗药治疗。在妊娠 40 周时因妊娠期高血压引产，正常经阴道分娩 1 名 3140g 的男婴。分娩后患者仍有高血压并需要继续治疗。Tedoldi 和 Manfroi[106] 报道了 1 名 40 岁妊娠女性的病例，该患者既往 2 次心肌梗死发作并进行了血运重建手术，合并有高血压病史。心脏功能评估（包括妊娠 10 周行运动负荷试验）显示活动耐量降低、劳力性心绞痛和心电图缺血改变。超声心动图显示左心室轻度扩张，伴有室壁运动异常，射血分数降低至 45%。患者于妊娠 30 周因高血压入院，被诊断为子痫前期。由于胎儿宫内窘迫在 34 周行剖宫产分娩 1 名 1345g 女婴，分娩后患者为治疗败血症、增加体重继续住院 3 个月。Janion-Sadowska 等[107] 报道了 2 例心肌梗死后妊娠的病例。第 1 例 38 岁女性在分娩后第 15 天出现心肌梗死伴室性心律失常，并接受 CABG 手术。患者在手术后 7 个月再次妊娠，病情平稳并顺利分娩。第 2 例 38 岁的患者患有家族性高胆固醇血症，该患者在 32 岁时心肌梗死发作，随后接受 CABG 手术。患者在妊娠的前 6 周口服阿托伐他汀治疗。妊娠 38 周经剖宫产分娩 1 名无先天性心脏病的健康婴儿，患者在妊娠期、剖宫产分娩及产后期病情平稳。总之，已有数

篇文献报道了心肌梗死后妊娠的病例。一些患者具有高危因素，包括心绞痛、左心室功能障碍。射血分数正常的无症状患者对妊娠的耐受性良好。但在妊娠前有心绞痛、心力衰竭或左心室功能障碍病史的患者中，妊娠与心律失常、心力衰竭、胸痛等并发症相关。目前未报道相关的死亡病例，并且大多数并发症可以有效控制。

有心肌梗死病史的患者在妊娠前应进行全面评估，这些评估包括详细的病史和体格检查、心电图、超声心动图、运动负荷试验。妊娠期禁用的心脏药物，包括 ACEI、ARB、醛固酮受体拮抗药、他汀类药物、伊伐布雷定、新型口服抗凝血药，应当在妊娠前停用或妊娠确诊时立即停用。对于妊娠前明确患有持续心肌缺血、心力衰竭或严重左心室功能障碍的女性，不建议其受孕，对于已妊娠的女性建议尽早终止妊娠。

十、PASCAD 后再次妊娠

关于有 PASCAD 病史的女性再次妊娠的资料很少 [108]，但是由于 SCAD 的高复发率和妊娠相关冠状动脉的易损性 [7, 8]，再次妊娠似乎并不适宜。

第 15 章
心律失常与妊娠
Cardiac Arrhythmias and Pregnancy

Danna Spears　Uri Elkayam　著

尚志远　译　　胡　倩　校

妊娠与心律失常的发病率增加相关，而心律失常是合并或不合并结构性心脏病的女性中最常见的心脏并发症[1, 2]。美国一项大规模管理数据集的最新报道显示，2000—2012 年妊娠期心律失常的发病率呈增加趋势[3]，这与合并心脏病的妊娠期女性患者增加了 25% 相关[4, 5]。

一、心悸

心悸症状在妊娠期非常普遍，也是进行会诊和评估的常见原因。Shotan 等[1] 评估了 102 例没有证据表明有心脏病史的患者，其接受评估的原因是心悸、头晕和晕厥。同时将她们与对照组的 52 名患者进行比较，对照组接受评估的原因是伴有未发现结构性心脏病的心前区杂音。两组患者心律失常的发生率都很高（＞ 50%），其中大部分为房性期前收缩（APC）和室性早搏（VPC）。有症状患者异常心律的发生率高出数倍。但是 VPC 和 APC 的发生率与症状之间没有相关性，只有 10% 的症状发作时伴有心律失常。

由于心悸的鉴别诊断很宽泛，细致的临床评估对于识别心律失常、证实症状 - 心律关联、危险分层、判断血流动力学影响和排除潜在的干扰至关重要。对于有心律失常症状（心悸、晕厥或晕厥前期）的妊娠期女性首选的无创性评估，包括静息状态下 12 导联心电图（ECG）和动态 ECG 监测（Holter monitor）。当症状散发和高度怀疑恶性心律失常时，可以考虑植入式循环记录仪[6, 7]。如果患者已植入心律管理装置，调用装置数据可能会提供有用的诊断信息[8-10]。在怀疑运动诱发心律失常的情况下，可考虑进行运动负荷试验，以诱发心律失常并建立症状 - 心律关联[11]。

从诊断的角度出发，通过详细的病史采集，了解晕厥事件的细节是至关重要的。仰卧、坐立或进行体力锻炼时出现的晕厥，尤其是缺乏前驱症状的晕厥，应当引起对潜在的心源性病因的关注。另一方面，血管迷走性晕厥更为常见，通常伴有恶心、全身不适感和发汗等前驱症状（见第 25 章）。

窦性心律失常是妊娠期最常见的心律异常，在 49 名健康女性中发生率为 69%[1]。妊娠期女性窦性心动过速（＞ 100 次 /min）发生率为 10%，而窦性心动过缓（＜ 60 次 /min）仅为 2%。孤立的房性期前收缩在妊娠女性中相对常见[1, 12]，而持续的快速心律失常可能在有心律失常病史的女性中更常见，也可能在妊娠期间首次发病。

妊娠期心律失常发生率增加在一定程度上可以通过妊娠期血流动力学改变和交感神经兴奋性增强来解释（见第 1 章）。激素调节对心肌兴奋性的作用与复极化之间的关系复杂，尚未被全面理解[13]。毫无疑问，性激素的波动会在离子通道和细胞内离子电流传导的水平上，影响心脏传导系统和心肌的生理机能[14-17]。

（一）心电图评估

基线 12 导联心电图可能为心律失常症状的潜在病因提供重要线索。基线节律应当与提示预激综合征、陈旧性心肌梗死、传导延迟或束支传导阻滞、心脏肥大、复极化异常（如 QTc 延长或 T 波倒置）等这些情况的证据同样引起重视。12 导联心电图的任何基线异常都暗示潜在的心脏疾病，需要提醒患者进行全面的心脏评估。

心动过速期间心电图用于评估心室的反应率、QRS 波群宽度（< 120ms 为窄 QRS 波群）和 QRS 波群的规整性。另一项重要的观察指标是房室间的关联，然而在心动过速期间这可能不是很明显。

宽 QRS 波心动过速（QRS > 120ms）提示室性心动过速（VT）、室上性心律失常伴预激综合征（继发于传导旁路）或异常传导（左或右束支传导阻滞）。异常传导可以是预先存在的异常或是生理性的心率相关现象。用于鉴别 VT 和伴有传导异常或心室预激的室上性心动过速（SVT）的标准很多，其中提示 VT 的最有用心电图表现是心室夺获、室性融合和房室分离[18, 19]。

在评估心律失常的妊娠期患者时，是否有结构性心脏病，对于心律失常的潜在病因、机制、预后及治疗是重要的决定性因素。以下的章节将分别讨论合并或不合并结构性心脏病的心律失常。

（二）不合并结构性心脏病的室上性心动过速

在正常妊娠中，房性期前收缩发生率很高。Shotan 等报道，110 名心脏正常的妊娠期女性经 24h Holter 评估后，孤立房性期前收缩发生于 58% 的女性，并且在产后 6 周期前收缩数量大幅减少[1]。

SVT 是一种异常的快速心律，静息时心房率超过 100 次 /min。这些心律失常起源于 His 束水平以上的传导系统，导致窄 QRS 波群（< 120ms），尽管在快速的室性心律中也可能观察到这种反常现象。SVT 包括不适宜性窦性心动过速、房性心动过速、心房扑动（房扑）、交界性心动过速、房室结折返性心动过速和房性期前收缩介导的房室折返性心动过速。心房颤动的病理生理机制和治疗与简单的 SVT 不同，将分别讨论。

应当简要提及体位性心动过速综合征（POTS）。这不是真正的心律失常，更准确地说是对多种可能的原发性疾病的自主反应，这些原发病包括远端 / 下肢自主神经异常、血容量不足、静脉回流异常、心血管去适应性、压力反射异常、交感神经兴奋性增加[20]。POTS 不是妊娠的禁忌证，似乎对孕产妇或胎儿的结局没有影响[21-25]。此外，无论采取何种分娩方式，没有证据表明分娩期不良事件会因此病而增加[21, 22, 25, 26]。

SVT 发作通常表现为阵发的心悸和心动过速。在普通人群中估算的 SVT 发病率为 2.25‰[27]。妊娠期女性中，室上性心律失常的总发病率尚不清楚，但据估算 0.02%～0.5% 的妊娠期女性会合并阵发性 SVT[12, 28]。与 SVT 相关的症状通常在育龄期出现，58% 的女性在 15—50 岁出现症状[27]。初发于妊娠期的 SVT 并不罕见，然而不同文献报道的发病率差异很大。Lee 等报道 208 例 SVT 女性患者中，仅 8 例（3.9%）在妊娠期首次发病[28]。与之相比，此后 Li 等发布的数据为 24 例 SVT 患者中 22 例于妊娠期发病（92%）[12]。其他文献报道的发病率为 34%～42%[29, 30]。在先前已诊断 SVT 的女性中，妊娠期间症状加重的比例为 29%～85%[28, 29]。此外，有 22%～44% 的女性描述，SVT 发作的相关症状在妊娠期比非妊娠期更严重[28, 31]。妊娠期阵发性 SVT 与新生儿或胎儿不良事件包括早产、小于胎龄儿和呼吸窘迫综合征的发生率相关，其发生率在 8% 以内[31]。

二、不适宜性窦性心动过速

不适宜性窦性心动过速（IST）的特征是窦性节律，静息时心率超过 100 次 /min，日平均心率超过 90 次 /min。IST 可以在妊娠期间首次出现。此病是一种除外性诊断，需通过心电图检查和 Holter 监测除外房性心动过速后方可诊断。支持 IST 的特征是 P 波轴和形态与正常窦性心律，相同并且在睡眠过程中心动过速受抑制[32, 33]。需要对甲状腺功能亢进、贫血、感染、肺栓塞，以及药物滥用或戒断进行仔细评估。IST 预后良好，在大多数病例中可通过保守治疗控制[34]。IST 的病理生理学机制尚不明确[35]，但有一些假设，包括窦房结自律性增加、肾上腺素能超敏反应、副交感神经活动减少或神经激素调节失衡[34, 36]。有一些证据支持存在潜在的心脏病理通路，可能影响超极化激活的环状核苷酸门控通道（HCN4），该通道负责窦房结的"奇异"电流（I_f），最终导致窦房结自律性增加[37]。尽管 IST 是一种良性疾病，但其与严重的社会心理压力和生活质量下降相关。IST 的预后通常是良性的，治疗目标为控制症状[38]。关于妊娠期 IST 的资料很少。

确诊 IST 的女性与 POTS 患者有相似的妊娠过程，但是确保基本诊断不是房性心动过速至关重要，因为两者的临床病程和治疗方法大不相同。

妊娠期 IST 患者的治疗方法是支持治疗，包括保持情绪稳定、充足水化和通过定期锻炼维持身体状况。通常妊娠期女性可耐受心率高达 130 次 /min。由于心率控制可能不足以解决根本上的自主神经功能障碍或神经激素失调，因此有效控制 IST 患者的症状可能具有挑战性。β 受体拮抗药治疗通常无效，并受到相对低血压或疲劳等不良反应的限制[34]。伊伐布雷定在治疗 IST 方面非常有效，并且正在成为在非妊娠人群中治疗 IST 的主要手段[39-42]。伊伐布雷定作用靶点为 HCN4 通道，该通道负责心脏的"奇异"电流（I_f）。此药对心肌收缩力、全身血管阻力或心排血量没有影响[43]。然而在妊娠患者中的安全性数据和用药经验都很少[44]。动物试验证明，显著的心脏毒性和继发的死亡可能与胎儿心动过速和心排血量降低有关[45-47]。因此不推荐在妊娠期使用伊伐布雷定控制 IST。可以尝试使用 β 受体拮抗药，但是不能过分强调支持措施和安慰的重要性。

三、房性心动过速

房性心动过速可被视作局灶性或折返性[48]。局灶性房性心动过速起源于心房的局部区域，其特征是通常以规律的速率进行有序的心房活动，尽管可以看到加速期和减速期，尤其是在心动过速发作和终止时。与窦性心动过速典型的心率逐渐变化相反的是，房性心动过速通常是突然发作的。心电图显示 P 波离散，被等电位段隔开。P 波形态取决于心律失常的病灶。房性心动过速的 2 种亚型较少见但值得一提[49]。窦房结内折返是房性心动过速的一种形式，由窦房结周围和构成窦房结的组织中的折返电流引起。这种情况中，P 波与正常窦性 P 波可能无法区分，但是心动过速通常是突发突止的，并且可能伴有前驱的房性期前收缩。多源性房性心动过速是一种罕见的 SVT 类型，其特征是多发的（＞ 3）形态不同的 P 波，并且由于心房激动来自多个起源使得波形呈不规则形状[50]。

妊娠期房性心动过速很少见，大多数妊娠期相关报道涉及持续性房性心动过速和射血分数降低，这可能继发于心动过速引起的心肌病[51-57]。然而，在没有证据表明存在结构性心脏病的女性中，有房性心动过速合并妊娠的相关病例报道[58]。

四、交界性心动过速

交界性心动过速是 SVT 的一种罕见形式，是由房室连接处的自主节律引起的[59]。交界性心动过速常见于儿科或心脏手术后，在成年人中极其罕见[60]。在这种心动过速中，心房和心室同时激动，在心电图上心房激动形成的逆行P 波通常被 QRS 波群掩盖。没有文献报道关于妊娠期交界性心动过速的病例。

五、房室结折返性心动过速和房室折返性心动过速

折返性心动过速、AVNRT 和 AVRT 的发生率相似，尽管患有 AVRT 的女性更有可能在妊娠前首次发作阵发性 PSVT[28]。AVNRT 是一种常见的折返性心动过速，局限于房室结区域内的独立回路中。折返回路由具有不同传导特性的组织构成，称为"慢"和"快"房室结通路。这种心动过速的典型形式中，心房和心室几乎同时激动，在心电图上心房激动形成的逆行 P 波或被 QRS 波群掩盖，或紧随 QRS 波

群切入并显示为 V₁ 导联上的"伪 R′ 联波"或下肢导联上的"伪 S 波"。这种心动过速由心房或心室上的异位起搏点触发，通常表现为突发突止。AVNRT 的亚类根据其传导性质被描述为顺行性传导和逆行性传导[61]。

AVRT 要求存在可允许电刺激绕过房室结的旁路，这是直接连接心房和心室的发育残留的传导组织。顺行传导导致短 PR 间期，并在体表心电图上出现提示预激的 δ 波。δ 波代表经旁路提前使局部心肌激活，这早于经希浦系统正常的激活途径。术语 WPW（Wolff-Parkinson-White）模式用于描述这种心电图发现的短 PR 间期的预激综合征。大多数旁路具有双向传导性，既顺行传导至心室而逆行传导至心房[62]，而一部分旁路仅具有逆行传导能力，在体表心电图上不能发现预激的证据因此而"隐匿"。隐匿的旁路能够支持逆行传导的电刺激导致的心动过速。与旁路相关的心动过速包括依赖于旁路激发和维持（AVRT）的心动过速，也包括那些可能与旁路相关但不依赖于它进行激活和维持的心动过速［心房颤动（AF），心室颤动（VF）］。心室预激的存在可能预示着妊娠患者心脏预后不良[63]。已有数篇有关妊娠期 WPW 综合征患者的文献，这些文献强烈提示室上性心律失常的发生率增加与妊娠相关[64-69]。

六、无器质性病变 SVT 的治疗

妊娠期心律失常的药物治疗主要关注的是对胎儿的潜在不良影响，在所有情况下都应谨慎。妊娠期多种药物疗法都缺乏人体临床对照试验数据。如果可能，应考虑在妊娠前对有症状的快速心律失常进行导管消融，但是在许多医疗中心，用无荧光的电解剖标测技术治疗心律失常的临床经验在增加，如妊娠期病情紧急

可考虑该技术[70-74]。

在妊娠期患者中，当任何形式的心动过速引起血流动力学不稳定时，在紧急情况下应进行同步直流电复律[38]。对于稳定的心动过速患者，其治疗取决于三个关键的心电图特征：①节律规整性；② QRS 波群宽度；③ QRS 波群形态的稳定性。

目前已制定 SVT 患者的管理指南[38]。急性期管理取决于心动过速期间 QRS 波群是否狭窄（QRS ＜ 120ms）和节律的规整性（图15-1）。节律规整的窄 QRS 波心动过速的一线治疗方案是采取措施刺激迷走神经兴奋，如 Valsalva 动作[75, 76]。Valsalva 动作是刺激迷走神经兴奋最有效的方法，改进的动作，即 Valsalva 动作后立刻由坐位改为仰卧位并抬高双腿，能够在 43% 的患者中终止心动过速[77]。其他有效的刺激迷走神经的动作，包括冷毛巾敷脸或将脸部浸入冷水中以诱发潜水反射[76, 78]。如果其他方法无效，颈动脉窦按摩可能有效，但在施压前必需仔细检查是否有血管杂音，并且应注意颈动脉窦按摩的基本技巧[75, 76, 79]。如果这些动作均失败，另一种方法是经近端静脉快速注射大剂量腺苷并用生理盐水冲洗。在妊娠期腺苷可以有效终止孕产妇的心动过速，静脉给药 6～24mg 时，成功率约为 90%[12, 68, 80]。如果血流动力学稳定，节律规整、形态单一的宽 QRS 心动过速同样可以首选刺激迷走神经动作或腺苷治疗[38, 81]。在这种情况下，必需仔细检查心电图是否有不规则的节律和 QRS 波形态来确保没有预激合并心房颤动。

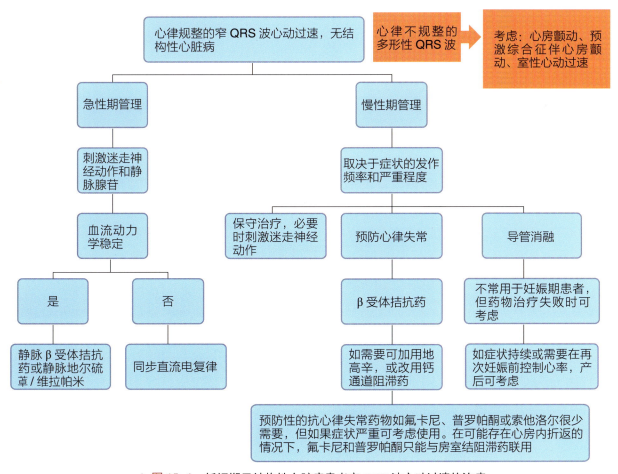

▲ 图 15-1　妊娠期无结构性心脏病患者窄 QRS 波心动过速的治疗

腺苷可能在 SVT 的诊断中很有用，因为在心房扑动或房性心动过速的情况下，它可以显露心房的活动[38 82]。建议在给药期间进行心电图监测，用于捕捉心房的活动或心动过速的终止[38]。最常见的不良反应，包括胸部不适和气短，由于腺苷被红细胞中的腺苷脱氨酶快速代谢，其半衰期很短，因此这些症状是短暂的[38, 83, 84]。腺苷可以在妊娠期安全使用并且对胎儿没有不良影响[12, 68, 80, 85-87]。

心律规整的急性期 SVT 二线治疗药物，包括静脉给 CCB 类药物，如维拉帕米或地尔硫䓬，这些药物可能在 64%～98% 的患者中终止 SVT[38, 75, 88-90]。这些药物不得用于心室功能不全的患者，必需仔细排除预激综合征或室性心动过速，因为这可能导致血流动力学不稳定或心室颤动[38]。这些药物给药时需慢滴至少 20min，以降低发生低血压的可能[38, 91]。β 受体拮抗药也可考虑用于快速终止心动过速，尽管在这种情况下使用 β 受体拮抗药的数据有限[38, 92]。考虑到使用这些药物可能引起孕产妇低血压和胎儿心动过缓，应考虑对胎儿进行监护，尤其是在难治性病例中联合用药时[68, 80, 93-95]。

关于妊娠期 SVT 治疗的策略，取决于发作的频率及其对血流动力学的影响。对于罕见的、短暂的或症状轻微的心动过速发作，保守治疗可能更合适。

对于症状严重或存在血流动力学损害或无法通过 β 受体拮抗药、CCB 类、地高辛有效控制心室率的复发性心律失常，应考虑对房性心动过速进行预防性治疗[96]。氟卡尼和普罗帕酮是 FDA 分类 C 类有效的抗心律失常药物，可在获益大于风险时使用。索他洛尔（FDA 分类 B 类）可作为有效的单独用药[99]用于预防心律失常。在没有抗心律失常治疗的情况下，同步直流电复律可能是无效的，尤其是对于自主节律病灶导致的房性心动过速，因为复律后房性心动过速可能会复发[100, 101]。

在许多情况下，AVNRT 和 AVRT 可以通过保守治疗控制，包括教会患者有效地通过刺激迷走神经动作终止心律失常，以及指导患者在发作时间更长，尤其是伴有血流动力学受损的表现的情况下何时就诊[38]。对于基线心电图没有证据表明室性预激的间歇性 SVT 的女性，口服 β 受体拮抗药或 CCB 可能减少 SVT 的发作次数和持续时间[38, 102, 103]。对于需要大剂量房室结阻滞药的女性，地高辛已显示出控制 SVT 的疗效并可能是有用的辅助治疗方案[103, 104]。如果这些药物无效，Ⅰ 类抗心律失常药物可被视为二线治疗。有证据支持普罗帕酮和氟卡尼有预防心律失常的作用[90, 105-111]。这些药物不得用于中度或复杂器质性病变的治疗（见下文）。索他洛尔是一种 Ⅲ 类抗心律失常药物，也可以有效控制 SVT[38]，然而由于其致心律失常作用，该药不能用于预防心律失常。具有潜在致命性的尖端扭转型（TdP）室性心动过速发生率为 1%～4%[112-114]。因此只有对患者的 QT 间期、心动过缓、室性心律失常进行持续心电图监测 72h 后才能开始使用索他洛尔[38]。如果 QTc 超过 500ms 则应停用索他洛尔[38]。每日剂量超过 320mg、肾功能不全、持续性心律失常的治疗、心力衰竭或冠心病既往史和女性，会增加心律失常发生风险[113-115]。索他洛尔是先天性或获得性长 QT 综合征、高度房室传导阻滞、气道高反应性疾病、晚期肾功能不全或射血分数减低（＜ 30%）的禁忌用药[38]。多非利特是一种 Ⅲ 类抗心律失常药物，具有与索他洛尔类似的不良反应。在室性心律失常中仅在其他药物干预失败的情况下，才建议讨论多非利特或胺碘酮的使用[38]。对于伴有血流动力学损害的难治性心律失常，应慎重考虑采用导管消融术进行根治[71, 116, 117]。

七、心房扑动与心房颤动

心房颤动是一种无序的心律失常，常与快速的心室率和心房功能障碍相关。心电图上 P 波消失，QRS 波群不规则。心房扑动是一种大折返性心动过速，可通过心电图上特征性的"锯齿"样扑动波来识别。典型的逆时针心房扑动围绕三尖瓣环传导，向上至房间隔、向下至右心房游离壁、通过三尖瓣环峡部，在心电图表现为下肢导联负波为主、V_1 导联正向偏转的扑动波。这被称作逆时针折返峡部依赖性房扑。其他形式的心房扑动包括顺时针折返峡部依赖性心房扑动和其他可能不依赖于峡部的大折返心房回路，如左心房二尖瓣环依赖性心房扑动、双侧心房都可能出现的纤维化或手术瘢痕区域折返回路导致的快速心律失常[118]。

妊娠期女性中，心房扑动与心房颤动最常见于患结构性心脏病的患者[31]。Li 等在一项美国的单中心研究中报道的发病率为 2/10 万次妊娠相关住院[12]。最近 Lee 等报道在南加州的发病率为 60 例 /10 万次妊娠，并且较年长的女性发病率更高[119]。相比于妊娠早期，妊娠晚期发生心房颤动 / 心房扑动的概率更高。在没有结构性心脏病的情况下，在妊娠期新发的心房颤动极为罕见，仅有少许文献报道[120-124]。

心房颤动和心房扑动的治疗目标相似，尤其是对于急性期的治疗和妊娠期（有创治疗非一线治疗方案）的治疗[125, 126]。在无结构性心脏病的情况下发生心房颤动或心房扑动时，血栓预防的最佳方案尚无共识[127]。有证据表明，心房颤动和心房扑动的血栓栓塞风险相似[128]。目前的指南建议，在没有结构性心脏病的情况下心房颤动是低危的，不需要全身性抗凝治疗[125]。然而已有文献报道在妊娠期未合并结构性心脏病的持续性"孤立"心房颤动的情况下，发现了左心房血栓[129]。目前缺乏关于妊娠期间孤立心房颤动血栓栓塞风险的研究。已有风险评分系统，如 $CHADS_2$ 或 CHA_2DS_2VASC 评分[130, 131] 用于妊娠期风险预测尚未得到验证，但它们是评估整体血栓栓塞风险的合理指南。这些评分系统包括高血压病史、充血性心力衰竭、糖尿病、高龄，以及先前的卒中或短暂性脑缺血发作（TIA），这些都是心房颤动患者未来发生缺血事件的重要风险因素。最近的指南不再推荐 CHA_2DS_2VASC 评分为 0 的患者使用阿司匹林[126]，但是许多医生更倾向于至少使用小剂量的阿司匹林（81mg/d）[127]。患有心房颤动且没有结构性心脏病的 $CHADS_2$ 或 CHA_2DS_2VASC 评分 ≥ 2 的女性，是全身性抗凝治疗以预防血栓形成的最宜人群[125]。由于妊娠期处于高凝状态，即使在没有其他危险因素的女性患者中，抗凝血药的使用也是合理的。抗凝血药的选择包括整个妊娠期皮下注射低分子肝素，或联合方案——妊娠早期注射低分子量肝素，妊娠中期给予华法林，直到预产期前 4 周停用华法林换回低分子肝素[125, 126]。尚未研究在妊娠期使用新型口服抗凝血药，包括利伐沙班、阿哌沙班、达比加群和依度沙班，并且有关胎儿药物暴露的数据很有限[132]。目前这些药物不应用于妊娠期患者。

心室率可以通过使用房室结阻滞药来调节[133]。β 受体拮抗药是推荐的一线方案。地高辛在妊娠期间的安全性历史悠久，可以同时使用以优化心率控制，但对控制与劳累相关的快速心室率并不那么有效[134, 135]。妊娠期地高辛检测水平不可靠，并且由于循环的血清内源性地高辛样活性物质的存在而被错误地升高[136]。维拉帕米和地尔硫䓬是二线房室结阻滞药[125, 126]。这些药物被认为在妊娠期间可以安全使用[137]，但已有一些个案报道称因使用维拉帕米致孕产妇或胎儿心动过缓、心脏传导阻滞或心肌抑制的病例较少[138]。紧急情况下静脉内注射胺碘酮可能会减慢心室反应，或恢复正常的窦性心律，如果其他措施无效可以考虑使用[125]。不建议长期应用胺碘酮控制心率，因为其已知的对孕产妇的不良反应和潜在的对胎儿的严重不良反应，如胎儿甲状腺功能减退和发育迟缓。目前缺乏旨在对比妊娠期控制心房节律与控制心室率获益的随机试验。在非妊娠人群中，从全因和心血管疾病死亡率、心力衰竭住院率、血栓栓塞事件或生活质量方面考虑，控制节律的获益并不超过控制心室率[139-142]。

在没有结构性心脏病、没有血栓栓塞的风险因素的情况下，心房颤动或持续时间少于48h 的心房扑动可以通过立即复律进行治疗，并且仅需在围复律期予抗凝治疗[125, 126]。然而，任何持续时间超过 48h（或未知时长）的持续性心房颤动 / 心房扑动都有血栓栓塞的风险[143]。在这种情况下，患者需要接受至少 3 周的抗凝血药治疗，然后再进行心脏电复律或通过经食管超声心动图（TEE）排除心脏内血栓以立即复律[125, 126]。心脏复律后应考虑抗凝治疗至少4 周，除非其他抗凝的适应证要求更长时间的治疗[126]。

在分娩后心房颤动或心房扑动最佳的治疗方面，这些心律失常的治疗方案产生了分歧。在心房扑动患者中长期控制心室率似乎很难实现。可以考虑使用 I 类抗心律失常药物治疗。氟卡尼和普罗帕酮是有效的抗心律失常药物，应与房室结阻滞药联用[97, 98]。然而，导管消融术治疗单纯的峡部依赖性心房扑动的成功率很高，为 90%～95%，安全性相当，因此建议作为复发性心房扑动的一线治疗方案[126, 144]。心房颤动的导管消融是通过完全的肺静脉隔离术（PVI）完成的，尽管有效[145, 146]，但建议仅将其用作抗心律失常药物治疗失败或不耐受的患者的二线治疗方案[126, 147]。目前尚未发现心房

颤动消融可以预防血栓栓塞事件、减少心血管结局事件的发生或降低心脏相关住院率[147-149]。

八、合并结构性心脏病的室上性心律失常

在患有结构性心脏病的情况下，潜在的血流动力学或心室功能的改变不仅可能是心律失常的结果，而且还可能使先前稳定的患者心律失常恶化。因此，在这些患者中血流动力学评估是心律失常评估的重要组成部分，根据需要以经胸或 TEE 的形式评估左心室功能、瓣膜功能、分流和缺血[7, 150]。

在结构性心脏病中，心律失常的治疗方法还有其他重要考虑因素。妊娠期间高达 15%的结构性心脏病女性患有需治疗的室上性心律失常[151]。室上性心律失常进展的风险因素包括预先存在的心律失常、二尖瓣疾病、妊娠前使用 β 受体拮抗药和左心结构性病变。患有基础结构性心脏病的女性，在妊娠期间发生房性心律失常与妊娠相关的发病率和死亡率增加有关[31, 152]。Ebstein 畸形是一种罕见的先天性心脏病，可能与多发旁路、心房扑动和 AVRT相关[153]。

患有结构性心脏病的女性与普通人群患相同类型的 SVT 时，由于先前的手术干预、继发于容量负荷的慢性心房扩张和心肌病理改变，她们更容易发生心房颤动和房内折返（IART）[31, 154-156]。超过 50% 的冠心病和先前存在阵发性心房颤动的女性在妊娠期可能会患复发性的心律失常[31]。女性阵发性心房颤动和心房扑动患者的新生儿或胎儿不良事件发生率为 35%，在持续性心房颤动和心房扑动患者中发生率高达 50%，这些不良事件包括早产、小于胎龄儿、呼吸窘迫综合征和脑室内出血[31]。胎儿不良事件发生率增加的原因尚不清楚，可

能与心律失常有关，但也可能与潜在的心脏病、抗心律失常药物和抗凝血药有关。

IART 的诊断可能会因潜在的结构性或先天性病变独特的心电图表现而变得复杂，这些表现包括基线 QRS 波增宽或束支传导阻滞（四联征），大心房内回路。这些心脏病变导致较慢的房性心动过速和 1 比 1 的房室间传导（Fontan 畸形）或振幅极低的 P 波。但是，某些重要的心律失常特征仍有助于与窦性心动过速鉴别，如心动过速的突然发作和固定的周期长度。对于合并心动过速的妊娠期冠心病患者，应该高度怀疑其患有 IART [125, 126]。

九、SVT 合并结构性心脏病的治疗

在治疗此类患者的室上性心律失常时，需考虑的重要因素是基础的结构性心脏病的严重程度、心律失常的血流动力学影响和是否需进行血栓预防。为了对心律失常的治疗进行讨论，我们将一些病变视为"简单的"先天性病变，包括孤立的先天性主动脉或二尖瓣病变（不包括降落伞型二尖瓣或瓣叶裂缺）、轻度的肺动脉狭窄、孤立的（或完全修复的）小的室间隔缺损、卵圆孔未闭或小的房间隔缺损 [157]。

对于患有结构性心脏病的妊娠期女性，持续性心动过速可能会导致血流动力学损害和胎盘灌注不足，应考虑快速恢复窦性心律和更积极的预防性心律管理。女性结构性心脏病患者的 SVT 终止可通过药物或直流电复律和心房超速起搏 [158, 159] 来完成。在血流动力学不稳定的情况下，应立即进行心脏复律而无须顾忌潜在的心脏病、抗凝状态或胎儿监护的可用性如何 [125, 126]。

妊娠是一种血栓前状态，血栓栓塞事件的基线风险因此而升高 [160]。心内血栓会

使大部分结构性心脏病患者的房性心律失常复杂化 [161]。因此在这种情况下不应继续使用先前提到的风险评分系统（CHADS₂ 或 CHA₂DS₂VASC），一旦心房颤动诊断明确，就应开始全身性抗凝治疗 [125, 126, 147]，即使没有合并其他血栓栓塞的风险因素。这些风险因素包括肥厚型心肌病 [162]、先天的瓣膜病，特别是二尖瓣狭窄 [163] 和中度至重度的冠心病 [159]。尤其是对于高危先天性病变，包括先前的心内修复术史、发绀、Fontan 姑息术史或全身性右心室，任何房性心律失常都是抗凝治疗的适应证 [164]。具有机械瓣膜的女性也是如此，这些女性已经有除心律失常之外的抗凝适应证 [125]。

在没有中度或复杂结构性心脏病的情况下，如果 IART 或心房颤动的时间少于 48h，可以立即进行心脏复律，但应立即开始抗凝治疗，并在心脏复律后至少持续 4 周 [126]。任何患有中度或复杂结构性心脏病的女性，在进行心脏复律前，都应进行经食管超声心动图检查排除心内血栓 [159]。有 Fontan 循环或机械瓣膜假体的女性，发生心内血栓的风险最高 [161, 165]。对于 IART 或心房颤动持续时间超过 48h 的患者，在进行心脏复律之前应至少进行 3 周的抗凝治疗，如需立即转复应通过经食管超声心动图排除心脏内的血栓 [159]。心脏复律后应考虑抗凝治疗至少 4 周，除非抗凝的另一适应证要求更长时间的治疗 [126]。在这种情况下，心脏复律后应考虑抗凝治疗至少 4 周，此后应根据个体血栓栓塞的风险做出是否延长治疗的决定 [147]。作为心脏复律的替代疗法，可以考虑在已有心律起搏器或除颤器且心房导线在位的患者中进行试验性的超速起搏 [158]。

必须谨慎考虑室上性心律失常，尤其是 IART 或心房颤动的药物复律。这种方法的优势在于不需要镇静或全身麻醉。然而，必需考虑到复律药物同时具有促心律失常作用，包括

明显的心动过缓或室性心律失常 [112, 166-168]。尖端扭转型室性心动过速，一种多形性室性心动过速的特殊形式在女性中风险较高 [169]。Ⅰ A 和Ⅰ C 类抗心律失常药物不应用于全身性心室功能异常或冠心病 [159]。索他洛尔不宜用于全身性心室功能不全，因为它可能具有显著的负性肌力作用。

长期心律失常的治疗通常包括导管消融，但是除非血流动力学不稳定，妊娠期应尝试药物疗法抑制心律失常。在复杂的结构性心脏病中，控制心律可能是首选，特别是在维持房室同步对血流动力学有益的情况下。这些包括全身心室功能降低或单心室生理机能。缺乏这一独特人群中在妊娠期控制心律对心室率优势的

相关随机试验。然而，类似于在心脏结构正常患者中的数据，在全因和心血管疾病死亡率、心力衰竭住院率、血栓栓塞事件或生活质量方面，节律控制的获益不多于心室率控制（图 15-2）[139-142]。

β 受体拮抗药通常是预防心律失常的首选用药，因为这类药物可以延缓房室结传导和心室对 SVT 的反应率，并具有减少高危患者室性心律失常的优势 [170]。非二氢吡啶类 CCB 也可有效控制心室率。在伴有心室预激的 SVT 的患者中，应避免使用房室结阻滞药，因为它们可能反而会增加心室率 [38, 171]。在 IART 或心房颤动患者中控制心室率至关重要，因为快速的房室传导与心动过速诱发的心肌病、复杂冠心病

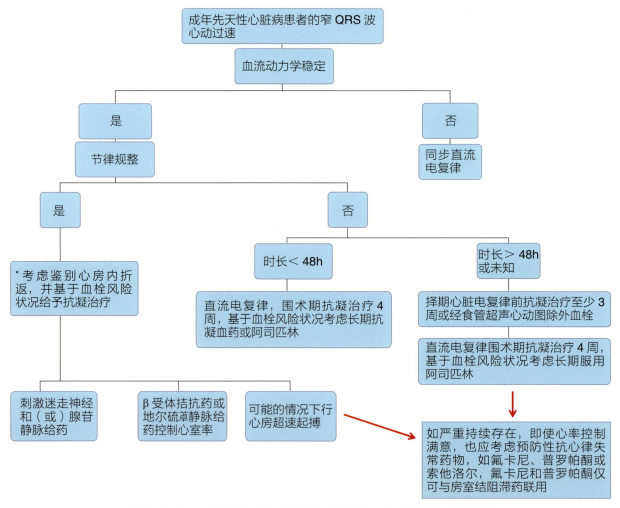

▲ 图 15-2 合并先天性心脏病的妊娠期患者窄 QRS 波心动过速的治疗

患者的心源性猝死相关[9, 170, 172, 173]。在临床试验中研究的目标心室率包括最大静息心率和运动心率，分别为80次/min和110次/min[140, 174, 175]。

为了控制心房节律，同时避免使年轻人长期接受药物治疗，应首先考虑非药物性疗法例如导管消融[159]。尽管对于患有严重或难治性心律失常的妊娠期女性也可以考虑非药物疗法，但将药物治疗作为一种临时措施可能使很多患者从中获益，直到分娩后可以进行重新评估或标准的治疗。选择抗心律失常药物时必须考虑潜在的结构性心脏病、潜在并存的窦房结或房室结功能障碍及并发症。在没有中度/复杂性结构性心脏病的情况下，氟卡尼、普罗帕酮和索他洛尔可能被认为是控制心律的一线药物，但在中度至重度结构性心脏病的情况下不是一线治疗方案[159, 176, 177]。Ⅰ类药物不得用于冠状动脉疾病或左心室功能障碍患者。ⅠA类药物（普鲁卡因胺、奎尼丁）与成年心房颤动患者的全因死亡率增加相关[178]。ⅠC类药物（氟卡尼、普罗帕酮）与先前有心肌梗死的患者死亡率增加[179, 180]或左心室功能减低[181, 182]相关。冠心患者群的抗心律失常治疗数据很少，但先前存在手术性心肌瘢痕形成和继发性纤维化的患者可能更易患心律失常。有证据表明该人群中Ⅰ类药物可能会增加室性心律失常的风险[183, 184]，因此，不建议在合并冠状动脉疾病或心室功能障碍（全身性或肺动脉性）的成年冠心病患者中使用Ⅰ类抗心律不齐药物。尽管有证据表明成年冠心病患者中使用索他洛尔是安全的[185, 186]，但关于治疗心房颤动的抗心律失常药物的大型Meta分析表明，随机分配到索他洛尔组的患者全因死亡率增加[159, 178, 187]。

胺碘酮

Ⅲ类抗心律失常药物是维持窦性心律的有效药物[188]，可以被认为是中度至重度结构性心脏病的成年患者中，维持窦性心律的一线药物[126, 131, 186, 189]。胺碘酮及其代谢产物去乙基胺碘酮快速地通过胎盘循环进入胎儿体内[190]。妊娠期女性碘暴露后胎儿甲状腺功能减退的发生率为23%，并且与胺碘酮治疗的剂量和疗程无关。甲状腺肿不常见，仅发生于13%甲状腺功能减退症的婴儿[191]。甲状腺功能减退症通常是一过性现象[190, 192]。已有文献报道在没有甲状腺功能减退症的情况下发生发育迟缓的病例[193]。长期暴露于胺碘酮还具有时间和剂量依赖性的不良反应风险，例如甲状腺功能障碍（3.7%）、肝毒性（1.2%）、神经系统不良反应（4.6%）和心动过缓（3.3%），另外还有光敏性、角膜沉积和心动过缓[194]。冠心病患者中甲状腺功能异常的风险可能更高[189]。肺毒性是一种已报道的并发症，但是根据Meta分析，这没有统计学意义，证实了其罕见性[194]。据报道尖端扭转型室性心动过速极为罕见[195]。

在这种情况下，胺碘酮的合理替代品是另一种类抗心律失常药物多非利特[126, 130, 159, 196]。在孕产妇中尚未对此药进行广泛的研究，目前被FDA列为妊娠期C类用药。已有报道称高剂量的多非利特在动物中有致畸性[197]。多非利特与近期心肌梗死或射血分数降低的患者死亡率没有相关性[198-202]。已在小样本的冠心病合并房性心律失常患者中进行了该研究，并取得了一定的成功[203]。多非利特的不良反应概述中包括有发生尖端扭转性室性心动过速的风险（0.9%～3.3%）[201, 202]，因此该药不得用于QTc较基线水平延长（QTc ≥ 440，或 ≥ 500ms）的患者。必需根据肌酐清除率调整药物剂量。开始治疗前应至少持续心脏监测72h。如果在第一次给药后QTc增加超过15%或QTc超过500ms（如存在基线传导延迟则为550ms），需调整药物剂量[159, 204]。

十、室性心律失常

妊娠期发现的室性心律失常各不相同，包括无症状的偶发性室性早搏（VPB）、非持续性 VT 或可导致晕厥或心源性猝死的持续性室性心律失常。妊娠期女性中，持续性室性心律失常在很少见，仅占不到 0.01%[12]，并且更常见于结构性心脏病患者[31]。有室性心律失常病史的女性在妊娠期间，27% 出现复发[31, 125, 205]。妊娠期室性心律失常与新生儿 / 胎儿重大不良事件的发生率（＜ 14%）相关，不良事件主要是早产[31]。

对室性心律失常患者的评估应包括仔细的家族史，以鉴别可能的遗传性心律失常或心肌病。家族史中有突发的不明原因死亡、溺水、晕厥、癫痫发作、婴儿猝死和单车事故的发生，应该增加对潜在的心律失常的怀疑[206]。当妊娠的最后几周或分娩后早期室性心律失常恶化时，必须对围产期心肌病（PPCM）进行仔细评估[125, 207-209]。心脏筛查应包括 12 导联心电图和超声心动图以确定是否存在结构性心肌病。静息 12 导联心电图可提示原发性心律失常综合征（长 QT 综合征、短 QT 综合征、Brugada 综合征）或心肌病（肥厚型心肌病、致心律失常的右心室发育异常）。应注意心房节律、房室传导、QRS 宽度和电压、病理性 Q 波、ST 和 T 波异常和 QTc 值。正常妊娠期间可能会发生微小的心电图改变，但心室肥大、病理性 QTc 延长（＞ 460ms）或广泛的 T 波倒置的出现并不是正常现象，提示应进行进一步的评估[210, 211]。超声心动图可以发现潜在的结构性心脏病并量化左心室的收缩功能[212]。在室性心律失常或晕厥的情况下，结构性心脏病的存在，尤其是左心室功能是最重要的预后指标之一[213, 214]。动态心电图监测有助于记录心律失常并量化心律失常负荷[206]。运动负荷试验通常用于评估缺血和怀疑运动引起的心律失常[206]。但是在妊娠期间，进行运动负荷试验的决定应考虑到任何可能的运动相关的产科禁忌证[215]。考虑到 X 线暴露的风险和诱发血流动力学不稳定的心律失常的可能性，最好在妊娠期间避免进行有创检查。

十一、不合并结构性心脏病的室性心律失常

正常妊娠中 VPB 的发生率很高。据 Shotan 等报道，通过 24h 动态心电图监测评估的 1110 名心脏正常的妊娠期女性中，偶发 VPB 的发生率比对照组（非妊娠患者）高 449%，＞ 50VPBs/h 的发生率更高，分娩后 6 周期前收缩次数显著减少[1]。

在没有结构性心脏病或离子通道病的情况下，发生的室性心律失常被称为特发性室性心律失常。这些包括流出道型、束支型和乳头肌型 VT。心脏正常的女性在妊娠期间 VT 很少见，但偶有文献报道[12, 205, 216, 217]。特发性 VT 的最常见起源是心室流出道，其中大部分来自右侧[218-220]。在这种情况下，心电图具有特征性 QRS 形态，具有左束支传导阻滞的图形，并且电轴向下。没有结构性心脏病的妊娠期女性，右心室流出道心动过速是最常见的 VT 类型[221]。其他起源包括左心室流出道内的结构（包括主动脉瓣尖）、心大静脉、主动脉瓣二尖瓣结合部或心外膜表面。这些心律失常将具有右束支传导阻滞的心电图形态，QRS 电轴向下。流出道 VT 的发作通常为 20—50 岁，女性更为常见[222]。观察到一种以上 VT 形态并不常见，应及时对潜在的心肌病进行仔细评估[223]。流出道心律失常的激活机制主要是继发于 c-AMP 介导的延迟后去极化作用[224]。运动和情绪压力会加剧心律失常，并且这似乎是

流出道心律失常在妊娠期一致性的特征[205, 225]。尽管流出道 VT 通常为良性病程，但有报道表明其可进展为威胁生命的心律失常[222, 226]。有症状或室性心律失常负荷超过总心搏次数的20%～24% 的女性需要长期治疗[227-229]。在后一种情况下，大量的异位节律可能会导致心室功能障碍，因此抑制心律失常至关重要，尤其是在左心功能下降的情况下[230]。

维拉帕米敏感的后分支室速是最常见的特发性左心室心律失常，占人群中的 90%以上[231]。这种类型的心律失常在妊娠中极为罕见，但是已有文献报道了这种心律失常的一种孕激素敏感的类型[232, 233]。这种心动过速中的 QRS 波具有特征性的窄右束支传导阻滞形态和向上的电轴。较少见的特发性 VT 类型，包括左前分支 VT、乳头肌[234-236]或二尖瓣/三尖瓣环[237, 238]病灶引起的 VT。束支折返性 VT 是一种独特的特发性心律失常，通常见于已存在的远端传导系统疾病或束支阻滞[239-241]。这是一种重要的心律失常，因为导管消融可以治愈。特发性心室颤动是一种排除诊断。必须首先对结构性心脏病、代谢紊乱和原发性遗传疾病进行全面评估。在某些情况下，由 Purkinje 系统或右心室流出道引起的室性早搏可能是复发性心室颤动的触发因素，并被认为是导管消融的靶点[242-244]。

十二、合并结构性心脏病的室性心律失常

在合并结构性心脏病的情况下，心律失常的机制和从猝死风险的角度来讲的预后是非常不同的。这包括瓣膜性心脏病[245-249]、心肌病（包括 PPCM）[206]、冠心病[159]和先前有心肌梗死的缺血性心脏病[206]。应将合并潜

在遗传性离子通道异常的 VT 包括在高危类型内[206]。ROPAC 研究注册登记的 1321 名女性患者室性心律失常的发生率为 2%[250]。妊娠期 VT 与 PPCM[251]、致心律失常性右心室发育不良[252-257]、肥厚型心肌病[258]、先天性和瓣膜性心脏病[250]、心肌梗死[259]、自发性冠状动脉夹层（SCAD）[260]、长 QT 综合征[31, 261]，以及 Brugada 综合征相关[262]。

扩张型心肌病发生室性心律失常的风险可能难以预测[263, 264]，但多达 1/3 的扩张型心肌病患者可能具有明显的心律失常[265, 266]。这与 PPCM 中指出的心律失常负荷相似，后者18.7% 的女性合并心律失常。然而，PPCM 的恶性室性心律失常的风险可能更高，在一项研究中 2.2% 发生心搏骤停[267]，而在另一项研究中有 30% 的早逝是由于突发心律失常致死[268]。

肥厚型心肌病和致心律失常性右心室心肌病（ARVC）是遗传性心肌病，伴有频繁发作的心律失常[252-258, 269-271]。在肥厚型心肌病中，有 10% 的妊娠期女性合并室性心律失常[258]，但与基线相比妊娠期心律失常的发生率似乎并没有更高[272, 273]。包括心律失常在内，肥厚型心肌病的不良心血管结局在心功能差的女性（NYHA 分级 ≤ 2 级）或妊娠前有心力衰竭症状的女性中更为常见[258, 274]。肥厚型心肌病和植入除颤器的女性更容易在妊娠期出现室性心律失常[275]。在 ARVC 的情况下，对于已经服用 β 受体拮抗药的女性，妊娠期室性心律失常的复发率不会增加[276]。右心室形态或电生理参数恶化的情况也很少见，发生并发症风险最高的女性是受孕前具有严重右心室结构异常的患者[252, 256, 277, 278]。

这些遗传性心肌病的最佳分娩方式是由基础的心室功能和心律失常稳定性决定的。通常，ARVC 患者的剖宫产率与正常人群没有区别，但应在有症状的心室衰竭或有产科适应证

的情况下考虑剖宫产 [278, 279]。

妊娠期缺血性心脏病相对罕见，据报道发病率为 1/1 万次分娩 [2, 280, 281]。SCAD 是妊娠期和分娩后心肌梗死的最常见原因 [259, 282]。通常，妊娠期缺血性心脏病与较高的死亡率相关 [281]，但关于死亡原因或室性心律失常风险的数据很少。据 Havakuk 等报道，120 妊娠相关 SCAD 患者中 16% 发生需要除颤的室性心律失常 [260]。该组中妊娠期 SCAD 患者危及生命的室性心律失常的发生率显著高于非妊娠期患者 [283]。在缺血性心脏病中室性心律失常的治疗应包括改善心力衰竭的一般原则和原发性缺血的管理 [209]。

冠心病中室性心律失常的发生率取决于潜在病变的复杂性、解剖修复的病史，以及完成修复的年龄 [284]。在许多情况下，VT 折返回路是由手术瘢痕、假体的修补材料、解剖结构如瓣环和心肌纤维化区域等形成的 [285]。在更复杂的冠心病中，如 Fontan 循环、D 型大动脉转位、L 型大动脉转位、右心室双出口、法洛四联症、Ebstein 畸形、主动脉缩窄和主动脉瓣狭窄，室性心律失常的风险最大 [159]。

心律失常的文献中单心室和 Fontan 循环的患者代表性不足。然而在常规动态心电图监测中已经发现它们复杂性室性异位节律的发生率很高（25%）[286, 287]。在这一组患者中，心源性猝死的发生率同样很高，在 9% 的范围内 [288, 289]。室性心律失常是有大动脉转换术史的成年 D 型大动脉转位患者猝死的主要原因，据报道，其总发生率为 2%~15% [290-292]。单形性 VT 在该组患者中并不常见。大动脉转换术后发生室性心律失常的风险因素，包括 QRS 宽度 ≥ 140ms、手术时年龄较大以及全身性心室功能不全 [293, 294]。通过程序刺激诱发性室性心律失常对未来发生室性心律失常事件的预测价值不大 [293, 295]。β 受体拮抗药对于大动脉转换术

后患者降低心律失常的风险很重要 [170, 294]。

在法洛四联征中，持续性 VT 和心源性猝死的发生率分别为 11.9% 和 8.3% [296]。重要的风险因素，包括存在一个环形的右心室流出道斑块、严重的肺动脉瓣关闭不全、右心室扩张、三尖瓣关闭不全和 QRS 波宽度超过 180ms。预估是中等风险的患者中，程序刺激诱发性室性心律失常也是未来心律失常事件的强力预后指标，可能在妊娠计划或产后考虑对这类患者进行心律失常的危险分层 [297, 298]。

修复或未修复的 Ebstein 畸形中，室性心律失常的风险尚不明确，但是在没有房性期前收缩的情况下猝死并不常见 [159]。Ebstein 畸形中心室颤动的危险因素包括多发房性期前收缩、短 RR 间期的预激性心房颤动、ARVC 和心房颤动的病史 [153, 299]。其他影响因素是左心的结构性疾病，包括射血分数降低、左心室致密化不全、瓣膜疾病和室间隔缺损 [300]。

Eisenmenger 生理学通常与预后差、猝死（可能是继发于心律失常）有关，对患者的死亡结局起重要作用 [301]。Eisenmenger 综合征猝死的风险因素包括心功能分级差和心室功能不全 [301, 302]。

急性室性心律失常的治疗

对于任何血流动力学稳定、规则、形态单一、宽 QRS 波节律，一线治疗方案是静脉注射腺苷 [303]。任何血流动力学不稳定的室性心动过速都应立即进行心脏复律 / 除颤（见心搏骤停）[125]。如有可能，对于有血流动力学不稳定的女性仍应首先考虑充分镇静下行电复律，但是当没有充血性心力衰竭或急性心肌梗死时，也可以使用抗心律失常药物 [206]。应该考虑仔细检查潜在的室性心律失常的原因，因为许多抗心律失常药物是先天性或获得性长 QT 综合征、Brugada 综合征或结构性心脏病的禁忌（见

合并结构性心脏病的 VT）。在没有这些禁忌的情况下，可以静脉注射普鲁卡因胺或索他洛尔紧急终止室性心律失常 [125, 303-305]。QT 延长和充血性心力衰竭的患者应避免使用这两种药物 [304]。在肾功能不全的情况下，需要调整普鲁卡因胺的剂量，不应使用索他洛尔。胺碘酮在预防复发性室性心律失常方面最有效，在终止急性室性心律失常方面也具有一定效果 [306, 307]。考虑到存在严重低血压的风险，除非已知心律失常是室上性起源，否则应避免静脉给予维拉帕米 [212, 303]。还可以考虑通过临时起搏线或预先存在的植入式节律管理装置（为治疗复发性心律失常或药物难治性心律失常）进行超速起搏。一旦确诊，流出道 VT 可通过静脉内 β 受体拮抗药、CCB 或腺苷终止。超速起搏和刺激迷走神经动作也很有效 [303, 308]。

十三、不合并结构性心脏病的室性心律失常的长期治疗

特发性室性心律失常有时可在避免使用兴奋药的情况下保守治疗。在没有结构性心脏病的情况下，预防心律失常的主要方案是 β 受体拮抗药 [125, 206, 309, 310]。β 受体拮抗药可预防肾上腺素能的致心律失常作用，最重要的作用是预防心肌钙离子超负荷 [311]。这些药物已被证明在妊娠期对心律失常的治疗安全有效 [217]。I C 类抗心律失常药（氟卡尼、普罗帕酮）可有效控制妊娠期室性心律失常，在不合并结构性心脏病的情况下可被视为二线药物 [206, 312, 313]。

β 受体拮抗药是预防心律失常的一线疗法，可预防流出道 VT 和大多数特发性左心室 VT。特发性左心室分支 VT 例外，该类室性心动速通常对 CCB 反应良好。在这种情况下，维拉帕米是备选药物，病例报道显示，维拉帕米可有效控制妊娠期心律失常 [206, 232, 233]。如果

β 受体拮抗药无效或耐受性差，可以考虑将维拉帕米作为替代的一线药物。如果一线药物无效，在没有结构性心脏病的情况下，可考虑使用索他洛尔或 I C 类抗心律失常药物 [206, 312-314]。

妊娠前发现心律失常应考虑导管消融术，以避免心律失常加重和妊娠期间用药受限的情况 [206]。或者，可以考虑在妊娠期间进行药物治疗，然后在分娩后考虑进行导管消融等针对性治疗。对于药物难治性的心律失常，可考虑在妊娠期进行导管消融术，但应当仅限于在有经验丰富医师的中心进行，并且如果有条件的话，强烈建议采用非透视的检查方法 [116, 117, 315]。关于在非妊娠状态下导管消融作用的建议取决于基础的心律失常。对于右心室流出道 VT，导管消融是推荐的首选治疗方法，或者对于那些药物治疗不耐受或无效的患者和左心室功能下降且心室异位节律负荷重的患者 [125, 206, 316]。由于与右心室流出道 VT 消融相关并发症的潜在风险较高，仅应在抗心律失常治疗失败后才考虑进行干预 [206]。无论是在妊娠前还是分娩后，导管消融是对所有其他特发性左心室 VT 进行根治的一线方案 [206]。在特发性心室颤动的情况下，对诱发复发性心律失常发作的孤立性室性早搏进行导管消融可能对患者以后心律失常事件的负担产生重大影响，因此建议将其作为分娩后的一线治疗方案 [206]。但是在这种情况下，导管消融并不能抵消患者对植入式心脏复律除颤器（ICD）治疗的需求（图 15-3）。

十四、合并结构性心脏病的室性心律失常的长期治疗

治疗潜在心脏病在优化治疗方案和预防室性心律失常的复发中至关重要 [206]。在结构性心脏病患者中，β 受体拮抗药是经随机对照试验证实在预防室性心律失常方面唯一兼具有效

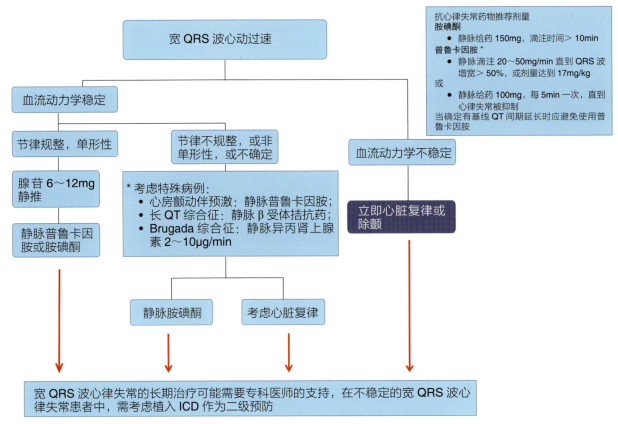

▲ 图 15-3　妊娠期患者宽 QRS 波心律失常的治疗

性和安全性的抗心律失常药物。β 受体拮抗药是治疗缺血介导的室性心律失常既有效又安全的一线药物[205, 317-319]。难治性心律失常可以通过滴注 β 受体拮抗药来控制。索他洛尔可有效治疗缺血性心脏病的心律失常，但不应用于射血分数降低或肾功能不全的患者[178, 320-323]。在这种情况下，胺碘酮可能是备选的治疗方案[206, 323]。应避免使用Ⅰ类药物，因为使用它们在死亡率方面没有获益，并且已有报道表明某些药物（ⅠC 类）会增加死亡率[179, 206]。

胺碘酮可用于一线治疗无效的难治性心律失常[206]。胺碘酮可用于射血分数降低的患者而不会增加死亡率[324]。尽管如此，胺碘酮在室性心律失常的治疗中并没有明显降低死亡率，并且当适应证明确时，胺碘酮的治疗不能替代 ICD 植入[323]。如前所述，胺碘酮治疗与心脏以外的不良反应有关，并且通常有多达

10% 的患者将需要停止治疗[323]。索他洛尔是一种有效的抗心律失常药物，但在生存率方面没有优势[321]。在难治性心室颤动或室性心动过速的情况下，可以考虑在特定的病例中采用导管消融术[325-328]。

（一）多形性 VT

多形性 VT 的急性期治疗应遵循高级心脏生命支持（ACLS）指南（见心搏骤停）。药物治疗取决于基本病因和基线 QT 延长与否（见长 QT 综合征治疗）。在没有先天性或获得性长 QT 综合征的情况下，多形性 VT 的重要原因，包括局部缺血和遗传性心律失常，如儿茶酚胺敏感性多形性室速（CPVT）和 Brugada 综合征（见 CPVT 与 Brugada 综合征）。继发于心肌缺血的室性心律失常可通过 β 受体拮抗药缓解，但应立即进行血运重

建[303]。在没有基线 QRS 间期延长的情况下，胺碘酮对多形性 VT 可能有效，但镁剂不太可能有效[303]。

（二）心律失常引起的心肌病

持续性房性或室性心律失常可导致可逆性左心室功能障碍[230]。持续性心律失常可能是收缩功能不全的单独病因，也可能是已有的心肌病恶化[329]。心律失常引起的心肌病的发生率在成年的局灶性房性心动过速患者中为 8.3%～10%，在频繁的房性期前收缩或非持续性 VT 中为 9%～34%[330-332]。随着病程的延长，慢性的持续性心动过速会导致一些可预测的不良后果，包括左心室重塑、神经激素调节激活、心腔扩张和收缩功能障碍[173]。心律失常诱发的心肌病在持续性心律失常中更常见，特别是如果起病初期耐受性好，患者很少会寻求医疗干预[333]。间歇性心动过速，尤其是那些在睡眠中速率较低的心动过速，如 IST 和 POTS，与心律失常诱发的心肌病无关[172,333-335]。心律失常引起的心肌病起病过程中，心率尚无明确的临界值，很可能是多种因素导致了患者的易损性。动态心电图监测中心率持续 > 100/min 时，应引起对潜在的心律失常引起的心肌病的警惕。在频繁发作的室性早搏（> 10 000/24h）的情况下，心律失常引起的心肌病的患病率高达 34%[172]。通过药物治疗控制心室率或基础节律，或导管消融治疗难治性病例，可显著改善左心室功能[333,336,337]。一旦鉴别出心律失常引起的心肌病，应立即进行积极的心律失常治疗，以使恢复的可能最大化[329]。

十五、心搏骤停

妊娠期心搏骤停很少见，发生率为 0.006%～0.008%[12,338]。在很多病例中（37.5%），心搏骤停之前会出现诸如胸痛、呼吸急促、晕厥、头晕或心悸等心脏症状[339]。重要的是识别到可能处于高风险中的女性，并了解妊娠期可能影响复苏效果和诱发并发症的生理变化（见第 1 章）。

导致心搏骤停的心律失常事件在妊娠期极为罕见，其基本的病因通常是妊娠期或分娩中其他灾难性的并发症、潜在的伴随疾病、深度的血管迷走神经刺激[12,338,340,341]。猝死原发的心血管病因主要包括突发性心律失常综合征（53.8%）、心肌病（13.8%）、主动脉夹层（8.8%）、冠心病（2.5%）和瓣膜疾病（3.8%）[339]。必须在心搏骤停的幸存者病情稳定后评估这些潜在的病因。在复苏的心搏骤停或危及生命的室性心律失常的情况下，应始终考虑冠状动脉解剖，特别是在 40 岁以上的女性或冠状动脉解剖结构与缺血风险较高相关的女性中，如冠状动脉畸形、冠状动脉心腔瘘、冠状动脉手术史或存在可能压迫冠状血管的导管或支架[342,343]。当临床表现严重时始终应考虑妊娠相关的自发性冠状动脉夹层（p-SCAD），如 ST 段抬高、心肌梗死、心力衰竭或左主干 / 多支冠状动脉缺血。SCAD 患者通常没有典型的动脉粥样硬化风险影响因素或额外的冠状血管异常，并且可能是经产妇或高龄的初产妇[260,282]。

产科单位应为妊娠期心搏骤停制定明确的治疗方案，以及孕产妇心搏骤停时的分娩和新生儿的治疗方案。急救人员必需认识到确认血流动力学稳定性、是否可触及脉搏，以及迅速采取复苏措施的重要性。这包括提供胸部按压、理想情况下应将其放置在背板或另一坚硬表面上、气道管理、快速评估是否需要除颤，以及人工子宫左侧移位（LUD）（见第 29 章）[344,345]。妊娠期患者更容易发生低氧血症[346]和仰卧位时主动脉腔受压继发的血流动力学损害[347,348]。

取左侧卧位会增加射血分数和心搏量，但对于复苏措施而言并不理想[349]。人工 LUD 被证明在非骤停的情况下有益于循环血流动力学[350]。由于下肢静脉回流可能受到损害，因此应尽可能在膈肌上方建立静脉通路[345]。在认为立即分娩是处理孕产妇危机的最有效方法的情况下，应尽可能在心搏骤停的地点进行剖宫产，以免因转运延误治疗和产妇进一步恶化[351]。

除颤是在心室颤动或无脉搏 VT 发生时，能生存机会最大化的最重要干预措施，在妊娠期患者中应以与未妊娠状态类似的方式进行[352]。除颤器垫的放置与标准 ACLS 流程相似，但应注意在乳房组织下方放置用于胸壁的侧垫[353]。胎儿监护仪的存在与否不应延误快速除颤[344]。除颤应当尽量将最小的能量传递给胎儿，并且如有适应证应在妊娠的各个阶段进行除颤，无须偏离 ACLS 指南的标准流程[344]。

气道管理和氧合是复苏措施的重要组成部分，因为妊娠期女性更容易发生低氧血症，而低氧血症始终被认为是妊娠期心搏骤停的潜在原因[346]。如心搏骤停发作后 4min 内未恢复自主循环，并且子宫扩张至脐部或脐部以上，ACLS 指南建议进行尸体剖宫产[344]。

对于对除颤无反应的室性心律失常，应开始药物治疗，胺碘酮静脉推注被认为是一线治疗方案[206]。它比利多卡治疗更有效[354,355]。不能因胎儿致畸性而停止治疗[345]。考虑到在理论上有诱发凝血疾病的风险，关于自主循环恢复后应有针对性地将目标温度维持在 32℃～36℃的恒定温度，并且该建议应该考虑个体化[345,356,357]。所有心搏骤停的幸存者都是接受 ICD 治疗作为二级预防的适应证[206]。使用 β 受体拮抗药或Ⅲ类抗心律失常药物（胺碘酮、伊布利特、索他洛尔）的预防性治疗可减少心律失常的发作，但如果不植入 ICD，预防性治疗是不充分的[229]。

十六、ICD 治疗

目前已发布关于 ICD 植入的详细指南[358,359]。如果存在结构性心脏病，任何自发性持续性 VT，无论其血流动力学稳定性如何，或被认为可能起源于心律失常的晕厥，均建议植入 ICD[358]。在当前的指南中，射血分数仍是心律失常死亡的重要风险标志，在射血分数 ≤ 35% 的非缺血性心肌病的情况下，如果收缩功能预期无法恢复，则建议植入 ICD[358]。为了使左心室功能得到更进一步的保护，诊断性电生理检查在某些病例中有助于风险分层[360-362]。如果有适应证，电生理检查应推迟到分娩后进行。在某些情况下，强烈建议在持续性 VT 和左心室功能正常或接近正常的女性中植入 ICD 也是合理的[358,363]。在预期无法恢复正常的中度至重度左心室功能不全的患者中，ICD 植入也是有适应证的。

在没有可逆诱因的情况下，ICD 植入可用于心律失常或血流动力学不稳定 VT 患者的心源性猝死和室性心律失常的二级预防[206]。潜在的可逆诱因包括电解质异常、药物或毒物暴露，以及急性缺血。左心室功能正常的复发性持续性 VT 且血流动力学不稳定性的女性也可以考虑植入 ICD[206]。对于心律治疗方案中不需要起搏支持、心脏再同步治疗（CRT）或抗心动过速起搏的女性患者，皮下 ICD 被认为是经静脉 ICD 的替代方案[206]。

妊娠不会改变 ICD 植入治疗原发性或继发性心律失常的适应证。除极少数情况外，应遵循以下建议，以识别出危及生命的心律失常风险较高并需要植入式除颤器的患者。对于门诊患者或无须 / 无适应证在院持续心律监测的患者，如有适应证时，ICD 植入绝不能因妊娠而停止[358,364]。然而在妊娠期患者中，任何有关永久性 ICD 植入适应证或心律失常状态潜在可逆性的不确定性，均应促使患者接受仔细地检查和入院进行心律失常监测。妊娠年龄可能会影响 ICD 植入的时机。在妊娠末期，对患者更实用的治疗方案是用 LifeVest 可穿戴心脏监护除颤仪或入院通过遥控式心律监护仪进行心律监护，并在分娩后植入 ICD。

导管消融

耐受性较差的难治性心律失常患者可考虑进行导管消融。导管消融技术的进步减少了放射线的暴露时间，并且很多心律失常可以通过无放射线的复杂标测系统安全地消融[71, 117, 315, 365-369]。在所有情况下都必须考虑和讨论潜在的辐射暴露，如果可能，应将消融推迟到妊娠中期，以最大限度地降低胎儿的风险。铅板屏可以减少对胎儿的辐射剂量，但不能消除辐射暴露[370]。

十七、心动过缓

窦性心动过缓通常继发于迷走紧张，如分娩时的 Valsalva 动作，或下腔静脉受子宫压迫引起的妊娠期仰卧位低血压综合征[125]。通常可以通过重新恢复左侧卧位来解决此问题。除非症状持续存在，否则很少需要起搏器植入[196]。

心动过缓在育龄期女性中很少见，患病率为 1/2 万[371-373]。在没有传导系统病理改变、没有进展为高度房室传导阻滞风险的情况下，可出现Ⅰ度房室传导阻滞[125]，Ⅱ度房室传导阻滞较少见。Ⅱ度房室传导阻滞 1 型，也被称为 Mobitz 1 型或 Wenckebach 房室阻滞，也出现在与迷走紧张相关的情况下，并且是良性的，没有显著的进展为高度房室传导阻滞的风险[125]。这种房室传导阻滞的特征是在发生传导阻滞之前 PR 间期逐渐延长。然而Ⅱ度 2 型房室传导阻滞更可能与远端传导系统疾病相关，并且最常见于已修复的冠心病，特别是房

室管畸形、法洛四联症或室间隔缺损修复[374]。这种房室传导阻滞的特征是房室传导失败而不伴有 PR 间期延长。尽管较高的迷走神经张力或血管迷走神经发作也可引起短暂性高度房室传导阻滞，但在妊娠期很罕见，通常是先前未识别的先天性房室传导阻滞的表现[12]。

完全性房室传导阻滞的原因很多，可能在育龄期女性中出现。最常见的病因是先前未识别的先天性心脏传导阻滞。其他潜在病因包括结构性冠心病、心肌缺血、非缺血性心肌病、特发性退行性疾病、感染、自身免疫性疾病、浸润性疾病和医源性原因[375]。妊娠与传导系统疾病的进展没有明确的关联[376]。多达 30% 的先天性房室传导阻滞病例在成年后被诊断，并且可能在妊娠期被初次识别[377, 378]。孤立性的先天性房室传导阻滞伴窄 QRS 逸搏复合节律通常是无症状的，没有在妊娠期起搏的适应证[358]。永久性起搏的适应证是先天性房室传导阻滞伴有宽 QRS 逸搏复合波、复杂的室性异位节律或左心室功能障碍。在有症状的心动过缓或其他永久性起搏适应证强烈的患者中，妊娠不应阻碍起搏器的植入[125]。由于心搏量增加可能无法弥补心律储备不足，从而无法满足心排血量增加的需求，一部分无症状的先天性房室传导阻滞的妊娠期患者可能会出现症状，或者可能发展为左心功能不全[379, 380]。在双胎或多胎妊娠中这可能尤其重要[381, 382]。由于妊娠期间房室传导阻滞或心动过缓的严重性可能增加，传导系统疾病未经治疗的患者应定期进行常规的动态心电图监测，并在症状出现变化时进行重新评估（图 15-4）[378]。尽管孕产妇心动过缓与胎儿生长受限之间可能存在关联，但到妊娠晚期仍无症状的患者不太可能需要起搏支持[383-385]。尽管应考虑监测心律，但在分娩过程中通常不需要临时起搏。心动过缓不是阴道分娩的禁忌[125]。

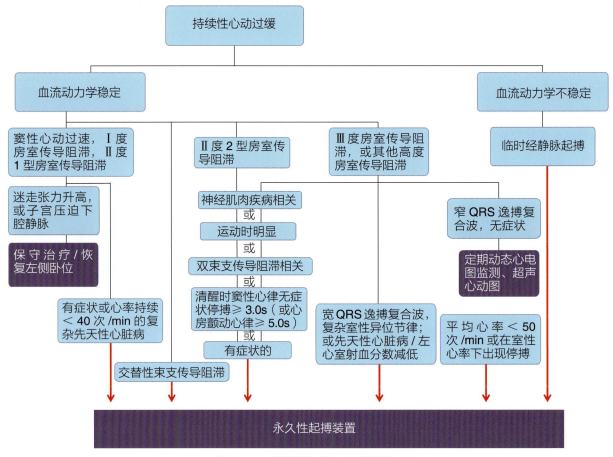

▲ 图 15-4　妊娠期患者心动过缓的治疗

在妊娠期间需要植入永久性起搏器的风险很低。随着技术的发展，目前已经能够以最小或零透视来进行装置植入从而最小化胎儿的辐射暴露[116, 386]。植入术可以安全进行，特别是在胎儿孕周超过 8 周时。超声引导可能有助于植入[387]。植入节律装置的妊娠期女性，心脏并发症与基础的心脏病有关[378]。但是有一篇病例报道报道了妊娠期间导线相关的血栓形成和静脉血栓栓塞[388]。

十八、分娩期间电子设备的管理

心脏植入式电子设备（CIEDs）在普通人群中很常见，但其在妊娠患者中的使用率尚不清楚。在产前检查过程中识别使用这些设备的女性非常重要，因为必需注意到此类患者某些特定方面的管理，尤其是在进行手术分娩或急诊手术时。

建议在妊娠期间至少对设备进行一次评估，以确定基本的设备设置、磁体功能、电池寿命并确认导线完整性[389]。需要记录的至关重要的临床特征，包括起搏和治疗参数、植入设备和导线的类型，以及对起搏器的依赖程度（如果有）。CIED 的主要问题是电外科手术的电磁干扰（EMI）。在使用单极电器械的腹部外科手术中，EMI 检出率很低，在 3% 的范围内，术区在髂嵴以下时则要低得多[390]。除非直接应用于 CIED，否则双极电器械不会引起 EMI。因此如果有节律管理装置的患者需要进行任何电外科手术干预时，建议使用双极电器械。使用单极电器械时可以采取有效的预防措施，如确保电流通路远离 ICD 的位置，回路垫的放置应避免 EMI 路径穿过脉冲发生器，并且尽量将单极电器械的持续激发时间减少到 5s 或更短[391]。手术室应准备一块随时可用的磁体[389]。

永久性起搏器的设计目的是发生严重心动过缓时维持心率，并不具有终止起搏或电转复室性心律失常的能力。单极电器械产生的 EMI 可能导致起搏器过度感应。当心房导线发生过度感应时，可能会发生模式切换，或者设备可能以速率上限开始心室起搏[392]。当心室导线发生过度感应时，可能会导致起搏抑制。如需使用单极电器械，尤其是对于没有基础固有节律的女性，则应在数秒内短时间激发，这样如果出现起搏抑制，血流动力学不稳定的可能性较小[389]。对于需要在脐部以下使用单极电器械的手术，过度感应和起搏抑制的风险很小。如果观察到明显的抑制作用，则将磁体放置在设备上将导致非同步起搏，这不会受到 EMI 或任何固有节律的抑制。

ICD 不但具有通过起搏来支持心动过缓状态的能力，还有监测和治疗室性心律失常的能力。单极电器械产生的 EMI 可能会导致 ICD 过度感应，并导致不适当的抗心动过速起搏或除颤。不适当的治疗可导致持续性室性心律失常[389]。ICD 在触发治疗程序之前需要一段时间的持续高速率感应，并且使用电器械时两次激发之间短暂停顿数秒不太可能导致不适当的治疗。另外如果发生心律失常，EMI 可能会抑制治疗。尽管在脐部以下使用单极电器械时，ICD 不太可能发生过度感应，但还是建议预防性使用磁体，因为这可以暂停心律失常的检测并保护患者免受不适当 EMI 感应。植入 ICD 且依赖起搏器的女性需要对其设备进行重新编程，以暂停治疗并确保起搏[393]。当将磁体施加到 ICD 上以暂停抗心动过速治疗时，它不会导致简单起搏器中观察到的非同步起搏现象。

在极少数情况下，ICD 检测或治疗被关闭，应该对患者进行连续监测，以发现可能的自发性或手术应激引起的室性心律失常[393]。室性心律失常、心搏骤停病史和适当的 ICD 治疗史提示，患者围手术期心律失常事件的风险较高。紧急心脏复律或除颤装置以及紧急起搏设备必须随时可用[393]。

CRT 的治疗目的是实现 100% 的心室起搏[394]。CRT 设备可以是单纯搏设备（CRT-P），也可以具有终止快速心律失常的功能（CRT-D）。由于 CRT 程序的特殊性质，基础的固有节律可能并不明显。设备测试将显示基本节律的性质和起搏的依赖程度。在大多数情况下，短暂的起搏抑制不会导致明显的血流动力学不稳定。

十九、遗传性心律失常综合征

我们将最常见的原发性遗传性心律失常综合征在这里进行综述。遗传性心肌病在其他地方讨论（有关 ARVC 的讨论见室性心律失常）。对于有这些情况之一的妊娠期女性的诊治要点，包括确认高风险特征、避免激发心律失常、预防心律失常，以及在可能时进行新生儿筛查。后续各节将针对特定疾病的诊治进行讨论。一小部分婴儿猝死综合征病例与潜在的致命性心脏离子通道疾病相关，这强调了识别患此类疾病的父母和鉴定可能通过筛查获益的新生儿的重要性。对大多数遗传性心律失常疾病进行基因检测是可行的，而且这是一个正在迅速发展的医学领域。理想情况下，基因检测应在分娩前完成，以允许发现致病基因变异的胎儿在出生时可选择进行脐血检测。遗传变异的解读和家庭筛查的建议应在有经验的临床医生的指导下进行[395, 396]。

在没有明显的结构性心血管疾病或产科

禁忌证的情况下，无助娩的阴道分娩不是禁忌[397]。但是，必需根据孕产妇心律失常的风险和病史制定个体化的分娩计划。在某些情况下，重要的是避免使用可能诱发心律失常的特殊药物，麻醉计划也应包括对这些药物的审核[398, 399]。在某些心律失常疾病中，劳累期间心率升高，此时更容易出现不良结局[400]。在分娩的活跃期，心率显著增加，约有 20% 的女性可达年龄预测心率最大值的 100%[401]。在高危女性中，可以考虑硬膜外麻醉和阴道助娩或手术分娩。然而，分娩方式和神经麻醉对交感神经兴奋和循环儿茶酚胺的影响尚未得到很好的研究，并且已发表的小型的研究之间几乎没有一致意见[402-405]。有心搏骤停或室性心律失常病史的女性应考虑进行心脏遥测。

长 QT 综合征是一种原发性的心肌复极失调疾病，该病与体表心电图的 QT 间期延长有关，伴有心律失常诱导的晕厥和猝死的风险[406]。当女性患者的 QTc 超过 460ms 时应该怀疑长 QT 综合征，但是应该认识到，基因携带者在筛查心电图时可能具有正常的 QTc[407, 408]。从基因角度讲该病有许多不同的亚型，但最常见的形式——1 型和 2 型长 QT 综合征占大多数病例[409]。对于每种常见的亚型，都有不同的心电图表现和心律失常触发机制[410]。1 型长 QT 综合征是由 KCNQ1 的功能缺失突变所致，该基因编码的是缓慢激活的延迟整流钾通道（IKs）。在运动或情绪紧张的情况下，心脏事件通常在心率加快时发生。潜水和游泳被认为是 1 型长 QT 综合征更有效的心律失常触发因素。在这种亚型中，QT 间期延长可能在静止时出现或在运动时激发，通常出现于峰值心率时[411, 412]。2 型长 QT 综合征是由 KCNH2 的功能缺失突变所致，该基因编码快速激活的延迟整流器钾通道（IKr）。2 型长 QT 综合征中心律失常的触发因素包括听觉刺激，并且可能

在睡眠期间发生。静息状态下可能会出现 QT 间期延长，或者从静息状态开始心率快速变化可激发 QT 间期延长[412]。妊娠是长 QT 综合征患者结局的重要调节因素，她们在产后的前 9 个月发生心律失常事件的风险显著增加[261, 413]。关于妊娠期心律失常风险的文献存在不同意见，但大量数据表明风险可能没有显著增加[413-415]。在广泛使用基因检测技术之前最早的描述中，长 QT 综合征先证者的事件整体发生率在妊娠前为 3.8%，妊娠期为 9.0%，分娩后为 23.4%[261]。在妊娠前无任何事件的女性队列中，与妊娠相关的风险也很明显，其分娩后的事件发生率为 9.0%。需要重点指出的是，在这些早期的病例中，少数患者在事件发生时服用 β 受体拮抗药。长 QT 综合征的亚型也是妊娠相关心律失常风险的重要调节因素[414]。尽管 1 型和 2 型长 QT 综合征及非基因分型女性的分娩后心脏事件发生率增加，但大多数报道的事件发生在 2 型患者中[413, 414]。据报道，分娩后包括晕厥、危及生命的心律失常或心搏骤停的事件发生率在 1 型患者中 < 1%，在 2 型中为 16%[414]。分娩期间长 QT 综合征心律失常事件尚未见报道[413]。分娩后心脏事件增加可能有许多因素参与，包括雌激素水平下降可能增加肾上腺素能受体的表达[416, 417]，还可能影响细胞内钙离子平衡[418-420]并易诱发后去极化和心律失常。2 型长 QT 综合征患者的环境因素如婴儿哭泣的突发听觉刺激可能会倾向于诱发心律失常，在这种情况下复极化显然更加难以适应心率的快速升高。

β 受体拮抗药是预防长 QT 综合征心律失常的一线疗法。尤其是 1 型和 2 型患者获益最多[400, 421]。有强有力的证据支持 β 受体拮抗药在预防与妊娠相关的心律失常事件方面的功效[413, 422]。使用 β 受体拮抗药与分娩后心脏事件发生率显著降低有关，从不使用 β 受体拮抗

药患者中的 3.7% 降至服用 β 受体拮抗药患者中的 0.8%[413]。有大量数据支持妊娠期常规使用 β 受体拮抗药没有致畸性[87,423]。妊娠期患者接受 β 受体拮抗药治疗需要关心的主要问题是胎儿宫内生长受限、心动过缓和新生儿低血糖症的可能[424,425]。选择 β 受体拮抗药必须考虑妊娠期的安全性及与母乳喂养的兼容性。在长 QT 综合征患者中已证明有效的 β 受体拮抗药[426,427]中，美托洛尔和纳多洛尔属于妊娠风险 C 类药物。比索洛尔的使用经验不断增加，尤其是在 1 型患者中，但是由于小样本量和缺乏支持其在妊娠期安全性的数据，该药被排除在妊娠期患者常规用药之外[428,429]。美托洛尔和纳多洛尔在降低 1 型患者首次发生心脏事件的风险方面同样有效[426]。然而纳多洛尔在 2 型患者和有心律失常事件病史的患者中预防心律失常事件的效果优于美托洛尔。因此对于高危患者，包括有晕厥或心搏骤停、2 型长 QT 综合征基因型，特别是当 QTc > 500ms 时纳多洛尔是首选的 β 受体拮抗药[427,430]。美托洛尔有较高的心脏选择性，因此发生不良反应的倾向较小[431]。应当认识到，在妊娠期间使用纳多洛尔的数据有限，必需权衡个体心律失常的风险与潜在的不良反应。此外，纳多洛尔在乳汁中的排泄度要高于美托洛尔[432]，再加上较长的半衰期和肾脏清除率，使其更有可能在新生儿体内积聚。据估计，如果孕妇根据体重校正纳多洛尔用量，新生儿将获得约 5.1% 的药量。2001 年美国儿科学会将纳多洛尔列为与母乳喂养兼容的药物[433]。由于缺乏经验，在母亲服用纳多洛尔期间，应密切观察母乳喂养婴儿的 β 受体拮抗药症状。

分娩计划应个体化。没有心律失常事件病史，同时服用 β 受体拮抗药或风险可能很低的患者，可以安全地进行经阴道自然分娩。硬膜外麻醉在减少循环儿茶酚胺中的作用是有争议的，最终应根据产妇的意愿和预估的产科风险做出镇痛的决定[405]。阴道分娩是优选的分娩方式，除非母亲或胎儿出现助娩或剖宫产的适应证。由于分娩期事件发生率极低，通过心脏遥测技术来监测室性心律失常似乎是没有必要的[434]。

在开始任何药物治疗之前，应评估 QT 间期延长的可能性[399]。催产素已被证明可以延长 QT 间期，但在有适应证时不能排除它在分娩中的应用[435,436]。当需要使用催产素时，合理的方法是优化电解质状态同时特别注意血清钾和镁。获取基线心电图后开始使用催产素，1~2h 后再次心电图评估。如果 QTc 超过 500ms 或较基线增加 60ms 则应停药[437,438]。尽管在活跃期最大心率可能增加到年龄预测最大心率的 70% 以上，但可以预料，对于接受适量 β 受体拮抗药治疗的女性心率的变化可能是缓和的，对于其他低风险、无症状的女性，不应对活跃期心率的变化进行干预[401]。

尖端扭转型室速是典型的长 QT 综合征触发的心律失常[439]。尖端扭转型室速的心电图特征包括 QT 间期延长，尤其是出现于单个更长的 RR 间期之后。这是一种以 QRS 波群振幅呈波浪状改变为特征的多形性室速，在心电图上表现为围绕等电位线的"快速扭转"。这种心律失常需要立即识别和治疗，包括对持续性心律失常进行除颤。必需立即停止任何可能延长 QT 间期的药物，并且必须纠正任何电解质失衡，特别是低钾血症或低镁血症。其他支持性措施，包括利用临时起搏器治疗心动过缓或频繁的停搏，然后给予 β 受体拮抗药，必要时加用利多卡因治疗持续性室性心律失常[303]。

长 QT 综合征是一种遗传性疾病，由于有心律失常事件和婴儿猝死的可能性，对新生儿进行筛查是必不可少的[440,441]。在患该病的新生儿中，在第一年中发生事件的风险可能高达

4%[440]。胎儿心动过缓可能是诊断该病的最初适应证[442, 443]。如果父母已确诊携带致病基因，在有条件的情况下新生儿筛查应包含脐血基因检测。如果父母未检测到致病突变，或者仅检测到意义不明的突变，则新生儿不必进行基因筛查，此时有进行临床筛查的适应证[396]。出院前，儿童应进行 12 导联心电图检查并咨询小儿心脏病专科医师。

CPVT 是一种罕见的遗传性心律失常疾病，估计发病率为 1/ 万。在 CPVT 中，VT 在没有结构性心脏病或 QT 延长的情况下发生[444]。这种疾病的特征是室性心律失常的发作伴随着运动或情绪压力的增加，从孤立的室性早搏开始，进展为室早二联律和非持续性 VT，最终进展为更复杂的室性心动过速和心室颤动。这种疾病已确定的最常见的基因突变是心肌中的钙调控基因 *RYR2* 和 *CASQ2*[444]。有关妊娠期 CPVT 的理想管理方案的数据很少[445]。出现恶性室性心律失常风险较高的女性，包括确诊该病前有心搏骤停史和童年时期确诊该病的患者[446]。未经 β 受体拮抗药治疗的女性，或接受 β 受体拮抗药治疗的复杂性心室异位节律的患者在运动时，复发性室性心律失常事件的风险升高。β 受体拮抗药是 CPVT 的一线治疗方案，其中纳多洛尔是推荐药物[400, 447]。在心律失常快速进展的情况下，可在使用 β 受体拮抗药的同时加用氟卡尼[448, 449]。在某些情况下可以考虑去交感神经支配手术和 ICD 植入[400]。由于心律失常可能会突然发作，建议患有 CPVT 的女性进行心脏遥测。关于最佳分娩方式的资料很少，但对于心律失常控制不佳或有心搏骤停史的女性，应考虑进行手术分娩，因为这可能与最小化肾上腺素刺激有关[405]。β 受体拮抗药不应在任何时候中断[450]。如果父母已确诊携带致病基因，在有条件的情况下新生儿筛查应包含脐血基因检测。如果父母未检测到致病突变，或者仅检测到意义不明的突变，则新生儿不必进行基因筛查，此时有进行临床筛查的适应证[396]。出院前，儿童应进行 12 导联心电图检查并咨询小儿心脏病专科医师。

二十、Brugada 综合征

Brugada 综合征是负责心脏动作电位第一阶段离子电流的基因异常导致的一种疾病。对 Brugada 综合征的诊断至关重要的是在右胸导联中发现 ≥ 2mm 的拱形 ST 段抬高，这可能是短暂的[451]。Brugada 综合征可能并发心律失常和猝死，在睡眠、发热或暴露于刺激性药物（如钠通道阻滞药）时更常发生。妊娠期的心律失常并发症很少见，Brugada 综合征患者妊娠期间的事件发生率并未升高[452, 453]。但是对于高危女性，包括有心搏骤停或可能由心律失常发作导致的晕厥病史的患者，ICD 的适应证是明确的[454]。否则可进行保守治疗，积极控制发热并避免使用可能引起心律失常的药物。这些药物的清单可在 www.brugadadrugs.org 上找到[398]。这些药物包括但不限于许多抗心律失常药物和麻醉药，如丁哌卡因、利多卡因和异丙酚。有心搏骤停、室性心律失常或可能由心律失常发作导致的晕厥病史的女性应考虑进行心脏遥测。没有经阴道自然分娩的心血管禁忌证。与任何遗传性心律失常疾病一样，应向任何受影响的父母提供基因检测，有助于对携带致病突变的家庭进行筛查。如果基因检测不可行，则应开始新生儿筛查。出院前，儿童应进行 12 导联心电图检查并咨询小儿心脏病专科医师。

二十一、妊娠期和哺乳期抗心律失常药物

表 15-1 和表 15-2 提供了在妊娠期和哺乳期使用抗心律失常药物的建议，以及这些药物的潜在不良反应。

表 15-1 抗心律失常药物妊娠期与哺乳期建议

药 物	Vaughan–Williams 分类	FDA 风险分级	妊娠期建议	哺乳期建议
腺苷	未提及	C	可用	无人类数据
胺碘酮	III	D	人类和动物数据显示有风险	禁忌
阿替洛尔	II	D	人类数据显示在妊娠中期和妊娠晚期有风险	人类数据有限，有潜在毒性
地高辛	未提及	C	可用	可用
地尔硫䓬	IV	C	人类数据显示低风险	数据有限，可能可用
丙吡胺	I A	C	人类数据显示在妊娠晚期低风险	人类数据有限，可能可用
多非利特	III	D	无人类数据，动物数据显示有风险	无人类数据，有潜在毒性
决奈达隆	III	X	无人类数据，动物数据显示有风险	无人类数据，有潜在毒性
氟卡尼	I C	C	人类数据有限，动物数据显示中等风险	人类数据有限，可能可用
伊布利特	III	C	人类数据有限，动物数据显示中等风险	无人类数据，可能可用
利多卡因	I B	B	可用	人类数据有限，可能可用
美托洛尔	II	C	人类数据显示在妊娠中期和妊娠晚期有风险	人类数据有限，有潜在毒性
美西律	I B	C	人类数据有限，动物数据显示低风险	人类数据有限，可能可用
普鲁卡因胺	I A	C	人类数据有限，无相关动物数据	人类数据有限，可能可用
普罗帕酮	I C	C	人类数据有限，动物数据显示中等风险	人类数据有限，可能可用
普萘洛尔	II	C	人类数据显示在妊娠中期和妊娠晚期有风险	人类数据有限，有潜在毒性
奎尼丁	I A	C	可用	人类数据有限，可能可用
索他洛尔	III	B	人类数据显示在妊娠中期和妊娠晚期有风险	人类数据有限，有潜在毒性
维拉帕米	IV	C	可用	人类数据有限，可能可用

引自 Based on data from Briggs et al. 2017 [137]

表 15-2 抗心律失常药物潜在的不良反应

腺苷	未报道不良反应
胺碘酮	先天性甲状腺肿、甲状腺功能减退和甲状腺功能亢进
阿替洛尔	生长受限和胎盘重量减低、胎儿心动过缓和低血糖症
地尔硫䓬	有限的妊娠期数据显示低或无胚胎 - 胎儿风险
洋地黄	未报道先天缺陷或不良反应
丙吡胺	无致畸性证据，促宫缩作用可能导致子宫收缩
多非利特	无人类数据，动物中药物暴露的致畸性和毒性稍高于人类中的预期
决奈达隆	无关于妊娠期人类的报道，等于或低于人类的给药剂量在动物中出现结构异常
伊布利特	人类数据有限，对胚胎 - 胎儿有中等风险
利多卡因	大多数据源于局麻用药，可能造成较高平面的中枢神经系统抑制
美托洛尔	妊娠中期开始用药可导致胎儿体重减低，妊娠晚期可导致胎盘重量减低，新生儿心动过缓和低血糖症
美西律	基于非常有限的数据似乎不会出现显著的胎儿风险
普鲁卡因胺	有限的数据显示对胚胎 - 胎儿低风险，无妊娠早期和动物生殖试验数据
普罗帕酮	未报道妊娠早期用药经验，有限的数据显示对胎儿、新生儿没有不良反应
普萘洛尔	可能导致宫内发育迟缓、胎盘重量减低。孕产妇在分娩期间用药可能导致新生儿心动过缓和低血糖症
奎尼丁	治疗量对胎儿低风险，大剂量可能有缩宫作用并可能导致流产
索他洛尔	低风险，妊娠早期数据有限，潜在的不良反应与普萘洛尔相似
维拉帕米	妊娠中期低风险，限于妊娠晚期用药仅影响胎盘重量

引自 Based on data from Briggs et al. 2017 [137]

Dianne Zwicke　Sara Paulus　Vinay Thohan　著
尚志远　译　胡　倩　校

一、肺动脉高压孕产妇结局的历史资料

多项研究一致报道，历史上选择妊娠和分娩的女性肺动脉高压（PAH）患者死亡率为 30%～60% [1-8]，其中大多数数据表明有 1/4 的女性在分娩过程中或在分娩后因 PAH 死亡。1979 年一篇对 70 名患 Eisenmenger 综合征的妊娠期女性的综述表明，孕产妇死亡率为 52%，其中大部分死亡发生在分娩后第 1 周。剖宫产的孕产妇死亡率高于阴道分娩的死亡率（75% vs. 34%）[4]。另一项独立的综述对 1978—1996 年 PAH 女性的 125 次妊娠进行了评估，发现特发性 PAH 的孕产妇死亡率为 30%，Eisenmenger 综合征为 36%，继发性 PAH 为 56%（图 16-1）[7]。在最近的综述中，产妇死亡率似乎有所升高（图 16-2）[2, 9-15]。Bedard 等回顾了 1997—2007 年 73 例患有 PAH 的妊娠期女性。孕产妇死亡率在特发性 PAH 中为 17%，在先天性心脏病导致的 PAH 中为 28%，在其他原因的 PAH 中则为 33%。与较早的数据一致，大多数孕产妇死亡（78%）发生在分娩后的第 1 个月内。Jais 等针对 2007—2010 年一项多国前瞻性注册研究中，发现 PAH 孕产妇死亡率为 12%。但是

该研究中仅纳入 26 名患者。其中有 8 例流产（2 例自然流产、6 例人工流产），18 例分娩了健康婴儿。该研究 62% 的患者成功受孕，据报道所有患者的 PAH 控制良好。Meng 等回顾了 2001—2015 年北美中心的病例，发现 49 名 PAH 妊娠期女性中孕产妇死亡率为 16%，所有死亡均发生在分娩后。这一系列病例中有 6 例流产（1 例自然流产、5 例人工流产）和 43 例活产婴儿。由于以上研究中的队列均相对较小，较新的队列可能存在患者选择和文献发表方面的偏倚。

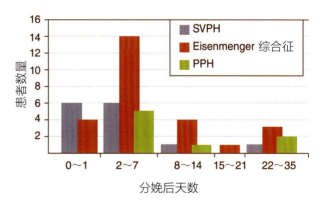

▲ 图 16-1　合并 Eisenmenger 综合征（26 例）、原发性肺动脉高压（8 例）和继发性肺动脉高压（14 例）的女性孕产妇死亡时间分布

分娩后 0～1 天时期内，包括 3 名在妊娠期死亡的 Eisenmenger 综合征患者；PPH. 原发性肺动脉高压；SVPH. 继发性肺动脉高压（引自 Weiss et al. 1998 [7]，经 Elsevier 许可转载）

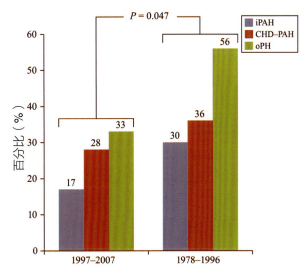

▲ 图 16-2　肺动脉高压患者孕产妇死亡率，（1997—2007 年）与更早期（1978—1996 年）的比较

iPAH. 特发性肺动脉高压；CHD–PAH. 先天性心脏病继发肺动脉高压；oPH. 其他原因所致肺动脉高压（引自 Bedard et al. 2009 [9]，经 European Society of Cardiology 许可转载）

二、肺动脉高压女性的妊娠生理

患有 PAH 的女性在妊娠期和分娩后的正常生理变化会导致严重的并发症，包括死亡。最显著的问题是血流动力学变化，这将在已经紧张的心血管系统上施加更多压力。大多数并发症会随着妊娠的进行而发生，并在妊娠 20～24 周后显现 [16]。

正常妊娠期间发生的生理变化（见第 1 章）将对 PAH 患者的血流动力学产生显著的不利影响，包括总血容量增加（由于红细胞量增加 20%～30%、血浆容量增加 30%～50%），并使心率增加约 25 次 /min。这些变化导致在整个妊娠期间对心排血量（CO）的需求持续增加，直到在妊娠第 32 周达到最高水平（比妊娠前高出 30%～50%）为止。正常妊娠过程中，全身和肺血管阻力（PVR）与全身血压降低 [1, 5, 6, 17]。在评估右心室扩张但总体右心室功能正常的患者时必需格外小心，因为这可能是妊娠中期及以后的女性或训练有素的运动员中的正常现

象。如果有任何 PAH 的迹象，则应进行右心导管检查。

患有 PAH 的女性在妊娠期间会间断地受到干扰，这些干扰的共同作用可以破坏原本稳定的状况。在大多数情况下，患者在中孕晚期和孕晚期随着生理变化会出现一些症状。如果未识别或未评估这些症状，可能导致灾难性后果，包括孕产妇和（或）胎儿的死亡。由于疾病的严重性和僵化的肺血管系统，女性 PAH 患者可能无法耐受妊娠期出现的肺血流量增加，从而导致右心力衰竭、心搏量降低、PVR 明显升高、肺动脉高压危象和死亡 [17]。如果 PAH 长期存在，慢性右心室功能不全在妊娠期造成的生理变化更有可能使血流动力学恶化，从而导致低血压、灌注不足和末梢器官损害 [6, 17]。胎儿生长压迫下腔静脉会导致静脉回流受损 [6]，对于右心室收缩力依赖于前负荷（在终末期右心力衰竭常见）的病例，这尤其成问题。心律失常（房性或室性）通常是进展期 PAH 的表现，并且是右侧房室扩大的结果。妊娠还与血容量和激素介导的变化有关，并可能导致 PAH 患者的心律失常和不稳定性 [17]。妊娠期间由于激素变化和静脉淤滞引起的高凝状态可能导致深静脉血栓形成和肺栓塞，从而导致缺氧和进一步的右心室衰竭 [1, 5, 6, 17]。患有 Eisenmenger 综合征和房间隔缺损的女性由于全身血管阻力降低和肺动脉压升高有可能使心房水平的右向左分流恶化。上述变化将导致缺氧、酸中毒、呼吸衰竭和进一步的肺血管收缩 [5, 6]。心脏内分流的增加也会增加卒中的风险 [17]。

阴道分娩过程中每次宫缩都与全身血管阻力、心率、静脉回流和氧合有关。因此，患有 PAH 的女性发生与右心功能不全相关的血流动力学异常的风险更高 [6]。自然分娩引起的子宫收缩使心搏量升高约 34%。每次收缩期间，子宫的循环血液量约为 500ml。分娩过程中疼痛

和随之而来的儿茶酚胺循环也将显著的需求量强加于受损的心搏量和全力运作的右心室。阴道分娩过程中，产程延长会导致酸中毒、高碳酸血症和缺氧，这将进一步加剧 PAH 患者的右心力衰竭[6]。在分娩时因不同失血量的情况，迷走神经张力增加和全身血管阻力降低可能导致循环衰竭[5, 6]。不幸的是，剖宫产并不能消除与分娩有关的风险，它通常与更大的失血量、感染、血栓栓塞事件及与麻醉相关的血流动力学变化有关[5, 6]。目前，关于最佳分娩方式尚无共识[1, 5, 6, 16, 17]。此外，在 PAH 患者中所有形式的常规麻醉（清醒镇静、硬膜外 / 脊髓或全身麻醉）都存在相关风险。因此，需要选择个体化的分娩方式以最大限度地降低风险[5, 16]。据一些研究者报道，腰硬联合麻醉优于其他形式的麻醉[1, 2, 5]。

最后，PAH 患者在分娩后与最高的发病和死亡风险有关[1, 4-6, 8, 16]。这与影响 PAH 患者血流动力学稳定性的几个因素有关。由于自体输血和下腔静脉压迫减轻可增加静脉回流，造成右心室前负荷增加，并导致基础右心室功能受损或肺血管系统严重僵化的患者发生右心力衰竭。或者，前负荷的降低（由失血、迷走神经张力和静脉扩张引起），以及较高的循环需求和全身血管阻力的增加可能会损害右心功能，尤其在前负荷依赖性右心室的患者中。大约 2/3 的孕产妇死亡发生于分娩后，因此了解和平衡这一时期激素和儿茶酚胺的状态、血管内容量、PVR 和右心功能对于分娩后的治疗策略至关重要[1, 5, 6, 11, 13, 17]。

三、妊娠期 PAH 患者的团队协作治疗

妊娠期 PAH 患者中，对提高母婴存活率最好的改善方式可能是建立和启用一支多学科团队[18-22]。如前所述，妊娠期 PAH 是一种罕见的复杂临床病症，具有较高的发病率和死亡率，因此需要多学科之间的合作。该团队的组成包括临床医师 [高危母胎医学、具有治疗各种程度 PAH 的心脏病、产科和心脏科麻醉、新生儿科、呼吸 / 重症医学、超声心动图阅片医师（需要对各项结果出具一致性的解释）、心血管外科医师（如果考虑到分娩中可能需备用 ECMO）及其他合并症需要的专科医师]，护理人员（重症监护、分娩、PAH 门诊和高危产科门诊），2 名受过专业培训的超声心动技师（需要足够的能力）培训后可以进行微泡试验并完成对右心的详细诊断，还需要注册呼吸康复科的护士来指导无 Valsalva 动作下有限的腹部收缩 / 推力训练。患者需要做好随时到高危产科诊所和 PAH 诊所就诊的准备，这些诊所应进行大量的患者教育。该团队的主要负责人可以是 PAH 心脏病专家或高危产科医师。

这种多学科合作的结果是制定了带有应急护理预案的标准化流程和方案，并允许从美国和世界各地的多个中心收集数据。此外，妊娠期 PAH 患者存活率的提高可能归因于早期识别、早期积极的药物治疗 [强烈建议在诊断即刻到分娩后至少 45 天内静脉注射前列环素的情况是，右心室功能比"轻度损害"差和（或）妊娠期间首次评估时平均肺动脉压为 35mmHg 或更高] 及新治疗方法的应用。在妊娠期间配合多学科团队尽早开始 PAH 治疗对患者是有利的。我们建议对每位患者进行一次多学科会诊，以尽早为分娩制定个体化的治疗方案。治疗方案应当包括以患者为中心的因素、麻醉方式、分娩途径、早产的应急预案及分娩后产妇的监测。希望每名团队成员都能理解他们在 PAH 患者和新生儿的治疗前、治疗过程中和治疗后的作用。我们证明了如果坚持应用这种方法将会获得良好的临床结局，即没有出现孕产

妇死亡事件[18-20]。通过治疗模式及团队成员和专家的紧密协作，可以使一个具备先进模式的中心得以快速发展。

四、妊娠期 PAH 患者的麻醉计划和关注要点

诊治 PAH 患者的麻醉医生和麻醉师必须在一个多学科团队中开展工作，目的是了解患者目前所有特殊的生理问题、降低风险并保持最佳的分娩条件。产科麻醉学必须具有妊娠相关心肺疾病的经验，尤其是与 PAH 有关的疾病。麻醉管理必须消除分娩过程中疼痛的生理影响，并在需要时为剖宫产手术提供最佳的血流动力学条件。因此，擅长治疗高危妊娠的麻醉专家的早期参与可确保提出所有必要的预防措施，并确保在每一位患者分娩期间设备和药物能随时可用并且被合理使用。

分娩的时机是由合作团队共同决定的，并视具体情况而定，但在很大程度上需要权衡母体的右心功能、PAH 的严重程度与反应性和孕产妇的整体状况。在我们诊疗中心，要求右心功能不全的患者妊娠不超过 36 周，因为右心室功能不全会继发过多的液体潴留。尽管事实上剖宫产分娩可以提供可控的分娩条件并避免第二产程延长，但是在产科文献中分娩方式的选择依然存在争议。尽管数据支持有限，最新的共识[23]仍然支持对 PAH 患者行择期剖宫产术。我们提倡经阴道分娩，以最大限度地减少剖宫产的风险，包括围术期体液转移、气管插管的需要、术后感染和术后短暂性的肠梗阻（分娩后口服利尿药更难以利尿）。

我们的方法是在选定的一周（通常在妊娠第 36 周）上午 6 点安排并开始分娩。使用标准的引产方法，包括机械或前列腺素促宫颈成熟，以及静脉点滴催产素以缩短第二产程。在

过去的 25 年中，治疗 PAH 患者的生理学目标没有改变，即避免 PVR 升高、保持稳定的静脉回流和周围血管阻力同时避免使用心肌抑制药[24]。与 PAH 相关的麻醉会尽一切努力避免引起 PVR 升高的诱因，包括低氧血症、高碳酸血症和酸中毒。为避免全身和 PVR 升高引起的儿茶酚胺激增，有效的分娩镇痛对于患者来说不是选择性的，而是强制性、必需的。仔细注意硬膜外导管的早期放置和 20~30min 内镇痛药物的缓慢滴定将使血管舒张最小化。我们发现，无论硬膜外麻醉药有无，小剂量局部麻醉药（≤ 0.125% 或等效剂量的丁哌卡因）在对生理紊乱影响最小的同时可以提供最佳的镇痛效果[2]。适当的血管收缩药和适量补液可以用于平衡血管舒张作用。避免使用大剂量或快速的硬膜外推注，以防止后负荷或前负荷的骤降。我们发现腰硬联合麻醉可提供更好的感觉阻滞，而不会增加风险，因此可能更可取。尽管一些学者认为有创动脉血压监测是必需的，但以我们的经验，有创监测仅适用于部分患者[2]。在避免下腔静脉受压和严格限制液体出入量的情况下，我们的大多数患者都使用无创血压监测。分娩期间不常规放置 Swan-Ganz 导管，因为其带来的获益并不大于发生心律失常的风险。教患者仅使用腹肌推力（无深呼吸）进行限制性 Valsalva 动作。此外，PAH 患者中，在没有血流动力学恶化或失血过多的情况下，限制性 / 部分 / 低位产钳术辅助娩具有良好的耐受性。

尽管 PAH 患者进行剖宫产会带来更大的死亡风险，但有时孕产妇或胎儿为了存活而承受这种风险是必要的[2, 24]。因此，如有必要即使是正在分娩的 PAH 患者，也应制定剖宫产计划。与阴道分娩相比，手术分娩需要更大程度的感觉阻滞。硬膜外和小剂量腰硬联合麻醉均已成功应用，并且优于全身麻醉[25]。由于有血

压骤降的风险，脊髓麻醉是 PAH 患者行剖宫产的禁忌。硬膜外麻醉可允许药物缓慢滴定仅达到必要的阻滞高度。腰硬联合麻醉结合小剂量脊髓麻醉，可以提供更好的阻滞效果，同时如果有必要补充鞘内初始剂量，则可以给予额外的局部麻醉药[25]。产科和心脏麻醉医师更喜欢为 PAH 患者"缓慢多次低剂量"注射麻醉药，因为其确切的分娩时间难以预料，他们必须做好阴道分娩随时转为剖宫产分娩的准备。脊髓麻醉通常是一次注射后将持续 90～120min。硬膜外麻醉可以通过放置的导管，在需要给药的任何时间随时注射麻醉药物，除非是择期剖宫产手术。该患者群体的治疗目标是在必要的时间段内进行良好的疼痛控制、完成阴道分娩、并保持持续的血流动力学稳定性。这通常是通过腰硬联合麻醉完成的（根据需要注射药物并放置用于持续性给药的导管直到分娩，并避免快速麻醉时输入大量晶体液导致的低血压）。腰硬联合麻醉和缓慢给药同样可以避免血压的快速、大幅波动。最佳的扩容方法是小剂量晶体和浓缩白蛋白（50ml/ 瓶，25%）混合使用。根据我们的经验，大多数患者可经阴道分娩，在分娩过程中不发生并发症并保持舒适。这种麻醉计划的帮助下，阴道分娩转为急诊剖宫产也可以简单安全地完成。

全身麻醉可能需要根据患者的生理状态而定，包括 PAH 患者中常见的抗凝治疗（大多数患者可以中断抗凝），或者由于呼吸急促而无法平卧。当分娩时间未确定时，轴索麻醉因此是禁忌。全身麻醉还会带来气道管理、药物引起的心脏功能下降、正压通气造成前负荷减低、药物导致的子宫松弛。为了避免肺循环压力突然升高，必需减轻对喉镜的应激反应[25]。目前已使用芬太尼（3～4μg/kg）的麻醉诱导技术，但可能增加非禁食患者的误吸风险。大剂量的硝酸甘油或瑞芬太尼可用于减轻对喉镜

的反应，其优点是起效快且作用时间短。一旦确保气道安全，最好采用复合麻醉，以保证术中遗忘、最大限度地减少挥发性药物在无张力状态下的影响、最大限度地降低异丙酚的心肌抑制作用。应避免使用一氧化二氮和氯胺酮，因为它们与 PVR 升高有关[24]。一旦分娩开始，应将静脉催产素点滴速度调整到能够维持足够宫缩压力的最小剂量[25]。甲基麦角新碱和前列腺素 $F_{2\alpha}$ 是禁忌药物[25]。

妊娠和 PAH 均为高凝状态。有趣的是当两种情况同时存在时，似乎不会增加静脉血栓栓塞事件的风险。因此我们维持抗凝 / 血栓预防的标准适应证，包括在妊娠期 PAH 患者中。关于胎儿，不再需要尝试评估肺成熟度。应该确定管理预案的风险与获益。如果临床上提示早期早产或晚期早产，应在计划分娩之前给予皮质醇激素治疗。

五、妊娠期 PAH 治疗方案的结果与设计

在过去的 25 年中，我们建立了一个计划以解决有妊娠意愿或已妊娠的 PAH 患者的特殊问题。先前的章节已对该计划的原则和多学科合作的方法进行了介绍。我们已与美国国内和国际上的多个中心合作，以协助女性保健，同时收集、完善并传播这方面的知识。我们认为应该为所有女性 PAH 患者提供积极、有计划的妊娠期治疗方案，终止妊娠应该作为最后的选择。该方案的结果以摘要形式分别于 2003 年、2008 年、2016 年和 2016 年发表[18-21]，同样也有访谈形式的资料[22]。

（一）方案的结果

我们通过多学科合作，在对 2002 年 2 月 5 日至 2017 年 11 月 15 日间，170 名妊娠期 PAH

患者进行了基于治疗方案的管理。她们的生存率为 100%，在此我们将进一步描述她们的治疗结局。仅有 10 名患者进行了妊娠前评估。所有人都被告知目前已知的与妊娠、PAH 及治疗相关的风险，包括孕产妇和胎儿死亡。其中 2 名患者的心肺疾病被认为是妊娠的绝对禁忌证（1 名患有无法修复的肺动脉狭窄、1 名患复杂的发绀型先天性心脏病）。经过选择 1 名患者被纳入，另 1 名失访。6 名患者有 2 次妊娠史(12 胎)，另 2 名患者有 3 次妊娠史(6 胎)。需要注意的是，这些接受咨询的 PAH 患者在每次妊娠后都需要积极的 PAH 治疗。这些患者（n=170）全部存活，并且共计娩出 186 例活产婴儿，包括女婴［106 例（57%）］和男婴［80 例（43%）］。

就诊患者来源于美国 32 个州和其他 22 个国家，代表了 33 个民族（图 16-3）。诊断为"妊娠期"的队列平均年龄为 26 岁（范围为 17—42 岁），其中 76% 为初次妊娠，14%

为第二次，10% 为第三次妊娠，而择期妊娠组的年龄稍大（平均年龄 30 岁，范围为 28—36 岁）。在诊断为"妊娠期"的队列中，平均就诊时间为妊娠 17.3 周（范围为 8～29 周），与预期的妊娠中期和晚期血流动力学变化相对应。表 16-1 描述了首次进行 PAH 评估时患者的临床症状和体征，包括劳力性呼吸困难（92%）、下肢水肿（77%）、晕厥前状态（44%）、晕厥（12%）和劳力性胸部不适 / 疼痛 / 压迫感（33%）。对所有拟诊 PAH 的患者进行紧急评估。82% 的患者直接入院以完成 PAH 评估和紧急治疗。在 PAH 的治疗方面，每位患者都遵循个体化的药物治疗原则，遵医嘱进行随诊、医疗监测及专家会诊，并接受多学科团队关于分娩时间和分娩方式的决定。所有 170 例患者 PAH 的病因与 PAH 的典型临床分布相似（图 16-4）。

所有患者都同意在硬膜外麻醉下进行分娩，并且除非存在剖宫产分娩的绝对产科适

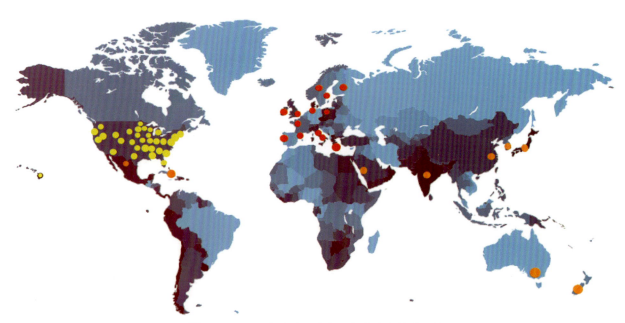

▲ 图 16-3 妊娠合并肺动脉高压会诊患者的地理位置

多名来自美国的患者前往 Milwaukee wisconsin 进行初步评估。27 例患者为初始治疗和妊娠晚期治疗移居 Milwaukee。她们在妊娠早期、分娩期和分娩后的短时间内为临时租住状态。黄圈 – 美国（32），橙圈 – 亚洲、环太平洋地区、澳大利亚、墨西哥、加勒比海地区（9），红圈 – 欧洲（13）（经 Dreamstime 许可转载）

表 16-1　首次评估时的临床症状

症状	发生率（%）
劳力性呼吸困难	92
下肢水肿	77
晕厥前状态	44
晕厥	12
腹围随孕周增大	82
劳力性胸部不适 / 疼痛 / 压迫感	33

高比例的严重心肺症状反映了与肺动脉高压和妊娠相关的血流动力学损害

应证，否则均按照计划进行阴道分娩。32 例（19%）患者因产科原因经剖宫产分娩，其余 138 例（81%）患者成功按计划经阴道分娩。在接受剖宫产的 32 例患者中，4 例（12%）在阴道分娩过程中因第二产程并发症（3 例因产程无进展，1 例因产妇疲劳和阵发性心房颤动）中转剖宫产。在我们的患者中，5 例在妊娠 27—32 周间早产，其中 2 例为双胎妊娠。通过右心导管检查评估患者妊娠期间血流动力学损害程度，其中 63 例（37%）为重度、88 例（52%）为中度、19 例（11%）为轻度。平均肺动脉压为 48mmHg（范围为 28～61mmHg）。平均初始心脏指数为 1.81L/（min·m²）[范围为 0.9～2.8L/(min·m²)]。平均初始心率为 108 次 / min（范围为 98～142 次 /min），其中 156 例窦

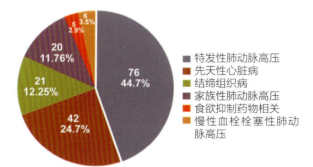

	颜色	病因
76 44.7%		特发性肺动脉高压
42 24.7%		先天性心脏病
21 12.25%		结缔组织病
20 11.76%		家族性肺动脉高压
2.9%		食欲抑制药物相关
6 3.5%		慢性血栓栓塞性肺动脉高压

▲ 图 16-4　该人群中肺动脉高压的病因反映出与我们在国际上看到的相同分布，并且鉴于该人群的年龄，这一分布符合预期

性心动过速，8 例快速心房颤动，6 例正常窦性心律。

婴儿状况良好，存活率为 100%。2 例双胎妊娠病例，其中 1 例因母体病情恶化（发绀、先天性心脏病在妊娠 26 周时部分纠正）早于预定计划经剖宫产分娩。胎儿状况良好，但产妇因病情复杂继续治疗直到分娩后 12 天出院。另 1 例按治疗计划于 32 周顺利分娩，没有任何并发症。在治疗期间及分娩后 18 个月内没有婴儿或孕产妇死亡。共有 13 例婴儿在娩出后需要机械通气（3 例阴道分娩和 9 例剖宫产）。

在这项为期 16 年的研究中，所有本地的和大多数外地的患者均获得了 12 年以上的随访（> 96% 的患者）。在我们数据收集的最初 4 年间，未能对 7 例患者进行长期随访，但是我们了解到她们在分娩后的 2 年内仍然存活并且状况良好。在过去 12 年中，共计 8 名患者死亡（表 16-2）。4 名死于原发性自身免疫疾病进展，3 名在等待心肺联合移植期间死于先天性心脏病。最后 1 名患者死于结缔组织病（系统性红斑狼疮）的进展和并发症。重要的是，没有患者在妊娠期间或分娩后 18 个月内死亡。此外，据了解在 16 年内没有患者死于妊娠或 PAH 并发症。

表 16-2　8 名分娩后死亡患者的死因

- 没有患者在妊娠期间或分娩后 18 个月内死亡
- 1 名患者因结缔组织病（系统性红斑狼疮）进展死亡
- 3 名患者在等待心肺联合移植期间因先天性心脏病进展死亡
- 4 名患者因原发病进展死亡
- 1 例食欲抑制剂性 PAH，1 例镰状细胞疾病，1 例特发性 PAH，1 例家族性 PAH

CTD. 结缔组织病；PAH. 肺动脉高压
没有与妊娠相关或妊娠促使的死亡病例。所有死亡事件均发生于分娩后 > 18 个月。1 例死于先天性心脏病的患者是发绀型先天性心脏病，她多次拒绝在妊娠早期终止妊娠的建议，并拒绝医嘱的情况下分娩了 28 周的双胞胎

（二）方案的设计

我们对 PAH 孕妇实施的成功治疗方案是多方参与合作的结果。为制定个体化"医疗计划"而进行的多学科会诊应尽早进行，至少要在计划分娩前两周，同时根据需要进行修订。高危产科诊所的首席注册护士设计并维护医疗计划。该计划保存在患者医疗记录中，因此所有医疗机构都可以随时访问它，包括在急诊室。会议通常在中午时间进行 30min，准时开始和结束，与会者可以亲自或通过电话参加会议。因为可以从任何地方拨打电话，该选项能够带来更好的出席率并交流更多信息。

在整个妊娠期间，孕产妇的诊疗是重点。对继续妊娠或终止妊娠进行透彻的讨论是恰当且必需的。这些患者中大多数人在到达我们办公室之前就已经知道她们想要做什么。如果母体患有急性右心力衰竭，则终止妊娠是禁忌的。在终止妊娠之前她首先需要稳定病情。

这些患者大多数在血流动力学方面受到损害，并且在进行初次评估之前已经恶化。如果决定继续妊娠，则必须立即开始积极的 PAH治疗。通常最好在患者住院时开始这些治疗。这也将使完整的医学评估 / 诊断测试得以有效完成（PHAssociation.org，"临床评估"）。如果有任何右心力衰竭的临床体征或超声心动图检查发现右心室功能下降，则应立即开始为患者静脉注射前列环素。

随着各种药物的上市，用于治疗妊娠期PAH 的药物已经相对广泛。尽管没有任何一种 PAH 药物"适用于妊娠期女性"，但仅少数药物是"禁忌"的。到目前为止，内皮素受体拮抗药和可溶性鸟苷酸环化酶激动药是妊娠期禁用的（潜在的致畸性）。此外，对于患有 PAH 和严重右心功能不全的女性，钙通道阻滞药是禁忌，因为它们具有负性肌力作用。目前，我们已经治疗了 5 名在接受内皮素受体拮抗药治疗同时受孕的患者，以及 1 名在妊娠早期接受可溶性鸟苷酸环化酶激动药治疗的患者。经过详细的咨询，所有 6 名患者选择继续妊娠至妊娠 36 周（继发于 PAH 的提前分娩）。对这 6 名患者的随访表明，没有出现妊娠早期 X 类药物暴露相关的先天缺陷。

我们的治疗计划中使用的药物包括表 16-3中列出的药物。静脉注射前列环素是主要的药物治疗，应在患者可耐受的范围内积极增加药物点滴速度。在很多患者中磷酸二酯酶 5 抑制药（西地那非和他达拉非）常规用作补充的联合治疗药物。迄今为止，我们的患者群体未报道意料之外的晚期自然流产、胎死宫内或出生缺陷事件。由于所有 PAH 药物都被认为会进入母乳，母乳喂养是不允许的。

在整个妊娠期间，心脏科医生必需不断地评估右心室功能。首次就诊时需进行完整的基线超声心动评估和微泡试验，此后每次门诊复诊时均进行右心超声心动检查。所有检查都应包括近端下腔静脉和部分肝静脉，以便准确评估容量状态。应尽快进行右心导管检查，以协助药物治疗。妊娠女性的心搏量通常会升高，实际上，到妊娠晚期应达到 8L/min 的标准。此外，在整个妊娠过程中右心室表现为轻度扩张是正常的，但其功能应保持正常（相对于妊娠状态）。越早地通过药物治疗恢复正常右心室功能（达到妊娠期预期水平）、维持正常血容量，母婴的风险就越低。

妊娠期间的任何时候如果出现右心室功能下降，心脏病专家必须立即提供必要的治疗。在右心室功能改善到满足分娩或剖宫产需求之前，不得执行分娩计划，除非胎儿情况危急或别无选择。门诊患者病情波动的常见原因是钠和液体摄入过多。其中严重的右心力衰竭 / 功能障碍患者可能需要进入重症监护病房。治

表 16-3 本中心用于妊娠期患者的 PAH 药物

吸入用血管扩张药	正性肌力药
一氧化氮 依前列醇（Flolan，Veletri） 曲前列环素（Tyvaso）	多巴酚丁胺（Dobutrex） 地高辛（Lanoxin） 多巴胺
静脉用前列环素类	抗心律失常药（心房颤动）
静脉用依前列醇 Flolan（早年间） Veletri（近期） 静脉曲前列环素 曲前列素钠	地尔硫䓬（Cardizem） 胺碘酮（Cordarone） 地高辛（Lanoxin）
口服前列环素类	磷酸二酯酶 5 抑制药
曲前列尼尔（口服曲前列环素） 赛乐西帕（Uptravi）	西地那非（Revatio） 他达那非（Adcirca）
钙通道阻滞药	抗凝血药
硝苯地平 氨氯地平	华法林（Coumadin） 依诺肝素（Lovenox）
利尿药	其他
呋塞米（Lasix） 托拉塞米（Torsemide） 布美他尼（Bumex）	氯化钾 镁剂

药物数据按照"药物名（常用商品名）"列举

注意：由于致畸性妊娠期不推荐使用的药物

• 可溶性鸟苷酸环化酶激动药（Adempas）

• 内皮素受体拮抗药（Letaris，Macitentan，Tracleer）

PAH. 肺动脉高压

疗右心力衰竭的生理学方法类似于左心力衰竭：①选择降低前负荷的药物或治疗（利尿药通常通过持续输注和（或）机械脱水 - 逐步并持续脱水，使水分从细胞间隙移至血管内）；②正性肌力药治疗（小剂量的多巴酚丁胺最好，因为右心室中快缩肌数量众多），静脉滴注调整药物剂量，保证母体心率不超过基线水平 20 次 /min，通常为（1~3）μg/（kg·min）；③降低右心室后负荷（紧急吸入前列环素或一氧化氮，在可耐受范围内缓慢增加静脉前列环素滴注速度）。在出院前，孕产妇应保持血流动力学稳定并依从药物治疗方案。

出院后随访应当保证在 1~2 周之内进行，通常包括适当的实验室检查、每日居家体重记录和右心室超声心动。如果患者情况是稳定的，则每月门诊复诊 1 次直到妊娠 32 周，此后每 2 周复诊 1 次直到分娩为止。妊娠期间需要关注液体潴留的时期为妊娠 16~18 周、26~28 周、32~34 周（发生液体转移时）。由产科和 PAH 诊所注册护士进行重点教育，需要强调饮食改变（限制量为钠 2000mg 和液体 2000ml）。这些患者需要随时能够与产科和 PAH 诊所工作人员取得联系，以解决在预约门诊间期出现的问题。

首选的分娩方式是经阴道分娩。硬膜外麻醉是必需的，并在出现规律宫缩后立即开始。分娩通常在重症监护室完成，同时需助产人员和重症监护室护理人员在场。麻醉医生估算分娩期间的出入量，并放置 Foley 导尿管以便在分娩后的 48~72h 内记录准确的出入量。要求重症监护室护士在剪贴板上记录"72h 累计出 / 入量"。并以 4h 为时间间隔，在出量减少时予静脉注射呋塞米 20~40mg 治疗，以维持 24h 内净出入量为 –2L、48h 累计净出入量为 –4L 及 72h 累计净出入量为 –6~7L。如果患者分娩前入院接受容量管理，分娩后总容量将减少 2~3L。如果进行剖宫产，则术后第 1 天会有一定程度的肠梗阻，需要额外的时间调整血容量，因此最初的 24h 内的净出入量仅需 –1L。在出院时，大多数患者需要维持量的口服利尿药以保证最佳的容量状态。

分娩后的门诊随访时间为出院后 1 周、3 周和 7 周。出院后 1 个月进行右心超声心动检查（除非有尽快完成的适应证）。此后根据 PAH 的严重程度制定个体化的随访计划。长期妊娠预防计划应尽早讨论并在出院时实施。

六、结论

尽管我们的数据是非随机、对过去 30 年回顾性、受选择偏倚影响的，但这的确代表妊娠期 PAH 患者最大的队列。我们仍然需要重视其中一些重要的表现。首先 94% 的患者在妊娠后被诊断出患有 PAH，并且大多数发生在妊娠中期或妊娠晚期（平均妊娠 17.3 周，范围为 8—29 周），预计大多数影响 PAH 的血流动力学改变在此时发生。其次，虽然妊娠症状可能与 PAH 重叠，但晕厥前期或晕厥的存在及运动引起的胸部不适，应当是提高怀疑的指标，并应立即进行诊断性评估。最后，进行多学科合作、标准的诊断性评估和临床随访，以及早期以前列腺环素类药物为基础的积极药物治疗，是确保孕产妇和胎儿最佳结局的主要手段。

30 年的经验拓宽了我们对妊娠期 PAH 的病理生理学及治疗方式的理解。在 2018 年，我们已有 14 种获批准治疗 PAH 药物广泛地应用于患者群体，并且我们的计划已在妊娠期 PAH 患者中累积了 16 年的经验。结果数据在美国及在国外其他地区都相似。在分娩 186 名婴儿的 170 名患者中，我们没有见到胎儿或孕产妇死亡事件。我们的诊治计划通过多种方式优化患者结局，包括多学科合作、结构化的临床评估、早期应用前列环素治疗、贯穿于诊治计划的护士主导的患者教育及在高风险产科环境范围内的分娩控制。

我们认为，不应直接建议患有 PAH 的妊娠期女性终止妊娠。相反地，她们应获取一份经验丰富的评估和治疗方案，以对妊娠计划做出知情决策。我们的数据应为妊娠期 PAH 患者结构化管理的安全性提供依据。在 Zwicke 博士及团队的帮助下，通过互联网和电话，我们的数据在美国和国外其他 54 个机构中共享。在我们位于 Milwaukee wisconsin 的中心，共有 79 名婴儿（总计 186 名）出生。希望我们的数据能激发新的研究计划。

我们还有另外 18 例妊娠期病例，患者在妊娠期间被诊断患有严重的 PAH。18 例患者全部分娩，无并发症或其他问题。她们的概况与大多数患者相似并接受了相似的治疗，主要治疗方法是持续静脉内曲前列尼尔加另一种药物（最常用的口服药物是他达拉非）。截至 2019 年 4 月，我们治疗并成功分娩的患者总数达到 193 名。

第二部分"新"信息是报道妊娠期间（妊娠早期）内皮素受体拮抗药暴露的情况。在妊娠早期，有 8 名患者意外的内皮素受体拮抗药暴露时间超过 4 周。内皮素受体拮抗药治疗需要迅速停止并立即开始新的治疗方案，因此所有 8 名患者均转为注射前列环素而无须进一步调整治疗计划。在至少 2 年的随访期间，内皮素受体拮抗药暴露的婴儿均未出现出生缺陷。

致谢

感谢产科麻醉学家 Robert Fish 博士，Ricardo Mastrolia 博士（高危母胎医学）、Sarah Nahn R.N.（高危母胎医学）及奥罗拉圣卢克中心肺动脉高压门诊全体工作人员对本文作出的贡献。感谢 Patricia Maglio 的秘书工作。感谢奥罗拉心血管中心的 Jennifer Pfaff 和 Susan Nord 的稿件编辑准备。感谢奥罗拉研究所的 Brian Miller 和 Brian Schurrer 协助图片编辑。

第 17 章
感染性心内膜炎
Infective Endocarditis

Ramin Ebrahimi   Michael Shenoda   Sheila Sahni   David Fisk   著

尚志远 译   胡 倩 校

感染性心内膜炎（IE）在妊娠期很少见[1-7]。在妊娠期患者中 IE 的发病率约为 0.006%[8]，而在患有心脏病的患者中为 0.55%～0.9%[9]。在过去的数十年中，文献报道了大约 75 例围产期 IE 病例，其中一些对孕产妇和（或）胎儿造成灾难性的后果[10, 11]。据报道，妊娠期 IE 患者的死亡率为 22%～33%，并且在 14%～29% 的病例中伴有胎儿死亡[8]。因此早期诊断至关重要。妊娠期 IE 患者的治疗与非妊娠期相似，此外还面临着需要权衡胎儿风险与孕产妇结局的挑战。

一、诱发因素

结构性心脏病仍然是妊娠期 IE 易感性的最常见因素，约占 IE 病例的 3/4[12, 13]，而其中妊娠期间发病的病例占 74%[14]。历史上，在 19 世纪 70 年代和 80 年代，风湿性心脏病（RHD）是诱发 IE 的最常见的结构性心脏病，占所有病例的 25%[15]。女性发生 RHD 的性别优势，是妊娠期 IE 的主要诱发因素[15]。然而，由于过去数十年 RHD 发病率的下降，目前这种情况较为少见。二尖瓣反流（MVP）和相关的二尖瓣回流现象已成为 IE 更常见的风险因素。MVP 占天然瓣膜性心内膜炎的 7%～30%，

其男女性患病比为 1∶2。这是妊娠期女性易患 IE 的重要基础疾病[1, 8, 10, 16-21]。

尽管普通人群中 IE 发病率未发生变化，但据观察 IE 在先天性心脏病（CHD）人群中的发病率增加[22]。目前先天性心脏缺陷导致的 IE 占年轻成人的 10%～20%[15]。由于外科手术和经皮矫正术在治疗先天性心脏畸形的进展，导致更多的女性 CHD 患者能够存活到育龄期[22]。二叶式主动脉瓣是妊娠期 IE 患者最常见的先天性畸形。牙科手术和牙周疾病是妊娠期 CHD 患者感染最常见的病因。最常见的病原体是草绿色链球菌，其次是葡萄球菌素，最近还有痤疮丙酸杆菌[22, 23]。

为了促进牙齿监测和保健，必须重视这类患者的教育和预防[22]。

人工心脏瓣膜是 IE 发病的重要风险因素。随着每年经皮和外科瓣膜置换术数量的增加，人工心脏瓣膜在育龄期女性中越来越常见，这增加了她们在妊娠期间 IE 的易感性。

相似的是，心内植入装置（如房间隔封堵器、卵圆孔未闭封堵器、室间隔缺损封堵器、动脉导管未闭封堵器、经导管主动脉瓣膜、使用 MitraClip™ 的经皮二尖瓣修复）数量的不断增加也发展成为妊娠期 IE 的重要风险因素。

尽管瓣膜性心脏病是 IE 患者最常见的基

础疾病，但正常的心脏瓣膜不能避免感染。对妇产科患者心内膜炎的调查显示，约 21% 的 IE 病例累及正常的瓣膜[14]。静脉药物滥用是妊娠期 IE 进展确切且显著的危险因素，右心瓣膜更易累及。静脉注射可卡因和海洛因似乎比其他消遣性药物具有更高的患病风险[8, 24-27]。最后，IE 既往史是妊娠期 IE 发病的强风险因素[23]。

多种诊断和治疗措施可能会导致菌血症而进一步诱发 IE，尤其是在妊娠期。这些措施包括牙科、泌尿生殖道和胃肠道手术[28]。据报道，约 26% 的女性 IE 病例是由妇产科手术引起的[5, 29]。妊娠相关的菌血症可能继发于流产、阴道分娩后手取胎盘、刮宫、植入被感染的宫内节育装置、盆腔感染及剖宫产[29-31]。

尽管已有关于正常妊娠后继发 IE 的病例，但这种病例相对罕见。一项调查发现，妊娠期发生的 IE 占妇产科 IE 病例的 49%，其次是流产后 IE（占 25% 的病例）、阴道分娩后的产褥期 IE（16%）和剖宫产后的 IE（2%）[14, 32]。另外，血管内器械（中心静脉通路、人工通路和血液透析导管）的放置也增加了 IE 的患病风险。妊娠期卫生保健相关 IE 的发病率尚不明确。

二、微生物学

链球菌感染仍然是妊娠期引起 IE 的最常见病原体[8, 25, 33-36]。1986 年一项调查发现，妇产科 IE 病例的致病菌中草绿色链球菌占 30%，其次是肠球菌（17%）、葡萄球菌素（13%）和无乳链球菌（7%）[14]。但在过去的 30 年中，第二常见的病原体已从肠球菌转变为葡萄球菌素[23, 37]。在一项纳入了 1988—2013 年 90 例围产期 IE 病例的系统性综述中，43% 的病例确诊链球菌感染，而 26% 的病例确诊葡萄球菌感染。这一发现与社区人群中的研究结果一致，既当前的流行病学趋势葡萄球菌属是仅次

于链球菌属的主要 IE 致病菌[38]。此外，大多数左心病例由链球菌属引起，而大多数右心病例由葡萄球菌属引起。

口腔的主要定植菌群是草绿色链球菌，该菌感染后通常在诊断前数周至数月内出现亚急性症状[39]。该菌群的感染好发于异常瓣膜，在 89% 的调查病例中可见链球菌[14]。但是，患者可能会出现继发于疾病并发症（如瓣膜破裂或充血性心力衰竭）的急性暴发性症状[40]。葡萄球菌素会导致急性 IE，前期症状较短时仅持续数天至数周，并且好发于正常瓣膜，正常瓣膜受累可见于 55% 的病例。在流产后 IE 病例中的肠球菌出现率较高，在一项调查中肠球菌导致的 IE 占 36%[14]。与草绿色链球菌相似，这种病菌通常引起亚急性感染，但是对正常瓣膜有更强的感染能力，可见于多达 25% 的病例[14]。

β 溶血性链球菌属，特别是无乳链球菌[41]也称 B 组链球菌（GBS），也可引起急性 IE。在抗生素未发现之前，由 GBS 引起的 IE 几乎仅见于妊娠期女性，并且具有普遍的致死性。尽管 GBS 仍表现为传统的急性心内膜炎，具有大而易碎的疣状赘生物、心脏瓣膜被快速破坏、早期发生栓塞，但近期的调查中发现其死亡率降至 36%[42]。尽管 GBS 导致的 IE 占侵入性 GBS 感染的 10%，并且 β 溶血性链球菌属导致的 IE 主要是 GBS 感染所致（68%）[43]，但总体而言，GBS 是一种不常见的心内膜炎病因，报道的发生率为 1.7%[42]。尽管认为 GBS 在成年人中是一种新的病原体，但有限的资料表明，GBS 感染率并没有增加其作为妊娠期 IE 的相对病因，这可能是产前筛查程序所致[44]。一项调查显示，在妇产科中 7% 的 IE 存在 GBS 感染[14]。许多文献报道，GBS 感染所致 IE 可发生于正常或早产的经阴道分娩患者，同样也可以发生于行择期流产术的患者[45]。与葡萄球菌素相似，这种细菌也具有感染正常瓣膜

的能力，可见于 64%～71% 的病例 [14, 46]。

据报道，很少有其他细菌在妊娠期引起心内膜炎，包括铜绿假单胞菌 [46]、单核细胞增生性李斯特菌 [47]、肠炎沙门菌 [48]、嗜沫嗜血杆菌 [49]、沙眼衣原体 [50]、卡他莫拉菌 [51]、人心杆菌 [52] 和多形模仿菌 [53]。

尽管女性在妊娠期或月经期最常出现淋病奈瑟菌的弥漫性感染，但文献中仅报道了少量的淋球菌性心内膜炎病例 [39]。在有静脉用药史的患者中，可能对甲氧西林耐药的葡萄球菌素是主要的病原体，但是非常见革兰阴性菌和多重感染也可能发生，如假丝酵母菌感染。据报道，许多在妊娠期引起 IE 的致病微生物也可以从正常的阴道菌群和产后子宫的分泌物中培养出来 [54, 55]。

研究表明，分娩后 1h 内女性血培养的阳性率为 5%～10%。分离出的微生物主要是链球菌属，包括厌氧菌、微需氧菌和溶血菌种属，以及大肠杆菌和葡萄球菌属。与菌血症风险增加相关的病症，包括并发症（如子宫内膜炎）、肾盂肾炎和胎膜早破，尤其是在分娩前 6h 以上和分娩时间长达 6h 以上时 [15, 30, 56, 57]。在一项研究中指出，至少经过 4h 的分娩或胎膜破裂后进行剖宫产的女性发生菌血症的风险约为 14% [31]。尽管有以上这些数据，但妊娠相关菌血症导致的 IE 很少见，因此不建议预防性应用抗生素。这将在本章稍后讨论。

三、临床特征

妊娠期 IE 的临床特征与感染进程及其心脏、非心脏病变表现有关 [15, 58]。发热是最常见的症状，但免疫抑制的患者及近期使用退热药、类固醇或抗生素治疗的患者中可能不存在。全身症状如头痛、不适感、疲劳和肌肉骨骼疼痛常见。IE 的急性期可能出现寒战、大汗、恶心、呕吐、胸痛、呼吸困难和外周血栓相关症状。尽管"发热、新发杂音、贫血"典型的三联征应当考虑是否存在 IE，但后两种症状于正常妊娠中也可能出现，因此需要仔细鉴别。

在多达 85% 的患者中，可以听到心脏杂音，但在三尖瓣心内膜炎患者中可能听不到 [15]。出现新发的心脏杂音或原有杂音的特征或强度发生改变是 IE 的重要特征。但是部分患者中始终没有出现新发杂音或原有杂音的特征改变。另外，由于妊娠期血流动力学的变化，新发杂音或原有杂音强度的改变在妊娠期患者中很常见。这使得在妊娠期通过体格检查对 IE 进行诊断变得困难。妊娠可能会降低主动脉和二尖瓣反流性杂音的强度，并可能放大主动脉和二尖瓣狭窄的杂音。因此，在评估妊娠期 IE 时不能仅仅依靠杂音的存在与否。

四、次要临床表现

（一）皮肤表现

IE 患者四种皮肤病变的经典描述是：瘀点、碎片样出血、Osler 结节和 Janeway 病损。累及结膜或口腔黏膜的瘀点是最常见的皮肤病变，据报道出现于 26% 的患者中 [58]。指甲碎片样出血，既甲床下线样褐色病变，通常是外伤的结果，尤其是远端病变，因此诊断价值较低。Osler 结节是继发于超敏反应的免疫学现象，表现为末节指 / 趾骨掌侧皮肤柔软的红斑样结节。Janeway 病损是一种血管现象，表现为可能出现于手掌或足底的白斑、非触痛的黄色出血点。尽管 Osler 结节和 Janeway 病损对于 IE 不是诊断性的，但是具有特异性。目前尚不清楚妊娠期 IE 皮肤表现的发生率。

（二）肾脏表现

IE 患者中可能发生三种类型的肾脏异常：①由于栓塞现象引起的肾梗死，常见于真菌性心内膜炎[59]；②由于免疫复合物沉积在肾小球毛细血管壁上而引起的肾小球性肾炎，在组织学上与膜增生性和链球菌感染后肾小球肾炎相似[60]；③药物引起的肾损伤。

鉴别不同类型的肾脏病变可能具有挑战性。值得注意的是，多达 1/3 的心内膜炎患者发生了急性肾衰竭，通常是在老年患者中[61]。肾脏受累的征象，如肾小球肾炎引起的红细胞管型，通常在开始抗生素治疗之前就已经出现。急性肾小管坏死（常见于氨基糖苷类药物的使用）在药物治疗数天后出现土棕色管型。急性间质性肾炎可能伴有嗜酸性粒细胞尿症，通常在药物治疗开始后 7~10 天出现。青霉素和喹诺酮类抗生素最常与急性间质性肾炎有关。对于急性肾小管坏死和间质性肾炎，停药后肾脏功能可能会改善。诊断肾小球肾炎可能需要进行肾脏活检。抗生素治愈后数月可能会发生肾脏栓塞。出现急性侧腹部疼痛伴新发肾功能不全时，应引起对肾栓塞的怀疑。

（三）神经表现

约 1/3 的 IE 患者可能会出现神经或精神症状。大多数情况通常是由栓塞性缺血性卒中引起的，但栓塞性出血性卒中、真菌性动脉瘤破裂、脑膜炎、脑病、癫痫发作或脑脓肿都有可能引起神经系统症状[58, 62, 63]。

失语症、共济失调、肢体无力、皮质感觉异常或同侧偏盲症可能是主要症状，当伴有发热时应加重对 IE 的怀疑。尽管 Roth 斑是 IE 的特殊体征，但仅出现在少于 5% 的患者中。这些是伴有中心白点的椭圆形视网膜出血斑在初次体格检查时很少被注意到。栓塞性脑梗死是

IE 最常见的神经系统并发症，通常在治疗的前 2 周内发生于约 20% 的患者中[58]。及时开始抗微生物治疗已被证明可以降低早期栓塞的风险[24, 59, 64]。尽管与心内膜炎相关的真性脑膜炎很少见，一旦发生，通常是无菌的，说明这是一种炎症或免疫反应。然而，存在关于急性细菌性心内膜炎患者脑脊液培养阳性的报道，特别是当病原体是葡萄球菌素时[65]。也可能会出现多种其他神经系统症状，包括头痛、癫痫发作或精神状态改变。

（四）心脏和非心脏并发症

IE 患者最常见的死亡原因是充血性心力衰竭，死亡率为 60%。瓣膜功能障碍，尤其是主动脉瓣反流，是妊娠期 IE 患者心力衰竭最常见的病因[58]。IE 引起瓣膜功能障碍的机制包括瓣膜边缘的侵蚀、高度侵袭性病原体对瓣膜的完全破坏、小叶的穿孔或脱垂、腱索的断裂或瓣膜狭窄。IE 最常累及的瓣膜是主动脉瓣（55%），其次是二尖瓣（28%）[66-68]。心血管并发症列于表 17-1。

感染病灶侵犯心肌可导致 Valsalva 窦动脉瘤破裂和隔膜穿孔，伴随着室间隔缺损、主肺动脉瘘、完全性传导阻滞和房室瘘的进展[69]。这些病变也可能导致左向右分流引起的充血性心力衰竭。

1/3 的 IE 病例会发生全身性栓塞[62, 63]。偏瘫、失语和感觉丧失，是这种并发症的常见临床表现。肺栓塞常见于三尖瓣心内膜炎。栓塞发生的其他部位包括冠状动脉（可能导致心肌梗死）、脾脏和肾脏。尸检中发现约 20% 的 IE 患者存在心肌脓肿，这可能是感染灶直接蔓延或菌血症引起的[58]。脓肿引起的心脏内瘘形成可能诱发或加剧充血性心力衰竭。在 IE 病程中出现新发传导异常或心律失常，应怀疑心肌脓肿形成。尽管心包积液可出现在 50% 以上

表 17-1　感染性心内膜炎的心血管并发症

- 瓣膜破坏并导致反流
- 局部化脓
  - 瓣周或心肌脓肿
  - 造成左向右分流（主动脉窦瘤破裂、室间隔缺损、主肺动脉瘘、房室瘘）
- 栓塞
  - 全身性
  - 冠状动脉栓塞伴心肌梗死
- 真菌性动脉瘤
- 传导异常，心律失常
- 心包炎

的患者中，但它们通常是反应性的，并伴有良性病程[70]。较不常见的是心内脓肿可蔓延至心包间隙并导致化脓性心包炎。

真菌性动脉瘤可能是由于病原体直接侵入动脉壁、栓塞性滋养血管闭塞或免疫复合物沉积而形成的，可见于大脑、腹主动脉、肠系膜上动脉、脾动脉、冠状动脉、肺动脉、主动脉窦和闭锁的动脉导管。未破裂的真菌性动脉瘤可能症状轻微或没有症状。但是这可能是持续性脓毒血症、发热、疼痛和神经系统症状的病因。诊断可能会遇到困难，但是影像学与血管造影技术相结合可能会有所帮助。由于治疗期间或治疗后破裂和出血可能随时发生，如果动脉瘤位于可通过手术切除的部位则建议手术治疗。尽管如此，必需权衡妊娠期手术修复真菌性动脉瘤的风险和获益。

五、诊断

提示 IE 的最有价值的临床指标是发热、心脏杂音和阳性血培养。在上述条件下，结构性心脏病的既往史，也应引起对 IE 的怀疑。体格检查应侧重于 IE 的次要临床表现和心脏检查，尤其要注意心力衰竭症状。

改良 Duke 标准是根据临床症状、微生物学、超声心动数据确诊或疑诊 IE 的分类方案

（表 17-2 和表 17-3）。该方案是进行 IE 临床诊断的首选方法。另外，也概述了除外该诊断的标准[73]。该分类系统在普通人群中诊断 IE 兼具敏感性与特异性，并且可在不做调整的情况下用于诊断妊娠期 IE。明确诊断需要 2 条主要标准，或 1 条主要标准和 3 条次要标准，或 5 条次要标准。1 条主要标准和 1 条次要标准，或 3 条次要标准即可疑诊 IE。

IE 的菌血症是连续的而非散发的，因此血培养是其诊断的主要手段。在 24h 内应至少采集三种按时间和抽血位置分开的血培养标本。血培养在链球菌病例中阳性率超过 95%，而在其他细菌导致的病例中则超过 82%[73]。但是多达 16% 的 IE 患者血培养可能是阴性的[58]。

表 17-2　诊断 IE 的改良 Duke 标准

确诊 IE
病理学标准（任一）
微生物：赘生物、赘生物栓塞，或心内脓肿标本经培养，或组织学检查确认 　病理学损害：组织学检查确定的赘生物，或心内脓肿表明活动性心内膜炎
临床诊断（任一）
2 条主要标准 　1 条主要标准和 3 条次要标准 　5 条次要标准
疑诊 IE
临床诊断（任一）
1 条主要标准和 1 条次要标准 　3 条次要标准
除外诊断 IE（任一）
其他更确定的诊断可以解释心内膜炎的临床表现
抗生素治疗≤ 4d，IE 临床表现缓解
抗生素治疗≤ 4d，手术或尸检没有发现 IE 的病理学证据
没有达到疑诊 IE 的标准

引自参考文献 [71]

表 17-3 改良 Duke 标准中临床诊断 IE 的主要标准和次要标准

主要标准

IE 血培养阳性（至少 1 项）

- 2 次血培养发现符合 IE 典型微生物，包括草绿色链球菌、牛链球菌、HACEK 组、葡萄球菌素或无原发病灶的社区获得肠球菌
- 符合 IE 的微生物持续血培养阳性，定义为：①至少 2 次间隔 12h 以上的血培养阳性；② 3 次血培养均阳性；③≥ 4 次血培养时大多数阳性，且第 1 次和最后 1 次标本采集时间至少间隔 1h
- 贝纳柯克斯体单次血培养阳性或间接 IgG 抗体滴度＞ 1:800

心内膜受累证据（至少 1 项）

- IE 超声心动图表现阳性定义为，摆动的心内团块，位于瓣膜或支撑结构上，或位于反流血流喷射路径上，或位于植入材料上，并且没有其他解剖结构可以解释
- 脓肿
- 人工瓣膜新发的部分裂开
- 新出现的瓣膜反流

次要标准

新瓣膜反流（至少 1 次）

- 易患体质，易患 IE 的心脏病或静脉药物滥用
- 发热，体温＞ 38℃（100.4 ℉）
- 血管现象：大动脉栓塞、化脓性肺梗死、真菌性动脉瘤、颅内出血、结膜出血、Janeway 病变
- 免疫现象：肾小球肾炎、Osler 结节、Roth 斑、类风湿因子
- 微生物学证据：血培养阳性但不符合主要标准，或活动性感染病原体血清学证据符合 IE
- 超声心动图的次要标准已被排除（译者注：本条并非次要标准，为说明建议）

引自参考文献 [72]

阴性血培养通常发生于患者在培养前 1～2 周内接受了抗生素治疗，或标准技术无法轻易培养出致病菌，但这种情况不太常见。在接受抗生素治疗的疑似 IE 患者中，如临床情况允许，应停止使用抗生素，并在 24～48h 后重新开始培养。如果可以停止治疗，则应在 7 天内重复 2 次血培养。如果结果保持阴性，应寻找除 IE 外的其他诊断（如胶原血管病、类癌综合征、血栓性血小板减少性紫癜、心房黏液瘤或非感染性心内膜炎）。如果停止治疗不可行，在近期接受抗生素治疗的患者中额外的血培养

可能是有用的。流行病学数据表明，需要针对难以培养的可疑病原体进行血清学研究，如巴尔通氏体种、贝纳柯克斯体、惠普乐养障体和鹦鹉热衣原体，它们在普通人群中是相对罕见的 IE 病因，在妊娠相关心内膜炎中发生率甚至更低。

提示 IE 的其他实验室检查结果，包括红细胞沉降率升高，尽管不是特异性的，但在该病中常见。多达 90% 的心内膜炎患者发现正细胞正色素性贫血伴血清铁水平减低、血清铁结合力减低。但是妊娠期常见的缺铁性贫血可能会混淆妊娠期 IE 相关贫血的诊断。白细胞计数通常升高，并且核左移常见于急性 IE 患者。血小板减少症最常见于葡萄球菌性心内膜炎，但也可能在正常妊娠期出现。尿液分析异常缺乏对 IE 的特异性，但在许多患者中仍可观察到。尿液中活性沉淀物的存在表明肾脏的受累，如肾小球肾炎或肾梗死。对于未留置导尿管的患者，尿培养葡萄球菌素阳性应始终及时评估可能存在的心内膜炎。在没有风湿病史的患者中，类风湿因子升高应引起对 IE 的怀疑。

心电图可显示新发的传导延迟或心脏传导阻滞，表明可能的感染侵犯到了瓣环和邻近的隔膜。尽管在妊娠期间胸部 X 线片与其他检查手段相比，对胎儿的风险可能超过获益，但可能提供败血症性肺栓塞的证据。超声心动图是检测心脏赘生物、量化瓣膜功能障碍和评估心脏内并发症最有效的工具。彩色多普勒超声心动图可用于评估瓣膜狭窄、心内压力梯度和瓣膜反流，而对比超声心动图可用于检测心内分流等并发症。

经胸二维超声心动图诊断 IE 的敏感性较低（为 29%～63%），但特异性相对较高。对于 IE 可能性为低至中等的女性，经胸二维超声心动应该是首选的初始检查方法。经食管

超声心动图（TEE）具有比经胸超声心动更高的空间分辨率，从而具有更高的敏感性（为 85%～95%）和特异性（高达 100%）。TEE 应是中度至高度可疑 IE 患者的检查方法。妊娠期患者中 TEE 的其他适应证，包括人工瓣膜（声学伪影严重限制了经胸超声心动的视野）、可疑的瓣膜穿孔、可疑的心肌脓肿形成，以及经胸超声心动图技术上受限的情况。妊娠期间 TEE 可以安全地进行，无须刻意的镇静或在胎儿监护下谨慎使用药物。需要重点指出的是，对于可见的赘生物样回声，任何一种超声检查都无法鉴别感染性或非感染性病变（如愈合的赘生物、瓣膜增厚、瓣膜钙化、瓣膜结节、血栓或血管翳）。因此，在怀疑 IE 的情况下，通过血培养鉴定微生物对于解释心脏病变的病因至关重要。

六、妊娠期 IE 的治疗

（一）IE 的抗生素治疗

强烈建议在 IE 的治疗中进行感染性疾病会诊。在非妊娠期患者中，传统的抗生素治疗方案可以根治 IE，而在妊娠期患者中，抗生素治疗的获益与胎儿风险之间的平衡是复杂的。感染性疾病会诊与降低金黄色葡萄球菌菌血症患者的死亡率有关，而金黄色葡萄球菌是妊娠期 IE 常见的病原体[74]。选择用于治疗 IE 的抗生素，需要对血培养中分离出的微生物进行准确的鉴定并参考药敏试验。在抗生素耐药性和 IE 罕见致病菌识别增加的当下已成为当务之急。治疗心内膜炎应优先选用可能发挥抗生素协同作用的杀菌药[75]。妊娠期抗生素的选择必须考虑任何对胎儿可能的不利影响[76]。通常可在妊娠期安全使用的治疗 IE 的药物，包括 β 内酰胺类（青霉素、头孢菌素）和糖肽类（万

古霉素）。妊娠期患者中抗生素的药代动力学不同于非妊娠期患者，因此感染性疾病会诊和用药咨询对用药剂量选择可能是有益的。

在亚急性 IE 中，仅应在获得血液培养标本后才开始抗生素治疗。尽管引起妊娠相关 IE 的主要微生物是草绿色链球菌，鉴于先前讨论的妊娠相关 IE 的微生物流行病学，初始的广谱抗生素治疗同时应覆盖包括葡萄球菌素和肠球菌的治疗。万古霉素联合庆大霉素可覆盖链球菌、肠球菌和葡萄球菌素（包括 MRSA），以此作为初始治疗方案是合理的（表 17-9）。虽然这两种药物都可以通过胎盘，但目前尚无支持胎儿不良反应的数据。此外，对于威胁生命的 IE，其获益可能超过风险。妊娠期间可能需要调整药物剂量，应咨询临床药剂师。一旦获得了微生物鉴定及药敏结果，就应针对特定的微生物和耐药性制定抗生素方案。鉴于妊娠期使用青霉素类药物安全性，如在体外试验中表明青霉素类有效，则应首选青霉素类药物治疗。

与亚急性 IE 相反，急性 IE 通常是由破坏性很强的病原体引起，需要立即进行抗生素治疗。在此类患者中，应根据临床表现和任何可能存在的患者的特异性风险因素来推测 IE 的病因。这些包括皮肤的感染病变、尿路感染、静脉内药物滥用或短期内牙科或泌尿生殖系统操作。抗生素治疗应针对最可能的致病菌。金黄色葡萄球菌是急性 IE 的主要病原体，万古霉素长期以来一直用于金黄色葡萄球菌的初始治疗。但与万古霉素相比，新型药物具有增强的葡萄球菌素杀伤力，因此在心内膜炎的治疗中起着越来越重要的作用（如达托霉素），但是有关这些药物妊娠期安全性的数据不够可靠。庆大霉素对肠球菌具有杀伤力，起协同治疗作用，初始治疗也应添加庆大霉素以覆盖其他常见病原体（表 17-9）。如前所述，GBS 与

快速的瓣膜破坏有关，因此强烈建议至少在治疗的前 2 周，在应用大剂量青霉素的同时添加庆大霉素，以明确治疗这些病原体。氨基糖苷类药物的治疗指数较小，应谨慎用药并监测药物浓度。在微生物敏感性和特异性结果回报后，应立即调整抗生素治疗方案。抗生素治疗的最佳疗程取决于病原体、瓣膜感染（左侧或右侧疾病）、宿主因素（如人工瓣膜）和临床疗效，但通常为 2～6 周（表 17-9）。

以往认为血培养阴性 IE 的最常见病因是 HACEK 菌群（嗜沫嗜血杆菌、放线共生放线杆菌、C. hominis、Eikenella Corrodens 和 Kingella Kingae），但是最近的一些研究表明，使用现代血液培养系统可以比以往更容易获得血培养结果（通常在 5 天内）。对于疑诊或已经确诊的培养阴性 IE 患者（至少有三个不同的阴性血培养标本，培养 7 天以上），应咨询感染性疾病专家以选择治疗方案。对于普通人群，目前推荐的血培养阴性 IE 的治疗方案是氨苄西林 - 舒巴坦和庆大霉素。如果患者有人工瓣膜，则需要加用万古霉素。先前接受抗生素治疗是血培养阴性 IE 最常见的病因，而真菌和人畜共患菌是相对少见的病因，尤其是在妊娠期间 [79, 80]。

尽管人工瓣膜心内膜炎的发病率正在上升，但发生在妊娠相关性心内膜炎中的病例仍然很少。早期人工瓣膜心内膜炎（即在手术后 60 天内）通常是由于植入部位的污染所致，通常是凝固酶阴性葡萄球菌，尤其是表皮葡萄球菌。这类感染更具侵袭性和破坏性，通常蔓延到瓣环和纤维膜，最终导致脓肿形成和假体裂开。在获得微生物药敏结果之前，建议使用万古霉素、庆大霉素和利福平的三联抗生素治疗方案（妊娠 C 类）。但是，在某些情况下（如凝固酶阴性葡萄球菌导致的人工瓣膜心内膜炎）通常需要手术治疗才能根治感染 [15]。在

植入超过 12 个月后发生的人工瓣膜心内膜炎，通常是由与天然瓣膜心内膜炎相同的微生物引起的。

考虑到相关的母胎风险，一旦在妊娠期 IE 患者中开始抗生素治疗，就应对患者的病情进行密切的评估。在所有单纯应用抗生素治疗的病例中，约 50% 将需要手术治疗以根治感染或控制心力衰竭。应该通过间隔 48h 以内的连续血培养监测治疗效果，并且在治疗过程中应反复监测，即便是在退热或临床状况改善的情况下也是如此 [81, 82]。然而，需要着重指出的是，一旦病原体侵犯心脏结构（如瓣膜），即便清除了感染灶，瓣膜功能障碍仍可能进展。

（二）手术治疗

观察性研究表明，对于复杂的 IE 病例通常建议进行手术治疗 [83]。一项包括 159 例活动性 IE 患者的欧洲心脏调查发现 50% 的病例接受了手术治疗。在这一队列中，手术适应证包括心力衰竭占 60%、持续性脓毒症占 40%、赘生物大小占 48%、栓塞事件占 18% [84]。继发于瓣膜功能障碍的中度至重度充血性心力衰竭患者，尤其是严重的瓣膜破坏或穿孔患者，通过瓣膜置换术，在死亡率方面有显著改善 [85]。因瓣膜功能障碍导致血流动力学迅速恶化的患者从外科手术中获益最大 [86]。

手术干预的其他适应证，包括采取适当的抗生素治疗后仍未得到控制的感染、药物治疗无效的病原体（如真菌感染、Brucella spp.、铜绿假单胞菌和其他肠道革兰阴性杆菌感染）、反复发作的栓塞事件、真菌性动脉瘤和假体不稳定（表 17-4）[59, 87]。此外，心脏并发症的进展，如瓣周脓肿形成、主动脉窦动脉瘤破裂进入心腔、室间隔缺损、瘘管形成、心肌脓肿和其他结构异常，都是手术的适应证。

三种类型的主动脉瓣置换术（生物瓣膜、

表 17-4 感染性心内膜炎手术治疗适应证

天然瓣膜

I 类适应证（至少 1 项）

- 瓣膜功能障碍导致心力衰竭症状或体征
- 持续性菌血症
- 真菌或其他高耐药性病原体感染
- 合并并发症，如心脏传导阻滞、瓣周或主动脉脓肿、破坏性的贯穿病损

IIa 类适应证（至少 1 项）

- 反复发作的栓塞事件和合适的药物治疗后持续性赘生物
- 严重的瓣膜反流和活动的赘生物 > 10mm

IIb 类适应证

- 活动的赘生物：> 10mm，特别是累及二尖瓣前叶的

人工瓣膜

I 类适应证（至少 1 项）

- 瓣膜裂开、心内瘘管或严重的人工瓣膜功能障碍导致的心力衰竭症状或体征
- 持续性菌血症
- 合并并发症，如心脏传导阻滞、瓣周或主动脉脓肿、破坏性的贯穿病损
- 真菌或其他高耐药性病原体感染

IIa 类适应证（至少 1 项）

- 抗生素治疗后反复发作的栓塞事件
- 人工瓣膜心内膜炎复发
- 活动的赘生物 > 10mm

引自 Baddour et al. 2015 [83]，经 American Heart Association 许可转载

机械瓣膜和同种异体移植）中，需要主动脉瓣置换的年轻女性，使用同种异体移植与最高的 10 年生存率相关 [83, 88]。对于二尖瓣 IE 而言，与二尖瓣置换术相比，近来二尖瓣修复术显示出更好的手术效果，并且瓣膜相关并发症的发生率更低 [67, 68, 77]。已有关于妊娠期间成功进行心脏手术的病例报道，药物治疗失败提示应在临床恶化之前进行手术干预 [26, 36, 72, 89, 90]。据报道与开放心脏手术相关的胎儿死亡约为 30%，因此，主张择期剖宫产分娩 [91-93]。如果认为在妊娠期间需要进行手术干预，则最好在胎儿器官形成完成（妊娠 24～28 周）后进行心脏手术 [69, 94]。在体外循环过程中必须保持胎盘良好的灌注，因此需要对患者进行有创血流动力学

监测。如果计划进行手术干预，强烈建议多学科团队参与，包括心脏外科医生、产科医生、心脏病专家和感染性疾病专家。

（三）妊娠期充血性心力衰竭的管理

由于充血性心力衰竭是妊娠期 IE 患者最常见的死亡原因，应尽一切努力实现早期诊断和治疗。妊娠期充血性心力衰竭的治疗涉及传统心力衰竭药物和胎儿风险间的平衡。利尿药、有机硝酸盐和肼屈嗪等药物可在妊娠期间安全使用。尽管地高辛可穿过胎盘，但新生儿和儿童对其毒性有一定的耐受能力。应谨慎使用心力衰竭治疗的传统支柱药物 β 受体拮抗药，因为它与胎儿宫内生长受限、心动过缓和低血糖有关，尤其是在妊娠中期和晚期。由于具有胎儿毒性，血管紧张素转化酶抑制药和血管紧张素受体拮抗药是禁忌用药。不建议使用其他充血性心力衰竭的药物，如硝普钠，因为它们具有潜在的氰化物毒性风险。

当伴有心律失常时，可以使用 β 受体拮抗药、钙通道阻滞药或地高辛来控制心率，但应避免使用胺碘酮。当基础的心律失常是心房颤动时，如果血流动力学不稳定则可能需要心脏复律。由于妊娠期间处于相对高凝状态，更容易形成心房血栓。普通肝素和低分子肝素不能穿过胎盘，但低分子肝素引起血小板减少症的风险较低。相反，香豆素类药物会穿过胎盘，并且与胎儿畸形有关，因此在妊娠期间不宜使用。

七、预防

美国心脏病学会 / 美国心脏协会（ACC/AHA）关于预防 IE 的最新建议已经发生了重大变化。目前，不建议在常规的阴道分娩或不复杂的剖宫产术中对妊娠期瓣膜性心脏病患者预防性使用抗生素 [95]。但具有 IE 病史、先

天性心脏病修复史、心脏移植史和人工心脏瓣膜病史的孕产妇患 IE 的风险更高，因此传统上认为该组应预防性使用抗生素。然而对于任何心内膜炎患者，预防性抗生素未显示能改善预后，并且与抗生素使用相关的并发症（如艰难梭菌）和抗生素耐药相关问题有所增加。只有进行详细的风险获益分析并对患者进行评估后，预防性抗生素才能应用于特定的患者。ACC/AHA 指南认为，临床实践的惯例是即使在妊娠期间也为这一较高风险的人群预防性应用抗生素[95]。这仍然是一个有争议的话题。2008 年，英国的国家健康与临床卓越研究所（NICE）发布了一项临床指南提出，由于缺乏效率成本相关的证据，不建议在有 IE 风险的女性中预防性使用抗生素。考虑到特定的操作，在被认为具有高风险（如人工心脏瓣膜、心内膜炎感染病史、移植心脏的瓣膜病变及先天性心脏病）的患者中，常规牙科、泌尿生殖道或胃肠道操作预防性应用抗生素属于 IIa 类推荐（此前为 Ia 类推荐）（表 17-5）。对于非

表 17-5　合并心脏异常需药物预防的感染性心内膜炎高危患者

- 感染性心内膜炎病史
- 移植心脏瓣膜病变
- 先天性心脏病
- 未修复的发绀型先天性心脏病
- 由修复材料或装置完全修复的先天性心脏缺陷
- 修复的先天性心脏病伴有残留缺陷
- 人工心脏瓣膜
- 不需要预防
- 充血性心力衰竭
- 二叶式主动脉瓣
- 获得性主动脉或二尖瓣病变
- 肥厚型心肌病
- 冠状动脉旁路移植术史
- 心脏起搏器和植入式除颤器
- 心脏导管插入术或冠状动脉支架
- 生理性、功能性或无意义的心脏杂音
- 非复杂性的继发性房间隔缺损

改编自 the recommendations of the American Heart Association 2006—2007 [78, 96]

高危瓣膜病变（主动脉瓣狭窄、二尖瓣狭窄和二尖瓣反流）的患者，不再建议预防性使用抗生素。对于充血性心脏病、二叶式主动脉瓣或肥厚型心肌病的患者，也不再建议进行预防。

类似地，美国牙科协会现在建议仅对有先天性心脏病、移植、既往 IE 或人工瓣膜病史的患者进行牙科抗生素预防，并且建议仅对涉及牙龈组织、牙齿根尖周围区域或口腔黏膜穿孔的牙科操作进行抗生素预防（表 17-6 至表 17-9）。

表 17-6　与菌血症相关的操作

牙齿	所有涉及牙龈组织、牙齿根尖周围区域或口腔黏膜穿孔的牙科操作①
呼吸道②	扁桃体切除术和（或）腺样体切除术 涉及呼吸道黏膜的外科手术 支气管镜活检
胃肠道③	伴胆道梗阻的内镜逆行胰胆管造影 胆道手术
泌尿生殖道④	前列腺手术 肠球菌泌尿道感染或定植：膀胱镜检查或尿道扩张 感染组织的外科手术
皮肤⑤	皮肤结构 肌肉骨骼组织

①. 不包括以下操作：经无感染组织进行的常规麻醉药注射，牙科 X 线，可摘除的口腔修复或正畸矫治器 / 支架的放置或调整，乳牙脱落以及嘴唇或口腔黏膜创伤造成的出血

②. 呼吸道：不再建议对气管内插管、不进行活检的支气管镜检查、鼓膜造孔术的导管置入进行抗生素预防性

③. 胃肠道：不再建议对经食管超声心动图、内镜检查（有或没有胃肠道活检）进行抗生素预防

④. 泌尿生殖道：不再建议对经无感染组织的阴道式子宫切除术、阴道分娩、剖宫产、包皮环切术进行抗生素预防：（尿道导管插入术、子宫扩张和刮宫术、治疗性的流产、消毒操作、插入或取出子宫内器械）

⑤. 皮肤：不再建议对在外科擦洗过的皮肤、文身或穿孔上的切口或活检进行抗生素预防

改编自 the recommendations of the American Heart Association 2006—2007 [89, 90]

表 17-7　口腔操作中的预防性抗生素方案

临床情况	药物方案（操作前 30~60min 单次给药）
口服	阿莫西林 2g 口服
无法口服药物	氨苄西林 2g IM/IV，或头孢唑林，或头孢曲松 1g IM/IV
青霉素或氨苄西林过敏	头孢氨苄 [1, 2] 2g 口服，或克林霉素 600mg 口服，或阿奇霉素或克拉霉素 500mg 口服
青霉素或氨苄西林过敏且无法口服药物	头孢唑林或头孢曲松 1g IM/IV，或克林霉素 600mg IM/IV

IM. 肌肉内注射
IV. 静脉注射 / 点滴
①或其他一代或二代头孢菌素，等效的成人剂量
②头孢菌素不能用于有青霉素 / 氨苄西林过敏、血管性水肿或荨麻疹病史的患者
改编自 the recommendations of the American Heart Association 2006—2007 [89, 90]

八、结论

由于妊娠期间发生的生理变化及治疗期间必须考虑的胎儿风险，妊娠期 IE 的诊断和治疗具有挑战性。最重要的是在任何高度怀疑感染的情况下，立即采取措施避免妊娠期 IE 相关的疾病进展和灾难性的心脏并发症。在非妊娠患者中，手术治疗是 IE 相关急性失代偿性心力衰竭有效的选择，并且手术可以降低死亡率。然而在妊娠期患者中，进行手术干预的决策具有更大的风险，并且该人群中关于患者结局的数据稀少。根据病原体制定抗生素治疗方案至关重要，并且妊娠期 IE 患者的治疗决策应当咨询感染病专家。产前咨询应当包括高危心脏病变的评估，以便于尽早明确 IE 的任何潜在风险，并考虑采取预防性抗生素治疗。

表 17-8　泌尿生殖道与胃肠道操作中的预防性抗生素方案

临床情况	药物方案
高危患者	氨苄西林 2g IV/IM 加庆大霉素 1.5mg/kg，操作开始 30min 内给药；6h 后再次氨苄西林 1.0g IV/IM 或阿莫西林 1g 口服
青霉素过敏的高危患者	万古霉素 1g IV，滴注 1~2h，加庆大霉素 1.5mg/kg IM/IV，操作开始前 30min 给药
中危患者	阿莫西林 2g 口服，操作开始前 1h 给药；或氨苄西林 2g IM/IV，操作开始前 30min 给药
青霉素过敏的中危患者	万古霉素 1g IV，滴注 1~2h，操作开始 30min 内完成给药

IM. 肌肉内注射
IV. 静脉注射 / 点滴
改编自 the recommendations of the American Heart Association 2006—2007 [95, 97]

表 17–9　妊娠期感染性心内膜炎患者的微生物特异性治疗方案和疗程

微生物	推荐的抗生素方案	疗　程
经验性（急性或亚急性）	万古霉素加庆大霉素 5mg/kg IV 每 24 小时单次给药 ± 头孢曲松 2g IV 每日 1 次	视微生物而定
草绿色链球菌及其他链球菌、青霉素敏感（MIC ≤ 0.12μg/ml）	青霉素 G 1200 万～1800 万 U/24h，氯化钠溶液点滴，均分 4～6 次给药；或 青霉素 G 1200 万～1800 万 U/24h，氯化钠溶液点滴，均分 6 次给药 + 庆大霉素 3mg/kg IV/IM 每 24 小时，单次给药	4 周 2 周
草绿色链球菌及其他链球菌、青霉素相对耐药（MIC 0.12～0.5μg/ml）	青霉素 G 2400 万 U/24h，氯化钠溶液点滴，均分 4～6 次给药； 或 头孢曲松 2g IV 每日 1 次； 或 上述药物 + 庆大霉素 3mg/kg IV/IM 每 24 小时，单次给药	4 周 2 周
草绿色链球菌及其他链球菌（贫养菌属、孪生菌属、颗粒菌属），青霉素高度耐药（MIC > 0.5μg/ml）	青霉素 G 1800 万～3000 万 U/24h，氯化钠溶液点滴，均分 6 次给药 + 庆大霉素 3mg/kg IV/IM 每 24 小时，单次给药； 或 万古霉素 30mg/kg IV 每 24 小时，均分 2 次给药 + 庆大霉素 3mg/kg IV/IM 每 24 小时单次给药	4～6 周 6 周
肠球菌属［青霉素敏感和（或）万古霉素协同氨基糖苷类］	氨苄西林 12g/24h IV，均分 6 次给药 + 庆大霉素 3mg/kg IV/IM 每 24 小时，均分 3 次给药； 或 万古霉素 30mg/kg IV 每 24 小时，均分 2 次给药 + 庆大霉素 3mg/kg IV/IM 每 24 小时，均分 3 次给药	4～6 周 6 周 4～6 周
金黄色葡萄球菌（甲氧西林敏感）	萘夫西林或苯唑西林 12g/24h IV，均分 4～6 次给药； 或 头孢唑林 6g/24h IV，均分 3 次给药 ± 庆大霉素 3mg/kg IV/IM 每 24 小时，均分 2 或 3 次给药	4～6 周 3～5d
金黄色葡萄球菌（耐甲氧西林）	万古霉素 30mg/kg IV 每 24 小时，均分 2 次给药	6 周
无乳链球菌（B 族链球菌）	青霉素 2400 万 U/24h IV，持续点滴或均分 4～6 次给药，+ 庆大霉素 3mg/kg IV/IM 每 24 小时	4～6 周 从开始治疗起至少 2 周，全程使用更合适
HACEK 类	头孢曲松 2g/24h IV/IM，单次给药	4 周
血培养阴性（培养前疑似使用抗生素）	氨苄西林 – 舒巴坦 12g/24h IV，均分 4 次给药 + 庆大霉素 3mg/kg IV/IM 每 24 小时，均分 3 次给药	4～6 周
血培养阴性的动物传播菌（巴尔通体杆菌属）	头孢曲松 2g IV 每日 1 次 + 庆大霉素 3mg/kg IV/IM，每 24 小时	6 周 2 周
血培养阴性的动物传播菌（伯纳特氏立克次氏体）	复方新诺明（320/1600mg）	长期 10～29 周 [77]

改编自 Baddour et al. 2005 [78]

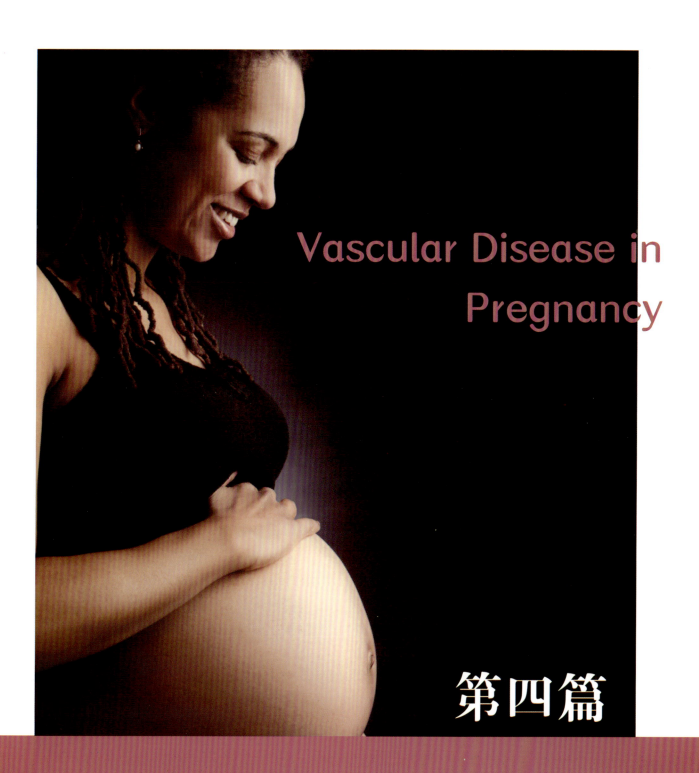

Vascular Disease in Pregnancy

第四篇

妊娠期血管疾病

第 18 章
妊娠期血管夹层与动脉瘤
Vascular Dissections and Aneurysms During Pregnancy

Afshan B. Hameed　著

韦晓宁　译　　张思辰　校

一、主动脉夹层

妊娠期主动脉夹层是一种罕见但可严重威胁母体和胎儿生命的病变[1]。主动脉夹层形成的典型情况，是以主动脉内膜的撕裂开始，血流进入裂隙，在主动脉腔的压力下，将血管壁中膜沿着平行于血流的方向纵向分离，延伸形成不同长度的夹层。夹层腔道的外壁多为薄的动脉外膜，因此常发生血液外渗[2]。主动脉夹层部位可累及主动脉的分支，根据病变累及的部位、范围和解剖结构的不同，产生不同的症状[3]。

（一）流行病学

妊娠期主动脉夹层占主动脉夹层病例的0.1%～0.4%[4]。总发病率中，男性是同龄女性的2～3倍[5]。

（二）病因学

普通人群中主动脉夹层的易感因素有高龄、男性、高血压及主动脉病变，如马方综合征（Marfan's syndrome）、二叶主动脉瓣及主动脉缩窄[2,6,7]。其他高危因素包括努南综合征（Noonan's syndrome）、特纳综合征（Turner

syndrome）及可卡因滥用[8]。高血压是成人主动脉夹层患者最常见的共同特征[9]。但孕期主动脉夹层患者中，患有高血压者较非孕期的患者低，提示了其他因素在孕期主动脉夹层的形成中起到更重要的作用[4,10]。而且，并无依据表明，子痫前期与子痫可增加主动脉夹层的发生风险。大量孕期和产后主动脉夹层的病例报道并没有提示有其他的危险因素[11,12]。因此，怀孕本身被认为是增加主动脉夹层发生的危险因素。早期的报道显示，40岁以下的主动脉夹层患者，有50%与怀孕相关，均发生在孕期或分娩后不久[13,14]。Mandel等报道了70例育龄女性主动脉夹层病例，其中36例与怀孕相关[5]。Konishi等总结了52例孕期主动脉夹层病例的特点，发现其中有60%的患者＞30岁，77%的患者为经产妇，20%患者有主动脉缩窄，且部分患者有马方综合征样表现[15]。妊娠相关主动脉夹层常发生于孕中后期及晚孕期。近期，Zhu等描述了妊娠相关主动脉夹层发生的时间，在25例此类病例中，2例发生于早孕期，9例发生于中晚孕期，5例发生于产后。其中A型主动脉夹层20例，占80%；B型主动脉夹层5例，占20%。有高血压的患者7例，占28%，马方综合征患者3例。在19

例（76%）有中重度的主动脉瓣反流的患者中，18 例合并有 A 型主动脉夹层[9]。Chu 等描述了 24 例孕期夹层的病例，主动脉根部直径的范围为 2.9～10.0cm［（5.6±1.7）cm］，其中 Stanford A 型有 17 例，占 71%[16]；B 型则较为少见[17]。

（三）病理生理学

主动脉内膜撕裂及分离延伸的确切病理生理过程尚未明确，然而，人们普遍认为内膜连续性中断是血管内皮损伤和修复过程中的一种异常状态。妊娠生理状态下的血容量、每搏量增加，心肌收缩性改变，以及激素介导的血管壁结构的变化，是导致妊娠期血管剥离风险增加的初始因素[18, 19]。在妊娠实验动物的结缔组织中发现的激素变化可同样反映在人类身上[20]，这一变化可能增加动脉壁剥离的发生风险[21]，但激素在其中具体的作用尚不明确。在大鼠模型中，雌激素可抑制胶原蛋白和弹性蛋白在动脉壁沉积，而孕激素则可加速非胶原蛋白的沉积[20]。另外，孕期血管内膜增生及口服避孕药女性出现高血压，也说明了激素对血管系统的影响。妊娠期间血管壁结构的改变一定程度上与中膜囊性坏死的改变相似[22, 23]。此外，这种血管脆弱性在整个妊娠期内持续增加，并在孕晚期达到高峰，这也是大多数患者出现主动脉夹层的时期[9]。但在孕期死亡病例尸检中，常发现许多患者主动脉壁结构是正常的，甚至一些合并有主动脉夹层的病例尸检也未发现主动脉壁结构的异常[24]。

在大部分主动脉夹层病例中，多发现有持续的动脉内膜撕裂合并有中膜破裂。有约 2/3 的患者，其标志着主动脉夹层开始的位置，即内膜撕裂部位在距主动脉瓣尖 2cm 内，其余患者夹层起点在降主动脉，紧邻左锁骨下动脉开口，少部分位于主动脉弓或横膈膜下。约 10%

患者的内膜撕裂口再次出现破裂，形成"双腔主动脉征"。尽管夹层为中膜纵向分离，但累及主动脉周径的百分比是可变的。一般情况下，夹层会累及半周主动脉，而另一半保持完整。起始于升主动脉的夹层通常累及右侧动脉壁，并沿着升主动脉、主动脉弓和降主动脉向下延伸，这些部位常使右冠状动脉、无名动脉、左颈总动脉和左锁骨下动脉受到影响。

（四）主动脉夹层的分类

主动脉夹层根据发生的部位和范围进行分类。

1. DeBakey 分类方法：Ⅰ 型起始于升主动脉，延伸至降主动脉；Ⅱ 型起始于升主动脉，病变不超过升主动脉；Ⅲ 型病变多起始主动脉峡部，可分为 ⅢA 型（即夹层局限于胸主动脉）和 ⅢB 型（夹层自降主动脉延伸到膈下累及腹主动脉）。

2. Stanford 分类法：A 型为累及主动脉弓和升主动脉近端和远端夹层；B 型为起自左锁骨下动脉开口远端的主动脉夹层，不累及升主动脉。

3. 最近，一个简化的分类方法被广泛接受，其将主动脉夹层分为近端夹层（包括 DeBakey Ⅰ 型和 Ⅱ 型，或 Stanford A 型）和远端夹层（DeBakey Ⅲ 型或 Stanford B 型）二类[25]。

（五）临床表现

大部分主动脉夹层患者都有剧烈的胸痛，可放射至背部、肩部甚至腹部，其他症状多与并发症相关。最严重的并发症是主动脉破裂，血液外渗到心包腔、胸膜腔、纵隔、腹膜后、肺动脉壁、房间隔、室间隔，伴或不伴传导系统、肺或食管受累。此外，动脉内血肿可导致主动脉部分或完全阻塞，并累及冠状动脉（导致猝死或心肌梗死）、无名动脉或颈总动脉（出现晕厥、意识错乱、中风或昏迷）、无名动脉或锁骨下动脉（导致上肢缺血或瘫痪）、肋间动脉或腰椎动脉（致脊髓缺血）、腹腔动脉、肾动脉、肠系膜动脉或髂总动脉。主动脉扩张或主动脉夹层累及瓣膜水平可引起急性、重度主动脉瓣反流，并产生肺水肿。主动脉或肺动脉梗阻可导致循环衰竭。其余常见的表现包括脉搏短促、减弱或无脉，主动脉瓣区可闻及舒张期杂音，神经系统症状表现为精神失常、脑血管意外，以及脊髓缺血所致的截瘫[26]。

无痛性主动脉夹层患者占 5%～15%，没有典型的胸痛症状，但有明显的神经症状，这可能掩盖了真正的病因，使诊断更具难度[3]。

（六）诊断性检查

1. 胸部 X 线检查

胸部 X 线检查最常见的表现为纵隔增宽，可伴有胸腔积液（多见于远端夹层患者的左侧胸腔）。值得注意的是，主动脉夹层的胸部 X 线表现是非特异性的，没有异常影像学表现不能排除此病。

2. 主动脉造影

主动脉造影是诊断主动脉夹层的金标准。其优势在于可显示包括分支血管在内的夹层累及范围，但该操作的局限性也十分明显，有创、电离辐射及使用造影剂。其他检查，如造影剂增强性计算机断层扫描（CT）、磁共振成像（MRI）、超声和经食管超声心动图（TEE），可检测主动脉瓣反流的严重程度及冠状动脉的情况[27]。

3. 心脏 CT

增强 CT 对诊断急性主动脉夹层的敏感性和特异性接近 95%～98%。与主动脉造影不同的是，CT 为非侵入性操作，但仍存在有电离辐射及使用造影剂的相关风险。

4. 磁共振成像（MRI）

MRI 对主动脉夹层的检测敏感性为95%～98%，特异性为 94%～98%[28]，并可用于鉴别主动脉夹层与其他主动脉疾病，如胸主动脉瘤、主动脉修复移植术后。另外，MRI 可有效诊断有无血栓的存在、判断动脉内膜撕裂部位，有无心包积液和主动脉瓣关闭不全。但也存在一定的局限性，如对分支血管显示不足，且耗时较长，不能用于生命征不稳定的患者，对于安装了起搏器及老一代人工瓣膜患者也同样不适用。

5. 超声心动图及经腹超声检查

经胸超声心动图（TTE）在主动脉夹层患者中的诊断价值有限，且无法对升主动脉远端及主动脉弓进行有效检测。多普勒超声心动图对主动脉夹层相关并发症诊断快速高效，如心包腔积血、主动脉瓣关闭不全或房室壁运动异常。经食管超声心动图（TEE）相对无创，并可弥补 TTE 的一些不足，对主动脉夹层的诊断敏感性和特异性分别达 99% 和 89%[27]。如果考虑膈下夹层，经腹部超声具有重要价值。但腹部 X 线价值不大，因为腹部很少发生动脉粥样硬化且孕妇应尽量避免腹部放射线暴露。

6. 心电图（EKG）

心电图对主动脉夹层的诊断价值不大，但当病变累及冠状动脉时，心电图可出现急性心肌梗死的改变；当血液流入心包腔时，心电图可表现为心包炎；如长期存在高血压、主动脉缩窄等夹层的高危因素，其往往导致左心室肥厚，心电图会出现相应改变。

7. D- 二聚体

在根据症状、查体等进行夹层风险评分，评估为中低风险的患者中，D- 二聚体＜ 500ng/ml 可排除主动脉夹层[29]。

（七）鉴别诊断

主动脉夹层应与其他致死性疾病相鉴别，包括急性肺栓塞、羊水栓塞、急性心肌梗死、急性重度主动脉瓣反流、气胸、脑血管意外、子宫破裂、胎盘早剥和肠系膜缺血。

年轻健康的孕妇出现主动脉夹层往往没有典型的症状，缺乏警惕和怀疑常常会造成诊断的延迟，对母体和胎儿带来严重的不良后果。在一份报道了5例患者的文献中，总结了得出诊断的中位数时间为18.5h（范围为5.5～150h），从诊断到手术的中位数时间为1.5h（范围为0.5～54h）[30]。因此，当考虑上述疾病时，应始终将夹层作为鉴别诊断之一。

（八）治疗

未经治疗的主动脉夹层，母体和胎儿死亡率极高，必须采取紧急和积极的干预手段。一经确诊，患者首选在具备血流动力学监测的重症监护条件下严密观察[31]，推荐进行有创性全身动脉压的测量。最近一篇文章对24例孕期主动脉夹层患者的处理方法进行报道，其中19例进行了主动脉手术，手术时机为孕5周到产后1月[16]。

对于远端主动脉夹层患者，手术治疗和药物治疗并没有显示出预后的差异，因此手术并不是其唯一选择。药物治疗可用于生命中平稳、无并发症的急性远端主动脉夹层、慢性主动脉夹层，以及需术前维持稳定的患者。手术治疗适用于药物治疗失败、近端主动脉夹层、破裂/即将破裂、夹层扩大、疼痛剧烈及难治性高血压的患者[32-34]。目前推荐使用静脉β受体拮抗药，如普萘洛尔、美托洛尔和阿替洛尔，其可将心率降低20%，然后改为口服药物维持。孕期患者，应静脉给予硝酸甘油，使收缩压降至100～120mmHg，或降至

胎盘及重要器官可承受的最低血压，期间应监测胎儿心率，以观察子宫胎盘血流灌注是否充分。β受体拮抗药的剂量应控制为使心率至少降低20次/min，以减少血管剪切力。其他药物包括血管扩张药，如硝普钠和肼屈嗪。硝普钠起效快、半衰期短，可迅速降低血压，但大剂量硝普钠在少数情况下可在母体内产生硫氰酸盐，具有毒性作用，肾功能不全患者尤甚，因此只有在特殊的情况下才能用于孕妇。硫氰酸盐对母体的毒性作用表现为引起代谢性酸中毒、严重低血压、瞳孔散大、皮肤潮红、呼吸减弱、反射消失、意识障碍和昏迷。肼屈嗪是一种有效的动脉扩张药，可以与β受体拮抗药联用[35]。

（九）分娩计划

应当组建多学科团队（包括产科医生、麻醉医生、心脏病专家、心胸外科医生和新生儿科医生）来制定主动脉夹层孕妇的分娩计划。主动脉夹层是计划性剖宫产的适应证之一。局部麻醉下的剖宫产为首选方式，这样可避免阴道分娩过程中过长的产程及Valsalva动作对心血管的影响[11]。对于近端主动脉夹层的患者，手术修复应尽快行。然而并非所有近端夹层患者均需置换主动脉瓣，如情况允许，应予以保留。孕妇择期行体外循环心脏手术是安全的，但会增加流产的风险（见第26章）[36, 37]。尽管有报道接受过主动脉夹层修复手术的女性成功怀孕的病例，但患者仍有较高的出现动脉瘤扩张、动脉破裂及夹层再次形成的风险[38]。

二、脾动脉瘤破裂

脾脏动脉是继肾动脉和髂动脉最常见发生动脉瘤的内脏动脉[39]。脾动脉瘤的发生率为0.16%～0.78%，约50%的患者在妊娠期

破裂。脾动脉瘤破裂具有很高的胎儿致死率（95%）和母体致死率（70%～75%）[40-44]。众所周知，一般动脉瘤好发于男性，男性发病率常为女性的 3～5 倍，而脾动脉瘤恰恰相反，女性发病为男性的 2～3 倍。女性脾动脉瘤常见于年轻的患者，其中高达 95% 的诊断与妊娠相关。孕期脾动脉瘤破裂的发生率为非孕期的 2 倍，约占总病例的 20%，且经产妇更为严重[10]。与其他部位血管瘤类似，脾动脉瘤在晚孕期破裂风险最高（约占 69%），分娩时次之，占 13%，产后破裂者约 6%，且与高血压有一定相关性（30%）[40]。然而，大多数脾动脉瘤破裂前常无症状，因此，一旦破裂突发，预后极差[45, 46]。

动脉瘤形成的确切原因尚不清楚，妊娠和多产可能为重要的相关因素[40, 47, 48]。其他相关疾病，包括动脉粥样硬化性血管疾病、动脉发育异常、局灶性动脉炎及门脉高压伴脾大[49, 50]。血容量增加、门脉充血、增大的子宫压迫腹主动脉和髂血管，以及孕期动脉壁结构改变都可能是促使动脉瘤破裂的原因。脾动脉瘤常位于脾动脉主干的远端，破裂前常无症状，多在血管造影术或腹部手术中偶然被发现。

（一）临床表现

脾动脉瘤破裂最常见的表现为突发疼痛及晕厥[51-53]。多为上腹或左侧腹痛，向左肩放射，伴发汗、低血压、心动过速，严重者可发生休克和猝死[48, 51, 54-56]。Richardson 报道了一例误诊为肺栓塞的脾动脉瘤破裂[57]。非特异性症状包括恶心、呕吐、腹泻或便秘。孕妇低血压可能会由于胎盘灌注不足而致胎心减慢[58]，如果不及时终止妊娠，会造成新生儿永久性神经功能损伤[47]。值得注意的是，有 1/4 脾动脉瘤患者发生两阶段或两次破裂，初次破裂，血流进入脾周囊腔，数分钟至数周后，发生第二次破裂，大量血液流入腹膜腔并出现休克，严重者危及生命[56, 59]。

（二）诊断

腹部 X 线片可能在腹左上象限看到钙化曲线阴影，透视检查偶可显示出胃后壁搏动性充盈缺损，血管造影可以明确诊断。考虑到辐射对胎儿的风险，这些检测手段在孕期的使用受到限制。超声检查、CT 检查和 MRI 也可提供重要的诊断和预后信息，如果临床表现高度提示此病，临床医生应立即进行这些检查，甚至采用血管造影。

（三）鉴别诊断

脾动脉瘤的鉴别诊断，包括其他动脉瘤破裂、腹主动脉夹层、急性胰腺炎、肠缺血、脾梗死、肾绞痛、胆囊炎、阑尾炎、胃炎、肺栓塞和心肌梗死[57]。妊娠期脾动脉瘤破裂的诊断尤为困难，因其可能与常见的产科并发症相混淆，如子宫破裂和胎盘早剥[58, 60]。通常，脾动脉破裂表现为左上腹短暂性剧烈疼痛，并无子宫破裂或胎盘早剥的相关诱因，且子宫软，无阴道出血，胎心音正常并出现上腹部肿块。早期临床判断极为关键，如怀疑破裂，应立即给予血流动力学支持和急诊手术，以避免产妇和胎儿死亡。Samame 等报道了 1 例晚孕期脾动脉瘤破裂、栓塞术失败，采用经腹腔镜动脉瘤切除和脾切除术治疗的病例。该患者在 2 个月后分娩，未出现并发症。脾动脉瘤通常无明显症状，因此育龄女性如发现 < 2cm 的动脉瘤，则建议手术治疗或栓塞治疗[61]。

非孕人群中，与脾动脉瘤破裂相关的死亡率高达 25%，而孕期此数值则更高[44]。回顾到 1993 年为止全球报道的 99 例病例，结果显示，孕期脾脏动脉瘤破裂的母体死亡率为 69%，胎儿死亡率为 90%，仅有 10 例产妇和胎儿存活。

而最近报道的几例妊娠期脾动脉瘤破裂病例，母体和胎儿的结局均良好[44, 62]。

三、肾动脉瘤破裂

普通人群中肾动脉瘤发病率< 0.01%[63]，妊娠期肾动脉瘤破裂则更为罕见，但母体和胎儿死亡风险高[64, 65]。大多数情况下，肾动脉瘤是无症状的，多因妊娠期破裂而被发现。一般而言，动脉瘤越大，破裂风险越高，普通人群中，> 2cm的动脉瘤即有破裂的风险，而妊娠期，小至1cm的动脉瘤也可能发生破裂[66, 67]。动脉瘤破裂的临床表现与子宫破裂或胎盘早剥等产科急症非常相似。Hellmund等回顾了到2015年为止已报道的妊娠期肾动脉瘤破裂病例（n=32），提示有34%的孕妇死亡和59%的胎儿死亡，大多数破裂发生在孕晚期（占69%），产后立即破裂者占6%[68]，但早孕期也有肾动脉瘤破裂的报道[69, 70]。

肾动脉瘤通常起源于弹性纤维发育异常，形成具有纤维颈的囊袋型动脉瘤，位置多在动脉分叉处或附近，瘤壁往往很薄，易破裂。有人提出妊娠是肾动脉瘤破裂危险因素。有报道1例移植肾动脉瘤破裂和1例产后8周诊断出的巨大右肾动脉瘤的病例，瘤体达5.8cm，该患者经手术成功救治，并保留了肾脏[71]。除了影像学检查，血清乳酸水平可作为血流动力学稳定的患者的辅助检查[68]。Saito等报道了1例肾动静脉畸形患者，在第2次怀孕22周时出现了重度血尿和左侧腹疼痛，给予经导管栓塞术治疗成功，4个月后患者成功分娩健康新生儿[72]。由于介入治疗对胎儿有电离辐射风险，因此，此类疾病在妊娠期应首选外科手术，手术方式推荐保留肾脏的肾动脉修复术[64, 73]，但在某些情况下，肾脏可能无法保留[74, 75]。存在腹膜后出血病例中，鉴别诊断充分应考虑肾

动脉破裂的可能，以便及早诊断和治疗。

四、卵巢动脉瘤破裂

卵巢动脉瘤破裂与其他腹腔内血管破裂类似，在无其他分娩并发症时[77, 78]，往往表现为急性腹痛、侧腹痛和低血容量性休克[76]。危险因素包括多胎妊娠和子宫肌瘤[79, 80]。最常见发病时间是产后不久，也有些报道其发生于妊娠晚期或第二产程中[81, 82]。Guillem等报道了1例产后4天卵巢动脉瘤破裂的病例，引起自发性腹膜后血肿，最终采用栓塞术治疗的病例[83]。多排CT扫描和血管造影为首选的诊断手段[84-88]。因卵巢动脉瘤破裂会导致大量腹膜后出血，需要早期诊断和及时干预。治疗方法首选手术，应由经验丰富的手术团队进行，手术方式包括动脉栓塞和（或）开腹手术，以清除血肿。

五、子宫卵巢静脉破裂

子宫或卵巢静脉自发破裂罕见，但可能导致母胎病症，甚至死亡[85, 89]。自发性子宫卵巢静脉破裂的原因尚不清楚，但有学者提出可能跟多胎妊娠、静脉压增高、盆腔手术史、子宫肌瘤及胎盘异常植入有关。一篇对28例子宫卵巢血管自发性破裂的病例回顾分析，提出61%的破裂发生于分娩发动前，21%出现在产后[90, 91]。子宫卵巢静脉破裂表现为急性腹痛和侧腹痛，随后出现低血容量性休克和胎儿心率异常[92]。大量腹膜后出血或阔韧带积血可压迫导致肛门坠胀感或背部疼痛，可触及肿块；血液流入腹腔时，可出血腹膜刺激征。

治疗首选外科手术，多数病例会根据孕周大小，采取剖腹探查与剖宫产术结合的方式。Ginsburg等报道了1例孕26周时子宫静脉破

裂的病例，通过手术修复并继续妊娠，最后顺利经阴道分娩 1 名健康新生儿[90]。

六、总结

妊娠会增加血管瘤破裂和夹层发生的风险，对孕妇和胎儿都可能造成严重的不良后果。孕期激素水平和血流动力学的改变是相关的危险因素。与非孕期不同的是，妊娠期主动脉夹层患者中合并高血压患者较少，早发现并及时处理是取得良好预后的关键。

第 19 章
马方综合征与妊娠
Marfan Syndrome and Pregnancy

Sorel Goland   Uri Elkayam   著

韦晓宁   译   张思辰   校

马方综合征（MFS）是常染色体显性遗传的结缔组织病，可涉及心血管系统、骨骼、眼和其他系统 [1-5]。MFS 女性患者在妊娠期时，母体和胎儿并发症发生的风险均增加，给临床医生带来了极大的挑战，需要更为严格的孕期管理。

一、马方综合征的流行病学和病因学

在美国，MFS 患病率约为 1/5000，男女患病率无差别 [3, 6]。大约 80% 的患者心血管系统受累，包括主动脉扩张（主要为升主动脉）、主动脉瓣反流及二尖瓣和三尖瓣脱垂（伴或不伴反流）[3-5, 7]。过去，有报道显示 MFS 患者的预期寿命显著缩短（是正常人的 2/3）[8]。然而，随着医学的发展和外科治疗的介入，MFS 患者预期寿命有了显著改善 [9]。导致患者死亡的主要原因为心血管系统疾患，其中包括主动脉夹层和破裂 [5, 8, 10-12]。

MFS 是由 15q21 染色体上 MFS 基因（*FBN1*）突变引起的，该基因编码细胞外基质蛋白：纤维蛋白 -1（fibrillin-1）[1-3]。最近，有学者在 3p24.2-25 染色体上，也发现了基因杂合突变，该基因编码组织生长因子 β 受体 2（TGFBR2）[13]。尽管这种疾病在 65%～75% 的家庭中作为一种显性特征而被区分开来，但是其余的病例是由新发突变引起，呈散发。在少数情况下，有些病例尽管具有典型的 MFS 表现，但未发现有 *FBN1* 突变（< 10%）[14]。尽管大部分 MFS 是由 *FBN1* 基因突变引起的，但 *FBN1* 突变的分子检测对 MFS 的诊断既不敏感也不特异，因此诊断仍基于临床标准 [14]。因许多 MFS 患者无 *FBN1* 突变，故 1996 年 MFS 的诊断标准被重新修订（表 19-1）[6, 7, 15]。由于主要诊断标准在一般人群中很少出现，使得该标准的敏感性有限，但特异性高。MFS 病变涉及全身多个系统，因此诊断应采用多学科联合评估的方式进行，学科成员包括心脏病学专家、眼科、放射学科和临床遗传学领域专家。不幸的是，许多 MFS 往往在孕前未能被识别出来，仅有在妊娠期或分娩后出现危及孕妇生命的并发症时才被诊断。

表 19-1　Ghent 诊断标准

系　统	主要表现	次要表现
骨骼系统	至少有以下 4 种表现	满足 2 个主要表现，或 1 个主要表现及以下 2 种次要表现
	• 鸡胸	• 中度漏斗胸
	• 需要手术矫正的漏斗胸	• 关节过伸
	• ULSR ＜ 0.86 或手臂伸长长度：身高＞ 1.05	• 腭弓过高、牙齿密集
	• 腕征 - 拇指征	• 面部特征（长头、颧骨发育不良、眼球内陷、下颌后缩、眼裂下斜）
	• 脊柱侧弯＞ 20° 或脊椎前移	
	• 前臂提携角缩小（＜ 170°）	
	• 内踝内侧移位、扁平足	
	• 髋臼前突	
视觉系统（眼）	晶状体脱位（晶状体异位）	扁平角膜
		眼轴增长（引起近视）
		虹膜或睫状肌发育不全（导致瞳孔缩小）
心血管系统	主动脉根部扩张	二尖瓣脱垂
		年龄＜ 40 岁，出现肺动脉扩张
		＜ 40 岁，出现二尖瓣瓣环钙化
		主动脉其他部位出现扩张或夹层
呼吸系统（肺）	无	自发性气胸
		肺尖肺大疱
皮肤系统	无	萎缩纹
		反复疝气发作，或出现切口疝
硬脑膜	腰部硬脊膜膨出	无
遗传学表现	父母、子女或兄弟姊妹中有人满足上述的诊断标准	无
	已知的 FBN1 突变可引起马方综合征，与马方综合征相关的 DNA 标记单倍型遗传	

除骨骼系统以外的其他系统，具有列出的主要表现或次要表现之一，骨骼系统需要多个特征

ULSR. 上、下半身比

有家族史或 FBN1 基因检测异常时，MFS 的诊断需要一个系统的主要表现及另一个系统的次要表现；在没有家族史的情况下，MFS 的诊断需要两个系统的主要标准及第三器官受累

二、马方综合征患者妊娠期心血管风险

（一）母体相关风险

MFS患者出现最严重的并发症是主动脉夹层（图 19-1），并且已有证据证明妊娠可显著增加夹层发生的风险（表 19-2）[5, 10-12, 64-66]。究其原因，主要是妊娠期心血管系统发生的一系列变化，如血容量、心率和每搏量的增加[17]。此外，激素介导血管壁发生一系列组织学改变，如黏多糖减少和主动脉壁弹性纤维的丢失[18]。根据 Rajagopalan[19] 和 Yuan[20] 等学者最近两次对主动脉病变患者妊娠结局的系统评价，发现 MFS 仍然是导致妊娠期急性动脉

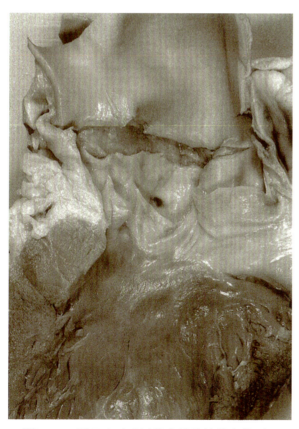

▲ 图 19-1　展示主动脉瓣的尖端处的横向撕裂，几乎横穿了整个升主动脉

该病例是一名 34 岁的马方综合征患者，主动脉根部轻微扩张至 42mm，产后 2 天因近端主动脉夹层和心包压塞而猝死

夹层发生的最常见的原因（41%～49%）。

1981 年，Pyeritz 在文献中首次提出了妊娠可增加 MFS 相关并发症的风险，文献中描述了 32 名 MFS 患者，每人至少有过 1 次妊娠[21]。这些病例中，有 20 例在孕期出现了急性主动脉夹层，或夹层破裂，均在妊娠期、围产期或产后死亡。这些患者中，大多数都有心血管系统的基础疾病，如主动脉扩张、主动脉瓣反流、主动脉缩窄、高血压、心脏增大和动脉导管未闭。Elkayam 等[66] 在一篇文献综述中报道了 15 例 MFS 女性患者妊娠情况，这些患者中，10 例在妊娠期间出现了心血管并发症，包括主动脉近端和远端的夹层，有些病患的夹层累及髂动脉和冠状动脉，还有升主动脉扩张导致主动脉反流和充血性心力衰竭。这些并发症多出现在妊娠的中晚期，有个别患者在妊娠数日后发生主动脉夹层，部分则在分娩或产后，且有 2 例产妇死亡。3 名患者采用剖宫产术分娩，并在产后 3 天到 6 周内接受了血管修复手术，另外有 2 例则在孕期接受了修复手术[64]。Immer 等[22] 在一篇综述中报道了 50 例孕期主动脉夹层患者，同时合并有 MFS 和主动脉瓣膜病。其中 16 例 A 型主动脉夹层合并 MFS，她们的平均年龄（29±4）岁，平均孕周为（31±6）周，平均主动脉根部直径为（4.8±0.8）cm，除 2 例外，均接受剖宫产分娩。当中没有孕产妇死亡，但有 3 例有胎儿死亡。Goland 等[11] 在另一篇文献综述报道了 39 例妊娠合并 MFS 的患者，在孕期出现了相关的并发症，包括 29 例主动脉夹层，其中升主动脉（19 例）、降主动脉（8 例）或升主动脉和降主动脉均受累（2 例），当中的 8 名患者在出现主动脉的并发症时，才被初次诊断患有 MFS。这些病例中，急性主动脉夹层发生在孕 20 周前（范围为 13～20 周）的有 5 例，发生在孕 24～40 周时的有 18 例，发生在分娩后的有 6 例，当

表 19-2 1995—2007 年间报道的 MFS 女性妊娠病例

病例	作者/年	年龄/孕产史	孕前心血管基础疾病	并发症 — 母体	并发症 — 胎儿	分娩方式和时机	结局 — 母体	结局 — 胎儿
1	Jayaram 等 1995 [16]	33/G6/P0	未报道	孕26周出现B型主动脉夹层，位于左锁骨下动脉远心端	无	孕36周剖宫产	胎儿娩出后修复主动脉	健康
2	Rossiter 等 1995 [17]	29/NA	主动脉根部扩张 (42mm)	孕晚期快速扩张，达52mm，产后达68mm，中度AR	无	未报道，孕至足月	接受复合人工血管置换术	健康
3	Rossiter 等 1995 [17]	26/NA	主动脉根部扩张 (42mm), MVP, 中度AR	主动脉扩张至48mm，孕17周时出现B型主动脉夹层，延伸至主动脉分叉处	无	孕17周时接受全子宫切除术终止妊娠	1年后因夹层延伸，接受胸主动脉修复手术	死亡
4	Rossiter 等 1995 [17]	26/NA	(s/p) 孕前6个月，因急性近端夹层行主动脉置换，合并有慢性的降主动脉夹层	慢性降主动脉夹层，孕期平稳，产后1周延伸至腹主动脉	无	未报道，孕至足月	产后3个月行胸-腹主动脉修复手术，2年后死于心内膜炎	健康
5	Lipscomb 等 1997 [18]	29/G2P1	升主动脉扩张 (42mm)	孕20周用前列腺素引产时出现近端和远端主动脉夹层	死亡	孕20周引产，胎儿死亡	接受主动脉根部复合替换术，产生新的主动脉夹层，死于37岁	死亡
6	Lipscomb 等 1997 [18]	30/NA	孕前未评估，妊娠期间诊断为MFS	孕38周出现近端主动脉夹层（主动脉扩张至86mm）、LV扩张，重度AI，肺水肿	无	孕38周剖宫产	剖宫产时接受升主动脉人工复合血管替换术，2年后死于蛛网膜下腔出血	健康
7	Lipscomb 等 1997 [18]	35/NA	孕前未评估，妊娠期间诊断为MFS	孕25周出现难以控制的高血压，产后14d出现A型主动脉夹层伴发主动脉破裂	胎儿窘迫	孕38周因胎儿宫内窘迫及难以控制的高血压剖宫产	死亡	健康
8	Lipscomb 等 1997 [18]	30/G1P0	妊娠期间诊断为MFS，孕20周时主动脉根部扩张 (40mm)	产后16d出现B型主动脉夹层	无	孕38周剖宫产	药物治疗18个月，后因胸-腹主动脉动脉瘤样扩张接受手术治疗	健康
9	Lipscomb 等 1997 [18]	28/NA	妊娠期间诊断为MFS，孕20周时主动脉根部扩张 (43mm)	妊娠期主动脉进行性扩张达49mm	无	孕36周剖宫产	产后快速扩张达70mm，产后18周成功接受主动脉根部复合替换术	健康

（续表）

病例	作者/年	年龄/孕产史	孕前心血管基础疾病	并发症 母体	并发症 胎儿	分娩方式和时机	结局 母体	结局 胎儿
10	Lipscomb 等 1997[18]	28/G2P0	前次妊娠期诊断为主动脉扩张（49mm）	孕17周时主动脉扩张进展至56mm	未报道	孕17周时选择流产	终止妊娠后接受主动脉替换术	17周流产
11	Zeebregts 等 1997[19]	24/G2P1	高血压，重度AR	孕32周出现A型主动脉夹层	未报道	主动脉术后第5d行剖宫产术	孕期接受Bentall手术	健康
12	Zeebregts 等 1997[19]	28/G2P1	未报道	孕35周出现B型主动脉夹层	未报道	35周时阴道分娩一死胎	保守治疗，多器官衰竭，脓毒症（存活?）	胎儿宫内死亡
13	Mul 等 1998[20]	32/G2P1	未报道	孕29周出现A型主动脉夹层	未报道	孕38周分娩	孕29周时接受主动脉根部替换术	胎儿脑萎缩
14	Akashi 等 2000[21]	25/NA	无	近端主动脉扩张（主动脉根部直径60mm）孕37周出现A型主动脉夹层	胎儿窘迫	孕37周时因胎儿窘迫剖宫产	剖宫产术后1天接受主动脉根部、升主动脉替换术	健康
15	Jondeau 等 2000[22]	31/NA	早孕期主动脉根部扩张（55~60mm）	主动脉扩张进展（62~65mm），孕34周时出现急性A型主动脉夹层	无	34周时行剖宫产	接受Bentall手术，同时剖宫产	健康
16	Fabricius 等 2001[16]	32/G1P0	无	A型主动脉夹层，AR，孕39周心源性休克	胎儿心动过速	孕39周剖宫产	主动脉根部复合替换术，AVR，ECMO 4d	健康
17	Fabricius 等 2001[16]	31/G1P0	无	孕34周时出现A型和B型主动脉夹层，腹腔缺血，下肢瘫痪	无	孕34周剖宫产	升主动脉、主动脉弓及降主动脉采用Hemashield人工血管替换，升结肠切除	健康
18	Preiss 等 2005[23]	37/NA	孕前主动脉根部扩张（42mm）主动脉根部扩张	孕34周出现A型主动脉夹层	NA	34周剖宫产后切除子宫	升主动脉手术，同时剖宫产	NA
19	Lind 和 Wallenburg 2001[24]	28/G4P1A2	无	孕24周出现A型主动脉夹层	无	孕足月，剖宫产	主动脉根部替换术后妊娠至足月	健康

（续表）

病例	作者/年	年龄/孕产史	孕前心血管基础疾病	并发症 母体	并发症 胎儿	分娩方式和时机	结局 母体	结局 胎儿
20	Lind 和 Wallenburg 2001[24]	24/G1P0	孕前主动脉根部扩张（40mm）	孕 39 周分娩时出现 A 型主动脉夹层	无	孕 39 周剖宫产	主动脉修复手术，同时剖宫产	健康
21	Lind 和 Wallenburg 2001[24]	28/G1P0	孕前主动脉根部扩张（45mm）	产后 6d 出现 A 型主动脉夹层	无	足月阴道分娩	主动脉根部替换术	健康
22	Lind 和 Wallenburg 2001[24]	23/G1P0	出现夹层后诊断为 MFS	产后 6 周出现 A 型主动脉夹层	无	足月阴道分娩	主动脉根部替换术	健康
23	Lind 和 Wallenburg 2001[24]	28/G1P0	孕前主动脉根部扩张（41mm）	产后立即出现 B 型主动脉夹层	无	足月阴道分娩	产后 2 周接受主动脉修复术	健康
24	Lind 和 Wallenburg 2001[24]	24/G1P0	孕前未评估，妊娠期并发症出现前诊断 MFS	产后 30min 出现颅内出血	无	足月阴道分娩	左侧偏瘫	健康
25	Lind 和 Wallenburg 2001[24]	26/G3P2	无	产后 6 周颅内出血，左侧偏瘫	无	足月阴道分娩	康复	健康
26	Rahman 等 2003[25]	40/NA	出现夹层后诊断 MFS	孕 40 周出现 A 型主动脉夹层	胎儿重度缺氧	阴道分娩，产钳助产	主动脉根部和主动脉瓣替换术	健康
27	Rahman 等 2003[25]	38/G2P1	轻度主动脉扩张伴 AR	孕期主动脉进一步扩张至 58mm	无	孕 38 周剖宫产	7 周后手术修复主动脉根部，AVR	健康
28	Sakaguchi 等 2005[26]	32/NA	主动脉根部直径 35mm	孕 33 周时出现急性主动脉夹层	无	孕 33 周剖宫产	AVR，主动脉弓替换，CABG，同时行剖宫产术	健康

（续表）

病例	作者/年	年龄/孕产史	孕前心血管基础疾病	并发症 母体	并发症 胎儿	分娩方式和时机	结局 母体	结局 胎儿
29	Sakaguchi 等 2005[26]	33/G1P1	主动脉根部扩张（55mm）	孕26周出现急性主动脉夹层	未报道	孕妇和胎儿死亡	孕26周时接受主动脉根部、主动脉弓替换术，孕妇死于多器官衰竭	死亡
30	Sakaguchi 等 2005[26]	28/G1P0	主动脉根部扩张（85mm）	孕30周时出现A型主动脉夹层	无	30周时自发早产，阴道分娩	产后接受主动脉替换术	健康
31	Sakaguchi 等 2005[26]	34/G3P2	主动脉根部扩张（60mm）	孕34周时出现A型主动脉夹层	无	孕34周剖宫产	接受主动脉根部、主动脉弓替换术，同时剖宫产	健康
32	Tilak 等 2005[27]	29/G1P1	高血压	孕13周时主动脉扩张（80mm），出现B型主动脉夹层，拒绝终止妊娠，要求手术	无	孕32周剖宫产	孕14周接受胸主动脉瘤修复术；孕16周夹层延伸，产后5个月后修复降主动脉，出现截瘫	健康
33	Ioscovich 和 Elstein 2005[28]	29/G1P1	主动脉根部扩张（37mm）	孕18周时主动脉根部直径37mm，孕30周时出现B型主动脉夹层	无	孕30周剖宫产	保守治疗	无严重并发症
34	Naito 等 2005[29]	32/NA	未报道	孕20周出现A型主动脉夹层	无	孕33周剖宫产	孕24周时接受Bentall手术	健康
35	Chavanon 等 2006[30]	27/G1P1	(s/p) 主动脉瘤Yacoub手术，左锁骨下动脉远心端扩张43mm	孕期AR加重至3+，剖宫产后2天出现B型主动脉夹层	无	剖宫产	AVR和主动脉根部折叠、胸、腹主动脉替换术	健康
36	Matsuda 等 2006[31]	20/G1P1	升主动脉扩张（78mm）	孕19周出现A型主动脉夹层	无	未报道（37周）	孕19周时接受主动脉半弓替换术	健康
37	Tomihara 等 2006[32]	24/G1P0	主动脉根部扩张（42mm）	产后3月出现腹主动脉瘤（80mm）	无	孕38周剖宫产	腹主动脉替换术	健康
38	Elkayam 2006（未发表）	27/G1P1	(s/p) Bentall 手术	AVR后慢性主动脉弓夹层（胎儿死亡）[译者注：原书似有误，与胎儿结局不相符]，夹层位于移植部位及降主动脉，孕期无进展	无	孕31周剖宫产	保守治疗	健康

（续表）

病例	作者/年	年龄/孕产史	孕前心血管基础疾病	并发症 母体	并发症 胎儿	分娩方式和时机	结局 母体	结局 胎儿
39	Tutarel 等 2007[32]	34/G1P1	出现过夹层，曾行升主动脉置换和主动脉瓣修复术；有慢性远端主动脉和腹主动脉夹层	孕期夹层无进展	无	足月剖宫产	孕期无干预	健康
40	McDermott 等 2007[33]		孕前 5 个月接受预防性主动脉替换术	中孕期出现 B 型主动脉夹层		未报道	胎儿死亡	死亡
41	Seeburger 等 2007[34]	29/G1P0	胎儿死亡史	孕 19 周出现 A 型主动脉夹层及重度主动脉瓣反流	无	孕 34 周剖宫产	主动脉瓣和主动脉弓替换术	健康
42	Wakiyama 等 2007[35]	36/G1P0	主动脉根部 60mm	孕 21 周时出现 A 型主动脉夹层	胎儿死亡	孕 22 周剖宫产	主动脉根部复合替换术（生物瓣膜）	宫内死亡
43	Wakiyama 等 2007[35]	38/G3P3	中度 AR，主动脉环状扩张	孕 39 周分娩后出现 A 型主动脉夹层，累及右冠状动脉开口	无	孕 39 周分娩	主动脉根部复合替换术（机械瓣膜）、CABG	健康
44	Pagni 等 2008[36]	29	孕前胸主动脉 40mm	孕 34 周时出现胸主动脉夹层，直径约 60mm，扩张至冠状动脉窦	双胎存活	孕 34 周剖宫产	主动脉根部、动脉弓复合人工血管替换术（手术时机?）	男性双胎，出生时 Apgar 评分低
45	Shihata 等 2008[37]	36/G1P0	NA	孕 35 周出现 A 型主动脉夹层累及主动脉弓	无	孕 35 周剖宫产	主动脉根部及主动脉弓复合人工血管替换术（Dacron 假体，无支架瓣膜）	健康
46	Ibrahim 和 Refaat 2008[38]	G1P1	NA	孕 7 周出现 A 型主动脉夹层	无	孕 35 周剖宫产	孕 7 周进行 Bentall 手术	健康

（续表）

病例	作者/年	年龄/孕产史	孕前心血管基础疾病	并发症 母体	并发症 胎儿	分娩方式和时机	结局 母体	结局 胎儿
47	Espinoza 等 2009[39]	38	NA	孕37周出现A型主动脉夹层及重度AR	无	剖宫产	产后接受AVR、升主动脉替换术	健康
48	Saeki 等 2010[40]	30	NA	孕38周时出现A型主动脉夹层	无	孕38周紧急剖宫产	保守治疗	健康
	Mendoza-Alvarez 等 2009[41]	39	胸-腹主动脉瘤	孕28周时出现B型主动脉夹层	胎儿死亡	孕29周剖宫产	保守治疗	胎儿死亡
49	Haas 等 2011[42]	38	NA	孕34周出现A型主动脉夹层	无	孕34周剖宫产	产后接受主动脉弓修复术	健康
50	Vranes 等 2011[43]	30	主动脉根部36mm	孕26周时出现A型主动脉夹层	无	孕34周剖宫产	孕26周接受升主动脉替换术	健康
51	Vranes 等 2011[43]	41	主动脉根部38mm	产后4个月出现A型主动脉夹层	无	孕36周剖宫产	产后4月接受升主动脉替换术	健康
52	Goya 等 2011[44]	29	主动脉根部43mm	孕30周时出现腹主动脉血栓性动脉瘤	无	剖宫产	动脉瘤切除术、腹主动脉Dacron人工血管替换术	健康
53	Nonga 等 2012[45]	29	主动脉根部60mm，牛型主动脉弓	孕29周出现A型主动脉夹层	胎儿窘迫行插管术	孕29周剖宫产	近端主动脉替换术	健康
54	Chang 等 2013[46]	30/G2P1	NA	孕33周出现B型主动脉夹层	无	孕33周剖宫产	保守治疗	健康
55	Lee 等 2012[47]	37/G2P1	主动脉根部78mm，重度AR	产后数小时出现B型主动脉夹层	无	剖宫产	降主动脉保守治疗，升主动脉扩张部位行Bentall手术	健康
56	Chuan-Yaw Chang 等 2013[48]	30/G2P1	主动脉根37mm	孕33周时出现B型主动脉夹层	无	孕33周剖宫产	保守治疗	健康

（续表）

病例	作者 / 年	年龄 / 孕产史	孕前心血管基础疾病	并发症		分娩方式和时机	结 局		胎儿
				母体	胎儿		母体	胎儿	
57	Allyn 等 [49] 2013	24/G1P0	主动脉根部 47mm	孕 37 周时出现 A 型主动脉夹层	无	孕 37 周剖宫产	升主动脉修复术		健康
58	Master 和 Day 2012 [50]	27/G4P0	NA	孕 28 周时出现 A 型和 B 型主动脉夹层	无	孕 28 周剖宫产	降主动脉保守治疗，升主动脉修复手术		健康
59	Katsuragi 等 [51] 2013	27/G2P1	主动脉根部 53mm，中度二尖瓣反流	孕 34 周时出现 B 型主动脉夹层	无	孕 34 周剖宫产	主动脉弓替换术		健康
60	Omnes 等 [52] 2013		主动脉根部 47mm	孕 38 周时出现 A 型主动脉夹层	无	孕 38 周剖宫产	升主动脉替换术		健康
61	Kulikowski 等 2013 [53]	36	升主动脉正常大小	产后 5d 出现 B 型主动脉夹层	无	未报道	保守治疗		健康
62	Gilbert 2013 [54]	20	NA	主动脉根部扩张 53mm，中度 MR	无	足月，剖宫产	保留主动脉瓣的主动脉根部再植术，二尖瓣修复术		健康
63	Sterner 等 [55] 2014	32	NA	孕 37 周时出现 A 型和 B 型主动脉夹层	无	孕 37 周剖宫产	保留主动脉瓣的主动脉根部至半主动脉弓的替换术		健康
64	Sato 等 [56] 2014	30/G4P0	主动脉根部 40mm	孕 29 周时出现 A 型和 B 型主动脉夹层	无	孕 30 周剖宫产	主动脉根部、主动脉弓替换术		健康
65	Sato 等 [56] 2014	40/G1P0	NA	产后 14d 出现 A 型和 B 型主动脉夹层	无	孕 37 周剖宫产	主动脉根部复合替换术（机械瓣膜）和股动脉搭桥术，出院后因脑出血死于术后 57d		健康
66	Kim 等 [57] 2014	31	升主动脉直径 52mm	孕 24 周 A 型主动脉夹层	胎儿宫内死亡	NA	改良 Bentall 手术		宫内死亡
67	Liu 等 [58] 2015		NA	B 型主动脉夹层		NA	血管内主动脉修复术		

（续表）

病例	作者/年	年龄/孕产史	孕前心血管基础疾病	并发症		分娩方式和时机	结局	
				母体	胎儿		母体	胎儿
68	Yates 等[59] 2015	31	NA	主动脉扩张 69mm、AR	无	38 周终止妊娠，方式未报道	11 周时接受主动脉根部替换术（猪主动脉）	健康
69	Yates 等[59] 2015	28	NA	主动脉扩张 72mm、AR	死亡	NA，19 周	孕 18 周接受主动脉根部替换术（牛主动脉）	死亡
70	Yates 等[59] 2015	26	NA	主动脉扩张 59mm、AR	无	37 周	孕 24 周接受主动脉根部替换术（猪主动脉）	健康
71	Uozaki 等[60] 2016	36	NA	孕 34 周出现 A 型主动脉夹层	无	孕 34 周剖宫产	主动脉 Bentall 手术，术后 57d 死于心力衰竭	健康
72	Yang 等[61] 2016	32	NA	孕 30 周出现 A 型主动脉夹层	无	孕 30 周剖宫产	主动脉修复术	健康
73	Kuperstein 等[62] 2016	28/G1P0	升主动脉 45mm	产后 3d 出现 A 型主动脉夹层	无	孕 37 周剖宫产	复合人工血管替换术、AVR	健康
74	Kuperstein 等[62] 2016	35/G1P0	升主动脉 36mm	产后 2h 出现 B 型主动脉夹层	无	阴道分娩	保守治疗	健康
75	Seisuke 2017[63]	39/G2P0	升主动脉 36mm	产后 3d 出现 B 型主动脉夹层	NA	阴道分娩	NA	NA
76	Seisuke 2017[63]	31/G2P0	(s/p) 主动脉修复术 -David 手术	孕 36 周出现 B 型主动脉夹层	NA	孕 36 周剖宫产	NA	NA
77	Seisuke 2017[63]	34/G1P0	(s/p) 主动脉修复术 -David 手术	产后 5d 出现 B 型主动脉夹层	NA	孕 34 周剖宫产	NA	NA
78	Seisuke 2017[63]	38/G2P0	(s/p) 主动脉修复术 -David 手术	产后 11d 出现 B 型主动脉夹层	NA	孕 36 周阴道分娩	NA	NA

AR. 主动脉反流；AVR. 主动脉瓣替换术；CABG. 冠状动脉旁路移植术；ECMO. 动静脉血体外膜式氧合；Hx. 病史；MVP. 二尖瓣脱垂；NA. 未提供；s/p. 术后状态（status postoperation）

中 1 例发生于产后 1 周，为远端夹层，2 例为慢性、无进展的远端夹层。39 名患者中，2 位在产后发生颅内出血。有 19 名患者在孕前就诊断出主动脉扩张，其中 4 名接受过主动脉手术。有 2 例孕产妇和胎儿死亡的病例，另外有 2 例因主动脉夹层导致胎儿死亡，但孕妇存活。回顾 1995—2017 年间的文献，我们发现有 38 例患 MFS 的孕妇发生了妊娠期相关的并发症[16, 23–63, 67–74]。1995—2017 年间发表的相关病例报道有 77 例，详见表 19–2。这些患者的平均年龄为（33±4）岁，当中 63 例发生了急性主动脉夹层，其中位于升主动脉者占 59%（37/63），降主动脉占 32%（20/63），两个部位都有者占 9%（6/63）。绝大多急性主动脉夹层病例发生在妊娠 24 周后（61%），或分娩当天至产后 3 个月内（26%），少数发生在妊娠第 7~23 周。此外，8 名患者在妊娠期间出现升主动脉的进行性扩张，并接受手术治疗。2 名患者为慢性远端主动脉夹层，在怀孕期间病情平稳，其中 1 位在产后 1 周夹层扩大。3 例患者在产后（分别为分娩后 30min、6 周和 57 天）发生颅内出血。在 73 例报道了预后结局的病例中，有 7 例患者死亡，其中 3 例死于主动脉夹层的直接并发症，4 例死于 2 个月至 8 年后，其中 1 例死于颅内出血，1 例蛛网膜下腔出血，1 例复发性主动脉夹层，还有 1 例为亚急性细菌性心内膜炎（SBE）。3 例严重并发症中，1 例因 B 型主动脉夹层行修复术术后截瘫，2 例多器官功能衰竭，其中 1 例患者需要 ECMO 支持。妊娠期发生主动脉夹层的患者大多经剖宫产娩出新生儿。50 例病例报道了心血管手术时机，其中 8 例在分娩前，22 例剖宫产后随即进行，产后数小时至 4 个月进行手术的有 20 例，其中 4 例患者为经阴道分娩，其余均接受了剖宫产术。

有几项研究报道了 MFS 患者在妊娠期主动脉夹层的发生率。尽管这些研究和一些系列病例报道的数据显示出了不同的发病率，但都一致清晰地表明，妊娠增加 MFS 人群主动脉夹层的发生风险。值得注意的是，大多数文章均报道了 MFS 女性患者在妊娠期出现的严重并发症，这些报道可能会导致我们过高地估计了妊娠相期关并发症的发生风险，因为病例报道和研究可能存在选择偏移，选择报道复杂病例，而不报道相对简单的病例。一些公开出版的书籍中所提出的相关并发症的发生率远远低于文献报道，支持了这一说法。Pyeritz[21] 对 26 名 MFS 患者进行回顾性分析，以及对 10 例有轻度心血管疾病或无基础心血管疾病的患者前瞻性跟踪随访，这些人群总共妊娠 105 人次，而母胎并发症和死亡风险并不高。Rossiter 等[23] 前瞻性评估了 21 例 MFS 患者的 45 次妊娠，仅 2 例（4.4%）出现主动脉夹层，其余患者主动脉直径＜ 4.0cm，且对妊娠耐受良好。最近，Lipscomb 等[24] 报道了 36 名 MFS 患者的 91 次妊娠，其中 4 例（4.4%）出现妊娠期主动脉夹层，有 2 例在分娩后需要进行主动脉手术。Meijboom 等[75] 的一项前瞻性研究，随访了 127 例患 MFS 的女性患者，其中 23 位患者在她们的 33 次妊娠期间进行主动脉根部直径的监测，并与 22 名未妊娠的患者配对对照研究。在长达 6.4 年的随访中，这两组患者的主动脉根部直径变化没有显著差异，而其中有 1 位患者原有 A 型主动脉夹层，在第 2 次妊娠期间进展为 B 型。该作者得出结论：主动脉根部直径＜ 4.0cm 的女性，妊娠是相对安全的。Pacini 等[76] 对法国大量 MFS 女性患者进行了回顾性研究中，报道了 85 名 MFS 患者的 160 次妊娠，有 7 例发生了主动脉并发症（4%），与 68 例从未妊娠的 MFS 女性相比，其主动脉并发症发生的风险增加了 5 倍。Omnes 报道了同一组患者的其他数据[59]，当中 17 位患者在妊娠期间接受了前瞻性的密切随访，结局良好。另外，有 1 位出现了急性主动脉夹层的患者，在孕期并未接受密切随访，该患者是在妊娠晚期（37 周）才转诊至该研究机构，其主动脉直径第 24 周时为 47mm 而第 37 周时扩张至 50mm。Donnelly 等 [77] 描述了一组 69 名 MFS 患者的结局，她们当中并未出现妊娠期主动脉夹层。Kuperstein 等 [73] 报道了 19 例 MFS 患者，当中 2 例产后出现主动脉夹层，其中 1 例患者为 A 型夹层，有主动脉根部扩张且未使用 β 受体拮抗药，另 1 例为 B 型夹层。Hassan 等 [78] 在一项大型的基于美国人群调查的队列研究中，报道了 339 位患有 MFS 的孕期女性，当中 6 例出现了主动脉夹层（1.8%），1 例孕产妇死亡。Roman 等发表的最新大型纵向观察研究（GenTAC）[79] 报道了 97 位女性的 227 次妊娠结局，当中 10 位女性发生了与妊娠相关的主动脉并发症（4.4%），其中主动脉夹层 8 例，冠状动脉夹层 1 例，主动脉直径增加 > 3mm 者 2 例。但是，缺乏患者妊娠前主动脉直径的数据。

有几项研究孕期 MFS 患者主动脉病变的报道，得出了不同的结果 [23, 31, 73, 75, 77]。Rossiter 等 [23] 前瞻性评估 21 位女性 MFS 患者的 45 次妊娠，仅 2 位（4.4%）出现主动脉夹层，这 2 位在妊娠前都有较高的夹层发生风险。孕期主动脉并发症的发生率其实并未超过普通人群。在大多数患者中，经超声心动图检测，在整个妊娠期主动脉根部直径几乎没有变化。经长期随访，观察组与对照组相比（对照组为 18 名 MFS 女性，年龄、疾病严重程度相似且未妊娠），并未显示出由怀孕导致的心血管状况的明显恶化。Meijboom 等报道了相似的结果 [75]。他们对 23 名 MFS 患者（主动脉直径 ≤ 45mm）的 33 次妊娠，以及作为对照的 22 名无妊娠史的 MFS 女性患者进行了 6.4 年的随访，发现

她们的主动脉根部扩张无显著差异。Donnelly 等 [77] 得出了相反的结果。他们报道了 98 名 MFS 女性患者，共经历了 199 次妊娠，他们当中没有人发生急性主动脉夹层，但 2 名女性出现了有症状的颈动脉夹层。在妊娠期间主动脉平均增宽 3mm（范围为 0～7mm），产后逐渐缩窄，但随访了 5 年，没有一例恢复到未孕时的水平。有妊娠史的女性患者在长期随访过程中，主动脉夹层的发生的风险和选择性主动脉手术的概率均增高。与远期不良心血管预后相关的因素包括主动脉直径大、妊娠期间主动脉扩张速率增加、妊娠次数增加、未使用 β 受体拮抗药治疗，以及妊娠期间接受定期随访。

总结现有资料，前瞻性研究报道的主动脉并发症发生率平均为 4.0% [4, 23, 59, 75]，而在一项纳入了 1142 例妊娠的大型回顾性研究中，发生率为 2%～6% [3, 24, 31, 75-80]。主动脉夹层发生率在低风险患者（主动脉直径 < 40mm）中估计为 1%，高风险患者（主动脉根部直径 > 40mm，孕期扩张快或有升主动脉的夹层发生病史患者）中则为 10% [4, 10, 75, 81]。尽管主动脉直径正常的 MFS 女性患者发生主动脉夹层的概率很小 [4, 11, 22, 81, 82]，也无法保证这些女性在妊娠期一定安全 [23, 24, 33, 83]。大多数主动脉夹层发生在孕晚期和产后，但它也可能发生在妊娠的任何时期 [10, 11, 81]。

（二）MFS 产后的远期预后

医务人员应向考虑妊娠的 MFS 女性告知怀孕后相关疾病的发病率和死亡率。Groenink 等 [82] 报道了 125 位平均年龄为（21 ± 15）岁的患者，她们的首发症状并不是主动脉根部夹层，5 年和 10 年生存率分别为 95% 和 88%，无并发症生存率分别为 78% 和 66%。有 10% 的患者发生了夹层，24% 的患者接受了预防性修复手术。其中没有主动脉并发症的患者，

她们的平均主动脉根部直径为 33mm，主动脉根部扩张速率为 0.5mm/ 年，因严重的二尖瓣反流的死亡率为 1%。平均主动脉根部直径为 49mm，扩张速率为 3.6mm/ 年的患者接受了预防性主动脉根部手术。1 名患者（3%）术后死亡，10% 的患者在主动脉其他部位出现并发症。13 名患者发生主动脉夹层，其中有 9 名在到达医院前或围手术期死亡。Svensson 等[84]和 Gott 等[85] 报道了类似的结果。在 393 例行主动脉根部手术或置换手术的患者中，接受急诊手术的患者死亡率更高。主要并发症有心律失常、主动脉夹层、非夹层部位破裂，以及继发于二尖瓣疾病的心力衰竭、心律失常、心内膜炎和脑或脊髓出血。这些数据清楚地表明，尽管进行了积极的药物治疗和手术治疗，MFS 女性患者即使成功分娩，后续同样有可能因原发疾病出现严重的并发症甚至死亡。有急性 A 型夹层病史的患者，发生此类并发症的风险尤其高，而有预防性主动脉根部手术史或二尖瓣手术史的患者，也有发生致命并发症的风险[74, 75, 84]。

（三）胎儿和产科并发症的风险

MFS 遗传给后代的风险至少约为 50%。根据 Lind 和 Wallenburg 的研究结果[31]，该研究纳入了婴儿的诊断，发现 MFS 母亲中有 69% 的婴儿受到了影响。由于 MFS 的临床表现各异，症状较轻母亲的孩子也有可能出现严重的综合征表现。应该指出的是，母亲主动脉夹层的发生发展对胎儿也产生了很大的风险[10, 11, 22, 66]。在表 19-2 中给出的 71 例病例的详细信息中，有 7 例流产、1 例死产和 1 例胎儿脑萎缩。流产病例中，有 2 例是因行主动脉修复而终止妊娠，有 3 例胎死宫内（孕第 17~24 周），还有 2 例是母亲死亡而胎儿随之宫内死亡[23-26, 43]。

合并 MFS 的女性妊娠时出现产科相关并发症的发生率高（高达 40%），如早产（主要是由胎膜早破引起）和新生儿死亡[10, 11, 86, 87]。Meijboom 等[86] 报道，MFS 女性妊娠 < 胎龄儿（SGA）发生率为 6%，主要因胎膜早破而早产的发生率 15%，胎儿和新生儿死亡率为 7%。Omnes 等[59] 观察了 18 名法国 MFS 女性患者的 22 次妊娠，其中有 32% 的胎儿生长受限。Katsuragi[80] 报道了一组在日本心脏并发症转诊中心接受治疗的高危患者，其主动脉并发症发生率较高（11/28），以及低出生体重儿的发生率较高。Curry 等[87] 回顾性研究了 21 位 MFS 女性患者的 29 次妊娠，发现她们心脏和产科并发症的发生率均高于 116 位对照病例。其中 1 位 MFS 患者出现了 A 型主动脉夹层，2 例在产后 6 个月需进行心脏外科手术，还有 2 例在妊娠期间出现左心室功能不全，产科并发症发生率增加（OR 3.29，95%CI 1.30~8.34），主要为产后出血（OR 8.46，95% CI 2.52~28.38）和 SGA（MS 组为 24%，对照组为 6%）。Hassan 等[78] 报道了 MFS 女性出现早产（OR 2.15）、新生儿宫发育迟缓和 SGA（OR 2.06）的风险增加。最近，Kuperstein 等[73] 也报道了该类女性早产的高发生率（15%）。几项研究提出了胎儿生长受限与母体 MFS 有关或与 β 受体拮抗药治疗有关，还是两者都有关的问题。Lind 和 Wallenburg[31] 观察到，与对照组相比，78 例未接受 β 受体拮抗药的 MFS 孕妇 SGA 的发生率略高（11% vs. 4%），这表明 β 受体拮抗药并不是造成这种并发症的主要原因。β 受体拮抗药与胎儿并发症之间并未发现明确的关系，因此强调，无论是否使用了 β 受体拮抗药，均需对 MFS 孕妇进行严密的胎儿监护，并且该药物是否用于患有 MFS 孕妇的决策不应因担心胎儿而受到干扰。

三、马方综合征的产前诊断

MFS 的遗传风险至少为 50%，分子遗传学检测可用于 MFS 的产前诊断 [14, 88, 89]。FBN1 测序已成为分子诊断的首选方法 [14, 90]，可以通过绒毛膜活检或羊膜穿刺术来完成 [90]。除了产前诊断手段，当有突变基因的男性或女性患者计划生育时，可以采用体外授精、胚胎植入前产前诊断，这样产生的子代则没有该疾病的突变基因 [91]。除了可以在妊娠早期进行的基因检测外，在妊娠中期还可以使用胎儿超声心动图进行筛查，了解胎儿有无 MFS 的心脏表现，如房室瓣反流及主动脉根部和肺动脉的扩张 [92]。

四、孕前咨询

根据已经发表的数据显示，患有 MFS 的女性通常不会进行孕前咨询，而且很多情况下，该疾病是在妊娠期或产后才首次诊断出来，且常常伴随并发症的发生 [31]。Pacini 等 [76] 报道的 160 例 MFS 妊娠病例中，有 7 例有主动脉并发症（4%），其中 3 例在孕期进行了 MFS 的确诊，2 例在接受手术时确诊，2 例在手术后 2 年后确诊。由于诊断延迟，这些女性均未按照建议接受随访，也没服用 β 受体拮抗药治疗。我们 2009 年发表的文献综述得出的结果与这些研究一致，接近 50% 的妊娠女性仅在发生主动脉并发症后才被诊断为 MFS [10]。

理想情况下，应该在孕前开始对患有 MFS 的女性进行干预（表 19-3 和表 19-4）。首先应有一个多学科团队对孕妇和胎儿的风险进行讨论和评估，这个团队中应包含心脏病学专家、妇产科医生和遗传学家 [81]。应向患有 MFS 的女性提供与妊娠相关的并发症的风险咨询，包括：① MFS 遗传风险高（＞ 50%），即使症状较轻的女性的后代也可能产生严重的症状；

②孕妇出现主动脉夹层的风险，以及出现该并发症时胎儿也面临巨大的大风险；③产科并发症的发生率高（40%），胎儿或新生儿死亡率高。另外，还应该告知患者可以通过基因检测和胎儿超声心动图检查进行产前诊断 [65, 88-90]，同时告知进行基因检测采样时有导致胎儿流产的风险（1%）[93]。如果结果会影响父母继续妊娠或终止妊娠的决定，则应进行产前基因检测。

在进行孕前咨询时，医生应充分告知女性及其家人怀孕期间和分娩后可能的发病情况。对患者进行全面心血管状态的评估至关重要（如瓣膜病变和左心室功能评估）。建议对所有患 MFS 的女性，在怀孕前对整个主动脉进行评估。常用的手段有，通过经胸部超声心动图（TTE）评估主动脉根部和升主动脉的大小，必要时可以采用经食管超声心动图（TEE）[12, 81, 94, 95]。对已出现近端主动脉扩张的患者，以及有近端主动脉修复手术史的患者，应注意评估其远端主动脉的情况，该类患者远端主动脉夹层风险增高 [96]。CT 和 MRI 可在孕前对主动脉的大小和解剖形态进行更为准确的评估 [81, 97, 98]。

主动脉根部扩张（＞ 40mm）、扩张进展，或有过升主动脉夹层病史的患者，在孕期更容易出现主动脉并发症 [22, 23, 81, 99]。但是也有主动脉大小正常的患者，在孕期出现夹层的报道 [24, 33]，这表明 MFS 患者孕期都有一定的风险。当主动脉根部直径＜ 40mm 时，估计有 1% 的并发症发生率；升主动脉直径＞ 40mm 的患者，并发症发生率可高达 10% [23, 24]。MFS 患者的主动脉夹层可以发生在妊娠的任何阶段，甚至产后。MFS 女性患者主动脉夹层好发于 30 岁后，建议有怀孕需求的患者应尽早妊娠 [9, 22]。因产后也可能会发生主动脉相关并发症，建议在产后也要继续进行主动脉的全面评估 [10, 12, 81]。女性患者应关注与主动脉夹层相

表 19-3　马方综合征女性患者孕期治疗建议

	建　议	特殊考虑
孕前	评估母体和胎儿风险 • 既往史和家族史 • 孕前测量主动脉直径 提供合适的产前诊断信息	多学科团队管理，包括心脏病学专家、产科医生和遗传学专家
评估	对整个主动脉进行评估，TTE、CT/MRI	必要时采用 TEE 评估瓣膜病变
药物 处方	开始给予 β 受体拮抗药	停止避孕时，即停用 ARB
手术	当升主动脉≥ 45mm 时，考虑择期手术	存在严重的 AR 或 MR 伴左心室压低时，根据瓣膜病指南处理
妊娠期		
评估	妊娠 4~12 周时根据升主动脉大小进行（表 19-4）TTE 系列检查	成像要求高时采用 TEE 和无钆造影剂的 MRI 监测
药物 处方	β 受体拮抗药	首选美托洛尔，可调节心率——降低 20% 心率 胎儿监测，注意胎儿生长情况 严格控制血压
手术	A 型主动脉夹层 进行非急诊手术 • 胎儿已能存活：剖宫产后进行主动脉手术 • 胎儿尚不能存活：保留胎儿在宫内，进行主动脉手术 B 型主动脉夹层 • 保守治疗，注意胎心监测	多学科团队团管理，包括产科医生、胚胎学专家、心脏 / 血管外科医生及麻醉医生 最佳围手术期管理，包括孕妇和胎儿监护，注意体外循环、搏动灌性注等 采用无钆造影剂的 MRI 进行主动脉系列评估，符合条件的患者在有经验的团队管理下可进行经胸主动脉腔内修复术
分娩 方式	升主动脉直径超过 45mm，则行剖宫产 ＜ 40mm，可阴道试产	疼痛管理 放宽阴道助产适应证（产钳、胎吸等） 注意夹层的可疑症状 注意硬脊膜膨出患者的硬膜外麻醉 及时诊断和处理 PPH
产后	继续使用 β 受体拮抗药 临床随访至产后 6 个月 • 高风险，每周 1 次 • 低风险，每月 1 次	女性宣教至关重要：当出现主动脉夹层症状时立即就医

表 19-4　基于主动脉大小的马方综合征孕妇的治疗策略

主动脉大小	妊娠期随访	分娩方式
正常大小	孕早、中、晚期各随访 1 次	阴道分娩
主动脉直径＜ 40mm	每月随访	阴道分娩
主动脉直径 40~44mm	每月随访	剖宫产
主动脉直径≥ 45mm	主动脉扩张速度快的患者，孕前 / 孕中接受预防性手术	

关的症状，如有出现，需立即就诊。此外，患者还应知道，既往所接受的主动脉手术不能保证整个妊娠过程都顺利，也不能排除主动脉其他部位出现夹层的情况。还应强调的是，尽管近 10 年来随着外科手术的进展，该病的预后结局有所改善，但妊娠期接受外科手术仍对胎儿产生较高风险，母体的相关风险也有所增加（见第 26 章）。

选择性主动脉根部替换术可以降低孕期相关并发症的发病率和死亡率[85, 100, 101]。因此，有手术适应证的 MFS 女性应在选择在怀孕前进行主动脉根部替换术[12, 99]。怀孕前应告知女性患者及其家人，妊娠期间需要密切随访、使用大剂量 β 受体拮抗药和其他心脏药物，以及这些药物对胎儿的潜在影响。孕前接受机械脉瓣替换术的女性，应告知孕期血栓栓塞并发症的发生风险会有所增加，以及孕期需调整抗凝治疗（见第 7 章）[102-104]。

五、手术治疗与妊娠

（一）孕前预防性主动脉手术

MFS 患者妊娠期发病率和死亡率排名首位的并发症为主动脉夹层，而孕前接受预防性手术的目的则为防止其发生。2011 年欧洲心脏病学会（ESC）关于妊娠期心血管疾病管理的指南中建议，对有主动脉根部扩张且直径＞ 45mm、考虑怀孕的 MFS 女性，应择期进行预防性手术，但术后仍有一定的夹层风险[81]。对于主动脉直径为 40～45mm 的患者中，如果主动脉扩张速度快，且有早发夹层家族史，则建议考虑手术干预。美国 2010 年的指南建议应，对于主动脉根部直径＞ 40mm 的女性，应避免怀孕，或应在孕前尝试主动脉根部替换手术[99]，而最近的 2014 年加拿大心血

管学会指南中，也建议主动脉直径＞ 40mm 的患者，合并或没有其他危险因素者，可行预防性主动脉替换术[105]。尽管过去的研究报道主动脉直径＜ 45mm 的患者，孕期母体和胎儿预后都相对良好，但美国和加拿大指南提出更为严格的建议，这可能基于这样一个事实，即 MFS 患者妊娠期间主动脉根的直径没有绝对安全的范围[10, 22-24]。由于女性通常体型较小，主动脉也相对较小[75]，对于身材娇小的女性，有人建议使用体表面积（BSA）校正后主动脉直径（参考值 2.75cm/m²）来做评估和决策[98, 106]。

对于瓣膜结构正常的 MFS 患者，其主动脉瓣关闭不全是由瓣环扩张或夹层所致，提倡进行保留瓣膜的主动脉根部替换术。这类手术的安全性已被报道[107-109]，并且推荐采用 David 术式（根部使用 Dacron 假体置换）和 Yacoub 术式（冠状动脉再植入假体，并重塑主动脉）[98]。该类术式并发症发生率低，长期生存率高，但是效果持续有限，有 17%～20% 的患者 10 年后需要再次接受手术[110, 111]。因此，该技术为有妊娠计划或已经怀孕的女性，且愿意承担二次手术风险的患者提供了一种合理的选择。

（二）手术治疗妊娠期主动脉相关并发症

最新的 ESC 指南建议，在妊娠期，如患者主动脉直径＞ 45mm，并迅速扩张，可考虑进行预防性手术[81]。据报道，在妊娠期间进行心脏手术会增加胎儿死亡的风险（15%～30%），与非孕期（2%～14%）相比，孕产妇的死亡率也有所增加（尤其是急诊手术）[112]。最近的一项研究报道了 12 例严重瓣膜病的妊娠期女性，接受急诊心脏手术的结局，其中死亡率达 8.7%，胎儿宫内死亡率极高（10/12）[113]。在 2015 年，Yates 等[70] 报道了 11 名主动脉手术后分娩的女性患者，她们均接受了主动脉根

部和（或）瓣膜替换术，并且均存活，但在术后 1 周内，胎儿宫内死亡率高达 27%。另一项最新研究显示，孕期心脏手术的母体死亡率（1.5%）与非孕期的数值相似[112]。由于主动脉夹层或破裂的急诊手术风险很高，择期手术已成为主流选择，推荐于妊娠期主动脉进行性扩张幅度 > 5mm 者，手术可在孕期进行，亦可在治疗性流产（不超过孕 20 周）后进行[10, 81, 83]。

有不少报道了主动脉明显扩张[114] 和主动脉夹层的女性（表 19-2）[17, 22, 25, 27, 33, 40, 70, 112] 在孕期接受手术治疗的成功病例。Zeebregts 等[25] 报道了 6 名女性在怀孕时出现急性主动脉夹层，2 人立即接受了急诊剖宫产，随后进行主动脉修复手术且成功，但只有 1 名新生儿存活，2 例女性则在孕期接受心血管系统手术且母婴均存活，2 名 B 型主动脉夹层的女性患者接受药物治疗，母体均存活，但胎儿均死于宫内缺氧。如前文所述，妊娠期女性接受心血管手术，尤其是主动脉手术，会有很高的胎儿丢失率[22, 33, 70, 112, 115, 116]。因此，如果检测胎儿已成熟，则应在进行心血管手术之前或同时进行剖宫产[21, 22, 81]。当主动脉夹层发生在较早孕周时，鉴于妊娠期接受手术时胎儿面临的风险和丢失率高，可考虑终止妊娠[70]。我们回顾性分析了 7 例病例，当中有 4 例出现了 20 周以前的胎儿死亡，其中 2 例为患者终止妊娠（1 例接受了子宫切除术，1 例选择终止妊娠），2 例为胎儿宫内死亡（表 19-2）。围手术期管理，包括全面的母胎监测、体外循环（CPB）监测、搏动性灌注、保持接近正常的体温、维持高流速（> 2.5L/min/m^2）、维持平均血压 > 70mmHg、血细胞比容 > 28%、避免孕妇低血糖和低氧，在 CPB 期保持患者侧卧位，以避免下腔静脉受压，避免使用血管收缩药。报道显示，以上这些措施可降低孕妇和胎儿手术中的相关风险[70, 113, 116, 117]。

最近，胸主动脉腔内修复术（thoracic endovascular aortic repair）已用于治疗 B 型主动脉夹层患者[5]。国际急性主动脉夹层登记处的数据表明，该手术 5 年内患者的死亡率较药物治疗低[117]。该手术作为开放性手术的替代方案，在妊娠期 MFS 女性患者中应用的报道，仅有少数个案，提供的信息有限[118]。

六、药物治疗

高血压可能会增加主动脉并发症发生的风险，建议所有 MFS 女性患者妊娠期都严格控制血压。多项研究表明，β 受体拮抗药（如普萘洛尔、阿替洛尔或美托洛尔）可增加主动脉延展性、降低主动脉僵硬度和脉搏波速度，尤其是在年轻患者和主动脉根部直径 < 40mm 的患者中[82, 119-121]。多项初步研究表明，β 受体拮抗药也可能对儿童和青少年的主动脉根部扩张速度产生有益的影响[82, 119-123]。这些初步结果得到了 Shores[119] 等和 Rossi-Foulkes 等[120] 研究的支持，他们发现服用 β 受体拮抗药的患者主动脉根部扩张绝对速度较慢，并且并发症发生率明显降低，如主动脉瓣反流、主动脉夹层和心血管手术率。最近的几项研究也表明，β 受体拮抗药可减缓主动脉根部的扩张，并显著低主动脉夹层和患者死亡的发生率[77, 124]。在慢性 B 型夹层患者中使用 β 受体拮抗药也可减缓主动脉扩张、降低住院率和其他主动脉手术率[125]。最近发表的一篇对 5 项前瞻性研究进性总结的 Meta 分析，其中包含了 224 例年轻患者，结果表明，尽管 β 受体拮抗药可有效降低 MFS 患者的主动脉根部生长速率，但它们对夹层的发生率和主动脉最终大小并没有影响[126]。

进一步了解上述措施与主动脉壁结构改变

和夹层风险增加的关系，需要进行更详细的研究，但根据现有研究结果，在妊娠期预防性使用 β 受体拮抗药似乎具有良好的临床效果。β 受体拮抗药已广泛用于各种妊娠期疾病的治疗，包括高血压[127-129]、甲状腺毒症[130]、肥厚型心肌病[131]，以及孕妇[128] 和胎儿快速性心律失常[128, 130, 132]。尽管在妊娠期使用这些药物的总体经验是令人满意的，但已文献报道了潜在的不良反应，包括胎儿生长迟缓、心动过缓、低血糖、高胆红素血症和新生儿出生时的呼吸障碍[127, 133]，临床医生应警惕。已经有证据显示，给予孕妇普萘洛尔可阻断肾上腺素对子宫肌层活性的抑制作用。因此，普萘洛尔的非选择性 β 受体拮抗作用可能会提高子宫的肌层活跃程度。但这些发现的临床相关性尚不清楚，因此孕期推荐首选 β_1 受体拮抗药，如美托洛尔[129, 134]。

在非妊娠期的 MFS 女性患者中，建议将 β 受体拮抗药的剂量调整至静息心率 < 60 次 /min。基于妊娠期间心率增加，因此应调整剂量以使静息心率降低至少 20% 为宜[17, 64]。应该注意的是，由于妊娠期交感神经活动增强，实现心率控制所需的 β 受体拮抗药的剂量可能明显高于非妊娠状态[17]。

β 受体拮抗药可经乳汁分泌。尽管乳汁中美托洛尔的药物浓度是血清浓度的 3 倍，但是产妇摄入 200mg/d 的美托洛尔，在乳汁中分泌量为 225μg/1000ml。该剂量无临床意义，且经观察，经含有美托洛尔的乳汁喂养的婴儿并未表现出不良反应，但为了减少药物暴露，建议患者在口服药物后 3～4h 后再进行哺乳[135]。

最近的一项研究表明，血管紧张素受体拮抗药（ARB）可显著减缓慢 MFS 患者主动脉根部扩张的速度[136]。尽管这该药物可能对非孕期女性有效，但因其显示出对胎儿的潜在毒性，而被禁用于孕期[137]。因此，使用 ARB 的

MFS 女性患者，从备孕开始，应改用 β 受体拮抗药。

急性主动脉夹层的标准药物治疗为，静脉用硝普钠和 β 受体拮抗药控制血压，降低左心室收缩力，从而降低射血速度并使血管剪切力最小化。但是，在妊娠期使用硝普钠可能会产生硫氰酸盐，有胎儿毒性[138]。因此，建议妊娠期使用硝酸甘油或肼屈嗪，加 β 受体拮抗药控制血压。肼屈嗪在妊娠期已广泛用于血压控制并已得到大家的认可（译者注：原书似有误，该药存在安全问题）[138]。

妊娠期和产后的随访

MFS 患者在妊娠期间应由其产科医生（最好是母胎医学专家）和心脏病学专家共同随访。对于主动脉直径 ≥ 40mm、主动脉进行性扩张的患者，应在整个妊娠期间至产后 6 个月内，每 4～6 周进行 TTE 检查，主动脉大小正常的患者应每 3 个月进行一次 TTE 检查[81]。美国指南（ACCF/AHA）建议在妊娠期间到产后的第 1 周内，对有主动脉扩张的患者进行升主动脉大小监测，建议每月或每 2 个月进行 1 次超声心动图检查[99]。我们最近的文献回顾（表 19-2）显示，已报道的 62 例产后病例中，有 16 例发生了主动脉夹层（26%），最长的一次发生在产后 4 个月。Yuan[20] 报道了类似的结果，在文献综述中，他回顾了 27 例产后（产后 1～42d）发生主动脉夹层的病例，其中 41% 患有 MFS。基于以上信息，有学者建议对 MFS 的女性患者的随访应延长至产后 3～6 月。

重视对可见部分重复的连续测量结果，对于准确评估和及早发现主动脉大小的关键变化至关重要。对那些 TTE 检测效果不理想的患者，可用 TEE 或 MRI 可进行评估[81]。无钆造影剂的 MRI 在妊娠期使用是安全的，已有证明，磁能对发育中的胎儿无害（见第 3 章）[139, 140]。

使用不同主动脉数据参考值和其在妊娠期间的变化可能会产生不同的评估结果，甚至造成误导，包括 Elefteriades 和 Farks 最近报道的特定成像方式的局限性，也应予以考虑。根据专家们意见，主动脉真实大小的评估会因倾斜度、不对称和不对应而有偏差。出于以上原因，超声心动图和 CT 或 MRI 应共同用于评估[141]。美国国立卫生研究院（NIH）遗传性胸主动脉瘤和心血管疾病登记中心（GenTAC）的最新数据显示，TTE 测量近端主动脉节段的结果，在核心实验室和临床中心中有较高的可重复性，而 CT 和 MRI 在主动脉弓和降主动脉节段有较好的可重复性。使用混合调整模式（在不同的成像手段中和临床中心），在升主动脉的 TTE 测量评估中，总体上显示出较好的一致性[142]。这些研究提示了美国超声心动图协会（ASE）对各种技术应用的统一标准化及亟须制订指南的需求，以获得主动脉根部和升主动脉的可靠数据。评估妊娠期或产后主动脉直径的变化，需要固定测量位置，统一测量时机，如在收缩末期测量主动脉内侧缘的直径[143]。

七、分娩

对于主动脉直径＜ 40mm 的 MFS 患者，作者认为认为阴道分娩是安全的[24, 81, 83]。对于此类患者，剖宫产应在出现产科适应证时采用[24, 66, 83]；但同时，为了减少分娩的压力，建议采用硬膜外麻醉以最大限度地减少产程中的阵痛感和血流动力学波动，并建议使用产钳或胎吸，以缩短第二产程。在子宫收缩和阵痛期间，收缩压和舒张压均显著升高（见第 1 章）[17]，这是能预判的，并能通过硬膜外麻醉、β 受体拮抗药或血管扩张药来使血压维持稳定。应当指出，MFS 患者中，约有 70% 存在腰骶部硬

脊膜扩张，建议在分娩前进行麻醉学咨询，以制定适当的麻醉计划[144, 145]。

妊娠期间主动脉直径≥ 40mm 或进行性扩张的患者，以及既往有主动脉夹层病史的患者，因其发生主动脉夹层的风险高，首选择期行硬膜外或全身麻醉下剖宫产术[146]，以最大限度地降低在产程中血流动力学的变化。腰骶部硬脊膜扩张或主动脉夹层高风险的孕妇应首选全麻，此时，全身麻醉具有显著的优势，即如出现急性夹层，可以保护气道并立即进行心脏手术。全身麻醉的缺点在于插管引起的血压升高和心动过速的反应，这可能会导致主动脉夹层的发生[147, 148]。使用 β 受体拮抗药和血管扩张药（如静脉给予硝酸甘油），可显著降低此类反应。[149, 150]。

妊娠早期，当胎儿难以独立存活时发生主动脉进行性扩张时，应考虑终止妊娠，然后进行主动脉修复术，或者在保留宫内胎儿的情况下进行主动脉修复术。如果在妊娠中晚期，需行急诊手术时（如发生 A 型主动脉夹层），为防止胎儿出现结局不良，应考虑急诊剖宫产娩出胎儿后，直接进行心脏手术[10, 28, 33, 66, 81]。如果在妊娠中后期需择期进行主动脉修复，则应娩出胎儿数天后进行心血管手术。该类手术应尽量在具备新生儿重症监护条件的医疗机构进行。

合并 MFS 的孕产妇有出现产后出血的报道，应该及早预防[32, 86, 87]。由于产后夹层的风险持续存在，产后 4～6 月内，应对高危患者每周进行临床随访，对低危患者每月进行临床随访[81, 83, 99]。妊娠期间使不推荐用氯沙坦，因其分子量低，可经乳汁分泌，且尚无此类药物在人类哺乳期使用的报道，对孩子的作用尚不清楚[135]。因此，应选择使用 β 受体拮抗药治疗，并可在哺乳期持续使用。

表 19-3 和表 19-4 列出了 MFS 女性患者妊娠期治疗的主要建议。

第 20 章
非马方综合征主动脉病与妊娠
Non–Marfan Aortopathies and the Pregnant Patient

John Bois　Heidi Connolly　著
韦晓宁　译　　张思辰　校

一、概述

目前，人们对主动脉病变的理解和处理手段正在不断发展。接诊患有主动脉病变的孕妇可能会面临着前所未有的挑战。本章首先简要回顾了妊娠期相关的生理变化，以及这些变化如何影响无基础主动脉病变女性的主动脉。余下篇幅将集中讨论：①二叶主动脉瓣（BAV）；②主动脉缩窄；③血管 Ehlers–Danlos 综合征（vEDS）；④ Loeys–Dietz 综合征（LDS）；⑤非综合征性家族性胸主动脉瘤和夹层（TAAD），每种疾病均介绍了背景及与妊娠有关的风险和预后，通过最新文献回顾，给出每种特定疾病妊娠期的治疗建议。最后用简短的篇幅，讨论妊娠期急性主动脉综合征的治疗方法。而马方综合征患者妊娠期的管理在第 19 章中已进行讨论。

二、主动脉扩张、动脉瘤和夹层的定义

在以下有关妊娠期主动脉病变的讨论中，将涉及的术语有主动脉扩张、动脉瘤和夹层。由于影像学检测方式的不同，产生了不同的描述主动脉病变的方法和定义。一般而言，主动脉扩张定义为主动脉局部增宽＜ 1.5 倍该部位的正常值[1]。超声心动图诊断主动脉扩张或动脉瘤的标准，是通过测量主动脉大小后[2]，根据当前指南，将主动脉大小与体表面积（BSA）和年龄进行匹配[2]，采用 Z- 值评价，即将 BSA 纳入主动脉直径评估，以主动脉大小与特定年龄人群均值的偏离程度进行评价，是评估主动脉病变的重要工具，特别是在儿童和年轻人中，也适用于老年人[3, 4]。计算机断层扫描（CT）和磁共振成像（MRI）诊断主动脉扩张或动脉瘤，通过使用双斜位[5]测量血 - 壁边界至血 - 壁边界的距离来评估主动脉大小（即血管内径），女性扩张定义为近端升主动脉内径值＞ 36mm，男性则＞ 38mm[6]，近端降主动脉内径＞ 26mm，远端降主动脉＞ 24mm[6]。主动脉扩张则定义为在 CT 或 MRI 测量下，测量值超过参考值的两个标准差[6]。主动脉夹层则被定义为任意一种影像学检查发现血管腔内出现内膜瓣或假腔[7–9]。

三、无基础疾病的女性妊娠期主动脉的变化

在 40 岁以下的女性中，约有 50% 的主动脉夹层或夹层破裂与妊娠有关[10]。妊娠相关的主动脉夹层或破裂中有 50% 以上发生在妊娠晚期，1/3 发生在产后[11, 12]。这些事件的高发生率被认为主要与妊娠期和产后特殊的血流动力学和激素变化有关，导致主动脉结构完整性减弱，以及主动脉壁张力和内膜剪切力增加。具体而言，已证实循环中高水平的血清雌激素和孕激素可诱导网状纤维断裂及弹性蛋白纤维紊乱，从而减弱主动脉结构的完整性[11-16]。此外，孕期血容量增加近 50%[17, 18]，同时心率加快，分娩时心排血量比孕期增高 60%~80%，这对主动脉造成了更大的血流动力学压力[19]。大多数情况下，在妊娠期间全身血管阻力下降，但增大的子宫压迫腹主动脉和髂动脉有可能导致血管阻力增加[20]。这些变化的导致的后果是，妊娠期间，尤其是在中期和产后早期，主动脉壁的张力和内膜剪切力更大。研究表明，心排血量可能在产后 6 周才能恢复到未孕时水平[21]，但主动脉的这些改变是否会永久性存在目前尚不确定。Gutin 等在对健康女性的横向研究中发现，多次妊娠女性的主动脉直径大于无妊娠史或一次妊娠的女性[22]。但是，Ducas 等对 34 例健康女性妊娠前后的主动脉根部和升主动脉的大小进行了评估，发现她们的主动脉直径并没有显著差异[23]。无论健康女性的妊娠期主动脉直径是否发生变化，在妊娠期发生的生理变化和激素水平的波动，都可能对具有基础主动脉病变的女性造成灾难性后果。

四、一般处理建议

对于文中所述的主动脉病（包括 BAV），建议遵循以下几点：①孕前咨询；②影像学评估；③药物治疗；④分娩及产后立即采取干预措施（表 20-1 和图 20-1）。对于不同的类型的主动脉病变可能会有共同的适用原则，但一些特殊病变例外，会在各小节中重点介绍。

每一位合并主动脉病变的女性在计划妊娠时均应由多学科团队进行管理。团队应由 1 名母胎医学（MFM）专家、心血管疾病专家，以及根据所患主动脉病变的特点，还应有由遗传学家、心脏外科或血管外科成员组成。如果该病例评估为中或高风险，其生产过程应由经验丰富的 MFM 专家、产科麻醉专家和心脏病专家共同参与；围产期护理和分娩应在三级医疗中心进行，有能随时进行心血管外科手术的资质；对于风险极高的患者，当发生主动脉严重并发症时，能立即转运到心脏外科手术室并进行体外循环。

五、二叶主动脉瓣

（一）背景

BVA 是最常见的先天性心脏病，患者数占总人口的 0.5%~2%，其中男性患者为主，男女患者比例为 3:1[24]。BAV 为常染色体显性遗传病，存在不完全外显率。但是，其男性主导且与特纳综合征有一定的相关性，表明其致病基因可能与 X 基因连锁[24]。由于主动脉瓣和升主动脉共同起源于胚胎时期的神经嵴细胞[25-27]，二叶主动脉瓣患者同时患有主动脉病则不足为奇，其中有 7% 的患者表现出主动脉缩窄[24]（见后文）、50%~87% 的患者有主动脉扩张，常累及主动脉根部和升主动脉[28-30]。

表 20–1　主动脉病变的女性患者妊娠相关情况

主动脉病	病理学 / 临床背景	手术适应证	妊娠期相关数据	妊娠期管理建议 [a]
二叶主动脉瓣	AD，男性患者为主原纤蛋白 –1 缺乏 与特纳综合征、主动脉瓣狭窄和扩张相关	升主动脉 ≥ 5.5cm 或 ≥ 5.0cm 并有危险因素 [b] 主动脉直径 ≥ 4.5cm 时，如正在进行主动脉瓣置换术，可同时行主动脉瓣修复术	88 位女性患者的 216 次妊娠，妊娠期无主动脉夹层的发生、无扩张加重 89 位妊娠患者，妊娠期无主动脉夹层发生，无扩张加重	鉴于 AD 遗传模式，建议孕前咨询 如主动脉直径 > 5.0cm，考虑孕前行预防性手术 每 4～8 周行 TTE 检查，直至产后 6 个月 孕期停用 ACEI 或 ARB，产后可恢复服用，推荐使用 β 受体拮抗药 [c] 主动脉直径 < 4.0cm 可进行阴道试产，直径 > 4.0cm 者采用第二产程助产阴道分娩或剖宫产
主动脉缩窄	有遗传倾向，且与特纳综合征和二叶主动脉瓣相关 主动脉基本病理特征与二叶主动脉瓣类似	缩窄部位压力差 ≥ 20mmHg，或有影像学证据提示侧支循环建立	50 位患者的 118 次妊娠，1 例因 A 型主动脉夹层死亡，妊娠期高血压发病率高（30%） 54 位患者 126 次妊娠，与全国平均水平相比，流产率（18%）和妊娠期高血压发病率均高（18%）	孕前咨询应涵盖胎儿患主动脉缩窄或其他 CHD 的风险 血流动力学显著异常或主动脉扩张 ≥ 5.0cm，可考虑预防性手术 孕期每 4～8 周进行 TTE 监测，直至产后 6 个月，必要时行无钆造影剂的 MRI 检查 孕期停用 ACEI 或 ARB，产后可恢复服用，推荐使用 β 受体拮抗药 [c] 理想的分娩方式尚未确定，第二产程助产阴道分娩 vs. 剖宫产均有赞成和反对的观点（见正文）
血管性 Ehlers–Danlos 综合征	AD（约 50% 为新发突变） COL3A1 基因突变导致Ⅲ型前胶原异常 易发生动脉瘤或破裂、肠管或子宫破裂，小关节活动过度，皮肤薄而半透明 80% 患者 40 岁前出现严重并发症，中位数生存年龄为 50 岁	围术期死亡率高（一些研究报道为 46%） 除非为危及生命的紧急情况，否则不推荐手术干预	565 次妊娠中，母体死亡率为 5.3%，死亡原因包括 3 例主动脉破裂，剖宫产后术口裂开；> 50% 的生产过程出现并发症，有 14.5% 为危及生命的严重并发症	由于妊娠风险高，不推荐患者妊娠 AD 遗传模式，孕前可采用产前诊断手段检测胎儿有无 COL3A1 基因的病理性突变 考虑妊娠前、妊娠期和围产期对整个动脉血管系统进行影像学的监测 孕期停用 ACEI 或 ARB，产后可恢复服用，推荐使用 β 受体拮抗药 [c] 最理想的生产方式尚未确定（阴道助产 vs. 剖宫产）；手术中应注意避免损伤脆弱的组织和动脉壁
Loeys–Dietz 综合征	AD 遗传模式 突变基因为 TGF-β、TGFBR1 或 TGFBR2 或 SMAD3 临床表现为眼距增宽、悬雍垂裂，以及全身动脉迂曲 血管并发症发生风险高，预期生存年龄为 26.1 岁（近年来由于检测手段及早期治疗手段的提高，有所改善）	升主动脉直径 > 4.0cm（或扩张速度 > 0.5cm/ 年） 降主动脉直径 > 4.5～5.0cm（或扩张速度 > 1cm/ 年） 腹主动脉直径 > 4.0～4.5cm（或扩张速度 > 1cm/ 年）	85 位患者的 217 次妊娠，有 3 例（1%）患者死亡，15 例（7%）严重并发症（包括主动脉、椎动脉夹层）	孕前咨询应考虑到 AD 遗传模式；产前诊断可采用胚胎植入前诊断、羊膜腔穿刺或绒毛活检 若主动脉直径达到手术适应证，可考虑妊娠前接受预防性手术（升主动脉直径 > 4.0cm，降主动脉直径 > 4.5～5.0cm，腹主动脉直径 > 4.0～4.5cm） 妊娠前应进行整个动脉血管系统的影像学评估；每月或每两个月进行 TTE 检查，如有临床适应证，必要时进行 MRI 检查 孕期停用 ACEI 或 ARB，产后可恢复服用，推荐使用 β 受体拮抗药 [c] 最理想的生产方式尚未确定（阴道助产 vs. 剖宫产）

ACEI. 血管紧张素转化酶抑制药；AD. 常染色体显性；ARB. 血管紧张素受体拮抗药；COL3A1. 胶原蛋白Ⅲ型 alpha 1 链；MRI. 磁共振成像；SMAD3. 母体抗十肽同系物 3；TGF-β. 转化生长因子 β 受体配体 2；TGFBR1. 转化生长因子受体 I；TGFBR2. 转化生长因子受体Ⅱ；TTE. 经胸超声心动图；CHD. 先天性心脏病

a. 所有计划妊娠的主动脉病患者均应由多学科专家团队进行评估，并应与患者讨论妊娠相关风险（有关详细信息，见正文）

b. 危险因素包括主动脉夹层家族史、妊娠或动脉瘤快速生长（≥ 0.5cm/ 年）

c. 避免使用亲水性 β 受体拮抗药，如阿替洛尔和卡维地洛，通常认为美托洛尔和拉贝洛尔是安全的

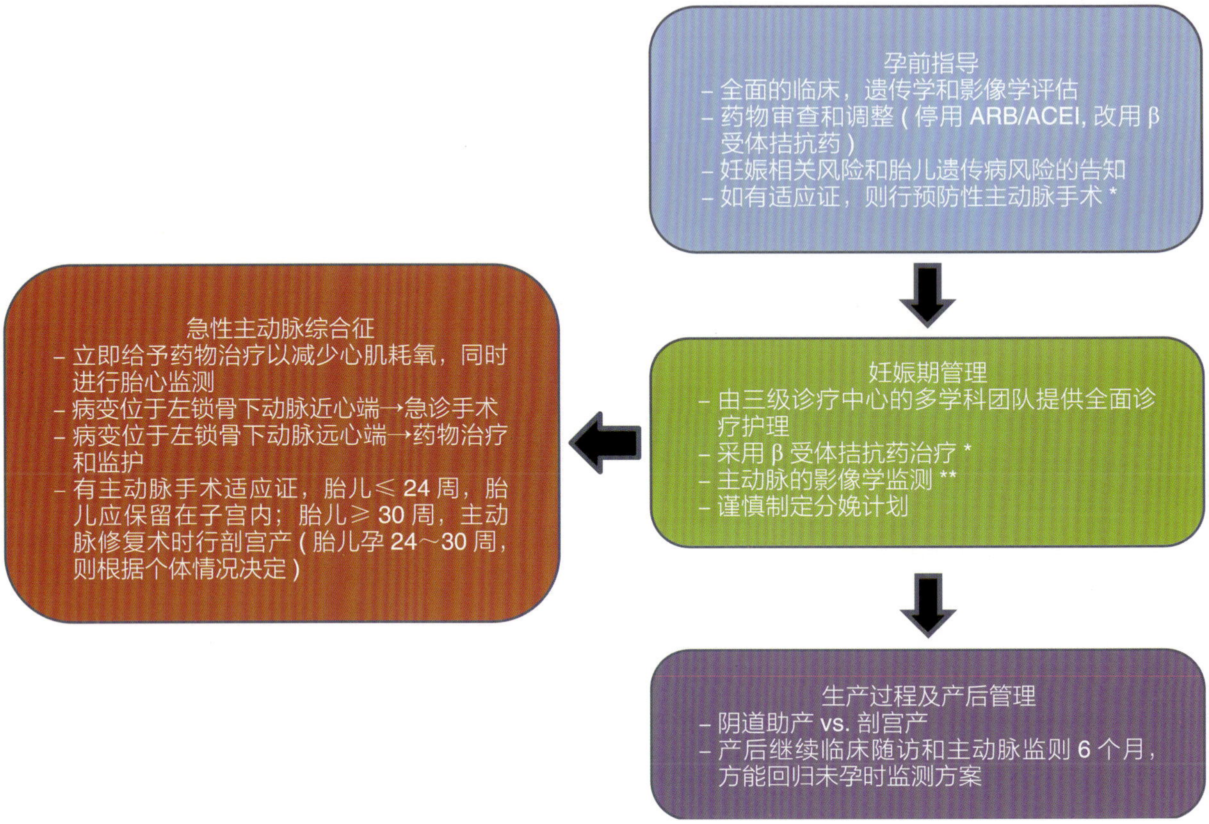

孕前指导
- 全面的临床，遗传学和影像学评估
- 药物审查和调整（停用 ARB/ACEI, 改用 β 受体拮抗药）
- 妊娠相关风险和胎儿遗传病风险的告知
- 如有适应证，则行预防性主动脉手术 *

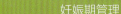

妊娠期管理
- 由三级诊疗中心的多学科团队提供全面诊疗护理
- 采用 β 受体拮抗药治疗 *
- 主动脉的影像学监测 **
- 谨慎制定分娩计划

急性主动脉综合征
- 立即给予药物治疗以减少心肌耗氧，同时进行胎心监测
- 病变位于左锁骨下动脉近心端→急诊手术
- 病变位于左锁骨下动脉远心端→药物治疗和监护
- 有主动脉手术适应证，胎儿≤ 24 周，胎儿应保留在子宫内；胎儿≥ 30 周，主动脉修复术时行剖宫产（胎儿孕 24～30 周，则根据个体情况决定）

生产过程及产后管理
- 阴道助产 vs. 剖宫产
- 产后继续临床随访和主动脉监则 6 个月，方能回归未孕时监测方案

▲ 图 20-1 主动脉病变的女性患者妊娠期治疗建议

ACEI. 血管紧张素转化酶抑制药；ARB. 血管紧张素受体拮抗药
*. 详细信息见正文和表 20-1；**. 影像学检查方式和部位取决基础主动脉病变（见正文）

BAV 患者缺乏原纤蛋白 -1（Fibrillin-1），它是维持主动脉壁完整性必不可少的结构纤维，这种缺乏导致的主动脉组织病理学产生类似于马方综合征样的改变[31]。具体来说，类似于马方综合征患者，BAV 患者的主动脉壁内基质金属蛋白酶含量增加、囊性内侧坏死，以及如上所述的原纤蛋白 -1 减少[24, 31, 32]。原纤蛋白 -1 的缺乏会导致血管平滑肌细胞凋亡，这些细胞负责维持主动脉中膜[31]。由于主动脉壁的基础结构受损，二叶主动脉瓣反流导致主动脉承受更高的容量负荷，增加了血管张力和剪切力，从而导致进一步的主动脉扩张[33-35]。即使在没有主动脉瓣反流或主动脉瓣狭窄的 BAV 患者中，仅仅是湍流通过二叶主动脉瓣产生的剪切力，也能使主动脉壁原有的损伤进一步

加重[36]。

BAV 患者的主动脉直径的扩张速率为 0.3～2mm/ 年，有 40% 的患者主动脉大小可维持多年的稳定状态[1, 11, 12]。研究表明，主动脉扩张加速与以下因素有关：①基础直径较大[37]；②存在主动脉瓣反流或狭窄[28, 30, 37]；③主动脉壁僵硬[38]。BAV 患者发生主动脉夹层的风险比同龄人高 8 倍[37]。但是，主动脉夹层的大小与退行性主动脉瘤相似[39]。

BAV 患者应先首先进行主动脉根部、升主动脉和主动脉弓的初步检查，以了解是否存在主动脉扩张。可以通过经胸超声心动图（TTE）来实现，但如果超声检查困难，也可以采用 CT 或 MRI。当存在主动脉扩张时，断层扫描可以用来测量主动脉大小，并评估通过

TTE 看不到的主动脉部分。对主动脉根部、升主动脉和主动脉弓应进行全面系统的评估，以了解有无主动脉瘤的发生或发展[40]。如果主动脉直径≥4.5cm[40]，则应至少每年进行 1 次测量。现有一些正在进行的临床试验，用安慰剂（NCT01202721）对照，研究 β 受体拮抗药（主要是阿替洛尔）和血管紧张素受体拮抗药（ARB 类，主要是替米沙坦）能否有效减缓或阻止 BAV 患者的主动脉扩张。目前指南中，BAV 患者主动脉瘤手术干预的适应证取决于有无容易导致主动脉 / 夹层破裂的危险因素。这些危险因素包括主动脉夹层的家族史、妊娠或扩张速度快（≥0.5cm/ 年），此时，如主动脉直径达到 5.0cm 时应考虑手术干预。在无上述危险因素的情况下，则通常在主动脉直径≥5.5cm 时进行手术修复[40]。如果患者正在接受主动脉瓣置换或其他心脏外科手术，合并主动脉直径≥4.5cm 时，建议同时进行扩张主动脉的修复[40,41]。

（二）孕期管理经验

有几项研究报道了 BAV 患者妊娠的安全性。McKellar 等的社区的研究分析了 88 名 BAV 女性患者，经历了 216 次妊娠和 186 次分娩[42]，当中 5 位患者主动脉直径＞4.0cm，1 位患者＞5.0cm。研究显示，妊娠与主动脉进一步扩张、主动脉手术或主动脉瓣置换术无明确关系。此外，作者指出，其随访的患者中，没有主动脉夹层的发生，因而得出结论，BAV 女性患者妊娠期发生主动脉夹层少见。另一项研究对 89 名 BAV 女性患者进行研究，得出相似的结果。当中的女性患者在妊娠期间或产后没有发生主动脉夹层（该研究中患者的主动脉直径最大为 4.4cm）[43]。此外，这项研究指出，该人群的主动脉直径在妊娠期间没有发生改变。迄今为止，上述最大的两项研究均表明，BAV 女性患者在妊娠期显示出良好的预后，但需要注意的是，这些患者中，只有 1 例患者的主动脉直径＞5.0cm。

（三）治疗建议

妊娠前，BAV 的患者应就该疾病的常染色体显性遗传进行生育咨询[32,44,45]。结合孕前咨询，还应进行整个主动脉的影像学检查，推荐使用无电离辐射的 MRI 检查。妊娠被认为是主动脉夹层的危险因素，当患者主动脉直径达到阈值时（≥5.0cm），则应考虑在妊娠前进行主动脉替换术[46]。主动脉的影像学监测应根据主动脉的大小个体化进行，一些作者建议在整个妊娠期间每 4～8 周进行 1 次检查，并持续至产后 6 个月[45,47]。但最近的研究表明，与其他主动脉病变（如马方综合征）相比[48]，BAV 人群中主动脉夹层的发生率相对较低，因此推荐每 3 个月进行 1 次影像学检查，而不是每 2 个月 1 次。如果 TTE 和断层扫描影像学检查的测量值间存在相关性，并且 TTE 可以清晰呈现扩张的主动脉段，则可将 TTE 作为常规检查手段。BAV 患者主动脉扩张通常累及升主动脉中段、主动脉窦，少部分患者累及主动脉弓，通常可通过超声心动图评估。如果需进一步横断面成像，则应采用不含钆造影剂的 MRI（钆可透过胎盘屏障，有潜在的胎儿损伤风险），应当注意的是，妊娠期间进行 MRI 检查，应告知患者，其正在发育的胚胎有潜在的听力损害的风险。

妊娠前应进行相关药理学的咨询，因患者的用药方案可能需要调整。如 BAV 患者经常会使用 β 受体拮抗药和 ARB 类药物，以期阻止或减缓主动脉扩张。但是，ARB 类药物有致畸风险，故不应在妊娠期使用[43]，且在哺乳期一般也应避免使用。因此，妊娠期 BAV 患者的药物治疗的主要为 β 受体拮抗药。但是，医师和患者都应意识到 β 受体拮抗药可能会对胎儿发育产生不良影响，如会出现胎儿宫内发育迟缓和和呼吸暂停。具体而言，如阿替洛尔和卡维地洛，此两者具有亲水性，应当在孕期避免使用；而美托洛尔和拉贝洛尔则常规推荐。β 受体拮抗药在哺乳期使用也是安全的。整个妊娠期和产后均应进行严格地控制血压，并随时调整用药。

对于 BAV 患者，如果主动脉最大直径 < 4.0cm，可首选硬膜外麻醉下阴道试产，并于第二产程助产（产钳或胎吸）；对于主动脉直径为 4.0～4.5cm 的患者，可以考虑剖宫产；而当主动脉直径 > 4.5cm 时，一般推荐剖宫产终止妊娠 [32, 44, 45]。如果怀疑胎儿患有 BAV，则应进行胎儿超声心动图检查。有关主动脉病变患者不同分娩方式的优点和局限性的更多内容将在 Loeys–Dietz 综合征章节中讨论。

六、主动脉缩窄

（一）背景

除解剖变异外，主动脉缩窄常表现为左锁骨下动脉远心端的胸主动脉局部变窄。大部分为先天获得，少部分发病与创伤、动脉粥样硬化，或动脉炎形成的疤痕有关。主动脉缩窄占先天性心脏病的 5%～8% [47, 49]，这些患者顺利成长到成年、育龄期的生存率已有研究进行统计 [50]。主动脉缩窄具有遗传易感性，特纳综合征患者中，有 12% 合并此病 [51]，且 60% 的主动脉缩窄患者同时也患有 BAV [32, 52]。因此，这些患者与前述章节中的主动脉病变，如马方综合征或 BAV（在 BAV 部分中介绍），有相似的组织病理学改变则不足为奇 [32, 53]。

由于主动脉缩窄会导致全身性主动脉疾病，而不是单纯仅为缩窄部位的病变，因此终

身影像学监测加上适时的手术修复至关重要。当缩窄部位两端的动脉压力差 ≥ 20mmHg，或影像学证据表明主脉狭窄并有大量侧支动脉循环时，则建议对缩窄部位进行干预 [47]。术后研究表明，手术修复的部位可能产生再缩窄和扩张 [47, 49]。据估计，修复部位形成动脉瘤概率为 14%，发生夹层 / 破裂的概率为 2.5% [52, 54]。此外，这些患者即使没有再次发生缩窄，其动脉瘤和夹层形成风险也有所增加 [50, 55]。没有资料明确推荐主动脉缩窄的最佳干预时机，但鉴于其与 BAV 有相似的组织病理学特征，和此二类疾病的普遍相关性，可以考虑遵循相似的指南（在 BAV 部分中讨论）[51]。最后，这些患者应接受成人先天性心脏病学专家的随访，并定期进行主动脉的评估 [49]。

（二）孕期管理经验

有两项研究评价了主动脉缩窄孕妇的结局，有助于我们了解如何管理这些患者。第一项研究是由 Beauchesne 等进行的三级转诊中心的研究，他们评估了 50 例患者的 118 次妊娠 [56]。这些患者中，有 30 位（60%）在妊娠前接受了修复手术，有 10 位（20%）在分娩后进行了修复，有 6 位（12%）未进行修复，4 位（8%）在妊娠前和分娩后都进行了手术修复。出于母体和胎儿的健康考虑，建议其中约 13 位（26%）女性不宜妊娠。而 19 位（38%）患者在妊娠期出现了有血流动力学异常的缩窄（定义为压力差 ≥ 20mmHg）。与全美国平均 22% 的剖宫产率相比 [57]，该研究人群中约有 1/3 的孕妇以剖宫产分娩。研究提出了两个重要的数据，研究人群中流产率（9%）和先兆子痫率（2%），与全美国平均水平相似 [58, 59]，但妊娠期高血压的发生率（30%）则明显高于全美国平均（1%～5%）[60]。这些患者妊娠期高血压进展的时间与有血流动力学异常的主动

脉缩窄发生的时间吻合（$P=0.002$）。这类患者是否接受手术修复，并不影响孕妇与新生儿的结局。当中有 1 位患者，在妊娠 36 周时因升主动脉夹层而死亡，该患者同时患有特纳综合征和 BAV，并通过体外受精 - 胚胎移植妊娠。发生夹层时她的最大主动脉直径为 2.9cm，在孕前未进行过先天性心脏病的评估。

第二项研究为 Vriend 等收集了国家登记系统中的 54 例主动脉缩窄患者，共 126 次妊娠[61]。这些患者中有 5 位（9%）修复的主动脉缩窄部位仍有残留压力差（≥ 15mmHg）。与 Beauchesne 等的研究不同，这些患者孕前都曾接受过主动脉缩窄修复手术，并有较低的剖宫产率（7%）。此外，该研究人群的流产率高于全美国平均水平（18%），更接近于其他类型心脏病患者的流产率[62]；妊娠期高血压发生率（18%）高于一般人群，此结果与之前的报道类似。此研究中没有产妇死亡。

（三）治疗建议

开展多学科孕前咨询，为患有主动脉缩窄的女性提供获得良好妊娠结局的机会。孕前咨询应包括胎儿是否有遗传主动脉缩窄或其他先天性心脏病的风险[63]，应注意到主动脉缩窄的遗传模式很复杂[64, 65]。由于主动脉缩窄部位不仅存在显著的压力差，并且有动脉瘤形成的风险（在修复部位或其他部位），因此计划怀孕的患者应进行全面的胸主动脉影像学评估，以及脉缩窄部位的血流动力学评估。任何有血流动力学异常的主动脉缩窄应在妊娠前接受手术修复，以保证母体的安全及胎盘灌注。虽然并无相关指南，但对于主动脉缩窄合并动脉瘤的患者，应参考 BAV（≥ 5.0cm）指南，建议进行主动脉瘤的修复手术。此外，鉴于该人群存在颅内动脉瘤形成的风险，在妊娠前应考虑行脑部影像学检查。妊娠期的监测应根据病变部位的具体情况进行个性化的超声心动图检查。主动脉原病变部位显示尚有异常时，应每 4～8 周进行影像检查，以评估主动脉缩窄和主动脉扩张的情况。如果需横断面成像，则首选无钆造影剂的 MRI 检查。与 BAV 患者的治疗建议相似，在整个妊娠期间，应严格控制血压，可使用 β 受体拮抗药、肼屈嗪或甲基多巴等药物[66]，并建议胎儿常规进行超声心动图检查。

主动脉缩窄患者妊娠相关的报道中，反映出了多种分娩方式[56, 67]，剖宫产与阴道分娩，应采取哪种目前尚无推荐。赞成剖宫产的学者指出，手术消除了分娩过程中的 Valsalva 动作，避免血压升高造成主动脉病变部位严重的不良后果（对颅内动脉瘤的影响）[68]。其他学者主张采用小剂量硬膜外镇痛和恰当的阴道助产技术来完成阴道分娩，这样既无 Valsalva 动作，也可以避免手术相关的风险，如全身麻醉、出血、感染，以及术后可能给予的催产素[69]。不建议使用催产素的原因是它对心血管系统的造成影响难以预测，它可刺激子宫收缩、诱发低血压和反射性心动过速，从而增加心脏前负荷，进一步增加主动脉的压力[70, 71]。鉴于目前尚无共识指南，分娩方式应当由多学科团队进行讨论、并与患者讨论后决定。

七、关于 Turner 综合征的特殊说明

Turner 综合征是由 X 染色体全部或部分缺失所致，患病率约为 0.0005%。Turner 综合征患者常合并有心血管异常，15%～30% 的患者有主动脉瓣膜异常（主要是 BAV），40%～50% 为主动脉弓延长，12% 为主动脉缩窄[72]。这些患者中约有 6% 会出现主动脉扩张[50]。鉴于该病患者普遍身材矮小，应将 BSA 纳入升主

动脉直径的评估中，当该值 $\geqslant 2.0cm/m^2$ 则视为扩张，$\geqslant 2.5cm/m^2$ 则认为有夹层风险。

Turner 综合征是卵巢早衰最常见的病因。因此，患者受孕和妊娠都极具有挑战性，往往要借助于辅助生殖技术。为此，Turner 综合征患者常在孕前就寻求医疗帮助，这是评估其妊娠期主动脉潜在风险的最佳时机。妊娠前建议使用 CT 或 MRI 断层扫描，以充分评估主动脉，尤其是评估是否存在主动脉扩张和（或）主动脉缩窄的情况。如果主动脉直径 /BSA 指数（indexed aortic size）$\geqslant 2.0cm/m^2$，且存在以下一种或多种危险因素，则应避免妊娠。危险因素，包括 BAV、主动脉弓延长、主动脉缩窄或高血压[73]。Turner 综合征孕期具有正常主动脉大小且没有上述任何一个危险因素者，应在妊娠期至少进行 1 次主动脉影像学评估，通常在孕 20 周左右完成[73]。如果存在主动脉扩张或任何夹层相关的危险因素，则建议每 1～2 个月进行 1 次影像学评估[73]。

八、血管性 Ehlers-Danlos 综合征

（一）背景

血管性 Ehlers-Danlos 综合征（vEDS）是一种具有近乎完全外显率的常染色体显性遗传疾病（约有 50% 的病例是由新发突变引起的）[74]。该病的具体患病率尚不清楚，但在美国估计约有 1500 人正遭受疾病的困扰[74]。在 vEDS 患者中，编码Ⅲ型胶原蛋白 α1 链（COL3A1）的基因变异，导致Ⅲ型胶原蛋白形成异常，这是一种硬蛋白，维持结缔组织结构（包括皮肤和血管）的完整性。临床上如果患者出现动脉瘤、动脉破裂、肠管或子宫破裂、关节活动过度增大、易损伤、半透明的弹性皮肤（尤其是胸部或腹部），以及气胸或有 vEDS 家族史，则应怀疑此综合征[74]。确诊可通过检测 COL3A1 基因，如产生病理性突变，或对Ⅲ型前胶原结构进行分析，如有异常，则可证实。

不幸的是，vEDS 可对患者造成严重的后遗症。一项对 1200 名患者进行的回顾性研究表明，80% 的患者到 40 岁时都会有严重并发症，这些严重的并发症通常是动脉、子宫或肠管的破裂[74]，该研究人群的中位生存时间为 50 岁[75]。尽管有人认为 β 受体拮抗药（塞利洛尔）可能预防 vEDS 的并发症，但仍需进一步评估以证明其有效性[76]。由于患者结缔组织和血管十分脆弱，除非有危及生命的情况，否则不建议患者接受手术治疗[61, 77]。一项回顾性分析研究了 31 例接受手术治疗的 vEDS 患者，其中手术相关的死亡率为 46%，与移植相关的并发症为 40%（如吻合部位动脉瘤、移植物血栓形成和移植物破裂）[61]。除了严重的血管病变外，通常不鼓励患者进行其他手术治疗[61, 77, 78]，因此，对这些患者是否应进行常规影像学检查存在争议。由于不鼓励介入治疗，一些学者反对影像学检查，认为其结果只会增加患者的焦虑[79]。其他学者则指出，影像学检查可发现 50% 的 vEDS 患者伴有的血管病变，有助于决策是否需要干预及选择最佳干预时机[61]。

（二）孕期管理经验

尽管 vEDS 的患病率较低，且患者预期寿命短，但有一项相对较大研究提供的数据有助于我们了解 vEDS 患者妊娠情况。研究对 565 例 vEDS 患者妊娠情况进行分析，其中孕产妇死亡率为 5.3%[80]。死亡的病例包括 3 例主动脉破裂（其中 2 例在足月分娩时发生，第 3 例在常规剖宫产后 1 周发生），1 例在妊娠 33 周时跌倒后髂动脉破裂，1 例在妊娠 36 周时原

剖宫产术口裂开。超过 50% 的患者分娩都出现了并发症，其中 14.5% 的并发症危及产妇生命。除了在阴道分娩时发生的Ⅲ度和Ⅳ度撕裂伤外，心血管事件发生很少，无足够数据评估哪种方式分娩为最佳选择。

（三）治疗建议

由于 vEDS 患者妊娠的数据有限，目前尚无针对 vEDS 患者妊娠治疗的具体指南。许多专家不鼓励该类患者妊娠[81]，甚至建议将其列为妊娠禁忌[77]。因此，鼓励给 vEDS 女性患者提供医疗帮助的医师多给予避孕建议、告知其妊娠风险，以及意外怀孕的处理办法[61]。如果患者希望妊娠，则应由多学科团队密切随访，团队成员应当包含 MFM 专家、遗传学专家、心脏病专科医师、麻醉科学专科医师及心脏和血管外科医师，并在具有 vEDS 患者诊治经验的三级诊疗中心就诊。

妊娠后，应为患者提供产前检测手段，以了解胎儿 COL3A1 基因的病理突变情况，如果不能确诊，还可以采用绒毛活检以进行生化检测[74]。与其他主动脉疾病类似，妊娠期应停止使用致畸药物，如 ARB 或 ACEI，改用 β 受体拮抗药或其他可用的药物降压（见第 24 章）。如前文所述，vEDS 患者是否使用影像学监测目前存在争议，建议在危及生命的情况进行。尽管缺乏影像学建议，但在妊娠前或妊娠初期，对患者进行全面的动脉血管影像学评估是合理的，有助于对孕期可能出现的血管问题进行预判，以便提前制定应对方案。初步评估的结果可以指导整个妊娠期和产后早期的检查计划。因缺乏数据，最适合 vEDS 患者的分娩方法尚不清楚，但有些学者主张剖宫产，同时可用去氨加压素来预防出血[82, 83]。手术过程中，操作应轻柔，手术拉钩使用需小心，以免损伤邻近的肠管，建议使用软质的动脉钳[61]。此外，应注意在缝合过程中避免损伤动脉壁[79]。与其他主动脉病一样，产褥期应进行严密随访。

九、Loeys-Dietz 综合征

（一）背景

Loeys-Dietz 综合征（LDS）最早描述于 2005 年，是一种常染色体显性遗传性结缔组织病，患病率未知[84, 85]。它是由编码转化生长因子 β 受体的 2 号配体基因（TGF-β）、转化生长因子受体 Ⅰ（TGFBR1）和转化生长因子受体 Ⅱ（TGFBR2），或母亲抗十肽同系物 3 基因 SMAD3 的基因突变引起的[57, 84-88]。LDS 的临床表现为眼距增宽、悬雍垂裂或增宽，以及全身动脉迂曲，其形成动脉瘤、破裂或夹层的风险高[84, 85]。当患者检测出上述基因突变，并出现动脉瘤或夹层时，即可诊断为 LDS。

不幸的是，LDS 患者动脉夹层和破裂往往比较凶险，特别是在有明显颅面特征的患者中[84]。曾有报道 3 月大的患儿出现主动脉夹层[89, 90]。患者平均死亡年龄为 26.1 岁[84]，随着对该疾病认识的深入、影像学技术的发展，及早进行医疗和外科手术干预，使 LDS 患者的预期寿命有所增加。建议对该类患者从颅脑到盆腔的血管及分支进行造影，形成"血管树"基础影像，然后至少每 2 年进行 1 次复查[91]，并每年进行 1 次 TTE 检查[92]。对于未怀孕的患者，建议给予 β 受体拮抗药以减少血管压力，以及 ARB 类药物，其可作用于 TGF-β 信号通路[93-95]。手术治疗取决于动脉瘤的位置、生长速度、基因型、家族病史及是否有怀孕意愿[91]。一般成年患者指南建议，如果主动脉根部、升主动脉和主动脉弓直径 > 4.0cm 或扩张速度快（> 0.5cm/ 年），则进行干预；

胸段降主动脉直径达到 4.5～5.0cm 时，扩张速度＞ 1cm/ 年，则进行修复；腹主动脉达 4.0～4.5cm，扩张速度＞ 1cm/ 年，则有干预适应证 [91]。考虑到移植物近端和远端的主动脉瘤、冠状动脉纽扣动脉瘤形成的风险（有时可能进展到需要手术修复），术后进行临床随访和影像学监测是必要的 [96]。

（二）孕期管理经验

自 2005 年 LDS 被列为临床疾病以来，该病患者妊娠及结局的数据有限，没有足够的数据以推断妊娠期动脉瘤生长的速度。但是，现有信息表明患有 LDS 的孕妇为高危人群。有文献报道了 85 例患者的 217 次妊娠 [97]，当中有 3 例（1%）孕产妇死亡和 15 例（7%）严重并发症，这些并发症包括主动脉和椎动脉夹层、子宫破裂和产后出血。在这 3 例死亡病例中，1 死于产后 3 周发生的 A 型主动脉夹层，1 例死于产后双侧椎动脉夹层引起的蛛网膜下腔出血，1 例患者是在分娩后立即死亡的，诊断不明。

（三）治疗建议

与其他主动脉病一样，患者的治疗应在受孕之前开始，并由多学科专家团队共同参与。应让患者了解妊娠具有较高的风险，现有的与 LDS 患者妊娠有关的数据十分有限，并且孕前行手术切除动脉瘤并不能避免妊娠期间和产后主动脉并发症的发生 [98, 99]。在遗传学咨询中，与患者就 50%LDS 胎儿遗传风险进行讨论，并告知可以通过植入前产前诊断或羊膜穿刺术绒毛活检进行诊断，以明确胎儿是否存在致病突变 [91]。如果胎儿基因中存在一个新的突变，应告知父母，可能因为生殖系嵌合体，其子代患有 LDS 的风险约为 1% [84]。

与其他主动脉病一样，患者妊娠期应停止使用 ACEI 和 ARB，继续使用或改用 β 受体拮抗药。在妊娠前，还应当对颅脑到盆腔的整个血管系统进行评估。LDS 患者推荐在妊娠前修复有适应证的主动脉瘤 [100]，而 vEDS 则与之不同，除非即将产生危及生命不良后果，否则不鼓励进行手术干预。整个妊娠期，每 1～2 个月进行 1 次 TTE 主动脉评估，如有临床适应证，还应通过 MRI 获得相应部位的横断面影像 [101]。如果胎儿疑诊或确诊为 LDS，则应进行胎儿超声心动图检查，以了解有无与 LDS 相关的先天性心脏病，如 BAV 和房间隔缺损 [100]。与 vEDS 一样，LDS 患者的最佳分娩方式尚无共识。一些专家主张通过剖宫产，以尽快结束分娩，避免腹腔内压力升高 [91]，而另一些专家则指出，在第二产程使用助产技术（产钳或胎吸），可降低腹腔内压力升高的风险 [97]。已有 LDS 患者产后出血的报道，此时，推荐使用手法或物理方法止血，应避免使用麦角新碱或前列腺素类似物，以免造成血压升高，增加血管的血流动力学压力。鉴于有产后 LDS 患者死亡的病例报道，产后应继续进行密切监测 [102]。

十、非综合征家族性胸主动脉瘤和夹层

（一）背景

非综合征家族性胸主动脉瘤和夹层（TAAD）约占年轻患者所有胸主动脉瘤的 1/5 [103]。TAAD 患者缺乏特异症状，常为影像学检查中偶然发现主动脉瘤、主动脉夹层，而诊断出来。有主动脉瘤 / 夹层的家族史的患者就诊时，临床医生通过筛查其家族成员而发现。TAAD 以常染色体显性方式遗传，但个体通常表现出可变的外显率 [104]。迄今为止，已

鉴定出几种致病基因，包括 *TGFBR2*、肌球蛋白重链 11（*MYH 11*）基因及 α- 肌动蛋白（*ACTA2*）基因[44]，该基因在患者中最常见，占 TAAD 病例的 14%[105]。尽管突变的基因不同，主动脉的组织病理学表现却是相似的，均为网状蛋白断裂、弹性蛋白缺失和黏多糖沉积[28, 32, 46]。一般而言，TAAD 患者发生夹层的年龄比退行性主动脉瘤患者低，但比其他遗传性主动脉瘤（如 LDS）高[44]。当动脉瘤 ≥ 5.0cm 时，一般建议行主动脉修复术[51]，但是应根据临床情况（如家族中有动脉瘤 < 5.0cm 却发生夹层者，且主动脉扩张迅速）及基因类型给予个体化建议。如根据 LDS 患者的数据研究推断，如果在 TAAD 患者中发现了 *TGFBR2* 突变，则建议 < 5.0cm 的主动脉接受修复手术，一些指南则将 4.2cm 定位修复手术的阈值[84]。

（二）孕期管理经验

一项对 *ACTA2* 突变的 TAAD 女性患者妊娠情况进行的回顾性研究表明，这些患者面临较高的风险。具体而言，这项研究分析了 52 位女性的 137 次妊娠，其中 8 位出现主动脉夹层（6%），其中半数发生在妊娠晚期，另 50% 发生在分娩后的 2 周内[105]。8 例夹层中，6 例发生在升主动脉，3 例导致孕产妇死亡。值得注意的是，发生夹层的患者，有 50% 主动脉直径 < 5.0cm，当中还有 1 例仅为 3.8cm。更重要的是，尽管其中有 6 名患者（75%）有明确的主动脉夹层家族史，但她们在夹层发生前，都未被诊断出患有 TAAD。

TAAD 其他类型的基因突变，与妊娠相关的数据十分有限。有 1 例病案报道，患者为 *MYH 11* 突变的 TAAD 患者，升主动脉的直径达 6.4cm，她在妊娠 26 周时发生 A 型主动脉夹层，并延伸至腹主动脉[77]。患者接受了紧急

剖宫产，同时行升主动脉替换术、主动脉瓣再固定术及主动脉弓重建术，降主动脉胸段和腹主动脉的夹层则选择保守治疗。

（三）治疗建议

由于缺乏数据，作者认为遵循前面所述 LDS 指南中对于孕前、妊娠期和产后的治疗原则是合理的。但 Regalado 等发现了关于 TAAD 女性患者的两个关键问题[105]。首先，与前文讨论的 vEDS 和 LDS 主动脉病不同，TAAD 患者多无明显的症状和表现，她们外观上看与正常人无异。Regalado 等认为，TAAD 患者常常被漏诊，临床疑诊率很低。因此 TAAD 患者妊娠期可能没能得到她们应有的治疗和监测，如给予 β 受体拮抗药等药物治疗，以及定期进行影像学检查。因此，对所有妊娠女性进行全面细致的病史收集，尤其包括与主动脉瘤、主动脉夹层相关的家族史，显得至关重要。如果存在此类病史，则需要进行主动脉的影像学检查。其次，现有的有限数据提示我们，TAAD 女性患者在妊娠期，可能会在主动脉直径较小的部位产生夹层。因此，即使 TAAD 患者初次影像学检查无异常，在她的整个孕期中也不能减少对主动脉的监测和管理。

十一、妊娠期急性主动脉综合征

有基础疾病的患者，妊娠期发生急性主动脉综合征的风险增加，该综合征定义为主动脉夹层、动脉壁内血肿或有症状的穿透性动脉粥样硬化性主动脉溃疡。有关急性主动脉综合征的表现、诊断和治疗的详细信息不在本节讨论，本节重点介绍该病在妊娠期的治疗。一般情况下，妊娠患者出现急性主动脉综合征时，应立即开始药物治疗，以减少心肌耗氧量（D–P），并即刻将患者转移到三级诊疗中心，

安排多学科团队治疗，在必要时给予紧急干预措施[44]。连续胎心监测，以便及早发现胎儿心率的减慢，这预示着胎儿异常血流灌注和缺氧血症的发生[106]。对于 Stanford B 型主动脉夹层，即从左锁骨下动脉远心端起始的夹层，只要患者生命征稳定，无器官损害，胎儿灌注正常，通常给予药物处理。一项研究报道了 4 名女性患者，在妊娠期发生了 B 型主动脉夹层，报道认为胸主动脉腔内修复术（TEVAR）是安全的[107]，尽管应当避免在遗传性主动脉疾病中使用，但该手术对于重症孕妇是很好的选择[108]。A 型主动脉夹层，即左锁骨下动脉近心端的主动脉受累，通常需要紧急手术修复。但孕期使用体外循环，有 5% 的孕妇死亡率和 30% 的胎儿死亡率[109]。胎儿在 24 周左右通常被认为具有生存能力，因此，如果在此孕周之前发生了 A 型主动脉夹层，胎儿应保留于宫内[110]。24 周之后，尤其是达到孕 30 周，则建议对 A 型主动脉夹层的孕妇施行剖宫产，同时修复主动脉[44]。如果在妊娠期需要进行心脏手术，则应尽可能使用常温、高压、高流量的体外循环，以减少宫内胎儿缺氧和血管收缩的风险[110]。最后，患有主动脉疾病的女性妊娠时，应告知其有发生急性主动脉综合征的风险，以及当有症状提示时需立即就医。此外，多学科团队的协作也是必不可少的，团队应包含心脏病专家、心脏 / 血管外科医生及 MFM 专家，紧急情况下还需要有经验的麻醉医生。

十二、总结

本章讨论了妊娠期主动脉的生理变化，并总结了五种特定的主动脉病（BAV、主动脉缩窄、vEDS、LDS 和 TAAD），并关注了这些主动脉病的妊娠患者的现有文献和建议。现在人们对各种主动脉病的理解仍在不断发展，期望能进一步完善管理和治疗方案。但是，作者认为，基本的处理原则，如谨慎的临床评估、多学科团队合作及严密的随访，在面对这些特殊而复杂患者时，仍是至关重要的。

缩写表

ACEI	血管紧张素转化酶抑制药
ARB	血管紧张素受体拮抗药
BAV	二叶主动脉瓣
BSA	体表面积
COL3A1	Ⅲ型胶原 α1 链
CT	计算机断层扫描
LDS	Loeys–Dietz 综合征
MFM	母胎医学
MRI	磁共振成像
MYH	肌球蛋白重链
SMAD3	母体抗十肽同源基因 3
TAAD	胸主动脉瘤与夹层
TEVAR	胸主动脉腔内修复术
TGF-β	转化生长因子 β 受体配体 2 基因
TGFBR1	转化生长因子 β 受体Ⅰ
TGFBR2	转化生长因子 β 受体Ⅱ
TTE	经胸超声心动图
vEDS	血管性 Ehlers–Danlos 综合征

第 21 章
Takayasu 动脉炎与妊娠
Takayasu's Arteritis and Pregnancy

Abha Khandelwal 著

韦晓宁 译 张思辰 校

一、概述

Takayasu 动脉炎（TA），又称大动脉炎、高安病，是一种慢性特发性肉芽肿性动脉疾病，常累及大血管及其一级分支[1]。TA 是由日本眼科医生 Mikito Takayasu 于 1908 年首次描述，并以其名字命名的[2, 3]。其病因学理论推断与以下因素相关，包括自身免疫、性激素和遗传易感性（HLA BW52）[4, 5]。据报道，普通人群中 TA 的发病率为 26～60 人 /10 万[6]。该病常见于亚洲国家，但欧洲、非洲、中东地区和北美洲病例的报道也逐年增多。在日本，其发病率约为150 例 / 年，而在美国，则为 1～3 例 / 年[1]。

该病主要影响育龄期女性，据报道，患病者女性与男性比为（4～9）：1[2, 6, 7]，患确诊患者年龄中位数为 26 岁，并根据种族而略有差别[8-10]。

二、临床表现

TA 的临床表现可分为二阶段或三阶段[11]。早期为炎症期，表现为主动脉及其分支的肉芽肿性的炎症。

此期症状可轻可重，有发热、乏力、体重减轻、夜间盗汗、多关节痛或关节炎。随后症状波及血管，出现血管触痛或压痛。后期症状可出现在活动期后的数月到数年，涉及动脉结构的改变，包括血管内膜增生、中膜弹性纤维变性及滋养血管受损使大动脉萎缩变窄形成梗阻。这些变化也可能导致动脉瘤的形成并有发生夹层的风险[1]。由于慢性梗阻促进动脉侧支循环建立，使得许多症状隐匿或不发作，故常常被误以为"无症状"。图 21-1 显示 TA 的临床症状出现的频率。一项研究表明，青少年更易延误诊断，是成人的 4 倍[9]，因此充分了解该疾病的症状十分重要，同样重要的是意识到，无症状的疾病进展并不罕见。

体格检查可见患者脉搏微弱或消失，多数患者有新发高血压，双上肢收缩压差大，或可闻及血管杂音。血管相关检查应全面细致，尤其注意颈动脉是否有压痛，主动脉瓣是否存在关闭不全及反流。另外，需完善眼科眼底检查。值得注意的是，体格检查对诊断具有较高的特异性（71%～98%），但敏感性差（14%～50%）[12]。继发于 TA 的并发症有肾性高血压、主动脉瓣反流、腹肌或心肌缺血、心力衰竭、脑血管意外和肺动脉高压。TA 最常见的皮肤表现是结节性红斑和坏疽性脓皮病。

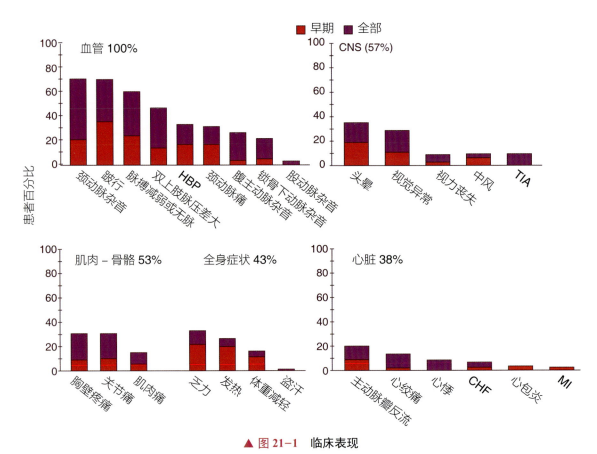

▲ 图 21-1　临床表现

CNS. 中枢神经系统；HBP. 高血压；TIA. 短暂性脑缺血发作；CHF. 充血性心力衰竭；MI. 心肌梗死（引自 Kerr et al, 1994 [9]，经 The American College of Physicians 许可转载）

过去 TA 根据血管造影结果和临床表现有多种分类方法。根据血管造影结果分为Ⅰ型（病变累及主动脉弓及其分支），Ⅱa 型（病变局限于升主动脉、主动脉弓及其分支），Ⅱb 型（病变累及升主动脉、主动脉弓及其分支和胸段降主动脉），Ⅲ型病变同时具有Ⅰ型和Ⅱ型的特征，Ⅳ型（肺动脉受累）和Ⅴ型（为Ⅱb 和Ⅳ的病变特征集合）[4]（译者注：原书似有误，Ⅱb 与Ⅲ型一致，与参考文献不符）。临床分组：Ⅰ组，单纯性疾病，伴或不伴肺动脉受累；Ⅱa 组，有一种轻 - 中度的并发症的单纯性疾病；Ⅱb 组，有一种严重并发症的单纯性疾病；Ⅲ组，有 2 种及以上并发症的单纯性疾病 [13, 14]。某些类型，尤其Ⅱb 组和Ⅲ组，尽管仍需充分研究来验证，已有报道其预后较差 [6, 13, 15]。

心血管系统受累

迄今为止，已经报道了 TA 原发性心脏病变，以及受累血管病变导致的多种的心血管系统表现。虽然有一些数据存在争议和矛盾，但大多数据提示，病变活动的患者心血管系统更易受累，且发病年龄较早 [12, 16]。这些表现有主动脉炎、冠状动脉狭窄和动脉瘤，以及由心肌炎和扩张性心肌病、瓣膜关闭不全和肺动脉高压导致的高血压、充血性心力衰竭和左心室功能不全。现今最大的一项研究对心血管症状进行调查后提出，他们的研究的人群中，最常见的类型是Ⅴ型，其中 69% 的患者处于活动期。研究指出，病变活动者更倾向于出现主动脉瓣反流和肺动脉高压，左心室功能障碍更为严重，但缺乏统计学意义 [17]。

评估冠状动脉的数据大多是回顾性的，最大的一项研究是韩国的一项111例患者的研究，其中所有病例无论有无症状（71%无症状），是否处于活动期，均接受计算机断层血管造影（CTA）检查。结果表明，超过50%患者存在一定程度的冠状动脉病变，累及或未累及冠状动脉口，导致狭窄或动脉瘤。在累及冠状动脉口患者中，超过50%为活动性TA，并伴有主动脉壁增厚[18]。

查看右心室心肌内膜病理标本，发现有轻度至中度肌纤维肥大。在一个小的系列研究中，也报道了患者出现心肌炎和扩张型心肌病的特征[16,19]。

三、诊断

TA的诊断较为复杂和困难，包括全面细致的病史收集和体格检查，以及急性期反应物的实验室指标检测，如红细胞沉降率（ESR）和C反应蛋白（CRP），但这些指标仍不够；有报道，活动期患者中，仍有25%上述指标正常。此外，一些患者的急性期反应物水平升高，但磁共振成像（MRI）阴性[1]。除ESR和CRP外，一些检测指标如白介素（IL）-6、血清淀粉样蛋白A、纤维蛋白原、补体裂解片段、b细胞活化因子（BAFF）、IL-2、金属蛋白酶9和正五聚蛋白3可以纳入考虑，但诊断价值尚不确定。

影像学检测可有助诊断，但尚未确立金标准。各种影像学检查各有利弊，且已被大量研究和报道[1,20]。这些检查包括CTA、磁共振血管造影（MRA），正电子发射断层扫描（PET）单独检查或联合CT检查、多普勒超声和血管造影[1]。组织病理学有助诊断，但离体血管标本较难获得，且现有的组织学研究中，只有20%的病理阳性患者被临床诊断为活动期（图21-2和图21-3）[1]。

目前，尚没有可靠的评估手段来判断疾病是否处于活动期。美国国家卫生研究院（NIH）Kerr标准将活动期定义为，新发病症或疾病进展，并至少具有以下2个特征：症状和体征持续、急性期反应物升高、血管功能障碍相关症状和体征的出现或加重，或一系列提示血管损伤的影像学表现。新的评估标准也相继被报

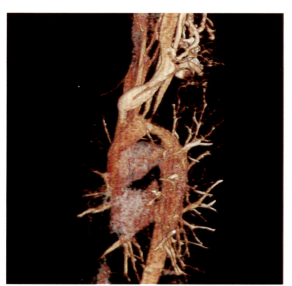
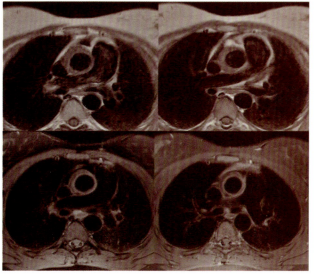

▲ 图21-2 Takayasu动脉炎患者的MRI表现为锁骨下动脉病变，右图为主动脉壁增厚伴有活动性炎症（由医学博士 Guido Davidzon 提供）

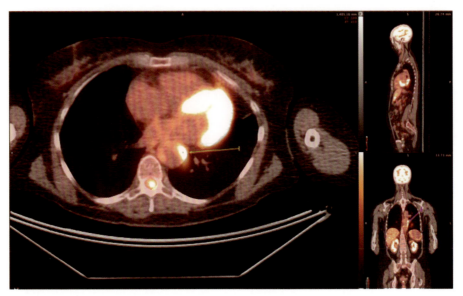

▲ 图 21-3 FDG PET：Takayasu 动脉炎患者的最大强度投影图像（MIP）显示主动脉壁局灶和高度弥散性 FDG 摄取，证实了活动性大血管炎（由医学博士 Guido Davidzon 提供）

道，如大动脉炎活动指数（DEI-TAK）和印度大动脉炎活动性评分（ITAS）[1]。

TA 的病程慢性且反复发作，早期表现为活动性炎症，晚期则出现纤维化改变。患者的长期生存率通常都很高。Ishikawa 和 Maetani 对 120 名日本患者随访 15 年，其中有 83% 的存活率[10]。Li 等，回顾性研究了 1983—2014 年间中国某医疗中心的 810 名患者，发现有 12 名病患死亡（1.2%）。回顾已有文献报道的死亡率为 2%～21%，这较大的数值的差异部分归因于随访时间不同、治疗方法的改进，以及研究方法的差异，但随着时间的推移，该病的预后已明显得到改善[21]。

如出现动脉瘤、高血压、心脏受累和严重的功能障碍，往往提示预后不良。病程迁延通常与疾病本身、继发症状、并发症和治疗的手段有关。

四、治疗

活动性炎症期治疗主要采用大剂量糖皮质激素（1mg/kg，连续 4 周）治疗。如反复发作可加用生物性免疫抑制药或非生物性免疫抑制药，如环磷酰胺和甲氨蝶呤，均在一定程度上有效。利妥昔单抗和其他生物制剂均有使用的报道，并有望使疾病得到缓解。表 21-1 展示了正在评估的一系列新疗法。经皮血管成形术和外科手术都可用于治疗血管相关的并发症。有报道梅奥诊所（Mayo Clinic）在 1984—2009 年间对 66 名患者进行了 119 例血管手术，其中 78% 为外科手术，22% 为血管内介入治疗。外科手术最常用于治疗主动脉（28%）、颈动脉（23%）、锁骨下（35%）和肾动脉（16%）。在平均 6 年的随访期间，外科手术和介入手术的早期并发症发生率相似（15% vs. 16%），当随访时间达 10 年时，这两组治疗的并发症发生率则变为 44% 和 66%（P=0.33）[30]。血管再狭窄是最常见的晚期并发症，外科手术的效果往往比血管成形术好，并且手术应在炎症控制住的静止期进行。有研究表明，在进行血管内介入治疗时，接受支架置入术者较单纯血管成形术的患者预后差[20]。

表 21-1　TA 的治疗选择

药　物	妊娠期使用	哺乳期使用
皮质类固醇 [22, 23]	☺	☺
静脉注射免疫球蛋白 [24]	☺	☺
硫唑嘌呤 [22]a	☺	☺
利妥昔单抗 [25]	?	☺
TNF-α 抑制药赛妥珠单抗 [23]	?	☺
阿巴西普 [1, 4]	?	?
托珠单抗 [26]	?	?
尤特克单抗 [27]（IL12 Ab）	?	?
甲氨蝶呤 [28]	×	×
霉酚酸酯 [22]	×	×
来氟米特 [22]	×	×
环磷酰胺 [29]	×	×

×. 孕期禁用；?. 需考虑具体病例　☺. 孕期使用安全
a. 很可能是孕期最为安全的免疫抑制药，但起效开始时间长

五、妊娠建议

TA 在年轻女性中发病率高，因此存在不少妊娠合并 TA 的情况。通常建议 TA 患者在孕前接受全面评估，评估内容包括疾病情况、围产期免疫抑制剂管理、器官功能状态、有无高血压或高血压控制情况，以及其他相关的心脏病。应告知患者孕期母体和胎儿潜在的风险。首先，孕期有高血压加重的风险、可能出现子痫前期，如果疾病累及心脏，有可能在孕期出现病情恶化。此外，胎儿发育迟缓和早产的风险增加，最后还应在孕前评估是否需要接受血管手术，以避免在孕期进行。在一项横断面研究中，对女性关心的子代问题进行调查，发现绝大多数患者担心会将该病遗传给后代 [29]。这一调查结果令人惊讶，因为这些患者中并没有亲戚患有同类疾病，且许多研究结果

都显示该病的遗传易感性低 [29]。在已有的文献报道中，有 12% 的 TA 患者在怀孕后选择了终止妊娠 [31]。

多数研究指出，怀孕不会加重 TA 的病情，甚至可能缓解 [32]。Matsumura 等对 20 位妊娠 TA 患者进行 CRP 检测和外周血管电子体积描记（digital plethysmography），数据表明这些患者 TA 病情缓解可持续到产后 1 年 [33]。早期报道的 TA 患者妊娠期可能发生不良事件，包括血压升高和心力衰竭，此两者最为常见，脑血管意外及产科相关出血少见，主动脉反流加重或肾动脉疾病也有报道 [5, 7, 15]。

至今为止的报道中，总共对 500 名妊娠女性进行研究，其中有不到 300 名 TA 患者，她们的妊娠结局见表 21-2，提示孕期常见的母体并发症有妊娠期高血压、子痫前期 / 子痫、脑血管意外、心功能降低、充血性心力衰竭、主动脉瓣关闭不全及少有的孕妇死亡 [34]。

治疗上应控制高血压，以防止如心力衰竭和脑出血等并发症的发生。然而，血压控制极具挑战，因为降压治疗会使得血流量本就不足的器官局部灌注减少。对合并有腹部主动脉瓣狭窄的患者进行积极降压，会导致胎盘灌注减少，增加胎儿发育迟缓的风险 [35]。

可用的降压药有 β 受体拮抗药、肼屈嗪和甲基多巴。在药物的选择上，应考虑这些药物是否经乳汁分泌（见第 32 章）[28, 36]。产科相关的并发症包括自然流产、胎儿宫内发育迟缓（IUGR）和罕见的死胎。表 21-2 详细介绍了目前已有报道的相关数据。

法国 TA 联网系统对 240 例妊娠进行了评估，并进行产科并发症发生风险的分析比较。他们指出，女性在诊断为 TA 后妊娠，孕期出现产科并发症的风险比其患 TA 前妊娠时高 13 倍。其总体并发症发生率为 39%，需指出她们中有 26% 的女性吸烟。报道中还对与早产相

表 21-2　病例报道中母体和胎儿的结局

研　究	年　份	妊娠期病例数	胎儿结局	母体结局
Tanaka 等 [7]	2014	27	IUGR 4%，胎盘早剥 4%	子痫前期 15%
Singh 等 [6]	2015	18	IUGR 28%（范围为 20%～40%），死胎 20%，早产 5.5%，SA 28%（范围为 10%～60%）	妊娠期高血压 28%，子痫前期 11%（范围为 10%～20%），AR/MR 6%，射血分数（EF）下降 6%
Comarmond 等 [8]	2015	240	6%～40% 早产和 IUGR	24%～40%ᵃ 妊娠期高血压，子痫前期
Sangle 等 [37]	2015	7		14% 子痫前期
Wong 等 [38]	1983	30	SA 13%，剖宫产 13%	HTN 47%
Hidaka 等 [39]	2012	26	IUGR 6.8%，SA 23%	AR 23%，妊娠期高血压疾病 7%
Mandal 等 [5]	2012	29	IUGR 52%，新生儿重症监护率 59%	妊娠期高血压 100%，子痫前期 93%，产后出血 73%，CVA 3%
Hernandez–Pacheco 等 [40]	2011	7	IUGR 29%	子痫前期 43%
Suri 等 [41]	2010	37	IUGR 16%，早产 16%，胎盘早剥 3%	子痫前期 62%，妊娠期高血压 27%，孕产妇死亡 3%
Sharma 等 [34]	2000	24	IUGR 21%，早产 17%，死胎 21%，SA 8%	重度高血压 46%，CHF 8%
Aso 等 [42]	1992	23	IUGR 26%	HTN 57%
Ishikawa 和 Matsuura [32]	1982	33	IUGR 15%，早产 6%，流产 3%	重度高血压 18%，CVA 3%

HTN. 高血压；SA. 自然流产；IUGR. 宫内发育迟缓；CHF. 充血性心力衰竭；CVA. 脑血管意外；AR. 主动脉瓣反流；MR. 二尖瓣反流；
a. 两组比较时给出数据区间
引自 Singh *et al*. 2015 [6]，经 Elsevier 许可转载

关的母体炎症相关标志物 IL6 和 TNF [8] 进行分析，数据显示，塔西单抗（tocilizumab）（抗 IL6 受体药物）和英夫利昔单抗（infliximab）（TNF 拮抗药）对于其他治疗无效的 TA 患者或有帮助 [8]。

现有报道病例的分娩方式多为阴道分娩加第二产程助产术 [8]。剖宫产主要用于有产科适应证的情况，患者可耐受硬膜外麻醉。子痫前期高危患者，可考虑谨慎降压和给予阿司匹林。分娩前不推荐使用预防性抗生素。对于心力衰竭风险高或有严重瓣膜病的产妇，应在分娩发动后和产时及早进行血流动力学监测（见

第 6 章）。精确的血压监测需要在无梗阻的血管内进行有创监测。在分娩过程中应避免使用血管收缩药，麦角制剂在产时、产后和退奶期间均不能使用。

虽然目前大多数合并 TA 的产妇都能成功分娩，但为了有效应对可能出现的状况和各种并发症，在分娩前应当组建一个多学科的医疗护理团队并做充分计划，团队成员应包括风湿病学家、妇产科医生、心脏病专家和麻醉医生，以应对这个复杂的患者群体可能会出现的潜在风险。

第 22 章
妊娠期血栓栓塞性疾病
Thromboembolic Disease in Pregnancy

Courtney C. Bilodeau   Karen Rosene-Montella   著

张思辰 译   韦晓宁 校

一、概述

妊娠期静脉血栓栓塞（VTE）是导致孕产妇发病和死亡的主要原因[1-3]。妊娠使静脉血栓形成的风险增加 4～5 倍[4]。尽管妊娠期间血栓栓塞的诊断和治疗非常关键，但由于以下几个原因而使其难以决策。首先，在怀孕和产后发生的解剖和生理变化不仅增加了 VTE 的风险，且可能导致深静脉血栓（DVT）的相关检测呈假阳性。第二，用于未怀孕人群中客观评估 VTE 风险的临床预测工具在孕产妇人群中尚未得到验证。第三，医生和患者不能接受使用必要的放射性检查进行诊断，以及母亲需使用药物进行抗凝治疗。第四，方案需考虑分娩因素。尽管存在这些局限性，但一些重要研究已经对确诊或疑似的 VTE 孕妇的流行病学、诊断和治疗方面进行了详细的阐述。在本章中，我们将对这些研究进行总结，并为诊断和管理策略以及未来的临床试验提供建议。

二、妊娠期静脉血栓栓塞的流行病学

（一）发病率

妊娠期 VTE 的发病率为 1.2‰～2‰[4, 5]。一项基于人群 30 年的队列研究发现，DVT 的发生率是肺栓塞（PE）的 3 倍[4]，而亚临床风险却可能更高。一项使用纤维蛋白原检测的研究发现，产后无症状 DVT 的发生率为 3%[6]。既往具有血栓形成病史和（或）潜在的高凝状态的孕妇，可能会使 VTE 的发病率显著增加。

（二）好发部位

妊娠期间左腿发生 DVT 的可能性更大（70%～80%）[3]。在一项对 60 名 DVT 首次发作的孕妇的序贯研究中发现，58 位患者左腿发生 DVT，其余 2 位患者 DVT 发生在双下肢。没有单独右腿 DVT 病例[7]。对这种左侧好发部位的合理解释可能是，妊娠期间右侧髂动脉对左侧髂总静脉过度的压迫[8]，以及妊娠后期下腔静脉（IVC）受子宫的压迫所致[9]。盆腔（髂 - 股静脉和单侧髂静脉）DVT 在妊娠中也较常见。在 2013 年的文献综述中，妊娠期

DVT 病例中有 60% 以上涉及盆腔静脉，而普通 DVT 人群中则少于 5%[10]。

（三）发病时间

产后 VTE 的日均发病率是产前的 5 倍，但是这一现象的发生可能部分归因于产后时间较短[4]。尽管腿部静脉淤血在接近足月时最为严重，但大多数专家都认为，发生 VTE 的风险在妊娠早、中、晚期是很相似的。由于孕酮引起的平滑肌松弛，静脉淤血在妊娠早期开始。但是，关于产前 VTE 风险的分布存在一些不同观点。一项与妊娠相关的 VTE 的大型回顾性研究发现，50% 的 DVT 发生于孕 15 周之前，60.5% 的 PE 发生于产后[11]。在英国，最近的一项大型关于育龄期女性的前瞻性研究中，VTE 的最高风险是在产后前 3 周内，而在产前，该风险在孕晚期最高[12]。孕晚期女性出现非血栓性下肢疼痛和肿胀比例最高，这可能是由于妊娠子宫增大导致静脉血流受阻所致[9]。

（四）诱发因素

妊娠中 VTE 的危险因素分为可逆和不可逆，其中某些因素为妊娠期特有（表 22-1）。怀孕本身导致女性易患血栓，其原因有多种，如激素和机械作用导致的淤血、高凝状态、凝血因子增加、纤维蛋白溶解度降低和溶解纤维蛋白的物质降低。其他容易导致血栓形成的因素，包括剖宫产或其他手术、分娩及产后盆腔中的血管损伤、肥胖、住院时间延长及高龄[13-15]。与普通非孕妇人群相似，患有易栓症的女性 VTE 风险增加，包括先天性抗凝血酶Ⅲ、蛋白 C 或 S 缺乏、C 蛋白活化障碍和 G20210A 凝血酶原基因突变[16, 17]，或持续存在的抗磷脂抗体的作用，这些因素在妊娠和产褥期均可增加血栓疾病的风险[18]。所以当发现

表 22-1　VTE 的围产期危险因素

社会背景
- 年龄
- 种族
- 吸烟

合并症
- 孕前 VTE
- 肥胖
- 易栓症
- 久坐 / 卧的住院治疗
- 浅表静脉血栓形成 / 血栓性静脉炎
- 糖尿病
- 尿路感染
- 肠易激综合征

妊娠特有疾病
- 3 次以上分娩
- 辅助生殖
- 死胎
- 多胎妊娠
- 妊娠剧吐
- 妊娠期高血压
- 子痫前期 / 子痫
- 剖宫产
- 早产（< 37 周）
- 产褥感染

引自参考文献 [13-15]

育龄女性血栓形成时，应考虑进行凝血异常检查。曾发生过 VTE 的女性是妊娠和产褥期复发 VTE 的极高危人群之一[19, 20]。在一项针对 109 名有 VTE 病史孕妇的回顾性研究中发现，其孕期 VTE 复发风险比未怀孕者高出 3~4 倍（相对风险 3.5，95% CI，1.6~7.8）[21]。最后，具有多种危险因素的女性在妊娠中发生 VTE 的风险最高[19]。

（五）小结

根据引用的妊娠期 VTE 流行病学研究结果，可以得出以下临床的结论。

1. 怀孕使患者容易发生静脉血栓栓塞症。
2. 左腿有症状的孕妇比右腿有症状的孕妇更容易发生 DVT。但是，DVT 确实会发生在右腿上。因此，当女性右腿出现症状时，应进

行客观检查是必要的。

3. 产后疑似 DVT 的女性与怀孕期间疑似 DVT 的女性相比，深静脉血栓形成的可能性更高。

4. 在孕晚期时，非血栓原因导致的腿部症状发生率最高。

三、妊娠期深静脉血栓和肺栓塞的诊断

（一）妊娠相关诊断问题

表 22-2 列出了 VTE 的临床表现。DVT 和 PE 的临床诊断在非妊娠患者中有时并不可靠[22, 23]，并且在怀孕期间该过程更加复杂。原因有以下几个方面。首先，非血栓导致的下肢水肿及疼痛在妊娠期间非常常见[9]。一项对 150 名孕妇进行的队列研究发现，大多数孕妇在妊娠期因临床可疑 DVT（下肢疼痛和水肿）接受了客观检查及评估，但她们均没有 DVT[9]。其次，一些症状和体征，如呼吸性碱中毒、心动过速、呼吸困难等，可能是由于怀孕期间的正常生理变化而引起，但也可能是严重的病因导致，如 PE。另一方面，一些患有 DVT 甚至 PE 的孕妇看起来非常健康，甚至她们的肺泡 - 动脉血氧梯度也在正常范围内。一篇回顾性研究报道了 17 例有 PE 的孕妇中，肺泡 - 动脉梯度正常比例占到 58%[24]。第三，在非妊娠期，可以将 D - 二聚体水平与低预测概率的检查结合使用，可以较高阴性预测值地排除 VTE[25]。但在怀孕期间，D - 二聚体通常随着妊娠晚期而升高[26]，而在产后缓慢降低[27]。并且有研究表明，在妊娠期间 D - 二聚体对 VTE 的敏感性和特异性降低[28]。最后，加压超声检查（CUS）对于诊断盆腔静脉（如前所述，在妊娠中更为常见）和小腿静脉血栓形成

的敏感性较低[29]。

表 22-2　VTE 的临床表现

DVT
- 下肢水肿（凹陷性和非凹陷性）
- 红斑
- 皮温升高
- 触诊可及条索或硬结
- Homan 征阳性（踝部背屈时疼痛）

PE
- 发热
- 呼吸急促和咳嗽
- 心电图异常：包括心动过速和心律失常
- 低氧血症（休息和劳累）和呼吸性碱中毒
- 胸膜炎体征
- 异常的肺音（如啰音）
- 第二心音亢进
- 晕厥
- 心、肺衰竭

（二）妊娠期间的放射诊断

孕妇及医生不愿使孕妇受到辐射暴露，但这种不情愿是导致不良治疗效果的潜在危险因素，特别是在管理可疑 PE 患者时，因为对于这些患者，通气 / 灌注（V/Q）扫描或计算机断层扫描肺血管造影（CTPA）可能是进行诊断的关键检查手段。事实上，国际放射防护委员会[30]和美国国家放射防护委员会[31]认为这些放射性检测对母亲和胎儿的辐射风险均较低。

在 V/Q 扫描中，当 ^{99m}Tc 与人白蛋白聚集后用于灌注扫描，同时 ^{99m}Tc 硫胶体用于通气时，胎儿吸收的辐射量远低于 0.05rad[32]。在一些医疗中心，首先会使用胸部 X 线检查，如果正常，再进行灌注扫描。这种方法的优点是，如果灌注扫描正常，则可以排除 PE，而无须进行通气扫描，并且辐射暴露大大降低[33]。但是，如果灌注扫描异常，则患者必须等待 24h 才能进行通气或接受其他检查替代如 CTPA。

与 V/Q 扫描相比，CTPA 对胎儿的辐射更少。但 CTPA（10～70mGy）对孕妇乳房的剂量暴露远大于低剂量 V/Q 扫描（0.11～0.3mGy）[34]。幸运的是，铋制乳房防护罩的使用能够减少放射暴露[35]。用于 CTPA 的碘化造影剂可安全用于妊娠和哺乳期。但如果母亲患有肾功能不全，则最好进行 V/Q 扫描，以避免增加肾脏损害。

低剂量子宫辐射暴露对儿童期癌症的相对危险性增加很小（＜ 5rad，妊娠总暴露量）[32]。怀疑患有 DVT 或 PE 的女性可以使用 V/Q 扫描和 CTPA，其胎儿辐射暴露量＜ 0.5rad。无论从相对还是绝对的角度来看，这种暴露的风险均很小，并且在临床上明确表示，支持放射性检测的有效使用。

（三）DVT 的临床诊断

怀孕的患者必须接受准确、客观的检查，以确诊 DVT，从而能够评估其复发风险，同时避免不必要地使用抗凝治疗及未治疗 DVT 所带来的不良结局。尽管客观检查是必需的，但如将估计值与非侵入性检查的结果结合起来进行前预测，可能也是有效手段[25]。这可以通过确定出现时的症状和体征，VTE 危险因素存在与否，以及对患者表现的替代诊断来完成。如具有 DVT 典型临床特征的患者具有 DVT 的一个或多个危险因素（如剖宫产），并且没有其他诊断（如蜂窝织炎、Baker 囊肿）能够解释，则认为其具有较高的前测概率。

妊娠 DVT 的一线诊断工具是 CUS。对DVT 进行适当的评估和开始治疗可降低栓塞和 PE 的风险[19]。由于盆腔深静脉血栓形成的风险增加，CUS 应包括髂 - 股静脉的检查[19, 36]。如果最初的 CUS 呈阴性，但临床上高度可疑血栓形成，则建议使用动态 CUS（在第 3 天和第 7 天进行）[36]。当检测持续正常，即患者没

有 DVT 或没有延伸到近端静脉的小腿 DVT，可以安全地停止抗凝治疗。两项小型的前瞻性研究表明，当初始结果为阴性时，妊娠期连续 CUS 的阴性预测价值很高[10, 27]。没有钆及造影剂的磁共振成像（MRI）可用于检测髂静脉血栓形成。当临床上怀疑患者髂静脉血栓形成，如出现严重的背部，或后侧疼痛和（或）腹部绞痛，并伴有单侧腿痛和整个肢体肿胀时，应考虑使用 MRI，即使 CUS 的检查呈现阴性结果[19]。

（四）PE 的临床诊断

临床上可疑患有 PE 的患者中最常用的检查包括 V/Q 扫描和 CTPA，以及上述用于诊断 DVT 的检查。后者被使用是因为这种情况经常发生在 PE 患者中，并且在临床上对可疑 PE 的患者使用 DVT 检测，可以为 PE 诊断和抗凝治疗提供依据，而无须进行进一步的检查[33, 36]。

患有呼吸道症状的孕妇可以考虑做胸部 X 线片检查[36]。胸部 X 线片异常可以提示其他诊断，如肺炎、充血性心力衰竭或气胸[37]。但如果在胸部 X 线片上出现非特异的异常表现，则V/Q 扫描的准确性将会降低，因此，CTPA 是临床医生选择评估 PE 更好的检查方法[38]。动脉血气分析和心电图也可能有助于确定疾病的严重程度，但不能用于排除 PE 诊断[39]。

PE 的影像学检查选择因医疗机构而异，因为 V/Q 扫描和 CTPA 都是安全、准确的诊断方法。如美国胸科学会的指南建议将 V/Q 作为 PE 的一线测试[40]。然而，关于使用哪种检测作为一线测试更具有优势的争论仍在继续[37, 41]，并且一些机构不具有随时可用的 V/Q 扫描。所以这需要在未来有更多的前瞻性研究，来比较哪种放射性检查最适合用于妊娠 PE 的诊断[41]。但由于目前这两种方法都可以使用，因此下面简要概述了这两种检查手段。

V/Q扫描的结果分为四个风险类别，正常/极低概率、低概率、中概率和高概率[42]。在之后的肺栓塞诊断的前瞻性研究中（PIOPED Ⅱ），对未怀孕患者进行了 V/Q 扫描的敏感性和特异性研究，结果发现，V/Q 扫描高概率的敏感性为 77%，正常 / 极低概率的特异性为 98%[43]。未怀孕患者中约 38% 的 V/Q 扫描无法诊断，需要进一步检查[43]。相比之下，一项包括 120 名可疑妊娠期 PE 患者的序贯研究中发现，有 25% 的患者 V/Q 扫描无法诊断 PE[44]。一项近期的小型回顾性研究对 43 名怀疑患有 PE 的孕妇进行了分析，发现 19% 的 V/Q 扫描不能确诊。与一般人群相比，孕妇中不能确诊 PE 的 V/Q 扫描率较低，这可能是由于其年龄较小和潜在的肺部疾病发生率较低[38]。

CTPA 利用造影剂增强来显示肺动脉分支的充盈缺损。妊娠中 CTPA 的阴性预测价值率很高[34, 38, 45]。在一项对 199 名怀疑患有 PE 的孕妇回顾性研究中，该比率为 99%[45]。但研究还表明，在妊娠患者中 CTPA 的非诊断结果发生率很高。在非妊娠人群中，CTPA 的非诊断率为 5%～10%[46]。在一项回顾性研究中，孕妇的不确定结果率为 28%，而未怀孕人群为 8%[47]。另一项仅孕妇的回顾性研究显示，非确诊率占到 19%[34]。与一般人群相比，怀孕期间的生理变化，如血容量增加、血液稀释、GFR 增加和心血管系统功能亢进等，都可能会导致更高的非诊断性 CTPA 发生率[37]。更新的放射学技术来解决这些问题日渐受到关注[48]。与 V/Q 扫描相比，使用 CTPA 的一个潜在优势是能够确定 PE 以外的其他疾病诊断[49]。

四、怀孕期间静脉血栓栓塞的治疗

当前推荐用于预防和治疗孕妇 VTE 的主要药物是普通肝素［依诺肝素（UFH）］和低分子量肝素（LMWH），LMWH 是首选的一线药物[50]。在产后，除肝素外，香豆素对哺乳期女性也是安全的选择[36]。抗凝疗法和其他治疗选择，如 IVC 过滤器将在下面讨论。

（一）孕期抗凝治疗胎儿并发症

普通肝素不会穿过胎盘，因此没有引起胎儿出血或致畸性的潜在风险。然而，香豆素衍生物能够穿过胎盘，并有可能在整个妊娠期间引起胎儿出血和胎儿畸形[51]。

（二）孕期抗凝治疗孕妇的并发症

妊娠期使用 UFH 和 LMWH 的孕妇出血风险非常低，一项系统综述和文献 Meta 分析发现，使用这些药物在分娩前的大出血风险仅为 1.4%，分娩后为 1.9%。该研究的 VTE 复发率也低于 2%[52]。肝素降低骨密度的风险很小，LMWH 的风险小于 UFH。并且出现有症状的骨质疏松症的风险也通常低于 1%[53]。对于需要肝素治疗且由于潜在疾病或长期使用类固醇已处于骨质疏松症高风险的女性，降低骨密度的风险可能增加。因此，对于这部分患者，建议其预防性补充维生素 D 和钙[53]。LMWH 优于 UFH，因为其诱导的血小板减少（HIT）的风险较低[20]。可是尽管孕妇的 HIT 风险很低，但在某些高危人群中仍需要进行血小板监测[20]。

（三）妊娠期抗凝治疗的管理

专业指南建议患有 VTE 的孕妇应接受抗凝治疗至少 3 个月，并持续到至少产后 6 周[20, 36]。表 22-3 列出了 UFH 和 LMWH 的剂量建议。使用 LMWH 治疗期间是否需要实验室监测尚无明确意见[20, 36]。极端异常体重（＜ 50kg 或＞ 90kg）的女性可能会受益于检查抗 Xa 水平[36]。如果每 12h 给药 1 次，则在

表 22-3　UFH 和 LMWH 的治疗和
预防剂量推荐剂量

治疗量	预防量
低分子量肝素	
依诺肝素 1mg/kg，12 h 1 次	依诺肝素 40mg，皮下注射，每日 1 次
达肝素 200U/kg，每日 1 次	达肝素 5000U，皮下注射，每日 1 次
替扎肝素 175U/kg，每日 1 次	替扎肝素 4500U，皮下注射，每日 1 次
达肝素 100U/kg，12h 1 次	
抗 Xa 活性水平给药后 4h 后检测	
每日 2 次，正常范围 0.6～1.0U/ml	
每日 1 次，正常范围 1～2U/ml	
第一次抗 Xa 因子的检测时机每日 2 次，第 3 或 4 次给药后检测	
每日 1 次，第 2 或 3 次给药后检测	
普通肝素	
10 000U，12h 皮下注射 1 次	早期妊娠：5000～7500U 12h 皮下注射 1 次
剂量调整需根据治疗期间 aPTT（范围 1.5～2.5 倍，注射后 6h 检测）	中期妊娠：7500～10 000U 12h 皮下注射 1 次 晚期妊娠：10 000U 12h 皮下注射 1 次（除非 aPTT 升高）

引自参考文献 [20, 54]

第 3 次 LMWH 给药后 4h 进行抗 Xa 因子分析；如果每 24h 给药 1 次，则可以在第 2 次给药之后 4h 进行抗 Xa 因子分析。当给予 UFH［静脉（IV）或皮下注射］时，应监测活化的部分凝血活酶时间（aPTT）[20]。

对分娩期抗凝治疗的策略调整取决于从 VTE 发作到预产期（EDD）的时间长度。如果在距离 EDD 不到 2 周内发生了 VTE，则应考虑计划引产，并且可以对患者开始进静脉注射 UFH。由于需要硬膜外麻醉，建议 UFH 在分娩前（或更早）4～6h 进行，因为在 aPTT 正常化之前不应放置硬膜外导管 [36]。替代抗凝的方法是放置可回收的 IVC 过滤器 [55]。如果 VTE 在距离 EDD 的 2～4 周内发生，并且无早产高危因素，则建议患者最初使用 LMWH，然后在 38 周改用 UFH 同时开始计划引产，并按上述方法进行分娩前的管理。如果距离 EDD 超过 4 周出现 VTE，建议的一线治疗是 LMWH，并在第 36 周时（或更早，如果有早产迹象或病史），建议转为皮下 UFH。向 UFH 过渡是为了让产妇更有可能接受神经麻醉（因为 LMWH 必须在区域麻醉前至少 24h 使用）。患者在出现第一个产兆迹象时仍应保持下一次 UFH 剂量，或者第一个分娩发动迹象出现时，停止使用 LMWH 治疗。

如上所述，如果 VTE 在预产期的 2 周内发生，则应考虑使用 IVC 过滤器。在妊娠期放置 IVC 过滤器的其他适应证还包括活动性出血、近期手术、出血性卒中或进行抗凝治疗时 VTE 复发 [56, 57]。

在产后，如果没有大量出血，可以在分娩后 6h 和剖宫产后 12h 重新开始 LMWH 或 UFH 治疗 [54]。如果放置了硬膜外导管，则可在最近一次的 LMWH 注射后 12h 取出 [55]。产后第 5 天及以后，可以根据出血风险，将产妇的治疗方案从 LMWH 转换为华法林。并且应该对患者进行有关香豆素致畸的风险和避孕重要性的宣教。

（四）预防复发性 VTE

曾发生过 VTE 的孕妇再次发生 VTE 的风险增加。表 22-4 列出了当前美国妇产科学院

表 22-4　ACOG 对有 VTE 病史的孕妇的建议

VTE 病史	产　前	产　后
无血栓形成倾向，单个部位 VTE 伴有一项与妊娠和口服雌激素无关的危险因素	持续监测，但不进行抗凝治疗	预防剂量抗凝治疗
无血栓形成倾向，单个部位 VTE 伴有与妊娠或口雌激素相关的危险因素，或为待发 VTE	预防剂量进行抗凝治疗	预防剂量抗凝治疗
有血栓形成或无血栓形成倾向，≥两个部位 VTE，未长期使用抗凝治疗	预防或治疗剂量进行抗凝治疗	治疗剂量抗凝治疗
有血栓形成或无血栓形成倾向，≥两个部位 VTE，长期使用抗凝治疗	治疗剂量进行抗凝治疗	治疗剂量抗凝治疗
血栓形成倾向低风险，单个部位 VTE，未进行长期抗凝治疗	预防或中间剂量进行抗凝治疗或无须抗凝治疗，但需要持续监测	中间剂量或治疗剂量抗凝治疗
血栓形成倾向高风险，单个部位 VTE，未进行长期抗凝治疗	预防、中间或治疗剂量进行抗凝治疗	中间剂量或治疗剂量抗凝治疗（至少与产前剂量相同）

引自参考文献 [54]

对这些患者的管理建议。根据前一次的 VTE 是否为单一事件、是否有诱因、是否患有易栓症与血栓形成同时发生，其建议有所不同。妊娠特发性事件或使用雌激素（避孕）被认为有妊娠中再次发生 VTE 的较高风险。易栓症患者还面临其他高危因素所带来的风险，抗凝血酶缺乏症、凝血酶原 G20210A 突变 / 因子 V 莱顿的双重杂合子，V 因子莱顿纯合子或凝血酶原 G20210A 突变纯合子，以及其他相对低的风险因素，V 因子莱顿杂合子、凝血酶原 G20210A 杂子合、蛋白 C 或蛋白 S 缺乏症和抗磷脂抗体综合征[54]。

五、结论与建议

（一）DVT 和 PE 的诊断原理

● 强烈建议对表现出 DVT 或 PE 症状的女性进行检查。

● 如果进行了过度检查，那么这是错误的。本章强调意见是，在进行检查选择时，可以使用存在胎儿辐射暴露风险的放射性诊断手段，不应冒错误诊断的风险而避免使用这些方法。但在使用任何此类检查手段之前，应充分告知患者。

● 尽管在大型临床试验中已经对可疑 DVT 或 PE 非妊娠患者的诊断计算试验进行了验证，但在妊娠患者中很少进行此类试验。

● CUS 是诊断 DVT 的一线检查手段。

● 如果最初的 CUS 研究为阴性，并且临床上高度怀疑 VTE 存在，则推荐进行连续超声检查和（或）采用其他成像检查手段，如磁共振静脉造影（MRV）。

● V/Q 扫描和 CTPA 安全、准确，可用于诊断 PE。

● 考虑首先检查胸部 X 线，如果异常则 CTPA 是首选方法。

● 应该采取特殊的防护措施，如铋制乳房防护罩，以最大限度地减少接受 CTPA 母亲的辐射暴露量。

（二）孕妇深静脉血栓和 PE 的防治

● 妊娠前有 VTE 病史的女性，妊娠期复发的风险增加，特别是如果先前的 VTE 是妊娠期间特发的或使用了口服避孕药。

● 大多数有 VTE 病史的患者应在怀孕期间或至少在产后时应接受预防性治疗。

● LMWH 和 UFH 是预防性选择药物。

● LMWH 是治疗妊娠期 VTE 的首选药物。

● 根据 VTE 发生距离分娩的时间长度，使用 UFH（静脉和皮下）治疗和（或）放置 IVC 过滤器。

● 建议采用多学科的团队对分娩前后的 VTE 预防和治疗进行管理。

（三）孕前计划

如果接受长期口服抗凝治疗的患者计划妊娠，则应在受孕之前将其转为 LMWH 治疗。

六、总结

目前迫切需要进行前瞻性试验以阐明妊娠期间 VTE 的风险并得出最佳治疗方案。当怀疑在妊娠期间发生 VTE 时，必须采取严格的诊断策略以确保患者得到必要的治疗。在评估过程中需认识到可能发生单独髂静脉血栓形成。此外，妊娠女性中肺栓塞引起的临床症状不典型，从而导致肺栓塞的临床诊断可能更加困难。LMWH 是预防和治疗妊娠期 VTE 的首选药物。

第 23 章
羊水栓塞与妊娠
Amniotic Fluid Embolism and Pregnancy

Irene A. Stafford　　Steven L. Clark　　Gary A. Dildy　著
张思辰　译　　韦晓宁　校

羊水栓塞（AFE）通常发生在分娩期，是产科灾难性综合征。尽管出现的症状可能有所不同，但最常见的临床特征包括呼吸急促、精神状态改变和突然的心血管功能衰竭。诊断多为临床诊断，即患者突然发生缺氧、低血压及心肺骤停的三联征，随后出现凝血病。第一例 AFE 病例报道发表在 1926 年的巴西医学杂志上 [1]，并在 1941 年被确认为一种综合征，当时 2 名调查人员对死因不明的产妇进行了尸检，描述其肺血管中有胎儿成分 [2]。至今，已经有 1000 多项 AFE 的相关研究、病例报道和文章，以期了解这种难以解释的产科并发症的病因、危险因素及发病机制。

所有（致命和非致命）AFE 发病率，在美国为每 12 953 例分娩发生 1 例 [3]，英国为每 50 000 例分娩发生 1 例 [4]。AFE 的真实发生率和死亡率受因病例诊断标准不同而难以辨识，因为常见产科并发症和 AFE 的重叠及目前仍然没有针对 AFE 确切诊断的检测手段。所以迄今为止，AFE 的诊断仍然是排除性诊断。许多基于人群的研究依赖于医院出院的诊断代码，这些代码无法从医疗记录中确定 AFE 的临床诊断。另外，对于 AFE 的诊断有几种不同的国际标准，使该疾病的危险因素、诊断、病理生理学和预后都面临更多挑战。母胎医学协会与 AFE 基金会合作，最近为 AFE 的病例定义提出了新的诊断标准，以期加强对真实病例的识别 [5]。表 23-1 总结了委员会提出的 AFE 研究报道的统一诊断标准。

现有已公布的数据中，与 AFE 相关的孕产妇死亡率也存在很大差异。在美国，从 20 世纪 80 年代后期首次国家注册中心出现的 AFE 病例到 20 世纪 90 年代初，孕产妇死亡率为 61%，而神经系统正常的孕产妇生存率仅为 15%。而最近基于人群的研究报道显示，AFE 的病死率已经下降 [3-14]。生存数据的改善可能

表 23-1　AFE 的建议诊断标准

• 突然发生心肺骤停，或低血压（收缩压 < 90mmHg）和呼吸窘迫［呼吸困难、发绀或外周血氧饱和度（SpO_2）< 90%］。
• 使用国际血栓形成和止血协会（ISTH）所发布的妊娠期 DIC 科学和标准化的评分系统，对这些最初的症状或体征出现后的 DIC 进行记录。 凝血病必须在大量失血之前进行检测，从而防止因稀释或凝血病导致的休克
• 胎儿或胎盘娩出后 30min 内的临床发作
• 无发热（分娩时 38.0℃）

引自 Clark et al. 2016 [5]，经 Elsevier 许可转载

部分反映了随着时间的推进，普通和专科医疗服务改善。但是，AFE 仍然是美国孕产妇死亡的主要原因[15]。而另一事实却提示，从官方数据确定的病例当中，包含相当高比例的非 AFE 孕产妇，从而人为地提高了以该数据为依据的报道中 AFE 存活率。分娩前发生 AFE，胎儿预后不良。在美国注册报道中，胎儿存活率接近 40%，而幸存的新生儿中有 50% 患神经系统异常[6]。与孕产妇死亡率统计数据一样，在过去的数十年中，围产期死亡率也有所降低。

尽管美国国家注册中心并未发现任何可预测的 AFE 产科危险因素[6]，但要注意的是，大多数病例发生在分娩期间，剖宫产分娩占 19%，阴道分娩后立即发生占 11%。其他研究也发现当剖宫产率高达 60% 时[10, 16]，AFE 发病率增加。这些病例中约有 50% 与胎儿窘迫有关，这提示剖宫产之前的低氧血症与 AFE 具有相关性。

一、病因和发病机制

人类对 AFE 的发病机制了解甚少。早期研究描述了在对可能患有 AFE 的孕妇进行尸检，发现其肺组织中羊水成分的存在[2]。这一发现之后，在致命和非致命 AFE 病例中，同样母体循环中发现羊水碎片的报道[17, 18]。所以推测，羊水栓子进入母体静脉循环，从而引起肺静脉循环的直接机械性梗阻而导致肺心病。但是，羊水颗粒物也可以从没有 AFE 临床证据的孕妇血液中分离出来，这与在 AFE 女性中的证据发现相悖[19, 20]。

羊水含有多种不同浓度的胎儿物质（如鳞状上皮细胞、胎毛、胎盘和黏蛋白）和其他可能引起血管活性和促凝血作用的物质（如前列腺素、血小板活化因子）。其机制可能为羊水中的促凝剂和（或）血管活性物质对母体造成

的直接影响[21]。对在羊水中发现的或被认为与病理生理反应有关的各种物质（锌原卟啉、Sialyl Tn 抗原、血清类胰蛋白酶、补体 C3 和 C4）进行实验室分析的方法可用于评估 AFE，但迄今为止，该方法尚不能可靠的预测或诊断 AFE[22, 23]。

二、临床表现

尽管 AFE 通常发生在分娩时和（或）产后极短时间内，但极少 AFE 发生于早期妊娠终止和经腹羊膜穿刺术和外伤后[24-28]。AFE 的典型症状和体征包括呼吸窘迫、精神状态改变、严重低血压、凝血病，甚至死亡[5]。既往研究将表现的主要症状描述为呼吸窘迫，而其他研究则将分娩前最常见的表现症状描述为精神状态改变。据美国国家注册中心报道，癫痫发作或类似癫痫发作的症状是 30% 患者的初始症状，其次是呼吸急促、胎儿心动过缓（17%）和低血压（13%）[6]。症状发作到死亡的时间从几乎同时到超过 4h 不等。其他症状和体征还包括恶心、呕吐、发热、发冷、头痛，甚至患者自我描述厄运即将来到的恐惧感。表 23-2 列出了常见的症状（表 23-2）。

AFE 的临床特征包括严重的心血管系统改变。根据美国国家注册中心记录，所有患有 AFE 的患者均发生低血压[6]。大多数患者（93%）患有一定程度的肺水肿或成人呼吸窘迫综合征及缺氧。经食管超声心动图和肺动脉导管研究显示，当 AFE 伴有左心功能不全时，肺动脉压力会短暂升高，这一肺部表现与最初表现为右心功能不全、右心压力升高及三尖瓣反流所导致的心源性休克相符[29-34]。一些在早期 AFE 进行经食管超声心动图检查的病例中发现，左心室衰竭继发于右心室扩张及室间隔偏移从而导致左心室充盈受损（图 23-1）。现

表 23-2 羊水栓塞患者的体征和症状

症状或体征	人 数	比 例
低血压	43	100
胎儿宫内窘迫	30	100
肺水肿或 ARDS	28	93
心肺骤停	40	87
发绀	38	83
凝血病	38	83
呼吸困难	22	49
癫痫	22	48
乏力	11	23
支气管痉挛	7	15
一过性高血压	5	11
咳嗽	3	7
头痛	3	7
胸痛	1	2

引自 Clark et al. 1995 [6], 经 Elsevier 许可转载

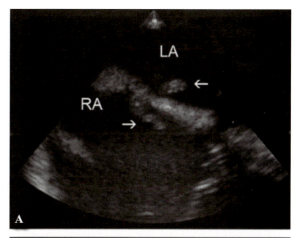
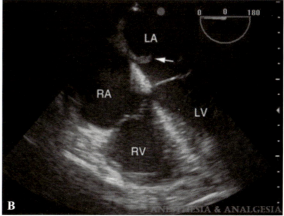

▲ 图 23-1 心搏骤停后约 90min 进行 TEE 检查, 发现右心室增大和右心室中度运动减退。右心房中度扩大 (宽度 6.5cm)

引自 Vellayappan et al. 2009 [35], 经 Wolters Kluwer Health, Inc 许可转载

有证据表明, 对 AFE 的血流动力学反应最初表现为肺血管阻力增加, 右心室衰竭和随后的左心室功能不全 [29]。无脉搏电活动、心脏停搏、心室颤动和室性心动过速可迅速导致心搏骤停。心肌缺氧性损伤的可能原因是, 心排血量减少和充盈障碍而导致冠状动脉灌注减少。这种血管收缩通常伴随严重的低血压和心源性或阻塞性休克。当初始阶段改变后, 缺氧更多地与非心源性休克有关, 如严重的肺泡 - 毛细血管膜渗漏导致肺水肿增加和氧合减少 [29]。

弥散性血管内凝血 (DIC) 是 AFE 的常见特征, 并且往往使 AFE 的治疗更加复杂化, 高达 83% 的患者的临床和实验室证据均提示凝血病, 并且与分娩方式无关。大多数凝血病的病例在出现临床症状的 4h 内发生, 通常在症状发生的 20~30min 内发生。子宫收缩乏力是 AFE 引起凝血病的常见并发症, 这是因为子宫

灌注受到损害, 但是难以控制的子宫收缩乏力而导致的低血容量性休克不应归因于 AFE。羊水中存在的凝血因子可能参与凝血级联的激活 [36, 37]。根据美国国家注册中心的报道, 尽管有适当的复苏措施, 但仍有 75% 的出血和仅发生凝血病的患者死亡。

由于 AFE 症状与其他疾病有很多的重叠, 因此有必要对 AFE 进行鉴别诊断。

三、治疗

主要的治疗目标包括迅速稳定产妇心肺功

能，预防缺氧和维持血管灌注。具体包括立即进行高质量的心肺复苏，使用标准的基本心脏生命支持。如果怀疑患有 AFE 的女性发生心搏骤停，则使用高级心脏生命支持。如果预期会发生严重出血和（或）已发生 DIC 时，应启用医院特有的大规模输血方案。由麻醉学、呼吸病学、重症监护学和母胎医学等组成的多学科团队，共同协助对患者进行持续护理。进行气管插管使氧饱和度保持在 90% 或更高。低血压的治疗应包括通过输入晶体溶液来维持血容量。在治疗难治性低血压时，需要使用升压药，如多巴胺或去甲肾上腺素。对心血管功能的中央监测可作为协助措施。治疗最初的右心功能衰竭和肺血管阻力增加时，可以使用多巴酚丁胺、米力农、西地那非、静脉注射前列环素和吸入一氧化氮以减少酸中毒、缺氧和高碳酸血症。1 例报道提示使用一氧化氮能够获益[38, 39]。低血压应使用升压药治疗。应避免因过度输液导致右心室扩张，因为这可能会增加右心心肌梗死的风险，并进一步将室间隔挤压至左心室，从而进一步降低心排血量。当右心室功能改善后，常会发生左侧心力衰竭伴肺水肿。血管收缩药物（如多巴酚丁胺和米力农）可用于增加心脏收缩力。表 23-3 列出了治疗右心功能不全的一线药物。

美国注册中心发现大多数经历心搏骤停的 AFE 女性中，最常见的心律失常是肌电分离，然后出现心动过缓和室性心动过速或心室颤动。需要服用正性肌力药来改善心肌功能。在这些情况下，应立即使用所有常规的心脏支持手段，包括用于复苏的药物。妊娠患者不应改变血管升压药、抗心律失常药和除颤的剂量。如果需要进行心脏复律或除颤，则应尝试卸下胎儿监护仪以防止产生电弧，但不应因移除而延迟复苏。在按压胸部之前，应将患者置于左侧卧位，以避免子宫压迫下腔静脉。当出现心

表 23-3　急性右心力衰竭的药物和推荐剂量

西地那非	20mg 口服或鼻饲 / 胃管灌注，每日 3 次
多巴酚丁胺	2.5～5.0μg/（kg·min）高剂量可能导致心动过速从而影响右心室灌注异常
米力农	0.25～0.75μg/（kg·min）最常见的不良反应为全身性低血压
吸入性一氧化氮	5～40ppm. 每 6h 监测 1 次高铁血红蛋白浓度，避免突然停药
吸入性前列环素	10～50ng/（kg·min）
静脉注射前列环素	中心静脉给药，起始剂量为 1～2ng/（kg·min），逐渐达到理想浓度。常见不良反应包括全身性低血压、恶心、呕吐、头痛、下颚疼痛及腹泻
去甲肾上腺素	0.05～3.3μg/（kg·min）

引自 SMFM 2016[40]，经 Elsevier 许可转载

脏停搏或恶性心律失常超过 4min，如果胎儿已具有生存能力（妊娠 23 周以上），则应考虑剖宫产。对于这类患者，剖宫产不太可能会对母亲的结局产生不良影响，并可能因去除胎儿引起的静脉压迫而更有助于复苏。即使进行理想的心肺复苏，对于孕妇来说，最多只能提供正常心排血量的 30%。所以对于怀孕的患者，应修改心肺复苏的 ABCs 标准，应该包括第四类 D（Delivery）分娩。根据分娩条件，应考虑进行产钳或胎吸等阴道助产手术，否则应进行紧急剖宫产。

当分娩前发生 AFE 时，新生儿死亡的可能性很大，且即使新生儿存活，发生永久性神经发育缺陷的风险很高。出现心搏骤停的孕产妇中，其新生儿结局与心搏骤停发生至分娩的时间长短存在明显的关系。当产妇在心搏骤停后 5min 内结束分娩，新生儿存活率最高。但是，如果超过 5min，也不应放弃。

对于血流动力学不稳定但尚未发生心搏

骤停的孕产妇，必需仔细权衡母体与胎儿。对这样不平稳的孕妇做出进行手术（剖宫产）的决定非常困难，所以每种情况都必须个性化处理。但是，无论情况如何，产妇的安全必需优先于胎儿的安全。

据报道，与 AFE 相关的出血病例进行选择性动脉栓塞治疗，但疗效尚未得到证实[41]。重组凝血因子 VII 已被使用并报道，在治疗严重凝血病的患者时，如常规血液制品无效，可使用该产品进行替代，但由于该药物有血栓形成的风险，因此一般不应作为一线药物[42, 43]。

在大多数 AFE 病例中，DIC 发生时间不定，目前早期复苏中，推荐的浓缩红细胞、新鲜冰冻血浆和血小板的比例应为 1 : 1 : 1，以保证血小板在 50 000/mm^3 以上，纤维蛋白原、活化部分凝血活酶时间和国际标准化比值维持正常。

子宫收缩乏力应使用常规药物，宫腔填塞及外科手术用于难治性病例。

AFE 孕产妇的结局提示，幸存者在重症监护病房的平均住院时间为 5 天，每位患者平均输血 34 单位。在美国 AFE 注册中心，只有 15% 心搏骤停患者的神经系统完好无损。其他后遗症包括肝血肿、肾脏和多系统衰竭及缺血性脑病。总体而言，随着对 AFE 综合征的早期认识和多学科共同努力复苏，AFE 的相关病率和死亡率得到了改善。据目前报道，AFE 后成功怀孕的病例没有复发。尽管数据有限，但没有证据表明，在未来的妊娠中存在 AFE 的复发风险。

四、结论

尽管该领域有许多新的研究进展，但尚无明确的"金标准"诊断检测或特异性疗法，尚不清楚 AFE 的病因和发病机制。需根据床旁评估和判断，进行排除性诊断。理想的治疗方法包括，能够对这种复杂的产科疾病及时评估和对每一个病理过程进行干预。未来的研究工作将依赖于国家计划（如英国产科监护系统（https：//www.npeu.ox.ac.uk/ ukoss）和非营利组织（如 AFE 基金会（http：//www.afesupport.org）。目前美国贝勒医学院和 Eunice Kennedy Shriver 国家儿童健康与人类发展研究所围产期研究部门共同合作运营国际注册中心，致力于收集疑似 AFE 的女性的临床信息和实验室标本，以期能够进一步了解这种灾难性的产科急症。

第 24 章
妊娠期高血压疾病
Hypertension During Pregnancy

Chonyang L. Albert　Leslie Cho　著
张思辰　译　　韦晓宁　校

一、概述

高血压是妊娠期相对普遍的并发症，可影响多达 10% 的孕妇[1, 2]，在发达国家，它是第二大导致孕产妇死亡的原因[3]。高血压的诊断定义为，两次收缩压 ≥ 140mmHg 和（或）舒张压 ≥ 90mmHg，其间隔至少为 4h。重度高血压通常被认为是收缩压 ≥ 160mmHg 和（或）舒张压 ≥ 110mmHg[4, 5]。在许多发达国家，随着孕产妇的年龄增加，以及普通人群中高血压、肥胖和糖尿病的患病率上升，使妊娠期高血压病的负担加剧。妊娠期高血压病可导致孕产妇和胎儿发生不良结局的风险增加，如孕产妇脑出血、胎盘早剥、胎儿宫内生长受限、早产和胎死宫内等[4, 6]。因此，孕产妇的管理应着重对这一类高危人群进行高血压病的诊断和治疗，以降低发病率和死亡率。

由于心排血量、全身血管阻力和血容量的变化，女性在妊娠过程中会发生血压波动，以适应胎儿的生长。孕中期末，由于全身血管阻力的降低，所以平均动脉压下降 10mmHg[7, 8]。孕晚期，体重、心排血量和血容量的增加又导致血压恢复或超过孕前水平。在产后第 1 周，因疼痛、药物、过多的液体灌注和血管紧张度

恢复至孕前水平，血压可进一步升高[9, 10]。了解这些生理变化能够让临床医生充分评估和管理孕妇的血压。

二、分类

根据美国妇产科学院（ACOG）的研究，高血压病分为四大类[11, 12]。在本章中，我们将产后高血压患者列为第 5 类。这 5 类分别是慢性高血压、妊娠高血压、子痫前期/子痫、慢性高血压合并子痫前期和产后高血压（表 24-1）。

（一）慢性高血压

当妊娠前血压 > 140/90mmHg 或在妊娠 20 周之前出现高血压时，诊断为慢性高血压。随着孕产妇年龄的增长，现在有更多的患者在怀孕前患有高血压病。这些患者中约有 1/5 会继续发展为子痫前期/子痫（见下文），因此需要高度重视该疾病的监测。

（二）妊娠高血压

妊娠高血压是指，妊娠 20 周后出现第 1 次高血压。可以不伴蛋白尿发生（译者注：原

表 24-1　妊娠的高血压疾病分类

妊娠期高血压疾病	诊　　断	妊娠期发生率
慢性高血压	在孕前、妊娠 20 周之前或产后 42d 后，诊断为高血压	5%
妊娠高血压	高血压发生于妊娠 20 周后，可能不伴有蛋白尿（译者注：原书似有误，此处已修改），但无其他系统的子痫前期特征，产后 6 周消失	6%～7%
子痫前期	高血压发生在妊娠 20 周后，并且有蛋白尿出现的证据或者其他全身系统改变	2%～5%
	24h 蛋白尿＞300mg，或者随机尿蛋白 / 尿肌酐＞0.3，随机尿蛋白试纸为 +，但推荐使用定量试验进行检测	
	当尿蛋白为阴性时，出现以下任何一项可诊断：血小板计数低于 $100×10^9$/L；新发的肝功能不全，肝转氨酶升高至正常值上限的 2 倍；肾功能恶化，血清肌酐＞1.1mg/dl，或在没有其他肾脏疾病情况下血清肌酐浓度＞2.2mg/dl；肺水肿；新发脑病或视觉障碍	
子痫	子痫前期患者出现抽搐	0.003%[13]
	危及生命的并发症包括肺水肿、胎盘早剥、肝衰竭、弥散内血管内溶血和 HELLP	
慢高合并子痫前期 / 子痫	在孕前出现高血压，并且在孕 20 周后进展为子痫前期 / 子痫	1%（慢性高血压为 20%～25%）
产后高血压	产前高血压在产后持续存在，或者产前血压正常的患者在产后 2 周到 6 个月内新出现高血压	0.3%～28%[14]

改编自 Task Force on Hypertension in Pregnancy of the American College of Obstetricians and Gynecologists 2013 [12]

书似有误，2019 年 ACOG 指南明确指出，妊娠高血压病不伴有尿蛋白，此处已进行修改），但无任何子痫前期 / 子痫的其他全身特征出现，通常在产后第 42 天消退。如产后 42 天血压未能恢复正常，诊断应改为慢性高血压。

（三）子痫前期 /HELLP/ 子痫

　　子痫前期是一种涉及多个系统的妊娠特发性高血压病。推测子痫前期的病因可能是胎盘与母体相互作用，导致抗血管和炎性物质的产生。子痫前期发生在妊娠第 20 周后，通常临近预产期，但也可能发生在产后。蛋白尿仍然是这种疾病诊断的主要特征，但是最近的证据表明，如果存在其他全身性受累的迹象，即使孕妇在没有检测蛋白尿的情况下，也有可能患有子痫前期。因此，子痫前期的诊断是妊娠

20 周后出现高血压并伴有蛋白尿阳性；如果蛋白尿阴性，存在以下任何一种全身表现也需要诊断：①血小板计数低于 $100×10^9$/L；②新发的肝功能不全、肝转氨酶升高至正常值上限的 2 倍；③肾功能恶化，血清肌酐＞1.1mg/dl，或在没有其他肾脏疾病情况下，血清肌酐浓度＞2.2mg/dl；④肺水肿；⑤新发脑病或视觉障碍。蛋白尿阳性标准为，24h 尿蛋白量＞300mg，或随机尿蛋白 / 肌酐＞3.0。尽管尿蛋白试纸试验为尿蛋白为 + 时，提示子痫前期，但 ACOG 建议进行更敏感和特异的检查，如 24h 尿蛋白定量以确定诊断 [12]。ACOG 警告不要使用"轻度""中度"和"重度"来描述子痫前期，因为即使没有其他全身系统的疾病的情况下，子痫前期也是严重的疾病。建议使用"没有严重表现的子痫前期"来描述无

多器官受累的子痫前期患者。

HELLP（溶血，肝酶升高和血小板减少）综合征被认为是子痫前期的一部分，有 10%~20% 的子痫前期患者会发生该综合征。HELLP 被认为是更潜在的威胁生命的因素，其中溶血是最突出的特征[15]。

子痫前期最严重的表现是子痫，它包括子痫前期的所有全身表现，且孕妇伴有抽搐发作。子痫有时可发生前驱症状，如头痛或反射亢进，但也可能在没有警告症状的情况下突然发生。

（四）慢性高血压合并子痫前期

患有慢性高血压的患者比非高血压女性在妊娠期间发生子痫前期的可能性高出 4~5 倍[16]。对于患有慢性高血压并发展为子痫前期的孕妇，其预后更差。诊断要点是，在妊娠期间使用药物能够良好的控制血压，但是突然发生血压进行性升高并伴有新发蛋白尿，伴有或不伴有子痫前期的其他全身表现。

（五）产后高血压

产后高血压包括 2 种类型，一种为产前高血压持续到产后，另一种为产后 2 周至 6 个月新发生的高血压。大多数高血压患者在分娩后的 7 天内血压恢复正常[17, 18]。本章强调的重点是，某些高血压引起的病理状态，如子痫，可在分娩后的 2~10 天内出现，通常是在患者出院后。此外，妊娠前未诊断高血压疾病的患者，如产后第 6 周开始血压持续升高应诊断为慢性高血压。患者需要进行继发性高血压的检查，以排除肾脏或内分泌系统疾病。需注意，医师应开具在哺乳期更安全的降压药，如拉贝洛尔、硝苯地平和依那普利[10]。

三、筛查

妊娠期高血压病在 35 岁以上、黑人或拉丁裔、存在高血压及糖尿病病史的女性中更为常见[19, 20]。但不论基础风险状况如何，所有孕妇均应在妊娠期和产后进行常规的血压测量和尿液分析。美国预防服务工作组（USPSTF）、ACOG、加拿大妇产科医师学会和美国国家卫生与保健研究院建议，在每次产前检查时应进行血压检查[4, 12, 21, 22]。对既往有妊娠高血压、子痫前期 / 子痫或慢性高血压病史的孕妇应加强管理，因为这些孕妇可能发展为妊娠期高血压病。当血压升高超过收缩压 140mmHg 或舒张压 90mmHg 的临界值时，应进行尿蛋白检查，并增加子痫前期的其他全身表现（血小板计数、肝转氨酶、血清肌酐）的检查，以及视觉或神经系统的症状和体征的检查。

四、预防

预防子痫前期 / 子痫一直是研究的热点。几种治疗潜在风险的干预措施，如阿司匹林、钙及维生素 C 和维生素 E 等已经开展研究。在这些药物中，小剂量阿司匹林（60~80mg）显示出能够降低子痫前期发生风险，从而获得最大应用前景。一篇来自 31 个随机临床试验的大规模 Meta 分析显示，对 32 217 名孕妇使用阿司匹林治疗，其子痫前期的风险可降低 10%，早产的风险可降低 10%，是否进行治疗取决于患者基础风险的状况[23]。因此，美国国家高血压教育计划（NHBPEP）、佛罗里达国家临床研究所（NICE）和 ACOG 指南指出，对于具有子痫前期高风险特征的患者（有早发性子痫前期病史的慢性高血压患者，并且既往妊娠中有过 1 次或多次 < 34+$^{0~7}$ 周的早产），建议从早期妊娠后期开始每日服用 60~80mg

阿司匹林来预防子痫前期的发生 [12, 22, 24]。

对于子痫前期高风险和低钙饮食的女性，补钙可能会获益，但是目前的数据不足以推荐到临床常规使用 [25-27]。补充维生素 C 和维生素 E 等抗氧化剂在小型研究中具有应用前景，但在较大的随机试验中未能证明有益 [28-30]。低钠饮食尚未显示能够为降低子痫前期发病率带来益处 [31]。

吸烟能够引起不良的围产期结局，包括新生儿出生体重降低、宫内胎儿死亡、新生儿呼吸窘迫综合征、新生儿死亡和先天性心脏畸形 [32]。但反常的是，孕妇在怀孕期间吸烟似乎可以防止妊娠高血压和子痫前期 / 子痫的进展 [33-36]。尼古丁暴露与母体 - 胎盘环境之间的相互作用尚待阐明。

五、治疗

妊娠期高血压病中控制血压的目的是降低终末器官损害的风险。在慢性高血压和妊娠高血压患者中，终末器官损害的风险通常较低。因此，治疗以适度降低血压为前提，并通过尿液分析监测是否出现子痫前期 / 子痫。尚未证明，妊娠或慢性高血压患者控制血压能够改善其新生儿结局或预防子痫前期的发作。Cochrane 对 49 项试验进行了大型回顾，其中包括 4723 例在妊娠期间患有轻度至中度高血压的女性，高血压治疗并未对子痫前期、小于胎龄儿及早产的发生风险造成影响，所以对轻度至中度高血压患者的降压治疗的能否带来益处不能确定 [37]。然而，对于子痫前期 / HELLP / 子痫患者，因为存在严重损害母体和胎儿的风险，所以治疗目标是选择适当的分娩时机，从而让母亲和胎儿获得更安全的结局。

（一）慢性高血压和妊娠高血压

对于患有慢性高血压或妊娠高血压的患者，一旦血压达到收缩压 150～160mmHg 或舒张压 100～105mmHg [12, 22]，传统的高血压治疗目标需将血压控制在 140mmHg/90mmHg 左右 [12]。因为，血压过度降低可能引起胎盘灌注不足，从而对胎儿造成损害 [38]。最近一项针对非蛋白尿高血压孕妇的多中心临床试验显示，将患者随机分为严格血压控制组（舒张压目标为 85mmHg）与非严格血压控制组（舒张压目标为 100mmHg），发现两组发生胎儿丢失、新生儿呼吸窘迫或母体并发症的风险没有显著差异，但非严格血压控制组的孕妇发生严重高血压的人数明显增多（≥ 160/110mmHg）[39]。

（二）子痫前期不伴有严重表现

对于子痫前期没有严重表现的患者，建议每周进行实验室检查评估（24h 尿蛋白或蛋白 / 肌酐比值、肝转氨酶、血清肌酐和全血细胞计数），并每周 2 次筛查子痫前期 / 子痫严重表现的症状，如头痛、视力改变、上腹痛或呼吸短促（图 24-1）。胎儿评估应包括胎动次数、超声检查胎儿重量和羊水指数、无应激试验（NST）或 NST 为无反应型应进行生物物理评分（BPP）[12]。从诊断成立到分娩前，应每周 2 次进行母亲和胎儿的检查。ACOG 的最佳实践建议表明，在没有严重表现的情况下，需在妊娠 37+[0~7] 周时住院或分娩；或者如妊娠 ≥ 34+[0~7] 周时，出现以下迹象建议住院及分娩，如临产、胎膜破裂、超声检查胎儿体重 ＜ 5 个百分位数、羊水过少、胎盘早剥或 BPP 持续性 ≤ 6/10［正常值为（8～10）/10］。

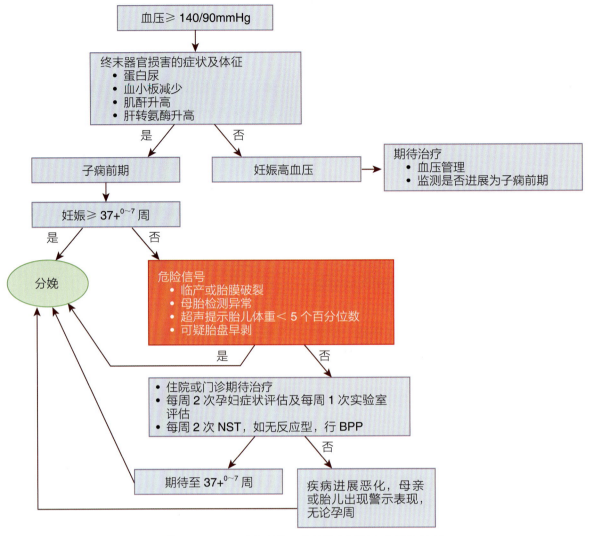

血压 ≥ 140/90mmHg

终末器官损害的症状及体征
• 蛋白尿
• 血小板减少
• 肌酐升高
• 肝转氨酶升高

是 ────── 否

子痫前期　　　　　妊娠高血压 ──→ 期待治疗
　　　　　　　　　　　　　　　　　　• 血压管理
　　　　　　　　　　　　　　　　　　• 监测是否进展为子痫前期

妊娠 ≥ 37+$^{0～7}$ 周

是 ────── 否

分娩

危险信号
• 临产或胎膜破裂
• 母胎检测异常
• 超声提示胎儿体重 < 5 个百分位数
• 可疑胎盘早剥

是 ────── 否

• 住院或门诊期待治疗
• 每周 2 次孕妇症状评估及每周 1 次实验室评估
• 每周 2 次 NST，如无反应型，行 BPP

是 ────── 否

期待至 37+$^{0～7}$ 周　　　疾病进展恶化，母亲或胎儿出现警示表现，无论孕周

▲ 图 24-1　无严重表现的子痫前期和妊娠高血压的处理

改编自 American College of Obstetricians and Gynecologist Executive Summary：Hypertension in Pregnancy 2013 [12]

（三）子痫前期伴有严重表现①/HELLP/子痫

对于子痫前期伴有严重表现的患者，继续妊娠对母亲（弥散性血管内凝血病、肾衰竭、肝衰竭、急性呼吸窘迫综合征、心肌梗死或中风）及胎儿（子宫胎盘功能不全或早产）都会产生极大风险[40-42]。一项试验研究显示，对10 141 名血压高于 140/90mmHg 且尿蛋白为 +

的孕妇，使用硫酸镁静脉注射治疗，能够使其子痫发生的风险减半，且没有引起母体或胎儿不良反应[43, 44]。2013ACOG 指南建议在子痫前期伴有严重表现，子痫或 HELLP 综合征的情况下应输注硫酸镁[12]。并建议在 34+$^{0～7}$ 周时终止妊娠，如果母体或胎儿状况不稳定，则应提早终止。ACOG 强烈建议，对于 34+$^{0～7}$ 周以下子痫前期伴有严重表现的患者，应给予皮质类固醇治疗促进胎儿肺成熟。在胎儿具有存活

---

① 注：原书译文为重度子痫前期，但文中提到不建议使用重度、中度、轻度的描述子痫前期，2019 年 ACOG 指南也做出相同推荐，故此本文译作子痫前期伴有严重表现

能力之前，特别是在妊娠 24 周前诊断出的子痫前期伴有严重表现 /HELLP/ 子痫时，ACOG 建议需向患者解释，该情况极有可能导致围产期发病率和死亡率升高，所以建议在产妇病情稳定后终止妊娠[12]。

（四）降压药

关于妊娠期降压药的大型随机临床试验很少[45]。美国 FDA 根据动物实验、药品上市后监测和病例报道（表 24-2）对妊娠期药物的风险进行分级，但是 FDA 正在研究开发更新该方案[47]。

对于轻度至中度高血压状态的治疗，根据从妊娠期至儿童 7.5 岁的安全性数据显示，中枢肾上腺素抑制剂——甲基多巴，被认为是一线治疗药物[48, 49]。拉贝洛尔是一种非选择性的 β 受体拮抗药，能够阻断血管 α 受体，是妊娠期另一种常用药物[37]。但是，一些数据表明，与安慰剂或不进行治疗相比，β 受体拮抗药可能导致胎儿小于胎龄[50]。硝苯地平是一种二氢吡啶类钙通道阻滞药，是妊娠期最常用的钙通道阻滞药。口服该药物未发现围产期不良反应[51]。

因此，ACOG 建议使用甲基多巴、拉贝洛尔和硝苯地平作为妊娠期高血压的一线口服药物（表 24-3）[12]。但甲基多巴能够加重产后抑郁，故而 NICE 指南建议在产后停用甲基多巴[22]。

ACOG 推荐将利尿药作为二线治疗药物，因为子痫前期患者体内总血容量减少，如进一步利尿可能会使低血容量状态恶化，从而导致胎盘灌注不足。然而，对近 7000 名宫内暴露

表 24-2 当前 FDA 妊娠期药物风险分类

A 类	充分的对照研究未显示存在胎儿风险
B 类	动物研究未能证明对胎儿有危险，但没有对孕妇进行充分的对照研究
C 类	动物研究显示对胎儿有不利影响，没有对人体进行充分的对照研究，但尽管有潜在风险，但潜在的益处仍可建议孕妇使用该药
D 类	根据对人类研究的调查或营销经验得出的不良反应数据，存在人类胎儿风险的证据，但尽管有潜在风险，但潜在的益处仍可建议孕妇使用该药
X 类	动物或人类的研究已证明能够导致胎儿异常，和（或）来自调查或市场数据的不良反应数据显示，有确凿的证据表明存在人类胎儿风险，并且孕妇使用该药的风险明显大于潜在收益

引自参考文献 [46]

表 24-3 孕妇口服降压药

药 物	FDA 分类	ACOG 推荐等级	常用剂量	Additional comments
甲基多巴	B	一线	每日 0.5～3g，口服，分为 2～3 次服用	可能对重度高血压无效，宫内暴露胎儿至 7.5 岁仍安全
拉贝洛尔	C	一线	每日 200～2400mg，分为 2～3 次服用	耐受良好，潜在风险为支气管哮喘
硝苯地平	C	一线	每日 30～120mg，口服缓释剂	避免舌下含服
HCTZ	B	二线	每日 12.5～25mg	需注意，可能导致血容量降低
肼屈嗪	C	二线	10～50mg，每日 3 次	可考虑与交感神经药物（如甲基多巴或 β 受体拮抗药）联合使用
ACEI 和 ARB	D	禁用	无	增加羊水过少、胎儿宫内生长受限、睑裂、肾发育不良、无尿和胎儿死亡的风险[52]

HCTZ. 氢氯噻嗪；ACEI. 血管紧张素转化酶抑制药；ARB. 血管紧张素受体拮抗药
改编自 Table 7-2 from the Task Force on Hypertension in Pregnancy of the American College of Obstetricians and Gynecologists 2013[12]

于利尿药的新生儿进行的大型 Meta 分析结果并未提示存在危害 [53, 54]。肼屈嗪被认为是二线药物，因为早期妊娠的暴露与新生儿尿道下裂相关，以及妊娠晚期暴露与血小板减少和新生儿狼疮样综合征相关。血管紧张素转化酶抑制药和血管紧张素受体拮抗药（ARB）在整个妊娠期间都属于禁用范畴，因为其增加羊水过少、胎儿宫内生长受限、露骨缺陷、肾发育不良、无尿和胎儿死亡的风险 [52]。

对于妊娠期高血压紧急情况〔定义为收缩压 ≥ 180mmHg 和（或）舒张压 ≥ 120mmHg〕的治疗，ACOG 建议使用静脉注射拉贝洛尔、肼屈嗪和硝苯地平作为治疗的药物 [12]。由于不良反应较少，拉贝洛尔通常被认为是一线药物 [55]。谨慎使用硝普钠，如必需使用，需严密监测硫氰酸盐水平，特别是在肾功能受损的女性中，以免产生氰化物毒性 [56]。在治疗妊娠期高血压紧急情况时，可以选择静脉输注硝酸甘油，特别是在存在肺水肿的情况下，但其安全性数据有限 [57, 58]。

为了控制产后高血压，拉贝洛尔、硝苯地平和依那普利可考虑作为母乳喂养母亲的一线药物 [10]。

六、预后

妊娠期高血压病的发生与进展，对女性再次妊娠和以后整个生命中发生主要心血管不良事件（MACE）的风险都有影响。即使年龄、种族、肥胖和胎次等基础风险改变，妊娠早期血压升高仍会明显增加妊娠糖尿病的风险 [59]。患有慢性或妊娠高血压的孕妇，脑出血的风险增加，胎儿结局较差，发生子痫前期的风险亦增加 [60, 61]。即使没有发生子痫前期，慢性高血压也增加了早产和小于胎龄儿发生的可能性 [62]。

（一）缓解

一些回顾性研究评估妊娠高血压的缓解时间。分娩后 3 天内有 29%～57% 缓解，分娩后 7 天有 50%～85% 缓解，并且根据定义，所有妊娠相关的高血压都应在产后 42 天（6 周）内缓解 [17, 18]。对于在产后 6 周后持续存在的高血压，需要进行继发性高血压和肾血管疾病的检查。

（二）复发

具有子痫前期病史的患者，再次妊娠时的复发率为 16%。如果子痫前期导致分娩在 34 周之前发生，则该风险增加到 25%，而如果在 28 周之前发生分娩，则再次发生的风险增加到 55% [63, 64]。既往诊断为子痫前期的女性如再次妊娠，其患妊娠期高血压疾病的风险提高 13%～53%。对于患有妊娠高血压的女性，再次妊娠时发生妊娠高血压病的风险为 16%～47% [22]。对于既往有子痫前期病史并计划再次妊娠的女性，有必要进行有关复发风险的孕前咨询，以及建议她们减轻体重和控制血糖，以预防妊娠期高血压病的再次发生。建议有子痫前期病史的孕妇增加产前检查频次，包括监测血压、评估症状及监测尿蛋白或子痫前期其他全身表现的实验室检查 [65]。

（三）未来对心血管系统的影响

无论类型和严重程度如何，妊娠期间发生的高血压病都会给母亲带来未来患高血压、心血管疾病、慢性肾脏疾病和糖尿病的风险 [66-68]。子痫前期增加了终生患高血压、缺血性心脏病和卒中的风险。大规模的 Meta 分析表明，具有子痫前期病史的女性，高血压的 OR 为 3.7，缺血性心脏病的 OR 为 2.16，中风的 OR 为 1.81 [69]。丹麦的一项大型队列研究将妊娠期高血压疾病确定为未来患慢性高血压和Ⅱ型糖尿病的危险因素[70]。与未来心血管事件的相关可能是由于存在共同的危险因素，而不是子痫前期对心血管风险的直接影响。然而，妊娠高血压和子痫前期的病史可能为患者将来的心血管疾病发生风险提供重要线索。因此，在对任何心血管疾病的检查中，均应仔细询问妊娠史[71, 72]。

七、基础和临床研究

尽管目前在子痫前期/子痫中的做法旨在通过控制血压和优化分娩时间来降低孕妇和新生儿的死亡率和发病率，但是新兴起的生物标志物和治疗干预目标可能会改变子痫前期的未来的治疗和预后。

（一）血管生成因子

子痫前期的病理生理的发展被认为分两个阶段，第一个阶段发生在妊娠的前20周，胎盘功能不良导致胎盘缺氧和灌注不足。第二阶段出现多种破坏途径，包括促血管生成和抗血管生成因子的改变，产妇氧化应激增加及内皮和免疫失调，导致产妇血压升高和子痫前期的全身性改变[73, 74]。在妊娠早期，来自胚胎的细胞滋养层侵入母体子宫螺旋动脉，替换其内皮，并分化为内皮样表型[75]，该过程通常导致将高阻力、小直径的血管转换为低阻力、高容量的血管，以增加母体血液向子宫胎盘单位的输送。如该过程中发生紊乱，将导致胎盘为适应不良反应从而过度分泌抗血管生成因子，如可溶性fms样酪氨酸激酶1（sFlt-1）、可溶内皮联蛋白（sEng），以及促血管生成肽的分泌不足，如血管内皮生长因子（VEGF）、胎盘生长因子（PlGF）、胎盘蛋白13（PP-13）和妊娠相关血浆蛋白A（PAPP-A）（图24-2）[77]。

抗血管生成因子与促血管生成因子的分泌不平衡是子痫前期发病机制的核心理论之一。已经有研究显示，如抗血管生成因子sFlt-1与促血管生成因子PlGF比值≥85，孕妇的预后较差[78]。阐明这些途径能够使诊断子痫前期的新生生物标记物进一步推广，并且可能成为临床前期实验和潜在治疗的靶点[79, 80]。

（二）内皮功能

血清内皮标记物浓度异常证明子痫前期女性的内皮功能异常[76]。通过内皮素受体拮抗药（ETa）活化病理性内皮素轴的靶向治疗，已被提议作为治疗子痫前期的一种潜在的新型治疗手段[81-83]。

（三）免疫功能和炎症

免疫功能失调和炎症也与子痫前期的进展

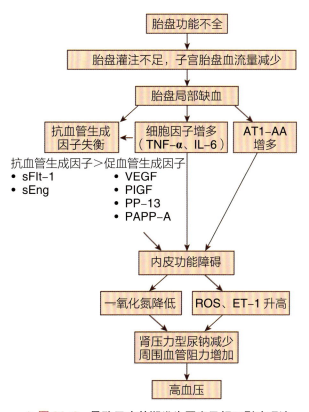

▲ 图 24-2 导致子痫前期发生因素及相互影响理论
涉及胎盘、血管生成、炎症、内皮、免疫和氧化应激因素（改编自 Gilbert et al. 2008[76]）

有关。通过细胞因子激活的超免疫反应机制，发育中的胎盘排出的合体滋养层微颗粒水平升高，增加了子痫前期的发生[84]。血管紧张素Ⅱ、1 型自身抗体（AT1-AA）是与子痫前期发展相关的自身抗体激动剂[85-87]。

（四）氧化应激

子痫前期中确定的另一个危险因素是胎盘氧化应激。胎盘的内质网应激与内皮素 -1 有关[88]。据报道，子痫前期女性的氧化应激标志物浓度增加[89-91]。血红素氧化酶（HO）是一种应激反应基因，与一氧化氮合酶共同参与血管舒张分子一氧化氮的产生，在子痫前期的发病机制中已得到评估[92-94]。

子痫前期是一个复杂的病理过程，涉及多种失调途径，包括血管生成、内皮、免疫、炎性和氧化应激机制。子痫前期及其相关疾病的诊断和治疗，在未来可能会通过科学发现提高我们对这种疾病的病理生理学的理解，以及通过疾病发展的特定途径来加强药物靶向治疗。

八、结论

高血压是妊娠的常见病，影响高达 10% 的孕妇，并且对孕产妇和胎儿健康具有深远的影响。随着技术的进步，将女性的生育年龄扩大，高血压在妊娠中将变得更加普遍。高血压可能是妊娠开始之前就存在，也可能是在分娩和产后发生妊娠特有的高血压病，使其发病率和死亡率增高。妊娠高血压病的管理要求对疾病严重程度的进展加强检测，并优化分娩时机，以减少孕妇终末的器官损害并预防新生儿不良事件。

第 25 章
妊娠期晕厥
Syncope in Pregnancy

Paul S. Gibson　著

张思辰　译　　韦晓宁　校

一、概述

晕厥是指因大脑血供暂时减少而导致的意识和行为的暂时丧失，其特征是起病快、持续时间短和自发性完全恢复[1]。晕厥先兆是指近晕厥（可能在晕厥发作之前）状态，伴有头重脚轻、头晕、极度虚弱和视物模糊。晕厥在普通人群中并不罕见，晕厥在人的一生中累积发病率高达 35%，女性（41%）高于男性（28%）[2]。晕厥的年发病率约为 6.2‰[3]。在美国，每年因这种综合征就诊的患者，约占急诊的 0.8%[4] 和住院的 1.3%[5]，估计每年的因此花费的费用至少为 24 亿美元。在已确定病因的晕厥患者中，最常见的原因是神经心源性晕厥（NCS，也称为反射性或血管迷走性晕厥，占 33.4%）、心源性晕厥（15.0%）和体位性晕厥（14.8%），但超过 1/3 的患者并未发现晕厥的具体原因[3]。通常认为该疾病在产科人群中更为常见。而实际上，这是因为人们通常认为"晕厥和晕厥先兆在孕产妇中非常普遍，以致常被认为是妊娠的正常表现"[6]。然而，这一观点忽视了孕妇出现严重和（或）频繁出现这种症状时所承受的痛苦和不便。更糟糕的是，对妊娠复发性晕厥的漠视，可能导致医护人员忽视对罕见但严重的潜在疾病的诊断。奇怪的是，尽管对孕产妇晕厥的研究很少，但有几份报道提出，产妇爱人观察产科超声或在他们的妻子因分娩而放置硬膜外导管时[7]，这些父亲会发生晕厥，后者的发生率为 2.9%[8, 9]。另外，孕妇通常非常关心自己无法解释的症状，因为她们担心这些症状可能对她们或胎儿的健康构成严重威胁。因此，应该对孕产妇晕厥进行谨慎处理，为大多数女性提供合理的安慰和咨询的机会，并明确在怀孕期间偶发性晕厥的深层潜在原因。

二、病例 1

一名 32 岁女性，孕 26 周，G1P0，因晕厥发作不伴有外伤在急诊室就诊后被转诊。她在怀孕期间出现过 3 次晕厥发作，并且几乎每天都出现严重晕厥先兆，这些症状干扰了她作为一名口腔科保健员的工作。所有发作都遵循相同规律，如发作时，无论坐着或站着，都会感到心悸（测量心率升高），然后出现潮热、发汗、头晕、胸部轻度不适和视物模糊。平躺可缓解症状。患者没有因晕厥发作而受伤，两次发作之间的生理功能正常。

患者没有明显先天性心脏病或心源性猝死（SCD）的家族史，未使用药物，体检结果正常。急诊检查提示胸部 X 线片（CXR）、D - 二聚体、肌钙蛋白 I、全血细胞计数（CBC）和促甲状腺素（TSH）均正常。除窦性心律失常外，她的心电图（EKG）完全正常。最终的诊断是晕厥和复发性晕厥先兆，均符合神经心源性机制。建议她每天增加 2～4L 液体摄入量，并增加钠摄入量（至少达到 4g/d）。另外建议她使用全长分级弹力袜，并避免不良生活习惯（如长时间站立、压力过大和睡眠障碍），并在晕厥发作前迅速采取侧卧位。她的症状逐渐好转，顺利完成分娩。

三、病例 2

35 岁女性，孕 37 周，G1P0，因反复的严重晕厥先兆发作就诊。在怀孕之前，她曾在其他地方接受过心脏检查，因自己认为结果是"正常"的，故没有进行随访。在此次妊娠过程中，她感到心悸症状逐渐频繁。在前 2 个月中，病情进展为与体位无关的严重晕厥先兆发作，每次持续 30s 至 10min 不等，每周发生 3～4 次。在发作过程中，她感到剧烈的心跳且与活动或体位无关，没有明显的诱发或缓解因素。她的母亲（恰好是一名注册护士）目睹她最近一次发作时，皮肤呈现"灰色"、大汗、伴有快速且不规则的"线性"脉搏。发作间期，她的生理功能正常、无活动受限、无夜间呼吸困难、无端坐呼吸或胸痛。患者没有使用药物。在进一步问诊中，发现她的家族史中，母亲患有心房颤动（A-fib）具有重要意义，而她的表兄（母方）发生心脏猝死，进行尸检后，最终诊断为致心律失常性右心室心肌病（ARVC）。

该患者体格检查未发现明显异常，12 导联的心电图显示窦性心律伴有左束支传导阻滞（LBBB）且频繁出现单纯性室性早搏（PVC）。对该患者的先前医疗记录进行复习发现，先前的心脏磁共振（CMR）成像提示，可疑患者右心室局部扩张和运动减退，但不能诊断为右心室心肌病。之后，为患者安排了心脏电生理学和麻醉学咨询并使用美托洛尔治疗，她的症状得到了迅速而显著的改善。2 天后，患者入院并引产，接受硬膜外麻醉，持续的 β 受体拮抗药治疗和持续的心脏监护，顺利分娩，产后进入了心脏监护室，在那里她被发现患有非持续性室性心动过速（VT）。再次进行的 CMR 发现她的右心室严重扩张及心尖部分的运动功能减退，这与 ARVC 诊断一致。患者于出院前插入可植入式心脏除颤器（ICD）（用于预防心脏猝死）。

四、晕厥在孕妇中有多常见

以上病例说明了临床医师遇到孕期晕厥患者的症状和可能存在潜在疾病的严重程度。不幸的是，在许多文献中很少关注妊娠期晕厥。使用"晕厥"和"妊娠"作为关键词，在 Medline/Pubmed 和 Embase 索引中的相关文章进行了评估，并进行综述（尚未发表）。结果显示，未发现针对孕妇晕厥的临床试验、队列研究或病例对照研究。能够找到一些叙述性评论、简短的系列病例及多个病例报道。后者描述了怀孕期间导致晕厥的各种心脏疾病，包括室性心动过速、长 QT 综合征（LQTS）、室上性心动过速（SVT）、体位性心动过速综合征、围产期心肌病、房室传导阻滞、肺动脉高压和机械性心脏瓣膜病。但是很明显，很少有研究对产科人群中这种频繁但麻烦的症状进行系统的评估。在 2011 年欧洲心脏病学会（ESC）妊娠期心血管疾病管理指南中[10]，晕厥仅被提及四次，分别是与肥厚型心肌病（HCM）、扩张型心肌病和A-V阻滞等心脏疾病有关。尽管近期ESC[1]和美国心脏协会[11]均提出的有关晕厥的指南，以及有关晕厥的全面综述[12]，但在这些文件中都没有讨论妊娠期晕厥。

对于这一问题的研究数量有限，其中有一篇是对200名产后女性进行的横断面调查[13]，该调查发现怀孕期间晕厥的患病率为5%（或者每年6.5次/100人）（表25-1）。该发病率提示，与非妊娠人群相比，怀孕人群晕厥的风险大约增加10倍（非妊娠人群晕厥发病率为每年6.2次/1000人）[3]。在这些女性人群中，有30%报道至少有1次严重的晕厥先兆发作，而14%的人描述最近1次怀孕反复发作过晕厥先兆。许多（44.4%）发生晕厥的孕妇至少经历过1次典型神经心源性晕厥先兆症状、如发汗（60%）、视觉障碍（50%）、心悸（40%）、恶心（30%）、呼吸困难（30%）和无力（30%）。这些事件中，没有女性报道严重外伤或胎儿不良结局。这一研究提示了晕厥和反复发作的晕厥先兆可能是由于神经心源性机制引起的，这对孕妇来说是一个常见且难以解决的问题，可能会给母亲或胎儿带来风险，并降低其生活质量。没有关于妊娠NCS的自然病史的公开文献，也没有指导这些女性治疗的依据。因此，临床医生在很大程度上要依靠其临床经验和未怀孕人群的治疗建议进行管理。

表25-1　妊娠期晕厥和晕厥先兆的患病率

	患病率（95% CI）
晕厥	5.0%（1.9，8.0）
晕厥先兆	30.0%（23.6，36.4）
复发性晕厥先兆（导致活动受限或改变）	14.0%（9.1，18.9）

改编自 Gibson et al. 2001 [13]

五、妊娠晕厥病因

妊娠期间意识水平改变需进行多项鉴别诊断。在评估出现明显晕厥的孕妇时，临床医生应首先确定她们是否为真正的晕厥，而不是其他可能疾病导致意识降低和类似晕厥/晕厥先兆发生（表25-2）。可能因素包括低血糖、癫痫发作或极少见的脑血管事件［短暂性脑缺血发作（TIA）或卒中］。尽管妊娠时空腹血糖水平较低（餐后血糖水平较高）[14]，但低血糖仍是导致意识水平改变的原因，主要见于接受降糖治疗的糖尿病患者。癫痫发作的特征是，患者有明显的抽搐并伴有括约肌控制功能丧失，具体描述为目击性抽搐活动和相关的括约肌控制丧失、咬舌及事后出现一段"发作后"意识混乱。当然，在妊娠期间，癫痫发作也可能是子痫的表现，但通常会伴有其他特征，如高血压、浮肿、头痛、视觉障碍和典型的实验室检查异常等。卒中是导致意识丧失的罕见原因，通常伴有单侧（尽管有时是短暂的）神经功能损害，但在妊娠期间却常见，尤其是在围产期和产后期间[15]。其他可能类似或导致晕厥的疾病，包括过度通气和精神疾病（如癔症或躯体功能障碍）[16]。

晕厥可以由任何向大脑输送含氧血液减少的疾病引起。当确诊孕妇患有晕厥（或严重/复发性晕厥）时，临床医生应牢记，NCS是最可能的解释[3]，同时需要排除类似该症状的严重病因。普遍认为，晕厥可能是严重的心脏和非心脏疾病的预兆，可能会危及生命（图25-2）。对发生晕厥的孕妇进行评估，是必要的筛查步骤及排除其他罕见疾病的机会，因为如果被忽视，可能会导致猝死的风险升高。近年来有许多报道描述了常见年轻人群猝死的原因——这些也是产科人群猝死的原因[17, 18]。在40岁以下的人群中，最常见的SCD病因，

表 25-2　妊娠期晕厥和晕厥前驱的原因

病　因	注　释
类似晕厥	
• 低血糖（见注释）	低血糖能够导致意识水平改变，仅限见于接受降糖治疗的糖尿病患者
• 癫痫（见注释）	癫痫发作可能是子痫表现
• 缺血性卒中 / TIA	
• 脑出血	
• 过度换气、精神障碍	
神经心源性晕厥 / 晕厥先兆（见注释）	神经心源性晕厥是最常见的晕厥原因（约有 42% 的年轻女性有潜在的心脏疾病）
其他反射性晕厥，如大小便失控、疼痛、颈动脉窦过敏综合征	
体位性晕厥（见注释）	直立性低血压一般有典型的病史及明显的体位改变
心律失常（见注释）	孕期的生理变化是对母亲的心血管系统的"压力测试"，这期间可以引起或加重心律失常，其中 SVT 和 VT 在妊娠时发生率增高
• 快速心律失常（SVT，VT）	
• 传导阻滞	
• WPW，Brugada 综合征	
• 长 QT 综合征（LQTS）伴有扭转	
• 右心室发育不良性心律失常（AVRC）	
结构性心脏疾病（见注释）	任何心脏查体和心电图提示心脏结构异常，均应进行进一步的检查，如超声心动图
• 肥厚性心肌病（HCM）	
• 复杂先天性心脏病（CHD）	
• 后天瓣膜性心脏病（风湿性心脏病）	
• 心肌炎，特发性心肌病	
• 围产期心肌病	
• 冠心病	
• 主动脉夹层（见注释）	主动脉夹层更易发生在妊娠期，尤其可能发生在患有马方综合征或 Turner 综合征患者中

其他：大量 PE、严重哮喘、羊水栓塞、严重出血（围产期出血、胎盘早剥）

包括原发性心律失常［如 VT、LQTS、Wolf-Parkinson-White 综 合 征（WPW）和 Brugada 综合征］、冠状动脉疾病、HCM、先天性心脏病（包括复杂性 CHD 和马方综合征）、心肌炎、主动脉夹层、后天心脏瓣膜病和 AVRC 等[17, 18]。其他非心源性猝死也可能出现晕厥，

包括大面积肺栓塞、严重哮喘和脑出血。妊娠特异性病因，包括围产期心肌病、羊水栓塞和严重出血（围产期失血或胎盘早剥造成）。

　　晕厥的最常见原因是反射性、中枢神经介导的（血管迷走神经性或神经性心源性）晕厥。在没有潜在心脏病的年轻女性中，这是造成良

性暂时性意识丧失的主要原因（占那些已确定原因的人的42%）[3]。正常妊娠的生理变化可能会加剧NCS和晕厥先兆的倾向（见下文）。然而，因心脏原因导致的晕厥，也可能因怀孕而增加。这些疾病将在本教科书的其他章节中详细介绍。体位性低血压（迅速采取直立姿势导致血压暂时下降）引起的晕厥或晕厥先兆可能在妊娠期间发生频率增加，因为孕激素导致静脉张力降低从而使静脉内血容量增加[19]。这种典型症状可以通过病史和体位特征来判断。从未发现的严重心脏节律障碍（如VT），可在妊娠期间因检查晕厥被发现[20, 21]。SVT和心房颤动可能在怀孕期间发作或恶化[21, 22]，并且在心率非常快时（或潜在结构性或电生理性心脏病），可能导致晕厥先兆或者晕厥。在晕厥之前突然出现心悸的女性中，尤其是那些心率非常快且规则（＞150次/min）或脉搏不规则的女性中，应怀疑以上情况。潜在的结构性心脏病（如隐匿性风湿性二尖瓣疾病）导致新发心房颤动，也可能是由于正常妊娠的血流动力学压力引起[10]。VT在怀孕期间可能新发或恶化[23]，有时也可预示着有隐匿的潜在结构性心脏病（如右心室心肌病，见病例2）。在检查心悸或晕厥时[28]，可能在常规的心电图或24h动态心电图上能够发现未预期的LQTS、WPW或心脏传导阻滞[24, 25, 26, 27]。怀孕的生理变化可作为对孕产妇心血管系统的"压力测试"，但也可能引发或加剧心脏疾病，因此存在很大差异。所以当面对孕妇晕厥时，必须坚持对各种心脏原因的排查。

六、神经心源性晕厥的机制（及妊娠期可能的恶化原因）

NCS代表异常的自主神经反射，可能导致易感个体暂时失去意识[29]。如上所述，NCS是晕厥的主要原因，尤其是在无隐匿心脏病的女性中[3]。通常因心脏前负荷的降低而触发，进而导致外周静脉血液聚集，这也是为什么它通常发生在站立（或坐位[30]）的原因。前负荷的减少导致心排血量的短暂下降，触发肾上腺素分泌短暂增加，然后引起心肌收缩力的增加（以试图维持心排血量）。之后，反射功能失调发生，因为心脏机械感受器和C型纤维向脑干发出传入冲动，引起副交感神经异常反应的增加及交感神经系统的反应减弱，导致外周血管舒张（血管舒缩反应）和（或）异常的心动过缓（心脏抑制反应）。最后，全身血压进一步下降，并伴有大脑灌注障碍。复杂的症状表现为亚急性发作（数秒钟到1分钟），如心悸、潮热、烦躁不安、恶心、轻度呼吸困难和头昏眼花，也可能会进一步导致视觉障碍，然后意识消失和强迫体位[12]。由于典型的亚急性症状发作前，患者通常会在晕厥之前意识到发作，并可能通过将自己放低到地面来避免受伤。在NCS期间，尿失禁很少见（除非有惊厥性晕厥发作）——尽管一部分患者可能会发生粗大或精细的肌阵挛性运动，导致诊断更为复杂。晕厥后很少出现意识混乱，但是NCS后会出现一段不同程度的严重疲劳期[31]。其他情况，如"反射性晕厥"——包括排便/排尿性晕厥[32]、咳嗽性晕厥和情境性晕厥（疼痛、医疗状况），其中紧张、压力或强烈的情绪可能会引发反射弧，从而导致晕厥[29]。

尽管尚不清楚NCS是否在妊娠期间更为普遍，但在正常妊娠中会发生一些生理变化，这些变化可能会诱发或加剧易感人群的NCS倾向。首先，血压在妊娠过程中会下降，在孕中期结束时达到最低点[19]，然后随孕周增长升至基础值。孕产妇血压下降的原因是孕酮介导的静脉舒张作用，与心脏后负荷减少和低压力血管床（子宫胎盘单位）的综合作用[19]。

与非妊娠状态低血压相比，孕妇迷走神经发作过程中血压小幅降低就可能导致脑灌注不足并发生晕厥。其次，妊娠期心肌的收缩力增加伴随心率增加，导致心排血量增加，高出 40%~50%[33, 34]。这种心肌收缩的增加可以促进心脏机械感受器和传入 c 型纤维触发异常的神经源性反射。最后，怀孕时的相对容量减少（由于恶心和呕吐，或由于孕妇盐分摄入量低，从而减少预期的生理性血容量扩张），可能导致在直立姿势时右心室充盈不足，并促进了 NCS 反射。

妊娠本身和环境因素也可能使女性容易发生 NCS。心理压力是已知的加剧 NCS 的恶化因素[35]，怀孕通常让女性需要更多额外的精神和情感安慰，这可能会使她进一步易患此病。妊娠剧吐（怀孕时出现严重的恶心和呕吐）发病率高达 2%[36]，导致盐分和容量减少，可能令血容量减少并增加反射性晕厥易感性[37]。在怀孕的后半期，妊娠子宫可能压迫下腔静脉（在半卧位或仰卧时）导致下半身的孕妇静脉回流减少[38]。这通常会使母亲的血压轻微而短暂的降低，但是易感人群可能会出现严重的低血压和 NCS 症状——这种情况称为仰卧低血压综合征[38, 39]。因此，应建议女性在怀孕期间（包括分娩和分娩期间）优先采取侧卧而不是平卧的姿势，如果她们在半卧坐位出现晕厥先兆，则应侧身。最后，由于麻醉对自主神经系统的作用（限制反射性血管收缩），接受局部麻醉（硬膜外或脊髓）进行分娩镇痛或剖宫产的女性可能会同时承受心理压力（"针头恐惧症"）和明显的容量变化。因此，有许多报道表明在区域麻醉开始及随后的围产期观察期间，神经介导晕厥的风险增加[40, 41]，麻醉师必须及时预测并做出应对的风险。

七、妊娠晕厥的诊断流程

对妊娠期晕厥女性进行管理时，需谨慎评估以确保不会错过严重的甚至威胁生命的病因，同时避免不必要的检查所带来的经济成本和不便（图 25-1）。和非孕妇一样，评估应包括详细的 NCS 病史和体格检查，以及仔细回顾 12 导联心电图[12]。病史回顾要点应包括所有与晕厥相关的症状和环境因素，所有目击者的报道，晕厥 / 晕厥先兆发作时的详细信息，晕厥前是否曾发生过劳累性胸痛或严重呼吸困难，以及是否存在已知的（先天性或后天性）心脏病，包括任何先前的心脏检查、是否存在心脏病或 SCD 的家族史[11]。任何个人或家族的心脏病病史都会使晕厥的病因更趋于心脏来源。病史中有助于神经源性晕厥诊断的特征，包括 < 35 岁、没有心脏病史、长时间坐或站立时发作、晕厥前有潮热或发汗、因疼痛或在医疗环境中发作[42]。

了解病史后应进行详细的体格检查，需特别注意生命体征（包括体位性 BP 和 HR）、详细的心脏检查（特别注意奔马律或病理性杂音）、脉搏触诊时注意颈静脉压（JVP）（高度和形态）[11]和周围水肿的程度。再次强调，任何提示心脏病因的异常发现，都应进行进一步检查。过度苍白（贫血）、震颤和（或）甲状腺肿（甲状腺功能亢进）或任何神经功能缺损（TIA 或中风）则提示其他诊断。

在复查产妇的 12 导联心电图时，应特别注意任何可能提示严重的心脏疾病的表现[11]。如 P-R 间期缩短（WPW 综合征）或 Q-T 间期延长（LQTS）、传导阻滞的证据、频繁或复杂的室性期外收缩（VT）、心脏缺血表现（ST 改变或异常 Q 波）、导联 $V_1 \sim V_3$ 中的 T 波倒置或 "epsilon 波"（ARVC）、外侧和下部导联中的 "匕首状" 病理性 Q 波（HOCM、肥厚性梗

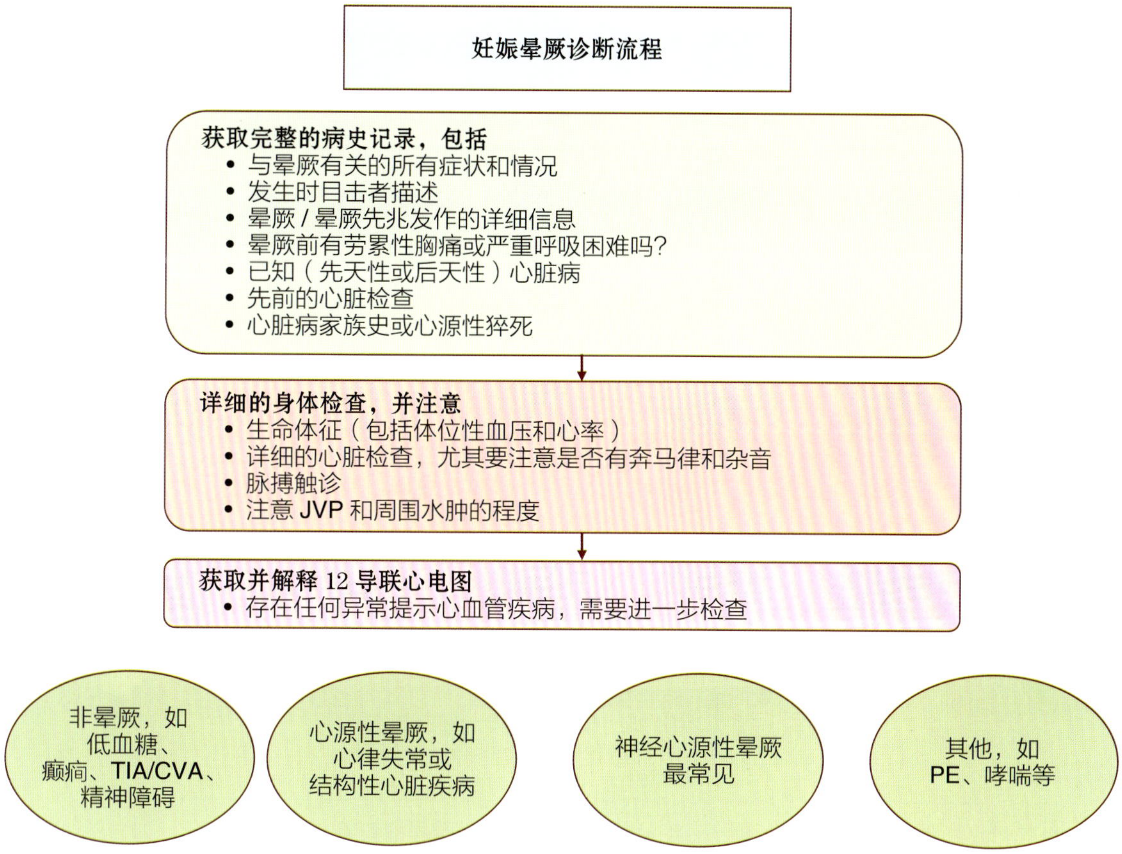

▲ 图 25-1　妊娠晕厥的诊断方法

阻性心肌病）、$V_1 \sim V_3$ 导联 ST 段"凹陷"或"鞍背"样抬高（Brugada 综合征）。心电图上的任何异常（窦性心律不齐除外，这是正常变异）都需要进一步检查。

在初步临床评估的基础上，应对以下人群进行进一步检查，如反复多次发生晕厥的女性、曾因晕厥而受伤或无任何先兆症状的患者、有心脏病个人史或患有先天性心脏病或有 SCD 家族史的患者、在临床检查中发现任何异常提示可能存在心脏病的患者，以及心电图异常的患者。这群患者通常需要进行超声心动图检查（检查结构性心脏病）和（或）动态心电图或心脏监护仪对心律进行评估[11, 12]。当怀疑妊娠晕厥的原因来自心脏时，应该及时启动转诊以进行进一步的专家咨询（由非心脏病专家）。倾斜试验是诊断决定性检测，但很少用于诊断具有典型特征的患者，因为该方法导致

的血流动力学效应（血管收缩）可能对胎儿健康产生不利影响，所以孕妇不宜做此检测。

八、妊娠期 NCS 的管理

出现复发性晕厥或重度晕厥先兆的孕产妇，常感到困惑和恐惧。因为她们担心自己的病情可能非常严重，并且可能会对自己和胎儿的健康造成威胁。护理人员通常会告诉她们"不用担心，这很正常""我不知道"或"可能很严重"。而医护人员冷静且有信心地对患者进行良性 NCS 过程的解释，可以起到治疗作用（图 25-2）[1]。

NCS 的非药物治疗足以缓解大多数女性患者的症状并减少发作。这些措施是基于对一般人群有效的疗法的推论，尚未在孕妇中进行评估。第一，强烈建议患者，如果发生晕厥先

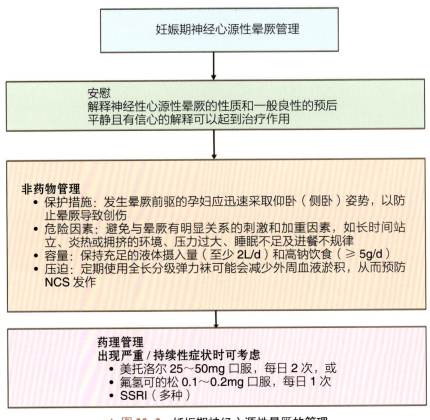

▲ 图 25-2　妊娠期神经心源性晕厥的管理

兆，应迅速采取仰卧（侧卧）姿势，以防止因晕厥而受到外伤[11]。另外，可以教会患者，在晕厥先兆发作期间，尝试物理反压动作，如双腿交叉或做肌肉等长收缩[11, 43]，从而减轻低血压效应并预防晕厥[44]。第二，应建议女性避免明显与晕厥相关的诱发和加重因素[11]。这些措施需要个体化，但通常包括避免长时间站立，避免进入炎热、拥挤的环境、压力管理、避免睡眠不足及需定时进餐。第三，通过大量摄入液体（每天至少 2L）和高钠饮食（≥ 5g/d）来维持足够的血容量，这能够明显降低迷走神经性发作的频率和严重程度[37, 45, 46, 47]。可以使用有效的在线资源帮助患者进行咨询[48]。第四，定期使用全长分级弹力袜可能会减少孕妇的外周血液淤积，从而预防 NCS 发作。尽管这种疗法的有效性尚未得到很好的证明[49, 50]，但它是一种良好、经济且存在明显潜在益处治

疗选择。第五，对于严重焦虑导致晕厥的患者，孕产妇心理健康支持及咨询能够为其带来益处。

如果安慰治疗和采取非药物治疗措施，并且晕厥或晕厥反复发作严重影响孕妇的生活质量，则可能需要考虑使用药物治疗。但这方面也没有针对孕妇人群的研究，所以需要从当前的非怀孕指南中推论，并考虑到治疗药物对胎儿的安全性。可使非孕期复发性 NCS 受益的常用药物包括 β 受体拮抗药、氟氢可的松、米多君和选择性 5- 羟色胺再摄取抑制剂（SSRIs）[11]。这些药物中，β 受体拮抗药（如美托洛尔）长期以来可安全用于高血压和其他心脏病妊娠患者（译者注：原书似有误已修改），因此通常作为妊娠期首选的药物。但值得注意的是，这些药物对于 42 岁以下的患者是否有益仍缺乏证据[51]。此外，由于孕妇的血

压降低（因怀孕导致生理性低血压 BP），孕妇可能无法耐受 β 受体拮抗药。但是来自一些未发表的临床医生报道证明，β 受体拮抗药可以通过抑制孕妇神经心源性反射的启动而起效。另外，也可以尝试使用氟氢可的松治疗，尽管仍缺乏可靠的妊娠安全性数据，并且也可能因母体高血压的治疗而受到限制。SSRI 通常用于情感障碍的妊娠患者，可以尝试用于晕厥的治疗，尽管尚未明确证明其对这种疾病是否有效 [11]。妊娠期间使用米多君更具怀疑性，最近对体位性心动过速综合征的综述表明，由于不清楚的是否存在对胎儿不利的风险，故应在妊娠期间避免使用该药物 [52]。总体而言，对于长期患有严重晕厥和晕厥先兆的孕妇，药物治疗选择非常有限，但在难治性病例中需要谨慎使用可选择的药物。

九、总结

总之，晕厥和复发性晕厥先兆在孕妇中很常见。其症状使患者非常不安，并且这些孕妇很少能够从产科医护人员那里获得建议和安慰。如果发病原因是神经心源性机制，通常其预后良好。晕厥发作能够给产妇或胎儿带来外伤的风险，并且造成孕妇晕厥的也有可能是一些严重的潜在疾病。临床医生有责任进行合理的检查以排除此类疾病。初步评估应包括详细的病史回顾、完整的体格检查、注意任何可能是心脏疾病的病理性体征，辅助检查包括全血细胞分析、甲状腺功能检查和 12 导联心电图。如发现任何异常，需进行进一步的检查。如果强烈怀疑 NCS，可以采用非药物管理（包括安慰、避免外伤、扩大容量和补充盐分及使用分级压力袜）。如果症状持续或恶化，还应进行适当的临床随访和进一步的检查或治疗。

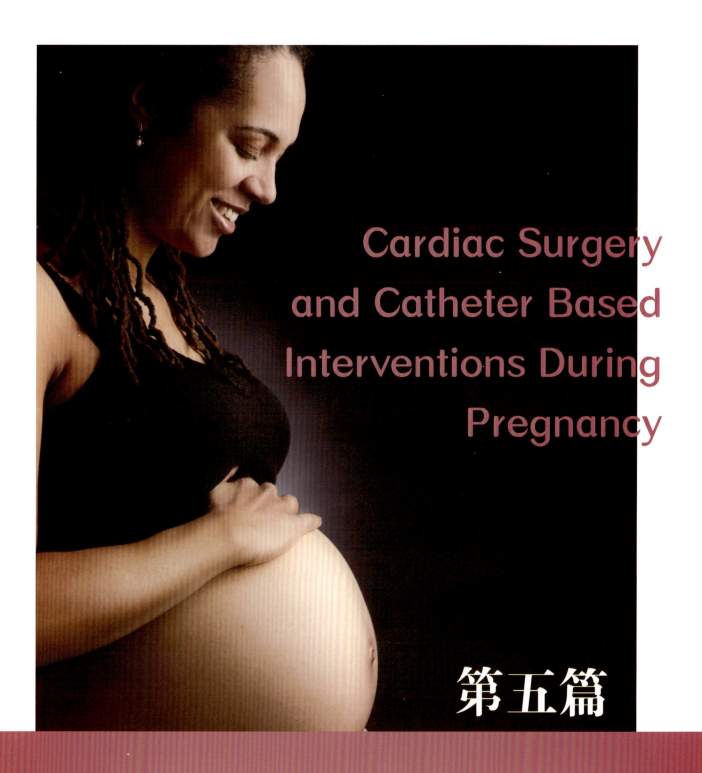

Cardiac Surgery and Catheter Based Interventions During Pregnancy

第五篇

妊娠期心脏手术和导管
介入治疗

第 26 章
妊娠期心脏手术
Cardiac Surgery During Pregnancy

Anita Nguyen and Hartzell V. Schaff 著
刘斐然 译 梁琳 校

一、概述

心血管疾病在妊娠期的发病率为 1%~4%，但在发达国家，心血管疾病占孕产妇死亡原因的 15%[1-3]。大多数妊娠期心血管疾病都可以通过保守治疗和或药物治疗得到有效的控制。由于存在母胎风险，一般应在孕期应避免行心脏手术。据报道，孕妇接受心脏手术后的死亡率为 3%~15%[4]，而胎儿和新生儿的总体死亡率高达 43%[1, 5, 6]。因此，心脏手术应该推迟到胎儿能存活并可分娩后进行，且最佳的手术时机是产后 6 周，以最大限度地减少血栓栓塞的风险。但是，在一些罕见情况下，孕妇的血流动力学受损，必需对其进行心脏干预治疗。在这些情况下，进行特殊的麻醉管理、体外循环（CPB）及对胎儿进行术中监护可降低胎儿丢失的风险，但是胎儿发生并发症的情况仍然很普遍[6]。

在发展中国家，儿童期风湿热的高发及其导致的二尖瓣狭窄带来了更多挑战。育龄期女性可能没有关注到自身潜在的心脏疾病，而妊娠是症状恶化的诱发因素并使心脏疾病得以识别。由于在怀孕及出现晚期表现之前缺少相应的医学管理，这些患者可能需要进行心脏干预治疗，经皮瓣膜成形术或外科手术[7, 8]。

二、怀孕前的注意事项

确诊有心血管疾病的女性，在怀孕之前应该进行发病及死亡风险的相关咨询，以及接受一系列治疗措施以避免心血管系统疾病后遗症的发生。严重瓣膜病的患者应该在怀孕之前进行瓣膜修补或瓣膜置换术。对于在孕期确诊为心血管疾病的患者，在进行心脏手术之前，应尽一切努力将胎儿分娩。经皮介入治疗及手术仅适用于症状严重，有较高心血管并发症风险，以及因血流动力学受损急诊就诊的患者。

三、介入手术的时机

经皮介入需要持续 X 线成像，胎儿将暴露于高剂量的射线之下，这属于孕早期禁忌证。在胎儿器官发育完全之后，在症状严重并且药物治疗失败的患者中（见第 3 章），可以考虑经皮穿刺治疗。如果有必要进行介入手术或心脏手术，则应在经验丰富的三级医疗中心进行。

开胸手术对母儿风险很大。据报道，与手术相关的孕产妇死亡率为 3%~15%，胎儿死亡率为 16%~35%[1, 5]。在紧急情况下，胎儿死亡率甚至可能达到 43%[6]。此外，与正常妊娠的女性相比，接受心脏外科手术的孕妇早产风险更高[5]。孕产妇死亡率与症状的严重程度密切相关（纽约心脏协会 NYHA Ⅲ 或 Ⅳ 级）。胎儿死亡的高危因素，包括孕妇年龄 > 35 岁、急诊手术或二次手术和母体伴随有严重症状[1, 6]。John 在梅奥诊所的报道中指出，在接受心脏外科手术的 21 名孕妇中，有 1 名死亡，并且这名孕妇在术前就因为 Bjork–Shiley 人造二尖瓣血栓处于濒死状态。

在非紧急情况下，平衡母儿风险从而决定手术时机至关重要[9]。随着孕周增加，胎儿死亡率显著下降。在美国，妊娠 20～23 周出生的胎儿存活率不到 50%。孕 24～27 周胎儿存活率为 83%。孕 28～31 周出生的胎儿存活率为 94%[10]。但孕妇的死亡率却恰恰相反。随着孕周的增大，孕妇的心脏功能会随之恶化，导致更差的母体结局。如果不能维持妊娠至足月，对于妊娠满 28 周以上的孕妇可以考虑在早产分娩的同时进行心脏修复手术[9, 11]。剖宫产后随即进行心脏修补这一治疗策略已在梅奥诊所 1/3 的孕期心脏外科手术中实施。对比单独进行心脏手术的孕妇，在接受联合手术的女性中没有孕周大于 28 周的胎儿死亡报道[9]。

四、术中管理

如果孕期无法避免进行心脏手术，以下策略有可能有助于降低母体及胎儿风险（表 26–1）[9, 11, 13]。但需指出，这些建议都是基于经验和小型的回顾性分析。在术中，患者取左侧卧位，以避免压迫主动脉造成胎盘灌注受损（图 26-1）。妊娠期心排血量生理性增加，因此，许多临床医生建议使用较高泵流量。大多数研究认为，孕妇的泵流速最佳量为

表 26–1　心肺分流术中的胎儿保护措施

- 监测宫缩压力及胎心率
- 左侧卧位防止主动脉受压
- 维持孕妇的血细胞比容 > 28%
- 维持母体足够的氧和
- 正常体温 > 35℃
- 高泵流速 2.5～3.5L/（min·m²）
- 提高灌注压（平均动脉压 60～70mmHg）
- 缩短 CPB 时间
- 可以考虑使用脉冲式灌注
- 酸碱平衡的管理（$PaCO_2$ 30mmHg、PO_2 150mmHg）
- 抑制宫缩治疗（如硫酸镁、利托君、特布他林）

引自 Chandrasekhar et al. 2009[12]，经 Elsevier 许可转载

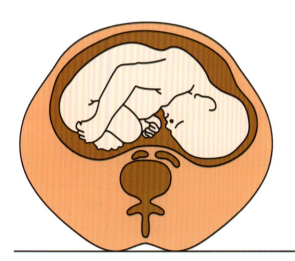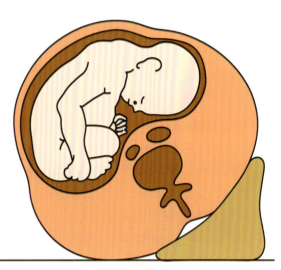

▲ 图 26–1　术中采取左侧卧位可以避免主动脉受压，保证胎盘灌注
引自 Camann and Ostheimer 1990[14]，版权所有 © Wolters Kluwer Health，Inc

2.5～3.5L/（min·m²）[15]。还同时建议维持平均动脉压超过 60～70mmHg [1, 13]。此外，除了较高的泵流速及平均血压之外，建议采用脉冲式的血流而不是持续血流，这样可以防止胎盘血管收缩 [13]，这可以通过在标准灌注中使用脉冲式的滚筒泵或者主动脉球囊泵来实现。脉冲式的泵流在很多医疗中心并不属于常规使用，同时也增加了手术的复杂程度。本书没有包含脉冲性泵流灌注的内容 [9, 11]。

胎心率与母体体温直接相关（图 26-2）。已证实 CPB 中的低温灌注对胎儿有害，能够导致胎儿心脏停搏、子宫收缩和胎盘血流量减少 [12]。另外，在 CPB 期间患者的降温和复温过程可能引起持续的子宫收缩并导致胎儿窘迫。在一项纳入了 69 名患者的病例系列研究中，接受常温 CPB 没有出现胎儿死亡，而接受低温 CPB 的孕妇的胎儿死亡率为 24% [17]。因此，在孕期手术中 CPB 保持常温（> 35℃）非常重要。低体温下的循环骤停会导致胎儿死亡率升高 [18-20]。因此，应该避免循环骤停的情况发生。

CPB 期间应仔细监测酸碱平衡，并通过调节进入膜式氧和器的气体流速将孕妇的 PaCO₂ 维持在 30mmHg。动脉 PO₂ 应维持在 150mmHg 左右 [11]。

在 CPB 期间行胎儿监护已成为常规。Yates 及同事使用腹部超声监测脐血流及大脑中动脉的多普勒指数 [21]。胎儿监测的基本原理是可以根据这些参数调整 CPB 并优化胎盘灌注。在临床实践中，我们对已达到可存活胎龄（通常是妊娠第 25 周）的患者进行胎儿监护。我们将外置多普勒探头放在患者的腹部。如果检测到胎心下降或胎心消失，我们会增加 CPB 的流速和压力，并且在术后继续对胎心进行监测。

值得注意的是，胎儿心动过缓几乎总是 CPB 启动阶段发生（图 26-3），而胎儿心动过速常见于 CPB 结束时。这些都是短暂的改变，都能通过调节 CPB 参数而得到调整。在心脏手术期间除了可以预期的一过性胎儿心动过缓，也可能发生长时间的胎儿心动过缓。胎心延长减速的影响目前还不明确，胎心延长减速后有顺利分娩的报道，也有严重低氧损伤致残的报道 [23, 24]。因此，应谨慎的使用上述策略来处理意外的胎心减速情况。

CPB 可能会引起持续的子宫收缩，尤其是

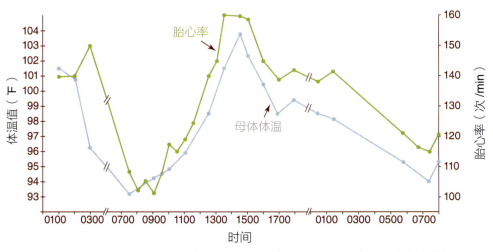

▲ 图 26-2　胎心率与母体温度的关系表明，随着母体温度升高，心率也会增加

引自 Jadhon and Main 1988 [16]，版权所有 © Wolters Kluwer Health，Inc

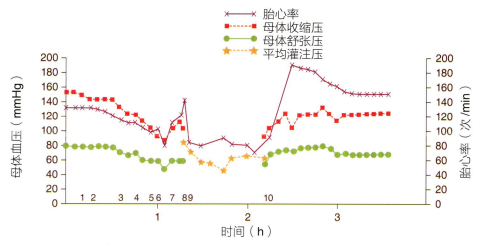

▲ 图 26-3　心脏手术中的胎心率与母体血压灌注压的关系

可以看到开始和停止体外循环时胎儿心率会发生短暂波动（体外循环开始时间 = 8，体外循环结束时间 = 10）

引自 Levy et al. 1980 [22]，版权所有 © Wolters Kluwer Health，Inc

在降温及复温的过程中。应当立即使用抑制宫缩治疗。前列腺素释放介导的胎盘血管收缩也与 CPB 有关。一些临床医生建议使用吲哚美辛来预防胎盘的血流阻力增加 [13, 25, 26]。

孕期心脏手术另一个需要考虑的重要因素就是抗凝。怀孕期间抗凝血酶Ⅲ的浓度会降低，因此可以预期会导致肝素抵抗。我们的惯例是将孕妇的肝素剂量维持在 3mg/kg，并在开始 CPB 之前检查活化凝血时间（ACT）。如果 ACT 大大低于预期，我们将常规使用重组人抗凝血酶Ⅲ [11]。

尽管深入讨论 CPB 中药物使用的问题超出了本章的范围，但我们认为相对安全的麻醉药是一氧化二氮和咪达唑仑。在 CPB 期间，我们还使用了麻黄碱、去氧肾上腺素、异丙肾上腺素、硝普钠和硝酸甘油，但仍建议在术前进行认真的计划和检查，以最大限度地降低胎儿风险 [11]。

五、心瓣膜病

瓣膜性心脏病是孕期女性进行心脏手术的最常见原因。并且最常见的病理改变发生在左心房和左心室。由于孕期心排血量增加，与二尖瓣和（或）主动脉瓣狭窄相关的跨瓣膜压力梯度也随之加重，这可能会加剧症状。此外，由于血栓形成而导致机械瓣膜阻塞也可能需要手术治疗。相反，影响心脏右侧的瓣膜疾病和瓣膜功能不全（包括二尖瓣 / 主动脉瓣关闭不全）通常可以很好地耐受妊娠，很少需要手术治疗（见第 6 章）。

（一）二尖瓣狭窄

二尖瓣狭窄是孕妇最常见的瓣膜疾病，其中大多数都有儿童时期风湿热病史。其余病因（＜ 1%）为先天异常和感染性心内膜炎 [27]。在发达国家，由于二尖瓣狭窄而导致的孕产妇死亡很少见，但胎儿可能的并发症，包括早产、宫内生长受限和死亡 [3]。由于发展中国家的风湿热高发，所以是更为普遍的问题。

孕期会加重二尖瓣狭窄相关症状，并且在孕期才确诊为瓣膜疾病的情况并不少见。孕期生理性心排血量的增加会导致跨过二尖瓣的压力差增大，左心房的压力增加，随后可能会出现呼吸困难甚至肺水肿。严重的二尖瓣狭窄会导致肺动脉高压及心脏失代偿。患有二尖瓣狭窄的孕妇经常出现心功能下降和（或）房性心律失常。这些症状通常发生在妊娠晚期，但也有可能出现在分娩期和产后期出现症状恶化[3]。

美国心脏病学会（ACC）和美国心脏协会（AHA）制定的指南[28]建议将 β 受体拮抗药作为严重二尖瓣狭窄的一线用药。充血性心力衰竭者可使用利尿药。对于严重狭窄的患者（瓣膜面积≤ 1.5cm²），接受药物治疗后症状仍为 NYHA Ⅲ～Ⅳ级，应考虑进行经皮球囊瓣膜成形术。对于瓣膜形态不利于经皮介入治疗的严重瓣膜狭窄且 NYHA Ⅳ级的患者应行外科手术[28]。

妊娠期球囊二尖瓣成形术的成功率为 95%～97%。其罕见并发症包括二尖瓣关闭不全、心律失常、血栓栓塞及心脏压塞[29, 30]。但是，经皮治疗可能不适用于二尖瓣严重钙化的患者，对于这些人可能需要开胸手术更换二尖瓣，如果条件允许，也可以对二尖瓣进行修复，但大多数时候需要置换二尖瓣。根据患者的再次生育要求及潜在的二次手术风险来决定选择生物二尖瓣或人造二尖瓣。尽管有关于孕期生物假体损耗加速的报道，但这一情况并不常见[31]。

（二）主动脉瓣狭窄

在患有心瓣膜病的孕妇中，约有 12% 存在主动脉瓣狭窄[32]，通常与先天性的双叶主动脉瓣有关。在这些患者中，主动脉扩张或主动脉缩窄通常并存。风湿性心脏病很少伴有单纯性主动脉狭窄，要考虑是否同时合并二尖瓣狭窄。

由于孕期心排血量的生理性增加和左心室流出道梗阻，主动脉瓣狭窄的症状可能会加重。轻度主动脉瓣狭窄通常可以耐受，但严重的狭窄可以表现为心绞痛、心律失常、晕厥或肺水肿。主动脉狭窄患者的产妇死亡率非常低，但是 1/3 的人会发生充血性心力衰竭并需住院治疗[33]，妊娠并合主动脉狭窄有可能对胎儿造成损害，但发生的风险很低（＜ 5%）[34]。

应基于症状对主动脉狭窄的患者进行治疗。若症状轻微，观察治疗即有效。对于表现充血性心力衰竭的患者，可以使用包含利尿药的药物治疗。对于心房颤动的患者使用 β 受体拮抗药 / 钙通道阻滞药[35]。对于患有严重的主动脉狭窄（平均压力梯度≥ 40mmHg）和血流动力学恶化或心功能 NYHA Ⅲ～Ⅳ级的患者应考虑进行外科瓣膜置换术[28]。尽管经皮介入治疗二尖瓣狭窄的成功率很高，但经皮主动脉瓣膜成形术有主动脉瓣反流的巨大风险，且经常在术后 1 年内发生再狭窄。因此，胎儿丢失率低的经皮瓣膜成形术，也只是改善血流动力学的暂时方案[36]。

（三）二尖瓣和主动脉瓣关闭不全

与狭窄病变相反，二尖瓣和主动脉瓣关闭不全通常在妊娠期间耐受良好。这是因为孕期生理改变导致外周及肺血管阻力降低。并且心率增加也可以缓解瓣膜反流的症状[37]。因此，在妊娠期间应密切监测，并对症状的患者采取药物治疗。但大多数患者无须手术。瓣膜手术只适用于那些表现出严重反流症状，且有药物难以治疗的 NYHA Ⅳ级症状的患者[28]。

（四）右心瓣膜病

引起三尖瓣和肺动脉瓣疾病最常见的原因是先天性畸形、感染性心内膜炎或类癌综合征。在怀孕期间，肺血管阻力降低，因此合并此类疾病的孕妇通常可以耐受怀孕，很少需要手术干预[37]。

（五）人工瓣膜功能障碍

与正常的妊娠女性相比，有人工瓣膜的孕妇死亡风险增加，为 1%～4%[38]。孕期血液高凝状态易引发人工瓣膜血栓，由此导致死亡。妊娠期间机械瓣膜血栓栓塞发生的风险为3%～14% [39, 40]。因此，这类患者应在监测下使用抗凝治疗。理想状态下，对于有机械心脏瓣膜的患者，应在怀孕之前接受抗凝治疗。我们已在第 7 章中针对孕期抗凝治疗进行了讨论。

对于因血栓而导致人工瓣膜功能障碍的无症状患者，保守治疗是首选治疗方案[7]。如果保守治疗失败，并且机械瓣膜血栓危及生命，可以考虑低剂量缓慢注入组织型纤溶酶原激活药（tPA）进行溶栓。tPA 是一种纤维蛋白特异性药物，几乎不在外周循环中发挥溶栓作用，且胎盘通过率很低。为了减少出血风险，Özkan 等提出一种 tPA 缓慢输注方案，在6h 内输注 25mg 药物[41]。24h 后重复输注 1 次，如果需要最多可重复输注 6 次，最大总剂量为150mg。在 tPA 输注期间避免使用肝素治疗，但可在 2 次 tPA 输注之间使用肝素，先快速推注肝素 70U/kg 后，再以 16U/（kg·h）持续输注，目标为活化部分凝血活酶时间为正常值的1.5～2.0 倍。这个方案应用于 25 名患者的 28 次瓣膜血栓形成事件中，并且没有发现孕妇及胎儿死亡。因此，Özkan 和合著者主张将溶栓治疗作为一线治疗方案。当溶栓治疗失败或存在溶栓治疗禁忌证时，可能需要进行开胸手术。

六、主动脉疾病

在孕期需要进行心脏手术的主动脉疾病包括主动脉夹层和主动脉瘤。对于主动脉疾病来说，妊娠本身即是危险因素。在 40 岁以下的女性中，几乎 50% 的主动脉瘤破裂和夹层均在妊娠期发生[42]。患者通常在孕晚期表现出症状，也可以发生在产后早期。主动脉疾病常常会引起严重的母胎不良结局，所以手术时机十分重要。对于血流动力学不稳定的患者（如患有急性升主动脉夹层的患者），无论孕周大小，都必须及时进行主动脉手术。对于稳定的主动脉疾病的患者（如降主动脉夹层瘤或无症状主动脉瘤），应首先尝试保守治疗，并在心脏外科手术前终止妊娠[43]。

（一）主动脉瘤

在妊娠期，主动脉根部内径增大会导致主动脉瓣关闭不全，使主动脉瘤容易破裂或形成夹层。对于无明显症状的患者应采取保守治疗。因主动脉根部扩张而引起严重主动脉瓣关闭不全的症状和有破裂风险动脉瘤的患者应接受主动脉根置换[21, 43-45]。对于患有 Marfan 综合征且主动脉直径＜ 4.5cm 的女性，Donnelly 等的研究表明其妊娠期主动脉并发症的风险较低，但妊娠确实增加了主动脉并发症的远期风险[46]。在 Marfan 综合征或其他结缔组织疾病患者中，若主动脉最大直径≥ 4.5cm，应在孕前行主动脉根部修复术[35]。由于主动脉扩张程度会在妊娠的最后几周达到最大值，因此一些临床医生建议主动脉瘤的患者在足月之前终止妊娠[21, 28]。

（二）主动脉夹层

主动脉夹层通常发生在结缔组织疾病（如马方综合征和 Ehlers-Danlos 综合征）患者中，并且在孕期主动脉夹层中有 50% 是由于结缔组织疾病引起[47, 48]。高血压是另外一个重要的危险因素。升主动脉型夹层（Stanford 分型为 A 型）的患者通常在孕晚期出现症状，主诉为突发的向背部放射的急性胸痛、突发呼吸困难，如果心包出血和心脏压塞可导致血流动力学不稳定。大多数病例都可以通过超声心动图确诊，避免了 CT 检查时造影剂和放射线对胎儿的影响[49]。

在一篇对 40 例妊娠期合并主动脉夹层患者的回顾性分析中，Immer 及同事发现孕妇死亡率和胎儿死亡率分别为 30% 和 50%。但在近

20 年内，母胎死亡率似乎在下降（图 26-4）。这篇文章的作者推荐在 30 周时行剖宫产终止妊娠，随即立刻进行主动脉的修补术。如果孕周＜ 28～30 周，应在终止妊娠前进行主动脉修补术。

降主动脉夹层的修补术需要深低温停循环技术，这项技术可能导致胎儿死亡率升高。Immer 及其合著者推荐使用顺行脑灌注来保护大脑，并采取 28～32℃ 的轻微低温状态[42]。对于主动脉瓣反流的患者，尤其是合并马方综合征的患者，夹层修补手术中常常需要合并替换主动脉瓣和升主动脉[50]。

局限于远端主动脉弓和降主动脉（Stanford 类型 B 型）的主动脉夹层比 A 型夹层少见，其母胎结局更好。保守治疗是一线治疗，药物治疗包括 β 受体拮抗药和静脉血管扩张药[49]。对于保守治疗 / 药物治疗失败的患者，应行胸主动脉血管内修复术（TEVAR）。这在少数 B 型夹层孕妇中已获得成功，并且没有母胎死亡的报道[51]。仅在保守、药物和经皮介入治疗效果不佳时（如持续性器官功能不全或主动脉破裂）或存在 TEVAR 紧急的患者中，才考虑进行心脏手术。

七、冠状动脉疾病

育龄女性很少发生冠状动脉疾病（CAD），但是在怀孕期间急性心肌梗死的发生风险似乎增加了 3～4 倍[52]。CAD 与孕妇年龄（＞ 30 岁）、吸烟、血脂异常、高血压、糖尿病和肥胖症相关。冠状动脉夹层是妊娠相关的心肌梗死的最常见原因，相比之下，动脉粥样硬化的发生率较低（43% vs. 27%）[53]。

妊娠期确诊急性冠脉综合征（ACS）并有典型的胸痛和呼吸急促症状的患者，经心电图 ST 段抬高和心肌酶谱升高确诊后，应在胎儿辐射防护下进行冠状动脉造影，并必要时进行经皮介入。有症状的非 ST 段抬高的患者可以行保守治疗，但如果症状持续存在，应转诊至有能力进行冠状动脉造影的医学中心。孕妇很少需要进行冠状动脉血运重建术[35]。Elkayam 等对 11 例在妊娠期间进行冠状动脉旁路移植术（CABG）的患者进行了回顾性分析，没有发现孕产妇及胎儿死亡[53]。这些作者建议，对于经皮冠状动脉介入治疗（PCI）成功可能性较小的冠状动脉夹层患者，应考虑行 CABG[54]。

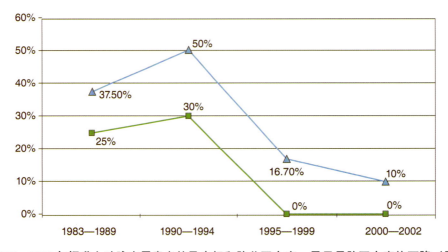

▲ 图 26-4　1983—2002 年间升主动脉夹层患者的孕产妇和胎儿死亡率，显示母胎死亡率均下降（孕产妇死亡率 = 正方形，胎儿死亡率 = 三角形）

引自 Immer et al. 2003 [42]，版权所有 © Elsevier

八、其他心脏疾病

（一）心脏黏液瘤

心脏黏液瘤是一种妊娠期罕见的良性肿瘤 [55, 56]。黏液瘤的症状包括疲劳和呼吸困难。由于妊娠期正常女性也会出现这些症状，所以可能会延误诊断。心脏黏液瘤可经超声心动图进行诊断。与心脏黏液瘤相关的并发症包括妊娠高凝状态引起的血栓栓塞，以及黏液瘤体积过大阻塞瓣膜孔。

目前还没有针对妊娠期心脏黏液瘤诊疗的临床指南，应采取个体化治疗。体积较小不可活动的心脏黏液瘤若不干扰瓣膜的正常功能，可以采取观察治疗。如果肿瘤较大，引起二尖瓣流入梗阻或栓塞风险较高，则应考虑手术。如前所述，在临床决策过程中要特别注意孕周。如果不进行手术切除，应考虑抗凝治疗以防止血栓形成。

在对 32 例行心脏黏液瘤手术切除的有症状患者的回顾中，Yuan 未发现孕产妇死亡，但3 例发生了胎儿死亡，并且所有死胎均发生在剖宫产并随后进行心脏手术的患者中 [56]。

（二）肥厚型心肌病

肥厚型心肌病（HCM）是左心室间隔不对称肥大的一种遗传病。病情得到良好控制的肥厚型心肌病患者可以妊娠。合并晚期心力衰竭的女性在怀孕期间可能死亡率和发病率更高。无症状且经过规范治疗的 HCM 患者对妊娠耐受性较好。对此的可能解释是妊娠生理性心血管系统变化减轻了左心室流出道梗阻的情况 [57]。但是，怀孕也可能加重 HCM 的症状，尤其是那些在怀孕前就表现出严重的高流出梯度症状的患者。

Schinkel 进行的 Meta 分析表明，几乎

30% 的 HCM 女性在怀孕期间症状出现恶化 [58]。发生心力衰竭的情况不到 5%，且常见于在怀孕前流出道梯度高的患者中 [59]。通常与 HCM 相关的其他症状（如心律失常）在怀孕期间很少出现。患有 HCM 孕妇几乎没有必要接受室间隔缩减术，在我们以往的工作经验中，只有1 名患者进行了室间隔切开术，并随后分娩了1 名健康的孩子 [9]。

（三）体外膜肺氧合

体外膜氧合（ECMO）适用于严重的流感感染及其他原因引起的急性呼吸窘迫综合征或心源性休克而导致危及生命的心肺功能衰竭的孕妇。在对 45 名接受 ECMO 治疗的患者的回顾性分析中，Moore 及同事发现孕产妇生存率为78%，胎儿生存率为 65% [60]。作者指出，妊娠晚期妊娠子宫可能压迫下腔静脉，导致产妇心排血量减少和胎儿氧合减少。此外，子宫增大可能使通过股静脉插管进入右心房更加困难。在股静脉插管插入过程中，将患者侧向左倾斜 15°～30°可减少妊娠晚期的主动脉瓣压迫的情况 [61]。

九、结论

孕妇进行心脏手术可能会导致母婴死亡。大多数心血管疾病在妊娠期间可以选择保守治疗，通常建议推迟手术治疗直至胎儿分娩。如果确实需要在怀孕期间进行心脏干预，经皮介入手术更加安全，在临床决策中优先于外科手术。对于不能延迟手术的患者，应进行心脏手术，如那些进行性心力衰竭和（或）危及生命的疾病，包括急性升主动脉夹层的患者。

致谢

这本著作得到了 Paul 和 Ruby Tsai 家族的支持。

第 27 章
妊娠期心脏病患者的介入治疗
Catheter-Based Interventions in Women with Heart Disease During Pregnancy

Anil Mehra Gassan Muadi Pavan Reddy Uri Elkayam 著
刘斐然 译 梁 琳 校

妊娠期心脏疾病是孕产妇及胎儿发病和死亡的重要原因。据估计，孕妇中约有 2% 患有心血管疾病。由于儿童期间先天性心脏病治疗水平的提升导致患有心脏病的育龄期女性人数增加。因此在发达国家，妊娠期间最常见的心血管疾是先天性心脏病（75%～80%）。相反，在发展中国家，风湿性瓣膜疾病仍然是孕期最常见的心血管疾病（60%～90%）[1, 2]。对与妊娠有关的血流动力学、内分泌和血液学变化的认识的提高（见第 1 章）使人们对妊娠中各种心脏疾病的病理生理学有了更好地了解，因此可以有效管理大多数临床情况。但是，当药物治疗无效且母亲有生命危险时，将采用侵入性的干预措施来帮助改善母胎结局。孕期的外科手术和介入手术都极具挑战，并且对母亲和胎儿都有不同的风险。所以了解手术的适应证、时机和方法很重要。由于外科手术很有可能造成死胎、死产或与晚期发病率相关（见第 26 章），因此，在可能的情况下，最好将经皮介入作为有创治疗的首选方法。但与此同时，经皮介入会使胎儿面临放射线的风险，在某些情况下，也会增加母亲发生并发症的风险（冠状动脉介入）。

一、心脏瓣膜病

尽管现在先天性心脏病居是发达国家育龄女性中心脏结构异常的首要原因，但是瓣膜性心脏病仍然是全世界孕期进行心脏干预的最常见适应证[1]。

（一）二尖瓣狭窄

妊娠期最常见的二尖瓣狭窄（MS）病因是风湿性瓣膜疾病，其次是生物人工瓣膜退行性变、人工瓣膜不匹配或人工瓣膜血栓形成[3-5]。尽管在具有妊娠期心脏瓣膜疾病专长的三级医疗中心治疗的 MS 患者中，其妊娠相关的死亡风险较低，但它仍然是全球孕产妇因心脏病死亡的潜在原因，并且还与母胎高发病率相关[5-8]。患有中度或重度 MS 的患者在妊娠中期或妊娠晚期通常表现为进行性心力衰竭伴或不伴心房颤动的急性肺水肿[3, 7, 8]。大多数患者可以通过使用选择性 β_1 受体拮抗药、利尿药、地高辛（心房颤动患者）和抗凝治疗来预防血栓栓塞并发症。即使在没有心房颤动的情况下，欧洲心脏病学会（ESC）指南也建议对合并心力衰竭超声心动图显示左心房自发性对比增强现象、左心房增大（≥ 40ml/m²），或低心排血量的重症 MS 采取抗凝治疗[9]。如果心房颤动不能有效地控制心室率并且患者仍然有症状，则应考虑电击复律[3]（见第 6 章）。

经皮球囊二尖瓣球囊扩张术（PBMC）

美国心脏病学会（ACC）/美国心脏协会（AHA）及欧洲心脏病学会（ESC）瓣膜性心脏病的治疗指南建议，对无症状的中重度 MS［二尖瓣面积（MVA）< 1.5cm²］患者在妊娠前进行经皮球囊二尖瓣球囊扩张术，以降低孕期母胎风险。前提是瓣膜形态良好，无或仅有轻度二尖瓣反流，无左心房栓塞。有瓣膜形态不良或 PBMC 禁忌证的无症状严重 MS 患者应接受药物治疗[9, 10]。有症状的中度和重度 MS 患者（MVA < 1.5cm²），如果瓣膜形态良好，则应进行 PBMC，否则应通过瓣膜置换术（生物瓣膜或机械瓣膜）进行手术干预。如果认为患有严重 MS 且瓣膜形态不良的患者接受外科手术风险很高，尽管可能导致有的患者治疗效果不理想，仍建议行 PBMC 改善孕前心脏功能状态[10]。还建议所有中度和重度 MS 患者应接受孕前咨询，应向专门治疗心脏瓣膜病的心脏病专家进行咨询，获知各种药物治疗及 PBMC 和外科瓣膜置换术的风险和获益[11]。在一些非典型病例中，可以进行运动测试甚至进行血流动力学评估来确定严重 MS 患者的症状分级。孕前成功的 PBMC 可减少孕期病情恶化，因此可减少对药物治疗和介入治疗的需求。同样，据报道，孕前行机械或生物人工瓣膜二尖瓣置换术显著降低了孕期病情恶化发生率及宫内胎儿并发症的发生率[3, 11, 12]。

尽管可以进行药物治疗，但中度和重度 MS（MVA ≤ 1.5cm²）且（NYHA）心功能类别Ⅲ或Ⅳ和（或）有肺动脉高压［肺动脉收缩压（PASP）> 50mmHg］且瓣膜形态合适且无其他禁忌证（LA 血栓或中度至重度二尖瓣反流）是妊娠期间 PBMC 的最佳适应证[2, 3, 10]。相反，由于与手术相关的母胎风险较高，因此仅在患者仍处于 NYHA 功能Ⅳ级（肺水肿）并且不适合 PBMC 的情况下才建议进行外科手术。

没有针对怀孕期间 PBMC 时机的具体指南。最新的 ESC 指南建议在妊娠 20 周后进行，以减少在孕早期器官形成期间对胎儿造成放射线伤害的风险[2]。Hameed 等建议，对于妊娠前半期出现症状的患者，PBMC 的最佳时间在妊娠第 14～22 周[13]。然而，这种情况并不常见，因为大多数中度和重度 MS 患者在孕中期或孕晚期出现症状恶化。如果这些患者需要行 PBMC，则最好在孕第 26～30 周内进行。这样避免了极度早产的风险，在孕第 22～26 周出生的新生儿可能会有远期后遗症[13]。孕晚期行 PBMC 在技术上更具挑战性，增大的子宫对下腔静脉（IVC）的压迫会妨碍导管操作，因此可能增加产妇并发症的风险[13]。

对于风湿性 MS 的非妊娠患者，近 30 年来，使用 Inoue 球囊的 PBMC 在技术领域和临床应用方面均取得了成功，它也是妊娠期 PBMC 的首选方法[14, 15]。年轻孕妇的二尖瓣活动性更好，不易钙化或发生瓣膜下增厚，因此与老年患者相比，PBMC 更易取得良好的效果[16-19]。Hameed 等的 Meta 分析表明，在 515 例因药物治疗后复发的症状严重的 MS 妊娠期患者接受 PBMC 后疗效显著[13]。这些患者的平均年龄和胎龄分别为（26 ± 6）岁和（25 ± 6）月龄。手术成功率（MVA > 1.5cm²，二尖瓣反流 < 2/4）非常高（98%），而对母亲和胎儿的风险很低（产妇死亡率为 0.2%，胎儿死亡率为 2%）。术后需要手术干预的二尖瓣反流发生率也很低（1.2%）。二尖瓣面积显著增加（均值从 0.9cm² 增加到 2.0cm²），二尖瓣压力梯度降低（均值从 23mmHg 降到 6mmHg）和

PASPs 降低（均值从 61mmHg 降至 40mmHg）。血流动力学特征的改善对随后的孕产妇结局和胎儿发育明显有利 [13]（表 27-1）。

尽管存在关于妊娠期 PBMC 相关并发症的报道，但母婴死亡的风险仍然很低 [16-19]。并发症包括心脏压塞、全身栓塞、二尖瓣反流程度恶化和心房颤动。球囊充气过程中的短暂性低血压可能导致胎儿心动过缓，但很少能引起早产 [20]。其对胎儿最大风险是辐射风险，这取决于辐射剂量及暴露时的胎龄（见第 3 章）。胎儿在器官发育期（孕 2~8 周）和神经元干细胞增殖阶段（孕 8~14 周）对放射线高度敏感。这段时间之后其敏感性下降 [37]。在操作中应尽可能降低对胎儿的辐射剂量（< 50mGy）[2]。据报道，在 PBMC 期间，平均荧光检查时间为（8.5±7.3）min [13]。经验丰富的术者会采用各种技术，如经食管超声心动图（TEE）和心内超声心动图检查，以成功减少射线暴露时间 [38]。采取屏蔽技术和减少透视时间会使对胎儿的辐射量大大减低，由此不会对胎儿有明显不良影响 [37]。对在孕期接受 PBMC 的母亲其胎儿的随访研究显示，出生后 17 年内生长发育指数均正常 [16, 25]。

如果由于瓣膜形态不良或其他禁忌证而不适合行 PBMC，则对于那些药物治疗后仍存在左心房压力升高而导致 NYHA 心功能 III~IV 级症状的妊娠期女性，建议行二尖瓣手术（闭合性或直视二尖瓣分离术或二尖瓣置换术）。闭式二尖瓣分离术是首选方法，并且在一些发展中国家，由于缺乏相应培训，这是唯一的手术方法。由于闭式分离术不需要进行体外循环，因此与直视二尖瓣分离术或二尖瓣置换术（MVR）相比，它的胎儿结局更好 [39]。但是，只有在二尖瓣形态柔软，且没有证据提示左心房血栓或瓣膜下疾病时才可选用此方法。闭式手术的缺点在于术后再狭窄率高，可能需要二

次手术 [40]。因此，在发达国家，直视二尖瓣分离术或 MVR 仍是首选方法。现有外科手术技术伴随的孕产妇死亡率很低，与接受 MVR 的非孕期患者相似。直视二尖瓣分离术或 MVR 期间需要使用体外循环，这与早产和死产的发生率较高相关（10%~30%）[17, 41]。无论育龄期女性或妊娠期女性，均应在充分了解各种瓣膜的优缺点之后（见第 7 章）选择人工瓣膜的种类。

（二）主动脉瓣狭窄

在育龄期女性中，主动脉瓣狭窄主要原因为先天性的瓣膜或瓣下病变，而风湿性瓣膜病或与生物瓣膜或机械瓣膜与患者不相容造成的情况较为少见 [3]。在先天性主动脉瓣狭窄（AS）中，瓣膜最常见的是具有单个融合的连合两叶瓣（95%），罕见的是圆顶状的单叶瓣或带有三个未分离的三叶瓣。

ACC/AHA 及 ESC 指南建议对于孕前合并非钙化二叶瓣主动脉瓣有症状的严重 AS（主动脉速度≥ 4.0m/s 或平均压力梯度≥ 40mmHg）患者，行主动脉瓣置换或球囊成形术 [9, 10]。而对于无症状患者的建议不同。ACC/AHA 指南建议对所有严重狭窄的患者进行干预，而 ESC 指南建议仅对相关的左心室收缩功能受损［左心室射血分数（LVEF）< 50%］，运动反应异常或主动脉根部扩张（主动脉直径> 50mm 或 7.5mm/m² 的患者进行干预。对于血压正常，运动能力正常（无症状或心律失常表现），左心室形态和功能正常及无严重左心室肥大的无症状重度 AS 患者，应允许其妊娠 [2]。不应阻止轻至中度 AS 患者怀孕 [2, 42]。

妊娠期 AS 的治疗取决于狭窄的严重程度、LV 功能、主动脉根的大小和症状的严重程度（呼吸困难、胸痛、近似晕厥或晕厥）。LV 功能正常的无症状患者中，经主动脉瓣的

表 27-1　孕期 PBMC 的结局

研　究	患者数	年龄 (年)	孕周	二尖瓣面积 (cm²) 前/后	二尖瓣梯度 (mmHg) 前/后	肺动脉收缩压 (mmHg) 前/后	放射时间 (min)	术后需要手术处理的严重二尖瓣反流	手术操作成功	孕产妇死亡率	胎儿死亡率 (流产+死产)
Mishra 等[19]	85	23±4	25±5	0.8±0.5/2.0±0.5	29±9/7±4	NA	3.6±3.2	1(1.2)	80(94)	0	0
Esteves 等[20]	71	27±6	24±7	0.9±0.2/2.0±0.3	18±7/3.9±3.1	NA	NA	3(4.6)	71(100)	0	2(4.2)
Nercolini 等[21]	44	28±6	23±6	1.2±0.3/2.1±0.4	16±6/8±4	54±23/35±11	NA	0	42(95)	0	4(8.1)
Ben Farhat 等[22]	44	29±6	26±6	1.0±0.2/2.4±0.4	22±8/5±3	56±24/36±16	16±7	1(2.3)	43(97.7)	0	0
Routray 等[23]	40	23±5	24±5	0.8±0.3/1.9±0.4	28±10/7±4	NA	5.5±3.8	0	38(95)	0	1(2.5)
Gupta 等[24]	40	24±5	21±11	0.8±0.2/1.7±0.2	26±7/9±5	66±24/47±16	7.8±1.9	1(2.5)	39(97.5)	1(2.5)	1(3.4)a
Sivadasanpillai 等[25]	36	26±4	27±5	0.7±0.2/1.6±0.3	NA	70±17/48±13	5.4±5.8	0	35(97.2)	0	0
Kalra 等[26]	27	25±3	22±4	0.8±0.2/2.2±0.2	31±8/6±3	NA	5.6±2.2	1(3.7)	26(96.3)	0	1(3.7)
Mangione 等[27]	23	28±7	25±6	1.1±0.2/2.0±0.2	18±5/6±2	NA	19±9	0	23(100)	0	1(4.3)
De Souza 等[17]	21	25±5	25±7	1.0±0.3/2.2±0.4	16±9/5±3	NA	NA	0	20(95)	0	0
Patel 等[28]	20	30±6	30±3	0.8±0.2/1.7±0.2	18±6/6±2	52±13/37±7	9.2±3.4	0	20(100)	0	0
Abouzied 等[29]	16	23±3	25±6	0.9±0.3/1.8±0.3	23±7/6±3	59±18/33±12	少于11(最大)	0	16(100)	0	0
Lung 等[30]	13	30±8	26±4	1.0±0.2/2.0±0.2	23±5/8±4	NA	15±9	0	13(100)	0	0
Esteves 等[16]	13	26±7	25±6	0.9±0.3/2.1±0.3	20±6/4±2	62±24/32±14	NA	0	13(100)	0	0
Martinez-Reding 等[31]	9	31±7	24±6	0.9±0.1/1.8±0.4	21±7/7±1	78±30/47±39	10~15(范围)	1(11)	8(89)	0	0
Ribeiro 等[32]	7	32±8	26±9	0.8±0.1/2.0±0.3	NA	NA	16±7	0	7(100)	0	0
Salomé 等[33]	3	32±4	24±2	1.1±0.2/2.1±0.5	18±9/6±1	NA	15.6±12.0	0	3(100)	0	0
Glantz 等[34]	1	27	29	0.6±2.8/NA	19±2/NA	88±64/NA	NA	0	1(100)	0	0
Smith 等[35]	1	29	23	0.95±1.78/NA	14±6/NA	NA	NA	0	1(100)	0	0
Safian 等[36]	1	39	13	1.4±2.4/NA	16±8/NA	23±18/NA	20.6	0	1(100)	0	0
总计	515	26±6	25±6	0.9±0.3/2.0±0.4	23±9/6±4	61±23/40±16	8.5±7.3	8(1.6)	507(98)	1(0.2)	10(2)

N.A. 数据不可用，数据以平均值加减标准差表示 n（%）；a.Eleven 终止妊娠，29 例妊娠继续

引自参考文献 [13]

压力梯度高并不是进行球囊扩张或主动脉瓣置换术（AVR）的适应证。因为在妊娠期，随着心排血量的增加，主动脉的压力梯度有可能增加[43, 44]。先前未诊断的无症状或轻度症状的严重 AS 患者，随着妊娠期的血流动力学变化，可能在妊娠中期出现充血性心力衰竭。根据妊娠和心脏疾病（ROPAC）注册表，在 96 例中重度 AS 患者中，心力衰竭发生率为 11%（中度 AS 为 8%，重度 AS 为 18%）。妊娠前即表现出症状的严重 AS 患者发生心力衰竭的风险最高（无症状的患者为 7%，有症状的患者为 26%）[42]。尽管孕期有 30%～50% 的患者由于心脏疾病需要入院，但需要经皮或手术干预的只有 2%，大多数患者可以卧床休息和使用利尿药治疗[42]。ACC/AHA 指南建议，对于严重 AS 的孕妇，只有在药物治疗后血流动力学依旧恶化或 NYHA Ⅲ 至 Ⅳ 级症状出现时才考虑选择主动脉瓣膜介入治疗［经皮球囊主动脉瓣膜成形术（PBAV）或 AVR］[2, 10]。

1. 经皮球囊主动脉瓣膜成形术（PBAV）

与外科手术相比，该过程侵入性小，并且短期效果好，因此是孕期的一线治疗。

在较年长的非孕期患者中，PBAV 仅作为姑息治疗方法。由于瓣膜小叶严重钙化，患者的血流动力学仅得到短暂的改善，其效果并不理想[10]。相比之下，妊娠期大多数主动脉瓣病变（二尖瓣主动脉瓣或风湿性主动脉瓣狭窄）常合并未钙化的小叶伴有连合融合，且其形态柔韧，因此球囊扩张术易于成功，跨瓣膜梯度明显降低（＞ 50%），主动脉瓣面积明显增大（基线值的 2 倍以上），从而改善血流动力学和症状（图 27-1）。没有关于妊娠期 PBAV 的大规模系列研究，但是许多孤立的报道显示，大多数患者短期内收益，母婴风险低，可维持至足月妊娠（表 27-2）[45-54]。PBAV 报道的并发症仅限于轻度至中度主动脉反流。在手术过程中或之后没有胎儿并发症的报道，大多数患者足月分娩。但大多数患者在分娩后随访时需要 AVR 手术[55]。PBAV 可经股动脉逆行入路，或经股静脉或经中隔穿刺入路顺行。Bhargava 等报道了迄今唯一 1 例 PBAV 在孕期通过使用 Inoue 球囊的顺行入路来降低辐射剂量，避免

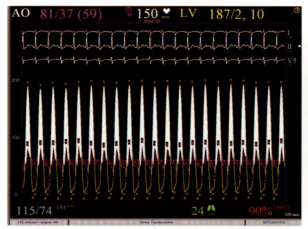
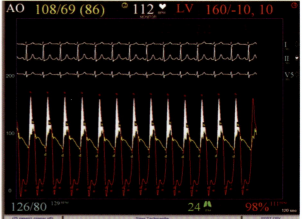

▲ 图 27-1 一名妊娠 28 周，来自蒙古国的移民表现为心脏杂音的患者转院至我们机构，出现心源性休克之后被诊断为严重的风湿性二尖瓣和主动脉瓣。入院时她的血压只有 81/52mmHg，且表现为窦性心动过速，心率为 150 次 /min，随后我们进行了插管。心脏导管检查显示，跨主动脉瓣膜压力峰值和平均梯度分别为 106mmHg 和 77mmHg，二尖瓣膜压力平均梯度为 32mmHg。患者进行了主动脉瓣膜成形术，其梯度立即下降，峰值和平均梯度分别为 60mmHg 和 35mmHg。术后存在中度主动脉瓣关闭不全。血压升高至 108/78mmHg。随后，在给予高剂量的 β 受体拮抗药和利尿药治疗，患者病情趋于稳定。出院之后，这名患者于妊娠 34 周时行引产术，并顺利分娩出一名健康的男婴

表 27-2　孕期 PBAV 的相关病例报道

作者（参考文献）	患者年龄	孕周	术前跨瓣膜梯度峰值（mmHg）	术前主动脉瓣面积（cm²）	术后跨瓣膜梯度（mmHg）	术后主动脉瓣面积（cm²）	透射时间（min）	术后主动脉反流情况	母亲并发症	胎儿并发症
Angel 等 [46]	17	19	133	—	68（最高）	—	20.1	—	无并发症	无并发症
McIvor [47]	19	14	64	0.67	32（最高）	1.12	29	—	无并发症	无并发症
Savas 等 [52]	22	22	64	0.5	22（平均）	0.9	46a	—	无并发症	无并发症
Lao 等 [49]	26	16	112	0.5	42	1.0	—	—	在第 2 次扩张过程中低血压后 48s 内短暂发作	无并发症
Perloff [48]	26	36	100	—	30（最高）	—	—	—	无并发症	无并发症
Bhargava 等 [51]	27	26	145	0.6	41（最高）	—	4.1	不重要的	无并发症	无并发症
Tumelero 等 [53]	16	30	105	—	20（最高）	—	—	轻度 – 中度	无并发症	早产
Dawson 等 [50]	32	26	114	0.56	25（平均）	1.6	—	—	—	—
Dawson 等 [50]	43	28	75	0.61	18（平均）	1.4	—	中度	无并发症	无并发症
Vinotha 等 [54]	27	21	118	—	不重要	—	—	轻度	无并发症	IUGR

AVA. 主动脉瓣面积；IUGR. 宫内生长发育迟缓；a. 瓣膜成形术的总放射时间

球囊滑脱及使用单个球囊的连续球囊大小[51]。所有其他已发表的病例报道均采用逆行方法进行。应该注意的是，PBAV 确实会增加了对母体和胎儿的辐射风险。应尽最大努力地进行严格的屏蔽，以增对胎儿的防护，减少对胎儿辐射，使用低帧率的透视检查，而不是血管活动摄影术经胸壁或经食管超声心动图均可减少辐射对胎儿的影响[45-51,55]。

2. 经导管主动脉瓣置换术（TAVR）

对于伴有中度至重度主动脉瓣钙化或中度至重度主动脉瓣反流的严重 AS 患者或生物人工瓣膜退化的患者，妊娠期经导管主动脉瓣置换术（TAVR）在理论上优于外科 AVR 手术。目前，报道了有 3 例妊娠期 TAVR 的病例，其中 2 例是生物人工瓣膜退化的女性，1 例是先天二叶瓣主动脉瓣膜既往曾行球囊瓣膜成形术且合并中度主动脉瓣反流的患者。Hodson 等报道了 1 例 22 岁女性合并先天性双叶瓣主动脉瓣和严重狭窄，在妊娠 15 周时表现为活动时头晕和呼吸困难[56]。在妊娠 22 周时成功进行了 TAVR 术。在术中使用 3D 经食管超声进行阀芯大小的调整，仅在放置时使用透射技术。选择可膨胀核心瓣膜是为了避免使用计算机断层扫描（CT）血管造影术来确定直径大小，以减少辐射暴露。在这过程中透视时间很短（10min）。患者无须起搏器即可发展出新的左束支传导阻滞（LBBB），并且随之孕期无异常。这名女性在妊娠 38 周时行阴道分娩并顺利分娩出一个健康的孩子。

孕期 TAVR 仍存在很多局限性，这一点是需要共同和患者商议的。包括与放射线暴露相关的直接风险，合并二叶瓣主动脉瓣的女性主动脉瓣病变相关并发症风险增加，以及主动脉在孕期更容易破裂。术后[57]也有相当大的风险需要起搏器，未能获得良好的 TAVR 结局会导致主动脉瓣非钙化性狭窄，其组织固定能力

降低。另外，这些瓣膜的长期耐用性，特别是在育龄女性中的情况还尚不清楚。

对于孕期合并生物瓣膜变性及严重 AS 的女性，PBAV 并不是其首选治疗措施。因为 PBAV 不能有效持续缓解瓣膜狭窄的情况[58,59]，并且会增加生物瓣膜反流及血流动力学急性失代偿的风险。在这种情况下，可考虑 valve in valve（VIV）- TAVR 作为孕期非手术的方法。Gandhi 等曾报道 1 名怀孕 12 周的 29 岁女性，存在心功能Ⅲ级的心力衰竭表现，且合并之前置入的 23mm Carpentier-Edwards Perimount 猪瓣膜且发生严重狭窄[60]。在怀孕 14 周时，使用 23mm 可扩张 Edwards Sapien 瓣膜进行成功的 VIV-TAVR。术中使用 TTE 和放射线成像进行示踪，总的放射时间仅为 16min。在这一过程中，没有使用 CT 血管成像技术。Maluenda 及同事报道了第 2 例 VIV-TAVR 病例[61]。这是 1 名 39 岁的女性，既往置入 21mm 无支撑的活动 Medtronic 瓣膜，在妊娠 20 周时，由于严重 AS 及瓣膜反流表现出心功能Ⅲ级症状。在妊娠 21 周时，这名女性置入了 23mm 的 Sapien XT 瓣膜[61]。在这两例病例中，患者之后孕期均平顺，并且分别在孕 39 周、38 周时顺利分娩健康的婴儿。值得注意的是，在这两例病例中过程中均使用了起搏器，并且起搏和放置瓣膜的过程中胎儿监护没有提示胎儿窘迫的征象。在整个怀孕期间，跨瓣膜梯度保持稳定。对于产后瓣膜的完整性缺乏长期的随访信息。尽管这些病例数量有限，但却表明了 TAVR 可替代 AVR 手术的潜在用途，需要更多的经验来确定 TAVR 作为孕妇原发性主动脉狭窄和假性主动脉狭窄手术替代方案的效果。

总之，妊娠合并严重 AS 的患者中，很少需要心脏介入治疗[42]，仅在对药物治疗无效伴有严重症状患者中才应考虑使用。必要时，首

选 PBAV 作为过渡，产后再行瓣膜置换术。尤其是对于那些合并生物人工瓣膜退行性变的女性，TAVR 变得越来越可行。在妊娠期，只有罕见的病例需要进行外科手术。值得注意的是，所有合并 AS 的孕妇都应该在三级医疗中心进行诊疗，这样的医疗机构中应该涵盖产科、心脏病学、心脏外科、介入心脏病学、新生儿科和麻醉学专家。

（三）肺动脉狭窄（PS）

先天性的瓣膜狭窄是引起孕期肺动脉狭窄的主要原因。随着越来越多的修复后的先天性心脏病患者达到生育年龄，可能会遇到肺同种移植物狭窄的情况或右心室（RV）至肺动脉（PA）流出道狭窄。

1. 肺动脉球囊切开术

ACC/AHA 发布的 CHD 指南建议对计划妊娠的平均肺动脉瓣梯度为 40mmHg 的无症状患者和平均梯度为 30mmHg 的有症状患者进行肺动脉球囊瓣膜切开术（PBV）[62]。然而，没有相应的指南对于孕期 PS 的情况给出建议。这是因为，经压力超负荷但仍功能正常的右心室由于其顺应性特征，对妊娠期的容量超负荷具有很好的耐受性[45]。Hameed 等报道了一项关于 17 名孕妇的病例对照研究。无论狭窄程度如何[63]，心室功能正常的单纯 PS 没有出现相关母胎并发症。因此，通常不建议在孕期行 PBV，可以推迟到产后进行。干预的适应证包括：①药物治疗后仍表现为Ⅲ/Ⅳ级症状的右心功能不全；②有证据表明胎儿生长受限；③超系统性肺动脉瓣膜梯度[45]。

仅有少数病例报道了孕期 PBV 后压力梯度明显降低，症状有所改善，足月阴道分娩的情况[45, 64, 65]。Galal 等的病例报道中提到妊娠期 PBV 可以完全依靠 TTE 进行引导，避免了母胎辐射风险[65]。行 PBV 条件是肺动脉瓣形态柔软、连合融合且无或仅有轻度的肺动脉反流[62]。

2. 经皮肺动脉瓣置换术

患有肺动脉导管狭窄或同种移植物狭窄伴右心室功能不全的复杂先天性心脏病患者，其母胎结局可能与先天性肺动脉瓣狭窄不尽相同。对于伴随严重症状或存在胎儿受损可能的患者，可以考虑经皮肺动脉瓣置换术。针对右心室及肺动脉之间同种异体导管移植所致严重退行性疾病，在非孕期可以使用 Melody 和 Sapien 瓣膜进行治疗[66]。Ormeroad 等报道了 1 名 21 岁的女性，既往有肺动脉闭锁和室间隔缺损（VSD）病史，在妊娠 20 周时出现导管狭窄、呼吸困难，以及胎儿发育迟缓的情况[67]。3 周后，这名患者成功植入了 20mm Medtronic Melody 瓣膜，并在 32 周时通过剖宫产分娩一低体重儿。这名患者的辐射剂量面积乘积为 437μGy/m²。极低帧速率的精确单平面荧光检查（前后投影为 2 帧/s）将胎儿的放射暴露降到最低。

总之，妊娠期肺动脉瓣膜介入的需求很罕见，但是可以通过天然瓣膜的 PBV 或针对退化导管的经皮瓣膜植入来完成。外科肺动脉瓣置换术的需求极为罕见，且尚未见报道。

（四）三尖瓣狭窄（TS）

在风湿性 MS 伴或不伴 AS 的妊娠期女性中，很少能见到合并三尖瓣狭窄的病例。人工瓣膜退化及先天性的 TS 也有可能导致三尖瓣狭窄[68]。通常情况下，TS 会合并不同程度的反流。目前尚无 TS 对母胎结局影响的报道[69]。但是，Gamra 等报道了 1 例严重 TS 既往反复流产，经过三尖瓣球囊成形术后成功妊娠的病例。从生理学上来讲，TS 可能会限制怀孕期间出现的前向心排血量的增加，导致静脉高压，这可能会降低胎盘静脉回流。也有关

357

于妊娠期同时进行三尖瓣球囊成形术（TBV）及二尖瓣成形术或二尖瓣和主动脉瓣膜成形术 [52, 70] 的报道。双重气囊和 Inoue 球囊技术的应用使瓣膜面积增加了 1 倍，瓣膜梯度降低了 50% 以上 [52, 70]，并且无并发症发生。

尽管有大量的注册数据描述了在患有假体三尖瓣变性的患者中，使用 Melody 和 Sapien 瓣膜进行经皮三尖瓣瓣膜植入术（TVIV）[71]；但这并未在孕妇中使用。但在怀孕的三尖瓣人工瓣膜变性患者药物治疗无效且胎儿健康受损时，可以考虑采用这种方法。

（五）二尖瓣或主动脉瓣关闭不全

在发达国家，孕期慢性二尖瓣和主动脉瓣关闭不全的病因包括黏液样变性、愈合后的心内膜炎、二叶瓣主动脉瓣膜、瓣膜直径增大或生物人工瓣膜变性 [3]。在发展中国家，风湿性心脏病合并瓣膜病变为主要病因。孕期的生理性改变包括外周血管阻力降低，从而导致左心室后负荷下降。合并慢性左侧瓣膜反流但左心室功能正常的患者能很好地耐受妊娠期容量超负荷的状态 [3]。大多数有充血性心力衰竭的患者使用利尿药和血管扩张药治疗有效（见第 6 章）。对于非孕期未钙化自体瓣膜（NCNV）的单纯主动脉瓣反流的患者，有一些报道使用球囊可扩张瓣膜 TAVR [72, 73]。但是，孕期没有此类报道。药物治疗无效需紧急行外科瓣膜置换手术的情况极为罕见。主动脉内球囊泵（IABP）联合药物治疗已成功应用于孕期严重心力衰竭的患者，也可用于二尖瓣反流的患者以推迟分娩时间使胎儿成熟 [74, 75]。

患有马方综合征、高血压和两叶瓣主动脉瓣患者会因急性主动脉夹层导致妊娠期急性主动脉瓣关闭不全 [76]。先前患有黏液性瓣膜病的患者，也会由于腱束断裂发生孕期急性二尖瓣反流。急性心内膜炎后也会出现急性主动脉和

二尖瓣反流 [77]。与慢性瓣膜关闭不全相比，急性瓣膜关闭不全的药物治疗效果差，需要紧急手术干预。对于手术风险很高的非孕妇患者，有报道 TAVR 可治疗急性主动脉瓣反流 [72, 73]。但是，怀孕期间没有相关情况的报道。由于腱束断裂或心内膜炎而导致急性二尖瓣反流的患者，在紧急瓣膜置换之前，可先用 IABP 稳定病情。如果胎儿能够存活，应先进行急诊剖宫产手术，随后再进行急诊心脏外科手术。

（六）肺动脉瓣或三尖瓣反流

除非存在严重的右心功能障碍、肺动脉高压和（或）左侧瓣膜性心脏病，右侧瓣膜反流病变能很好地耐受妊娠。母胎并发症风险较低，主要与心律失常或右心衰竭有关 [78, 79]。大多数经过药物治疗有效。

既往曾因肺动脉狭窄进行球囊瓣膜成形术、法洛氏四联症修复术后或在 Ross 手术中发生肺动脉同种异体变性的患者，可能会在怀孕期间发生严重的肺动脉反流（PR）。患者可能无法耐受妊娠期的前负荷加重并发展出心力衰竭和（或）心律失常，这种情况会在肺动脉瓣关闭不全与右心室功能受损时加重。继发于先前的同种异体移植物，导管或跨瓣膜补片而出现症状的严重 PR 患者，药物治疗无效时，可以考虑使用 Melody 或 Sapien 瓣膜行经皮肺动脉瓣修补术 [66, 67]。

（七）妊娠相关性心肌梗死（PAMI）

尽管妊娠期急性冠脉综合征（ACS）很罕见，但随着女性怀孕年龄的增加及传统的冠心病（CAD）危险因素更加普遍，妊娠相关的 ACS 的发生率也随之增加 [80-82]（见第 14 章）。除了与年龄相关的冠状动脉粥样硬化危险因素增加外，诸如子痫前期、血栓形成、产后感染和产后出血等产科并发症的发生率升高也增加

了妊娠期 ACS 风险[81, 83, 84]。

妊娠相关性心肌梗死（PAMI）与非孕期 ACS 之间存在一些重要差异，并且这也会影响到治疗方法（见第 14 章）。Elkayam 等对 2006—2011 年间的 150 例 PAMI 病例进行了回顾，并且明确强调了这些差异[85]。研究表明，大多数 PAMI 患者（75%）年龄 > 30 岁，多胎妊娠占 47%。与非妊娠 ACS 患者相比，传统的 CAD 危险因素的概率较低。妊娠相关性心肌梗死以 ST 段抬高（STEMI）为主（75%），大多数情况发生在妊娠晚期或产后。大多数 PAMI 发生在左心室前壁（LV），半数患者中可见严重的 LV 收缩功能障碍（EF < 40%）。这也引起了很多孕产妇并发症，包括心力衰竭/心源性休克（38%），孕产妇死亡率（7%）和胎儿死亡率（5%）。在 150 例患者中进行的 129 例冠状动脉造影显示 PAMI 的病因学与非孕期 AMI 患者相比差异显著。妊娠相关的自发性冠状动脉夹层（PASCAD）主要发生在左前降支（LAD）动脉和左主（LM）节段，这是导致 PAMI 的最常见原因，而不是动脉粥样硬化斑块破裂。无论有血栓（17%）还是无血栓（11%）存在，正常冠脉的发生率也很高。

在非妊娠状态下，大多数 AMI 患者会出现动脉粥样硬化斑块破裂合并阻塞性或非阻塞性血栓形成，因此发展为 ACS。因此，对于 STEMI 患者，主要治疗措施是双重抗血小板药物（阿司匹林与氯吡格雷或替卡格雷或普拉格雷），抗凝血药物与肝素或直接凝血酶抑制药及通过直接经皮冠状动脉介入治疗（PCI）或溶栓治疗的快速恢复灌注。

尽管有关于妊娠期使用氯吡格雷和糖蛋白 IIb/ IIIa 抑制药的报道，但其信息十分有限，安全性尚不清楚[85]。因此，欧洲心脏病学会指南建议仅在严格需要时短期使用氯吡格雷，并避免使用新型抗血小板药物（普拉格雷和替卡

格雷）及糖蛋白 IIb/ IIIa 抑制药[2]。此外，从理论上讲，抗血小板药和抗凝血药可能会促进 PASCAD 破裂扩散[86]。

与非孕期的 STEMI 患者相似，具有 STEMI 表现的 PAMI 患者可以通过使用溶纤蛋白或直接 PCI 恢复再灌注而受益。溶栓药可以用于妊娠期间的很多情况，如瓣膜血栓形成、急性肺栓塞、中风和急性心肌梗死，其合并出血风险很低[85, 87-90]。然而，指南认为，溶栓药属于妊娠期用药的相对禁忌，因为相关信息不足并且有潜在的孕产妇出血和胎儿死亡的风险[85, 87]。此外，如果由于 PASCAD 而导致 PAMI，如果在进行血管造影之前给予纤溶治疗，则有可能扩大剥离的范围[85]。因此，应该避免在 STEMI 中盲目使用纤溶治疗（尤其是在妊娠晚期和产后）[87]。

1. 冠状动脉介入

是否所有 STEMI 患者均应接受诊断性血管造影及血运重建？因为在妊娠状态下血管的易碎性、孕期冠状动脉的导管操作与医源性的 LM 和（或）近段 LAD，以及左旋支动脉的夹层形成有关，[85, 91]。此外，回顾性研究表明，用于 PASCAD 的 PCI 由于使用导丝很难找到血管内腔，因此成功率仅约 50%。此外，在 25%～60% 的病例中，冠状动脉操作会合并夹层扩散及壁内血肿的扩散，通常需要机械性血流动力学支持和（或）紧急旁路手术[92-97]。因此，稳定的低危 PAMI 患者（血流动力学稳定、无持续性缺血、整体 EF 得以保留）则首选非侵入性方法。PAMI 患者的冠状动脉造影和血管成形术应仅限于有潜在收益明显大于风险的高危患者（图 27-1）。如果存在持续的缺血症状、血流动力学不稳定、心力衰竭或持续性室性心动过速或心室颤动，则妊娠相关性非 STEMI 患者仅应行冠状动脉造影和血运重建。计算机断层扫描冠状动脉造影（CTCA）可以

用来确定 PAMI 的冠状动脉解剖和病因。但是，需要权衡胎儿的放射风险和所得信息的临床益处 [98]。另一个需要关注的问题是，需要积极控制心率至 60 次 /min 以下，以实现更好的门控成像质量。由于怀孕期间 β 受体拮抗药作用减弱 [99]，因此需要大剂量的 β 受体拮抗药，这对胎儿有潜在危险。2018 年欧洲心脏病学会关于自发性冠状动脉夹层的文件指出，尚不知道 CTCA 作为 SCAD 的主要诊断方法的敏感性和特异性，并且报道了假阴性结果 [100]。此外，该操作还受到较低的空间分辨率的限制，特别是对于较小的冠状动脉中部至远端的准确评估和解释。对于分娩后出现 PAMI 的患者，CTCA 可能更安全，并且可能在 SCAD 的随访评估中发挥作用 [101, 102]。

2. 冠状动脉造影

为了避免导管操作引起的破裂，表 27-3 中列出了一些需要在血管造影技术中注意的细节。这其中包括初始非选择性注射以可初始化左侧主要部分、注意压力衰减、避免插管过深（尤其是采用径向入路），以及低压注射造影剂，尽可能避免形成新的夹层或使现有夹层范围扩散 [96, 97]。尽管采取了这些措施，但仍会导

表 27-3 妊娠和产后期进行侵入性冠状动脉诊断和治疗干预措施的特殊注意事项

应用谨慎细致的血管造影技术
– 避免导管尖端的深层插管，特别是采用放射技术，因为导管深层留置及医源性夹层形成的可能性更大
– 初始非选择性注射以可视化左主段
– 注意压力阻尼
– 以最小次数柔和、低压注入造影剂，以防止医源性冠状动脉夹层或现有夹层扩散
– 仅在可能有效的情况下使用血管内超声或 OCT
– 如果估计收益大于潜在风险，则采用 PCI

OCT. 光学相干断层扫描；PCI. 经皮冠状动脉介入治疗

致医源性的夹层，从而引发严重的并发症，如需要多次置入支架、紧急冠状动脉旁路移植术（CABG）、严重的左心室功能不全、机械循环支持和死亡 [95, 97]，及时识别并发症并且立即采取适当的处理措施至关重要。

3. 自发性冠状动脉夹层

发现冠状动脉夹层后的治疗策略取决于夹层发生的位置和范围，还与血流动力学和心电活动的稳定性及进行性缺血的迹象有关（图 27-2，图 27-3）。如果患者血流动力学稳定且射血分数总体保持不变，无进行性缺血或自发性室性心律失常，则建议严密观察下采取保守治疗 [92, 95, 103]。对于大面积心肌梗死、心力衰竭、血流动力学，以及心电活动不稳定或有反复持续性缺血表现的患者，强烈建议行紧急血管造影和紧急血管重建术 [96]，可合并血流动力学机械支持［主动脉内球囊泵 /Impella/Tandem Heart 或体外膜氧合（ECMO）]。尽管这种方法成功率低且发生 PCI 的风险高。如果血管造影结果提示 LM 受累或临近大血管出现 TIMI 0/1 血流的 STEMI 表现可考虑进行紧急血运重建。通常将 PCI 视为首选治疗方法。但对于 LM 夹层并延伸至 LAD 和（或）左回旋支患者，通常建议使用 CABG。对于 PCI 不可行或不成功且有多支血管夹层的患者，也应考虑使用 CABG [97]。如果夹层仅局限于远端血管，建议采用保守治疗 [104]。多项报道表明，CABG 常合并良好的孕产妇结局，但胎儿死亡率很高 [105-107]。因此，如果条件可行且胎儿能够存活，应考虑在 CABG 手术前行剖宫产。关于 CABG 治疗自发性冠状动脉夹层也存在很多问题。在 CABG 期间，有时难以分辨动脉真腔，有时难以找到未发生夹层的远端动脉进行移植。孕妇的血管脆弱性也使缝合增加了难度 [96]。由于夹层段的自发愈合导致的 SCAD 的手术移植物长期通畅率低这一潜在的问题，这也会导致

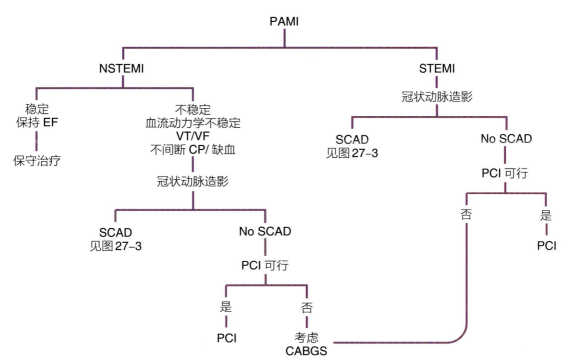

▲ 图 27-2　妊娠期和产后期急性心肌梗死处理方法流程图

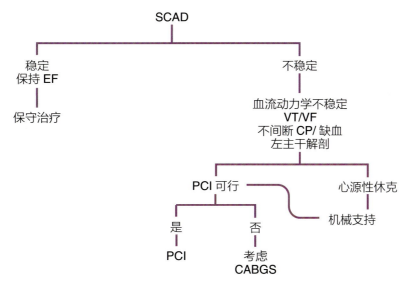

▲ 图 27-3　妊娠和产后因冠状动脉夹层引起的心肌梗死的处理方法

移植失败[92]。尽管存在这些挑战，但在需要时仍推荐行 CABG，因为它已证明可以获得良好的孕产妇结局。

对于血流动力学不稳定的患者，通常需要 IABP 机械支持。对于持续性心源性休克的患者，应考虑使用 ECMO 和左心室辅助设备，通常联合血运重建[74, 97, 108]。在极少数情况下，

如果 CABG 不可行或不成功，并且尽管机械血流动力学支持调至最大值情况仍不稳定的患者，有少数行紧急心脏移植的报道[109]。

二、先天性心脏病

现代外科手术和医疗管理水平的提升，大

大提高了患有先天性心脏病儿童的生存率，使很多患有先天性心脏病的女性可以存活至育龄期。在发达国家，先天性心脏病是妊娠期最常见的心脏病，但是在发展中国家，风湿性心脏瓣膜性心脏病仍然占主导地位[110]。值得注意的是，这些患者中很多人的疾病并未治愈，而只是达到缓解，在孕期存在很高的母婴并发症风险。细致孕前评估和恰当管理，针对患者个体特征，应用风险评估评分并结合多学科咨询，可以降低风险[111, 112]（见第 4 章和第 5 章）。

推荐于妊娠前进行的心脏干预措施包括：①经皮入路或外科手术入路手术血流动力学变化显著的房间隔缺损（ASD）分流术［如 TTE 所示右心室和（或）右心房扩张］；②对于严重主动脉瓣膜或肺动脉瓣狭窄有症状患者或无明显症状但跨瓣膜即时多普勒梯度达严重峰值的患者（AS 和 PS > 64mmHg）进行球囊瓣膜切开术；③对于患有严重主动脉缩窄（梯度 > 20mmHg），再缩窄或动脉瘤的患者进行经皮支架置入伴或不伴覆膜移植；④对马方综合征、Loeys–Dietz 综合征、Turner 综合征和血管性 Ehlers–Danlos 综合征或主动脉扩张的两叶瓣主动脉患者的主动脉根置换术（见第 20 章）；⑤对有 Ebstein 异常，伴有发绀和（或）右心力衰竭的有症状患者进行手术治疗；⑥对未修复的法洛四联症进行手术矫正；⑦无论是否伴有症状，对因严重的肺反流而使右心室明显扩张的患者行经皮或外科人工瓣膜置换术；⑧对于 Fontan 循环和发绀患者行经皮分流修复。

以下情况母婴发病率和死亡率会显著增加，分别是：① Eisenmenger 综合征；②无肺动脉高压的发绀伴有以下两种情况之一，休息状态下氧饱和度 < 85%，或基线氧饱和度为 85%～90%，运动后迅速降低至 < 85%；③严重的肺动脉高压（很难定义压力范围）；④患有系统性心室收缩功能障碍（EF < 30%）和（或）

严重的 AV 瓣膜反流的大动脉移位的患者；⑤单纯心室收缩功能障碍，伴有或不伴有中度至重度 AV 瓣膜反流的 Fontan 患者；⑥ Fontan 患者合并蛋白质丢失性肠病（PLE）。如果存在上述情况，应避免妊娠[2]。但是，在妊娠期首次确诊先天性心脏病的情况并不罕见。详细询问患者的病史，并结合症状和体格检查进行仔细评估和风险分层很重要。应当进行超声心动图检查，必要时进行亚级量活动平板运动试验（最大预测心率的 80%）或心肺运动测试，以评估功能和变时能力（见第 4 章）。如果需要影像成像方法来评估马方综合征或双尖瓣主动脉瓣患者主动脉根部大小，推荐不含造影剂的 MRI 检查，而不是 CT 血管造影。如果临床评估认为母亲的风险很高，并且可在孕早期终止妊娠，应与患者讨论这一临床决策。如果无法终止妊娠或患者希望继续妊娠，则应由专业人员提供细致的临床管理策略，包括针对心力衰竭、心律失常和抗凝治疗。并且此医疗过程最好在三级医疗中心进行，以取得良好的效果。一些产科并发症诸如多胎妊娠、妊娠期高血压、子痫前期 / 子痫等可能会使治疗更加复杂。尽管存在潜在的并发症，大多数先天性心脏并患者可以通过药物治疗得到很好的疗效，很少在妊娠期需要经皮介入或外科手术干预[2, 113]。

（一）狭窄病变的导管介入手术

需要行导管介入手术的情况主要限于有症状的重度主动脉瓣狭窄或肺动脉狭窄。尽管孕期发生的主动脉瓣狭窄会增加主动脉夹层破裂和脑动脉瘤破裂的风险，但大多数患者通过药物治疗同时严密监测上肢血压的方法得到了良好的控制。治疗的目的在于维持狭窄远端的子宫胎盘血流灌注[114, 115]。在极少数情况下，当出现严重狭窄合并高血压的情况下，如果控制血压过于激进，可能会导致维持胎儿生长的胎盘血流不足。在这种情况下，可以考虑使用被膜支架的经皮球囊成形术。但需要注意，在怀孕期间进行这种手术会增加主动脉夹层和（或）动脉瘤形成的风险。Assaidi 等报道了一个这样的病例，1 名 22 岁的女性在妊娠 15 周时出现严重且不可控制的高血压。MRI 显示主动脉最窄处直径为 7mm，通过狭窄处的最大压力梯度为 70mmHg。在妊娠 17 周时，这名患者进行了荧光指示下的大小为 14mm 的覆膜支架置入术，术后没有残余梯度或并发症。该过程的放射剂量很低（35mGy/m²）。患者分娩了一个足月婴儿，并且在 24 个月的临床随访中没有不良事件或再狭窄发生[116]。

（二）分流病变的导管介入手术

与阻塞性病变相反，孕期因分流病变引起容量超负荷在血流动力学方面表现出良好的耐受性。但是，由于诸如 ASD，卵圆孔未闭（PFO）和 Fontan 导管开窗或肺动脉静脉畸形（PAVM）的缺陷，可能会增加相应心律失常和系统性栓塞的发生率[117]。

1. 房间隔缺损

房间隔缺损是妊娠期最常见的先天性心脏病。如果不合并肺动脉高压，通常患者能够很好地耐受妊娠。尽管未修复的 ASD 患者的胎儿并发症（小于胎龄儿）和孕期并发症复杂性血栓栓塞的发生率较高，但不建议妊娠期常规行经皮或手术封闭（见第 5 章）[2]。在没有严重的肺动脉高压的情况下，导致血栓栓塞的风险增加的多种易感因素，包括妊娠期的高凝状态，由于子宫受压导致静脉淤滞增加，妊娠期心内容量高和外周循环低阻而导致右向左分流的可能增加[117]。但是，大多数患者并没有常规行抗凝治疗。对于因抗凝或有出血风险而禁忌抗凝（如颅内出血）的复发性

卒中患者，可以在孕期行经皮或外科手术封堵 ASD。Orchard 等曾报道了 1 名患者因服用阿司匹林和低分子肝素而出现反复卒中，进行了经皮 ASD 封堵。术中使用 28mm Amplatzer 器械，心内超声心动图来指示导管位置。该过程使用低帧透视和长鞘管以降低胎儿辐射风险[118]。Soydemir 也报道了类似的妊娠期卒中的病例，在 TEE 引导下使用 30mm Amplatzer 器械进行房间隔缺损封堵术后，孕期平顺且无合并症的发生[119]。对孕期行房间隔缺损术封堵术的担忧可能导致症状恶化至 NYHA 分级 Ⅲ / Ⅳ，这种情况极为罕见，Stokes 曾报道过这例情况。2017 年 1 名房间隔大面积缺损的患者合并 NYHA Ⅲ级心功能表现，在妊娠 25 周时需要在全身麻醉和 TEE 指导下使用 40mm Occlutech 装置行封堵术。该过程的放射暴露时间很短（8.4min）[120]。Abdul 等报道了 1 名 32 岁的女性在妊娠 22 周时发现伴有严重肺动脉高压（73mmHg）和大面积 ASD（37mm 继发缺损）的情况。在 TEE 指导下，使用 40mm Amplatzer 设备成功行房间隔缺损封堵术。术后，肺动脉收缩压降至 30mmHg，并且无相应并发症[121]。这些病例表明经皮房间隔修补术的母婴风险低，辐射剂量低及产科预后良好，证明了其在孕期的可行性。孕期需要外科手术进行房间隔缺损修补的情况很罕见。

2. 卵圆孔未闭

由于妊娠期机体处于高凝状态，PFO 会增加卒中的风险[122]。最近一篇文献综述总结了 16 例与 PFO 相关的妊娠并发症，其中 13 例卒中，有 2 例为复发性卒中，3 名患者合并其他心血管并发症，包括肺栓塞和心肌梗死[122]。可能由于反常栓塞，所报道的均为缺血性卒中。受影响的血管区域主要集中在前循环。与其他妊娠相关卒中主要发生在孕晚期和产后期情况不同，PFO 相关卒中在妊娠早期达到高

峰，发生在孕早期和孕中期的共有 60%，且大多数（77%）的神经结局良好。大约 50% 的患者还有其他卒中危险因素，如高凝状态，由于肺动静脉畸形导致的从右向左分流或先兆偏头痛。高凝状态包括抗心磷脂抗体阳性、蛋白 S 活性降低和 HELLP 综合征。这些数据表明，在妊娠合并 PFO 患者中测试遗传性高凝状态的重要性。大多数患者（77%）神经系统功能改善，具有良好的分娩结局，且并发症得到了良好的解决，最终获得良好的临床结局。93% 的患者顺利分娩健康的孩子。2 名患者出现反复性卒中，但是他们全都合并其他卒中高危因素，包括高凝状态、存在大量右向左分流的情况、多胎妊娠。其中 1 例患有 PAVM 和高风险 PFO，且 PFO 闭合手术失败。对于合并 PFO 的妊娠期女性，建议行择期剖宫产中止妊娠，因为 Valsalva 过程中右心房压力的增加可能会增加从右向左分流[123]。在这篇文献综述中，有 60% 的女性顺利经过阴道分娩并且无并发症发生。

3. 妊娠期 PFO 封堵术

有少数病例报道了孕期行经皮 PFO 封闭术。Li 等报道了 1 名 24 岁的孕期女性在怀孕 11 周时突然表现为构音障碍、偏瘫和半身感觉减退[124]，随后被诊断为左中脑动脉区域有缺血性卒中。医生使用动脉内重组组织纤溶酶原激活药缓解其神经功能受损的情况。超声心动图与气泡造影的进一步检查诊断为 PFO，伴有持续性从右到左分流和房间隔动脉瘤。最初这名患者使用依诺肝素和阿司匹林治疗量行抗凝治疗。1 周后，在不同的血管区域出现卒中复发。在妊娠 13 周时，在心内超声心动图指示下行经皮 PFO 封闭术。再次超声心动图显示仍有跨装置从右向左分流存在。在之后妊娠期中，她继续接受不含阿司匹林的抗凝治疗，并在 39 周时通过阴道分娩出健康的婴儿。肺

血管造影的后期评估显示，左下叶存在大面积 PAVM。在产后 7 个月行左下叶段切除术。Schrale 等报道了在妊娠早期和临产前出现缺血性神经系统症状的病例，其中她们的年龄分别为 34 岁、27 岁和 39 岁[125]。由于有证据显示，有复发可能及抗凝治疗的相对禁忌证，她们分别在孕 18 周、17 周、10 周时接受了经皮封堵术。术中均使用了 Helex 设备，并且在局部麻醉和心内超声心动图指示下进行。为了避免孕早期对胎儿的放射线辐射影响，于妊娠 17~18 周时进行封堵术。在这项操作中，使用的是可替换的长金属丝作为静脉导丝，可以通过膈上透视来确定其位置，而避免使用盆腔放射。为了避免盆腔放射，他们还使用了长静脉鞘来推进心内超声心动图导管。在这 3 个病例中，估计宫内放射剂量约为＜ 0.00mGy、＜ 0.001mGy 和＜ 0.0005mGy。术后，均给予小剂量的阿司匹林治疗。1 名患者在 36 周时出现先兆子痫，此后不久就自然分娩了一个健康的婴儿，这名婴儿合并新生儿黄疸。另外 2 名女性均通过阴道分娩出健康的婴儿。

总之，大多数在妊娠前或妊娠期间出现 PFO 相关的卒中的孕妇都经药物治疗有效并获得良好的妊娠结局。由于血液高凝状态和深静脉血栓形成导致妊娠期间卒中复发的风险较高，因此建议在整个妊娠期间使用治疗剂量的抗凝药物。对于抗凝治疗后仍有出现复发性卒中或存在抗凝禁忌证的女性，应考虑在妊娠期进行经皮 PFO 封闭。这一操作应由经验丰富的心脏介入专家来完成，并应尽力减少对胎儿的辐射剂量[125]。

4. 室间隔缺损和动脉导管未闭

妊娠期的室间隔缺损常为小面积缺陷，通常不需要干预。不合并肺动脉高压且左心室收缩功能正常的动脉导管未闭（PDA）患者亦可以很好的耐受妊娠，并且无须任何干预。

Kanter 等报道了 1 例合并严重肺动脉高压（PA 压力为 93/45mmHg）并且仍有左向右分流的患者，在孕期进行了经皮动脉导管未闭封堵术（缺损面积为 11mm）。尽管术后 PASP 降至 30mmHg，但由于后负荷增加，左心室收缩功能从 70% 降到 30%[126]。但这名患者最终顺利分娩。

5. 肺动静脉畸形

肺动静脉畸形（PAVM）是肺血管的动脉和静脉之间的异常相通。大多数病例是先天性的，并经常与遗传性出血性毛细血管扩张（HHT）有关，这是一种常染色体显性遗传疾病。一种公认的 PAVM 病因是 Glenn 手术，无论经典形式或是最新改良的双向腔肺吻合术[127]。在妊娠期，由于机体生理需求增加和雌激素水平可能上升会导致 PAVM 面积增大，由此可能会掩盖或加剧肺血管畸形的情况，并增加并发症发生的概率[128]。孕期 PAVM 的症状和体征，包括劳累性呼吸困难、伴或不伴有胸痛、疲劳、发绀、严重鼻出血、毛细血管扩张、胸膜炎性胸痛、咯血、意识模糊、上腹痛、低血压。PAVM 的并发症与复杂栓塞和肺出血有关。文献报道的妊娠期间的并发症，包括血胸、肺出血、咯血、血液分流和缺氧恶化，以及继发于咯血的卒中和死亡、心肌梗死、肺出血和出血性卒中[129, 130]。

(1) 评估

由于这种疾病非常罕见，当孕期女性出现以下症状或体征是应高度怀疑 PAVM，如低氧血症、脑脓肿、短暂性脑缺血发作（TIA）或病因不明的卒中发作。对于怀疑患有 PAVM 的患者应详细询问其病史，包括个人及其家族有无自发性鼻出血病史、神经系统症状（包括头痛）、呼吸困难或胃肠道出血。体格检查旨在引出血管畸形的证据。应仔细检查黏膜表面，躯干和指尖是否有毛细血管扩张（红色

的 ≤ 2mm 非分支性病变）的证据。PAVM 可因查体时偶然发现的胸部杂音而确诊。完整的神经系统查体至关重要，因为 23% 的 HHT 患者除了合并右至左分流的缺血性后遗症外，还合并有脑血管畸形或脊髓血管畸形。低氧血症是存在血液分流的重要线索。坐位、平卧和运动后脉搏血氧饱和度测定可能显示氧饱和度降低，也可以看到直立性缺氧，即站立时氧饱和度降低。呼吸空气时 $PaO_2 > 90mmHg$ 的动脉血气结果可排除明显的分流，而 $PaO_2 < 85mmHg$ 则表明可能存在明显的分流（> 5%）[131]。

(2) 诊断

当动静脉瘘足够大时，胸部 X 线检查可能显示一个或多个圆形的结节状阴影，而心脏通常为正常大小。但如果动静脉瘘足够大时，会导致高动力循环状态，心脏会扩大。最敏感的非侵入性筛查检查是心脏声学造影[132]。如果在气泡出现在右心房后三个心脏循环后，仍在体循环中发现气泡存在，即为阳性结果。目前尚无关于盐水造影剂回声可能对胎儿造成栓塞风险的信息，因此，建议避免在怀孕期间使用该测试[133]。使用 ^{99m}Tc 标记的白蛋白微球进行放射性核素测试也是一种方法，它通过测量到达肾脏的微球注射剂量的比例来计算从右向左分流的量，但是由于妊娠原因，这种技术也不可取。胸部计算机断层扫描可以准确地显示 PAVM，因此增强磁共振血管造影是怀孕期间的首选[131]。心脏导管检查和肺血管造影是诊断分流和 PAVM 及证明 PAVM 的确切位置和解剖结构并指导治疗的最有用和最具有确定性的检查[131]。

(3) 治疗

经导管栓塞术（TCE）是主要治疗手段，并且由于严重并发症的发生率增加，应在妊娠期间进行。国际指南对于 HHT 的诊疗原则是，强烈建议在供血动脉直径 ≥ 3mm 的非孕妇患

者中行栓塞治疗，对供血动脉直径为 2mm 的 PAVM 患者中也要考虑手术。这一操作应由专业人员进行。尤其是在妊娠期，应用最小放射剂量进行该项手术。指南一致认为，仅有当出现致命性的出血时且该医疗中心无栓塞专业人员，可行 PAVM 的外科手术治疗[132]。1 名 33 岁的初产妇在接受 PAVM 外科手术治疗 3 天后发生早产，阴道分娩 1 名 1.38kg 的女婴，之后这名女婴在新生儿重症监护病房（ICU）监护长达 3 周[134]。

（4）妊娠期经导管栓塞术

尽管妊娠期经导管栓塞术（TCE）与胎儿辐射暴露的风险有关，但仍有关于妊娠期成功进行 TCE 的报道[128, 129, 135, 136]。Gershon 等报道了 7 名患者进行的 13 例 PAVM 栓塞的情况，在孕 16～36 周进行，并且使用可拆卸的硅胶球囊和（或）不锈钢线圈，无任何并发症或后遗症发生[129]。估计胎儿所受辐射剂量范围小于 50～220mrad。栓塞术后，所有患者均未发生 PAVM 并发症，并且均顺利分娩出健康婴儿。

（三）经皮肺动脉瓣置换

合并严重肺反流修复后法洛四联症的患者，通常在孕期可以通过药物治疗得到良好的控制。在既往使用导管或生物瓣膜的情况下，若存在临床适应证，可行经皮肺动脉瓣膜置换术[66, 67, 137]。但在理想状况下，应在怀孕之前或分娩之后进行该项手术。

（四）下腔静脉（IVC）滤网

由于血液处于高凝状态及增大的子宫压迫下腔静脉引起静脉血液淤滞，妊娠期静脉血栓栓塞症（VTE）的风险增高。VTE 导致急性肺栓塞是孕产妇死亡的重要后天因素[138]。预防 VTE 的最好方式是低分子量肝素（LMWH）[139]。但是，当孕妇合并以下情况时：①抗凝绝对禁忌证；②抗凝失败；③抗凝类肝素诱发的血小板减少症（HIT）或威胁生命的出血；④肝素过敏；⑤抗凝治疗期间有大量出血，应考虑临时放置 IVC 过滤器（见第 22 章）。最近，Harris 等的一项 Meta 分析研究了 124 例于妊娠期放置下腔静脉滤网的病例。这些病例放置滤网的适应证不仅包括上述情况，还包括髂骨静脉血栓及将要在接下来的 2～3 周分娩的情况。这是因为在分娩过程中必须停止抗凝治疗，以减少出血及硬膜外血肿的风险。大多数滤网通过股骨入路，在放射指示下置于上方或肾下位置（supra or infrarenal position）。放置滤网后不会再发生肺栓塞。该操作不会引起相关胎儿并发症并增加胎儿死亡率，孕产妇并发症发生率与未怀孕人群相当（11%）。即使子宫受压可能导致 IVC 滤网倾斜，增加取出难度，但与未怀孕患者相比，总的取出失败率相似[140]。

（五）机械循环支持

1. 主动脉球囊泵（IABP）

有几例在孕期合并 ACS 患者或手术前行 IABP 以稳定血流动力学状态的成功病例报道[97, 141-144]。Havakuk 等报道了 120 名妊娠相关 SCAD 女性中有 31 名使用 IABP 的情况，其中有 2 例 IABP 与 ECMO 或 LV 辅助装置联合使用[97]。Wilcox 和他的小组通过一系列理论分析，在 CABG 期间对 2 名患者使用 IABP 来产生搏动性胎盘血流，以减少胎儿心动过缓的可能并改善胎儿血流动力学[75]。也有关于在合并围产期心肌病（PPCM）[145, 146]、羊水栓塞[147] 和孕晚期二尖瓣紧急置换术的高危孕妇中使用 IABP 的报道[148]。应用 IABP 似乎不会对胎儿或母亲造成伤害。

2. 体外膜氧和器（ECMO）

对于非孕期的成年患者，体外膜氧和器常用来作为一系列急性严重可逆性心脏 / 呼吸衰竭时的挽救生命的医疗器械[149]。一系列的个案报道和系列报道表明，在孕期与标准的药物治疗相比，ECMO 是安全有效的，可以挽救母亲和孩子的生命[150]。已被报道的在妊娠期需要体外生命支持（ECLS）的情况包括呼吸衰竭（H1N1 肺炎引起的呼吸窘迫综合征、创伤、误吸、输血相关的肺损伤或哮喘状态）、心力衰竭（PPCM 或 ACS）或心肺衰竭（由于急性肺栓塞和羊水栓塞引起的休克）和 Eisenmenger 综合征[97, 151–154]。最近，基于 Moore 对 1991—2015 年间接受 ECMO 治疗的 45 例妊娠期患者的回顾[150]，妊娠中 ECMO 的最常见适应证是严重的呼吸窘迫综合征。研究人群行 ECMO 开始时的平均胎龄为 26 周，平均保持 12 天（范围为 1～57 天）。ECMO 对母胎均十分有效，母亲的总生存率为 78%，胎儿为 65%。Agerstrand 等[155]报道了 18 例接受 ECMO 治疗的围产期患者的情况，其中有 4 名处于孕期，中位孕周位 32 周。存活的 16 例患者中，胎儿存活率为 78%，插管后的患者存活率为 100%。2 名女性在 ECMO 支持下成功分娩。多份报道的总结表明，其母婴死亡率为 20%～30%，并发症发生率为 40%～50%[150, 151, 155–157]。妊娠中的 ECMO 支持还存在一系列独有的重大挑战和并发症，包括因抗凝治疗引起的产前和产后出血、插管过程中的血管损伤、肢体局部缺血、感染、早产，以及仰卧位时妊娠子宫增大压迫下腔静脉阻碍静脉回流。因此，侵入性较小的临床治疗失败后才考虑植入 ECMO。但考虑到这些年轻的重病女性的完全康复的潜力很大，因此不应延迟使用 ECMO。应在具有 ECLS 使用专业知识的中心对所有患者进行护理。

3. Impella

Impella 是一种心脏泵，可以通过标准导管入路通过股动脉入升主动脉，穿过主动脉瓣进入左心室。Desai 等报道成功使用 Impella 2.5 来支持 1 名妊娠 39 周的 36 岁女性，该女性因择期剖宫产行脊髓麻醉，心搏骤停后发生心源性休克，EF 为 20%[158]。该患者在 48h 后撤离 Impella，并接受强心药支持，在第 4 天拔管，第 14 天完全恢复了左心室功能并出院回家。Schroeter 等报道了在 1 名因 PPCM 和严重二尖瓣反流而导致心源性休克的 39 岁女性中使用 Impella 2.5（腰椎穿刺）的方法，从而使二尖瓣反流的情况得到迅速且显著改善[159]。患者同时接受溴隐亭治疗，这会增加血栓栓塞并发症的风险，并且需要进行抗凝。由于有阴道流血症状，肝素治疗的剂量限制为 400 IE/h。由于放气压力突然升高和导管报警，在进行了广泛定位尝试后 5 天移除了 Impella。卸下后泵内可见血栓。患者持续好转，并在第 21 天出院，临床状况良好，左心室大小和收缩功能正常。

最近对 PPCM 的机械循环支持（MCS）回顾发现，2017 年 3 月之前共报道了 26 例患者，其中 2 例接受 ECMO 和 Impella。Siewke 等[160]报道了 5 例难治性心源性休克的围产期患者，这些患者仅通过 Impella CP 泵（n=2）或与静脉动脉 ECMO 联合使用（n=3）接受了机械循环支持（MCS）。Elkayam 等[161]回顾性分析了 9 例 PPCM 导致的心源性休克的患者，他们接受了 Impella 机械循环支持治疗共 1～72 天。4 名女性表现出明显的症状和左心室射血分数改善，并出院回家，4 名女性接受了 LVAD，1 例患者死亡。FDA 最近扩大了 Impella 临时心脏支持的适应证，用于急性心肌炎、PPCM 和常规治疗失败的其他形式心肌病所致的休克。

第 28 章
孕期和分娩期镇痛与麻醉
Analgesia and Anesthesia During Pregnancy, Labor, and Delivery

Katherine W. Arendt　著

刘斐然　译　梁琳　校

一、概述

在孕期合并心脏病患者的管理中，经验丰富且准备充分的麻醉团队至关重要。其能提供充分的分娩镇痛以最大限度地减轻交感反应，为剖宫产提供麻醉手术条件而又不破坏孕妇的血流动力学，以及提供生理监护以快速识别产科或心脏事件，以保证高危孕产妇的安全。正如心内科、妇产科及新生儿专业人员组成围产期医师团队至关重要，麻醉专业人员对于降低孕产妇发病率和死亡率也很重要[1]。

先天性心脏病（CHD）及孕期和分娩期发生的后天性心脏病女性的麻醉管理很复杂。对待每一种情况都应个性化处理，因为每个患者的心内科、产科和麻醉科病史都是独特的。对于高危心脏病患者，多学科管理应包括产科、心内科、新生儿科和麻醉科的共同参与。在计划对患有心脏病的孕妇进行麻醉时，麻醉师必须了解患者的心血管解剖、血流动力生理学、妊娠和分娩期的生理变化、产科的分娩计划、血流动力学改变，以及麻醉技术会引起心内或产科并发症，这都会给患者带来很高的风险。

（一）孕期心肺变化

为了对合并心脏病的孕妇进行管理，麻醉师必需考虑到孕妇的基础血流动力学改变。第1章详细介绍了怀孕期间发生的心血管变化，并在表 28-1 中列出了这些变化。全身血管阻力和血压下降，而孕期血浆容量和心排血量增

表 28-1　妊娠期心血管系统变化

变　量	改变趋势	平均变量
血容量	↑	+35%
血浆容量	↑	+45%
红细胞比容	↑	+20%
心排血量	↑	+40%
每搏量	↑	+30%
心率	↑	+15%
股静脉压	↑	+15mmHg
总外周阻力	↓	−15%
平均动脉压	↓	−15mmHg
收缩压	↓	−0～15mmHg
舒张压	↓	−10～20mmHg
中心静脉压	↔	没有变化

改编自 Bucklin and Fuller[2]

加。在分娩过程中，心排血量显著增加，并且在产后由于子宫收缩而达到峰值，从而导致主动脉腔减压和子宫血液回流静脉系统。据记录，此时的心排血量比分娩前增大 80%，而分娩前的心排血量已经比孕前值大 30%～50% [3]。有肺水肿风险的患者在分娩前可能病情稳定，但分娩后立即发展为肺水肿失代偿期。因此，某些麻醉师可能会选择对有明显恶化风险的肺水肿患者提供全身麻醉，而不是局部麻醉，这样分娩时的恶化就不会导致缺氧和需紧急插管的情况。

对妊娠期心肺功能的变化还需考虑到一点是，孕期患者患有呼吸性碱中毒这一事实。受黄体酮的影响，通气量增加，$PaCO_2$ 降至约 30mmHg [4]，为了弥补这一点，HCO_3 降至 21mEq/L。在机械通气期间，对于麻醉医师而言，维持正常的 $PaCO_2$ 至关重要。过度换气会导致呼吸性碱中毒，从而使氧合血红蛋白的解离曲线向左移动，从而减少向胎儿的氧气输送。另一方面，换气不足会导致呼吸性酸中毒、胎儿酸中毒和子宫动脉血管收缩。在孕期行非产科手术时，许多麻醉医师会放置动脉通路并行动脉血气分析，以使其尽可能接近正常水平。

（二）心脏病孕妇麻醉计划和风险分层

心脏病患者应尽可能在分娩前进行麻醉评估，应特别注意心内分流、发绀、既往心律失常或当前是否安装起搏器或除颤器、左心梗阻性病变、既往心力衰竭发作和左右心功能。应该回顾患者获得性或先天性心脏病变的相关病史和所有姑息性或修复性手术记录，以及近期所有相关心脏检查，包括超声心动图，必要时进行 MRI 检查。产科医生应与麻醉医师讨论阴道分娩的成功率相比于与剖宫产的可能性和潜在的并发症。当遇到胎盘异常、多次剖宫产

或产后出血病史等因素，麻醉师应为复苏做好准备，而对于多胎妊娠或先兆子痫有肺水肿风险的患者，应做好液体管理。

因患有心脏病的孕妇分娩期发病率和死亡率较高 [5]，因此这些患者应在三级和四级医疗中心分娩。对孕妇的分娩情况进行预测有助于麻醉医师计划分娩地点及麻醉和监测计划。尽管已发表了很多危险评分系统 [6-8]，对正常心血管系统适应妊娠的了解可以帮助预测哪些患者在产前或分娩中可能失代偿，哪些患者发生并发症的风险较低。如主动脉瓣狭窄病变的患者比主动脉瓣关闭不全的患者发生妊娠相关心力衰竭的风险更高，因为随着怀孕期间外周血管阻力降低，后负荷的降低导致主动脉瓣狭窄的冠状动脉灌注减少，但是也减少了主动脉瓣关闭不全的反流量。表 28-2 和表 28-3 中的病变被美国心脏协会、美国心脏病学会和欧洲心脏病学会认为是妊娠的高危因素 [9, 10]。这些患者必须在三级/四级医疗中心分娩，该中心不仅可以进行患者的心脏和产科管理，还具备麻醉团队。

一旦麻醉师确定了孕期心脏系统的风险，便可以通过将与患者心脏病变相关的生理改变，与妊娠、分娩有关的生理变化及诱发的血流动力学改变相结合来制定麻醉计划，采用不同的镇痛和麻醉技术。

表 28-2　孕期高风险先天性心脏病

- 严重肺动脉高压
- 伴有发绀的先心病
- Fontan 循环
- 复杂的 CHD 并发 CHF，瓣膜疾病或需要抗凝治疗
- 冠心病伴恶性心律失常史
- 马方综合征伴主动脉扩张

CHD. 先天性心脏病；CHF. 充血性心力衰竭

表 28-3　孕期高风险瓣膜疾病

严重主动脉瓣狭窄伴或不伴症状
NYHA 分级 Ⅱ～Ⅳ级有症状的二尖瓣狭窄
NYHA Ⅲ～Ⅳ级有症状的主动脉或二尖瓣反流
严重左心室功能不全的主动脉或二尖瓣疾病（EF < 40%）
主动脉或二尖瓣疾病严重肺动脉高压（PA 压力>全身压力的 75%）
机械人工瓣膜

NYHA. 纽约心脏病协会；EF. 射血分数

（三）神经麻醉的血流动力学原理

脊柱麻醉涉及将局麻药通过鞘内间隙注射到脑脊液（CSF）中。尽管局部麻醉药可提供"阻断"，但通常会添加吗啡或多吗啡酮等亲水性阿片类药物为患者提供术后镇痛。另一方面，芬太尼比吗啡或氢吗啡酮更具亲脂性，因此可以更快地浸入组织中。它用于在剖宫产时增加镇痛效果，可以减少局部麻醉剂量。剖宫产时需要保留局部麻醉，因为局部麻醉剂量越大，交感神经阻断的效果就越好。

当将局麻药置于硬膜外或鞘内间隙时，会发生交感神经阻断。神经轴局部麻醉药阻断运动、感觉和自主神经纤维。细小、有髓的、容易阻塞的交感神经纤维从 T_1 到 L_2 离开脊髓，而副交感神经纤维则随迷走神经伴行经骶骨和颅骨之后从出口离开。当局麻药置于鞘内空间（脊髓麻醉）时，它会扩散到附近的 CSF 中并迅速阻塞神经。同样，当局部麻醉药通过硬膜外腔扩散时，它在离开硬脑膜时会在神经根的水平造成阻滞。由于胸部水平的交感神经被阻断，这些节段受无抵抗的副交感神经支配，静脉和动脉系统都扩张，导致心脏的前负荷降低、全身血管阻力降低。总体而言，这导致平均动脉压（MAP）降低。这通常发生在脊柱阻滞后的 5min 内，但硬膜外阻滞发生得较慢，

这使机体和麻醉师有时间进行补偿。

交感神经最容易受阻，其次是感觉神经，再次是运动神经。通常，在脊髓或硬膜外麻醉期间，交感神经阻断是最高的节段阻断，其次是感觉阻断，其次是运动阻断。节段的差异的数量是可变的。换句话说，患者可能会自 T_{10} 的水平感到麻木，但可能会在 T_4 的水平以上出现交感神经阻断。心脏病患者可能不需要高位交感神经阻断。阻塞越高且密度越大，交感神经切除术效果就越明显。更关键的是，心脏加速纤维以 T_1～T_5 的水平离开脊髓。阻断这些物质可导致心动过缓的迅速发作。当交感神经阻断发生心动过缓时（前负荷降低、全身血管阻力降低、SVR）、心排血量骤降，损害了流向母亲器官和胎儿的血液。这就是为什么麻醉师从放置脊柱阻断到建立阻断时要保持高度警惕的原因。在这段时间内几乎普遍使用血管活性药物。

另一方面，硬膜外麻醉可提供逐步的阻断作用。但是，使用硬膜外麻醉时，局麻药不是在自由流动的脑脊液中传播，而是需要散布在整个潜在空间中。因此，硬膜外麻醉远不如脊椎麻醉可靠。实际上，因孕妇不适而将硬膜外麻醉转化为全麻的情况并不少见。这不是最理想的，因为除非必要，产科麻醉师会努力避免全身麻醉。这是为了避免产妇气道操作，挥发性麻醉药的子宫松弛作用及胎儿暴露于全身麻醉药的影响。我们将在后面的"剖宫产的神经麻醉的血流动力学效应"部分讨论如何在产科麻醉期间抵消脊髓和硬膜外麻醉和镇痛的血流动力学效应。

镇痛是缓解疼痛的方法，能缓解患者对手术过程的疼痛和刺激。因此，与手术麻醉相比，分娩镇痛需要的阻断作用较小。硬膜外和脊髓均可提供镇痛或麻醉作用。这仅仅是放置在鞘内或硬膜外腔中的局部麻醉剂量的问题。

通常，为提供类似的阻断作用，硬膜外腔中需要的局麻剂量比腰麻约多 10 倍。总体而言，无论是腰麻还是硬膜外麻醉，镇痛阻断导致的交感切除术较少，因此血流动力学变化也小于麻醉阻断。

（四）全身麻醉药的血流动力学原理

麻醉药对血流动力学影响的研究非常复杂。许多混杂因素会影响患者对麻醉药（包括妊娠）的反应。静脉内诱导剂是用于在全身麻醉下诱导患者进行手术的记忆消除药和催眠药。所有麻醉药，包括诱导药，都穿过胎盘并影响胎儿。硫喷妥钠是一种速效的巴比妥酸盐，曾经被认为是剖宫产诱导麻醉的首选药物，它似乎对胎儿的影响最小。它在美国不再使用，已被异丙酚所取代。异丙酚是一种快速起效的诱导药，具有快速恢复和抗恶心作用。异丙酚的典型剂量为 2.0～2.8mg/kg，在这些剂量下会导致全身血管阻力降低、心率增加和 MAP 降低。谨慎搭配去氧肾上腺素使用可以抵消这种情况。但是，在心脏病患者中，这些血流动力学变化可能会导致代偿失调，因此许多麻醉医师更喜欢使用氯胺酮或依托咪酯进行诱导。

氯胺酮是具有拟交感特性的催眠诱导药，可导致心率增加和 MAP 升高。它还会引起支气管扩张，通常的给药剂量约 1.0mg/kg。由于其拟交感神经作用，因此在子痫前期患者中应避免使用。胎儿分娩后，与苯二氮䓬联合应用可降低出现急性谵妄和幻觉的风险。依托咪酯的剂量通常为 0.2～0.3mg/kg，对血流动力学的影响最小。但它可能与术后恶心和呕吐、高危患者的癫痫发作及肌阵挛有关。这与危重患者的发病率有关，因为它确实抑制了糖皮质激素应激反应。

挥发性卤代药是用于维持麻醉的最常见药物。地氟醚、七氟醚和异氟烷在 > 1.0～1.5 最低肺泡浓度（MAC）的浓度下均可导致 MAP 降低和心率增加。手术刺激减轻了这种反应。氟烷在美国很少使用，因为它会引起剂量依赖性直接心肌抑制。尽管地氟醚、七氟醚和异氟烷在较高剂量下也会引起类似的抑制，但与氟烷相比，这种作用可以忽略不计。挥发性麻醉药也会引起子宫肌层松弛，这可能导致胎儿分娩后子宫收缩乏力和失血。所以在胎儿分娩后，大多数麻醉医师会降低挥发性麻醉剂的浓度，并补充一氧化二氮，因为它不具有肌层松弛作用。一氧化二氮还具有较小的血流动力学效果。挥发性麻醉药维持的替代方法是异丙酚输注。持续输注异丙酚可导致外周血管阻力和 MAP 降低。

（五）心脏病孕妇产科管理

通常心脏病不是剖宫产的适应证。例外情况可能包括主动脉夹层、主动脉扩张 > 4.5cm、分娩时用华法林抗凝的患者，以及严重肺动脉高压患者或需要插管或使用升压药的患者。许多产科医生对患有严重心脏病的产妇进行"心脏分娩"。这涉及早期的致密硬膜外麻醉，随后是被动的第二产程（不推压）和产钳或胎吸。通过这种技术，儿茶酚胺的释放受到疼痛控制的限制，并且避免了孕妇屏气用力引起的血流动力学波动。然而，手术助娩的风险，对产妇（如创伤出血）和新生儿（如头部受伤）应与血流动力学改变相权衡。

二、分娩镇痛和监测

出色的分娩镇痛对心脏病患者的分娩至关重要。分娩和分娩过程中的疼痛和焦虑引起儿茶酚胺激增，导致心动过速、高血压、心排血量增加和心室压力增加。这对于患有心脏病的患者来说可能是灾难性的，他们可能会发展为心律失常、局部缺血或心力衰竭。对于大多数心脏病患者，可以安全地进行硬膜外麻醉或腰 - 硬联合（CSE）麻醉。如果前负荷和后负荷的快速下降可能会损害心脏状况，则可以采用局部麻醉药缓慢硬膜外给药，以维持稳定的血流动力学和子宫胎盘灌注。

一些麻醉学家会建议，如果不慎将硬膜外穿刺针刺入硬膜外静脉，应使用盐水行抗阻力技术而不是空气，将硬膜外放置，以免出现复杂的空气栓塞。心内分流的女性有发生复杂的空气栓塞的危险。

通常，麻醉师会应用"测试量"以测试其导管否在硬膜外腔中，或者是否已无意地将其置于血管内或鞘内腔中。典型的测试剂量是3ml 的利多卡因 1.5% 与肾上腺素 1 : 200 000。其中包括 45mg 的利多卡因，如果通过血管内注射，会引起中枢神经系统局部麻醉症状，或者如果注射到鞘内空间会引起麻醉密集的运动阻断。同样，如果通过血管内注射，测试剂量的 15μg 肾上腺素会导致心动过速和高血压迅速发作。总体而言，负荷测试剂量确保麻醉师确信在施用更大剂量的局部麻醉药之前，导管可能不在鞘内或血管内空间内。重要的是要注意，如果采用硬膜外麻醉药进行手术麻醉，如果通过血管内注射会引起癫痫发作和心搏骤停，如果是全脊椎则可能导致心搏骤停，如果注射到鞘内间隙也会导致心肺功能暂停。

因此，需要根据具体情况评估使用肾上腺素作为试验量的风险和益处，因为对于合并心脏病的患者，即使小剂量的肾上腺素也能导致快速性心律失常和心室压力增加。血管内注射产生的丁哌卡因毒性或鞘内注射引起的全脊髓毒性对于任何患者，尤其是合并心脏病的患者而言，都是灾难性的。

如果高危心脏病患者不能选择神经镇痛，则需要重新考虑阴道分娩的可行性。尽管在许多患者中通过血管内阿片类药物与瑞芬太尼或芬太尼输注进行了患者自控镇痛（PCA），但对于心脏病患者，这可能不是一个好的选择。疼痛控制通常欠佳，导致儿茶酚胺释放增加。此外，为了达到温和的镇痛效果，所用阿片类药物剂量会抑制通气。产生的二氧化碳滞留可能导致呼吸性酸中毒，儿茶酚胺的进一步释放及肺动脉高压的增加，导致高危心脏病患者发生心律失常、局部缺血或心力衰竭。

被动第二阶段的"心脏分娩"需要出色的硬膜外麻醉和麻醉团队。在这种技术中，子宫收缩将胎儿带到盆底后，使用低位产钳或胎吸技术来避免产妇 Valsalva 动作。但是，即使计划在第二阶段进行推压，神经轴向镇痛在分娩中也很重要，因为它可以减少因劳动痛引起的儿茶酚胺激增，这可能导致心动过速、高血压、心排血量增加和心室压力。如果需要紧急剖宫产并且需要将硬膜外迅速转换成外科手术阻断，则维持密集的硬膜外不仅可以减少这种心脏压力，还可以降低血流动力学改变的程度。

分娩期的女性经常使用脉搏血氧饱和度测定仪进行监测，这种装备既不提供可见波形，也不提供可听见的声音。患有心脏病分娩期应配备具有用于评估和声音警报的波形的脉搏血氧仪。如果患者有快速性心律失常、局部缺血性心脏病、主动脉瓣狭窄、肥厚型心肌病的病史或存在缺血或心律失常的危险，则应在分娩和分娩期间使用 5 导联心电图遥测。分娩时需要专门护理人员来负责电子监测。有时可以放置一条动脉通路进行分娩期管理。这对于有可能迅速在全身麻醉下进行剖宫产的危险患者至关重要。分娩时很少需要中心导管或肺动脉导管。对于清醒的分娩期患者，中心静脉压往往会不连续。如果发生严重的肺动脉高压，肺动脉导管可在分娩前、分娩中和分娩后提供血流动力学优化。

表 28-4 回顾了妊娠的生理学意义及某些常见的瓣膜和先天性心脏病病变的麻醉目标。这不是所有可能的心脏病变的完整列表，许多 CHD 患者具有多种不同病变，已通过各种技术对其进行了修复，从而导致复杂的血流动力学生理学。相反，已经完全修复的患者，如修复后的法洛四联症，几乎没有残留的血流动力学缺陷，对生理的顾虑很少。但是，先心病专家强调，"修复"不是"治愈"或彻底的"矫正"，因此，即使先心病患者的修复情况良好，也应由先心病专家进行随访，并在三级医疗机构进行分娩。

三、剖宫产麻醉

关于心脏病变孕妇的剖宫产麻醉类型的选择非常重要。最重要的是决定是否行全身麻醉或神经麻醉。除非患者凝血功能异常（脊柱血肿危险）或病情危重从而无法平躺或保持气道通畅，否则首选区域麻醉。此外，对于某些先心病，如 Fontan 循环，采用神经轴向入路维持自发性呼吸可能会优化血流动力学。全身麻醉可以由产科或麻醉适应证决定。

如果选择了区域麻醉，则麻醉医师必须在单次腰麻、硬膜外、硬脊膜-硬膜外联合（CSE）或连续腰麻之间做出选择。与单次腰麻相关的前负荷和后负荷快速下降在某些心脏

表 28-4 孕期瓣膜及分流病变的麻醉注意事项

	妊娠期生理变化	麻醉目标
二尖瓣狭窄	(−) 由于左心室前负荷相对固定，心排血量可能无法达到孕期所需要的水平 (−) 血容量和心率上升会增加左心房压力，并可能导致心房颤动或肺水肿	• 避免窦性心动过速，这样可以减少舒张期心室充盈的时间 • 避免心房颤动：心房收缩的丧失可能导致失败。如果出现新发生的心房颤动，应考虑电复律。在电复律失败或患有慢性心房颤动的情况下，应降低心室率
主动脉瓣狭窄	(−) SVR 降低可导致冠状动脉减少对增厚的 LV 心肌的灌注压力。由于左心室舒张功能障碍，体积过大会导致肺水肿	• 避免增加剩余液体，这样会导致肺水肿 • 在进行神经麻醉时应谨慎给药
二尖瓣主动脉瓣关闭不全	(+) SVR 降低导致反流量减少	• 避免血容量不足、心动过缓或心动过速 • 避免过多的补液 • 避免增加 SVR 并减少收缩力，避免心动过缓 • 维持窦性心律 • 考虑减少后负荷（神经麻醉一般耐受性良好）
右向左分流（如 TOF、CCHD、Eise-nmenger 综合征）	(−) SVR 的降低会增加从右到左的分流量，并且可能引起发绀 (+) 在未修复但右心室功能正常的 TOF 中，增加血容量是有益的，因为必须有足够的右心室前负荷才能使血液流过阻塞流出道并增加肺血流量 * CCHD. Eisenmenger 综合征和所有肺动脉高压在孕期、产时、产后的死亡率很高 孕期影响和麻醉管理不在此表之列	• 避免 SVR 下降，这可能导致发绀，可以使用去氧肾上腺素治疗发绀发作 • 保持足够的血液量和静脉回流 • 避免使用心肌抑制药，因为 RV 收缩力减弱会减少肺循环 • 如果存在肺血管疾病，则可能需要对肺动脉导管进行侵入性监测及使用血管活性药
左向右分流（如 VSD、ASD）	(+) SVR 的降低会减少从左到右的分流 (−) 由于患者处于代偿性高血容量状态，血容量的增加会加剧衰竭	• 避免过多的输液、过度输血和头低脚高位 • 避免增加 SVR

SVR. 全身血管阻力；LV. 左心室；RV. 右心室；TOF. 法洛四联症；CCHD. 先天性发绀性心脏病；VSD. 室间隔缺损；ASD. 房间隔缺损

病变（严重的二尖瓣狭窄、严重的主动脉瓣狭窄、主动脉缩窄或有从右向左分流的患者）中可能带来额外的风险。在单次腰麻之前放置动脉通路，并在麻醉开始时小心滴定的去氧肾上腺素输注，可保持血流动力学稳定性。另一方面，并且在硬膜外警惕且缓慢的给药可能会减少心血管疾病的发生。给神经麻醉药时添加阿片类药物将减少所需的局麻药剂量，同时改善术中和术后镇痛效果。从硬膜外试验剂量或负荷剂量中取消肾上腺素将避免全身性肾上腺素的可能有害作用。

然而，硬膜外麻醉可能无法提供局部腰麻所提供的阻断强度。低剂量 CSE 技术是单次脊柱或硬膜外麻醉技术的绝佳替代方法，据报道，该技术已在高危心脏病患者中成功使用[11]。该技术包括鞘内注射 4～5mg 重型丁丙酸、15～20mcg 芬太尼和长效阿片类药物进行低剂量 CSE 技术。随后缓慢加载硬膜外局麻药（如 2% 利多卡因）以达到 T_4 手术水平。低剂量 CSE 技术的好处包括神经阻断的缓慢起效，这使麻醉师能够在发作期间维持前负荷和后负荷，同时仍然实现鞘内局部麻醉药施用的更好的节段可靠性。

在神经外科手术或镇痛麻醉开始时，麻醉师必需保持警惕。维持子宫血流对胎儿的健康很重要，在存在分流的患者中，维持外周血管阻力对于防止发绀很重要。谨慎地静脉水合和（或）缓慢滴定去氧肾上腺素或麻黄碱可抵消手术神经阻断对血流动力学影响。如果发生症状性低血压，血管活性药物的选择取决于多种因素。如去氧肾上腺素在心动过速的情况下治疗低血压时也可降低心率，而麻黄碱在用于心动过缓的情况下治疗低血压时会增加心率。存在心内分流的去氧肾上腺素会增加肺血流量。

（一）剖宫产时神经麻醉对血流动力学影响

剖宫产的神经麻醉的血流动力学变化发生在预水合，阻断发作和胎儿娩出期间。最大的血流动力学变化发生在阻断发作时，可导致孕产妇低血压、子宫血流减少、孕产妇恶心和呕吐并可能损害胎儿。有很多混杂因素，包括患者体位、血管加压药的施用及影响母体血流动力学含有肾上腺素的局部麻醉药。大多数麻醉师使用预水合（在神经阻断前先输注液体）或共水化（在神经阻断时输注液体），尽管单独使用该技术，但并不能有效预防剖宫产脊髓麻醉后的低血压。总体而言，预防脊柱麻醉诱发的低血压的最有效策略，包括与足够量的胶体行预水化[12]或共负载足够的晶体[13]、将产妇放置在子宫左旋的位置[14]、使用较低的剂量的鞘内注射丁哌卡因[15, 16]，以及预防性应用血管活性药，如去氧肾上腺素或麻黄碱[15, 17]。

（二）先兆子痫

患有先兆子痫和子痫的心脏病患者对交感神经刺激非常敏感，原因是内皮功能受损。有先兆子痫患者因血压升高而发生脑血管意外的报道。子痫前期心脏病患者的麻醉技术，应包括适当的降压治疗，在喉镜检查前进行深层诱导，避免使用氯胺酮作为诱导药，在整个手术过程中进行充分麻醉及仔细使用拟交感神经药。这些患者还可能表现出异常的凝血表现，从而增加局部麻醉的复杂性。

（三）出血处理

患有心脏病的女性产后出血药物治疗需要考虑患者的心脏状况、病史及各种宫缩药物的不良反应。因为宫缩药是旨在收缩子宫肌层平滑肌，以增加子宫内压从而停止出血的药物，所以它们也可以影响外周血管和肺血管的平滑肌。因此，重要的是要了解各种宫缩药的血流动力学效应，并避免那些对特定心脏病变有害的药物。这些药物在表 28-5 中进行了概述。重要的是，剂量精确的催产素和直肠米索前列醇通常在血流动力学上是稳定的，而卡前列素和麦角新碱可以显著破坏血流动力学（表 28-5）。

（四）β 受体激动药

当子宫过度刺激或心动过速导致胎儿受损时，β 受体激动药（如特布他林）有时会在分娩中紧急使用用来抑制子宫收缩。对于产科团队而言，重要的是要意识到此药在某些心脏病变中是禁忌的。肥厚性梗阻性心肌病（HOCM）患者可能由于 β 受体激动药而出现漏斗性痉挛和（或）流出梯度恶化。同样，不耐受心动过速的患者或有快速性心律失常史的患者也不应在产程中接受 β 受体激动药。心脏科医师可能

不知道这些药物在产科中的潜在用途，如果他们认为患者可能使用 β 受体激动药后出现失代偿，这一点应提起产科医师注意。同样，对于所有合并心脏病产妇，产科医生应事先计划患者是否能使用特布他林。

四、分娩时心律失常和心脏复律除颤仪的管理

有快速性心律失常病史的患者在分娩过程中有发生心律失常的风险，这可能会导致胎儿受损[18]。有心律失常病史的患者在分娩期间应进行 5 导联心电图监测。孕妇可以在孕期进行心脏复律。如果患者有胎儿头皮电极，则应在复律之前将其移除。自动植入式心脏复律除颤器应处于开机状态，因为它们可对快速性心律失常做出最迅速的反应。如果紧急剖宫产需要单极电复律，应立即使用电极板进行除颤。

表 28-5　心脏病患者宫缩药的使用

药　物	心肺影响	慎用或禁用的情况	注意事项
缩宫素	↓ SVR 和 MAP 轻微↑ PVR 和 PAP	主动脉瓣狭窄 HOCM 缺血性疾病 有夹层风险的主动脉疾病	• 最有效的子宫收缩药 • 对不能耐受↓ MAP 的患者要谨慎缓慢地（通过泵）给药 • 考虑用去氧肾上腺素输注抵消↓ MAP • 心脏病患者请勿静脉推注
麦角新碱	能引起突然的剧烈的 ↑ SVR ↑ PVR	高血压，先兆子痫 肺 HTN 缺血性疾病 心内分流 有夹层风险的主动脉疾病	• 通常在心脏病患者中避免使用
卡前列素 前列腺素 F₂α	↑↑↑ PAP 支气管痉挛 →通气灌注不匹配	Fontan 循环 心内分流	• 不能耐受肺动脉压增高的患者禁用
米索前列醇	无	无	• 效果最弱的宫缩药 • 可以预防用药

MAP. 平均动脉压；PAP. 肺动脉压；SVR. 全身血管阻力；PVR. 肺血管阻力；HTN. 高血压；HOCM. 肥厚性梗阻性心肌病

第29章
孕期心肺复苏
Cardiopulmonary Resuscitation of Pregnant Women

Joan Briller　著

刘斐然　译　梁琳　校

一、概述

心肺骤停是妊娠期的一种罕见且极具挑战性的并发症，母胎的相关发病率和死亡率很高。虽然孕期复苏与标准的成人复苏方案相似，但也有其独特之处。指南建议通常来源于观察性研究、非孕患者、人体模型和病例系列研究的专家意见，而并非随机对照试验。由于缺乏高质量的临床研究，妊娠期心肺骤停治疗这一领域仍是一片空白。尽管如此，最近发布了一些针对病因和方法的指南，而且现在可以使用基于网络的综合紧急处理文档，该文档可以通过当前信息更轻松地进行更新[1-10]。应访问这些文档以获取更多的信息。

二、定义和流行病学

世界卫生组织（WHO）将孕产妇死亡定义为"孕妇在怀孕期间或终止妊娠后42天内的死亡，无论妊娠的持续时间和地点，因与妊娠或治疗相关或加重等任何原因的死亡，但不包括意外或偶然原因"[11]。与妊娠相关的死亡定义为"在妊娠期间或终止妊娠后42天内发生的，无论何种原因的死亡"[11]。突发的心搏骤停和心源性猝死是指正常的心脏活动停止并随之发生血流动力学骤变。在某些心搏骤停中最终没有发展为死亡，但是这些术语有时可以互换使用。院外及住院患者都会发生心搏骤停。事件定义方式的差异可能会解释已发表结果的某些差异，而且可能会影响最佳治疗方法或复苏方法的顺序。

对1998—2011年间全美住院患者样本分析表明，妊娠期心搏骤停相对较少见，12 000次住院分娩患者中会出现1例[12]。加拿大的数据相似[13]。相比之下，英国最近的一项研究发现，如果仅包括产前心搏骤停，则发生率要低得多，怀孕患者的1/3.6万。但如果把之前产后的心搏骤停计算在内，发生率是1∶16 000例，置信区间与美国和加拿大的数据重合[13]。世界卫生组织估计，全球每天有约800名孕产妇死亡[11]。尽管全世界的孕产妇死亡率降低了40%以上[14, 15]，但美国的孕产妇死亡率似乎在增加，特别是在年纪稍大的孕妇中[16-18]。在美国，以下人群更容易遭受心搏骤停，如年龄超过35岁、非西班牙裔非裔美国人、由医疗补助金而不是私人保险公司资助[12]。在加拿大，年龄＞35岁也是心搏骤停的危险因素[13, 19]，但在英国却不是这样。相反，在加拿大和英国，肥胖被认为是导致心搏骤停的重要伴随疾病[13, 19]，但在美国却没有对足够的病例进行分析[12]。

严重的孕产妇发病和孕产妇濒死事件会导致需要进行心肺复苏（CPR）。危重孕产妇发病率定义为"孕期和分娩期的意外结果，对女性的健康造成重大的短期或长期后果"[20]。世卫组织将危重孕产妇定义为"在妊娠、分娩期或产后 42 天内发生的并发症几乎接近死亡但幸存下来的女性"[21, 22]。美国疾病控制与预防中心（CDC）估计，在美国，2013—2014 年危重孕产妇发病影响了 5 万多名女性，而且发病率一直在稳步上升[23]。仅针对住院分娩过程中发生事件进行的研究可能会遗漏在院外产生不良后果的病例。

美国疾病预防控制中心（CDC）估计、孕妇心搏骤停或心室颤动（VF）发生率，从 1993—1994 年的每万次分娩中 0.24 次增加到 2013—2014 年的 0.62 次发生，增加了 158%[23]。继发于心律失常、心肌梗死、主动脉夹层和原发性心源性死亡似乎在增加，而先天性心脏病、肺动脉高压和风湿性心脏病继发的心脏死亡似乎正在减少[24]。在此时间范围内，若干危重孕产妇发病率的特定指标增加超过 50%，这可能导致心搏骤停事件发生率上升，包括需要大量输血的出血、休克、成人呼吸窘迫综合征、急性心肌梗死、主动脉瘤和急性肾衰竭[23]。发病率增加的原因尚不完全清楚，但可归因于逐渐增长的孕妇年龄[25]、肥胖症[26, 27]、既往慢性疾病[28, 29]和剖宫产[25, 30]。相比之下，在加拿大，根据出院数据，心搏骤停发生率在过去 13 年内相对稳定[13]。最近，对在美国 3 年内，超过 10 万名已分娩女性队列中的危重孕产妇并发症进行了回顾性研究，结果表明每 1000 例分娩中的发病率为 2.9[31]。产后出血和妊娠高血压疾病是最常见的病因[31]。

在荷兰的一项研究中，患有危重孕产妇并发症的女性病死率为 1∶53[32]。知识和临床技能不足也是导致不良结局的原因[24, 33, 34]。在最近的一系列病例报道中，心搏骤停后的母胎死亡率仍很高，孕产妇死亡率为 30%～80%，新生儿死亡率高达 58%[12, 13, 19, 35-37]。与院外相比，在医院发生心搏骤停的存活率更高[12, 19, 35]。然而，孕产妇心肺骤停住院后出院的存活率似乎比大多数心搏骤停后的人群要好，这强调了培训和为复苏努力做准备的重要性[12, 19, 38]。

三、妊娠期心搏骤停的病因

心搏骤停的最常见病因，包括出血（产前或产后）、心力衰竭 / 心肌病、羊水栓塞、脓毒症、麻醉并发症、误吸、静脉血栓栓塞和子痫[12, 13, 19]。表 29-1 显示了在 1998—2011 年间

表 29-1　1998—2011 年间美国孕期
心搏骤停的主要原因

病　因	US 百分比（%）
出血	44.7
心力衰竭 / 肺水肿	15.7
羊水栓塞	13.3
脓毒症	11.2
麻醉并发症	7.8
误吸	7.1
静脉血栓栓塞症	7.1
子痫	6.1
产后脑血管病	4.4
急性心肌梗死	3.1
创伤	2.6
哮喘状态	1.1
夹层	0.3

改编自 Mhyre et al. 2014[12].

全美住院患者样本分析中每种病因的相对占比[12]。在美国，尽管出血是妊娠相关心搏骤停的主要病因，但只有不到 1‰ 的出血女性经历过心搏骤停。引起特定心搏骤停的最常见原因羊水栓塞，其次是急性心肌梗死和静脉血栓栓塞[12]。相反，在最近英国的回顾性分析中，麻醉并发症是导致孕产妇心搏骤停的主要原因[19]。与心搏骤停相关的最常见的疾病，包括肺动脉高压、恶性肿瘤、局部缺血性心脏病、先天性心脏病、瓣膜性心脏病、慢性高血压、肝病和胶原血管疾病[12]。与心搏骤停最常相关的产科疾病是死产、先兆子痫 / 子痫和前置胎盘[12]。剖宫产与骤停风险增加密切相关，调整后的优势比为 6.7（99% CI 5.4%～8.3%）。存活率因骤停的病因而异，过敏反应、药物毒性（如镁毒性）、误吸、麻醉并发症和羊水栓塞等导致的心搏骤停存活率最高[12]。产科麻醉和围手术期医学会共识汇总了心搏骤停病因最应考虑的情况，病按 A～H 的字母顺序列出[5]。2015 年美国心脏协会（AHA）指南[6] 也采用了此方法（表 29-2）。

在对 1980—2010 年分娩时发生的 94 例孕产妇心搏骤停的 Meta 分析中，大多数发生在医院的最常见表现为心律失常，其次是室性心动过速（VT）或 VF 和"心搏骤停"。当节律为无脉搏电活动（PEA）或 VT/VF 时，孕产妇的存活率最高，而 VT/VF 的胎儿存活率最高[36]。

表 29-2　按字母顺序排列的孕期心血管骤停病因 [5,6]

A. 麻醉并发症
　　意外 / 创伤 / 自杀
B. 出血
C. 心血管疾病
D. 药物
E. 栓塞：羊水栓塞（孕期过敏样综合征）、肺栓塞、脑及静脉空气栓塞
F. 发热 / 败血症
G. 普通（Hs 和 Ts）
H. 高血压（高血压、先兆子痫、子痫）

四、孕期生理变化影响心肺复苏

正常妊娠伴随着几乎每个器官系统的重大变化，以支持最佳胎儿的生长和发育并保护母亲免受与分娩有关的风险，如出血。这些变化带来的后果可能会增加心搏骤停，并影响基础和高级生命支持时孕产妇复苏的最佳表现。下文概述了妊娠的解剖和生理变化，其对心肺复苏的影响见表 29-3。

（一）心血管系统变化

血流动力学适应性改变在怀孕初期开始。由于每搏量和心率增加，心排血量增加 30%～50%[39]。子宫和胎儿的血流增加导致后负荷降低[40]。孕妇的心率通常会增加 15～20 次 /min[40]。妊娠初期血浆体积和红细胞量增加，在妊娠 28～34 周时达到峰值，导致前负荷增加。妊娠约 20 周后子宫增大会导致下腔静脉（IVC）受压，引起静脉回流和低血压降低，尤其是仰卧位时[41, 42]。主动脉受压可导致血压进一步降低[43]。体重指数正常的女性，左侧卧位可使其血流动力学改变得到缓解[44]，但肥胖女性的体位变化可能不会改善其血流动力学[45]。由于平均动脉压力的变化而降低了子宫血管张力自动调节，这可能导致低血压引起的血管收缩变差[46, 47]。渗透压 - 楔压梯度变窄会增加肺水肿的趋势[48, 49]。

（二）肺部变化

由于横膈上移，呼气储备量减少和残气量减少，功能性残余量（FRC）在怀孕期间下降了约 20%[50]。吸气量略有增加，导致肺活量轻微下降[51]。为了满足胎盘、胎儿和母体器官新陈代谢的需求，氧气消耗量增加了近 20%[52]。氧气消耗的增加与 FRC 减少相结合，可导致孕妇因通气不足或呼吸暂停而引起

表 29-3　孕期影响心肺复苏的解剖和生理变化

系　统	孕期改变	影　响
心血管系统		
心排血量	增加 50%	循环需求增加
血容量	增加 30%～50%	携氧能力下降
心律	增加 15%	循环需求增加
外周血管阻力	下降 20%	相对低血压
肺毛细血管楔压	下降	曲线变化
胶体渗透压	下降 15%	复苏过程中发生肺水肿、低血压、静脉回流减少、宫侧移位的风险增加
主动脉受压	仰卧位静脉回流和心排血量减少	
呼吸系统		
每分通气量	增加 50%	快速发展为高碳血症
耗氧量	增加 20%	快速发展为低氧血症
强制剩余容量	下降 20%	快速发展为低氧血症
动脉 pCO_2	下降	
胸壁顺应性	下降	通气压力需求增加
咽水肿	增加	插管较困难，可能需要较小的气管插管
血液系统		
凝血因子	增加	血栓形成的风险增加
红细胞总量		
肾脏		
肾小球滤过率升高	增加 40%～50%	药物清除率的变化
代偿性呼吸性碱中毒	碳酸氢盐排泄增加	增加缓冲能力，避免碳酸氢盐管理
胃肠道		
代偿性呼吸性碱中毒	减少	误吸风险增加
食管下括约肌张力		

的低氧血症快速发展[53]。每分通气量的不均衡增加导致肺泡和动脉血氧水平升高，同时伴随的动脉 CO_2 水平降低，导致呼吸性碱中毒。pCO_2 从非妊娠状态的平均 40mmHg 降低至 28～32mmHg，在代偿性的排泄 HCO_3^- 后，血浆碳酸氢盐水平降低至 18～21mEq/L。孕产妇的氧合血红蛋白的解离曲线右移，以促进氧

向胎儿的运输[54]。因此，需要更高的氧分压才能达到相同的母体氧饱和度水平。上呼吸道水肿会使插管更加困难，并增加出血的风险。孕妇的误吸风险增加。这归因于胃排空时间的减少[55]。但是最近的超声研究表明，在硬膜外麻醉下分娩的孕妇，其胃动力不受影响[56, 57]。然而，在孕中期孕酮会导致食管括约肌张力降

低，妊娠子宫向上机械移位导致食管下括约肌无力，增加了吸入风险[58]。

（三）其他器官系统的变化

怀孕会导致凝血级联系统发生显著变化。这表现为对凝血因子蛋白 C 和 S 的抗性降低，以及因子Ⅰ、Ⅱ、Ⅴ、Ⅶ、Ⅷ、Ⅹ和Ⅻ的水平升高[59]。纤溶抑制药 PAI-2 和 PAI-2 的活性增加，尽管测得的纤溶活性总量可能没有变化。最终结果是血栓栓塞可能增加[59]。

由于心排血量和肾血流量的增加，妊娠期肾小球滤过率显著增加[60]。血清肌酐小幅升高可表明肾功能显著下降。通过肾脏机制清除药物剂量的要求增加，以及高度结合蛋白的药物游离水平升高，可能会影响已知疾病患者药物治疗疗效[61]。

五、基本生命支持

基本生命支持（BLS）包括心搏骤停后提供的初步干预，以提供充足的氧合、通气和循环[62, 63]。关键方面包括识别心搏骤停、启动紧急响应系统、CPR 的启动及可电击的心律失常快速除颤。本章中的建议基于 AHA 最新发布指南[6, 62, 63]。建议读者定期检查更新（图 29-1）。

以上讨论的孕期生理和解剖学变化对发生心搏骤停的孕妇会带来不利影响。所有 BLS 干预措施都需要尽快并同时进行，以最大限度地恢复自发性循环（ROSC）。这包括放置垫板、胸部按压、气道管理、适当除颤，以及在孕周表明又可能造成主动脉压迫时，进行手动左侧子宫移位（LUD）。理想情况下，至少需要 4 个人才能成功完成这些任务[6]。

高质量的胸部按压至关重要。胸骨下部 1/3 处的按压深度至少为 2in。在两次按压之间使胸部充分回弹，并以最小间隔进行按压，从

而达到最佳的心排血量。要达到足够的深度，需要使患者仰卧在坚硬的表面或背板上[62, 63]。有研究将按压率与 ROSC 进行了比较，发现最佳按压率在 100~120 次 /min。适当的按压深度与压缩率相关，若按压频率过快会导致按压深度不足[64-66]。胸部按压速度、手的放置位置和按压深度建议与未怀孕的患者相同[6]。

当患者妊娠约 20 周后仰卧时，可导致主动脉压迫[43]。手动左侧子宫移位（LUD）可以最大限度地减少主动脉压迫，应在整个复苏过程中使用，并在心肺骤停后继续使用[6, 9]。LUD 的技术如图 29-2 所示。将双手放在子宫右上方，从中线向左侧远离主动脉的方向推约 1.5in[67]。以前，还有一种选择是对孕妇采取倾斜体位，但在一项人体模型研究中，胸部按压力降低，人体模型在横向倾斜超过 30° 时滑出斜面[68]。其他研究表明，心脏可以以 ＞ 30° 的侧向倾斜角度移动，从而导致按压效果降低，并且倾斜时仍会发生 IVC 压缩[42, 69]。一项针对接受常规剖宫产女性的研究发现，与 15° 倾斜相比，LUD 的发生血压降低的情况和对麻黄碱需求量更低[67]。因此，LUD 是首选方法。LUD 的另一个好处是可以更容易地进行其他复苏措施[6]。若宫底高度在脐上表明胎龄 ＞ 20 周，应考虑主动脉腔压迫的情况。如果没有产前记录或不能获得准确的病史，则可以通过测量从耻骨联合到宫底顶部的距离（cm）来估算以周为单位的胎龄。尽管宫底高度不如通过超声准确，但在孕产妇复苏过程中可以进行快速评估。

在心室颤动、无脉搏性心律失常或血流动力学受损的室上性心律失常情况下，迅速进行除颤，可最大限度地提高生存率[62]。妊娠期间胸阻抗不变[70]，最小的能量传递给胎儿，除颤或心脏复律在整个妊娠期间都是安全的[1]。在孕期也不应调整 AHA 除颤策略[6]。如果初次

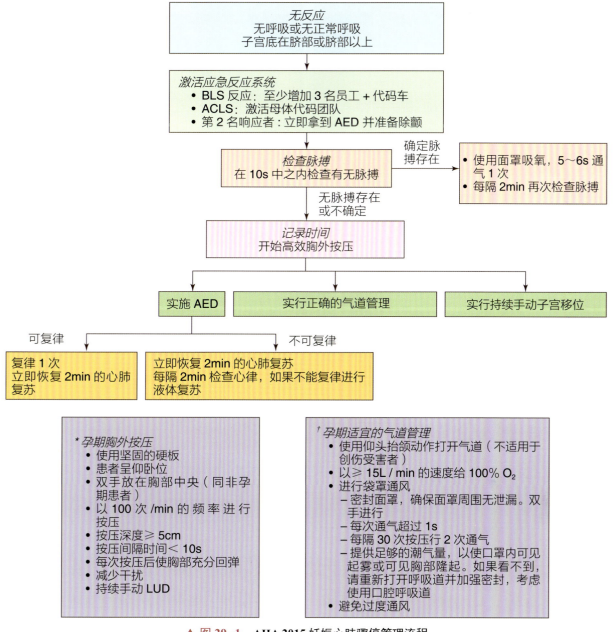

▲ 图 29-1　AHA 2015 妊娠心肺骤停管理流程

BLS. 基本生命支持；ACLS. 高级心脏生命支持；AED. 自动体外除颤器；LUD. 子宫外侧移位（经 American Heart Association 许可转载）

电击无效并且设备允许，则应使用120～200J 的双相电击对患者进行除颤，并逐步增加能量输出 [71]。与其他心搏骤停情况一样，必须立即恢复按压。除颤不太可能对胎儿监护仪造成损害，因此，监护仪的存在不应推迟进行除颤 [1]。建议放置外侧除颤器垫置于乳房下方，使用黏合电极有助于电极位置更加一致 [6]。在

很少有心搏骤停治疗经验且心律失常识别技能不足的产科病房中，考虑使用自动体外除颤器（AED）来加快心律分析和除颤 [6]。

怀孕期间气道管理更加困难。对于急救人员来说，通气最快的非侵入性方式可能是使用100% 氧气的面罩活瓣通气装置 [72]。当有第二个参与者时，应使用双手换气 [73]。使用30∶2

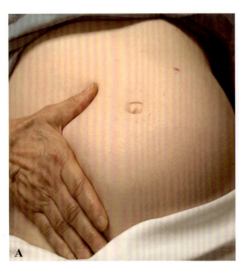
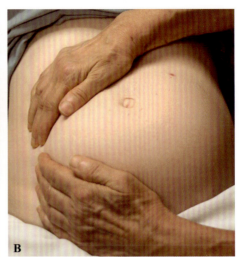

▲ 图 29-2　手动侧向子宫移位技术

根据进行复苏的人员的位置，使用单手技术（A）和双手技术（B）进行左侧子宫移位

的标准按压通气比，可最大限度地减少按压中断。怀孕期间不建议对常规方法进行任何修改[6]。

六、高级心脏生命支持

孕产妇高级心脏生命支持（ACLS）需要对标准方法进行补充。如果母胎同时处于危急风险时[6]，除了常规的成人复苏小组外，产科、产科麻醉人员和新生儿科人员也是必要的。在这种情况下，领导者的协调工作可能会更加复杂。在孕产妇心搏骤停的情况下，机构将需要制定个性化的应急计划以提供最佳医疗处置[6]。专用设备包括剖宫产器械，用于困难气道管理的设备和新生儿复苏设备[1, 5, 6]。与基础复苏相反，妊娠期 ACLS 必须同时解决孕妇和产科干预措施。孕妇干预措施的重点是适当的气道管理、静脉内通路、用于高级生命支持的药物管理，以及对心搏骤停的病因进行评估。

心搏骤停发生时的孕周，是决定产科干预措施的关键因素。对于子宫底位于脐部或脐部以上的女性，这表明胎儿已至可存活的胎龄，

在整个 ACLS 干预过程中将需要进行左侧子宫手动移位，并且需要进行紧急剖宫产的评估。如果进行紧急剖宫产，则需要考虑新生儿复苏。

妊娠期心搏骤停的 ACLS 管理流程如图 29-3 所示[6]。

（一）呼吸和气道管理

怀孕期间氧气储备较低，而代谢需求较高。在病程早期可能需要通气支持。由于气道水肿增加，插管可能会更加困难，并且发生误吸的风险更高[74, 75]。常规不建议使用环突肌加压[76, 77]。妊娠期间插管失败更常见[74]。气管插管应由经验丰富的人员进行，并且可能需要使用较小号的气管插管（ETT）。最佳情况是，不应进行 2 次以上的喉镜检查[6]。电视辅助喉镜可以提高插管成功率[78]。如果初始插管失败，则应遵循"困难气道"协议[78]。在插管失败的情况下，放置声门上气道是首选的抢救策略[78]。与其他停搏情况一样，应以最小间隔胸外按压下获得通气支持。可以使用连续的二氧化碳描记法以评估气管插管的正确位置，胸部按压效果和 ROSC。当 P_{ETCO_2} 维持在 10mmHg 以上时，最有可能达到 ROSC[6]。若描记曲线

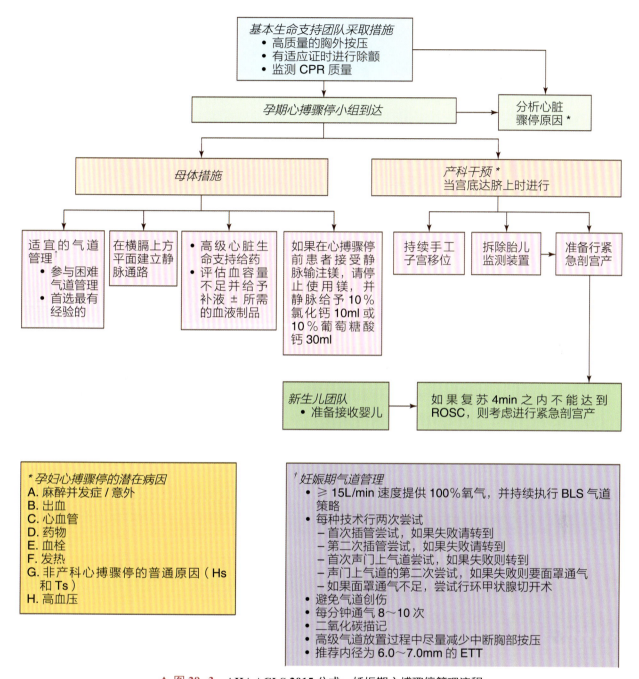

▲ 图 29-3 **AHA ACLS 2015 公式：妊娠期心搏骤停管理流程**

ETT. 气管插管；BLS. 基本生命支持；CPR. 心肺复苏术；ROSC. 自发性循环（经 American Heart Association 许可转载，Circulation 2015 [6] Wolters Kluwer publisher）

平缓或下降，应迅速调查病因，如胸部按压和 LUD 是否到位，气道装置的位置或阻塞性骤停原因（栓塞、心脏压塞或气胸）[6]。

建议在横膈上方或肱骨内建立静脉通路通道，以避免妊娠子宫导致主动脉腔受压情况下药物循环减少的情况 [1, 79]。

（二）静脉通路

静脉通路对于止血和容量补充必不可少。

（三）胎儿监测

在 BLS 和 ACLS 期间，重点应该放在孕妇的复苏上，而不是对胎儿的监测上。监测胎心率可能会干扰或延迟孕妇的复苏。应去除胎儿监护仪，以利于尽早行剖宫产术[6]。如果孕妇状况改善，可以重新行胎儿监护[6]。

（四）特殊药物治疗

孕妇和非孕妇对心搏骤停药物治疗相似，但以下提到的例外情况很少。不应因为胎儿致畸性或毒性而停药[80]。成功终止心搏骤停取代了所有潜在担忧。美国 FDA 规定的胎儿药物风险类别不适用。根据特定的心律失常，推荐以常规剂量使用常规药物[6]。

胺碘酮是抗 VF 或 VT 的标准治疗[81, 82]。应通过快速输注给予 300mg 的静脉内初始剂量，并根据需要重复 150mg 剂量。

过去，尽管尚未证识肾上腺素和血管加压素会改变长期生存率，但在心搏骤停时这些被用于增加心肌和脑灌注。2015 年 ACLS 非孕期指南中删除了加压素的使用，以简化治疗方案，因为两种药物的疗效相似[76, 77]。此外，由于加压素可引起子宫收缩，因此肾上腺素被认为是首选药物[83]。

由于不能证明其疗效，已从 2010 年 BLS和 ACLS 指南中删除阿托品和碳酸氢盐。目前仅推荐将阿托品用于有症状的心动过缓[79]。碳酸氢盐可用于高钾血症，也可用于某些有毒物质摄入时，如三环类抗抑郁药或可卡因[9]。

不再建议在心搏骤停期间常规使用钙。但因为可能存在的镁毒性（如输注镁以预防先兆子痫、抑制宫缩或胎儿神经保护，可能会导致镁中毒而引起心肺停止时），应给予钙剂（葡萄糖酸盐或氯化物）治疗[6]。

七、剖宫产

当前的指南建议在心肺骤停、没有早期

ROSC 的情况下，若胎儿存活应行快速分娩。如果 ROSC 在复苏后的 4min 内仍未恢复，则应行剖宫产[6, 77]。潜在获益既包括孕妇又包括胎儿。这种方法的对于孕产妇的合理性在于 PMCD 将改善血流动力学状态并会减少缺氧 4～6min 后神经系统恶化的可能。PMCD 后改善血流动力学状态是基于减轻主动脉压迫的情况。子宫的排空可以改善静脉回流，从而增加心排血量并减少心肌需氧量[5, 6, 36, 84-87]。Katz 等回顾了 1985—2004 年 38 例女性进行的濒死期剖宫产。在可获得血流动力学数据的 18 例病例中，有 12 例在产妇脉搏和血压恢复之前先行剖宫产，并在其他 8 例孕妇中也观察到孕妇的状况有所改善[86]。Einav 等总结了 1980—2010 年发表的所有孕妇心搏骤停的病例。数据摘自 80 篇论文，其中包括 94 例孕妇心搏骤停。在大多数（76/86）可存活妊娠中均进行了 PMCD。PMCD 在 31.7% 的病例中产生了明显的孕产妇生存获益，并且没有病例被认为对孕产妇生存有害。约有一半以上（54.3%）的女性可以存活到出院，且 3/4 以上女性（78.4%）神经系统结局良好或中等。尽管看起来很矛盾，但没有 PMCD 的女性中有更高比例达到了 ROSC，未行 PMCD 中有更高的存活率。人们认为，这种情况是由于选择偏差造成的[36]。

早期分娩可以提高新生儿的生存率。有人主张根据 Katz 等的论文，在 4min 之内决定是否分娩，在第 5min 将胎儿娩出[85]。在 1979—1985 年的 269 例孕产妇心搏骤停病例中，有 70% 没有神经系统后遗症的婴儿是在骤停发生后 5min 内分娩[85]。但是在大多数研究中，仅很少实现了这一目标[19, 35, 36]。在 Einav 等回顾分析中，57 名患者中只有 4 名在 5min 内分娩[36]。实际上，平均分娩时间为（16.6 ± 12.5）min（范围 1～60min）。然而，越快时间进行 PMCD 预示婴儿结局越好，在 50%

病例中 PMCD 有新生儿生存获益[36]。存活的新生儿平均分娩时间为（14.1±11）min，非存活的新生儿平均分娩时间为（22±13）min[36]。

但是，没有关于分娩时限的确定临界值。Dijkman 等回顾了 1993—2008 年荷兰所有妊娠期心搏骤停的病例。在进行 PMCD 的 12 名女性中，有 8 名女性的心排血量得到改善，支持 PMCD 将优化静脉回流和心排血量的理论，而这与胎龄或胎儿状况无关[35]。即使制定了培训计划，在建议的 5min 之内仍未做到 PMCD[35]。在最近的另一篇综述中，随着开始行 PMCD 时间的增加，孕妇和新生儿的无损伤生存率稳步下降[88]，但是据报道，在 PMCD 病例中，最晚为骤停后 31min 行剖宫产后胎儿仍可存活[35]。

Rose 等建议对胎龄或子宫大小进行初步评估，而不评估胎儿的生存能力。如果在脐部以上可触及宫底或已知胎龄大于 20～24 周，建议立即开始准备分娩，之后再评估产妇的心律。如果当前心律可进行电击复律（心室颤动或室性心动过速），则他们建议在标准 ACLS 方案后进行初次电击，然后进行 2min 的 CPR。如果在进行了 4min 的复苏后仍没有达到 ROSC，则建议立即进行分娩。相反，如果最初心律为不可复律（PEA 或心脏停搏），则建议直接进行分娩[89]。由于最初并不总是了解心律情况，因此这种最初心律指导方法受到了质疑[36]，在心肺骤停的情况下心律可能会迅速发展[37]，并且人们担心这些附加步骤可能会延迟剖宫产的时间[90]。当前，没有强有力的证据表明基于心律方法将对结果产生直接影响。

PMCD 应在孕产妇复苏地点进行。通过将人体模型运送到手术室进行模拟，发现运送推迟了 PMCD 的进行的时间[91]。剖宫产期间应继续采取复苏措施，包括人工 LUD。这可能需要更改急救人员的位置，以适应外科团队并保护提供 LUD 的急救人员[6]。

可以得出结论，PMCD 可减轻主动脉压迫，并随后改善了母亲的结局，并为胎儿进行复苏提供了可能。根据心搏骤停的临床情况决定是否执行 PMCD。如在孕产妇不太可能生存或长时间无脉搏动或无法生存的创伤环境中，没有理由延迟 PMCD。此外，应根据可利用的医疗资源和胎龄，在没有 ROSC 的情况下，在骤停发生后早期考虑 PMCD[6, 9, 92]。

八、心搏骤停后护理的总体目标

骤停后护理是高级生命支持的重要组成部分，因为大多数死亡发生在骤停后的第 1 个 24h 内。一般方法遵循"ABC"规则，注意呼吸道、呼吸和循环（ABC）[93]。骤停后护理的主要目标包括确定和治疗骤停的病因、维持氧和循环稳定，以及尽早识别和治疗可能导致临床恶化的可逆性疾病[93]。

需要解决的潜在问题包括最大限度地减少脑损伤、维持骤停后心血管功能、优化供氧和通气、纠正电解质异常、防止心律失常复发[93]。对于怀孕期心搏骤停的患者，其他措施包括继续预防主动脉压迫、持续进行胎儿评估及需要行多学科诊治[6]。

基础考虑因素，包括保持足够的氧合作用、避免过度换气、在可能的情况下使用先进的呼吸道和波形二氧化碳图、维持血压、评估局部缺血，以及考虑是否需要进行目标温度管理。在大多数心搏骤停的情况下，心搏骤停的病因的具体介入治疗。患者可能无法提供病史，因此，临床医生应从任何目睹事件发生的人那里收集信息。体格检查应包括对 ABC 的评估和神经功能检查[93]。

（一）骤停后治疗的初始方法

应尽快进行 12 导联心电图（ECG）评估缺血[93]。心肌梗死是孕产妇死亡的重要原因，且其孕期风险增加[94-97]。ST 段抬高型心肌梗死首选治疗早期侵入性治疗[98]。如果可能，在怀孕时最好行血管造影术而不是溶栓治疗，因为这也会诊断出冠状动脉夹层，它是孕期的主要考虑因素之一[95-97]。

怀孕时心脏生物标志物可能会发生变化。心肌坏死与肌酸激酶 MB（CK-MB）升高和肌钙蛋白升高有关[99]。在无并发症时，肌钙蛋白水平不会升高至正常上限，但在妊娠期高血压或先兆子痫的情况下可能会升高[100, 101]。相反，由于子宫和胎盘中存在 CK-MB，因此在正常分娩过程中 CK-MB 的水平可能会升高正常上限的 2～4 倍。因此，CK-MB 对心肌损伤的特异性较低[100, 102]。心搏骤停可能会使对心肌标志物变化的解释更加复杂，因为心肌坏死可能发生在心搏骤停心肌缺氧后，也可能是心搏骤停的始发因素[99]。

胸部 X 线片、聚焦超声和胸部 X 线断层扫描，可以帮助检测肺栓塞、脑缺血或颅内出血。实验室检查应包括动脉血气测量、电解质、血细胞计数和心肌标志物。骤停后血清乳酸水平可能会升高，但仍可用于进行性缺血的评估及与生存率相关的清除率[103]。有吸毒史的患者（如可卡因使用或镇静药物过量）应进行特定的毒理学研究。

（二）目标温度管理

神经系统损伤通常是心搏骤停后的死亡方式[104]。对 11 项研究的 Meta 分析表明，接受温度管理的心搏骤停患者的死亡率更低，且其神经系统的预后得到改善[105]。2015 AHA 针对非孕期患者的指南强烈建议对院外心室颤动 / 无脉室性心动过速和 ROSC 后昏迷的患者进行目标体温管理，并鼓励其他大多数患者考虑降低体温。目前只有院内骤停患者的回顾性数据，对于院外发生心搏骤停和不可复律心律失常患者的数据尚不清楚[93, 106]。没有直接比较 36℃ 和 32℃ 的区别，或复温前持续 24h 或 28h 的区别[93, 106]。特定的患者特征可能偏向某个温度。治疗性体温过低会引起轻度凝血病，但其出血风险较低[107, 108]。对于癫痫发作风险增加或患有脑水肿的女性，也建议降低温度。对于出血风险增加的女性，可以选择推荐温度范围的上限[93]。有 2 个病例报道表明，孕初期接受治疗女性获得了理想的治疗结果[109, 110]，也有关于低温治疗后伴有长期复苏但孕产妇的预后良好而胎儿死亡的病例报道[111]，还有 1 个病例报道是 2 名女性在产后治疗成功，其中 1 名因出血而需要输血[112]。2015 年妊娠心搏骤停指南建议，应单独考虑目标温度管理，并遵循为未孕患者推荐的相同方案，并在整个目标温度管理中行胎儿监测[6]。

（三）血流动力学考虑

维持终末器官灌注的干预措施将降低低血压引发不良后果的可能性。这有一部分取决于心脏停搏的病因，但在容量超负荷的情况下，可能也包括进行液体 / 血液体积复苏，血管收缩药和（或）正性肌力药支持或利尿药。对于未采用 PMCD 且可能根据胎龄推测可能存在主动脉压迫的孕妇，需要继续进行人工 LUD。2015 年版心搏骤停后指南没有根据患者的个体差异和生理状况找到最佳的复苏后血压目标，但该指南建议应与重症患者一样使用血流动力学指标，如心排血量、混合 / 中枢性静脉血氧饱和度和尿量[93]。据报道，"高级"干预措施，如体外膜氧合（ECMO）和体外循环，可提供进一步的心肺支持。这些高级干预措施与肺栓

塞、羊水栓塞、心力衰竭和心搏骤停导致的
ARDS 有关[113-115]。

（四）预防复发性心律失常

对潜在的结构性心脏病和心律失常的可逆原因的评估至关重要，并且与非孕患者使用的方法相似。除了识别和治疗潜在的局部缺血或心脏功能障碍外，还包括评估可逆病因，如潜在的甲状腺疾病、电解质紊乱或药物不良反应。抗心律失常药物对胎儿不利影响的风险需要与孕产妇治疗相平衡。孕产妇的健康通常是重中之重，因为孕产妇死亡或康复不理想对胎儿也有害。

胺碘酮可有效抑制危及生命的室性心律失常，并可预防 50% 以上的心室颤动或室性心动过速患者的复发[116, 117]。美国 FDA 正在实施一项新的妊娠和哺乳标记规则（PLLR），它将代替目前关于妊娠和哺乳期间药物治疗的信息，以代替先前的字母（A、B、C、D、X）分类指导决策的系统[118, 119]。目前，胺碘酮已被列为 D 类，因为该药物穿过胎盘循环，并且可渗透至母乳中，对胎儿有影响，如甲状腺功能不全或生后甲状腺功能亢进。然而，胺碘酮能够治疗威胁生命的心律失常[120]。

β 受体拮抗药是心律失常的一线治疗药物，通常在妊娠中是安全的。已经发现，β 受体拮抗药可有效减少遗传性长 QT 综合征的发生[121, 122]，因此，在适合的心搏骤停患者中应考虑使用 β 受体拮抗药。当已排除其他病因时且为怀疑药物引起的心律失常时，建议停用可疑药物[123]。在药物难治性或耐受性差的心律失常的情况下，可能需要进行导管消融。尽管大多数报道的妊娠期导管消融术均伴有室上性心律失常，但已有报道称无须荧光镜即可成功消融室性心律失常[124-126]。射频消融治疗室性

心律失常的成功率和长期结果取决于病因，但其可以有效减少长期复发，治疗"室性心动过速风暴"并防止植入式心脏除颤器（ICD）引起的频繁电击[127]。

有带除颤器女性妊娠结局成功的报道[128]，并且除颤器是在孕期适宜的未进行透视检查的情况下放置的[129, 130]。因此，在严重的室性心律失常或低射血分数的情况下植入 ICD 应遵循标准指南[131]，尽管在做出决定时必须考虑妊娠相关性扩张型心肌病相对较高的恢复率。也可以考虑使用皮下除颤器[131, 132]。穿戴式心脏除颤器已被用于患有围产期心肌病的女性及有心肌梗死、非缺血性心肌病和先天性心脏病[133-135] 风险的突发性心脏猝死风险患者的一级预防，以及对有放置起搏器禁忌证患者的二级预防[136]。但是，2016 年美国心脏协会（AHA）的可穿戴心脏除颤器科学咨询未阐述孕期情况[136]。

心搏骤停复苏期间不建议常规使用硫酸镁，但可用于预防复发性心室颤动或因药物引起的 QTc 延长而继发的尖端扭转性心动过速[76, 137]。终止心律失常通常需要除颤。

（五）心搏骤停后的胎儿监测

如果孕妇发生心搏骤停且尚未分娩，则需要连续监测胎心率和宫缩[6, 138]。胎儿状况不容乐观的情况，包括胎儿心动过速或心动过缓、心率变异性丧失及减速或迟发性减速，这些可能是孕妇代偿失调的早期信号。应重新考虑是否需要进行分娩，并对母儿状况进行彻底的重新评估[6]。

PMCD 分娩的新生儿可能需要复苏。新生儿复苏的管理不在本章范围之内。应当遵循最新的复苏指南[139]。

九、根据心搏骤停潜在病因，考虑心搏骤停后治疗干预措施

根据孕产妇心搏骤停的具体情况，可能需要采取其他干预措施。这些将在下面讨论，并在表 29-4 中概述。

（一）麻醉和气道并发症

与麻醉有关的孕产妇死亡率已大大降低，但仍有很大一部分孕妇因麻醉并发症而发生心搏骤停[12, 13, 19, 140]。归因于麻醉并发症引发心搏骤停的范围从美国的 8% 到大型医院数据库原因分析的 24%[12, 13, 19]。尽管区域麻醉的病死率明显低于全身麻醉，但归因于区域麻醉的绝对死亡率却有所增加[140]。产科麻醉学会回顾了超过 25 万名接受神经麻醉或全身麻醉分娩女性的严重并发症。1∶7151 分娩中发现心搏骤停[141]。与全身麻醉有关的心搏骤停通常与插管失败或诱导困难有关[141]。相反，局部麻醉时是归因于高位的脊柱或硬膜外阻断、呼吸衰竭或药物反应[141]。高神经轴阻断可导致膈肌麻痹，继而出现呼吸停止和（或）心动过缓[142, 143]。神经或静脉内阿片类药物给药也可能导致呼吸抑制[144]。如果在腰麻或硬膜外推注或反复进行神经阻断后不久出现症状，则应怀疑麻醉并发症。幸运的是，如果迅速识别，许多麻醉并发症是可以预防和治疗的。治疗方法包括使用血管收缩药（去氧肾上腺素、麻黄碱、肾上腺素或加压素），阿托品用于心动过缓，液体复苏用于低血压，氧合和呼吸机支持以防止呼吸衰竭[6]。

局麻药全身毒性（LAST）是妊娠期与麻醉药有关的心搏骤停的另一原因，特别是考虑到神经轴麻醉使用的增加，如果在硬膜外局麻药"补足"后不久发生心搏骤停，则应怀疑这种情况[140, 145]。可以选择脂质乳剂疗法[146, 147]。

当脂质乳剂治疗对 LAST 诱导的阻断无效时，可临时使用体外循环或 ECMO[148]。

由于子宫增大和下食管括约肌的松弛而引起的腹腔内压力增加，在怀孕和分娩过程中有发生误吸的风险[149, 150]。在肺换气不足、呕吐、气道阻塞和口咽中有胃内容物的情况下，应怀疑存在误吸。具体的治疗策略包括使用抗酸药和药物来改善食管下端括约肌张力、使用困难气道插管、采用 100% 氧气和呼气末正压（PEEP）进行机械通气，在必要时进行支气管镜检查，以及使用支气管扩张、液体、正性肌力药。

（二）意外 / 创伤

机动车事故、杀人和自杀是外伤造成的孕产妇死亡的 3 个主要因素，占 7%[151]。创伤可能比许多传统的孕产妇死亡原因更为普遍[152-155]。大多数事件是由于机动车事故造成的，但是家庭虐待和殴打也是重要组成因素[154]。创伤后孕产妇心搏骤停的可能性与伤害的严重程度有关，最常见的情况是发生在机动车辆事故中的钝性腹部创伤或骨盆骨折、枪击或刺伤的穿透性创伤、头部受伤和失血性休克[151]。胎盘早剥或外伤引起的子宫破裂可能是出血性休克的关键因素。

在创伤情况下的具体干预措施，包括控制外部和内部出血，识别和固定重大伤口，以及如果胎龄至少为 23～24 周，则进行胎儿监护。通常，应遵循高级创伤生命支持指南。腹部超声检查和腹部 CT 检查可用于诊断出血并发症，如胎盘早剥[156, 157]。怀孕期间创伤管理还包括提供氧气、在膈上方放置静脉通路，以及通过使用左外侧倾斜或手动子宫移位避免主动脉腔压迫[158]。当母亲受到致命伤害时，应快速行 PMCD[6]。如果母亲是 Rh 阴性，应在 72h 内给予 Rh（D）免疫球蛋白[159]。

表 29-4　针对孕期心搏骤停潜在病因的具体干预措施

病　因	诊断线索	特殊处理
（A）麻醉并发症		
神经阻滞	脊髓或硬膜外麻醉后的低血压	1. 增加全身血管阻力的血管加压药 2. 液体复苏 3. 子宫外侧移位 4. 针对心动过缓的心率变时性药物
气道阻塞 / 误吸	通气不足、气道阻塞、口咽中存在胃内容物	1. 气管插管 2. 机械通气，采用 100% FiO_2 和 PEEP 3. 支气管扩张药 4. 液体 5. 支气管镜检查
呼吸抑制	近期口服、静脉、硬膜外或鞘内使用阿片类药物	1. 纳洛酮纠正 2. 通过袋罩或插管进行通气
局麻药全身中度（LAST）	硬膜外局麻药"补足"后发生骤停	1. 脂质乳剂疗法 2. 如果失败，考虑体外循环或 ECMO
（A）意外	贯穿伤　伤口严重程度评分高，严重头部外伤	1. 针对伤口机制 2. 对于致命伤害尽早考虑尸体剖宫产
（B）出血	血容量减少	1. 诊断出血来源 2. 使用大出血方案 3. 纠正凝血功能障碍 4. 手术干预
（C）心脑血管疾病		
急性心肌梗死	胸部不适、心电图异常、心肌肌钙蛋白升高、CAD 的危险因素（糖尿病、高血压、吸烟、高脂血症、家族史）和年龄较大	1. 血管造影优于溶栓治疗 2. 谨慎行血管造影，以免出现心脏夹层恶化 3. 急性心肌梗死指南中某些药物可能对胎儿造成的风险
主动脉夹层	MR 结缔组织病史、二叶瓣主动脉瓣膜史、夹层家族史，超声心动图、（经食管）、CT 或 MR 成像提示紧急情况	1. A 型夹层行外科急诊手术 2. 如果孕周 > 30，考虑修复后立即行剖宫产术 3. B 型夹层，如果没有破裂或胎儿灌注不足的情况，使用 β 受体拮抗药
心肌症	呼吸急促、周围水肿、肺充血、BNP 水平升高 经胸超声心动图提示 EF 降低	1. 处理容量超负荷 2. 根据发生时间用药减少后负荷 3. 机体状态稳定时使用 β 受体拮抗药 4. AICD 的二级预防指南 5. 如果 EF ＜ 40%，考虑抗凝
肥厚型心肌病	心电图、回声检查结果显示明显的 LVH、LVOT 梯度、CMR 检查结果包括明显的 LVH 和延迟钆增强显像	1. β 受体拮抗药治疗 2. AICD 的二级预防指南
原发性心律失常（如长 QT、Brugada 综合征、多形性室速、短 QT 等通道病变）、心室预激、Wolf-Parkinson-White 综合征	临床表现、心电图、基因检测	长 QT 基因型的最高风险是 LQT2 基因型 β 受体拮抗药治疗 AICD 的二级预防指南

（续表）

病　　因	诊断线索	特殊处理
(D) 药物		
镁	输注时出现呼吸或心搏骤停	1. 停止输注镁 2. 葡萄糖酸钙或氯化钙即钠盐治疗
缩宫素	输注后低血压、心动过速或局部缺血	1. 心搏骤停后请谨慎使用 2. 不要推注
药物过量	药物滥用史	药物过量或中毒可能对特定的解毒药有反应，透析取决于药物
(E) 血栓（栓塞事件）		
羊水栓塞	分娩或分娩后立即发生精神状态、呼吸困难、低血压、癫痫发作、胎儿心动过缓的变化	1. 治疗相关性凝血病 2. 如果无反应，请考虑进行体外循环，ECMO 或血液滤过 3. 用一氧化氮或前列环素治疗肺动脉高压 4. 体温过低可能会使凝血病恶化
非栓塞	VTE 高危因素 胸部不适 低血压	1. 抗凝 2. 溶栓治疗 3. 栓塞去除术
脑静脉栓塞	头痛、局部神经系统表现、视盘水肿	全剂量抗凝
空气栓塞	低血压、胸部不适、O_2 减少、$PetCO_2$、ET 氮增加、超声心动图记录的空气	1. 水化 2. 防止进一步的气体进入 3. 除气 4. 高压 O_2 疗法
(F) 发热 / 脓毒症	发热、心动过速、呼吸困难（SIRS 标准）	1. 抗生素治疗 2. 液体复苏、缩血管药物的支持治疗
(G) 通常（可逆 Hs 和 Ts）		
低血容量、低氧、氢化（酸中毒）、低钾或高钾血症、体温过低、张力性气胸、填塞物、毒素、血栓形成（肺或冠状动脉）	低血容量可能以 PEA 形式出现，伴有狭窄性复杂性心动过速	1. 考虑出血病因并治疗 2. 扩容 3. 药物过量或中毒可能对特定的解毒药有反应，透析取决于药物
(H) 高血压 （先兆子痫、子痫）	先前血压正常伴有蛋白尿或无蛋白尿，但终末器官功能障碍患者的血压 > 160/110mmHg	1. 目标血压：140～150/90～100 mmHg 2. 硝苯地平、拉贝洛尔或肼屈嗪的治疗 3. 镁预防癫痫发作 4. 分娩 5. 相关凝血病的治疗 6. 神经系统评价

CAD. 冠状动脉疾病；EF. 射血分数；BND. 血浆脑肽；LQT2. 长 QT 综合征 2 型；LVH. 左心室肥厚；PEA. 无脉冲电活动；LVOT. 左心室流出道；VTE. 静脉血栓栓塞症；PEEP. 呼气终末正压；$PetCO_2$. 呼气末二氧化碳分压；ECMO. 体外膜肺氧合；AICD. 埋藏式心脏复律除颤器

（三）出血

出血通常表现为低血容量性心搏骤停。出血导致心搏骤停的原因可能是胎盘早剥、子宫破裂、前置胎盘和异常黏附的胎盘（胎盘增生、胎盘植入或穿透性胎盘），以及子宫收缩乏力或胎盘滞留[160]。出血也可能是凝血缺陷、腹部创伤或血管并发症（如主动脉破裂）的结果。聚焦式腹部超声可用于诊断出血并发症[160]。晶体溶液、胶体溶液和血液制品可用于增加前负荷[160, 161]。宫缩药、子宫排空、子宫填塞和子宫动脉栓塞是早期干预措施[160]。如果这些方法不能控制子宫出血，则可能需要进行探查性剖腹手术，并且可能需要进行子宫切除术[160]。应采用大量输液方案，以促进血液制品的管理[162]。

（四）心血管疾病

具有心血管病因的大多数心搏骤停发生于结构性心脏病如心肌病、心肌梗死或缺血性心脏病、瓣膜性心脏病和主动脉夹层[163, 164]。在没有结构性心脏病，由于原发性心律失常也可能发生心搏骤停，如 Long QT 综合征、Brugada 综合征或 Wolf-Parkinson-White 综合征。如前所述，12 导联心电图、心肌标志物、经胸超声心动图、计算机轴向断层扫描、心脏磁共振成像和冠状动脉造影的表现，可以帮助诊断具体的心血管病因。潜在心脏病的治疗应以本书其他部分讨论的潜在病因为基础。

（五）药物

1. 镁

硫酸镁在怀孕期间用于预防和治疗先兆子痫或子痫的癫痫发作，早产胎儿的胎儿神经保护及早产女性的短期推迟分娩[165]。硫酸镁具有血管舒张作用，抑制平滑肌收缩，且具有

负性肌力作用，并可能导致呼吸抑制或心脏停顿。只要在镁输注过程中发生停搏，就应怀疑由于镁离子毒性，并应根据经验用葡萄糖酸钙或氯化钙治疗，且停止输注[1, 6]。

2. 催产素

催产素通常用于预防子宫收缩乏力和产后出血，但应谨慎使用。催产素可作为具有负性肌力作用的全身性血管扩张药，可导致低血压、心动过速和局部缺血，理论上会增加再次心搏骤停的风险[166]。

3. 药物滥用

根据对全美国 1998—2011 年住院患者样本中的分娩住院情况进行分析，孕期阿片类药物依赖的患病率翻了一番。怀孕期间阿片类药物的依赖或滥用与心搏骤停的多因素比值增加 3.6 倍[167]。使用纳洛酮治疗因阿片类药物引起的心脏呼吸骤停，但不应延迟标准的复苏程序[7, 9]。

可卡因的使用与急性心肌梗死[168]、主动脉夹层[169]、室上性和室性心律失常及心源性猝死有关[170]。不良结局归因于多种机制，包括交感神经张力增强、血栓形成作用、血管痉挛、伴有尖端扭转性心动过速的 QT 延长、钾和 L 型钙通道受抑制、高热诱导的长 QT、1C 类抗心律失常作用和 Brugada 型抑制 SCN5A 钠通道[170]。在有药物滥用史的情况下，应怀疑药物滥用。可卡因过量的具体诊断可通过尿液或血液检查[171, 172]。2015 年基于 Web 的 AHA 指南建议考虑使用已用于逆转冠状动脉收缩的药物，如吗啡、硝酸甘油、酚妥拉明和维拉帕米。苯二氮䓬类也可用于治疗胸部不适和高血压。不建议使用纯 β 受体拮抗药，因为担心会加剧冠状动脉狭窄和全身性高血压。但高碳酸氢盐可用于 I c 类心律失常药物作用引起的广泛的复杂性心动过速[9]。

十、栓塞

（一）羊水栓塞

羊水栓塞（AFE）是一种罕见事件，但是导致孕妇心搏骤停的常见原因[12, 173]。危险因素包括剖宫产、引产或人工分娩、产妇年龄较大、巨大的多胎性（多于五胎）、宫颈裂伤和子痫[173, 174]。羊水进入母体循环，由于炎性和过敏反应触发呼吸和心力衰竭[175]。患者出现低血压、低氧血症、弥散性血管内凝血(DIC)、昏迷或癫痫发作。心搏骤停可表现为 PEA、心动过缓、心脏停搏或心室颤动[176]。目前，尚无针对羊水栓塞的特定诊断测试。诊断基于临床发现。治疗建议包括基于氧合和通气的支持疗法，升压药或正性肌力疗法及根据临床发现相应的凝血治疗。如果胎龄达到 23 周，建议立即分娩[177]。其他干预措施包括吸入一氧化氮、右心室辅助设备、体外循环和 ECMO[178–181]。

（二）肺栓塞

肺栓塞仍然是妊娠和产后死亡的主要原因，在发生急性发作的呼吸困难、胸痛和咯血时，应怀疑是肺栓塞。肺动脉阻塞和血管活性物质释放导致右心室压力急剧增加和心血管萎陷。大部分 PEA 表现为心律失常，而可电击复律的心律失常则较少见[182–184]。妊娠肺栓塞的危险因素，包括年龄较大（＞ 35 岁）、肥胖、多胎、先前的血栓栓塞、相关的血栓形成性疾病、静脉曲张疾病、截瘫、镰状细胞病、慢性病状态、呕吐、脱水、长时间旅行、剖宫产和久坐不动[185]。

确证性测试将根据医生的喜好、并发症和诊断方式的可用性不同而有所不同，但选项包括计算机断层扫描肺血管造影、通气灌注（V/Q 扫描）或可能并存的深静脉血栓形成和近端静脉加压超声检查。12 导联心电图可能显示右心室功能不全[186]。D－二聚体水平在怀孕期间会增加，因此在这种情况下用于诊断的价值有限[187, 188]。当高度怀疑肺栓塞时，即使患者情况不稳定以行进一步评估，也应凭经验开始抗凝治疗。对于在心肺骤停的情况下发生大量或亚大规模肺栓塞的患者，仅抗凝治疗可能不足[7, 189]。先进的干预措施包括基于全身和定向导管的溶栓，经皮或手术栓塞去除术以及 ECMO[189]。妊娠是溶栓试验入选的禁忌证，但是对用于各种适应证的溶栓治疗的回顾显示，孕产妇死亡率低且出血率在可接受的范围内[190]。在心搏骤停时，介入治疗已成为确诊的肺栓塞的主要治疗方法，但是当怀疑但未证实有肺栓塞时，尚无关于治疗方法的共识[7, 9]。

（三）脑静脉血栓形成

脑静脉血栓形成是中风的一种罕见形式，但在妊娠期出现频率较高。危险因素包括产妇年龄较大、高血压、高同型半胱氨酸血症和剖宫产[191]。建议使用磁共振成像或 CT 血管造影来确诊[192, 193]。治疗方法是在整个妊娠期间使用静脉肝素或低分子量肝素进行抗凝治疗，并在产后至少 6 周内进行至少 6 个月的治疗[192]。在颅内压增高或进行性神经功能缺损的情况下，可能需要减压颅骨切除术或手术血肿清除术[192, 193]。

（四）发热 / 败血症

合并严重脓毒症或休克的产科感染与产妇高死亡率和发病率相关[194]。年龄较大、吸烟或具有非裔美国血统的女性的风险可能会增加[195]。最常见的严重产前感染是由败血性流产、绒毛膜羊膜炎、肾盂肾炎和链球菌或流感相关的肺炎引起的[196]。子宫内膜炎是最常见的产后感染，但其他病因包括伤口感染、坏死性筋膜炎、中毒性休克综合征和盆腔脓肿[197]。严重的败血症可导致心脏功能障碍和多器官功能衰竭，导致心搏骤停[198]。早期抗生素治疗，最好是在识别的 1h 内，针对可能的感染原因进行治疗[196, 199]。支持性干预与非妊娠患者相似，其目标是通过维持中心静脉压、平均动脉压、心排血量和尿量来维持足够的组织灌注。积极的液体复苏和预防主动脉腔狭窄是败血症相关性低血压的一线干预[199]。如果液体复苏失败，建议将去甲肾上腺素作为一线血管加压药。如果需要，推荐使用加压素和肾上腺素作为二线药物，以提高平均动脉压[199]。血管加压疗法有可能限制子宫血流，但这种风险必须与孕妇低血压引起的子宫血流减少的风险相权衡。

（五）一般（Hs 和 Ts）

"Hs 和 Ts"是一种记忆符号，用于记住潜在可逆的心搏骤停的一般原因的集合，在其他情况下，与妊娠相关的心搏骤停应考虑这些因素[1, 6, 77]。这些包括"低氧、血容量不足、氢离子（酸中毒）、低钾或高钾血症、体温过低、毒素、心脏压塞、张力性气胸、血栓形成（肺）和血栓形成（冠状动脉）"。低血容量是 PEA 的常见原因，通常最初表现为狭窄性复杂性心动过速并伴有低血压，但随着血容量的持续下降，进展为 PEA，也应考虑到出血、脓毒症和严重脱水的情况。心脏压塞、张力性气胸和肺栓塞只有在得到确诊的情况下才能治疗。在这些情况下，聚焦床旁超声检查已成功用于诊断[200]。

（六）高血压 / 先兆子痫 / 子痫

先兆子痫和子痫的几种并发症可导致妊娠期心肺骤停。癫痫 / 先兆子痫发作、癫痫发作、颅内出血、颅内压升高、肝功能不全或肝破裂、肺水肿、HELLP 综合征和 DIC 可能导致心搏骤停的发生[201]。癫痫发作需要用硫酸镁和支持治疗以防止复发[202]。脑出血需要逆转相关的凝血病。颅内高压可能继发于颅内出血，可能需要进行颅内压监测和渗透性利尿。如果存在容量超负荷，则肺水肿的治疗包括限制体液和利尿药。DIC 的管理通常需要治疗与孕妇胎盘早剥相关的潜在原因。及时分娩仍然是先兆子痫和子痫合并心搏骤停的最终治疗方法[203]。

十一、产妇心搏骤停结果是否可以改善

研究表明，大部分孕妇死亡是可以预防的[24, 164, 204]。已经提出了孕产妇早期预警系统，以帮助诊断脓毒症和出血等严重疾病，否则这些疾病可能无法被认识[24, 205]。针对围产期心肌病女性的调查问卷有助于识别心力衰竭的复发[206]。在荷兰，尽管孕产妇和新生儿的结局仍然很差，但引入了旨在改善产科急诊治疗的课程导致了尸体剖宫产的应用得到了提升[35]。已显示出针对妊娠高血压疾病的标准化管理指南可改善孕产妇不良预后[24, 207- 209]。强制性的产科出血培训计划显著提高了了医务人员的评估、出血的治疗及系统政策的实施[210]。基于模拟的培训可以为安全地练习提供环境，而不会产生不利的结果[211-214]。在孕产妇复苏中使用标准化培训课程也应有所帮助[6]。已提议建立孕产妇濒死和心搏骤停的中心登记处以协助制定未来建议，预防和治疗产妇心搏骤停[6]。

十二、总结和重点

孕产妇心搏骤停及随后母亲或胎儿死亡是罕见的，但却是悲剧性事件。很少有基于证据

的建议可用于妊娠期心搏骤停的治疗。绝大多数建议（包括以上列出的建议）均基于专家的共识意见、病例研究和非孕期的管理标准。孕产妇心搏骤停的主要原因，包括心血管疾病、出血、脓毒症和血栓栓塞性疾病。心搏骤停后的存活率可能高于大多数人群，但许多是可以预防的。知识不足和复苏技能差会导致不良后果。孕期的生理学影响心肺骤停的发展并影响复苏措施的执行，但 BLS 和 ACLS 的许多方面相似。低氧血症的发展更加迅速，肺水肿的风险更高，而吸入的风险也更高。约 16～20 周的妊娠后会发生主动脉压迫，当宫底高度大约在脐部以下一个手掌时要求使用人工 LUD。用于 CPR 的手放置、按压频率、压缩深度与患有心搏骤停的未孕患者相同。对 CPR 的干扰应最小化。心室颤动应采用快速除颤治疗。除颤策略不应因为怀孕而调整。胎儿评估不应延迟 ACLS 干预。不应因为胎儿毒性而停药，

并且在复苏过程中不得更改药物剂量。由于存在主动脉腔压迫的可能性，应在横膈膜上方使用静脉注射药物。胺碘酮仍然是难治性心室颤动的首选药物。在心搏骤停和 PEA 中推荐使用肾上腺素。及时考虑剖宫产术可以挽救母亲和胎儿的生命。理想情况下，应在骤停之后 4min 内做出进行剖宫产的决定，但以后分娩仍可能是有益的。不应因为 PMCD 的执行而将患者从骤停发生地点转移。应配备专用设备（手术刀 / 新生儿复苏设备）以实现 PMCD。明确复苏过程中可能涉及的多方角色（成人复苏小组、产科、产科麻醉和新生儿麻醉）的协议可以帮助定义领导职责并促进协作过程。成功进行复苏后，应努力确定病因并治疗可能致随后的临床恶化的可逆原因。应建立孕产妇濒死事件、心搏骤停病例的中心登记处，并记录结果和治疗方法，以识别趋势并指导未来的复苏建议。

第 30 章
心脏移植后妊娠
Pregnancy After Cardiac Transplantation

Serban Constantinescu　Dawn P. Armenti　Lisa A. Coscia　Lynn R. Punnoose

John M. Davison　Michael J. Moritz　著

梁　琳　译　　刘斐然　校

一、概述

第 1 例心脏移植后成功妊娠的病例报道于 1988 年，该名年轻女性因扩张型心肌病接受了心脏移植手术。她于移植后两年内成功怀孕，在妊娠期间持续接受环孢素和泼尼松治疗。婴儿于妊娠 31 周分娩、体重 1450g、身体健康，没有发现畸形。该病例随访至分娩后 7 个月，产妇和婴儿健康状况良好[1]。

迄今为止（1988 年至 2017 年 8 月），共有 17 725 名美国女性接受了心脏移植手术[2]。移植物和患者的存活率均逐年增高。2008—2015 年间，根据器官获取和移植网络的数据显示，在女性移植者中，移植物的 5 年存活率为 75.9%，接受者的 5 年存活率为 77.7%[2]。随着心脏移植存活率的提高，生育子女（having a family）现在已成为年轻女性接受者长期计划的一部分。该人群的生育能力、妊娠及照顾孩子的能力均涉及复杂的问题，需要仔细制定个体化方案。虽然已经有成功的先例，心脏移植后妊娠仍然属于高危妊娠，孕妇及胎儿发生并发症的风险增高。表 30-1 列出了妊娠有关母体健康、移植物功能、药物对正在发育中胎儿的影响，以及心脏移植接受者社会问题的注意事项[3]。

二、信息登记／来源

有关心脏移植后妊娠的数据主要来自文献中的病例报道[1, 4-22]，病例系列[23-34] 及由国际移植妊娠登记处（TPR）等提供的登记信息[35]。25 年来，TPR 一直在收集有关移植受者妊娠的数据，并对受者及其子女进行了长期随访。表 30-2 列出了向 TPR 报告的所有实体器官移植受者及妊娠的信息，表 30-3 显示了接受心脏移植者的妊娠结局[35]。TPR 的信息登记是

表 30-1　心脏移植后妊娠的重要注意事项

- 母体：长期健康风险、育儿能力和生存率

- 同种异体移植物：妊娠期间药物代谢可能发生变化，可能会增加排斥的风险。与妊娠本身相关的移植功能障碍和（或）丧失的潜在风险

- 胎儿／新生儿：与药物有关的潜在致畸风险。早产和低出生体重的可能性

- 家庭和社会问题：在抚养孩子时，家庭应对母亲将来的意外疾病和（或）移植物功能障碍的能力。母亲生病或死亡对孩子的影响

改编自 Rao et al. 2016[3]，Medical Clinics of North America

表 30–2　截至 2016 年 12 月 31 日为止 TPR 参与者　　　　　　（续表）

实体器官移植	在女性移植物受者中的妊娠		
	受者例数	妊娠次数	妊娠结局 [a]
肾脏	1045	1892	1958
肝脏	266	502	517
肝 - 肾	10	15	16
肠道	2	3	3
肾 - 胰腺	62	109	116
单纯胰腺	6	13	14
心脏	86	147	152
心脏 - 肺	5	5	5
心脏 - 肺 - 肾脏	–	–	–
心脏 - 肾脏	2	2	2
肺	31	41	43
合计	1515	2729	2826

a. 包括多胎

引自参考文献 [35]

表 30–3　TPR：心脏移植后的妊娠

受者	86
首次移植平均年龄（岁）	20 ± 8
移植前妊娠	29%
妊娠次数	147
计划外妊娠	45%
平均移植 - 受孕间隔（年）	6.9 ± 5.4
受孕评估时限	1987 年 6 月—2015 年 7 月
妊娠过程中	
初始免疫 [a]	CsA 50% Tac 50%
MPA 暴露	33%
西罗莫斯 暴露	8.8%
硫唑嘌呤 暴露	51%
高血压治疗	45%
糖尿病治疗	7.6%
先兆子痫	24%
排异反应 [b]	10%
妊娠后	
产后排异反应 [b]	7%
分娩后 2 年内移植物功能丧失	2%
妊娠结局 [c]	152
活产	66%
新生儿死亡	0
流产	27%
MPA 暴露相关流产	49%
死产	1%
异位妊娠	1%
终止妊娠	5%
活产	101
平均孕龄（周）	36.2 ± 3.5
早产（< 37 周）	43%
早期早产（< 34 周）	19%
平均出生体重（g）	2561 ± 697
低出生体重（< 2500g）	39.6%
极低出生体重（< 1500g）	8.9%
剖宫产术	45%
出生缺陷	7.9%
儿童随访（年）	7.8 ± 6.2
成人随访（年）	8.2 ± 6.3
母体死亡	31%
母体死亡时儿童平均年龄（年）	9.6 ± 5.4 30 名儿童
在最后的随访中移植物有足够功能	63%

a. CsA. 环孢素；Tac. 他克莫司；b. 任何经活检证实的排异反应；c. 包括多胎

引自参考文献 [35]

自愿的，依赖于移植受者的自我报告或医疗保健人员向登记处推荐参与者。在器官移植的发展进程中，持续的患者获益对于判定及定义母体、移植物和胎儿的潜在风险至关重要。

三、生育能力和避孕

（一）避孕

接受移植者必需意识到移植后的生育能力通常会很快恢复，因此有关避孕的咨询必不可少。在 French 等对 309 位器官移植接受者的调查结果中显示，44% 的人并未意识到移植后妊娠的可能性[36]。这就凸显了从移植前评估时起进行持续妊娠可能性相关咨询的必要性。在心脏移植接受者中，至少有 50% 的妊娠是计划外的，因此患者及医疗保健人员需要尽早就避孕和计划生育问题进行讨论[35]。除了心脏移植后妊娠固有的风险，还要考虑到移植后过早受孕的风险及妊娠期间暴露于霉酚酸（MPA）制剂的风险，因此移植后必须采取有效的避孕方式。虽然已经有关于实体器官移植后避孕选择的数据，但多数经验来自于腹部器官的移植受者。

根据世界卫生组织最初制定的标准，疾病控制中心对美国的避孕药使用资格标准进行了修改[37]。针对实体器官移植受者，根据在一般人群中的使用情况和移植人群中已发表的报道得出的推论，对不同避孕方法的安全性和有效性进行了分类（表 30-4）[38]。对于所有没有并发症的实体器官受者，所有避孕药具均视为第 2 类，即使用避孕药具的获益超过了其使用风险或计划外妊娠的风险[39]。对于那些病程较复杂的患者［如合并急性或慢性排斥反应、心脏同种异体移植物血管病变（CAV）］，包含雌激素的方案属于第 4 类，初次使用宫内节育器

表 30-4　激素类避孕药和宫内节育器分类列表

1. 没有限制使用避孕方法的情况
2. 使用该方法的益处通常超过理论或已证明的风险的情况
3. 理论上或经证明的风险通常超过使用该方法的益处的情况
4. 使用避孕方法健康风险不可接受的情况

引自参考文献 [38]

（IUD）属于第 3 类，但已稳定使用一段时间的 IUD 仍属于第 2 类。移植受体中常出现的并发症（如高血压、高凝状态）应避免采用含雌激素的方案，但仅含有孕激素的避孕药在这些情况下是可以接受的。由美国移植学会（AST）女性健康委员会在 2003 年组织的会议共识中，没有报道高血压已得到良好控制的移植患者使用联合口服避孕药与不良后果相关[40]。理论上，含有雌激素的避孕药可以影响免疫抑制药物的血药浓度，但在临床中这种影响并不明显，因此，在适当监测下，联合口服避孕药可以用于实体器官移植受者[41]。在实体器官移植接受者中，紧急避孕药物的使用也并非禁忌[38]。

长效、可逆的避孕药具，如宫内节育器和孕激素埋植剂，可能是女性移植受者的最佳选择[39]。理论上，因免疫抑制的原因，移植受者使用宫内节育器可能会降低避孕效果及增加感染的可能性[41, 42]。但有两项研究表明，IUD 并没有因为免疫抑制而的降低有效性[43, 44]。在一项对艾滋病病毒呈阳性女性的更大规模研究中显示，宫内节育器的能够有效避孕，并且没有增加感染相关并发症[45]。

（二）辅助生殖技术

据报道，在接受 TPR 生育力调查的心脏移植受者中，有 19% 有生育力问题。有 7 位心脏移植受者借助辅助生殖技术妊娠（包括多

胎共有 8 例妊娠），药物治疗（*n*=3）、体外受精（*n*=2）和宫腔内人工授精（*n*=2）。其中有 6 例活产和 2 例流产。另外，还有 1 位受者使用了代孕。这些移植受者在分娩后 2 年内未发现移植物功能丧失。

四、移植到受孕间隔

应当告知接受移植者，受孕能够并且经常在移植后不久发生。如果心脏移植接受者希望怀孕，则应谨慎地推迟至移植后 1 年，直到证实移植物功能稳定为止。AST 和国际心脏和肺移植协会指南均推荐 1 年的等待期[40, 46]。移植后的第 1 年排斥和感染的风险最大。在咨询移植接受者妊娠时机时应考虑的因素，包括孕妇总体健康状况、移植物功能的稳定性、急性或慢性排斥反应的风险、感染的风险及药物对于妊娠和胎儿发育的安全性[40]。在 TPR 中，平均移植至受孕间隔（TCI）为（6.9±5.4）年，范围为 0.1～23.6 年。考虑到向 TPR 报告的妊娠范围广泛，以及心脏移植接受者的多种健康问题，很难根据 TPR 中的临床数据向心脏移植接受者推荐确定的 TCI。

五、免疫抑制药及对胎儿影响

心脏移植需要持续服用免疫抑制药物。大多数受者服用钙调神经磷酸酶抑制药（CNI，环孢素或他克莫司）、辅助药物、部分联合泼尼松治疗。心脏移植接受者必须在妊娠期间继续服用免疫抑制药。权衡这些药物（特别是霉酚酸制药，见下文）对发育中的胎儿的潜在不良影响与排斥反应之间的利弊，接受移植者应该于妊娠期间选择更为安全的非霉酚酸药物。

以下各节介绍了最常用于维持心脏移植功能的免疫抑制药，包括动物研究和临床观察

结果。

（一）他克莫司

钙调神经磷酸酶抑制药他克莫司是目前最普遍用于移植接受者的免疫抑制药，通常认为能够安全的应用于妊娠期。在动物研究中，他克莫司使用的剂量高于人类临床使用剂量，能够被胎儿吸收。但在临床中常规使用的剂量下，存活的胎儿与对照组相比没有显著差异[47]。TPR 和其他大型报道的数据显示，子宫内暴露于他克莫司的后代中畸形或某种特定畸形的发生率并没有增加[35, 48, 49]。

（二）环孢素

环孢素是第一个 CNI，通常认为在妊娠期间可以安全使用[35, 50]。尽管理论上有胎儿生长受限的风险，但环孢素对人类致畸的风险可以忽略不计[50]。在动物研究中当应用的剂量远高于人类临床使用剂量时，可以观察到胎儿毒性及发育异常[51]。

（三）霉酚酸制药

目前有两种霉酚酸制药，即吗替麦考酚酯（MMF）和肠溶麦考酚酸（EC-MPA）。自 20 世纪 90 年代以来，大多数免疫抑制方案包括这些药物中的一种，但霉酚酸制药（MPA）在怀孕期间使用并不安全。动物实验显示，根据体表面积，MPA 在推荐的临床应用剂量范围内，有发育毒性、致畸作用，并可导致宫内死亡及宫内生长受限[52, 53]。TPR 数据显示，怀孕期间 MPA 暴露与流产发生率和特定类型畸形发生率增加相关[54]。在对表 30-3 中列出的妊娠情况进行进一步分析后，受孕者在妊娠前 3 个月有 MPA 暴露的流产率为 61%，而无 MPA 暴露的流产率为 15%。同一组人群，有 MPA 暴露的先天性缺陷发生率为 23%，而无 MPA 暴露

的发生率为 4%。在 2015 年的一篇综述中，描述了 MPA 相关表型，包括小耳畸形（一种耳部畸形）伴或不伴有内耳受累、唇裂和（或）腭裂，以及其他面部畸形和心脏畸形[55]。在其他并非因为移植而使用 MPA 的患者的后代中也观察到了这些畸形[56, 57]。

基于这些发现，建议育龄女性在接受 MPA 治疗时使用两种有效的避孕方法。如果可能，应在受孕前停用 MPA，并改用硫唑嘌呤或其他辅助药物以平衡排斥的风险[55]。在一项针对肾移植受者的 TPR 研究中，中断和（或）更换 MPA 制剂的受者，在怀孕期间或产后 3 个月内急性排斥反应并没有增加[58]。由于排斥反应能给心脏移植接受者带来灾难性后果，因此更换或终止 MPA 的决定需要慎重考虑。

（四）硫唑嘌呤

硫唑嘌呤是最早应用于临床的免疫抑制药物之一。现在，应用维持剂量作为辅助免疫抑制药［约 1mg/（kg·d）］，被认为在孕期相对安全。对硫唑嘌呤进行的动物研究中所应用的剂量与人类相似或更高，胎儿的吸收和（或）异常现象增加[59, 60]。人类妊娠结局数据未发现暴露于硫唑嘌呤的患者流产、胎儿出生缺陷或特定类型的畸形的发生率增加[61-63]。

（五）西罗莫司和依维莫司

这些药物主要作为辅助用药与 CNI 联合应用。但在某些情况下，它们被用作主要的免疫抑制药以避免 CNI 毒性。由于暴露于这些制剂下的妊娠相关报道有限，因此不推荐在妊娠期间使用。在动物研究中，宫内暴露于西罗莫司可导致胎儿体重减少和骨骼结构骨化延迟，但未发现致畸性[64]。与环孢素联合应用于怀孕的动物时，胎儿死亡率增加、吸收率增加、活胎数减少，这表明与 CNI 联合使用会增加毒性[64]。

关于人类妊娠期暴露于西罗莫司的数据有限[35, 65-68]。TPR 一项包含 19 例移植受者（13 例肾脏、3 例肝脏、2 例心脏和 1 例胰腺 - 肾脏），其中 24 个妊娠结局（18 例活产、5 例流产和 1 例终止）的研究发现，子宫内暴露于西罗莫司的活产中有 2 例出生缺陷[35]。1 名婴儿患有法洛四联症，另 1 名患有小脑蚓部发育不全（诊断为轻度的 Dandy-Walker 变异）。该组人群的流产率与总体 TPR 心脏移植受者队列中的流产率相当（表 30-3）。在其他有妊娠期西罗莫司暴露的病例报道中，未发现新生儿畸形[65-68]。

同样，依维莫司的动物妊娠研究显示，植入前丢失及胎儿早期和晚期吸收增加。TPR 已收到了 2 名肾脏接受者和 2 名心脏接受者在妊娠早期应用依维莫司维持治疗的相关报道。共有 5 例活产，其中有 1 例出生缺陷、囊性水囊瘤[35]。妊娠暴露于依维莫司的病例报道中未发现其他畸形[20, 69-71]。

（六）泼尼松

泼尼松被认为是早期移植药物治疗方案的基石和常用的辅助药物，在怀孕期间可以安全地给移植接受者应用维持剂量。早期研究中描述的唇腭裂增加了 3.4 倍，但并未在后来的研究中证实。对在妊娠早期服用皮质类固醇的非移植女性的 Meta 分析也未显示出生缺陷的发生率增加[72, 73]。

（七）贝拉西普

贝拉西普是维持免疫抑制药，通常每 4 周静脉注射 1 次，通常与 MPA 和泼尼松联合使用。它已获得美国 FDA 批准，同泼尼松和 MPA 联合应用于肾脏接受者。尚不知道贝拉西普在人类怀孕期间的安全性。在动物研究中，以 4 倍于人类的剂量向怀孕期间（和整个哺乳期）雌性大鼠给药时，一小部分大鼠中，贝拉西普与母体毒性（感染）有关，从而导致幼仔死亡率增加[74]。当剂量是人类剂量的 20 倍以上，存活的幼仔没有表现出异常或畸形。

TPR 收到了 2 个肾脏接受者的报告，他们在 3 次妊娠期间服用了贝拉西普[35]。第 1 位受者有 2 次计划外妊娠，持续使用贝拉西普维持治疗，1 次妊娠于孕 11 周流产（同时于孕早期暴露于 MPA），另 1 次于 38 周分娩 1 个健康婴儿，没有出生缺陷（在妊娠中期发现妊娠时停止使用 MPA）。第 2 位接受者计划性妊娠，在怀孕前约 1 个月将 MPA 换成硫唑嘌呤，并于孕 37 周分娩了一个健康婴儿，没有出生缺陷。没有其他关于妊娠期暴露于贝拉西普的报道。

六、心脏移植接受者的妊娠管理

心脏移植接受者对母亲和胎儿均应视为高风险。表 30-5 依据 AST 指南，TPR 研究结果和最新文献[3, 40, 75-77]，概述了针对希望妊娠的心脏移植接受者的治疗建议。下面列举的是这些建议的关键要素。

如果接受者决定继续妊娠，则医疗团队应包括遗传咨询、移植心脏病学、母胎医学、心理学/精神病学、麻醉、新生儿医学、社会工作和社区服务[46]，并且医疗照护最好能在心脏移植中心协调合作完成[78-80]。咨询应基于接受移植者的个体风险因素和女性心脏移植接受者妊娠的相关研究。母体的远期生存问题应纳入讨论，因为这涉及儿童的抚养。对于同种异体移植物功能障碍或 CAV 的心脏移植接受者，建议避免妊娠。一般建议避免在移植后 1 年内妊娠。

移植功能的基线评估应包括心电图（ECG）、超声心动图和选择性的冠状动脉造影，如果有临床适应证，可以选择右心导管检查和心内膜活检（EMB）[76]。在妊娠期间，建议经常监测血压和钙调神经磷酸酶水平、尿液

表 30-5 心脏移植后的妊娠：管理建议

孕前
有关计划生育和孕产妇生存的避孕咨询和讨论
建议接受者推迟受孕到至少移植后 1 年
评估基线移植功能，考虑进行活检
讨论避免使用 MPA 的维持性免疫抑制方案
强调整个妊娠期间药物使用依从性的重要性
考虑合并症（如糖尿病、高血压）并优化治疗，评估肾脏功能和蛋白尿
评估疫苗接种状况
评估病毒状况（即乙型/丙型肝炎、CMV、HIV、水痘和单纯疱疹）和弓形虫病
探究原始疾病的病因，适时进行遗传咨询
讨论这些怀孕的高风险性质，以及密切监测移植物功能的必要性，整体健康状况及胎儿生长发育
讨论宫内生长受限、早产、低出生体重的潜在风险
考虑进行父亲 HLA 检测

产前
准确的早期妊娠诊断和预产期
至少每 4 周监测 1 次移植功能和免疫抑制药物水平，直到 32 周；然后每 2 周监测 1 次，直到 36 周；然后每周监测 1 次，直到分娩为止
每月进行尿液培养
监测移植物功能，活检并根据需要治疗排斥反应
监测感染
监测高血压、蛋白尿和先兆子痫
筛查妊娠糖尿病
进行胎儿监护

产程和分娩
首选阴道分娩，根据产科适应证选择剖宫产
推荐硬膜外麻醉
分娩时的心电图监测
分娩过程中谨慎地使用静脉输液并注意监测对血管活性药物不可预测的反应

产后
密切监测移植物功能，任何移植物功能异常都可能需要活检
非常密切地监测产后至少 3 个月的免疫抑制药物水平，尤其是在怀孕期间调整剂量的情况下
讨论母乳喂养的选择
避孕咨询
监测产后抑郁，药物治疗的不依从性

CMV. 巨细胞病毒；HIV. 艾滋病病毒；HIA. 人类白细胞抗原
引自参考文献 [3、40、75-77]

培养，并注意检测先兆子痫和妊娠期糖尿病的发生。由于妊娠期血浆容量的变化，胃肠道运动和吸收的变化及胎儿对药物的代谢，可能需要调整钙调磷酸酶抑制药的剂量。只要有可能，就应停止 MPA 类药物的使用，最常见的替代药物是硫唑嘌呤。监测排斥反应的临床征象的最为重要。如有必要，可在超声心动图或透视监测下进行 EMB[6, 23]。如果在妊娠期间发生排斥反应，则应进行适当的抗排斥治疗。

（一）妊娠前肾功能评估

建议在受孕之前进行基线肾脏功能的评估和尿液分析（蛋白尿），因为这些患者在移植前后均存在相当高的严重肾脏损伤风险，其中部分相当于中重度慢性肾脏疾病[81]。

国际肾脏病基金会指南建议，不应单独使用血清肌酐来评估肾功能水平[82]，肾小球滤过率的估算值（eGFR）是最佳的综合指标，该指标是根据许多预测方程 / 公式计算[83]，其中纳入了年龄、性别、种族和身材因素。eGFR 现在已经应用于临床，但必须强调的是，在妊娠期间对肾功能的连续监测不应该仅使用 eGFR，因为它可能低估了真正的 GFR[84]。eGFR 可能会错误地告知粗心的产科医生肾脏功能过度恶化，从而导致不必要的分娩。因此，应当同时进行血清肌酐和（或）定期肌酐清除率及蛋白尿如尿蛋白 / 肌酐比值的评估。

（二）高血压

高血压应该在妊娠前就得到良好的控制。高血压可以导致早产发生的概率增加。在 TPR 中，有 45% 的心脏接受者在怀孕期间服用了降压药。常规的妊娠期高血压病的治疗原则也适用于心脏移植接受者[76]。妊娠期间应避免使用血管紧张素转化酶抑制药和血管紧张素受体拮抗药[80]。

（三）先兆子痫

在 TPR 中，心脏移植接受者先兆子痫的发生率为 24%，低于肾脏移植接受者中的 30%，但高于健康初产女性中的 2%～7%[29, 33, 35, 85]。评估先兆子痫风险时要考虑的因素包括高血压、肾脏疾病、高龄产妇、肥胖及其相关的胰岛素抵抗和妊娠糖尿病。在受孕之前，最好有一个基线血清肌酐、尿液分析和蛋白尿（如尿蛋白 / 肌酐比值）的评估[75]。原有的蛋白尿和高血压使先兆子痫更难以诊断[86]。由于钙调神经磷酸酶抑制药可能会增加尿酸水平，因此该测试不适用于先兆子痫的诊断[87]。先兆子痫的分娩应基于产科适应证[85]。在 TPR 中，先兆子痫是心脏移植接受者引产的主要适应证（图30-1），并且在这些接受引产的患者中，有50% 以上因为引产失败进行了剖宫产。

在孕早期应考虑进行多项标志物筛查，以评估潜在的胎盘和内皮病理生理改变，以更好地识别先兆子痫合并早产的高危女性。低剂量（150mg/d）预防性阿司匹林可显著降低其发生率[88]。阿司匹林（有或没有其他抗血小板治疗）经常被经验性的应用于心脏移植接受者，以降低患 CAV 风险[89]。有许多关于这种方法应用时机及维持时间的讨论，但是会有一些女性无论孕前咨询建议如何（推荐或不推荐），都已经在怀孕初期开始服用了阿司匹林。但不必过

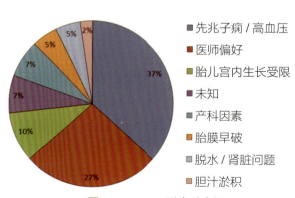

▲ 图 30-1　TPR 引产适应证

图例：
- 先兆子痫 / 高血压　37%
- 医师偏好　27%
- 胎儿宫内生长受限　10%
- 未知　7%
- 产科因素　7%
- 胎膜早破　5%
- 脱水 / 肾脏问题　5%
- 胆汁淤积　2%

度担心的是，出血和（或）胎盘早剥的风险并没有因此而增加。

关于先兆子痫的预后，不再认定其为"分娩后可以痊愈的疾病"，高血压和（或）广泛的内皮功能障碍可以直接或间接导致永久性的损伤[90-92]。发生先兆子痫后、心血管疾病（包括缺血性心脏病、高血压和中风）及肥胖、血脂异常、眼科疾病和终末期肾脏疾病的风险增加 3～8 倍[93-95]。但尚不确定是否是先兆子痫本身增加了患病风险，如果是这样，那么先兆子痫将是一个独立的危险因素，而不仅仅是一个标志物[96]。因此，为了避免加剧这些风险，要在该人群中严密监测并早期治疗先兆子痫。

（四）感染

心脏移植接受者的产妇因免疫抑制导致泌尿和机会感染的风险增加，因此要注意怀孕期间母亲和胎儿的感染问题。向 TPR 报告的怀孕期间的感染并没有危及生命。TPR 报道的怀孕期间心脏移植受者的感染，包括呼吸道、泌尿系统/肾盂肾炎、阴道酵母菌和疱疹及腹股沟脓肿。

应当检测风疹、水痘、单纯疱疹、巨细胞病毒（CMV）、弓形体病、HIV 及乙型和丙型肝炎的孕前效价[79]。如同所有产科患者一样，应向 CMV 血清学阴性的女性接受移植者提供预防措施的咨询，而那些对水痘带状疱疹病毒血清学阴性的女性必须避免接触水痘。如果已经发生了暴露，则应给予水痘带状疱疹免疫球蛋白治疗。对于有复发性单纯疱疹风险的患者，可在妊娠晚期考虑给予抗病毒治疗。剖宫产需要预防性使用抗生素，许多人主张阴道分娩也给予预防性抗生素治疗。但是，并不常规推荐在没有明确适应证的情况下，在阴道分娩中使用抗生素预防亚急性细菌性心内膜炎。

（五）排斥

在心脏移植患者中，在怀孕期间监测排斥反应可能需要进行活检。据 TPR 报道，在 86 位心脏移植接受者的 147 次怀孕中，有 10% 发生了妊娠期间的移植物排斥反应[35]。表 30-6 列出了心脏接受移植者向 TPR 报告怀孕期间的 14 次排斥反应，相关治疗、妊娠结局及移植物和受体存活的信息。11 次排斥反应发生在以环孢素为基础的治疗方案中，3 次发生在以他克莫司为基础的治疗方案中。大多数这些产时排斥反应的治疗，包括增加维持用药剂量或服用大剂量类固醇。有 2 例抗体介导的妊娠期间的排斥反应。1 例给予类固醇，静脉输注免疫球蛋白（IVIg），血浆置换和抗胸腺细胞球蛋白（ATG）治疗，另 1 例在产后给予类固醇、IVIg、血浆置换和利妥昔单抗治疗。一些轻度排斥反应的病例不需要治疗。有 10 例产后发生的排斥反应（产后 3 个月内），其中 7 例在怀孕期间也有排斥反应。其中 1 例产后发生的排斥反应由抗体介导。经过治疗后，该接受者的移植物在 6 年后仍然维持功能。1 位在怀孕期间发生排斥反应的接受移植者死于产科并发症。其余在妊娠期间或产后发生排斥反应的接受移植者中，没有人在产后 2 年内丧失了移植物功能。TPR 认为，在分娩后 2 年内，并发症与妊娠有关。

有几例关于人类白细胞抗原（HLA）致敏后产后排斥反应的报道，提出了怀孕和分娩是致敏事件的问题[14, 16, 18]。在怀孕期间或之后出现排斥反应的接受移植者，应评估其供体特异性抗体（DSA）[14, 16, 18, 31]。Abdalla 和 Mancini 提倡受孕前父亲进行 HLA 检测，因为移植供体和父亲可能共享抗原[31]。建议怀孕后均进行 DSA 测试[16]。

表 30-6　TPR：女性心脏移植受者在怀孕期间的排斥反应

病　例	排斥反应分级	治　疗	当前移植物状况	结　局
1（2次活检）	1，3	无，泼尼松加量	产后 5.6 年死亡	34 周，1814g
2（妊娠 #1）	2	泼尼松	产后 5.5 年死亡	8 周终止
2（妊娠 #2）	2，2	无		40 周，3813g
3（2次活检）	2，1A	无	足够	30 周，1191g
4	中度	甲泼尼龙	足够	33 周，2240g
5（妊娠 #1）	1A	无	产后 12.2 年死亡	12 周流产
5（妊娠 #2）	2	无		30 周，1673g
6	2	甲泼尼龙	产后 10.8 年死亡	34 周，2381g
7	轻度	增加泼尼松剂量	足够	32 周，2523g
8	3A	口服类固醇脉冲治疗	产后 16.4 年死亡	40 周，2495g
9（2次活检）	1B，1A	增加环孢素剂量，无	产后 2.7 年死亡	死产
10	细胞和 AMR	ATG、甲泼尼龙、血浆置换和 IVIg	分娩过程中死亡	26 周，879g
11	轻度	无	足够	39 周，2801g
12	1B 和 AMR	产后甲泼尼龙、IVIg、血浆置换、利妥昔单抗	足够	早期流产

AMR. 抗体介导的排斥反应；ATG. 抗胸腺细胞球蛋白；IVIg. 静脉注射免疫球蛋白

（六）分娩

心脏移植接受者推荐阴道分娩[40]。剖宫产在由产科适应证的情况下进行。在 TPR 的报道中，心脏移植接受者的妊娠中，剖宫产占 45%。这些分娩和引产的适应证如图 30-1 和图 30-2 所示。Wu 等推荐计划性分娩，以使各科专家之间更加协调一致的努力[76]。

由于心律失常的风险增加，因此在分娩期间必须进行心电监测[97]。通常无须进行更具侵入性的心血管监护。硬膜外麻醉减少了疼痛引起的交感反应，并可能在分娩过程中引起急性血压波动[79]。在分娩和向心脏移植受者分娩时输液时，一定要谨慎，医疗保健者必需意识到心脏接受者对血管活性药物的反应可能无法预测[75]。在分娩和分娩过程中必须继续免疫抑制。

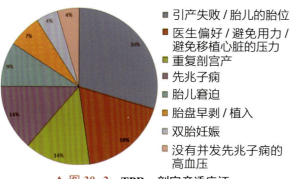

图中图例：
- 引产失败 / 胎儿的胎位
- 医生偏好 / 避免用力 / 避免移植心脏的压力
- 重复剖宫产
- 先兆子痫
- 胎儿窘迫
- 胎盘早剥 / 植入
- 双胎妊娠
- 没有并发先兆子痫的高血压

▲ 图 30-2　TPR：剖宫产适应证

七、新生儿结局和儿童长期随访

（一）新生儿结局

表 30-3 列出了 TPR 中由心脏接受移植者出生婴儿的结局。心脏接受移植者中活产率约 66%，这与普通美国人群的活产率相似。子代

的平均孕龄为 36.2 周，早产率为 43%（＜ 37 周）。这些婴儿的平均出生体重为 2561g，其中低出生体重率为 39.6%（＜ 2500g）。表 30-7 列出了 8 名（7.9%）婴儿有出生缺陷。7 个孩子有遗传性心肌病（见患有遗传性心脏病的接受者的妊娠），另外 1 例在后来在儿童期被诊断为心律失常（长 QT 综合征）。普通人群的出生缺陷率为 3%～5%。3 例 MPA 相关胚胎病变导致该组中的较高的出生缺陷率。

（二）哺乳

所有免疫抑制药物说明书均禁止母乳喂养。然而，在 TPR 接收到的所有移植接受者的报告中，选择母乳喂养的接受比例从 1991 年的不到 10% 稳步增加到 2016 年的 60% 以上[35]。要在理论上通过母乳中未定比例的免疫抑制暴露于婴儿的风险，与母乳喂养整个怀孕期间都已暴露于药物的早产儿的益处间进行权衡[35, 98, 99]。在心脏移植受者组中，有 28 名（29%）的婴儿是母乳喂养，喂养时长为数天到近三年。尚无因母乳喂养引起相关并发症的报道。为了确定他克莫司的药物浓度，在 5 名婴儿中进行了检测（3 份婴儿血液、1 份脐带血和 1 份初乳），

5 例中均未检测到。

根据文献综述和 TPR 数据，使用环孢素、他克莫司、泼尼松或硫唑嘌呤的常规维持剂量母乳喂养似乎是安全的[98, 100]。当接受者服用 MPA 时，应避免母乳喂养。服用西罗莫司、依维莫司和贝拉西普时母乳喂养的安全性没有相关数据证实。

（三）儿童长期随访

没有关于心脏移植接受者子女的长期研究。但有研究显示，在肾脏和肝脏移植接受者的后代中，尽管早产和低出生体重的发生率较高，但生长发育未见异常[101-104]。TPR 追踪心脏接受者的后代已有 7.8 年的历史，据报道，这些儿童中的大多数都是健康的，并且发育良好。这些儿童的随访仍在继续。

八、产后移植物和接受移植者的存活

TPR 尽可能长时间地监测参与者的健康状况。在 TPR 的 86 位心脏接受者的最新随访中（分娩后 8.2 年），有 54 位（63%）报道移

表 30-7　TPR 中心脏移植受者后代的出生缺陷

	出生缺陷	妊娠期间免疫抑制剂暴露	治　疗
1	隐睾	他克莫司、硫唑嘌呤、泼尼松	矫正手术
2	漏斗胸	环孢素、硫唑嘌呤、泼尼松	矫正手术
3	十二指肠闭锁，房室管缺损，法洛四联症	他克莫司、MPA	多次矫正手术
4	囊状水囊瘤	他克莫司、依维莫司	无
5	面部畸形	环孢素、西罗莫司、MPA	多次矫正手术
6	喉软骨软化病	他克莫司、MPA、泼尼松	多次外科手术
7	尿道下裂	环孢素、泼尼松	矫正手术
8	小脑蚓部发育不全（Dandy-Walker 变异）	环孢素、西罗莫司	无

MPA. 麦考酚酸制药

植物功能良好，有 5 位报道功能下降，有 27 位（31%）死亡。54 例移植物功能正常的患者中有 7 例再次进行了移植手术。但是，只有 1 名接受者在分娩后 2 年内再次进行了移植手术。3 名接受移植者在分娩后 2 年内丧失了心脏功能，1 例产后 9 个月功能丧失，成功进行了再次移植；1 例产后 16 个月功能丧失，接受者被重新列入移植名单 3 天后死亡（距离首次移植后 16.9 年）；1 例产后 21 个月因未能坚持服药导致功能丧失。在 27 位死亡的接受者中，有 16 位死亡是由于心脏相关问题（心肌梗死、同种异体血管炎、动脉粥样硬化和急性排斥反应），其他已知的死亡原因是脓毒症、癌症、肾衰竭、肺栓塞和移植后淋巴增生性疾病。

TPR 接受移植者所生的 30 个孩子失去母亲的平均年龄为 9.6 岁（范围为 1—20 岁）。这凸显了在怀孕前的讨论中包括心脏移植受者可能有限的寿命的重要性。

九、特别考虑

（一）因先天性心脏缺陷移植后的妊娠

在 TPR 的心脏接受移植者中，有因先天性心脏缺陷而移植的接受者，这些人将有可能怀孕。随着小儿心脏移植手术数量的增加，预计这一人群将会增加。2015 年，TPR 研究了 17 位因先天性心脏缺陷而进行移植的接受移植者，左心发育不全综合征（7）、大血管移位（3）、三尖瓣闭锁（1）、间隔缺损（2）、弹力纤维增生症（1）、肥厚型心肌病（1）和多种缺陷（2）[105]。该组初次移植的平均年龄为（12.4±10.7）岁（范围为 0.05—29 岁）。这些接受者怀孕了 28 次，有 29 例妊娠结局（一对双胞胎）。有 22 例活产和 7 例流产。7 例流产都于孕早期暴露于 MPA。新生儿的平均孕龄

为（35.4±4.1）周（早产占 41%），平均出生体重为（2403±777）g（低出生体重占 10%）。4 个孩子在出生时发现了缺陷，1 例十二指肠闭锁、法洛氏四联症和房室管缺损（MPA 暴露）、1 例面部缺陷（MPA 暴露）、1 例漏斗胸、1 例小脑蚓部发育不全。其中 1 名在儿童时期被诊断为潜在缺陷（长 QT 综合征）。没有一个孩子的心脏缺陷与母亲相同。在随访中，有 15 位接受者保持了最初的心脏移植功能，其中 2 位死亡。1 名接受治疗者由于未坚持服药在分娩后 21 个月死亡，另 1 名接受者在分娩后 12 年接受再次移植，但随后在等待肾脏移植的过程中死亡。

（二）患有可遗传性心脏病的受孕者

表 30-8 描述了 TPR 中 6 位因遗传性心肌病接受心脏移植者的 7 个孩子。其中 2 个孩子也进行了心脏移植，另外 2 个孩子接受了移植评估。在某些情况下，母亲的诊断被孩子的诊断所证实。对于患有已知遗传性心脏病的患者，接受移植者及其伴侣均应接受孕前遗传咨询和检测。必需考虑到虚传风险及患者相关疾病子女的照护问题。

（三）围产期心肌病

在 TPR 的 54 位心脏移植受者中，有 29% 的人在移植前已怀孕。这些患者中有 7 位因与移植前妊娠有关的围产期心肌病（PPCM）而进行了心脏移植。在 11 例移植后妊娠中，仅有 1 例是计划性妊娠，其中 3 例终止妊娠，其余 8 例中有 7 例活产和 1 例流产。活产的平均孕龄为（36.5±3.7）周（早产率 29%），平均出生体重为（2673±565）g（低出生体重率43%）。平均随访 12 年，据报道，所有 7 名儿童身体健康并且发育良好。3 位接受者在怀孕期间出现了排斥反应。2 位接受了类固醇激素

表 30-8 TPR 遗传性心肌病患儿

	母体的诊断（移植原因）	母体的移植物功能（最后一次随访）	儿童健康状况
1	特发性家族性心肌病	足够	心肌病（心脏移植）
2	家族性扩张型心肌病	足够	家族性扩张型心肌病（LVAD 植入、列入心脏移植名单）
3a	线粒体心肌病	死亡（癌症）	线粒体心肌病（症状严重、药物治疗）
3b			线粒体心肌病（中等程度症状、药物治疗）
4	限制型心肌病	足够	限制型心肌病（希望将来能被列入移植名单）
5	家族性肥厚型心肌病	足够	家族性肥厚型心肌病（心脏移植）
6	家族性肥厚型心肌病	足够	先天性心脏病并进展为升主动脉扩张 先于母亲诊断

治疗，另 1 位排斥反应轻微，未进行治疗。尽管 PPCM 理论上具有复发的风险，但该组人群或文献中的病例研究均没有复发 PPCM 的报道[7, 10, 25]。

在对 TPR PPCM 组中的接受者进行最后 1 次随访时，有 5 人死亡，其余 2 人接受者仍然保有其初始移植物的功能。该队列的孕产妇死亡率（71%）明显高于因其他适应证而进行移植的孕产妇死亡率（26%）。Abdalla 等建议诊断为 PPCM 的女性因移植物生存期缩短和排斥反应的风险应避免怀孕[31]。此外，Stribling 等的病例报道描述 1 例 PPCM 的心脏接受者在流产后发生了严重的排斥反应[18]。移植后 3 年，接受移植者从 MPA 改为硫唑嘌呤，准备怀孕。流产后 2 个月，她因为急性细胞排斥反应（2R）接受了甲泼尼龙和泼尼松剂量递减治疗，C4d 染色阳性、DSA 阳性。该患者不顾避免妊娠的建议及还在继续的排斥反应，再次受孕。她终止了妊娠，使用甲泼尼龙、血浆置换和 IVIg 治疗无效，最后应用 ATG 治疗，才使排斥反应得以解决。

由于较高的计划外怀孕、怀孕期间的移植物功能障碍及母体的患病的概率，必须保证向 PPCM 移植接受者提供避孕和妊娠咨询服务。

（四）心肺移植后的妊娠

据报道，心肺移植后的妊娠结局与心脏移植后的结局相似[15, 29]。TPR 因肺动脉高压而移植的 6 名心肺移植接受者在移植后怀孕。其中 1 次怀孕在第 2 次移植后发生。其中只有 1 次怀孕是计划性妊娠。平均 TCI 为 6.7 年。在最后一次随访中，所有 6 次妊娠都得到了健康的新生儿，没有儿童肺有动脉高压的报道。1 个孩子出生舌系带缩短，没有其他先天缺陷。这些婴儿出生时的平均孕周为 35 周，出生体重偏低（平均 2117g）。1 位接受者在分娩后 1.2 年丧失了移植物功能，并再次接受了移植手术。她随后死于心脏血管病，但肺功能正常。另外 2 名接受者因肺功能不全而死亡。

相对于接受心脏移植的受孕者而言，大多数相同的预防措施也适用于进行心脏 - 肺移植的患者，因为可能会发生意外妊娠，产妇生存期缩短及常见的早产和低出生体重。

十、总结

尽管过去通常不建议心脏移植接受者怀孕，但大多数报道的妊娠能够得到活产的婴儿，并且由于怀孕对移植心脏的不良影响并不常见。在整个移植过程中必须进行避孕咨询，因为怀孕可能会使某些心脏接受者的移植物及其潜在的后代处于特别的危险之中。理想情况下，应在接受者与其医疗团队之间的协调努力下，计划移植后的妊娠。心脏移植后妊娠期相关的严重合并症包括高血压、先兆子痫和感染。受孕者通常可以耐受怀孕期间发生的心血管变化。胎儿的风险包括早产、低出生体重及在某些情况下可遗传的心脏病。鼓励病例和系列病例继续向 TPR 报告，以增加有关心脏移植后妊娠的知识，并完善该高危接受移植人群的妊娠治疗指南。

致谢

感谢 MS、RN、CMSRN 的 Dorothy Kliniewski 在准备稿件方面的协助。

TPR 感谢世界范围内的移植接受者和医疗保健提供者的合作，他们为登记处贡献了时间和信息。TPR 得到了 Astellas Pharma US，Inc.、Pfizer Inc.、Bristol Myers-Squibb Company 和 Veloxis Pharmaceuticals，Inc 的专业支持。

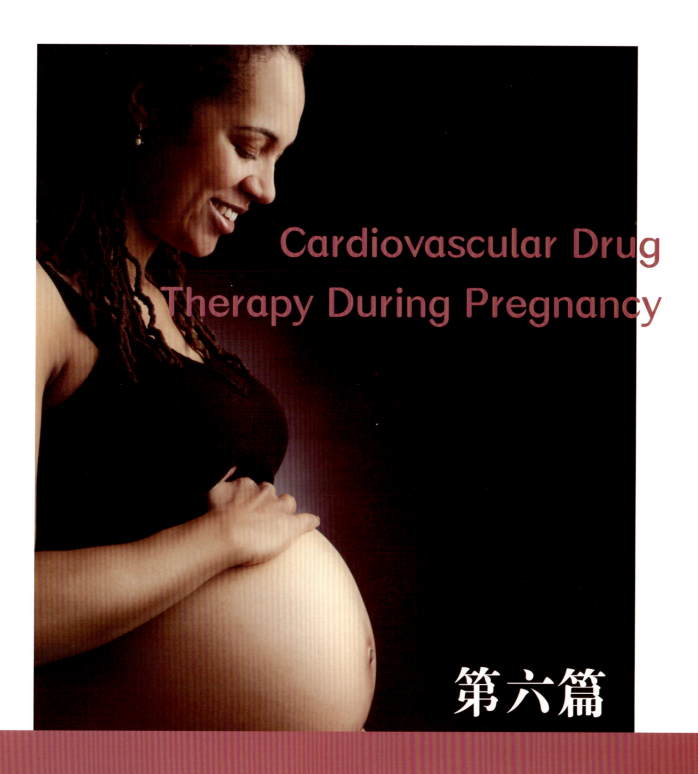

Cardiovascular Drug Therapy During Pregnancy

第六篇

妊娠期心血管疾病的
药物治疗

第 31 章
妊娠期和哺乳期的药代动力学
Pharmacokinetics of Drugs in Pregnancy and Lactation

Irving Steinberg 著

马琳琳 译   王少为 校

一、概述

女性用药后的药物分布方式和药代动力学可能与男性之间存在明显的药理学差异，包括心血管用药[1]。在妊娠期女性中，会看到更广泛的差异，因为妊娠期女性有时间依赖性的生理变化和身体成分上的变化，药物代谢过程和代谢率会有所增加或减少，使药物剂量与最终的血药浓度和组织浓度之间存在一定可变性的关系[2-5]。这些改变会增强或减弱所用药物的药代动力学反应。以每 3 个月为界，分为妊娠早期、中期和晚期，3 个不同期内药代动力学变化持续发生，某一个期内满足临床反应的剂量可能在另一个时期内无法呈现类似的效果。此外，基于易感性窗口期及特殊的解剖学或生理学影响，妊娠期的胎儿毒性风险会有所不同。

现有的药物总论很少有针对妊娠期的推荐剂量。而且，随着妊娠的继续和胎儿 - 胎盘单位的成熟，胎儿暴露于经胎盘吸收的药物浓度会有差异，并产生从致畸到宫内生理妥协状态再到产后适应不良和停药这一系列毒性事件[6]。完整的胎盘，作为预防屏障或治疗药物的给药途径，为药物作用提供保护，同时为胎儿治疗提供了机会[7]。母体疾病状态可能破坏胎盘的

最佳功能状态，进而改变药物暴露水平及其相应风险。包括胎盘在内的母体脏器，其与药物清除有关的药物遗传学表达方式可能会有个体差异，表现为代谢酶和转运蛋白的遗传多态性，这会进一步导致药代动力学参数的差异性。这与疾病本身的药物遗传学状态、受体结合、敏感性结合在一起，导致更难以预测的性状和反应，以及对胎儿暴露风险的变化。甚至，胎儿的基因型都可能在胎盘胎儿药物代谢和胎盘通路中起作用[8]。

这些问题会延伸到产后早期，随着时间的推移，药代动力学恢复至妊娠前状态，药物通过母乳作用于婴儿，特殊的药物理化特性及分布特点都通过该途径影响药物运输[9]。药物监测原理和技术的应用，根据人群药代动力学参数计算的估计值及真正反馈出的血浆浓度，均有助于更精确地计算给药剂量和剂量调整，并有助于预测潜在的胎儿暴露[10]。显然，需要进行更多有关妊娠期药物药代动力学的研究，使用体外模型、手机在体数据进行模拟，以丰富数据库并指导临床医生进行正确的药物选择和剂量测定[11, 12]。孕妇和胎儿体内的药物分布及药物在两者之间的转换见图 31-1[13]。

已发表的研究结果中，尚缺乏直接比较药物在妊娠期 / 产后与未孕状态女性体内的药代

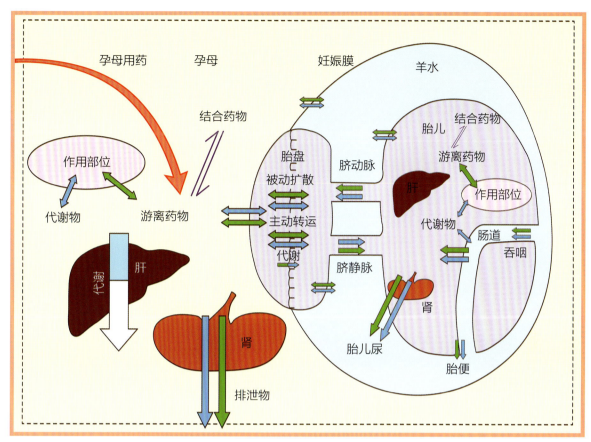

▲ 图 31-1　母胎间药物代谢和药代动力学分布
引自 Syme et al. 2004 [13]，经 Springer Nature 许可转载

动力学特点，包括心血管用药 [3]。令人欣慰的包括 clinicaltrials.gov 网站上有 150 多项针对孕妇的药代动力学研究（截至 2017 年 11 月），越来越多的协作研究网络，致力于前瞻性数据收集的妊娠注册机构，以及正在进行的大数据方法和建模工作 [14]。随着美国 FDA 将用于提示胎儿和婴儿风险的字母分类系统更改为新的怀孕和哺乳标签规范（Pregnancy and Lactation Labeling Rule），FDA 现在依靠执业医生来对药物数据进行更具叙述性的描述性评估 [15]。更多研究着眼于对现有药物和新药在母胎体内的药代动力学，这为叙述性方法增加了宝贵的信息，进而为临床医生和患者提供了最佳、可行的指导意见。

二、妊娠期生理变化和药物分布

（一）吸收

就孕妇的全身性药物水平而言，妊娠相关吸收改变所带来的影响小于其他药代动力学指标变化，但是，还是需要考虑吸收程度和吸收率的变化。妊娠期间口服药物的吸收会发生细微变化 [2-4]。孕早期呕吐次数多，可能使到达吸收部位的药物减少，口服药的依从性可能会降低，进而造成生物利用度降低。孕酮持续偏高造成胃排空延迟，从而使药物达到峰值浓度的时间延长。随着妊娠的进展，胃肠运动减弱可能会降低某些药物的血药浓度峰值，从而降低药理作用峰值。脂肪餐的摄入也会引起延迟。某些本来应该不完全利用的缓释药物在胃肠道中滞留，可能会提高其生物利用度。肠壁能够进行药物代谢并受到转运蛋白的影响，药物代谢与葡萄柚汁类产品存在相互作用，这些因素都可能改变生物利用度和进入全身代谢前的前清除率。研究者观察到，受试者摄入苹果汁后阿替洛尔的曲线下面积（AUC）减少了 50%～80%，因为有机阴离子转运多肽（如 OATP2B1）受抑制，使多种药物易于在肠道吸收 [16]。数种他汀类药物也有类似作用。纳多洛尔与绿茶合用时也出现类似的 AUC 降低，可能会减弱预期的血压反应 [17]。另外，单核苷酸多态性会改变了这些肠道转运（泵）蛋白基因表达和肠道的药物吸收。葡萄柚汁会降低细胞色素 P_{450} 同工酶 3A4（CYP3A4）的活性，从而减少一些心血管药物（如氯沙坦、阿托伐他汀、维拉帕米、非洛地平和胺碘酮）的肠道代谢，从而导致全身暴露增多和药效学反应的潜在增强 [18]。

其他药物（如奎尼丁），可能是肠腔 CYP3A4 代谢和排泄泵［如 P- 糖蛋白（P-gp）］的底物，微剂量研究已着眼于其临床相关剂量的改变、抑制作用和饱和度 [19, 20]。此外，通过利福平和胺碘酮观察到 P-gp 的诱导和抑制作用，造成诸如地高辛和达比加群在内的多种药物生物利用度和全身性暴露发生很大改变，从而引起临床反应不足（加重心力衰竭、心律失常、血栓形成）或超出正常效果（心脏传导阻滞、出血）的风险 [20]。食物、含铝物质、大环内酯类药物和镇静催眠药会减少或增加同时应用的药物的吸收率 [21]。此外，在诸如阿莫西林和加巴喷丁之类的药物中，可以观察到载体介导的吸收饱和现象，因此增加的剂量越高，生物利用度就越低 [22, 23]。

随着妊娠期间局部血流量和体脂成分的增加，通常认为脂溶性药物从注射部位的摄取一般会更快，非静脉的肠胃外给药后会更快达到峰值浓度，如溶于蓖麻油的 17- 羟孕酮肌肉注射用于预防早产，而在非妊娠女性会有其他的给药途径 [24]。更多的是亲水性药物，关于它们如何更快或更完全吸收的证据比较少 [4]。某些药物内在的理化性质限制了其在肌肉内应用（如苯妥英、地高辛和万古霉素）。

心力衰竭会造成胃肠道水肿，从而限制口服利尿药的吸收率、延迟了其峰值效应，与药代动力学因素共同作用，可能成为利尿药治疗耐药中需要额外考虑的一个因素 [25, 26]。此外，具有较高的首过代谢水平的药物（如硝苯地平、普萘洛尔）在妊娠期间的生物利用度存在较大差异 [27, 28]。其他给药途径通常会呈现与非孕状态类似的吸收率，尽管随着局部血流量的增加可能会看到一些变化。应用胺碘酮时，可见肠肝循环引起的胆汁分泌，口服给药后浓度衰减的双相消除模式部分归因于此 [29]。妊娠相关的肝内胆汁淤积可进一步改变脂溶性药物的吸收率。

（二）分布量

药物在体内分散的空间范围称为分布量（V_d，以 L 为单位）。为了对不同疾病状态或状况、不同体型和年龄或妊娠期的患者进行比较，需要以体重（L/kg）或体表面积（L/m²）对分布量值进行标准化或正常化，这一点很重要。更准确地说，是将分布量描述为表观分布量，因为某些药物可能符合实际的生理容量（如肝素的全身体液分布，氨基糖苷类分布于细胞外液及香豆素分布于血管内容量），而许多药物由于存在广泛组织结合而能够分布到比生理容量更大的范围中（如普萘洛尔、胺碘酮、硝苯地平和地高辛）。有些药物有相对高的血清蛋白结合水平和相对低的组织结合水平［如华法林与白蛋白结合，利多卡因与 α-1- 酸糖蛋白（AAG）结合］[30]，有些药物因水溶性更好而倾向于分布于全身的体液、细胞外液或血管内液，这些药物特性使其分布量受限。在 V_d 大于全身容量的情况下，受体和其他组织介导的扩散都参与其中，这些药物通常会表现出更长的清除半衰期，因为药物从深层组织缓慢地释放回全身循环，在循环系统内它们才能被相应清除器官所清除。如胺碘酮广泛分布于脂肪组织中，使其晚期半衰期可延长至数周[29]。

如果假设某种药物具有完全的生物利用度和瞬时分布（如单次中心静脉给药），那么分布量很容易描述，即剂量除以相应的血浆浓度（Cp），公式如下。

$$V_d = 剂量 /Cp$$

但是，许多药物会分布到多个解剖部位或深部药代动力学分区，由于药物浓度以双相或多相模式（如地高辛、异丙酚）衰减，可能需要单独考虑各个分区的分布量。对于间歇性输注的药物，如果输注时间短于 3～4 个清除半衰期，则必须考虑输注过程中清除的药物量，以准确计算分布量[31]。两室模型，在中央和外围室之间交换，将首先呈现出浓度的迅速衰减，然后缓慢衰减，最终满足各室之间的平衡，其时间取决于从中央室到外围室的移动速率，反之亦然[31]。静脉推注后，地高辛迅速分布到中央区室，而周围区室则缓慢，则达到峰值浓度的时间相对较长，因为需要时间去占据外周室中心脏组织（与其他非受体肌肉组织）的受体位置[32]。另外，在达到室间平衡之前的 4～6h 测定的血清浓度，从药代动力学的角度来看可能会被误认为是超治疗的，而从药效学的角度是可以接受的。基于这样的采样水平去调整剂量将是错误的。在目视检查后，可以通过统计方法确定最适合浓度 - 时间序列数据所需的隔室数量。

患者的体成分在分布量的差异中起着很大的作用[33]。在妊娠期间，孕中期血浆容量增加 20%，至足月时增加 50%。细胞外液和全身容量增加 50%～80%，这与胚胎的发育及子宫和乳房的增大是一致的[2]。这将导致水溶性强的药物（如头孢菌素和氨基糖苷类）对应于其体重的分布量增加。相反，与组织增重相比，人体体液增加对体重增加的贡献相对更大，这解释了为何妊娠期组织广泛结合的药物（如地高辛）呈现出降低的相对分布量（5.7L/kg，正常对照为 7L/kg）[34]。此外，在孕妇相关高血压和子痫前期中，血容量增加的程度较小，降压药的分布量和血浆峰值浓度可能接近于非孕患者的数据[35]。孕妇脂肪量增加，脂溶性强的药物可能会具有更长的活性，包括镇静药（如地西泮和硫喷妥钠）。

（三）血浆蛋白结合

妊娠期、临产后、产时和产褥期间血浆蛋白结合的变化可能引起的药物分布的变化[2]。蛋白质结合的可变性可能继发于特定蛋白的浓度和药物的结合位点数量的变化（结合能力），以及这些蛋白结合药物的能力（结合亲和力）的变化[36, 37]。药物蛋白质结合的变化对于它对药代动力学和药效学的影响都很重要，后者反映了未与蛋白结合的药物是与受体结合的活性部分。与某一种立体异构体的选择性亲和（如美西律、普萘洛尔和氨氯地平），可能会造成患者之间不同的药代动力学特征和药效动力学活性[38-40]。与药物结合有关的主要是白蛋白和 AAG，分别影响酸性和碱性药物的结合[30]。

通常，白蛋白结合药物的未结合部分与白蛋白浓度呈负相关。妊娠期间母体血清白蛋白逐渐降低，孕早期降至 3.1g/dl，孕中期的水平降至 2.6g/dl，孕晚期则降至 2.3g/dl[41]，主要是由血液和细胞外液体积增加而造成的稀释。伴随的严重疾病（如肝病、脓毒症）、肾病和蛋白丢失性肠病会干扰白蛋白合成或造成额外丢失，进一步降低白蛋白浓度和蛋白质结合能力，尤其是酸性和中性药物。低蛋白血症会降低酸性药物为主的血浆结合，对于临床上最重要的变化是变为典型的高度结合（≥ 90%）。抗癫痫药苯妥英钠中可观察到这一点，从基线水平到妊娠晚期时，未结合部分的比例增加 40%[42]。高浓度尿素氮和糖尿病会分别会氨基甲酸酯化和糖化白蛋白分子，改变结合位点的构象并导致结合亲和力降低[43, 44]。因此，尿毒症肾衰竭会导致血液中尿素氮增加伴低白蛋白血症，造成华法林和水杨酸盐等药物的白蛋白结合减少。不受控制的糖尿病和蛋白尿可能会产生类似的结果，因为糖基化与低白蛋白血症相结合，会增加酸性药物的游离比例[45]。

具有高竞争结合能力的药物（如丙戊酸、口服降糖药），或可竞争性地替代血清白蛋白结合位点上的其他药物的内源性物质（高水平的胆红素，孕期游离脂肪酸增加），均会增加游离分数并可能具有被替代药物的潜在药理活性［如水杨酸酯、肝素、磺酰胺、血管紧张素转化酶抑制药（ACEI）］[31, 46]。妊娠期间的这种替代结合不仅可能使更多药物作用于母亲进而产生药效学作用，而且可能转运至胎儿，使未出生的婴儿面临更大的潜在风险。这可能会被妊娠期胎儿体内升高的白蛋白浓度所放大（与母体模式相反）[36, 47]，使胎儿腔中有更多的结合，导致妊娠期间高结合性药物的胎儿 - 母体浓度比升高[48]。因此，在各种药物 - 白蛋白结合改变的情况下，预测药物的游离分数是增加的，相对于给定的总浓度，游离浓度水平是增加的。在稳态下，游离水平可能会增加或保持不变，具体取决于药物的清除途径和方式（见清除概念）。

AAG 约占血清蛋白的 1%～3%，通常浓度是 50～120mg/dl[30]。这种分子量为 44 000 的蛋白质是由肝脏合成的，是一种急性期反应物（急性心肌梗死、创伤、癌症、镰状细胞危象及肾脏疾病等会使其升高），并且主要结合离子性碱性药物[37, 49]。与 AAG 结合的心脏药物包括利多卡因（和其他"卡因"类麻醉药），丙吡胺、奎尼丁、普萘洛尔、纳多洛尔和其他 β 受体拮抗药、美西律和普罗帕酮。其他包括三环类抗抑郁药、卡马西平、哌替啶、美沙酮和芬太尼。与白蛋白结合一样，在任何给定药物总浓度下，游离药物水平与 AAG 浓度呈负相关。如心肌梗死后第 5 天，AAG 浓度增加达峰值，与二吡酰胺相互结合也达峰值，并在心肌梗死后约 35 天回到基线水平[50]。在紧急医疗情况下，这降低了游离药物抗心律失常的作用，可能需要暂时调整剂量以达到治疗效果。

大多数药物中的游离部分与血浆总水平无关，与此不同的是利多卡因和双嘧啶，它们呈现出浓度依赖性蛋白结合，其游离部分在各自治疗总浓度范围内波动幅度为 1 倍到数倍。由于 AAG 浓度比白蛋白浓度低一个对数倍以上，这些抗心律失常药物的摩尔治疗浓度接近 AAG 的摩尔浓度，产生结合饱和现象、呈非线性剂量 - 浓度 - 效果关系[49]。在妊娠期间，由于容量增加和血液稀释，妊娠女性的 AAG 浓度低于未孕女性的平均值，降低约 20%[51]。在一项子痫前期患者中进行的关于利多卡因结合率的研究中观察到，结合率与 AAG 浓度之间存在关系，而非 AAG 自身的浓度，提示结合亲和力改变[52]。然而，也发现子痫前期晚期 AAG 浓度显著增加[53]，因此必须对这些患者进行药物结合相关研究，对由此产生的药效学改变进行特定评估。此外，在分娩、产伤、剖宫产和胎儿手术中，以及其他急性应激状态一样，AAG 的浓度急剧上升，药物的游离比例会下降。这一点已经在一项设计良好的研究中得到了证实，该研究对孕期和产后女性体内的丙吡胺结合情况进行了研究[54]，并且提示在手术干预时需要高剂量的瑞芬太尼来使胎儿不活动[55]。

不同药物之间存在蛋白位点的竞争性结合。甚至有药物活性的丙吡胺代谢物单N-脱烷基也可从AAG上的蛋白结合位点取代原型药物，从而进一步改变剂量-浓度-效应关系[56]。与白蛋白一样，妊娠期间胎儿体内的AAG浓度也会升高，妊娠晚期时这会增加胎儿与母体的普萘洛尔浓度比[48]。此外，进入胎儿体内的药物会有日益增高的结合力和较低的游离比例，这可能会导致药物在胎儿体内的积聚，造成临产后用药可在新生儿体内维持药效直至分娩后（如哌替啶或芬太尼与新生儿抑郁症）[57]。如果因为蛋白结合关系和变化的复杂性而出现药物总水平难以解释，或者测得的总血药浓度是在规定治疗范围内但是患者表现出预期以外的药理活性或毒性，则可能需要使用平衡透析或超滤技术监测游离药物浓度[10, 58]。

药物的血浆蛋白结合程度也对药物的分布量有很大影响，因为在血管完整性正常的情况下，只有未结合的药物才能离开血管而与受体和非受体结合位点相互作用。从概念上讲，分布量可以如下描述。

$$V_d = V_P + V_T \cdot fu_P / fu_T$$

其中 V_P = 血浆体积，V_T = 非血浆体液和组织容积，fu_P 和 fu_T 分别是血浆和组织中未结合的部分[37]。fu_P 远远大于 fu_T 的药物不受血浆限制，其分布量可能大于全身总体液量（> 0.7L/kg，如卡马西平、三环抗抑郁药、胺碘酮和普萘洛尔）。然而，如果血清蛋白结合高于组织蛋白结合，或 fu_P 远远小于 fu_T，则分布量将受到限制，接近 0.1～0.2L/kg，或者是白蛋白自身的分布量（如呋塞米、华法林）。这个等式也可用于证实肾衰竭、心力衰竭或甲状腺功能减退患者中被观察到的地高辛分布量

减少，以及在组织结合减少的情况下，地高辛与奎尼丁的相互作用[32]。通过经典的房室模型，V_T 可以进一步代入其他药代动力学"领域"。

最后，孕期增加的母体脂蛋白，结合到数量有限的药物（包括环孢素），可能会影响细胞摄取[59]，它在移植患者中的抗排斥性能和毒性，需要细致的治疗性药物监测。许多脂溶性药物（包括氯沙利酮和乙酰唑胺）与红细胞结合，可能改变这些药物的利尿强度[60]。

（四）清除概念

药物的清除率定义为单位时间完全清除药物的血液量。药物的全身清除率结合了所有可用的清除途径，包括肝、肾、肺、皮肤、肠道，以及与血液相连通的所有组分。清除率可以直接测定（如收集尿液以评估肾脏清除药物情况），可以通过单室或多室模型进行计算，或者使用无预先分区结构的非分区分析来进行评估。后者涉及以血清浓度与时间评估AUC，通常需要大量的血清采样以进行可靠的药代动力学参数评估。如果在稳定状态下的给药间隔期间进行取样，则可以使用数量较少的浓度来评估AUC，因为稳定状态下的AUC相当于单次给药后无限长时间的AUC，但不用于孕妇的常规临床监测，因为孕妇血液取样有限制。

清除率的计算公式为CL = 剂量·生物利用度/AUC。计算所得清除率标准化为每分钟、每小时或每天的单位时间清除率。与分布量一样，为了进行合理的组间（如孕妇与未孕女性）药代动力学比较，将清除率按照体重［如 $ml/(h \cdot kg)$］或体表面积［$ml/(min \cdot 1.73m^2)$］进行标准化。隔室分析可将血清浓度-时间数据拟合至指定模型，并得出清除率。分析的简化形式为 $CL = k \cdot V_d$，其中 k = 在倒数小时内的消除速率常数，由血清浓度-时间曲线终点数据点的衰减斜率导出。最后，一种药物，如果

在一个给药间隔内的血药浓度（Css）没有出现大的扰动，则清除率评估为 CL = 剂量·生物利用度 /Css。这适用于持续输注给药的药物，如利多卡因、艾司洛尔和尼卡地平，或口服给药后半衰期较长的药物，如氨氯地平或替米沙坦，或缓释剂型给药，如美托洛尔 XL 和维拉帕米 ER。消除半衰期是血浆或体液浓度减半所需的时间，与分布量直接相关，与清除率成反比，其公式如下表示。

$$t^{1/2} = \frac{0.693 \cdot V_d}{CL}$$

尽管大多数临床医生认识到清除率降低对延长药物半衰期的影响，但人们往往不太了解半衰期的变化可能与分布量的变化成正比（即较大的空间需要更长时间才能清除）。因此，在液体或药物第三间隔出现（如休克、水肿和低蛋白血症）且分布量扩大的情况下，即使清除率保持稳定，其清除半衰期也会增加。这可能需要增加剂量，并可能延长剂量间隔，如果峰值、谷值水平是控制的关键所在的话。

（五）肾脏清除

在正常妊娠期间，血容量增加、肾血管和集合系统扩张、心排血量和肾血流量的逐渐增加均会导致肾小球滤过率（GFR）、肾小管分泌和肾脏的药物清除率增加 30%～50%。到孕中期，心排血量增加 40%～50%，肾血流量增加 25%～50% [2, 61]，近足月时增加接近 75% [62]。妊娠晚期时胎儿长大，使机械性腹腔内压力呈现出降低肾血流量的趋势，滤过分数继续升高，至妊娠晚期达到峰值，从而维持了自妊娠早期即开始出现的 GFR 升高。随后，在产褥期 GFR 下降，但是在产后 1～2 个月内仍高于非孕期。总的来说，这些变化加快了妊娠期和产褥期肾脏清除药物的速度，与肌酐清除率的增加有关。这适用于水溶性药物及其代谢物，

其排泄基本不变。Westin 等的研究，观察到 7 例癫痫孕妇接受抗癫痫药物左乙拉西坦（其清除率与 GFR 相关）治疗时完整的药代动力学数据，在妊娠晚期，当血清浓度与剂量之比最低时，有 5 例出现癫痫发作 [63]。地高辛、阿替洛尔、可乐定和依诺肝素是心血管药物，在妊娠期间均显示出肾清除率增加 [2]。另外，运至肾脏的部位的、作用于肾脏局部的药物也呈增加趋势（如襻利尿药和噻嗪类利尿药）。

在妊娠期高血压和子痫前期患者中，这些增加肾脏清除率的生理变化可能被减弱或抵消，因为肾血流量和 GFR 受到负性影响 [61]。如正常情况下，正常妊娠患者使用硫酸镁作为宫缩抑制药的平均清除率为 5.88L/h，而在子痫前期患者重则为 3.98L/h。因此，以 2g/h 的速度连续输注 MgSO₄ 可使正常孕妇的平均稳态浓度达到 4.2mEq/L，而相同剂量会导致子痫前期患者的血药浓度达到约 6mEq/L [64]。认为此种水平的药物是预防子痫发作的治疗方法，建议采用多种药代动力学剂量评估方案 [65]。

评估肾脏药物清除率的综合性生理方法。

$$CL_{肾} = f_u \cdot GFR(1-f_{重吸收}) + CL_{肾小管分泌}(1-f_{重吸收})$$

其中 f_u 是血清中未结合的部分，而 $f_{重吸收}$ 是在肾小管中重吸收的部分。因此，怀孕期间各种因素的改变，降低蛋白结合力，增加肾小球滤过率和肾血流量，有助于肾脏药物清除率的增加。

除了血流量依赖和电离作用影响以外，药物底物的肾小管分泌受到主要外排转运蛋白 P-gp 表达的调节，而肾脏 P-gp 在妊娠期间上调 [2]。P-gp 位于肾小管的管腔侧或顶端膜上，在妊娠期间通过重吸收药物及其化学底物而促进分泌。在妊娠 28～32 周及产后 10 周进行的一项队列研究表明，地高辛的肾脏清除率与肌酐清除率相关 [66]。妊娠期间地高辛的肾脏清除

率 平 均 为 2.4ml/（min·kg），产后平均为 1.7ml/（min·kg），差异显著。同样，妊娠期间地高辛的平均肾小管清除率几乎是产后的 2 倍［平均值为 0.99ml/（min·kg）vs. 0.53ml/（min·kg）］。妊娠期间 AUC 降低 20%，这表明，无论是用于治疗母体心脏疾病还是通过母体给药途径来控制胎儿的快速性心律失常，通常都需要更高的剂量才能达到地高辛目标血清水平。经典有效的 P-gp 抑制药（如维拉帕米），对肾脏分泌清除的影响更大，导致地高辛水平升高和潜在的浓度性毒性[20]。卡维地洛对地高辛肾清除率的影响程度与维拉帕米相似。其他转运蛋白，如位于小管细胞基底外侧表面的有机阴离子转运多肽（OATPs），也可能通过增强肾小管的分泌作用而将底物药物（如地高辛）移出肾脏，并在妊娠期间表达增加。尿液 pH 值会改变药物（主要是弱碱）的排泄程度。如校正 GFR 后，可乐定的净肾分泌量与尿液 pH 值相关，当尿液从碱性变为酸性时，其肾清除率会急剧增加[67]。

妊娠期间清除率更快速、与肾性清除有关的物质分布更广泛，可能需要对剂量方案进行更大的调整（如缩短剂量间隔、增加剂量，或两者兼而有之），以维持适当的体液水平和药效[68]，即使是类似药理学类别的药物也需要仔细评估[69]。然而，与所有其他患者一样，如果孕妇有任何程度的肾功能不全，这都会限制药物清除和蓄积，必须谨慎调整其剂量方案。治疗药物监测和临床药理学终点评估可以确保，如果妊娠期间需要更大的母体剂量，则在提高疗效的同时，应保证对母亲和胎儿的安全性[10]。

（六）肝清除率和药物代谢

作为负责解毒和合成的器官，这两个功能均被用于第 1 阶段和第 2 阶段药物代谢反应和涉及外源性物质的结合反应。肝脏清除药物的途径包括已变或未变药物胆汁清除，肝微粒体代谢转化为活性或无活性代谢产物，这些代谢产物要么进一步代谢，要么通过肾脏清除。

关于肝血流量是否随妊娠而增加，是否影响某些药物的肝清除率，一直存在争议。可能与总体血流量关系较小，而与局部血流量关系更大。肝血流量的增加导致具有高提取率的全身给药药物的肝清除率更高（见下文），并且口服这些药物时首过代谢增加，生物利用度降低（因此口服和静脉注射普萘洛尔的剂量相差 10 倍）。在分娩过程中，当一些心脏和麻醉药开始使用时，肝血流量相对减少，且这些药物的清除率可能与妊娠晚期或未孕状态的清除率明显不同。这一点，加上临产和分娩过程中血流动力学的变化，可能会在这个更不稳定的时期改变药物的药理作用。

总体而言，肝清除率（$CL_{肝}$）取决于肝血流量（Q），血浆蛋白结合（未结合分数，f_{up}）和内在微粒体酶清除率（CL_{int}）[31, 37]，其计算公式显示如下。

$$CL_{肝} = \frac{Q \cdot (f_{up} \cdot CL_{int})}{Q + (f_{up} \cdot CL_{int})}$$

该公式表明，对于具有很高的内在清除率且超过肝脏血流的药物，即具有高提取率的药物（如普萘洛尔、维拉帕米、依卡因，硝苯地平和利多卡因），肝清除率被认为是"血流受限"，这意味着，鉴于肝脏代谢的高效性（即每 10 个分子通过肝脏，8 或 9 个分子被代谢清除），肝脏药物清除的速率限制是每单位时间有多少血液输送到了肝脏，或 $CL_{肝} = Q$。蛋白质结合减少（如 β 受体拮抗药）不会改变清除率，因为代谢效率太高了，但由此产生的更高的游离浓度可用于药理作用[37]。

妊娠期间已受血流量限制的清除和吸收可能会因心力衰竭而更受损[70]，因为肝血流量减少，伴随而来的是高提取率治疗药物的清除率降低。同样，血流量减少对肠壁代谢和首过清除产生负面影响，从而增加了口服肼屈嗪和哌唑嗪等药物的生物利用度，同时降低了未经系统前清除（pre-systemic clearance）药物的利用度或全身性蓄积。同样，一旦进入体循环就被转换为有活性药物的药物（如依那普利），可能会因心力衰竭以及吸收和水解作用延迟而延后达峰。

相比之下，低提取率的药物，其肝血流量远远大于内在清除率，$CL_{肝} \approx f_{up} \cdot CL_{int}$。药物的清除率不受血流量限制，但受代谢率的限制（如每次通过肝脏的 10 个分子，只有 1～2 个被转化为代谢产物）。在这些条件下，蛋白结合的变化会显著地改变总药物的清除率，因此当未结合部分增加时（如低白蛋白浓度、置换作用），总体药物血浆水平会降低，但游离浓度将维持在稳态。这种内在清除受限的清除作用可见于心血管药物（如氨氯地平），部分原因是其相对于其他二氢吡啶类钙通道阻滞药的半衰期较长。对于进行治疗性药物监测的药物（如苯妥英、丙戊酸），在经典方法测定的总体药物浓度范围内，选择一个较低水平对于正确解释浓度 - 效应关系是很必要的，因为相对于任何水平的总体药量（结合型 + 未结合型），都会有较高的游离浓度[46]。基于转化酶饱和及有限的内在清除率（如苯妥英钠）或非线性蛋白结合（如丙戊酸），药物也可能表现出非线性清除。因此，剂量与最终血清浓度之间不成比例的关系为剂量调整方案提供了更多值得注意之处，且可能需要监测游离水平[58, 71]。

这些观察结果的更深层复杂性在于，药物作为活性和非活性立体异构体的外消旋混合物的药代动力学性质。对映异构体清除率的差异，可见于肾清除药物（如酮咯酸）[72]和肝脏清除药物（如拉贝洛尔[73]和美托洛尔[74, 75]），

其中，妊娠期清除率的提高对活性异构体的影响大于处于非活性异构体，可能会产生不同的药效学特征，这种现象通常可以从特定的临床剂量中观察到，而在未孕女性则不能。活性和非活性对映异构体的同分异构体蛋白结合的差异性可能是原因之一，见氨氯地平的白蛋白结合和普罗帕酮的 AAG 结合。甚至给药方式也可能会影响妊娠期间立体异构体清除率的差异性，如拉贝洛尔用药所见，活性 S - 异构体比无活性 R - 异构体的清除速度更快，静脉给药比口服给药更明显[73]。

随着妊娠期间内源性孕激素的增加，细胞色素 P_{450}（CYP）系统中某些代谢途径的效率提高。以安替比林作为 P_{450} 酶代谢的标志物，Loock 等人在病例对照研究[76]中证明了雌二醇和孕酮对肝脏清除率的影响。孕妇与非孕女性受试者的安替比林清除率之比，与雌二醇 / 孕酮的浓度比呈负相关。因此，在妊娠早期升高的雌激素（抑制代谢）和孕激素（刺激代谢）之间的平衡可能会调节肝脏清除的效率。4β - 羟基胆固醇也可作为 CYP3A 作用的内源性标记物[77]。

探索妊娠期间药物的通路效率、检查改变 / 增加药物效率的因素，是严格的药代动力学研究的主题。通过右美沙芬和咖啡因，研究人员提示，妊娠期间重要的药物代谢 P_{450} 酶发生了变化，CYP2D6 和 CYP3A4 对右美沙芬的活性增加，而 CYP1A2 对咖啡因的活性逐渐降低[78, 79]。CYP2C19 在妊娠期间也降低，对氯吡格雷、伏立康唑的清除作用降低[12]。有研究以咪达唑仑显示出，即使考虑到蛋白结合的变化，妊娠者的 CYP3A4 代谢也高于未孕者[66]。此外，药物遗传学和等位基因多态性影响代谢酶的表达量和药物的临床活性，如 CYP2C19 和 CYP2C9 的表达改变分别影响氯吡格雷和华法林，VCORC1 基因型影响华法林的临床和实

验室表型[80]。遗传学上确定为 CYP3A4 强代谢型的孕妇比弱代谢型孕妇表现出更易于将咪达唑仑转化为羟基代谢物[66]。

妊娠对美托洛尔的代谢增强作用具有深远的影响。这种 β 受体拮抗药是一种 CYP2D6 酶底物，在孕妇中显示出更高的清除率，并受遗传基因控制（妊娠中期为 361L/h，妊娠后期为 568L/h，而产后 3 个月以后为 200L/h）[81]。野生型强代谢基因型呈现更高的向 α - 羟基代谢物转化的能力，携带此基因型的孕妇清除率更高。CYP2D6 的特定等位基因多态性导致较低的 α - 羟基美托洛尔与美托洛尔之间的比值，尽管减弱，但随着妊娠的进展，清除率仍增加。妊娠期间美托洛尔清除率增加将近 3 倍，使其维持足够血液水平和治疗反应所需的给药频率不适合于孕期高血压或心律失常的治疗，如果使用缓释制剂，需要每 8h 一次的给药间隔。相反，如果患者接受强效 CYP2D6 抑制剂［如选择性 5 - 羟色胺再摄取抑制药（SSRI）氟西汀］的治疗，则必须谨慎，并应寻求其他方法以避免美托洛尔的不良反应。

可乐定，也是一种 CYP2D6 底物，通常被认定为一种经肾消除的药物。然而，由于妊娠期间 CYP2D6 代谢的大量诱导，其非肾清除率增加了 4 倍，主要的清除途径变为了肝脏而非肾性[67]。这可能解释了用药的增加，即建议孕妇每天服用 3～4 倍的可乐定。然而，尽管存在特殊的药代动力学考虑和血压测量值，可乐定剂量调整的力度必须与所观察到的主要心血管作用谨慎平衡[82]。如果心排血量下降（由心率降低所致）超过全身血管阻力下降的程度，则宫内发育迟缓导致的小于胎龄新生儿更有可能源自母体可乐定的应用。

硝苯地平几乎完全是通过 CYP3A4 和 CYP3A5 途径代谢，在妊娠期间其显示出系统前清除增加，因此降低了全身生物利用度[83, 84]。

药物所具有的血管舒张作用可进一步降低生物利用度，因为门静脉血流量增加更利于增强肝首过代谢。血浆浓度 AUC 显示硝苯地平全身暴露与胎龄成反比[85]。药物遗传学对 CYP3A5 的影响表现为多态性，高表达者（野生型）口服硝苯地平的清除率比遗传变异低表达者高将近 3 倍[85]。另外，与酶表达低的患者相比，酶表达高的患者体内有较高的氧化型硝苯地平代谢产物浓度也证明了这一点。携带 CYP3A4* 1B 功能性等位基因与无功能性等位基因的患者，清除率也存在类似差异。如上文关于咪达唑仑的讨论，妊娠期间 CYP3A4 增加，也会加速全身吸收的硝苯地平的代谢转化。

非 CYP 代谢（如通过酯酶、水解或羧基化作用）可将前药在胃肠道或全身循环中转化为活性形式。与未孕女性相比，妊娠女性通常以更快的速度清除转化产物，如抗流感的活性奥司他韦羧酸盐[86]。因此，有流感症状的妊娠期患者应增加药物剂量，这一建议是来自于人群药代动力学研究的，但必须探讨胎儿的安全性。

在妊娠期间，用于第 2 阶段代谢的药物结合途径也被选择性地增强。尿苷二磷酸葡萄糖醛酸糖基转移酶（UGT）同工酶 UGT1A1（胆红素、依西替米、辛伐他汀和拉贝洛尔）、UGT1A4（拉莫三嗪）、UGT2B7（吗啡、吲哚美辛、非诺贝特和齐多夫定）和 UGT2B10（尼古丁、苯海拉明）在妊娠期间会促进药物的葡萄糖醛酸化反应，而 N - 乙酰基转移酶 2（乙酰化的肼屈嗪、卡那酰胺前体和异烟肼）则会减少[3, 12]。对于妊娠患者而言，这些代谢途径的改变，分别意味着对疼痛和高血压的管理不足、有突发癫痫发作的风险、伴随更强效的吗啡 - 6 - 葡萄糖醛酸增加而引起呼吸抑制以及戒烟失败的可能性。经葡萄糖醛酸化途径对乙酰氨基酚的清除率（通过数种 UGT 同工酶），妊娠女性高于非孕女性，早产者高于足月产者，双胎妊娠者高于单胎妊娠者，尽管后两个因素可能存在叠加[87, 88]。产次对其他药物药代动力学分布的影响需要进一步研究。

（七）转运蛋白对清除的影响

代谢和清除率取决于药物被肝细胞吸收转化为代谢产物的能力。这种摄取受多种肝脏转运蛋白的调节，其中一些也存在于肾脏、血脑屏障和胎盘中（见下文）。

P-gp 在妊娠早期高表达，然后稳步下降，并受各种单核苷酸多态性的影响，使泵的表型表达情况改变。某些心血管药物是 P-gp 活性的底物，如地高辛、ACEI、华法林、氯吡格雷、直接凝血酶抑制药、洛伐他汀、拉贝洛尔及大多数 β 受体拮抗药，而另一些药物则是效力不同的 P-gp 抑制药，如普罗帕酮、替米沙坦，二氢吡啶类钙通道阻滞药、卡维地洛和双嘧达莫。还有些药物既是底物又是抑制药，包括普萘洛尔、决奈达隆、氯沙坦、阿托伐他汀、奎尼丁和维拉帕米（后三种作为抑制药比作为底物更强效）。许多药物对 P-gp 和 P_{450} 代谢途径具有双重影响，因此，药物间相互作用可能基于转运蛋白的干扰或诱导而进一步加强。胺碘酮是 P-gp 的强抑制药，会干扰地高辛的肾小管排泄，使血清地高辛水平加倍[89]，需要事先调整地高辛的剂量。

药物代谢和酶表达在种族和族裔群体之间存在差异，转运蛋白表达的变化以基因型为基础。如有机阳离子转运蛋白 1（OCT-1）负责多种阿片类药物（如吗啡）的肝脏摄取，野生型、杂合型和纯合隐性等位基因形式的差异会改变吗啡在体循环中的残留量，并将其在肝脏中代谢为更强效的吗啡 - 6 葡萄糖醛酸代谢产物。OCT-1 基因多态性在白种人中的发生率高于非裔美国人，短期药物需求量较低，同

等镇痛效果下的不良反应更多。基因型的变异也可以解释不同种族间所观察到的疼痛反应差异[90, 91]。

三、人群药代动力学和治疗药物监测

治疗药物监测的原理是利用血浆浓度与给药剂量之间的关系，以建议对剂量进行必要的调整，以获得该药物在规定治疗范围内的水平。治疗范围代表该药物能提供治疗益处并避免浓度相关毒性的统计概率。这对于治疗窗狭窄的药物尤为重要，因为这种情况下，有益和有害的浓度范围很小，临床给药剂量必需更加严格。全面考虑患者药物清除能力的特征、临床获益及可测的反应，解释药物的血浆水平是采用治疗性药物监测的基础[10]。

虽然可以从患者身上获得个体药代动力学参数以指导一次或多次给药后的指导剂量，但对于那些经不起更频繁的血清浓度分析的患者，如新生儿和儿童、肾功能不全患者、癌症患者及孕妇，通常需要稀疏采样策略来减少抽血次数。在这些患者中，关键是要有人口模型来探索人口统计学 / 临床 / 实验室数据与药代动力学参数之间的数学和统计关系，以便在有限的浓度反馈下启动和修改给药剂量[92-95]。这些结构模型是所谓的"固定效应"的组合，目的是将药代动力学参数（如体重和分布量、肌酐清除率和肾清除率、遗传多态性和肝清除率）作为连续变量或分类协变量进行最佳描述，其统计变量模型用于受试者之间变异性的捕获（被称为"随机效应"）。随机效应还可能包括抽血时间、检测变异、模型错误及其他随机"干扰"等实际情况。这些模型基于广泛患者群体研究而构建，经统计整理这些患者都不一样，如儿童和老年人、孕妇、治疗性低体

温、肾衰竭或败血性休克的患者，或者来自这些特殊群体的研究，用数学方法获得他们的病情特点。非线性混合效应建模（NONMEM®）和其他群体建模技术可用于逐步评估预测协变量在各种数学构型（线性、幂、指数、sigmoid函数等）中的包含情况，以最终得到涵盖CL、V_d等的模型方程，包括一个或多个人口统计学变量和临床变量[92-94]。妊娠对药物清除的影响程度被量化为更精确和无偏估的预测水平[68, 86]。Fischer及其同事进行的研究就是一个应用实例，他们从妊娠12周到产后12周，研究体重和妊娠对口服拉贝洛尔药代动力学的影响，并对许多变量进行了统计评估[96]。清除率与总体重呈幂函数关系（指数为0.4），而分布量与体重呈线性相关。瘦体重（去脂体重）而非总体重会改善清除模型，并提供了更一致的剂量，总体重的异速指数意味着肥胖孕妇的剂量不能按比例增加。妊娠12周时，拉贝洛尔清除率比未孕状态增加40%，至足月时则增加60%，整个中孕期和晚孕期的分布量总体上增加90%。这些模型所建议的剂量可以优化妊娠合并高血压的治疗。

构建人群模型后，通过预测性能标准将测量的浓度或参数值与模型预测的值进行比较，以内在效度法和（或）单独的验证组来验证这些参数估计的准确性。这一应用程序遵循条件概率的贝叶斯原理（Bayesian principles），是在群体中得出的模型参数预测与从浓度反馈得出的个体预测之间的统计"折中"。对于血浆样本量较少的个体患者，计算机提供的修正后药代动力学参数可以提供精确的剂量建议，以满足药效学目标和治疗终点[97]。

本文介绍一个应用群体药代动力学指导妊娠期用药的实例。一位35岁有静脉血栓和高血压病史的孕妇，每天给予40mg（4000U）依诺肝素预防。她体重90kg，血肌酐中度升高，

为1.35mg/dl（119.3μmol/L）。根据75名孕妇（共343份抗Xa样品）的给药剂量、实验室结果和人口统计学/临床变量构建的已发表的群体模型，在采样之前对抗Xa活性测定结果进行预测[98]，结果证明，确定依诺肝素清除率时，很重要的统计协变量是体重和血肌酐水平（很可能因为经肾清除的依诺肝素分布于全身体液中，而这两个因素均随妊娠变化而变化）。

$$CL_{L/h}=0.781 \times \left[\left(Wt_{kg}/Scr_{mg/dl} \right) /1.27 \right]^{0.423}$$

如果剂量单位为U而不是mg，则系数为78.1。清除率为4.17L/h，则以下公式为计算稳态浓度公式。

$$Css=\frac{剂量}{CL \times 24h}=\frac{40mg}{4.17 \times 24h}=0.4U/ml$$

临床医生可以根据经验选择将剂量减少到每天30mg，以达到0.1～0.3U/ml的浓度目标从而达到预防作用。

通过生理药代动力学（PBPK）建模和仿真模型，研究群体药代动力学的转化科学取得了一些进展。最近有许多文章致力于建立和评估妊娠期PBPK模型，以应用于经肾清除的药物和经选择性酶途径进行肝清除的药物[99]。所有相关生理参数（心排血量、肌酐清除率、体重和体成分、器官容积和灌注率、白蛋白浓度、AAG浓度以及蛋白结合百分率、各个CYP同工酶途径的效率、转运蛋白效应、包括胎盘单位在内的区室体积及药物间相互作用的大小），以及其在妊娠期的变化均可来自数据库，并通过数学方法计算为相关方程[100]，并能模拟药物在所有隔室和器官中的移动速率[101-104]。

这些"虚拟患者"因素被添加到描述药物药物理化特性的数据中，包括各器官的组织-血浆分配系数[105]，以更好地估计吸收动力学和区室分布。数据通常是从既往文献引文中收集而来的，有助于建立数学模型并合成具备多种生理特性的方程式。然后，将各种过程率和

器官容积与之前发表的药代动力学数据或从孕妇中新获得的剂量 - 浓度信息相关联。PBPK 模型产生的药代动力学参数可与传统性描述了 CL、V_d 和 $t_{1/2}$ 的文献值进行比较，并进行拟合，以提高指导经验用药的精确度。如上所述，这些参数的估计值和来自个体患者的生理学数据可以用作贝叶斯框架中的先验方法，而且，模型方程的预测性能和预测的剂量 - 浓度信息可以经由所测得的药物水平来进行评估[106]。此外，将来自胎盘灌注模型的数据（见下文）与精确的 PBPK 模型相结合，可以经由电脑模拟预测出胎儿的药物暴露量[107]。参数细节将在胎儿隔室内进一步完善[108]。

PBPK 技术已经应用于妊娠期药物，如抗反转录病毒药[109]、他克莫司、奥司他韦和二甲双胍[99]、格列本脲和美沙酮[110]、美托洛尔、硝苯地平、咪达唑仑和咖啡因[103]。依诺肝素也成功地用 PBPK 建立了模型[111]，抗 Xa 测定的预测性能与既往讨论和示例的人群药代动力学模型一致[98]。

四、胎儿胎盘单位的药代动力学

从胎儿的角度来看，对孕妇进行药物管理可以有以下分类。

● 胎儿作为"无辜受害的旁观者"：无预期胎儿管理，以及药物或疾病对胎儿有潜在风险的情况下，针对母体疾病的治疗，如母亲癫痫、高血压和抑郁症。

● 胎儿作为实际受益者：宫缩、羊水过多、子痫前期和 B 族链球菌预防。

● 胎儿作为共同受益者：胎儿和新生儿有与母亲类似的疾病风险和治疗益处，如感染艾滋病毒（HIV）。

● 胎儿是唯一的受益者：对胎儿的药物治疗，包括以母亲和胎盘为治疗媒介或通过直接

胎儿给药，如呼吸窘迫综合征（RDS）和血管内溶血（IVH）预防，治疗胎儿心律失常。

胎盘是一个动态器官，为成长中的胎儿提供氧气和营养支持，同时保护胎儿免受许多环境压力和暴露，包括外源性物质[112]。母体的药代动力学特性、膜屏障和转入 / 转出蛋白（对药物底物具有选择性）是这种保护作用的核心，但肯定不是故障保护型的。胎儿疾病，如产前暴露于母体摄入的 ACEI 而导致的肾发育不全、锂的 Ebstein 异常、香豆素引发的胎儿华法林综合征（warfarin syndrome）、较受争议的从药物遗传角度 SSRIs 会造成房间隔和室间隔缺损等，都是孕早期药物暴露具有致畸作用的例子[6]。非解剖学病灶性的疾病，如继发于母亲应用 β 受体拮抗药而引起的宫内发育迟缓，以及胺碘酮引起的新生儿甲状腺功能减退，给临床医生治疗母体的心血管疾病带来了难题。研究发现，孕妇持续用药至妊娠晚期，则药物对胎儿和新生儿产生功能方面的不良作用，包括阿片类药物引起的新生儿戒断综合征（neonatal abstinence syndrome）[113] 和 SSRI 造成的新生儿适应性差[114]。尽管大多数这样的异常被认为是特异性的，但近期，在大型注册机构和患者队列提示可能更多剂量相关性效应，如抗癫痫药物和先天性畸形[115]，母体药物代谢和遗传学特性影响胎儿 SSRI 的暴露[116]，以及锂相关性心脏异常[117]。母体锂剂量＞ 900mg/d 时，显著增加心脏畸形的比值比（odds ratio，OR），OR=3.22，而剂量较低时，则无显著升高（锂剂量为 600～900mg/d 时，OR=1.6）[117]。

然而，利用胎盘及其血管结构的传输能力为胎儿提供治疗益处的机会也在增加：①用于治疗胎儿心律失常和胎儿水肿的抗心律失常药物和利尿药；②用于预防感染的抗菌药物；③给 HIV 阳性女性进行抗反转录病毒治疗以分

娩 HIV 阴性的婴儿；④妊娠 34 周以内应用地塞米松或倍他米松以促进表面活性物质的生成进而预防新生儿呼吸窘迫综合征。在过去的 20 年，这些引人瞩目的医学成就是通过母体给药和经胎盘途径而获得的。应该认识到胎儿药物代谢同时具备有限性和潜力，增加了治疗潜能和潜在毒性并存的产前药物暴露的复杂性。为了控制母体疾病同时平衡胎儿风险，或治疗胎儿疾病同时避免造成母体毒性，临床医生需要透彻了解经胎盘途径药代动力学。

表 31-1 总结了药物经胎盘转运率和范围的决定性因素。大多数药物的主要转运方式是被动扩散，遵循 Fick 定律，公式如下。

扩散率 $= k \times$ 表面积（母 - 胎浓度差）/ 胎膜厚度

其中 k 是表示药物物理化学特征的扩散常数[112]。随着妊娠的继续，滋养层逐渐变薄，滋养层细胞层的厚度从 8～10 周的 50μm 减少到足月时不足 2～5μm[7]。因此，由于妊娠晚期清除率提高、分布量增加、胎盘表面积增大而滋养层变薄，许多药物需要给予更高的母体剂量，上述公式表明，这些因素的存在为经胎盘药物通道提供了最大的可能性。这会给胎儿带来潜在的治疗作用和功能性毒性双重结果，但避免了在妊娠早期出现的致畸可能性，因为早期胎盘表面积较小且膜较厚，而药物通过的障碍较大。一些胎膜增厚的情况，如非免疫性胎儿水肿，会减少药物在胎盘中的扩散，降低母体给药对胎儿的治疗效力，即治疗胎儿心律失常并解决伴随的水肿。考虑到胎盘通路使药物作用不完全，故胎儿 - 母体比值较低或如果母体血清浓度不足，则地高辛无法使胎儿室上性心动过速（SVT）复律的风险较大[118]。应用氟卡尼和索托洛尔时，胎儿 - 母体比值较高，这部分解释了为何它们在控制心律失常方面表现较好[119-121]，但母体血清水平不一定与此相关[122]。单药治疗失败的难治性病例中，可能需要联合口服药物治疗或直接宫内给药[123]。

某些药物的理化性质使其更容易通过胎盘，包括较低的分子量、脂溶性和非离子化[7]。元素药和小分子药物（镁、锂、华法林和丙戊酸）比蛋白类和大分子药物（如白蛋白、免疫球蛋白 G 和依诺肝素）具有更高的通

表 31-1　药物经胎盘转运和蓄积的决定因素

母体 / 胎儿	生化 / 生理学特征
母体的药代动力学	扩散、易化扩散、载体介导、主动转运、饱和性摄取、胞饮、胞吐（细胞外分泌）、内吞作用。
胎儿的药代动力学	脂溶性＞水溶性
胎盘完整性	分子量小
妊娠年龄	非离子型＞离子型（弱碱性＞弱酸性）
膜通透性	母体 / 胎儿 pH 差异
母 / 胎血流率	母体蛋白结合改变
血管解剖 / 几何构造	母体 vs. 胎儿蛋白结合
物种间差异	母 - 胎（子宫胎盘）血流量
	经胎盘的药物代谢和蓄积 (CYP$_{450}$ 同工酶：1A1、2E1、3A4、3A5、3A7、4B1（在术语"胎盘"中）；UGT1A1、1A4、1A5、1A9)
	药物转运蛋白（如合胞滋养层刷缘顶端的 P-gp 或 BCRP，面向母体循环，将药物泵出胎盘

P-gp. P- 糖蛋白；CYP$_{450}$. 细胞色素 P$_{450}$；BCRP. 乳腺癌耐药蛋白

透性。与水溶性强的药物（如庆大霉素和头孢噻肟）相比，脂溶性高的药物（如地西泮和异丙酚）更易通过胎盘。但一些脂溶性非常强的药物通过胎盘过程可能受限，其与胎盘组织本身结合过多，向胎儿区室的释放缓慢。胎儿区室的 pH 低于正常母体 pH，在胎儿窘迫和酸中毒时可能会出现更大的差异。利多卡因、氟卡尼、雷尼替丁和甲哌丁啶之类的碱性药物在胎儿区室内容易被离子化，导致离子捕获，进而造成潜在的药物浓度持续存在及相应药理 / 毒理作用。

先前讨论的与血浆蛋白结合有关的药代动力学结果与药物的胎盘转运相关。在孕晚期，母体血浆中 AAG 的含量比脐带血中的 AAG 含量高 3 倍左右，而与 AAG 结合的药物的胎儿 - 母体比值则不到 1，但这些药物进入胎儿腔后，其游离分数更高，从而提供与母亲游离浓度相似的游离浓度，如阿芬太尼[124]。然而，出生时，当新生儿与母体强大的药物代谢和清除能力分开，相比之下，新生儿未成熟的肾脏和肝脏清除途径使得新生儿清除游离药物的能力降低，从而产生较长时间的药理作用[125]。情况相反，但很明显的是白蛋白结合。足月时，胎儿区室中的白蛋白浓度暂时性高于母体浓度，因此，新生儿拥有一个白蛋白结合型、通过了胎盘的药物储备，还是需要很长时间来清除。而且，由于氨基酸残基的改变，与成年白蛋白相比，残余的胎儿白蛋白结合亲和力较低，较高的未结合部分可以更持久的存在并发挥作用[125]。

检测药物经胎盘的转运时，糖尿病和高血压患者因其子宫胎盘血流量和胎盘解剖及生理功能的改变，可能出现不同的结果。血流受损可能会阻止药物进入胎儿区室，但药物转运过程还可能对胎膜的完整性造成潜在损害。患高血压和糖尿病孕妇中，亲脂性地西泮的脐静脉血浓度与自身血浆浓度之比为 2∶1，而正常

孕妇中为 1∶1[126]。在这些疾病状态下，正常胎盘结构的破坏，跨细胞转运的增强和胎儿区室白蛋白结合的增加可能是造成这一现象的原因。相比之下，同一组研究人员发现，尽管高血压患者体内雷尼替丁的脐静脉与母体浓度之比的变化范围更大，但并未发现高血压、糖尿病和正常妊娠患者之间可离子化雷尼替丁经胎盘转运的总体差异[127]。此外，与正常妊娠或患高血压的孕妇相比，糖尿病孕妇的水溶性头孢呋辛的通透性降低[128]。因此，在确定胎盘转运途径时，需将脂质溶解度、离子化和蛋白结合的程度与母体疾病状态及其对胎盘结构和血流的影响相结合。

进一步促进药物从母亲到胎儿的转运或起保护作用的是胎盘内的 ATP 依赖性蛋白及众多其他转运蛋白，其基因型在妊娠期间的表达不同[129]。有许多组织和细胞学研究方法来评估遗传学和表观遗传学机制[130]。阻止药物通过合体滋养层细胞顶端刷状缘的主要耐药蛋白是 P-gp，也称为 MDR1，由 ABCB1 基因、乳腺癌耐药蛋白（BCRP，ABCG2）及多药耐药相关的蛋白 2 编码（MRP2）[131]。这些外排泵面向母体循环，并逆浓度梯度主动转运药物，防止底物药物的有害作用（有时是好作用）更多地进入胎儿区室。这些转运蛋白显示于图 31-2[132]。

实验模型表明，当使用 P-gp 基因敲除小鼠模型时，地高辛的胎儿浓度会增加，其底物特异性和众多的多态性已被证明[131, 133]。如上所述，尽管在妊娠早期 P-gp 的表达最高，但在整个妊娠期间 P-gp 数量上的增加有助于解释其治疗胎儿心律失常时药效学的相对差异。BCRP 在胎盘合体滋养细胞的顶膜上高度表达，并以其名字命名，证明了其外排多种抗癌药物会产生对癌细胞治疗的耐药性，但在胎盘中可提供对胎儿的保护作用[134]。格列本脲已在妊

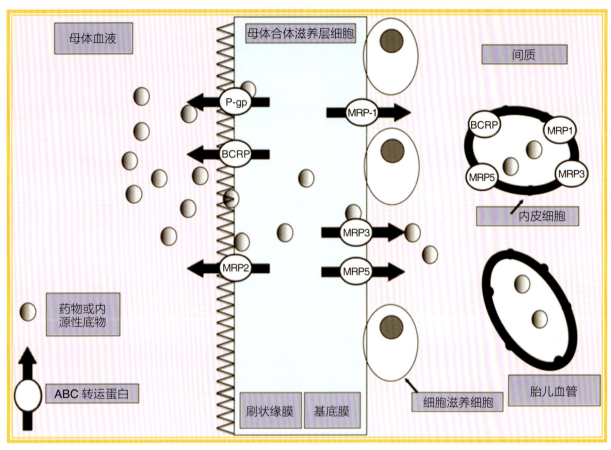

▲ 图 31-2 胎盘和胎儿的胎盘转运蛋白和外排泵

P-gp. P- 糖蛋白；BCRP. 乳腺耐药蛋白；MRP. 多药耐药相关蛋白（引自 Hutson et al. 2010 [132]，经 Elsevier 许可转载）

娠糖尿病中进行了很多研究，其胎儿安全性很大程度上是因为格列本脲作为 BCRP 的外排底物，其胎盘转运水平较低 [135]。MRP-1（*ABCC1*）位于合体滋养层基底膜的基底外侧表面上，其具有底物特异性，促进药物从这一细胞层中排出，同时，它也是向胎儿体内转运内源性化合物和营养物质的转运体，在另一位点，胎儿毛细血管内皮，也有同样作用。MRP-2（*ABCC2*）位于顶端滋养层表面的位点，与 MRP-1 的部分作用类似，但有助于将药物转运给胎儿（如替诺福韦），以防止 HIV 传播至胎儿 [131]。

实验证明，许多其他因素也会影响胎盘转运蛋白。母亲肥胖 [136]、细胞因子浓度升高 [137] 和内毒素血症（如细菌感染）[138] 都被证明可以抑制 P-gp 的表达，从而使得更多的 P-gp 探针药物地高辛进入胎儿体内。细菌感染在孕早期比孕晚期具有更大的影响，因早期 P-gp 表达量最高，而病毒感染则呈现相反的孕龄相关模式 [139]。缺氧时 P-gp 的上调与或稳定或增强或降低的 BCRP 活性 [140]，可能与子痫前期和其他氧化应激出现时内源性化学物质和药物在胎盘中分布的改变有关。[141]。如在高海拔地区分娩的女性胎盘微绒毛中的 BCRP 生成减少 [141]。此外，随着作为 P-gp 底物和（或）抑制药的药物量的增加，在胎盘水平上药物相互作用的机会增加，有些药物组合已经显示出可显著增加特定先天性异常的机会和风险 [142]。所有以上这些因素，以及推测的其对胎盘部位和临床环境中药物运输的影响，有待于更进一步的严格研究。

营养物质（如肉碱、激素）和药物（如糖皮质激素和头孢菌素）通由胎盘的易化扩散，依赖于转运蛋白，如有机阴离子转运蛋白（OATs）和 OCTs [7]。虽然在一定程度上，基底滋养层表面的 OAT4 部分负责甲状腺激素向胎儿的正向转运，但它也会将血管紧张素受体拮抗药奥美沙坦转运至胎儿，从而导致羊水过少 [143]。OCT3 参与内源性和外源性儿茶酚胺的转运，推测其表达可能与血流量有关，因为在子痫前期患者中观察到其活性降低 [7]。这些转运蛋白均具有可饱和性。胞饮作用使大分子转运到胎儿区室，如免疫球蛋白。

胎盘内的 1 阶段和 2 阶段生物转化反应在药物和营养物质的分配中作用很小但是很重要，早在孕早期就已表现出来。胎儿体内的 CYP3A7 是成熟 CYP3A4 的先体，出生后，雄激素的羟基化作用从 CYP3A7 转换为 CYP3A4 [144]。格列本脲的代谢也有类似的结果。胎盘中的羟化作用为成长中的胎儿提供有生物活性的维生素 D，并且炎性细胞因子存在的情况下，维生素 D 的代谢增加。其他 P_{450} 酶也存在，且首过代谢减少、酶功能降低。在胎盘内，许多 UGT 同工酶作用于转录和蛋白质水平，有助于第 2 阶段代谢，如齐多夫定、吗啡和乙醇的葡萄糖醛酸化作用一样，同样也具有潜在的保护作用。谷胱甘肽和硫酸酯化结合也存在且很活跃，有助于对乙酰氨基酚的代谢转化 [7]。

经胎盘药物通过：检测

脐静脉血药浓度与母体浓度之比，反映出药物经胎盘通路的转运程度，通常分娩时脐带夹毕后取样。这可以在早产分娩时操作，用以区分妊娠早期的经胎盘转运率。比较脐带血与脐动脉血的血药浓度，如果比值接近 1，表明胎儿的新陈代谢或经肾排泄或组织结合率可忽略不计。如果比值低于 1，则说明持续存在胎儿组织结合、代谢转化或胎儿肾小球滤过并排泄到羊膜囊中。在妊娠晚期，经肾脏清除的氟卡尼可穿透胎盘屏障，提供近乎一致的胎儿 / 母体浓度比，而羊水浓度高出 25 倍以上，反映了胎儿的肾脏清除作用 [145]。解释这些单一数据点时必须谨慎，因为反映最大关联程度的胎儿 / 母体比值，可能是来自母体给药到脐带采样这一时间段内。

其他评估胎盘通路的方法各异，从微观到宏观的方法均有。BeWo 细胞被用于模拟合体滋养层细胞，可以在培养基中取样以确定转运。绒毛间取样可用于检查母体和胎儿循环之间的浓度梯度和假定的转运蛋白活性，利多卡因及其主要代谢产物、芬太尼已证明了这一点 [146, 147]。体外方法胎盘灌注模型的特色，相应技术、相关优点和缺点另有综述 [148–150]。简言之，在开路实验（open-circuit experiments）中，给采集的胎盘插管，以便从胎儿侧收集药物，以确定胎儿 / 母体比值（来自相应的 AUC），或采用闭环方法（closed loop methods），在两侧均注入含药灌注液，确定胎儿 / 母体和母体 / 胎儿的比值。必须检查以确保胎盘的完整性，从而能确保产生的数据可信。

胎盘灌注模型可以提供更多有关相关信息，如蛋白结合、电离和外排泵对药物双向转运的影响。利用从双重灌注胎盘研究中所获得的实验数据，研究人员能够证明体外研究结果与临床采集的脐带血浓度与母体浓度比之间的相关性。这涉及母胎 pH 差异修正后的比例关系，以及不同的区室结合率因素 [148]。与方程校正的胎儿 / 母体比值所预测的类似，应用于双灌注胎盘模型的公式，能够解释脐带血 / 母体浓度比中 85% 的变异。这一结果，为已证实有用的这一方法提供了附加价值，即用于评估相似类别的不同药物之间潜在的胎儿暴露。举个该模型应用的例子，当两种药物都在灌注胎盘的母体侧给药时，丁哌卡因的胎盘转运率比利多卡因低得多，使其更适用于产程中和产时[151]。为了治疗 B 组链球菌而达到高于胎儿最低抑制浓度时，克拉霉素转运率高于另外三种大环内酯类药物[152]。以脐静脉压的变化来模拟胎儿水肿，发现应用地高辛和氟卡尼时，胎儿 / 母体比值降低[153]。如美沙酮所示，早产胎盘的清除指数低于 "足月胎盘"，这提示，妊娠 25～34 周的胎盘中部位产生的 P-gp 比妊娠 35～41 周的 P-gp 高，清除指数与此相关[154]。灌注模型还用于证实以下事实，加入 P-gp 转运抑制药及受 P-gp 单核苷酸多态性影响的情况下，外排作用减弱，喹硫平的通过率增加 2～3 倍[155]。

最后，"芯片胎盘" 工程试图模拟人体胎盘的基本结构和生理要素，以评估药物转运率以及促进 / 阻止药物转运的因素。位于硅聚合物外壳中的微型装置，与单层人类滋养层或 BeWo 细胞和绒毛内皮细胞，以相反方向分别灌注，以半透膜分隔 "隔室"，并通过有机化学诱导实现合胞作用[156]。药物在膜的 "母体" 侧灌注，而肝素因其膜不通透性而被用于测试系统的完整性。评价显示，在合体滋养层顶侧表达的 BCRP 能够有效减少其底物药物格列本脲的通过，并能在 3 个小时内稳定地蓄积格列本脲浓度。伴随 BCRP 抑制剂的加入，发现母体隔室内每个时间点的累积格列本脲水平均降低[157]。这项技术可能实现对现有药物进行更广泛的测试，并可重复筛选出新药，避免了为进行灌注实验而采集和维护人类胎盘的困难之处。鼓励进一步的可重复性评估。

五、母乳中药物的药代动力学

母乳，因其对新生儿和婴儿的诸多益处而被称为 "完美食品"。疾病控制中心的健康人 2020 年目标就包括母乳喂养参与目标，其中许多目标在 2016 年之前就已达到或超过，然而美国的 6 个月母乳喂养参与率为 51.8%，仍略低于 60.6% 的目标值[158]。只有 11 个州达到或超过了临床推荐的母乳喂养时间。另外有 30% 的人开始了母乳喂养，但未持续 6 个月。与母乳喂养 4～6 个月相比，母乳喂养 6 个月在该时段内保护婴儿免受感染（如急性中耳炎和肺炎）的作用更大[159]。长期药物治疗的女性母乳喂养率较低，但仍有 36% 的女性在母乳喂养期间应用有潜在危险的药物[160]。

虽然营养物质、免疫球蛋白和其他变应原 / 感染 / 疾病保护化学物质的经母乳传送是为了让婴儿获益，但母亲经此途径的意外给药存在潜在风险。服用锂、碘化药物和环磷酰胺时禁止母乳喂养这一经典禁令已经确立，但许多较新的药物几乎没有人类信息作为基础以向哺乳母亲和照料者提供建议。预测模型是有用的，但并不是总能体现出可能涉及的风险，尤其是当反应是异质性的而不是剂量或浓度依赖性时。随着越来越多的女性选择开始并坚持母乳喂养，以及过去 10—20 年中获批的新药数量，人们认识到需要更新的信息和指导[14, 161, 162]。关于老药的新发现导致了政策上的改变，如在母乳喂养期间对母亲使用可待因发出警告[163]。母乳喂养的婴儿中出现了死亡和中枢神经系统抑制，这些婴儿的母亲随后进行基因分型，被分型为超快速 CYP2D6 代谢者，她们将可待因迅速转化为吗啡，特别是当可待因的使用时间超过一个短疗程或使用了较高剂量时[164]。UGT2B7 基因多态性可能同时存在，有助于产生更有效的吗啡 - 6 - 葡萄糖醛酸苷[165]。通过对遗传信息和临床信息进行建模，开发了一种临床工具，以预测母体可待因摄入给婴儿带来的风险[166]。

有些因素使药物本身易于经胎盘转运，这些因素也存在于经乳汁转运中[167]。分子量小、脂溶性高、母体血清中蛋白结合型所占的百分比较低、pK_a 高于血液 pH、母血 pH 与乳汁 pH 的差异及浓度梯度等特征，都有助于促进被动扩散。乳腺血流的速率依赖性及药物的母体药代动力学可以增强或减少药物通过母乳的潜在转运。母乳的成分在药物通过屏障膜（乳腺上皮）后的分布上存在差异。乳汁中蛋白含量随产后时间的延长而降低，其中，产后第 1 周的低脂初乳中蛋白含量最高。一天中，正常产生的母乳中脂肪含量也有变化，后奶中的脂肪含量要比前奶更高，因此，婴儿所接受的药物量仅在很小程度上取决于脂肪分配和哺乳时间长短，而是取决于摄入了多少富含药物的后奶。母乳中的蛋白质包括白蛋白、乳铁蛋白和 α- 乳清蛋白，但药物结合仅是母体血浆结合的 1/3 左右，即使是结合度最高的药物也是如此。因此，母体血浆蛋白结合最终限制了母乳喂养所传递的药物量，几乎所有母体中蛋白结合率＞ 90% 的药物都被认为是安全的。因此，虽然普萘洛尔比阿替洛尔脂溶性高，但它在母体血浆中的结合度更高，乳浆比（M/P）为 0.4，而低蛋白结合、低脂溶性的阿替洛尔则为 4.5，因此，应用 β 受体拮抗药阿替洛尔的不良反应发生率更常被报道，尤其是在婴儿期，新生儿的内在药物清除尚不成熟之时[168, 169]。

M/P 一直是经乳汁转运的典型描述符，但是在使用单个数据点的研究来确定这一比率时要谨慎，因为母体血浆和乳汁之间的药物达峰时间和浓度下降时间可能有所不同，因此比值也会发生变化。母乳喂养期间的不同阶段也对 M/P 的点测定产生影响[169, 170]。可以通过比较不同隔室的曲线下面积来获得可靠的 M/P 数据（如 AUC[0-∞]乳汁/AUC[0-∞]血浆），但必须取得多个样本并进行分析。通过多次研究和建模尝

试，Atkinson 和 Begg 通过对化学和生物学特征的多元分析，分别得出应用于酸性药物和碱性药物的成功模型[171]，具体公式显示如下。

酸性药物：ln M/P =−0.41 + 9.36 ln（Mu/Pu）−0.69 ln fup−1.54 ln K；（R^2=0.93）

碱性药物：ln M/P =−0.09 + 2.54 ln（Mu/Pu）+ 0.79 ln fup + 0.46 ln K；（R^2=0.87）

其中，Mu/Pu = 乳汁 / 血浆未结合浓度比（来自 Henderson–Hasselbach 方程），K =（0.955/fum）+ 0.045（乳汁：脂质分配系数），fup = 血浆中未结合部分比例，fum = 乳汁中未结合部分比例。

虽然这些方程式既有用又全面，但并未常规用于筛选新药物，也不能揭示喂养婴儿的潜在消耗量。为此，通过母乳传给孩子的大概剂量计算公式如下[167]。

婴儿的每日剂量 = 母体稳态血浆浓度 × M/P× 每日摄入乳汁量

通常估计母乳摄入量为 150ml/（kg·d），尽管在婴儿早期可能接近 200ml/（kg·d）。虽然该表达式将 M/P 比值置于其中，但仍未将剂量框定为相应的临床意义。在未能测量婴儿血浆水平的情况下，最好的方法是通过计算婴儿剂量并除以婴儿的药物清除率来估算。婴儿体内获得的稳态血清浓度取决于口服生物利用度（F）和婴儿的全身清除率[167]，具体公式如下。

Css（mg/L）= 剂量（mg/d）（F）/CL（L/d）

以氟卡尼为例，如果母体水平处于治疗浓度范围的上限（0.2～1μg/ml）[122]，而 M/P 为 2.6[172]，则对于摄入乳汁量 200ml/（kg·d）的 4kg 婴儿来说，每日剂量 =1μg/ml×2.6×800ml=2080μg 或 2.08mg。以新生儿清除率 3ml/（min·kg）计算，新生儿的稳态水平为 0.12μg/ml，略高于治疗范围下限的 50%。当然，这不能确保无毒性暴露，但是可以确定是相对安全的。因此，达到 10% 的暴露指数水

平或者更高水平者,将由婴儿的清除率进行修正[173]。

但是,并非所有的药物都有这些方面的信息,除非该药物已经在儿科领域进行了治疗性研究,而且,药物清除率的个体发育变化范围在出生后的第1年非常宽泛[125],因此,准确度要求应用特定产后年龄相对应的平均清除率。作为替代,大多数文献参考使用相对婴儿剂量(RID),即婴儿每日剂量标准化为按体重调整后的母体剂量[167],具体公式如下。

$$RID(\%) = [婴儿剂量_{mg/(kg \cdot d)} / 母体剂量_{mg/(kg \cdot d)}] \times 100$$

认为婴儿可接受的药物安全极限值≤母体剂量的10%。这是一个比例,因此必需认识到,如果给母亲应用高剂量治疗药物,那么婴儿也在接受这个剂量并且需要经药代动力学处理该剂量,因此,比例并不会解释这样的暴露量增加。

更正规的药代动力学分布研究最好能提供最高质量的数据描述建议和所需信息。Eyal及同事在产后3个时间点(2~4周、3~4个月和6~8个月)对母亲的血清、乳汁和尿液进行了严格采样,结果表明,在整个研究期内,母体清除率和剂量标准化AUC维持不变,RID分别下降了(14.6±7.6)%,(8.3±5.2)%和(5.9±2.9)%[169]。母体乳汁和血清中的阿替洛尔浓度水平几乎完全相关,在3~4个月的评估中,任何单独进行的婴儿水平检测均未测到。这3个时期内,经母乳途径转运给婴儿的阿替洛尔平均为90μg/(kg·d)、42μg/(kg·d)和27μg/(kg·d)。因此,如果在婴儿早期没有发生婴儿不良反应,那么到了产后,RID降

低而预计婴儿的肾小球滤过率和肾清除率上升,更不太可能会出现不良反应。根据预测,母体用药后4~6h(以图形方式显示)乳汁离子浓度达峰,所以,如果可能,在婴儿早期阶段,母亲用药后4~6h阶段如需喂奶,以乳汁药物浓度最低时(给药间隔结束时)挤出来的母乳来替代,可能会避开药物高峰。

美托洛尔的RID小于1%,这可能是由于该药的母体清除速度非常快[81]。31名产后3周内以氨氯地平治疗妊娠相关高血压疾病的女性中,观察到乳汁浓度、RID和婴儿暴露剂量的差异较大[174]。31名新生儿中有26位的RID<10%,最高为15%。所有母亲的血清白蛋白都较低(平均为2.6g/dl),因此该药物的游离比例很高,使得更多药物经乳汁通过。乳汁药物浓度和RID的差异很大,部分原因是仅进行了单点测定并由此计算出比率。尽管如此,该数据依然推测,对于大多数婴儿而言,此药物暴露是安全的。

最后,群体药代动力学建模可以为药物风险确定提供改进的转化科学证据。之前一项在25位女性中进行的关于乳汁药物分布的研究中,在缺乏血浆药物浓度数据的情况下,利用乳汁药物浓度-时间曲线对氟西汀及其活性代谢物去甲氟西汀进行了建模[175]。考虑到模型固定效应的差异,使用蒙特卡洛模拟法(Monte Carlo simulation)对1000名婴儿进行验证。模拟的RIDs与之前的血浆-乳汁群体药代动力学数据一致。需要将这项技术应用于涉及了婴儿暴露、出现过婴儿不良反应的其他药物中,以试图探寻出安全的母体剂量。

第 32 章
妊娠期和哺乳期的心血管药物
Cardiovascular Drugs in Pregnancy and Lactation

Petronella G. Pieper　Uri Elkayam　Joy Eskandar　Titia P.E. Ruys　著

马琳琳　译　　王少为　校

一、概述

患有心血管疾病的育龄女性经常会用药，当她们希望妊娠时，需要考虑一些药物相关问题。

必需仔细评估药物对胎儿的潜在毒性作用。重新考虑药物的适应证也很重要，以平衡对未来妊娠母体的益处和对胎儿可能产生的负面影响。在必要和可能的情况下，应停药或改药。

当妊娠期间需要继续服用药物时，为母亲提供咨询非常重要，以确保她遵守药物治疗方案。

妊娠期的生理变化会引起药物药代动力学的显著变化（见第 31 章），怀孕期间可能需要调整给药方案。

二、流行病学

总的来说，在过去数十年中，妊娠期间处方药使用量是增加的[1]，许多患有心脏病的女性均在妊娠期间用药。在全球妊娠和心脏疾病登记系统（ROPAC）中，32% 的结构性心脏病女性患者，在妊娠期间应用过心脏病用药[2]。在 Toronto 系列研究中，有 28% 的人在妊娠期间应用心脏病药物[3]；在荷兰的 ZAHARA 研究（仅纳入患有先天性心脏病的女性）中用药比例为 14%[4]。在 ROPAC 研究中，用药与更多的胎儿事件有关，比值比为 1.7～3.4（具体取决于产科参数的校正、母体事件的发生和抗凝药的使用）[2]。目前尚不清楚药物使用是否与更多的胎儿事件存在因果关系。需要用药的患心脏病孕妇，其心脏病变可能更为严重，而疾病更严重的女性往往有更多的不良胎儿结局[5]。怀孕期间，患有心脏病的女性最常用的药物是 β 受体拮抗药，ROPAC 中 22% 的女性使用该类药物。在这项研究中，使用 β 受体拮抗药与低出生体重有关（比未使用 β 受体拮抗药女性的新生儿出生体重低 100g），但尚不能确定因果关系[2]。

关键信息

1. 多达 30% 患有心脏病的孕妇使用处方药。

2. 最常用的药物是 β 受体拮抗药。

三、妊娠期间患者的依从性

使用药物治疗慢性病的女性在妊娠期间的药物依从性通常较低[6]。Lupattelli 等的近期研究表明，根据 Morisky 药物依从性量表

（MMAS-8），32.9% 患心血管疾病女性药物依从性较低。根据美国前 FDA 的分类，依从性与药物的胎儿毒性无关（表 32-1）[7]。与患有无症状性疾病（如高血压）女性相比，用药治疗症状性疾病（如静脉血栓）女性的依从性更低（18.2% vs. 42.9%，P=0.031）。毫不奇怪，因为药物依从性低与以下信念有关，如虽然生病了，但是不用药会对胎儿更好；而且，在妊娠期间使用草药比常规药物更好[6]。这项研究表明，患有慢性病的女性进行怀孕前咨询时，了解其用药信息至关重要。女性对其所用药物的胎儿毒性的看法应公开讨论，必须重新考虑药物治疗的适应证。另外，暂时停药或改变剂量也应加以讨论。药物可能存在胎儿毒性是这些女性的合理关注点。基于现有文献数据所推测出的药物对未出生婴儿可能产生的影响，应该向每个患者诚实地告知。还必须解释停药对母亲心脏病的可能影响，强调停用必要的药物可能对母亲和孩子都造成伤害。这样的咨询应达成一个医患双方都同意的诊疗计划。根据适应证和特定药物，可以选择停药、减少剂量、改用对胎儿危害较小的替代药物或继续用药。

关键信息

1. 妊娠女性药物治疗的依从性降低。

2. 很有必要对所有应用心血管药物的女性都进行孕前咨询。

四、妊娠期间的药代动力学

许多器官系统会发生与妊娠相关的生理变化，已知其会影响药物的药代动力学（见第 31 章）。在孕妇中，由于恶心呕吐、胃排空延迟和胃 pH 升高，肾脏和肝脏对药物的清除增加及分布量的增加，药物的生物利用度通常会降低。而另一方面，生物利用度也可能增加，主要是由于孕妇白蛋白浓度降低，故蛋白结合型药物的游离比例增加。本书第 31 章对药物在妊娠期和哺乳期的药代动力学已经进行了详尽的描述（表 32-2 至表 32-6）。

五、妊娠期药物的前 FDA 分类

在过去数十年中，前 FDA 对妊娠药物的分类用于描述药物对胚胎和胎儿的不良影响。表 32-1 给出了系统的概述[8]。

该系统包括 5 类，A 类（充分的研究，并未证明对胎儿有风险），B、C 和 D 类代表与不安全性相关的不同认知水平和风险等级，X 类代表对人类胎儿有明显的不良影响，认为该药应禁用于人类。

该分类系统的优势在于，它可以让人迅速意识到分类为 D 和 X 的药物存在胎儿危险[7]。

但是，该分类系统弊大于利，因此被放

表 32-1　前 FDA 的妊娠期女性用药分类 [7, 8]

A 类	充分严格的对照研究未能证明对妊娠早期胎儿存在风险（也没有证据表明在妊娠晚期有风险）
B 类	动物生殖研究未能证明对胎儿有风险，没有对孕妇进行充分严格的对照研究，或者动物研究显示有不良反应并未在对照研究中得到证实
C 类	动物生殖研究表明对胎儿有不利影响，尚无在人类进行充分严格的对照研究，或没有对女性或动物的研究。仅在潜在益处超过对胎儿有潜在风险的情况下才应使用药物
D 类	根据对人类的调查或销售经验或研究得出的不良反应数据，有确切证据表明对人类胎儿有风险，但尽管存在潜在风险，但潜在的益处仍可允许孕妇使用该药
X 类	对动物或人类的研究已经证实有胎儿异常和（或）根据对人类的调查或销售经验或研究得出不良反应数据，孕妇使用该药物的风险明显大于潜在收益

表 32-2　妊娠相关的心血管系统变化及其对药代动力学的影响 [9]

妊娠相关变化	对药代动力学的影响	备 注
全身性血管舒张功能降低对血管阻力的影响		血压降低可暂时减少降压药的用量
血浆中水钠潴留增加 40%～50%	分布量增加（亲水性药物）	亲水性药物的需求量增加
心排血量增加		增加每搏量，随后加快心率
血清白蛋白降低，胶体渗透压降低	进一步增加分布量（亲水性药物）增加蛋白结合型药物的游离比例	亲水性药物的需求量增加，蛋白结合型药物的需求量减少

表 32-3　妊娠相关肾脏系统变化及其对药代动力学的影响 [10, 11]

妊娠相关变化	对药代动力学的影响	备 注
肾血流量增加 (180%)，肾小球滤过率增加（50%）	肾脏的药物清除率提高	如地高辛、索他洛尔、阿替洛尔、依诺肝素
可能影响对药物的肾小管分泌和吸收	不清楚	认识不足

表 32-4　妊娠相关的肝变化及其对药代动力学的影响

妊娠相关变化	对药代动力学的影响	备 注
酶系统活性改变	生物利用度和肝脏清除率的改变	大多数细胞色素 P_{450} 酶系统活性增加，部分降低，遗传多态性导致药物代谢的个体间差异
肝脏血流量无变化	—	—

引自 Anderson 和 Carr 2009 [11]，经 Springer Nature 许可转载

表 32-5　妊娠对心血管药物相关肝酶活性的影响 [9, 11-15]

酶 [a]	妊娠期间的作用	药 物	备 注
CYP1A2	活性增加	普萘洛尔、普罗帕酮	可能提高血浆水平
CYP2C8	活性增加	维拉帕米	可能需要增加剂量
CYP2C9	活性增加	华法林、阿替洛尔	可能需要增加剂量
CYP2C19	活性降低	氯吡格雷	可能提高血浆水平
CYP2D6	活性增加	美托洛尔、氟卡奈德、普罗帕酮	美托洛尔：与非孕状态相比，妊娠晚期血药浓度仅为 12%～55%，尚无早孕期和中孕期数据
CYP3A4	活性增加	硝苯地平、维拉帕米、地尔硫䓬、华法林、辛伐他汀、丙吡胺、奎尼丁、利多卡因、普罗帕酮	硝苯地平：与非孕状态相比，妊娠晚期 Cmax 为 52%，$t_{1/2}$ 为 37%，Cl 为 408% 丙吡胺：酐清除率 15%～20% 利多卡因：代谢产物也有抗心律失常作用
UGT1A1	活性增加	拉贝洛尔	与非孕状态相比，妊娠晚期 $t_{1/2}$ 为 96%，Cl 为 71%，尚无早孕期和中孕期数据

Cmax. 最大血清浓度；$t_{1/2}$. 清除半衰期；Cl. 清除率（clearance）
a. 仅提到了一种或多种主要酶，可能涉及其他酶

表 32-6　妊娠相关胃肠道系统变化及其对药代动力学的影响 [9, 10, 15, 16]

妊娠相关变化	对药代动力学的影响	备　注
恶心、呕吐	吸收减少	根据恶心严重程度调整给药时间
胃 pH 升高	酸性物质吸收减少，碱性物质易于吸收	认为此作用微弱
肠蠕动减少	吸收率降低，Cmax 峰延后，峰值降低	认为此作用微弱
补铁和抗酸治疗	导致其他药物生物利用度变化	
肠道血流量增加	药物吸收增加	

Cmax. 最大血清浓度

弃。很大一部分药物被归为 C 类（心血管药物中的 50% 归于此类），这意味着已经发现了对动物的不良反应，但是在人类没有足够的数据，或者更常见的情况是，在动物和人类的数据都很少 [17]。因此，分为 C 类，并不能为孕妇使用该药提供指导。对于此类药物，一般的说法通常是必须谨慎，仅在潜在益处大于对胎儿的潜在（未知）风险时才应使用。FDA 认为，最好就 C 类药物为数不多的可用信息提供描述性说明，而不是指定一个没有指导意义的类别 [17]。

此外，以前的 FDA 分类是一种简化，因为即使知道妊娠早、中、晚期药物的毒性可能明显不同，也没有根据妊娠期别进行区分。另一个缺点是，将 A~D 类通常被视为一个等级，其中 A 是安全的，D 是不安全的，据此推测 B 比 C 更安全，而 C 比 D 更安全。然而，B 类和 C 类药物在妊娠期间往往并未经过充分的人体试验，某些药物最终可能对胎儿有害，因此，对安全等级的认识是错误的。总之，A–B–C–D–X 分类过于简单，可能导致对药物安全性的混乱认知和错误假设。

由于以上所有原因，从 2014 年 12 月 4 日起，FDA 接受了一项规则，以描述性信息替代 ABCDX 分类，以使信息更加有意义和有用 [17]。描述性信息将提供更多有关妊娠期和哺乳期药物安全性的最新和最全面信息。描述性信息也并不能总是给出类似可用或不可用这样的简单建议，但是基于为数不多的可用信息，它也最有可能辅助充分知情后的用药决策 [10]。此外，还将提供注册管理机构的联系信息，用以收集孕妇所用药物的作用。新规定自 2015 年 7 月开始生效。制造商需在自 2018 年 7 月起的最迟 3 年之内移除当前标签。尽管旧的 ABCDX 药物标签已过时，不应该再使用，但许多文献都在使用这个旧的系统。因此，了解其含义、优缺点，对于为孕妇开具处方药的医疗服务提供者，仍然很有必要。

关键信息

1. FDA 妊娠期间药物的分类（药物类别 A、B、C、D 和 X）已过时，不应再使用。

2. 旧的分类已被描述性信息所取代，后者在指导孕妇的用药物决策方面更全面，更有意义。

六、语义

可能导致先天缺陷的物质通常称为致畸因素（teratogens）。"teratogen"一词起源于希腊语，字面意思是"产生怪物的物质"（teratos=怪物，gennan= 产生）。这个词可能是一位名叫 Isidore Geoffrey Saint-Hilaire 的法国医生在

1832 年提出的 [18]。"致畸"一词的文学含义是不恰当的，是对有先天缺陷的儿童及其父母的不尊重。因此，在本章中，避免使用"致畸"一词。

七、特定药物的相关信息

（一）利尿药

育龄女性可使用利尿药治疗高血压或心力衰竭。利尿药最初通过降低血容量来发挥其降压作用。随后，血容量恢复正常，血压降低是由于总体外周血管阻力的降低所致 [19]。根据它们的作用机制预测，妊娠期间应用利尿药可能会造成危害，因为会使母体血容量减少、心脏输出受阻和子宫胎盘血流量减少。过去，妊娠期间应用利尿药以预防子痫前期。然而，有证据表明，子痫前期孕妇血容量已经减少，因此利尿药对预防子痫前期没有作用 [19]。一项纳入 20 名慢性高血压合并妊娠的孕妇的随机前瞻性研究中，应用利尿药组患者妊娠期间的血容量增加值明显减少（血容量增加 18%，对照组为 52%）[20]。在这项小型研究中，利尿药组的胎儿 / 新生儿结局没有受到不良影响。对 9 项研究进行 Meta 分析，包括共 7000 名使用利尿药的孕妇，未显示利尿药对胎儿 / 新生儿结局的有益或有害作用 [21]。其他研究表明，利尿药可能会影响出生体重，并与早产有关，但是，应用利尿药的适应证可能混淆了这些结果 [22-24]。

呋塞米、布美他尼、氢氯噻嗪和美托拉宗与出生缺陷无关。然而，如上所述，它们与血容量减少有关，并可能导致子宫胎盘灌注不足、胎儿电解质紊乱和羊水过少。因此，不建议使用利尿药治疗孕妇高血压（见第 24 章），尽管并未发现确切对胎儿 / 新生儿结局的不良

影响。利尿药是心力衰竭孕妇的首选药物。氢氯噻嗪曾被怀疑会引起血小板减少，但后来的证据并不支持这一不良反应。

尽管关于妊娠期使用利尿药的现有证据令人放心，但尚未在人类进行大规模随机研究以证明其无害性。开具此类药物处方时应牢记这一点。

关键信息

1. 尚无关于孕妇应用利尿药的大型随机研究。现有证据并不表明呋塞米、布美他尼、氢氯噻嗪或美托拉宗与出生缺陷或其他胎儿 / 新生儿不良结局有关。

2. 利尿药可能有害，因其使血容量减少、子宫胎盘灌注不足和羊水过少，以及引起胎儿电解质紊乱。

3. 不建议利尿药用于孕妇高血压的治疗。

4. 利尿药是心力衰竭孕妇的首选药物。

（二）降脂药物

他汀类药物

HMG-CoA 还原酶抑制药，通常称为"他汀类药物"，广泛用于治疗高脂血症。近年来，人们对家族性高脂血症的认识不断提高，育龄女性应用他汀类药物的比例有所增加。另外，高龄妊娠的趋势越发明显。起初，他汀类药物被认为在妊娠期间禁用的，因为怀疑其会导致胎儿先天性异常。该推论基于 FDA 收集的一系列病例报道，报道显示出很高的胎儿畸形比例 [25]。但是，这一系列病例报道可能存在很大的发表偏倚，因为主要来自本人主动报告的病例。动物研究中，只有在使用极高剂量的洛伐他汀时，才有胎儿畸形的报道。同样，辛伐他汀和阿托伐他汀在动物研究中也未发现任何胚胎疾病 [26]。2008—2013 年，发表了许多队列研究，包括总计 600 多例人类妊娠，并未证明有额外的出生缺陷。近期的 Meta 分析和系

统综述证实了这一点。但是，暴露于他汀类药物的孕妇流产风险有轻度但显著的增加［相对风险（RR）1.35］[26]。Bateman 等分析了 1152 名在妊娠早期使用了他汀类药物的女性，针对其后代发生重大先天性畸形和器官特异性畸形的风险[27]。在未经校正的分析中，畸形发生率为 6.34%，而前 3 个月未使用他汀类者的后代畸形发生率为 3.55%。控制混杂因素后，发现主要是孕前诊断的糖尿病造成畸形风险的增加。上述这些研究者得出的结论是，孕妇在妊娠早期使用他汀类药物并不会增加先天性畸形的发生率。FDA 规定的禁忌用药（前 FDA 分类 X）是基于推定的胎儿畸形风险增加，同时考虑到短暂的停药期不太可能伤害以"高脂血症"为适应证而用药的女性。尽管近期数据令人放心，但亦不能完全排除他汀类药物对胎儿有害的可能。因此，对于仅因高脂血症而使用他汀类药物的女性，在妊娠期间停药也是合理的。然而，他汀类药物的数种新适应证也正在出现，包括非孕女性的子宫内膜异位症和多囊卵巢综合征，以及复发性流产和子痫前期的治疗[26, 28]。鉴于他汀类药物的新增适应证，近期令人安心的胎儿毒性数据非常重要。

关键信息

1. 与最初的见解相反，当前数据认为他汀类药物与胎儿畸形风险增加无关。

2. 患高脂血症的女性，在妊娠期间停用他汀类药物是合理的。

3. 新的适应证（子痫前期、复发性流产）可能会证明他汀类药物在孕妇中使用的合理性。

（三）胆汁酸螯合药

胆汁酸螯合药，如考来烯胺、考来维仑和考来替泼，也用于治疗低密度脂蛋白（LDL）胆固醇升高相关性高脂血症（Ⅱa 型）。该类药物口服后几乎完全不吸收。尚无与人类妊娠相关的问题记录。理论上对胎儿的不良影响可能继发于母亲对维生素和营养物质的吸收减少。考来烯胺已被用于治疗妊娠期胆汁淤积症[29]。美国国家胆固醇教育计划（National Cholesterol Education Program）的成人指南指出，此类药物可能适合用于妊娠期间女性，因其不被吸收而无全身毒性[30]。该报道还提到，关于降脂药对胎儿的影响尚缺乏充分的研究，因此应在妊娠期停药。

1. 烟酸

烟酸可用于治疗原发性高脂血症（Ⅱa、Ⅱb、Ⅲ、Ⅳ和Ⅴ型），可增加高密度脂蛋白（HDL）并降低极低密度脂蛋白（VLDL）、LDL 和甘油三酯的血浆浓度。尚未在妊娠动物或人类进行过任何研究。但是，正常每日推荐剂量下未见不良反应。鉴于数据缺乏，妊娠期间最好避免使用此类药物。

2. 吉非罗齐

吉非罗齐作为治疗低 HDL、高 LDL 和高甘油三酯三联症的 Ⅱb 型高脂血症患者的二线药物，也被推荐用于 Ⅲ 型、Ⅳ 型和 Ⅴ 型严重原发性高脂血症。尚未对妊娠女性进行研究。动物研究提示有胎儿不良反应，因此妊娠期间不建议使用吉非贝齐[31]。

3. 非诺贝特

非诺贝特也被推荐为严重原发性高脂血症的辅助治疗。潜在的不良反应有胆石症和致癌性，如在氯贝丁酯中所见类似。尽管尚未对人体进行充分的研究，但是，给大鼠用药量相当于人类最大推荐剂量的 7～10 倍（基于 mg/m^2 体表面积）时[32]，会出现杀胚和致畸作用。

4. 依泽替米贝

依泽替米贝是一种降血脂药，可抑制胆固醇的吸收。妊娠期间禁用。

5. CPSK9 抑制药

阿利库单抗和依伏库单抗是皮下注射的人类单克隆抗体，可作为饮食调整和最大耐受剂量他汀类药物的辅助用药，治疗杂合型或纯合型家族性高胆固醇血症或临床动脉粥样硬化性心血管疾病的成年人，以降低 LDL。尚无人类妊娠中使用此类新药的报道。鉴于此类药物的高分子量，为 144 000～146 000，药物至少在妊娠前半期不应通过胎盘，但估计在妊娠晚期会有胎儿暴露[33]。在美国和加拿大，接受依伏库单抗治疗的患有动脉粥样硬化性心血管疾病和（或）家族性高胆固醇血症的孕妇正在进行登记，登记目的是评估药物对胎儿结局的影响。

关键信息

1. 胆汁酸螯合药可能是安全的，因尚无妊娠相关问题记录在案。

2. 考虑到缺乏数据，最好在妊娠期间避免烟酸。

3. 考虑到动物研究中吉非贝齐对胎儿的不良影响，不宜在妊娠期使用该药。

4. 妊娠期不应使用非诺贝特和依西替米。

5. 没有关于阿利库单抗和依伏库单抗在人类妊娠中的安全性信息。此类药物不应用于孕妇。

（四）血管紧张素转换酶抑制药、血管紧张素受体拮抗药和血管紧张素受体脑啡肽抑制药

血管紧张素转换酶抑制药（ACEI）和血管紧张素受体拮抗药（ARB）被广泛用于治疗心力衰竭和高血压。最近，作为血管紧张素受体脑啡肽酶抑制药（ARNI）的联合制剂诺欣妥（沙库比曲缬沙坦），已被批准用于治疗左心室收缩功能不全所致的症状性心力衰竭[34]。毫无疑问，妊娠中期和晚期应用会有胎儿毒性，相关的胎儿异常现象被称为 ACEI 性胎儿病变或胎儿肾素 - 血管紧张素系统阻滞综合征。普遍描述的胎儿病变包括羊水过少、新生儿和肾衰竭、肺发育不全、颅骨发育不全、胎儿发育迟缓、低血压和关节挛缩[35]。2012 年发表了一篇系统综述，暴露于 ACEI 的 118 个胎儿中的 48% 和暴露于 ARB 类药物的 68 个胎儿中的 87% 存在不良反应。根据该综述，在妊娠中期或晚期妊娠暴露的胎儿中，发生了胎儿病变的比例高（暴露于 ACEI 者发生率为 60%～80%，ARB 则高于 95%）。妊娠早期暴露也与胎儿病变有关，尽管发生率明显低（20%～50%）[10, 36]。

综述的结果应谨慎解释，因为其所涵盖的病例报道和研究中存在发表偏倚问题。然而，该综述引起了人们关注妊娠早期应用 ACEI 和 ARB 类药物的安全性。2006 年发表了第一篇报道 ACEI 类药物在早期妊娠期潜在毒性的研究。这项大规模的流行病学研究引起了业界的广泛兴趣，并引发了进一步的研究和文章。研究者基于 209 例仅在妊娠早期暴露于 ACEI 的病例，报道了先天性畸形的风险增加（RR 2.71；95% CI 1.72～4.27），而在妊娠早期暴露于其他降压药物的胎儿中未发现相关的风险增加[37]。该研究结果受到质疑，因为研究者未充分控制孕妇肥胖和饮食控制的糖尿病。2008—2011 年间发表的其他几项研究表明，关于妊娠早期应用 ACEI 和 ARB 类药物，其安全性证据间互相矛盾。虽然发现畸形风险增加，但这并不全是 ACEI 或 ARB 特异性的，也见于其他抗高血压药物。观察到的畸形可能是由于药物引起的，也可能是由混杂因素引起的，如高血压本身、其他药物、亚临床糖尿病或肥胖[35, 38-41]。

必需得出的结论是，证据相互矛盾，不能认为妊娠早期应用 ACEI 和 ARB 是安全的，但是妊娠早期风险低于晚期。

根据适应证，用其他药物替代 ACEI 或 ARB 的方法也有所不同。如果女性用 ACEI 或 ARB 治疗无并发症的高血压并计划妊娠，则建议其妊娠前改用其他抗高血压药物代替 ACEI 或 ARB（如拉贝洛尔和甲基多巴）。对于患有高血压和慢性肾脏疾病的女性，可以考虑采用其他方法。在这类患者中，ACEI 或 ARB 的疗效优于其他降压药，因为它们在降低蛋白尿和保持肾功能方面有卓越的功效。此外，这些女性的生育能力较低。这些女性使用 ACEI 或 ARB 直至怀孕，并在受孕后尽早用其他降压药来替代治疗是合理的。

因瓣膜疾病或先天性心脏病而导致扩张型心肌病或心力衰竭的女性可以使用 ACEI、ARB 或诺欣妥。在这些女性中，妊娠期的容量负荷会威胁其长期的心肌功能，并可能导致妊娠期间心力衰竭的恶化。没有妊娠禁忌证时，建议在这些女性避孕期间评估其停用 ACEI、ARB 或 ARNI 所产生的作用。根据临床情况和心力衰竭的严重程度，建议用肼屈嗪和硝酸异山梨酯联用来替代 ACEI/ARB/ARNI。停药后 3~6 个月应重新评估患者，同时考虑心力衰竭、心室功能和利尿肽相关的体征和症状，然后将不用 ACEI 或 ARB 时的数据与仍使用该类药物时的数据进行比较。这使医生可以对这些患者进行适当的风险评估和咨询，使其能够就是否要妊娠做出充分知情后的明智决定。

关键信息

1. ACEI 和 ARB 在妊娠中期和晚期对胎儿有害。

2. 妊娠早期使用 ACEI 和 ARB 所致毒性的证据存在相互矛盾，但有证据表明有害。

3. 孕妇不宜使用 ACEI 和 ARB。

4. 对于患有心力衰竭的女性，建议停用 ACEI、ARB 或 ARNI，无论是否改为肼屈嗪。妊娠前使联用硝酸异山梨酯以评估心室功能是否足以耐受妊娠。

5. 对于患有高血压的女性，妊娠前（无并发症的高血压）或妊娠早期（伴蛋白尿的高血压，6 周内），应使用较安全的降压药来代替 ACEI 或 ARB。

（五）盐皮质激素受体拮抗药

盐皮质激素受体拮抗药用于心力衰竭、原发性醛固酮增多症和高血压。螺内酯具有抗雄激素作用。据报道，当使用很高剂量时，螺内酯会引起雄性大鼠女性化。在动物研究中，活产率也有所下降。关于人类妊娠的数据非常有限。有 1 例生殖器发育异常。另外几例未发现出生缺陷。有生长迟缓和羊水过少的报道，无法确定因果关系。考虑到其抗雄激素作用，妊娠期间不应使用螺内酯。

依普利酮是一种较新的醛固酮拮抗药，在人类妊娠中应用的数据几乎没有。动物研究中，应用极高剂量时，没有发现胎儿畸形，有体重减轻和胎儿丢失相关事件。由于缺乏数据，最好避免在人类妊娠期使用依普利酮，在需要盐皮质激素受体拮抗药治疗孕妇时，考虑抗雄激素作用可能要选择依普利酮而不是螺内酯[10, 42]。

关键信息

1. 螺内酯因具有抗雄激素作用而不能用于孕妇。

2. 没有人类妊娠期间使用依普利酮的数据。因此，最好避免使用。

（六）中枢 α 受体激动药

1. 甲基多巴

甲基多巴是一种中枢 α 受体激动药，用于治疗高血压。动物研究尚未发现其对胎儿的有害影响。目前尚无针对人体的对照研究，但已在孕妇中广泛使用，没有证据表明其与出生缺陷或其他胎儿毒性有关。迄今为止，关于其在妊娠早期的安全性数据还很少，最近的一系列研究就 261 例在妊娠早期接触了甲基多巴的孕妇进行分析，并无任何证据表明其与有先天缺陷有关[43]。但有证据表明，与无高血压的对照组孕妇相比，早产率增加。这一点在敏感性分析中得到了证实，该分析将暴露于甲基多巴的女性和接受美托洛尔治疗的高血压女性进行敏感性分析。甲基多巴被认为是治疗孕妇高血压的首选药物[43]。

2. 可乐定

可乐定是另一种中枢 α_2 受体激动药，已与甲基多巴进行了妊娠期高血压的疗效比较，似乎两者疗效和安全性相当[44]。但是，与甲基多巴相比，可乐定的长期用药经验要少得多。

关键信息

甲基多巴是治疗高血压的首选药物，它与出生缺陷无关，但与早产率增加有关。

（七）β 受体拮抗药

β 受体拮抗药是患心血管疾病孕妇最常用的药物。2013 年，发表了一项 Meta 分析，评估妊娠早期 β 受体拮抗药的使用与发生先天缺陷之间的关系。研究未显示所有先天缺陷或严重先天缺陷的发生率增加。然而，在器官特异性分析中，显示先天性心脏畸形、神经管缺损和唇 / 腭裂的风险增加。上述发生率的增加与 β 受体拮抗药的使用是否存在因果关系尚不确定，因为纳入的研究规模较小且存在异质性，可能存在偏倚[45]。《美国医学会杂志·内科学》（JAMA Internal Medicine）最近发表了一篇文章，报道了约 4847 例暴露于 β 受体拮抗药的孕妇，其中早孕期暴露的有 2628 例。在校正混杂因素（包括母体潜在疾病）后，研究者并未发现先天性心脏畸形的风险增加。该研究中使用了不同的 β 受体拮抗药，包括拉贝洛尔、阿替洛尔和美托洛尔[46]。结论是，尚无证据表

明与 β 受体拮抗药的使用与先天畸形的风险增加有关。

孕妇中使用 β 受体拮抗药的主要问题是 β 受体拮抗药可能导致生长迟缓。这可能与 β 受体拮抗药直接影响胎儿心脏发育及胎心率有关[47, 48]。这也可能与 β 受体拮抗药引起的母体心排血量减少有关，母体心排血量减少对子宫胎盘循环产生不利影响，从而限制胎儿生长[4, 49]。

ROPAC 研究中，母亲使用 β 受体拮抗药的新生儿出生体重比未暴露者低 100g[2]。两项大型研究发现，胎龄与使用 β 受体拮抗药的相关性较小，但不能排除偏倚[50, 51]。Cochrane 系统评价并未证实 β 受体拮抗药对胎儿生长的负面影响[52]。然而，纳入孕妇中，有很大一部分是妊娠期高血压，故仅在妊娠后半程用药。因此，本综述不能排除妊娠早期用药与胎儿生长发育迟缓之间的相关性。此外，大多数目前可用的回顾性研究无法校正可能造成生长迟缓的母体潜在疾病。2014 年，针对这一问题的研究发表[53]。研究者回顾性调查了 175 名患心脏病女性的妊娠情况，将使用 β 受体拮抗药的心脏病孕妇与未使用者进行比较发现，暴露于 β 受体拮抗药的新生儿出生体重明显低于未暴露者。患有心动过速性心律失常的女性亚组中，使用 β 受体拮抗药的孕妇的新生儿出生体重也显著低于未暴露者。研究者对数个出生体重决定因素进行匹配后，比较患心脏病孕妇和健康孕妇，发现校正出生体重决定因素后，β 受体拮抗药是与较低的出生体重相关的唯一独立因素（β 受体拮抗药组的出生体重低 8%~9%）。这项研究有力地表明，β 受体拮抗药与较低的出生体重有关[2, 54]。然而，使用 β 受体拮抗药的女性所患心脏病的病情可能更严重，因此不能完全排除适应证所致的干扰。与其他 β 受体拮抗药相比，如钙通道阻滞药和拉贝洛尔、阿替洛尔对出生体重的影响更强[55]。通过所有现有证

据得出的结论是，β受体拮抗药可能与出生体重减轻独立相关[48]。当其在妊娠较早时间内使用及较长时间使用时，这种作用可能会更强[56]。

分娩时使用β受体拮抗药，可能会发生新生儿低血糖、心动过缓和体温过低。这些影响是暂时的，可以很好地处理，重要的是监测新生儿的这些症状[10]。Hurst及同事[57]就妊娠期间使用β受体拮抗药时提出以下建议：①尽可能避免在孕早期开始长期治疗；②尽可能使用最低剂量，辅助降压药的使用可能有助于实现这一目标；③如果可能，分娩前至少2～3d停药，以限制药物对子宫收缩的影响并防止可能的新生儿并发症；④分娩后，对使用β受体拮抗药孕妇所生的新生儿应给予72～96h的密切观察，除非分娩前就已停药；⑤为避免β₂受体介导的松弛子宫和舒张外周血管作用，应首选具有内源性交感神经活性的选择性β₁受体拮抗药，或阻断α受体拮抗药；⑥母亲应避免在其β受体拮抗药血浆浓度预期峰值时（通常在服药后3～4h）哺育婴儿。

1. 普萘洛尔

普萘洛尔自用于妊娠期以来，已40余年，文献报道较好[58-62]。但是，也有胎儿不良反应的报道，包括心动过缓[63]、出生呼吸暂停[64]、低血糖[63]、宫内发育迟缓（IUGR）[63, 65, 66]、高胆红素血症[63]、红细胞增多症[63]、产程延长[63]及1例胎儿死亡[67]。然而，这些并发症与长期疗法研究中的报道均不一致。

2. 艾司洛尔

艾司洛尔是一种β₁受体拮抗药，用于妊娠期甲状腺毒症患者的心率控制，治疗高血压、室上性心律失常[57]。它起效快、达最大效应快（5～10min内），血浆半衰期仅为9min，作用持续时间20min。艾司洛尔可快速通过胎盘，可降低孕产妇和胎儿的心率[57]。但一旦停药，心率将恢复正常。

3. 拉贝洛尔

拉贝洛尔是一种有效的降压药，除了阻断β₁和β₂肾上腺素能受体外，其独特之处在于它还具有α₁肾上腺素能阻断特性和直接的血管舒张活性。数个研究报道证明其可在妊娠中安全使用[68, 69]。临床上，尚未观察到其对胎儿有明显的β受体拮抗药作用，如胎儿低血糖和心动过缓。妊娠高血压早期阶段应用拉贝洛尔，可能减缓子痫前期的进展[70]。然而，在分娩前短时间内经静脉应用拉贝洛尔治疗子痫前期与少数新生儿发生心动过缓、呼吸功能不足、肌张力低和新生儿循环衰竭有关[71, 72]。

关键信息

1. 目前的证据不支持β受体拮抗药与出生缺陷有关。

2. β受体拮抗药与出生体重下降有关。

3. β受体拮抗药可能与新生儿心动过缓、低血糖和低体温有关。

4. 与其他β受体拮抗药相比，阿替洛尔对出生体重的影响可能更大。

（八）地高辛

地高辛与人类或动物的先天缺陷无关。目前还没有对照研究，但是妊娠期间应用该药有丰富的经验，被认为是目前最安全的抗心律失常药物。地高辛可通过胎盘，经肾清除的，这会增加其孕期的剂量需求，但也存在相反作用，如地高辛是蛋白结合型药物，因此药物游离水平提高。肾清除率的增加起主要作用，可以预测到剂量需求应该是增加的。不幸的是，受孕妇血浆中内源性地高辛样物质的干扰，地高辛血清水平测量在孕妇中并不可靠[73]。因此，正确给药剂量主要以药物的临床效果为指导，同时牢记地高辛的治疗宽度较小，而地高辛中毒可能对胎儿有害，与流产和胎儿死亡有关[10]。

关键信息

1. 地高辛与出生缺陷或其他胎儿毒性作用无关。

2. 通常需要增加剂量。

3. 妊娠期间血清地高辛水平不可靠。

（九）钙通道阻滞药

钙通道阻滞药用于年轻女性高血压和心律失常的治疗。据报道，在孕母重度高血压[77, 78]、先兆子痫[79]、先兆早产[80] 和胎儿室上性心律失常[80-82] 的治疗中，维拉帕米可成功治疗其室上性心律失常[74-76]。没有不良妊娠或胎儿结局的报道。地尔硫䓬的电生理作用类似于维拉帕米。迄今为止，尚无报道称地尔硫䓬在人类妊娠中存在不良影响。数项动物研究已证明地尔硫䓬具有保胎作用[83, 84]，还观察到其可显著降低平均血压而心率几乎没有变化[83, 84]。硝苯地平用于治疗高血压和抑制宫缩作用已被证明是有效和安全的[85]。在动物研究中，动物暴露于接触钙通道阻滞药后出现了先天缺陷，但其应用剂量高于人类。研究提示，导致胎盘血流不足的严重低血压与出生缺陷的发病机制有关。人类所用的治疗剂量并未显示出对子宫和脐动脉血流存在不利影响。几项前瞻性观察研究未发现孕早期接受钙通道阻滞药的母亲所分娩的孩子中，出生缺陷的发生率增加[86]。规模最大的研究纳入 299 位妊娠初期暴露于硝苯地平、维拉帕米、氨氯地平或地尔硫䓬的病例，与 806 例对照相比，出生缺陷的发生率没有增加。暴露新生儿的出生体重较轻、早产率高，但这更可能是由于潜在疾病的影响而非药物治疗[87]。尽管现有数据令人安心，但应记住，对于大多数钙通道阻滞药而言，文献中暴露女性的数量仍然很少，因此不能排除对胎儿的不利影响。就维拉帕米暴露而言，在胎儿房室传导阻滞方面可能有所担忧。孕期应用硝苯地平的

经验相对丰富。关于地尔硫䓬的数据很少，因此，在孕妇中，使用硝苯地平和维拉帕米应先于地尔硫䓬[10]。

关键信息

1. 没有足够的数据来保证钙通道阻滞药的安全性，但现有数据表明并无证据表明其与出生缺陷有关。

2. 硝苯地平是应用最广泛的钙通道阻滞药，作为宫缩抑制药和治疗妊娠相关高血压疾病似乎比较安全。

（十）其他血管扩张药

1. 肼屈嗪

自 20 世纪 50 年代初以来，肼屈嗪已在妊娠中广泛使用，是治疗妊娠期高血压急症的备选药物之一，也可单独或与其他降压药联合使用以维持治疗[88-93]。它对小动脉血管平滑肌有直接的舒张作用，导致全身血管阻力降低和血管扩张[94]。肼屈嗪很容易通过胎盘进入胎儿，胎儿血清浓度等于或大于母体浓度[95]。围产期合作项目监测了 50282 对母婴，有 8 例妊娠中、晚期暴露婴儿有出生缺陷。然而，许多针对肼屈嗪单用或与其他药物联用的研究发现，该药物对胎儿是相对安全的[33]。已有研究证明，在子痫前期和子痫等高血压急症中经静脉应用肼屈嗪来降压和预防高血压性脑病或颅内出血是有效的。肼屈嗪治疗会引起胎儿窘迫，尤其是对于子宫胎盘储备不足的患者。在这些患者中，血压的急剧下降与胎儿窘迫明显相关，应当避免[96]。

2. 硝普钠

硝普钠是治疗高血压急症的最有效的药物之一，尤其是对静脉用肼屈嗪或钙通道阻滞药无反应的患者[97]。妊娠期间，硝普钠已被用于颅内动脉瘤手术中[98] 或严重妊娠期高血压疾病的血压控制[99]。在人类研究[100] 和动物试验

[101-103] 中均已证明硝普钠可以通过胎盘。硝普钠是一种非常有效的但有毒性的药物。尽管没有证据表明它会引起胎儿畸形，但在进一步研究阐明其妊娠期间药效学、动力学和安全性之前，建议谨慎使用。

3. 静脉用硝酸甘油

妊娠期间，经静脉硝化甘油可以用来控制严重的妊娠期高血压疾病，缓解产后胎盘残留患者的宫缩 [104, 105]。在妊娠合并心肌梗死 [106] 或重度子痫前期合并肺水肿时 [107]，也可以应用。经静脉硝酸甘油也作为一种有效的宫缩抑制药使用，并发症很少 [108]。但是，妊娠期间使用硝酸盐并非没有不良反应，主要是低血压。需要进一步研究以充分阐明其在妊娠期间的作用和安全性。

4. 抗心律失常药物（见第 15 章）

(1) 普鲁卡因胺

普鲁卡因胺是Ⅰa类抗心律失常药物，用于治疗室性和室上性心律失常。主要经肾清除，多达 30% 被肝脏代谢为 NAPA，这是一种活性代谢物，具有微弱的抗心律失常特性 [109]。普鲁卡因胺很容易通过胎盘，脐带血和母体血液中普鲁卡因胺的血药浓度大致相等。孕期使用普鲁卡因胺的数据很少。暂无报道提示其与先天缺陷或其他胎儿毒性有关 [110]。普鲁卡因胺可用于孕妇心律失常的治疗，但要切记其数据稀缺，开处方时需要谨慎 [10, 111]。另外，在长期治疗中观察到抗核抗体和狼疮样综合征的高发生率，因此，其长期治疗应限于难治性或奎尼丁不耐受的患者。

(2) 丙吡胺

丙吡胺是Ⅰa类抗心律失常药物，用于治疗和预防室上性和室性心律失常。丙吡胺具有负性肌力作用 [10]。被肾清除 40%～60%，经肝脏 CYP3A4 途径清除 15%～25%。妊娠晚期，该药物的蛋白结合减少，游离分数增加，

因此，给定血浆浓度下的抗心律失常活性随之增加 [109]。丙吡胺可引起心律失常。可通过胎盘 [111, 112]。动物研究没有发现胎儿毒性作用，仅观察到高剂量下出生体重减轻 [110]。一项纳入 20 名孕妇的小型安慰剂对照随机双盲研究提示，丙吡胺可诱发子宫收缩，可能导致早产 [113]。因此，应谨慎使用，尤其是在妊娠晚期 [111]。

(3) 奎尼丁

奎尼丁是一种Ⅰa类抗心律失常药物，自 20 世纪 30 年代以来用于有异位性节律的孕妇。奎尼丁具有较高的蛋白结合特性，因此，妊娠期间较低的血浆白蛋白水平可能导致奎尼丁的非结合部分增加。奎尼丁在肝脏中经由 CYP3A4 代谢，可通过胎盘 [109]。奎尼丁已成功用于治疗妊娠期间母体的室上性和室性心律失常（单用或与其他抗心律失常药物联合使用）、经胎盘治疗胎儿的室上性心动过速 [114] 和心房扑动 [115]。胎儿的血浆水平低于母亲，但胎儿母体比值是可变的（0.25～0.80），因此，应根据临床反应调整剂量（如对胎儿心律失常的作用、母体 QRS 持续时间和 QT 时间及致心律失常作用，以及其他母体不良反应），还应监测母亲的血浆水平。有胎儿不良反应的报道，包括新生儿暂时性血小板减少和对第Ⅷ对脑神经损害，但似乎很少见。目前尚无大型数据支持奎尼丁在人类妊娠中的安全性，但其长期应用奎尼丁的经验还是令人放心的 [111]。

(4) 利多卡因

利多卡因是Ⅰb类抗心律失常药物，可以用作室性心动过速的静脉治疗。利多卡因经 CYP3A4 在肝脏内代谢，其代谢产物也具有抗心律失常的作用。利多卡因可通过胎盘 [116-118]，但尚无报道称其经静脉治疗室性心律失常时会对胎儿有不良影响。然而，有报道说，在分娩前使用利多卡因麻醉且新生儿利多卡因血浆水平 > 2.5μg/ml 时，胎儿可能出现不良反应（心

动过缓、呼吸窘迫）。考虑到胎儿血浆水平可达母体的 70%，这相当于母体利多卡因水平不超过 4μg/ml [109]。利多卡因适合治疗孕妇的室性心律失常，可以考虑监测孕妇血浆利多卡因水平 [111]。

(5) 美西律

美西律在胃肠道吸收良好，几乎完全从近端肠道吸收，妊娠期间发生的胃排空延迟可能会阻碍其吸收。妊娠期服用美西律尚无不良反应报道 [119]。然而，用药者的胎儿心动过缓、胎龄小、Apgar 评分低和新生儿低血糖均有个案报道 [119, 120]。然而，在以上或其他报道的病例中，未观察到短期或长期的不良反应。

(6) 氟卡尼

氟卡尼是一种 I c 类抗心律失常药物，广泛用于治疗和预防室上性心动过速和心房颤动，特别是在非结构性心脏病患者中。它主要经 CYP2D6 在肝脏中代谢，而 30% 未经改变即被肾脏清除 [121]。药物很容易通过胎盘 [122]，70%~80% 的药物被转运给胎儿 [122-124]。动物研究表明，只有在使用很高剂量时，胎儿才会出现不良反应。人类妊娠数据有限，只有少数病例报道了孕早期的用药情况。氟卡尼已被用于治疗数例孕妇快速性心律失常 [122, 125]，似乎也能有效治疗胎儿室上性心律失常 [126, 127]。近期，Strizek 等发表的文章 [128] 中，回顾性观察了 32 例单独使用氟卡尼或联用地高辛成功治疗胎儿快速性心律失常的病例。现有数据不支持其与先天缺陷相关，但数据非常少，无法得出关于其安全性的明确结论 [110, 111]。尽管如此，当认为氟卡尼适合治疗母亲和胎儿心律失常时，仍然可以使用。由于其具有致心律失常的特性，故需要对其进行监测 [10]。

(7) 普罗帕酮

普罗帕酮是 I c 类抗心律失常药物，与氟卡尼相当，用于治疗房性和室性心律失常，特别是在没有结构性心脏病的患者中。它通过肝脏代谢，经 CYP2D6 代谢为一种活性代谢产物，经 CYP1A2 和 CYP3A4 代谢为低活性代谢产物 [109]。尚无关于胎儿毒性的报道，但有关其在孕妇中应用的数据很少，因此，认为使用 I c 类药物治疗合适时，首选氟卡尼 [110, 111]。

(8) 胺碘酮

胺碘酮是一种有效的 III 类抗心律失常药物，用于预防心房颤动和心房扑动、治疗室性心律失常。胺碘酮不能完全吸收，生物利用度为 35%~65%，在肝脏中代谢为去乙基胺碘酮。胺碘酮和去乙基胺碘酮都在组织中蓄积，主要是脂肪、肝、肺和皮肤，它们也积聚在心肌中。胺碘酮是蛋白结合率高的药物（96%），药物清除非常缓慢，主要通过肝脏排泄入胆汁。胺碘酮可通过胎盘。动物研究显示具有胎儿毒性 [109]。人类妊娠数据非常有限，但现有数据表明 35% 的胎儿出现不良反应，9% 的新生儿甲状腺肿和甲状腺功能减退，有时伴有精神运动发育迟缓 [110]。另外还有甲状腺功能亢进，对胎龄和早产影响很小，同时还描述了轻度的神经系统异常。甲低和甲亢通常是短暂的。由于对胎儿有不良影响，胺碘酮应仅限于用在危及母亲生命的心律失常及其他安全药物治疗无效的病例中 [111]。当孕妇需要用胺碘酮时，需要监测母亲的甲状腺功能及母亲的胺碘酮和去甲胺碘酮血浆水平，并应用尽可能低的维持剂量。出生后，必需尽早评估新生儿的甲状腺功能，当诊断出甲状腺功能减退时，必须立即给予补充治疗 [10]。

(9) 索他洛尔

索他洛尔是一种抗心律失常药物，同时具有 β 受体拮抗药和 III 类抗心律失常作用，对室上性和室性心律失常均有效。索他洛尔被归类为前 FDA B 类药物，可能是基于其动物研究显示无胎儿畸形 [110]。但是，在人类妊娠中使用索他洛尔的经验非常有限。索他洛尔很容易通过人类胎盘，已被用于治疗胎儿心律失常[129,130]，此情况下已有胎儿死亡的报道，但这有可能是胎儿心律失常和积液引起的。据报道，由于母体原因使用索他洛尔的病例中，有先天缺陷、胎儿体温过低和窒息导致胎儿死亡的报道，但是，不确定其与使用索他洛尔之间的因果关系。缺乏人类早孕期使用索他洛尔的数据。由于其具有β受体拮抗特性，故应用β受体拮抗药时所见的胎儿不良反应（生长迟缓、新生儿心动过缓、低体温和低血糖）可能也适用于索他洛尔[111]。必要时，索他洛尔可用于治疗母亲心律失常，但应告知母亲其安全性数据不足。当分娩时使用索他洛尔时，建议监测新生儿的不良反应[10]。

(10) 腺苷

腺苷具有房室结阻滞特性，可用于经静脉治疗室上性心动过速。它的半衰期很短，不到10s，因此，很可能无法达到胎儿循环[109]。它已在妊娠期间使用，除病例报道外，还有一项纳入33位孕妇的研究[111]。已有短暂性胎儿心动过缓的报道。此外，数份病例报道有短暂的子宫收缩，可自发缓解或通过抑制宫缩治疗而缓解[131]。由于其半衰期短，被认为是终止孕妇室上性心动过速的首选药物[111]。

关键信息

1. 对于大多数抗心律失常药物而言，其在人类妊娠中的安全性信息很少，因此必须谨慎使用。

2. 尚无与普鲁卡因相关的先天缺陷的报道，但资料匮乏。

3. 丙吡胺可能会引起子宫收缩，最好避免使用，尤其是在妊娠晚期。

4. 奎尼丁已经使用了数十年，对胎儿的不良反应很少见。

5. 利多卡因可用于治疗孕妇室性心律失常，但应避免孕妇血浆水平过高。

6. 氟卡尼可用于治疗母体心律失常，是治疗胎儿SVT的首选药物，但妊娠早期用药的数据非常少，必须谨慎。

7. 由于缺乏数据，最好避免使用普罗帕酮。

8. 胺碘酮对胎儿有毒，除非绝对不可避免，否则不应使用。使用时，应监测新生儿甲状腺功能。

9. 索他洛尔与动物的先天缺陷无关，但人类经验有限，应慎用。可能对胎儿生长有不利影响。

10. 腺苷可用于终止孕妇室上性心动过速，其半衰期短，可能对胎儿无害。

（十一）抗血小板药物

阿司匹林可以乙酰化负责前列腺素内过氧化物合成的环氧合酶，从而显著抑制血小板中血栓素A2的合成，从而抑制Ⅰ期止血。早期推荐[132]建议，因为阿司匹林可能会导致动脉导管过早闭合，故在妊娠期间应避免使用，但最近的Meta分析[133]和两项大型随机试验[134,135]均未发现母胎的不良反应。这两项研究共纳入394名子痫前期高风险的孕妇，其中一项研究的参加者每天服用60～150mg阿司匹林，而另一项的参加者每天服用150mg。当应用较高剂量时（如在心包炎病例中），阿司匹林可能会对胎儿产生毒性，既有胎儿出血的风险，也有动脉导管过早闭合的风险。

氯吡格雷、普拉格雷和替卡格雷是二磷酸腺苷诱导的血小板聚集抑制药。在动物研究中，没有证据表明生育力受损或胎儿毒性。但是，人类妊娠期经验有限，无法更好地评估胚胎-胎儿风险，因此，最好避免使用。

（十二）溶栓药

溶栓药、链激酶、尿激酶、重组组织纤

溶酶原激活药（rtPA）和替奈普酶用于静脉血栓栓塞性疾病的溶栓治疗。它们都会引起全身性纤溶和抗凝作用，严重影响止血。在妊娠期间，前 18 周内服用溶栓药可能会增加胎盘早剥的风险，因为此时胎儿附着成分主要由纤维蛋白组成。但是，在妊娠早期和妊娠中期用链激酶和尿激酶治疗的患者中尚未见此类报道。使用溶栓药治疗孕妇广泛肺栓塞的报道中也未发生胎盘出血，产妇和胎儿的预后良好 [136, 137]。

这些药物主要用于存在危及母亲生命安全的情况，因此，即使经验相对有限并且不能保证胎儿安全，也不应该在有必要用药时停用（表 32-7）。

（十三）结论

表 32-7 和表 32-8 总结了妊娠期和哺乳期内使用心血管药物的建议。

表 32-7　妊娠和哺乳期心血管药物使用指南

药　物	分类（Vaughan Williams 抗心律失常药物分类）	前 FDA 类别	是否通过胎盘	转运到母乳（胎儿剂量）	临床前 / 临床安全性数据
阿昔单抗	具有抗血小板聚集作用的单克隆抗体	C	不详	不详	人类研究不充分 • 只有在潜在获益超过风险时应用 动物数据： • 无动物生殖实验
ACEI [a]	ACEI	D	是	是 [b]（最多 1.6%）	禁忌 • 肾或肾小管发育不良、羊水过少、生长迟缓、颅骨骨化障碍、肺发育不全、挛缩、大关节、贫血、胎死宫内
醋硝香豆素	维生素 K 拮抗药	D	是	是（无不良反应报道）	胚胎病变（主要在妊娠初期）、出血
阿司匹林（低剂量）	抗血小板聚集	B	是	耐受性良好	无致畸作用 • 每天 100～500mg 的用药剂量，临床经验不足
腺苷 [c]	抗心律失常	C	否	否	无胚胎不良反应报道（人类数据有限）
阿利库单抗	降脂药（单克隆抗体）	—	是	不详	无人类数据，不推荐 动物数据： • 对大鼠和猴子的胎儿生长或发育无不良影响 • 在大鼠有母体毒性 • 猴子后代的继发性抗原应答较弱
阿利吉仑	肾素抑制药	D	不详	是（在大鼠乳汁中分泌）	不用于妊娠早期，妊娠中、晚期禁止使用 • 见其他 RAAS 阻滞药 动物数据： • 大鼠剂量＜ 600mg/（kg·d）或兔子剂量＜ 100mg/（kg·d）时，没有胚胎毒性或致畸的证据 • 剂量＜ 250mg/（kg·d）时，大鼠的生育能力、产前和产后发育不受影响。大鼠和兔子的全身暴露是 1～4MRHD 和 5MRHD。

（续表）

药　物	分类（Vaughan Williams 抗心律失常药物分类）	前 FDA 类别	是否通过胎盘	转运到母乳（胎儿剂量）	临床前 / 临床安全性数据
安贝生坦	内皮素受体拮抗药	X	不详	不详（哺乳期禁用）	禁用 • 无人类数据 动物数据： • 大鼠［＞15mg/（kg·d）］和兔子［＞7mg/（kg·d）］中有致畸作用。在这两个物种中，有下颌畸形、软腭 / 硬腭畸形、心脏和血管畸形、胸腺和甲状腺异常、蝶骨底骨化、脐动脉移位
阿米洛利	D 利尿药（保钾）	B	是	是（大鼠乳汁分泌）	人类数据不足 动物数据： • 兔（20 RHD）和小（25 RHD）致畸实验未见胎儿损害 • 大鼠生育力不受影响（20 RHD） • 幼鼠生长和存活率下降（5 RHD 或更高）
胺碘酮	抗心律失常（Ⅲ类）	D	是	是	甲减（9%）、甲亢、甲状腺肿、心动过缓、生长受限、早产
ARB（沙坦类）	ARB	D	不详	不详	禁用 • 肾 / 肾小管发育不良、羊水过少、生长迟缓、颅骨骨化障碍、肺发育不全、宫缩、关节大、贫血、胎死宫内
青霉素、氨苄西林、阿莫西林、红霉素	抗生素	B	是	是	无不良反应报道
万古霉素、亚胺培南、利福平、替考拉宁	抗生素	C	不详	不详	数据有限
氨基糖苷类、喹诺酮类、四环素类	抗生素	D	不详	不详	胎儿风险：仅用于获益超过风险时
阿哌沙班	抗凝药	—	体外胎盘转运研究中可通过胎盘	以母体药物为主要成分向大鼠乳汁中大量分泌	无人类数据，不推荐 动物数据： • 动物研究中无直接 / 间接生殖毒性 • 啮齿类动物中没有胎儿畸形 • 啮齿类动物母体出血率增加
阿替洛尔[d]	β 受体拮抗药（Ⅱ类）	D	是	是	尿道下裂（妊娠早期）、出生缺陷、低出生体重、胎儿心动过缓和低血糖（妊娠中期和妊娠晚期）
贝前列素	前列环素类似物	—	不详	不详	无人类数据 动物数据： • 对大鼠［＜2.0mg/（kg·d）］或兔子［＜1mg/（kg·d）］无致死或致畸作用

（续表）

药　物	分类（Vaughan Williams 抗心律失常药物分类）	前 FDA 类别	是否通过胎盘	转运到母乳（胎儿剂量）	临床前 / 临床安全性数据
苄氟噻嗪	利尿药（噻嗪类）	C	是	是	人类数据不足
比索洛尔	β 受体拮抗药（Ⅱ类）	C	是	是	胎儿心动过缓和低血糖
波生坦	内皮素受体拮抗药	X	不详	不详	禁用 • 无人类数据 动物数据： • 在大鼠［＞ 60mg/（kg·d），2 MRHD］有致畸作用包括头、嘴、面部和大血管畸形，死产和幼崽死亡率增加［60/300mg/（kg·d），2/10 MRHD］ • 兔子无出生缺陷［＜ 1500mg/（kg·d）］
布美他尼	利尿药（襻类）	C	不详	不详	人类数据不充分 动物数据： • 在啮齿类，口服无致畸作用 • 静脉应用无致畸作用（大鼠 / 小鼠：140 MRHD） • 大鼠中度生长受限和胸骨延迟骨化发生率增加（3400 口服 MRHD 时可见，1000 口服 MRHD 时未见）
坎格雷洛	抗血小板药物	C	不详	不详	无人类数据 动物数据： • 大鼠、兔未见畸形，无致畸性 • 大鼠中有生长受限（低于 5 MRHD） • 兔子流产、宫内胚胎丢失和胎儿生长受限的发生率增加（12 MRHD）
卡维地洛	α/β 受体拮抗药	C	是（数据来源于大鼠，现无人类数据）	是 妊娠晚期至哺乳 22 天，以＞ 10 MRHD 剂量处理大鼠 •（大鼠数据提示有增加，无人类数据） •（大鼠中，产后 1 周新生儿死亡率增加）	无充分人类数据 • 胎儿心动过缓和低血糖 • 仅在潜在获益高于潜在风险 动物数据： • 植入后胚胎丢失增加、胎儿体重下降、骨骼发育延迟（50 MRHD）. 10 MRHD 时大鼠无发育学毒性。 • 植入后胚胎丢失增加（25 MRHD）. 5 MRHD 时兔子无发育学毒性。
氯吡格雷	抗血小板药物	B	不详	是（大鼠乳汁中有分泌）	无充足人类数据 动物数据： • 在大鼠（65 MRHD）和兔子（78 MRHD）中无生殖能力受损或胚胎毒性
考来替泊、考来烯胺	降脂药	C	不详	是（降低脂溶性维生素）	可能影响脂溶性维生素的吸收，如维生素 K，颅内出血（新生儿）

（续表）

药　物	分类（Vaughan Williams 抗心律失常药物分类）	前 FDA 类别	是否通过胎盘	转运到母乳（胎儿剂量）	临床前 / 临床安全性数据
达比加群	抗凝血药	—	体外胎盘转运研究提示可经胎盘转运	不详	无人类数据 • 妊娠期间不建议使用，除非有明确必要 动物数据： • 女性生育能力：植入减少 / 植入前丢失增加（血浆暴露量比患者高 5 倍） • 啮齿类动物胎儿体重和胚胎存活率下降（血浆暴露量比患者高 5~10 倍） • 啮齿类动物母体出血增加（阴道 / 子宫）
达那肝素钠	抗凝血药	B	否	否	人类数据有限 动物数据： • 大鼠（8.7 RHD）和兔子（6 RHD）均未见生育力受损或胚胎毒性
地高辛[c]	强心苷	C	是	是[b]	血清浓度不可信，安全
双肼屈嗪	血管扩张药	—	不详	是	母体不良反应：反应性心动过速、头痛、快速耐受 • 狼疮样症状（母 / 胎）
地尔硫䓬	钙通道阻滞药（Ⅳ类）	C	否	是[b]	• 可能有致畸作用 • 仅在获益超过风险时应用 动物数据： • 胚胎和胎儿致死性（4~6 RHD），以及骨骼、心脏、视网膜和舌异常 • 小鼠、大鼠或兔子：早期个别幼崽体重下降、存活率降低，分娩时间延长、死产率增加
丙吡舒	抗心律失常药物（Ⅰa 类）	C	是	是[b]	子宫收缩 • 仅用于获益大于风险时 动物数据 • 无致畸性 • 着床位点减少，幼崽生长和存活减少
决奈达隆	抗心律失常药物（Ⅲ类）	—	是（数据来源于动物，无人类数据）	是（数据来源于动物，无人类数据）	不推荐：人类数据有限 动物数据： • 生殖毒性（植入后丢失、胎儿和胎盘重量减少，以及外观、内脏和骨骼畸形）

（续表）

药　物	分类（Vaughan Williams 抗心律失常药物分类）	前 FDA 类别	是否通过胎盘	转运到母乳（胎儿剂量）	临床前 / 临床安全性数据
依度沙班	抗凝血药	—	不详	动物实验提示乳汁中有分泌，哺乳期禁用	禁用： • 人类数据：Hokusai–VTE 研究：10 例妊娠早期暴露患者，用药长达 6 周，结果有 6 例活产（4 例足月 2 例早产）、1 例早孕期自然流产、3 例择期终止妊娠 动物数据： • 妊娠毒性（胆囊变异，植入后丢失增加（49~65 MRHD） • 较高剂量时大鼠 / 兔阴道出血
依诺昔酮	磷酸二酯酶抑制药	—	不详	不详	人类数据不足 • 仅必要时应用
依普利酮	醛固酮拮抗药	B	不详	是（数据来自动物，现无人类数据）	人类数据不足 • 仅在明确需要时才能在妊娠期使用 动物数据： • 大鼠和兔中无致畸作用（分别暴露于人类 AUC 的 32 倍和 31 倍） • 母兔体重下降 • 最高给药剂量下增加胎兔再吸收和植入后丢失
依前列醇	前列环素类似物	B	不详	不详	人类数据不足 动物数据： • 在大鼠（2.5 RHD）和兔（4.8 RHD）未见生育力受损或胎儿损害
依伏库单抗	降脂药（单克隆抗体）	—	是（猴子数据，现无人类数据）	不详	人类数据不足 • 不推荐 人类数据： • 猴子中，无胎儿生长或发育不良作用 • 经钥孔戚血蓝素（KLH）免疫的猴子中，T 细胞依赖性抗体反应减弱
依替米贝	降脂药	—	是（鼠类和兔中数据，现无人类数据）	不详（吃母乳的幼崽体内血浆浓度升高）	人类数据不足 • 仅在获益大于风险时应用 动物数据： • 在大鼠和兔中未见其有胚胎致死作用的证据 • 大鼠中，常见骨骼问题发生率增加（人类暴露量 10mg/d 的 10 倍） • 兔胸骨外肋骨发生率增加（人类暴露量 10mg/d 的 150 倍） • 器官形成过程中与他汀类联用于大鼠和兔，会导致较高的依替米贝和他汀药物暴露

（续表）

药　物	分类（Vaughan Williams 抗心律失常药物分类）	前 FDA 类别	是否通过胎盘	转运到母乳（胎儿剂量）	临床前 / 临床安全性数据
非诺贝特	降脂药	C	是	是	人类数据不足 • 仅在获益大于风险时应用 动物数据： • 在大鼠中有杀胚和致畸作用（7～10 MRHD），兔中有杀胚作用（9MRHD） • 大鼠中（妊娠前和妊娠期间 9MRHD 用药）：分娩延迟，植入后丢失增加，产仔数减少，出生体重下降，产时 40% 存活，婴儿时 4% 存活，断奶后 0% 存活，脊柱裂增加 • 大鼠胎儿毛发、内脏和骨骼问题增加（妊娠 6～15d 用药 10MRHD） • 大鼠中分娩延迟，活产降低 40%，婴儿存活减少 75%，幼崽体重降低（从妊娠 15d 到断奶期间用药 7MRHD） • 动物母体 10%～25% 流产（9～18MRHD），7% 胎儿死亡（18MRHD）
氟卡尼	抗心律失常药物（Ⅰc 类）	C	是	是[b]	人类数据不足 动物数据： • 一种兔子（新西兰白兔）中见致畸作用（如爪、胸骨和椎骨畸形、心脏室间隔缺损）和胚胎毒性效应（如增加吸收），而另一种兔子（Dutch Belted）中未见（4MRHD） • 大鼠和小鼠中无致畸作用［分别是 50 和 80mg/（kg·d）］，但在大鼠中应用高剂量时胸骨和椎体骨化延迟
磺达肝癸钠	抗凝血药	—	是（最多 10%）	是（大鼠乳汁中分泌）	人类数据不足 • 仅用于获益超过风险时 动物实验： • 在大鼠 / 兔中的研究：大鼠皮下剂量高达 10mg/（kg·d）（基于体表面积，相当于约 32RHD）、兔皮下剂量高达 10mg/（kg·d）（基于体表面积，相当于约 65RHD）均未显示 生育力受损或胎儿损害 • 除非有明确必要，否则不应向妊娠女性开具处方
呋塞米	利尿药（襻）	C	是	耐受性良好，乳汁产量减少	羊水过少 • 人类数据不足 • 仅用于获益超过风险时 • 建议监测胎儿生长 动物数据： • 兔中见不明原因母体死亡和流产（2、4 和 8MRHD） • 小鼠和兔中，肾积水的发病率和严重程度增加

（续表）

药 物	分类（Vaughan Williams 抗心律失常药物分类）	前 FDA 类别	是否通过胎盘	转运到母乳（胎儿剂量）	临床前 / 临床安全性数据
吉非罗齐	降脂药	C	是	不详	人类数据不足 动物数据： • 大鼠：死胎增加，幼仔体重轻微减轻，骨骼变异增加以及罕见的无眼症（0.6 和 2 RHD） • 兔：产仔数减少（1 和 3 RHD）和顶骨变异发生率增加（3 RHD）
硝酸甘油	硝酸盐	C	不详	不详	心动过缓，抑制宫缩 动物数据： • 大鼠和兔（含硝酸甘油软膏）：无致畸作用
肝素（低分子量）	抗凝血药	B	无	无	• 长期使用：与 UFH 相比，更少出现骨质疏松症和血小板减少，母体出血风险增加（妊娠期用药见"妊娠期间患者的依从性"） • 人类数据：纳入 693 例活产的回顾性分析提示：不增加重要脏器发育异常的风险 动物数据： • 大鼠 / 兔：无致畸和胎儿毒性作用证据
肝素（未分级的普通肝素）	抗凝血药	B	否	否	长期使用：与 UFH 相比，更少出现骨质疏松症和血小板减少，母体出血风险增加
肼屈嗪	血管扩张药	C	是	是（1%）[b]	• 母体不良反应：狼疮样反应、胎儿心动过速 动物数据： • 小鼠（20~30 MRHD）和兔（10~15 MRHD）：腭裂、面部和颅骨畸形 • 大鼠未见致畸作用
氢氯噻嗪	利尿药（噻嗪类）	B	是	是；母乳量可能减少	羊水过少 • 影响胎儿和新生儿，如胎儿胎盘灌注受损、黄疸、电解质紊乱和血小板减少
伊洛前列素	前列环素类似物	C	不详	不详	人类数据不足 • 仅用于获益大于风险时 动物数据： 大鼠：0.01mg/（kg·d）剂量组 Han-Wistar 大鼠胸椎末端缩短（认为这些改变是胎儿胎盘单位血流动力学改变，而不是致畸形）Sprague-Dawley 大鼠或猴子中未见类似异常或其他大的结构异常。Sprague-Dawley 大鼠中，母体剂量 250mg/（kg·d）时伊洛前列素笼形包合物（13% 的伊洛前列素）显著增加不能存活胎儿的数量，而在 Han-Wistar 大鼠中，静脉用药剂量 1mg/（kg·d）时，胎致死率为 15/441

（续表）

药　物	分类（Vaughan Williams 抗心律失常药物分类）	前 FDA 类别	是否通过胎盘	转运到母乳（胎儿剂量）	临床前 / 临床安全性数据
吲达帕胺	利尿药（噻嗪类）	B	是	不详	人类数据不足 • 仅用于获益大于风险时 动物数据： • 大鼠、小鼠和兔（6.25 RHD）中未见生育力受损或胎儿损害，大鼠和兔的产后发育未见影响
硝酸异山梨酯	硝酸盐	B	不详	不详	Bradycardia 心动过缓 动物数据： • 兔用药剂量 70mg/kg（12 MRHD）时可见剂量相关的胎儿毒性增加（过多木乃伊化幼崽）
伊拉地平	钙通道阻滞药	C	是	不详	人类数据不足 • 与硫酸镁可能有协同作用，可能致低血压 动物数据： • 在大鼠和兔，母体体重明显降低；未见致畸性（高达 150 MRHD）
伊伐布雷定	I_f 通道阻滞药	—	是（大鼠中可通过胎盘）	是（动物研究中提示可经乳汁分泌，哺乳期禁用）	人类数据不足 • 禁用 动物数据： • 接近治疗剂量的暴露情况下，大鼠中胎儿心脏缺陷发生率增加，而在兔子中进行的高血压药物选择实验中，有少量缺趾畸形胎儿 • 宫内发育迟缓（妊娠中、晚期），胎儿心动过缓和低血压（近足月时用药），低血糖
拉贝洛尔	α/β 受体拮抗药	C	是	是 [b]	动物数据： • 大鼠和兔（4 或 6 MRHD）：未见胎儿畸形
左西孟坦	钙增敏药	—	不详	是（动物研究中提示可经乳汁分泌）	人类数据不足 动物数据： • 大鼠和兔胎儿骨化程度普遍降低，兔中见上枕骨发育异常 • 孕前和早孕期间给药降低了雌性大鼠黄体、植入和每窝幼鼠的数量，增加了早期胚胎吸收和植入后丢失的数量（在临床暴露水平即可以看到上述作用）
利多卡因	抗心律失常药（Ⅰb 类）	C	是	是 [b]	胎儿心动过缓、酸中毒、中枢神经系统毒性 动物数据： • 大鼠生殖学研究（6 RHD）：尚无胎儿损伤的证据

（续表）

药　物	分类（Vaughan Williams 抗心律失常药物分类）	前 FDA 类别	是否通过胎盘	转运到母乳（胎儿剂量）	临床前 / 临床安全性数据
马西替坦	内皮素受体拮抗药	X	不详	是（动物实验提示可经乳汁分泌）	禁用 • 无人类数据 动物数据： • 兔和大鼠在所有检测剂量下均有致畸性，心血管疾病和下颌弓融合异常 • 幼崽存活率降低，后代生殖力下降（妊娠晚期 / 哺乳期用药剂量为 6 RHD）
甲基多巴	中枢性 α 受体激动药	B	是	是[b]	新生儿轻度低血压 • 近期发表的前瞻性观察性队列研究中未见致畸作用（妊娠早期暴露，n=261），但有较高的早产风险 动物数据： • 小鼠（16.6MRHD）、大鼠（1.7MRHD）和兔子（3.3MRHD）中：未见胎儿损害证据
美托拉宗	利尿药（噻嗪类）	B	是	是	人类数据不足 • 仅在明确需要时用药 动物数据： • 交配前雄性大鼠用药而雌性大鼠未用药：与用药 10mg/kg 和 50mg/kg 组雄性大鼠交配后的母鼠，其后代出生体重降低，妊娠率降低
美托洛尔	β 受体拮抗药（Ⅱ类）	C	是	是[b]	胎儿心动过缓和低血糖 动物数据： • 大鼠：无致畸性证据
美西律	抗心律失常药物（Ⅰb 类）	C	是	是[b]	人类数据不足 • 胎儿心动过缓 • 仅用于获益超过风险时 动物数据： • 大鼠、小鼠和兔（4 MRHD）：无致畸或生育力受损证据，但胚胎吸收增加
米力农	磷酸二酯酶抑制药	C	不详	不详	人类数据不足 动物数据： • 在大鼠 / 兔中，口服或静脉用药后未见致畸性
纳多洛尔	β 受体拮抗药（Ⅱ类）	C	不详	是	胎儿心动过缓和低血糖 动物数据： • 5～10 MRHD 剂量下，在兔中见胎儿毒性和胚胎毒性，但在大鼠或豚鼠中未发现；以上物种中均未见潜在的致畸性

（续表）

药　物	分类（Vaughan Williams 抗心律失常药物分类）	前FDA类别	是否通过胎盘	转运到母乳（胎儿剂量）	临床前/临床安全性数据
奈西立肽	重组 B 型利钠肽	C	不详	不详	人类数据不足 • 仅用于获益高于风险时 动物数据： • 兔（70 RHD）：未见活产率和胎儿发育方面的不良作用
硝苯地平	钙通道阻滞药	C	是	是 b（最多1.8%）	抑制宫缩；舌下含服、与硫酸镁的潜在协同作用可能导致低血压（母体）和胎儿缺氧 • 临床试验：妊娠早期：（n=34 和 n=76）：无致畸作用 • 然而，围产期窒息、剖宫产、早产和宫内生长受限发生率增加 动物数据： • 啮齿动物、兔和猴子：胚胎毒性、胎盘毒性、致畸性和胎儿毒性作用（大鼠、小鼠和兔），趾畸形（大鼠和兔），肋骨畸形（小鼠），腭裂（小鼠），小胎盘和绒毛发育不良（猴子），胚胎和胎儿死亡（大鼠、小鼠和兔），妊娠期延长（大鼠，未在其他物种中评估），新生儿存活率降低1（大鼠；未在其他物种中评估）
硝普钠	血管扩张药	C	是（母羊中进行的动物试验提示可通过胎盘）	不详	人类数据不足 • 仅在需要时使用 动物数据： • 尚无足够、严格控制的研究 • 胎儿氰化物水平与母体硝普钠水平呈剂量相关性 • 在妊娠母羊中，代谢转化导致胎儿体内氰化物达致命水平；予妊娠母羊以 25mg/（kg·min）静脉输液 1h，可致所有胎儿死亡；以 1mg/（kg·min）输液 1 h 则可分娩正常羊羔 • 妊娠期间单用硫代硫酸钠，或与硝普钠联用，效果均不详
苯丙香豆醇	维生素 K 拮抗药	D	是	是（最多10%），作为非活性代谢产物，耐受性良好	香豆素胚胎病，出血
普拉格雷	抗血小板药物	—	不详	是（大鼠中研究提示经乳汁分泌）	人类数据不足 动物数据： • 大鼠和兔中未见畸形 • 极高剂量时（＞240 RHD），对母体体重和（或）进食有影响，后代体重轻度下降（相对于对照组） • 在产前和产后大鼠研究中（240 RHD），母体治疗对后代的行为或生殖系统发育没有影响

（续表）

药 物	分类（Vaughan Williams 抗心律失常药物分类）	前 FDA 类别	是否通过胎盘	转运到母乳（胎儿剂量）	临床前 / 临床安全性数据
普鲁卡因胺	抗心律失常药物（Ⅰa 类）	C	是	是	• 不详（经验有限） • 无动物数据
普罗帕酮	抗心律失常药物（Ⅰc 类）	C	是	不详	不详（经验有限） 动物数据： • 兔（3 MRHD）和大鼠（6 MRHD）：胚胎毒性（存活率降低） • 大鼠（1 MRHD）：母体死亡增加，新生儿存活率、体重降低，4 MRHD 时生理发育落后
普萘洛尔	β 受体拮抗药（Ⅱ类）	C	是	是[b]	胎儿心动过缓和低血糖 动物数据： • 大鼠（1 MRHD）：胚胎毒性（每窝产仔数减少，胚胎吸收率增加）和毒性（死亡） • 兔（5 MRHD）：无胚胎和新生儿毒性
奎尼丁	抗心律失常药物（Ⅰa 类）	C	是	是[b]	血小板减少、早产、第 8 脑神经毒性
雷诺嗪	I_{Na}- 通道阻滞药	—	不详	不详	人类数据不足 动物数据： • 大鼠剂量＜400mg/（kg·d）（2～2.7）MRHD 和兔剂量 150mg/（kg·d）（1.5～2）MRHD 时，可见胚胎和母体毒性，后代胸骨畸形和骨化减少；上述剂量与母体死亡率增高有关
利奥西呱	G 鸟苷酸环化酶激动药	—	不详	是（见于大鼠乳汁中）	禁用 动物实验： • 大鼠：致畸性和胚胎毒性，8MRHD 时室间隔缺损发生率增加，2MRHD 时植入后丢失率增加 • 兔：流产增加（4 MRHD）及胚胎毒性（13 MRHD）
利伐沙班	抗凝血药	—	是	是（动物实验数据提示有乳汁分泌）	人类数据不足 • 禁用 动物实验： • 大鼠中：胚胎毒性（植入后胚胎丢失增加，骨化延迟或进行性骨化，肝脏出现多发浅色斑点），临床相关剂量下观察到常见畸形率增加，胎盘改变；母体出血性并发症 • 兔中：植入后胚胎丢失增加，活胎数减少，胎儿体重减轻（用药剂量：人类未结合药物暴露量的 4 倍） • 在出生前 / 出生后大鼠研究中，对母体有毒性的剂量下后代生存能力下降 • 出血风险

（续表）

药　物	分类（Vaughan Williams 抗心律失常药物分类）	前 FDA 类别	是否通过胎盘	转运到母乳（胎儿剂量）	临床前 / 临床安全性数据
沙库比曲 / 缬沙坦	血管紧张素受体脑啡肽酶抑制药	—	不详	是（哺乳期大鼠乳汁分泌）	禁用 • 可致胎儿损伤 • 沙库比曲：人类数据不足 动物数据： • 兔：胎儿体重下降和骨骼畸形（5.7 MRHD） • 大鼠：2.2 MRHD 时无胚胎毒性或致畸性 • 缬沙坦：肾或肾小管发育不良、羊水过少、生长受限、颅骨骨化障碍、肺发育不良、关节挛缩、大关节、贫血和胎死宫内 • 沙库比曲 / 缬沙坦：大鼠 / 兔：胎儿毒性增加、母体毒性剂量时有较低的胎儿脑积水发生率、母体无毒性剂量下（兔）胎儿心脏扩大、（兔）胎儿骨骼变异 • 胚胎不良作用主要来自 ARB
Selexipag	IP- 受体激动药	—	不详	不详	人类数据不足 动物数据： • 鼠：高达 47 MRHD 剂量对胎儿发育未见不良影响，高剂量时胎儿和母体体重均下降 • 兔：高达 50MRHD 剂量无发育学不良影响
西地那非	磷酸二酯酶 5 型抑制剂	B	不详	不详	人类数据不足 动物实验： • 大鼠（20 MRHD）和兔（40 MRHD）器官发育期用药，未见致畸性、胚胎毒性和胎儿毒性
索他洛尔	抗心律失常药物（Ⅲ类）	B	是	是[b]	心动过缓和低血糖 动物数据： • 大鼠（9 MRHD）和兔（7 MRHD）中未见致畸潜力 • 兔：高剂量盐酸索他洛尔（6 MRHD）导致胎儿死亡率轻微升高，可能归因于母体毒性 • 大鼠（18 MRHD）：孕早期胎儿吸收增加
螺内酯	醛固酮拮抗药	D	是	是（1.2%），乳量可能减少	抗雄激素作用，唇腭裂（妊娠早期） • 人类数据不足 动物数据： • 小鼠（剂量低于 MRHD）：无致畸或其他胚胎毒性作用 • 兔（剂量约为 MRHD）：胚胎吸收增加，活胎数减少

（续表）

药 物	分类（Vaughan Williams 抗心律失常药物分类）	前 FDA 类别	是否通过胎盘	转运到母乳（胎儿剂量）	临床前 / 临床安全性数据
螺内酯	醛固酮拮抗药	D	是	是（1.2%），乳量可能减少	• 大鼠［200mg/（kg·d）］：雄性胎儿女性化；妊娠晚期暴露［50/100mg/（kg·d）］导致雄性剂量依赖性前列腺和精囊重量下降，雌性卵巢和子宫增大。
他汀类[f]	降脂药	X	是	不详	先天异常
他达拉非	磷酸二酯酶 5 型抑制药	B	是（大鼠）	是（大鼠）	人类数据不足 动物数据： • 大鼠和小鼠（高达 11 MRHD）：无致畸性、胚胎毒性或胎儿毒性。2 项大鼠中研究之一提示产后幼崽存活率降低（剂量＞10 MRHD）
替格瑞洛	抗血小板药	—	不详	是（大鼠乳汁中有分泌）	人类数据不足 • 不推荐妊娠期使用 动物数据： • 大鼠：母体毒性剂量下可见小的发育异常 • 兔：母体无毒性剂量下肝成熟和骨骼发育稍有延迟 • 大鼠 / 兔：母体体重略有减轻，伴随生长迟缓的新生幼崽存活性及出生体重下降
噻氯匹定	抗血小板药物	C	不详	是（大鼠）	人类数据不足 动物数据： • 小鼠［200mg/（kg·d）］，大鼠［400mg/（kg·d）］，兔［高达 100mg/（kg·d）］：未见致畸潜力
托拉塞米	利尿药（襻利尿药）	B	不详	不详	人类数据不足 • 禁用 动物数据： • 大鼠（人类剂量 20mg/d 的 15 倍）或兔（人类剂量 20mg/d 的 5 倍）时未见胎儿毒性或致畸性；4 倍（兔）和 5 倍（鼠）高剂量时，平均体重降低，胚胎吸收增加，骨化延迟
曲前列环素	前列环素类似物	B	不详	不详	人类数据不足 • 仅用于需要时 动物数据： • 兔（皮下）用高于 RHD 剂量：胎儿骨骼变异发生率增加
氨苯蝶啶	利尿药（保钾）	C	是	是（e 可见动物乳汁中分泌）	人类数据不足 动物数据 • 大鼠（6 MRHD 剂量）中未见胎儿损害
乌拉地尔	α_1 受体拮抗药 /5-HT_{1A} 激动药	—	不详	不详	人类数据不足

（续表）

药　物	分类（Vaughan Williams 抗心律失常药物分类）	前 FDA 类别	是否通过胎盘	转运到母乳（胎儿剂量）	临床前 / 临床安全性数据
伐地那非	磷酸二酯酶 5 型抑制药	B	不详	是（大鼠）	人类数据不足 动物实验： • 大鼠（100 MRHD）和兔（20 MRHD）：无致畸性、胚胎毒性和胎儿毒性；1mg/（kg·d）（=MRHD）和 8mg/（kg·d）时幼鼠生长发育延迟
口服维拉帕米	钙通道阻滞药（Ⅳ类）	C	是	是 b	耐受性良好 动物数据：兔（口服，1.5 RHD）：无致畸性；大鼠（口服，6 RHD）：无致畸性，但会导致胚胎生长发育迟缓和低血压
静脉注射维拉帕米	钙通道阻滞药（Ⅳ类）	C	是	是 b	静脉使用与低血压和伴随而来的胎儿低灌注高风险有关 • 见口服维拉帕米
维纳卡兰	抗心律失常药物	—	不详	不详	人类数据不足 动物数据： • 大鼠：高于人类单次静脉注射剂量的暴露量下，出现畸形（异形 / 缺失 / 融合的颅骨包括腭裂、桡骨弯曲、弯曲 / 异形的肩胛骨、气管狭窄、甲状腺缺失和隐睾）和胚胎致死性增加 • 兔：（所检测的最高剂量下）胸骨融合和 / 附加胸骨数量增加
沃拉帕沙	抗血小板药物	—	不详	是（乳汁中可见分泌）	数据不足 动物数据： • 大鼠 / 兔：胚胎发育无缺陷（大鼠：56 RHD；兔 26 RHD） • 67 RHD 剂量下对幼崽感觉功能和神经行为发育有短暂影响 • 31 RHD 剂量时雌性幼崽记忆力下降 • 产前和产后研究：67 RHD 剂量时大鼠鼠崽生存率和体重均下降
华法林	维生素 K 拮抗药	D	是	是（最多 10%），作为非活性代谢产物耐受性良好	香豆素胚胎病，出血（用药见"妊娠期间患者的依从性"和"妊娠期药物的前 FDA 分类"）

对于较老的药物，将尽可能提供前 FDA 分类；2015 年 6 月 30 日之后发布的较新的药物，FDA 分类已替换为 www.ema.europa.eu/、www.accessdata.fda.gov、http：//www.embryotox.de 或制造商提供的处方标签中的详细信息；ACE. 血管紧张素转化酶；ARB. 血管紧张素受体拮抗药；AUC. 曲线下的面积；FDA. 美国食品和药物管理局；5-HT$_{1A}$. 5- 羟基色胺（血清素）；iv.静脉注射；KLH. 匙孔血蓝蛋白；MRHD. 最大人体推荐剂量；RAAS.肾素 – 血管紧张素 – 醛固酮系统；RHD. 人体推荐剂量；UFH.普通肝素；VTE. 静脉血栓栓塞

a. 现有的妊娠早期用药数据并不强烈支持致畸潜力。妊娠期间和母乳喂养期间应避免使用 ACEI、ARB、醛固酮拮抗药和肾素抑制药，其分类为 D 类。应用 ACEI 的阳性结果已有描述，如果患者暴露与此类药物，也不必终止妊娠，但应密切随访；

b. 如果母亲接受这一药物治疗，可以母乳喂养；

c. 腺苷：应用该药物的大多数经验是在妊娠中期和晚期，其半衰期短，可能会阻止药物到达胎儿；

d. 阿替洛尔被 FDA 分类为 D 类，尽管有些作者将其分为 C 类；

e. 地高辛：地高辛的用药经验丰富，被认为是妊娠期间最安全的抗心律失常药物。从未证实其具有预防性抗心律失常效果；

f. 他汀类药物：尚未证明其无害性，因此在孕妇和哺乳期间不宜使用。妊娠期间暂时中断治疗不会对母亲造成任何不利影响

引自 Regitz–Zagrosek et al.2018 [138]，经 Oxford University Press 许可转载

表 32-8 母乳喂养建议

药 物	母乳喂养建议	2001 年美国儿科学会药物委员会建议 [139]
阿昔单抗	可哺乳	不适用（N/A）
ACEI	卡托普利，可哺乳 依那普利，数据有限，可能可以哺乳	将 ACEI 这组紧密相关的降压药，归为可哺乳类 卡托普利分为可哺乳类 依那普利分为可哺乳类
乙酰水杨酸（阿司匹林）	人类数据有限，可能有毒性	由于其对血小板功能的不良影响，应谨慎使用
腺苷	无人类数据，可能可以哺乳	N/A
阿利库单抗	无人类数据，可能可以哺乳	N/A
阿利吉仑	无人类数据，可能可以哺乳	可以哺乳
安贝生坦	无人类数据，可能有毒性	N/A
阿米洛利	无人类数据，可能可以哺乳	N/A
胺碘酮	禁用	注意，甲状腺功能减退是一种潜在并发症，将胺碘酮归为用药后哺乳对胎儿影响不详，但应该关注
血管紧张素受体拮抗药	氯沙坦：无人类数据，可能可以哺乳 缬沙坦：无人类数据，可能可以哺乳	将 ACEI 这组紧密相关的降压药，归为可哺乳类
阿哌西班	无人类数据，潜在毒性（出血）	N/A
阿替洛尔	人类数据有限，潜在毒性（心动过缓）	将阿替洛尔归为给婴儿哺乳后有显著影响（发绀和心动过缓）的药物，用于哺乳期女性应谨慎
苄氟噻嗪	无人类数据，可能可以哺乳	苄氟噻嗪归为可哺乳类
比索洛尔	无人类数据，潜在毒性（低血压，心动过缓）	N/A
波生坦	人类数据有限，潜在毒性	N/A
布美他尼	无人类数据，可能可以哺乳	N/A
坎格雷洛	无人类数据，可能可以哺乳	N/A
卡维地洛	无人类数据，可能可以哺乳	与拉贝洛尔类似物质，被归为可哺乳（见 Labetalol）
氯吡格雷	无人类数据，可能可以哺乳	N/A
考来替泊、考来烯胺	无人类数据，可能可以哺乳	N/A
达比加群酯	无人类数据，潜在毒性（出血）	N/A
地高辛	可哺乳	将地高辛归为可哺乳类
地尔硫䓬	人类数据有限，可能可以哺乳	将地尔硫䓬归为可哺乳类
丙吡胺	人类数据有限，可能可以哺乳	将丙吡胺归为可哺乳类
决奈达隆	无人类数据，潜在毒性	N/A

（续表）

药　物	母乳喂养建议	2001年美国儿科学会药物委员会建议[139]
依度沙班	无人类数据，可能可哺乳	N/A
依普利酮	无人类数据	N/A
依前列烯醇	无人类数据，可能可哺乳	N/A
依伏洛单抗	无人类数据，可能可哺乳	N/A
依西替米	禁用	N/A
非诺贝特	无人类数据，潜在毒性	N/A
氟卡尼	人类数据有限，可能可哺乳	将氟卡尼归为可哺乳类
磺达肝癸钠	无人类数据，可能可哺乳	N/A
呋塞米	人类数据有限，可能可哺乳	N/A
吉非罗齐	无人类数据，潜在毒性	N/A
肝素（低分子量）	可哺乳	N/A
肝素（未分级普通肝素）	可哺乳	N/A
肼屈嗪	人类数据有限，可能可哺乳	将肼屈嗪归为可哺乳类
氢氯噻嗪	可哺乳	将苄氟噻嗪、氯噻嗪、氯噻酮和氢氯噻嗪归为可哺乳类
伊洛前列素	无人类数据，潜在毒性	N/A
吲达帕胺	无人类数据，可能可哺乳	N/A
硝酸异山梨酯	无人类数据，可能可哺乳	N/A
伊拉地平	无人类数据，可能可哺乳	N/A
伊伐布雷定	无人类数据，潜在毒性	N/A
拉贝洛尔	人类数据有限，可能可哺乳	将拉贝洛尔归为可哺乳类
左西孟旦	N/A	
利多卡因	人类数据有限，可能可哺乳	将利多卡因归为可哺乳类
马西替坦	禁用	N/A

（续表）

药　物	母乳喂养建议	2001 年美国儿科学会药物委员会建议 [139]
甲基多巴	人类数据有限，可能可哺乳	将甲基多巴归为可哺乳类
美托拉宗	人类数据有限，可能可哺乳	N/A
美托洛尔	无人类数据，潜在毒性（低血压，心动过缓）	将美托洛尔归为可哺乳类
美西律	人类数据有限，可能可哺乳	将美西律归为可哺乳类
米力农	无人类数据，可能可哺乳	N/A
纳多洛尔	人类数据有限，潜在毒性（低血压，心动过缓）	将纳多洛尔归为可哺乳类
奈西立肽	无人类数据，可能可哺乳	N/A
硝苯地平	人类数据有限，可能可哺乳	将硝苯地平归类为可哺乳
硝普钠	无人类数据，潜在毒性	N/A
丙苯香豆素	可哺乳	
苯茚二酮	禁用	由于婴儿有出血风险，将苯茚二酮归为哺乳期禁用（未用于美国），华法林和双香豆素（双羟香豆素）都被归为可哺乳类
普拉格雷	无人类数据，可能可哺乳	建议哺乳期的母亲谨慎使用阿司匹林，因为它对哺乳期的婴儿有潜在的不良影响
普鲁卡因胺	人类数据有限，可能可哺乳	将普鲁卡因胺归类为可哺乳类，但婴儿长期接触普鲁卡因胺及其代谢物的影响尚不清楚，尤其是考虑到其潜在的药物毒性（如抗核抗体和狼疮样综合征的发展）
普罗帕酮	人类数据有限，可能可哺乳	N/A
普萘洛尔	无人类数据，潜在毒性（低血压，心动过缓）	将普萘洛尔归类为可哺乳类
奎尼丁	人类数据有限，可能可哺乳	将奎尼丁归类为可哺乳类
雷诺嗪	无人类数据，潜在毒性	N/A
利奥西呱	禁用	N/A
利伐沙班	无人类数据，潜在毒性（出血）	N/A
沙库比曲 / 缬沙坦	人类数据有限，可能可哺乳	将 ACEI 这组紧密相关的降压药，归为可哺乳类
赛乐西帕	无人类数据，潜在毒性	

（续表）

药　物	母乳喂养建议	2001 年美国儿科学会药物委员会建议 [139]
西地那非	无人类数据，潜在毒性	N/A
索他洛尔	人类数据有限，潜在毒性 （低血压、心动过缓）	将索他洛尔归类为可哺乳类
螺内酯	人类数据有限，可能可哺乳	将螺内酯归类为可哺乳类
他汀类	氟伐他汀：禁忌 洛伐他汀：禁忌 普伐他汀：禁忌 瑞舒伐他汀：禁忌 辛伐他汀：禁忌	N/A
他达拉非	无人类数据，潜在毒性（参见西地那非）	
替格瑞洛	无人类数据，潜在毒性（出血）	N/A
噻氯匹定	无人类数据，潜在毒性（出血）	N/A
托拉塞米	无人类数据，可能可哺乳	N/A
曲前列环素	无人类数据，潜在毒性	N/A
氨苯蝶啶	无人类数据，可能可哺乳	N/A
口服维拉帕米	人类数据有限，可能可哺乳	将维拉帕米归为可哺乳类
静脉注射维拉帕米	人类数据有限，可能可哺乳	将维拉帕米归为可哺乳类
沃拉帕沙	无人类数据，可能可哺乳	N/A
华法林	参见香豆素衍生物	将华法林归为可哺乳类

第 33 章
心脏疾病患者的宫缩抑制治疗
Tocolytic Therapy in the Cardiac Patient

Joseph G. Ouzounian　著

马琳琳　译　　王少为　校

一、概述

早产定义为在妊娠 37 周之前的分娩，约占美国所有分娩的 10%。早产儿患神经系统疾病的风险增加，包括发育迟缓、脑瘫，以及其他各种终生并发症。在有早产症状女性中，与安慰剂相比，宫缩抑制药可降低子宫收缩的强度和频率，可有效地延迟分娩 48h，在某些情况下可延迟长达 7 天。但是，不能有效延迟分娩至孕 37 周 [1]。因此，现代产科中的宫缩抑制治疗的基本依据是实现短期的延迟分娩，以争取给予类固醇激素的时间（以改善胎儿的肺成熟度），并在必要时允许将孕母转运至三级医疗中心。上述两种产科干预措施已经过明确证实，可改善早产患者的长期预后 [2, 3]。

通常，如果延迟分娩的获益超过风险，那么，早产初期无宫颈进行性扩张的孕妇是宫缩抑制治疗的最佳治疗对象 [4]。无医学并发症的健康女性，频繁宫缩是宫缩抑制治疗的理由，但患有心脏疾病且可疑早产的孕妇则应该更仔细地考虑。这些患者开始治疗之前，应当更好地确定诊断。如有规律的宫缩并伴有宫颈改变的证据，可能比单独的宫缩更适合作为治疗门槛。等待宫颈改变的证据似乎并不会降低宫缩抑制效果 [5]。

此外，试图阻止分娩带给母体的风险与延迟分娩给胎儿带来的益处之间，必需仔细衡量。尽管这一点似乎不言而喻，但实际上，风险 / 收益方程的数据一直在变化。随着时间的推移，产科和新生儿治疗的不断进展（如产前和产后的类固醇激素治疗、高频通气和表面活性药治疗）会改变新生儿的发病率和死亡率。医生应依据自己医院的、定期更新的分娩结局统计数据，才能够为患心脏疾病的孕妇解释宫缩抑制治疗的相对风险和获益，在充分知情后做出明智决定。表 33-1 和表 33-2 列出了 Los Angeles County/University of Southern California 医学中心不同出生体重和胎龄的新生儿结局数据。

二、一般注意事项和治疗方案

目前应用的宫缩抑制药包括倍他米美（β-mimetic）类药、硫酸镁、钙通道阻滞药（硝苯地平）、环氧合酶抑制药（通常是消炎痛）和催产素拮抗药（美国不可供）。2012 年发表的 1 篇系统评价和 Meta 分析，针对 95 项宫缩抑制治疗的随机试验进行分析，提示所有这些药物均可有效延迟分娩 48h，显著优于安慰剂，差异有统计学意义 [6]。因此，所有的宫缩抑制

表 33-1　2010—2014 年间 LAC + USC 医学中心以胎龄分组的 1500g 以下婴儿的存活率 [a]

胎　龄	LAC + USC 存活率	完好存活比例估计值 [b]（来自美国国家统计局）
16～21	0/30（0%）	0
22	1/10（10%）	0
23	11/21（52%）	30
24	22/25（88%）	60
25	17/23（74%）	70
26～27	47/48（98%）	75
≥ 28	111/112（99%）	90～95

注意：先天畸形婴儿不在上述统计之内

a. LAC+USC–Los Angeles County/University of Southern California 医学中心

b.无失明、耳聋、智力低下或致残性脑瘫的存活者

表 33-2　2010—2014 年间 LAC+USC 医学中心以出生体重分组的 1500g 以下婴儿的存活率 [a]

出生体重（g）	LAC + USC 存活率	完好存活比例估计值 [b]（来自美国国家统计局）
＜ 500	11/50（22%）	0
500～599	19/29（66%）	30
600～699	17/23（74%）	60
700～799	25/28（89%）	70
800～899	19/19（100%）	80
900～999	16/18（89%）	90
1000～1499	102/102（100%）	95

注意：先天畸形婴儿不在上述统计之内

a. LAC+USC–Los Angeles County/University of Southern California 医学中心

b.无失明、耳聋、智力低下或致残性脑瘫的存活者。

药均将自身效果与该标准进行比较，并无证据显示其中一种可提供更广泛的获益。

另一个重要的考虑因素是，宫缩刺激与产妇之间可能存在一种类似相互妥协的关系。产妇低氧血症可能是对子宫收缩的潜在刺激，可能是由胎儿血管加压素的释放而介导的 [7]。要

考虑到，表现出心脏症状改变和宫缩迹象的患者，其心脏状况确实可能恶化，针对早产的治疗应该推后，而先明确并稳定产妇的状况（见下文）。

重点要注意的是，产妇心脏病可能会导致其自身氧合功能受损，而氧合功能受损本身就会导致胎儿低氧血症和组织缺氧 [8]。反过来，这可能导致羊水过少、胎儿生长受限和（或）胎心率异常，导致有医学适应证的早产。在这种情况下，胎儿可能会发出信号，表示需要从恶劣环境中离开（娩出）。此外，患有心脏疾病的女性胎儿出现心脏畸形的风险更高，应该在妊娠中期进行胎儿超声心动图检查 [9]。胎儿心脏畸形本身会引起早产，特别是有相关的胎儿水肿或羊水过多时。

通常，患有心脏疾病的孕妇会采用 β 受体拮抗（β–antagonist）药治疗。此类药物似乎对子宫没有明显的临床影响，应在有临床适应证时使用。此外，妊娠期间使用 β 受体拮抗药似乎不会增加胎儿心脏畸形的风险 [10]。其他常用的心脏药物是钙通道阻滞药（如硝苯地平），通常用于治疗高血压和心绞痛。此类药物是有效的宫缩抑制药，不会引起早产（见下文）。

三、宫缩抑制药对心血管的影响

从用药历史上看，倍他米美（β–mimetic）类药是宫缩抑制治疗的首选药物。但在美国，更常使用硫酸镁、钙通道阻滞药和环氧化酶抑制药。自 2016 年以来，硫酸镁用于抑制宫缩的比率有所增加，因为研究表明，早产母亲产前静脉应用硫酸镁可降低其后代神经系统并发症的发生率 [11]。因此，许多医生选择硫酸镁作为一线治疗，因为它能同时提供神经保护作用。有潜在心脏病的患者联合应用宫缩抑制药，尤其是联用硫酸镁和钙通道阻滞药，可造

成心脏病率显著增加。

过去数年中，考虑到吲哚美辛引发胎儿的不良反应，已限制其使用。已有报道提示新生儿发病率增加，特别是颅内出血和坏死性小肠结肠炎 [6, 12, 13]。

四、倍他米美类药

用于抑制宫缩的倍他米美（β-mimetic）类药物被设计为对 β₂ 受体具有选择性，但它们仍具有一些 β₁ 受体效应，引起不良反应。具体而言，抑制宫缩的常用剂量下，可以观察到较低的外周血管阻力和较低的舒张压 [14]，而平均动脉压仅轻微降低，因为 β₁ 受体介导的变时和变力作用会导致心排血量增加 [15]。健康女性接受倍他米美（β-mimetic）类药物治疗的风险包括肺水肿、缺血性心肌损伤和暴露于潜在心脏病。实际上，使用倍他米美（β-mimetic）类药物的患者，其心电图（ECG）经常表现出 ST 压低、T 波低平或倒置，以及 QT 间隔延长。以上发现的长期意义尚不清楚，研究表明，90% 的患者在停药 24h 内相关表现缓解，这些短暂变化的确可能是药物引起的低钾血症所致 [16, 17]。

由于倍他米美（β-mimetic）类药物本身不会引起缺血性心脏病 [18, 19]，因此，在临床上要重视并积极处理治疗期间出现胸痛的患者。这些情况下应停药，并对患者进行潜在和（或）未确诊心脏病的症状 / 体征评估。据报道，有 1 位既往健康的女性在利托君治疗期间发生了心肌梗死 [20]。

即使是健康孕妇，倍他米美（β-mimetic）类药物也可导致多达 5% 的患者发生肺水肿。倍他米美（β-mimetic）类药物会造成水潴留，通常开始治疗的 3 天内出现。大多数病例与过多的液体摄入、多种药物（糖皮质激素、前列

腺素拮抗药和钙通道阻滞药）的联合使用及合并子宫过度膨胀的疾病（多胎妊娠、羊水过多和大的子宫肌瘤）有关 [21]。在大多数报道的病例中，心脏功能受损本身并不会引起肺水肿。侵入性和非侵入性技术已经证明，倍他米美（β-mimetic）类药物对肺毛细血管压力和左心室功能没有影响 [22-25]。显然，必需仔细监测倍他米美（β-mimetic）类药物治疗的患者，至少需要评估其摄入和输出参数。

早产患者应用倍他米美（β-mimetic）类药物会导致严重的心血管后果，包括利托君停药后的持续性窦性心动过缓和利托君输液期间出现 Mobitz Ⅰ 型房室传导阻滞 [26, 27]。在特布他林治疗期间进行动态心电图监测的患者中，还发现了多种其他类型的心律失常 [28]。即使是无症状的患者，也观察到频繁的室性早搏和持续性心动过速并伴有 T 波倒置。有 1 例皮下特布他林泵治疗 1 周后产妇死亡的报道，原因是心律失常 [29]。倍他米美（β-mimetic）类药物输注后严重低血压是与局部麻醉联用时的出现主要问题。麻黄碱是拮抗此作用的首选药物 [30]。数例患者最初的心肌病变都是在长期使用利托君或特布他林治疗后出现的 [31, 32]。

由于倍他米美（β-mimetic）类药物与新发心律失常、肺水肿和孕产妇死亡有关 [29, 33, 34]，因此在过去数年中，其使用量显著减少。实际上，2011 年，美国 FDA 就妊娠期特布他林的使用问题发出了严格的"黑匣子"警告。FDA 建议，注射用特布他林不应用于预防或延长早产（超过 48～72h）治疗，无论是在医院还是门诊妊娠患者中，因为有可能会导致严重的产妇心脏问题和死亡。此外，他们建议口服特布他林不宜用于任何早产的预防或治疗，因为尚未证明其有效性且有类似的安全问题 [35]。特布他林泵的使用也已明显减少，尚无严格设计的随机临床试验来支持其继续使用 [36, 37]。倍他米

美（β-mimetic）类药物使用导致的其他代谢紊乱包括高血糖症、酮症酸中毒、低钾血症和乳酸酸中毒。虽然急性低血钾可能是明显的，但并未发现这一改变会导致心脏效应或心电图改变[38, 39]。

鉴于倍他米美（β-mimetic）类药物广泛的心脏效应，同时有同等功效的更安全的替代品可用，倍他米美（β-mimetic）类药物用于心脏病患者的宫缩抑制可能会带来不必要的风险。如果需要使用此类药物，则切记禁忌证包括肺动脉高压和从右至左分流，主动脉、二尖瓣或肺动脉狭窄，肥厚型心肌病和主动脉缩窄。此外，在心律失常构成不可接受风险的患者中，应绝对避免使用倍他米美（β-mimetic）类药物。

五、硫酸镁

通常，在健康、血压正常的患者中静脉滴注硫酸镁对血流动力学的影响可忽略不计，不影响子宫血流量[40]。据报道，严重高血压、静脉血药浓度异常高或将硫酸镁与倍他米美（β-mimetic）类药物或钙通道阻滞药联合使用时，患者会发生严重的低血压[41-44]。

重要的是，不适当使用硫酸镁会导致严重的甚至致命的后果，建议仔细监测镁离子的血清水平。镁浓度大于10mEq/L时，直接的心脏作用包括肺动脉反流（PR）和QRS间隔延长（抑制宫缩的治疗浓度水平为4～7mEq/L）。治疗浓度时，T波振幅可能会增加[45]，随着接近毒性浓度，T波几乎消失[46]。随着镁浓度的升高，可能会发生完全的心搏骤停。虽然罕见，但心搏骤停之前是神经肌肉阻滞，临床上从全身性无力发展为瘫痪。硝苯地平和硫酸镁联合使用的患者发生神经肌肉阻滞的风险显著增加。

接受硫酸镁治疗的患者中，1%～3%可

能发生肺水肿，比使用倍他米美（β-mimetic）类药物的患者少得多[47, 48]。硫酸镁治疗中存在的其他罕见的心血管问题也有报道，包括自发性氧饱和度降（SaO₂ < 91%）、心房颤动、胸痛和心内膜下缺血（停药会逆转）和高钾血症[34, 49-52]。

总体而言，心脏病患者中应用镁剂来抑制宫缩已广泛报道[53-55]。使用时，必需仔细监测镁离子的血清水平，并监测体液的摄入和排出量及孕妇的生命体征。还应评估血清电解质。患有肺动脉高压和分流的患者，或其他任何全身阻力下降的情况，即便只是轻度下降，镁剂的应用都可能是灾难性的，应禁忌使用硫酸镁。

六、钙通道阻滞药

Ⅱ型钙通道阻滞药或二氢吡啶类（如硝苯地平或尼卡地平）引起肌层平滑肌松弛，对心脏传导的影响最小。Ⅰ型钙通道阻滞药（如维拉帕米或地尔硫䓬）影响心肌的收缩和传导，但对肌层平滑肌影响不大[56, 57]。因此，Ⅱ型钙阻滞药（最常见的是硝苯地平）被广泛用于抑制宫缩。

硝苯地平也是一种降压药，可导致全身和肺血管阻力降低。反过来，这会使舒张压和平均动脉血压降低约20%，并可能导致反射性心动过速[58]，毫不意外，此作用在高血压患者中更为明显。对静脉血管的作用似乎很小[59, 60]。为了尽量减少产妇低血压的潜在不良后果，不建议舌下含服。通常在口服给药后的20min内即可见抑制宫缩效果。

虽然有硝苯地平和硫酸镁的联合治疗的报道[44, 61, 62]，但已注意到严重的不良反应，仅应在格外谨慎的情况下采用。尽管母体高血压本身并不是硝苯地平治疗的禁忌证，但对于低血压严重的心脏疾病患者，应避免抑制宫缩治疗[63,64]。具体而言，对于缺血性心脏病、心源性休克/低血压、主动脉瓣狭窄、主动脉缩窄、未纠正的法洛四联症、肺动脉高压、特发性肥厚性主动脉瓣狭窄或 Eisenmenger 综合征的患者，不建议使用钙通道阻滞药。此类患者经观察和支持治疗可能更好。如果绝对有必要使用宫缩抑制药，那么硫酸镁、环氧合酶抑制药或催产素拮抗药（在美国不可供）可能更好。

七、糖皮质激素与孕产妇心脏疾病

如前所述，宫缩抑制治疗的主要目的是短期延迟分娩，以争取糖皮质激素治疗的时间来提高胎儿肺的成熟度，以及母体转运和（或）稳定。用于提高胎儿肺成熟度的倍他米松或地塞米松对产妇心脏病似乎没有任何明显的不良临床影响，在没有其他禁忌证的情况下，这些药物可谨慎用于疑似早产的患者。实际上，最近的证据表明，晚期早产儿（妊娠 34～37 周）使用糖皮质激素治疗也可能有益于新生儿[65]。再次，母体心脏疾病本身并不妨碍其应用糖皮质激素。

八、临床治疗

患有心脏病、可疑早产的孕妇应基于其临床表现进行标准的产科评估。经过全面的病史采集和体格检查（包括宫颈扩张的评估）后，应监测宫缩，并进行孕妇血清学检查以排除感染或其他伴随的代谢问题。应进行全面的产科超声检查，以评估胎儿的解剖结构、表现、胎龄、胎儿体重、羊水量及是否存在子宫或附件病变。在没有明显宫颈扩张的情况下，可以用经阴道超声来评估宫颈长度。宫颈长度正常的患者早产风险较低，因此可以避免使用宫缩抑制治疗[66]。

应避免产妇过度水合作用，应左侧卧位，以最大限度地增加静脉回流和子宫血流。对于已知或疑似心脏病，应采取多学科管理方法，应尽早进行适当的咨询。实际上，尽量了解产妇心脏状况和稳定患者是高度优先事项，不应因抑制宫缩治疗而被延迟。应排除早产的其他原因（如足月前胎膜早破、胎盘早剥和子宫张力过大）。若无禁忌证，应给予糖皮质激素以促进胎儿肺成熟。如有必要且临床上合情合理，可以将产妇转诊至三级医院。

通常，妊娠 24～32 周之间有规律的子宫收缩、宫颈变化、胎儿正常生长且无其他明确早产原因的心脏病患者，可以选择硫酸镁保胎。大多数心脏病患者对硫酸镁的耐受性良好，尤其不是静脉注射的情况下，包括那些绝对禁止使用倍他米美（β-mimetic）类药物的患者。硫酸镁输注具有胎儿神经系统保护的附加益处[11]。

妊娠 32～36 周，严重心脏病和可疑早产的患者通常要接受仔细的住院监护和糖皮质激素治疗以提高胎儿肺成熟度。在这些患者中，抑制宫缩治疗的风险通常不会超过其获益。在孕产妇无过敏或其他禁忌证的情况下，在所有胎龄阶段应用静脉抗生素来预防感染都是合理的。对于心脏病患者，仅极少数情况，在极谨慎的监测下，才使用多药联合抑制宫缩。

第 34 章
心脏疾病患者的生育控制
Fertility Control in the Cardiac Patient

Joan Briller　Mark R. Johnson　Jolien W. Roos-Hesselink　著

马琳琳　译　　王少为　校

一、概述

心脏疾病女性最好在月经开始后就进行避孕咨询。关于避孕方法的决定应基于以下因素：①母亲妊娠的风险和计划外妊娠的后果；②避孕方法的风险；③失效率；④非避孕获益；⑤可用性；⑥个人偏好；⑦防止感染；⑧费用。对于某些人来说，问题可能很复杂，需要心脏病专家和产科医生共同来确定最佳方法。但是，由于没有针对心脏病女性进行的随机研究，因此所有建议均基于专家意见。

二、避孕咨询的重要性

心脏手术的成功及对先天性和后天性心脏病女性的医疗管理意味着，大多数患者将进入青春期，并且随着大多数人进入性活跃期，即使患有严重的心脏病，她们仍可能妊娠[1, 2]。但是，至少在其中一部分女性中，怀孕是高风险的，需要仔细计划[1-3]。在 ROPAC 这一大型的国际范围内前瞻性心脏病合并妊娠患者登记系统中，1321 名女性中有 38% 被认为是高危人群，而 4% 有绝对的妊娠禁忌证[2]。因此，有效的避孕方法是必不可少的，特别是对于那些有妊娠禁忌证的患者而言。即使没

有禁忌证，有效的避孕方法对于优化心脏状况也至关重要，可以增加无并发症妊娠的机会。此外，患有心脏病的女性可能正在使用具有致畸性的药物［如血管紧张素转换酶抑制药（ACEI）］，要向其强调需要可靠的避孕方法。向患有心脏病的女性提供避孕建议大多是零星发生的。最近的一项研究报道指出，纳入的 49 位女性中，有将近 35% 未被建议使用避孕措施，而在 30% 被给过建议的病例中，所提供的建议都是不适当的[4]。另一项研究报道称，尽管含雌激素的复合制剂与血栓栓塞性疾病的风险增加有关，但其使用广泛（33%），即使在有雌激素禁忌证的女性中也是如此，而相对安全的孕激素主导的替代产品却很少使用（1.3%）[5]。

大量基于人群的性健康研究指出，过去的 50～60 年，初次性交的中位年龄有所下降。在西方世界，月经初潮的中位年龄约为 12—13 岁，女性初次性交的年龄约为 17 岁，其中 30% 是在 16 岁之前[3]。患心脏病女性初次性交的平均年龄与普通人群的年龄相似[6]。Reid 等对 16—20 岁患有中度 - 重度先天性心脏病的女性进行了调查，发现 48% 的人性行为活跃，23% 的人担心避孕，28% 的人担心怀孕，22% 的人未回答[7]。因此，毫不奇怪，许多

妊娠都是非计划性的。实际上，最近对美国国家趋势的回顾中，提示意外妊娠人数大幅下降，但总体而言，仍有 45% 的妊娠是计划外的，与世界范围内的估计值类似 [8, 9]。年轻女性的意外妊娠率似乎最高，突显出尽早讨论的必要性 [8, 10]。20 岁以上患慢性疾病的女性比没有慢性疾病者更有可能意外怀孕 [11]。然而，患有心血管疾病的女性似乎比某些群体更了解病情 [12]。Miner 等在美国的 5 家医学中心采访了 505 名先天性心脏病女性，发现 84% 的女性称至少接受过一些避孕咨询，意外妊娠率为 25% [13]，明显好于平均水平。相比之下，华盛顿大学对 100 名先天性心脏病女性进行的研究显示，3/4 以上（75.9%）的女性性行为活跃，只有不到 50% 的人曾与心脏病专家讨论过计划生育问题 [14]。此外，将近一半（49%）将与妊娠相关的心血管疾病风险错误分类为高于或低于实际风险 [14]。另一项研究发现，患有围产期心肌病的性活跃女性中有 1/4 没有使用任何避孕措施 [15]。最后，女性应用了避孕方法但仍有怀孕风险，这对其心血管疾病而言，仅得到了次优治疗（无效或禁忌），这意味着尽管有机会优化治疗方法，但医生却没有做到 [12, 13]。显然，全科医生、儿科和成人心脏病专家、妇产科医生及其他照顾这些女性的临床医生应尽早提供适当的避孕建议，最好在月经开始后不久就开始给予咨询，并应该始终与患者这心脏状况和管理评估相结合。

医学上，关键因素涉及所用方法可靠性和所用方法增加心血管风险的潜力。最可靠的就是那些最直接用的方法。潜在风险包括血栓并发症、心血管危险因素恶化、心律失常的发生、心血管疾病进展的可能性、出血并发症、感染风险和液体潴留。

从健康经济的角度来看，避孕为社会节省了成本，因为它防止了意外妊娠和终止妊娠所带来的经济和情绪困扰 [16]。这在患病女性中，如患心脏疾病的女性中，更为明显。皮下孕激素埋植物、宫内节育器（IUDs）和绝育与其他方法相比更具成本效益 [16-18]。这与其避孕效果、高持续率、额外的相关医学获益（如月经量减少）、不影响心脏风险（低血栓风险）和长期作用有关。

此外，关于避孕的讨论不应局限于防止妊娠的最安全和最有效性，还应当包括其他方面，包括调节月经、减少月经量和经期不适，以及治疗子宫内膜异位症、多囊卵巢综合征、痤疮、卵巢囊肿及其他情况。虽然从心血管角度，可能认为这些问题不太重要，但是，它们影响女性日常舒适感和幸福感，如果所用的避孕方法让女性感觉良好，那么她继续使用的可能性就会大很多 [19]。通常，对任何一个女人而言，最好的方法就是她能始终坚持并正确使用的，就是最有效的。错误使用可能与有纰漏的咨询和信息获取受限有关。考虑到每个申请的复杂性，我们建议个体化的方法，在女性心脏疾病部分会讨论每种方法在避孕方面和非避孕方面的获益和风险。

三、关于避孕建议的历史观点

1996 年，世界卫生组织（WHO）制定了第一个避孕药具使用医疗资格标准（WHOMEC），为一系列可能导致人身风险的医学情况提供避孕指南，主要针对发展中国家 [20]。世卫组织制定这一实践系统，对每种避孕方法和每种医疗状况给出 4 类建议。广泛使用的避孕方法分类标准见表 34-1。总体上，可以不受限制使用的是第 1 类。对于第 2 类，是获益超过理论上或已证实的风险。第 3 类不应该被认为是绝对不安全的，但其使用需要临床判断和详细的咨询。如果其他方法不可接受或不可用，那么，

**表 34-1　WHO 就广泛使用的避孕方法
而制定的分类标准**

第1类不受避孕方法限制的情况
第2类使用某方法的获益通常超过理论或已证明的风险的情况
第3类理论上或经证明的风险通常超过使用某方法的获益的情况
第4类使用某种避孕方法有不可接受的健康风险的情况

使用第3类方法的风险必须与意外妊娠的风险进行比较。第4类一般是不可用的。

为了帮助指导临床医生为患有心脏疾病的女性提供恰当的咨询，一个由心脏病学专家、母胎医学专家、家庭医生和麻醉医生组成的多学科小组，在英国召开了为期2年的会议，旨在就先前未提及的特殊的心血管疾病状况，调整 WHO 避孕药具使用的医疗分类标准[21]。第一版 UKMEC 发表于 2006 年[20]。随后，由美国疾病控制中心（CDC）制定的 USMEC 于 2010 年首次发表[22]。这些指南由一个国际专家小组定期更新，主要基于现有的科学证据，没有科学证据的情况下则是专家意见。由于缺乏在患心脏疾病女性中进行的避孕方面的随机研究，因此，大多数建议是推断自无心脏疾病女性的研究数据。WHOMEC 最近更新于 2015 年[23]，UKMEC 和 USMEC 在 2016 年更新了心血管疾病相关部分[20, 24]。根据最近的 WHOMEC、UKMEC 和 USMEC 指南，对各种心血管疾病状况的推荐进行了比较，见表 34-2。通常，UKMEC 和 USMEC 是类似的，尤其是相关证据很清楚的时候（第1类或第4类）。证据有限时容易出现差异［如长效醋酸甲羟孕酮（DMPA）用于高血压女性］[25]。UKMEC 和 USMEC 对肥胖的定义不同（英国 BMI > 35kg/m²，美国 BMI > 30kg/m²，尽管美国肥胖患病率升高），而使用类似程度的保

守和积极方法[25]。UKMEC 移除了屏障法、绝育和药物相互作用，因为英国已经就屏障法制定了单独指南。USMEC 指南基于考虑安全性的证据，但未考虑有效性。有时候，关于一种避孕方法的启用或继续用，建议可能不同。如仅含孕激素的避孕药（POP）开始用于有过脑血管意外病史的女性可能是可接受的（第2类），但如果用药过程中发生了并发症，则继续应用就有问题了（第3类）[20]。

无论是计划内还是计划外妊娠，妊娠的风险和后果都可以用修改后的 WHO 孕产妇心血管风险分类进行评估[26]。第4章讨论了 WHO 对母体心血管风险的分类。

四、避孕方法的选择

要为某个患者找到理想的避孕方法，必须解决几个问题，包括有效性、便利性、作用持续时间、失败率、健康风险、非避孕方面的益处、个人偏好及预防感染。不同类型的避孕药具见图 34-1 所示。药物相互作用也可能影响避孕效果。还应评估所用的其他药物（处方药、非处方药、营养补充剂和娱乐性药物）对避孕选择的潜在影响。

避孕方法的有效性基于其内在的作用机制，但也高度依赖于其使用的正确性。通常展示的是典型用法的有效性，但现实生活中观察到的效果可能与完美用法不同。表 34-3 列出了各类避孕方法的有效性及最重要的风险和获益。在某些患有心脏疾病的女性中，问题可能很复杂，需要心脏病专家和妇产科医生的共同努力才能确定最佳方法。合作医疗可以提升避孕知识和咨询的水平[4]。

长效可逆避孕（LARC）是一种不依赖使用者持续用药（或操作）就能长期有效避孕的节育方法。包括注射、宫内节育器和皮下孕激

妊娠心脏病学（原书第4版）
Cardiac Problems in Pregnancy (4th Edition)

表 34-2 基于 UKMEC[20]、USMEC[23] 和 WHOMEC[24] 各种心血管疾病状况下避孕方式的推荐比较

疾病状况	Cu-IUD	LNG-IUD		孕激素埋植物		DMPA	POP		CHC	关注点
		Iª	Cᵇ	Iª	Cᵇ		Iª	Cᵇ		
缺血性疾病	1, 1, 1	2, 2, 2	3, 3, 3	2, 2, 2	3, 3, 3	3, 2, 3	2, 3, 2	3, 3, 3	4, 4, 4	糖代谢 高血压 脂代谢 致血栓性
多重 CAD 风险因素	1, 1, 1	2, 2, 2		2, 2, 2		3, 3, 3	2, 2, 2		3/4, 3, 3/4	糖代谢 高血压 脂代谢 致血栓性
卒中	1, 1, 1	2, 2, 2	2, 3, 2	2, 2, 2	3, 2, 3	3, 3, 3	2, 2, 2	3, 3, 3	4, 4, 4	糖代谢 高血压 脂代谢 致血栓性
控制良好的高血压	1, 1, 1	1, 1, 1		1, 1, 1		2, 2, 2	1, 1, 1		3, 3, 3	可能增加风险 与 POP 或 DMPA 应用相关高血压 所致的 CVD 事件
高血压未控 ≥ 140/90~159/99mmHg	1, 1, 1	1, 1, 1		1, 1, 1		2, 1, 2	1, 1, 1		3, 3, 3	可能增加风险 与 POP 或 DMPA 应用相关高血压 所致的 CVD 事件
高血压未控 ≥ 160/100mmHg	1, 1, 1	2, 1, 2		2, 1, 2		3, 2, 3	2, 1		4, 4	可能增加风险 与 POP 或 DMPA 应用相关高血压 所致的 CVD 事件

（续表）

疾病状况	Cu-IUD	LNG-IUD		孕激素埋植物	DMPA	POP	CHC	关注点
		rᵃ	Cᵇ					
单纯性瓣膜心脏病ᶜ	1, 1, 1	1, 1, 1	1, 1, 1	1, 1, 1	1, 1, 1	1, 1, 1	2, 2, 2	致血栓性 心律失常
复杂性瓣膜心脏病ᵈ	1, 2, 2	1, 2, 2		1, 1, 1	1, 1, 1	1, 1, 1	4, 4, 4	致血栓性 心律失常 心内膜炎
单纯性先天性心脏病ᵉ	1	1		1 1	1	1	2	致血栓性 心律失常
复杂性先天性心脏病ᵉ	2	2		1	1	1	4	致血栓性 心律失常 心内膜炎 血管迷走神经反射
心肌病 正常或轻度受损 < 6 个月	2, 1	2, 1		1, 1	1, 1	1, 1	4, 2	心律失常 水潴留 致血栓性
心肌病 正常或轻度受损 ≥ 6 个月	2, 1	2, 1		1, 1	1, 1	1, 1	3, 2	同上 UKMEC 未就距离诊断时或 6 个月而进行区分
心肌病 心功能中 - 重度受损	2, 2	2, 2		2, 2	2, 2	2, 2	4, 4	心律失常 水潴留 高血压

（续表）

疾病状况	Cu-IUD		LNG-IUD		孕激素埋植物	DMPA	POP	CHC	关注点
	I^a	C^b	I^a	C^b					
心律失常，心房颤动	1	2	2	2	2	2	2	4	心律失常风险增加 致血栓性
心律失常，QT 间期延长	3	1	3	1	1	2	1	2	心律失常风险增加
心脏移植，单纯性	2	2	2	2	2	2	2	2	糖代谢 高血压 脂代谢 致血栓性
有血管病变的心脏移植	3	2	3	2	2	2	2	3	糖代谢 高血压 脂代谢 致血栓性

UKMEC 的建议以绿色显示[20]，USMEC 的建议以红色显示[23]，WHOMEC 的推荐显示为蓝色[24]；分类标准：1 为低风险，没有使用限制；2 为获益通常大于风险；3 为风险通常大于获益；4 为风险通常是不可接受的。Cu-IUD. 含铜宫内节育器；LNG-IUD. 释放左炔诺孕酮的宫内节育器；DMPA. 醋酸甲羟孕酮；POP. 仅孕激素的避孕药；CHC. 复方性激素避孕药

注释（其他相关信息见正本）

a. 开始治疗

b. 继续治疗

c. 单纯性瓣膜心脏病定义为无须心脏药物治疗，女性无症状。（c）中标准不符合（c）中标准心脏病包括不严重的瓣膜狭窄或反流。LNG-IUD. 释放左炔诺孕酮的宫内节育器，需要每年一次或更低频率的进行心脏检查

d. 复杂性瓣膜心脏病包括中标准的瓣膜狭窄或反流。并发症可能包括肺动脉高压、心室功能不全、心律失常或心内膜炎病史

e. 先天性心脏病，包括房间隔缺损、室间隔缺损、动脉干、三尖瓣闭锁、肺动脉闭锁、大动脉缩窄、Ebstein 畸形、Eisenmenger 综合征、动脉导管未闭、肺动脉闭锁、Fallot 四联症、完全性肺静脉连接异常，主动脉矫正，如手术矫正，存在并发症。考虑避孕的选择时，功能丧失程度不同及患者意愿，均应考虑在内。

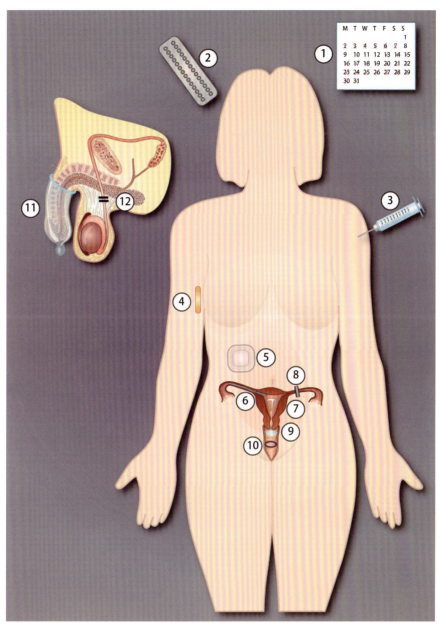

▲ 图 34-1　示意图说明了不同类型的避孕药具

①. 安全期；②. 口服避孕药（COC 或 POP）；③. 注射剂（DMPA）；④. 孕激素埋植物；⑤. 皮贴；⑥. 宫腔镜输卵管阻塞；⑦. 宫内避孕器；⑧. 输卵管结扎；⑨. 膈；⑩. 阴道环；⑪. 男性避孕套；⑫. 输精管切除术

素埋植物。与高度依赖于患者依从性的短效避孕方法（如避孕药 1、屏障法、日历法或体外射精）相反，典型的 LARC 有效性可达完美[27]。与绝育相反，移除避孕装置后生育能力迅速恢复[27, 29]。

五、屏障法、日历法和体外射精

屏障形式的避孕（包括避孕套、隔膜、避孕海绵和宫颈套）、日历法或体外射精通常被认为是不够的，因为它们的失败率很高[27]。避孕套在非一夫一妻制的性关系中提供了避孕作用以外的性传播疾病保护作用，并且广泛可

表 34-3　使用某种避孕方法（代表性方法和最佳方法）第 1 年内发生计划外妊娠女性比例及 1 年后继续使用该方法的比例、血栓形成和感染相关风险

组　别	避孕方式	失败率（代表性方法，%）	失败率（最佳方法，%）	1 年时持续使用率（%）	血栓风险
高有效性（< 1%），可逆	孕激素埋植物	0.05	0.05	84	可能轻微增加
	IUD	0.2（LNG） 0.8（带铜）	0.2 0.6	80 78	未增加风险
高有效性（< 1%）不可逆	输精管结扎术	0.15	0.1	100	未增加风险
	输卵管阻塞术	0.5（经腹、腹腔镜或宫腔镜）	0.5	100	未增加风险
中等有效性（3%~12%）	注射剂	醋酸甲羟孕酮注射剂 3%	醋酸甲羟孕酮注射剂 0.3%	56	增加风险
		复合型注射剂 3%	复合型注射剂 0.05%		增加风险
	复方口服避孕药	8	0.3	68	增加风险
	含去氧孕烯的单孕激素避孕药	8	0.3		未增加风险
	皮贴	8	0.3	68	增加风险
	节育环	8	0.3	68	增加风险
低有效性（18%~28%）	男用避孕套	15	2	53	未增加风险
	隔膜	16	6	57	未增加风险
	女性避孕套	21	5	49	未增加风险
	避孕海绵	16~32（未产妇 vs. 经产妇）	9~20（未产妇 vs. 经产妇）	46~57（经产妇 vs. 未产妇）	未增加风险
	安全期	25	3~5	51	未增加风险
	体外射精	27	4	43	未增加风险
	杀精药	29	18	42	未增加风险
无避孕措施		85	85		

改编自参考文献 [27, 28]

用、廉价且使用风险低，在怀孕风险高时作为避孕方法是有意义的。正规使用的情况下，屏障法、日历法和体外射精的失败率通常为每年 12%~28%[27]。相比之下，采用最有效方法的失败率低于每年 1%。没有任何避孕措施的情况下，大约有 85% 的女性会怀孕[27]。基于生育认知的方法不太可能使心血管疾病恶化，但与月经不调有关的任何疾病都可能使这些方法更难使用，对本来就已经很高的基线失败率造成了额外的不利影响。

六、含雌激素和孕激素的复方避孕药

含雌激素和孕激素的复方避孕药（CHCs）口服片剂使用受限，但可以通过阴道环、注射剂或皮贴给药。这些替代给药途径的安全性证据较少，分类指南中的建议主要基于对口服制

剂的研究[20]。根据所用孕激素种类、雌激素类型和剂量，复方口服避孕药分为四代。与最初的制剂相比，随后几代口服避孕药的雌激素剂量要低得多，从而降低了发生心脏并发症的可能性[30]。

复方口服避孕药可抑制排卵、使宫颈黏液稠厚、阻止精子穿透、改变子宫内膜的容受性来阻止植入[31]。理论上讲，避孕药的有效性很高，但这完全依赖于其正确用法（典型用法妊娠率是9%）[27, 32]。

无论使用哪种孕激素，复方口服避孕药中的雌激素成分都会使静脉血栓形成的风险显著增加，约2～7倍，尽管这种危险性在绝对数量上很小（8～10次/万，女性年暴露量）[33-35]。

复方口服避孕药也会增加动脉血栓形成的风险[36]。对24项研究进行的Meta分析显示心肌梗死和卒中的风险增加1.6倍[37]。较高的风险与较高的雌激素剂量有关，而孕激素类型没有明显作用[36]。风险似乎与血栓形成有关，而与动脉粥样硬化斑块的形成无关。但CHC确实会改变心血管危险因素。复方口服避孕药也与收缩压升高有关，通常升高7～8mmHg[38, 39]。复方口服避孕药对血脂的影响取决于雌激素剂量、孕激素的雄激素活性和给药途径[40]。服用雌激素可能会降低低密度脂蛋白（LDL）胆固醇、升高高密度脂蛋白（HDL）胆固醇及甘油三酯。后者存在于口服给药途径中而非经皮途径，与口服途径的肝脏首过效应一致。孕激素通常会增加LDL而降低HDL水平，但是较新的孕激素（如去氧孕烯）可能会升高HDL和LDL水平[41]。应用口服避孕药似乎不会增加女性晚年冠状动脉疾病的风险[42, 43]。但CHC可能会增加体液潴留，有心力衰竭风险的女性应注意。

一些心脏药物会影响CHC的避孕效果。如波生坦，一种用于治疗肺动脉高压的内皮素受体拮抗药，会增加性激素的代谢，降低其药效，此种情况下应补充避孕方法，如避孕套[21, 44, 45]。

复方口服避孕药还有多种非避孕益处，可以使月经周期规律、减轻痛经和减少经量[46, 47]。连续用药后，可以降低撤退出血的频率[48]。复方口服避孕药也可用于治疗卵巢囊肿、多囊卵巢综合征和轻度雄激素升高的表现，如痤疮或多毛[49]。

必须将意外妊娠所带来的风险与复方避孕药的风险进行权衡。对于静脉和动脉血栓风险高的女性而言，使用CHC是有问题的。对于具有多种冠心病危险因素（如肥胖、吸烟、糖尿病、高血压和高脂血症）的女性，CHC被视为第3类。对于血压未控（≥160/100mmHg）、有冠心病或卒中病史、复杂的瓣膜性或先天性心脏病、心房颤动和心功能减退的女性，CHCs为第4类[20, 23, 24]。

七、仅含孕激素的避孕药

对于有雌激素禁忌证的女性，使用仅含孕激素的避孕方法是可行的。孕激素可以口服制剂［仅含孕激素的片剂，(POPs)］、孕激素埋植物或宫内避孕装置的形式给药。

根据所使用的药剂，避孕的作用机制是使宫颈黏液稠厚以防止精子穿透、降低子宫内膜容受性以妨碍植入，高剂量制剂还可抑制排卵[29, 32, 50-52]。POPs，通常称作"迷你药"含有各种类型的孕激素，不间断每天服用。每天同一时间用药，如果错过或忘记用药，则需要使用备用的避孕方法。大多数POPs作为避孕药具的有效性都是有限的，典型使用方法失败率估计至少为9%，因此传统上，POPs被用作哺乳期的避孕措施。去氧孕烯（Cerazette™）（在撰写本章时在美国尚不可供）是唯一一种仅含孕激素的制剂，可有效抑制排卵，在漏服药物的安全窗口期和避孕有效性方面，可以与复方口服避孕药相媲美[53]。这是患有严重心脏病女性被建议使用 POP 的一个主要优势[21, 44, 45, 54]。POPs 对凝血因子、血压或血脂水平的影响极小[55-58]。一项研究发现，正在哺乳期并有妊娠糖尿病病史的拉丁裔女性应用 POPs，其 2 型糖尿病的风险增加，但其他未发现[55, 58, 59]。应用 POPs 的女性似乎没有心血管并发症风险的增加[60, 61]。但应用 POPs 期间发展为缺血性疾病的女性，当要决定她们能否继续使用该方法时，应仔细考虑 POPs 用药期限与缺血性并发症开始时间之间的关系（第 3 类）[20]。不规则出血是最常见的不良反应[62]。

DMPA 可以通过肌肉注射或皮下注射给药，提供的避孕作用至少持续 13 周。虽然它的效果通常会持续更长的时间，允许有 4 周宽限期，但仍建议坚持间隔 13 周用药 1 次，以便避孕效果可靠[63]。DMPA 是一种高效避孕药，估计妊娠率为 0.2%[27]。与 POPs 一样，月经出血模式改变是最常见的不良反应。但长期使用后，大多数女性会出现闭经，这对接受抗凝治疗的女性而言是一种优势[64, 65]。有些文章报道，使用 DMPA 的患者血栓形成风险增加，而另一些文章中则未见此结果[66-69]。WHOMEC、UKMEC 和 USMEC 将 DMPA 已知缺血性疾病和多种心血管疾病主要危险因素的女性应用 DMPA 列为第 3 类[20, 23, 24]。

含有依托孕烯或左炔诺孕酮的皮下孕激素埋植物可保持避孕效果 3~5 年，在肱二头肌和肱三头肌之间的内侧沟中进行简单的局部浸润后，很容易植入。罕见的失败是植入时未注意到孕激素埋植物丢失，以及含依托孕烯孕激素埋植物的移除回收问题，这些弊端在很大程度上已经被新的植入装置和一种放射性物质的加入而解决[29, 63]。丹麦一项大型人群研究纳入

1 626 158 名女性，表明皮下孕激素埋植物可能会轻度增加血栓形成的风险（相对风险 1.4）[67]，但未达到统计学意义（95% CI 0.6~3.4），绝对风险较低，低于复方口服避孕药[67, 70-72]。对于患有心血管疾病的女性，孕激素埋植物属于第 1 类或第 2 类[20, 23, 24]。

长期暴露于孕激素会引起子宫内膜萎缩，这会造成不规则且不可预测的出血模式，通常是月经量减少、持续时间缩短和月经频率减少，偶尔出现闭经[73-76]。有时也出现持续性的点滴出血[29, 77]。造成上述情况的确切机制尚待了解，但可能与萎缩性子宫内膜的血管脆性有关。尽管大多数女性都喜欢阴道出血减少，但不可预测性或持续点滴出血也会令一些人不安。在咨询过程中，给予切合实际的期待通常会极大提高患者的满意度和对不良反应的接受度[51, 52, 78]。

八、应用孕激素避孕女性重要的药物相互作用

如上所述，波生坦是一种用于治疗肺动脉高压的内皮素受体拮抗药，不仅与炔雌醇相互作用，还与几种孕激素有相互作用，包括避孕埋植物的活性成分依托孕烯、美国境内可供的 POP 中所用的炔诺酮和美国以外地区有售的去氧孕烯。考虑到肺动脉高压合并妊娠的高风险，应考虑使用其他备用避孕方法[21]。

九、宫内节育器

两种最常用的可逆性宫内节育器是带状含铜 IUD 和释放左炔诺孕酮的 LNG-IUD，在美国有几种不同孕激素可供。铜对卵子和精子有毒性，带铜 IUD 会导致子宫内膜炎，从而防止着床，进而提供长达 10 年的安全避孕[79]。

对于 LNG-IUD，缓慢、局部释放的孕激素使子宫内膜萎缩、宫颈黏液栓形成，阻碍精子穿透，根据装置种类不同而提供 3～5 年不等的避孕效果 [80-82]。IUD 是最有效的可逆性避孕方法之一，第一年避孕失败率在 1% 以下 [27]。

含铜 IUD 不含性激素，不会导致无排卵或闭经，月经周期不变，与 LNG-IUD 相比不规则出血或点滴出血很少。相反，LNG-IUD 通常在数个周期后就导致经量减少，很多人会完全闭经，对于接受抗凝治疗的女性而言是个优势 [83]。不同剂量 / 装置间闭经率不同 [80-82]。

月经期间可以置入 IUD，不仅可立即达到避孕效果，还可以在周期中任何时候甚至是产后操作 [84]。子宫穿孔可能发生，但很少见 [85]。宫内节育器对于大多数女性而言都很安全（第 1 类或第 2 类），尽管对于带 IUD 时发生了缺血性疾病或卒中的女性，应就其是否继续应用而进行临床判断 [20]。在这方面，不同指南中的风险类别有所不同（表 34-2）。

十、极高危女性的宫内节育器操作

放置和取出宫内节育器时的疼痛和宫颈操作会在 2% 左右的女性中引起迷走神经反应 [86]。虽然这在大多数女性中这种反应通常是无害的，但在患有肺动脉高压、Fontan 术后或 QT 间期延长综合征的女性中则有潜在的危险。因此，在这类女性置入和取出宫内节育器时，建议在有心电监护并随时可提供麻醉支持的情况下进行，确保患者的正常血容量，考虑给予宫旁阻滞或全身阿片类药物以缓解疼痛，防止迷走神经反应。等幅度的反压力动作可能有助于中止即将发生的晕厥 [87]。因此，与皮下孕激素埋植物相比，LNG-IUD 可能不适合这些女性。皮下孕激素埋植物具有与绝育相当的避孕

功效，易于放置，仅需要局部麻醉，是一种非常合理的选择。

十一、置入宫内节育器需要预防心内膜炎

已有文献报道在更换 IUD 时发生暂时性菌血症，但在单纯置入或取出过程中很少见 [88-90]。在过去 10 年间，在欧洲和北美，预防 IUD 宫腔操作导致感染性心内膜炎的指南发生了很大的变化。美国心脏协会（AHA，2008 年）和国家临床规范研究所（NICE，2008 年）的推荐中，不再建议对患有心脏病（包括瓣膜性心脏病、先天性心脏病或发绀性先天性心脏病）的女性进行泌尿生殖道操作时，预防性使用抗生素，无论其是否存在潜在的心内膜炎高风险或存在与心内膜炎相关不良后果高风险 [91, 92]。这些指导原则受 4 项大型随机试验推进，由 Grimes 和 Schulz 牵头的 Cochrane 协作组进行 Meta 分析 [93-97]。这些随机对照试验旨在探讨宫内节育器植入手术中，器械相关的围手术期上泌尿生殖道感染的风险。4 项试验中，90 天内的盆腔炎性疾病是主要结局指标。放置宫内节育器后盆腔感染的风险较低 [98]。总体而言，这些试验表明，与安慰剂或无治疗相比，预防性多西环素或阿奇霉素并不会带来额外益处（OR 0.89，95% CI 0.53～1.51）[93]。Sinei 等以多西环素进行预防，结果显示置入 IUD 后接受抗生素预防治疗的患者非计划就诊次数明显减少，但未见盆腔炎发生率的显著降低 [95]。Ladipo 等在尼日利亚人群中重复了这一方法，但未见计划外就诊率或感染率方面存在任何差异 [94]。Walsh 等和 Zorlu 等也未能证明预防用抗生素对盆腔炎有任何显著益处 [96, 97]。

然而，最近的一项回顾性研究评估了 2004—2013 年间（即新指南出台之前和之后），

引入新指南对心内膜炎患病率的影响[99]。到研究期末，每月的心内膜炎病例比预期的多 35 例[99]。这些结果并未确立因果关系，但需要进一步系统评估高危女性预防性使用抗生素的具体益处。目前，UKMEC 和 USMEC 于 2016 年发布的指南指出，放置 IUD 不需要预防性应用抗生素[20, 24]。相比之下，WHOMEC 2015 年指南建议高危女性预防性使用抗生素[23]。因此，一些医生，包括一位章节作者，可能更倾向于心内膜炎高风险的女性应预防性使用抗生素，如感染性心内膜炎的既往史、有人工心脏瓣膜、放置人工材料 6 个月内的患者、既往以人工材料修复并有残余分流、未矫正的发绀性心脏病或瓣膜病相关心脏移植。

十二、绝育

有妊娠禁忌证的患者或完成生育计划的夫妻进行绝育手术并非不切实际的[21, 45, 100]。可以经多种技术（经腹、腹腔镜和宫腔镜）进行女性绝育手术（输卵管结扎），从而实现永久性绝育。无论使用哪种方法，失败率都很低（通常＜ 1%）[101]。然而，绝育的决定要求就可逆性低和后悔可能性问题进行全面透彻的咨询[102]。尽管存在这些局限性，但是，全球范围内，绝育仍然是一种被广泛接受并普遍使用的避孕技术，尤其是在美国，而欧洲和非洲绝育率则较低[103]。先前的强制性绝育受到美国联邦基金的限制，禁止某些女性绝育[104]。而且，有美国联邦政府资助的健康保险的女性，有法定等待期，必须等 30～180 天才能签署同意书，等待时间长短取决于不同州，尽管在某些情况下可以免除或缩短此程序[104]。如果孕妇已经完成家庭生育计划并将经剖宫产分娩，则要尽可能早地讨论产后即刻绝育手术事宜，以便有足够的时间进行决策，签署同意书，并在分娩时再次确认。

可通过剖宫产腹部切口或阴道分娩后脐下小切口进行绝育。或者，可以进行与妊娠分开的"有间隔期的输卵管绝育"。产后即刻绝育的决定更容易引起患者后悔[105]。对于患有发绀型心脏病、Fontan 式循环或肺动脉高压的女性，额外的麻醉要求和腹部充 CO_2 气体，都可能是问题，还需要警惕右向左分流女性发生空气栓塞的可能性[21]。如果延迟绝育，还有怀孕风险存在。另外，还需要暂时停止抗凝治疗，这会增加血栓形成的潜在风险。宫腔镜绝育通常需要较少的麻醉和监测，但是在确认绝育有效之前，需要补充其他避孕措施，因为有可能不太成功。其短期并发症发生率较低，但长期并发症的发生率尚不知晓[106]。然而，这一方法已成功用于一组患有严重心脏病的女性[107]。近期的综述对低风险人群应用宫腔镜绝育方法并不那么热衷（有些产品甚至被撤出市场），并提示腹腔镜方法更好[108, 109]。考虑到患有心脏疾病的女性经腹腔镜手术有附加风险，输精管切除术或宫内节育器置入可能是更好的选择。

有些女性很难接受不能再有孩子这一结果，即使她们患有严重的心脏病而妊娠会带来很高的风险。替代方法包括长效可逆避孕方法和男性伴侣绝育。输精管结扎术是一种非常有效的避孕方法，对患有心脏疾病的女性没有风险，但在女性患有心脏疾病的情况下，其早逝的风险升高，对其伴侣生育力产生永久性损害可能不是理想方法[28]。鉴于 LNG-IUD 和皮下孕激素埋植物的高避孕效果，它们可能是更好的选择。

十三、紧急避孕

紧急避孕是无保护性交情况下的很有价值的后备措施。无保护性交后 72h 内单次服用 1.5mg 左炔诺孕酮非常有效，失败率为 1.1%[110]。其作用机制主要是延迟排卵。因此，一旦已经排卵，其功效就会很有限[111, 112]。单次口服米非司酮 25mg 或醋酸乌利司他 30mg，是 2 种孕激素受体调节剂，最晚可以在无保护性交后 120h 服用。除了抑制排卵外，这些药物还可能阻止着床并减少输卵管蠕动[110, 111, 113]。醋酸乌利司他比左炔诺孕酮更有效[114]。除了恶心、呕吐和头痛等轻微不良反应外，所有这些方法都被认为是安全的，即使在患有心脏病的女性中也可以不止一次使用，尽管应该着重强调长期避孕而不应该临时避孕[20, 23, 24, 112]。应该告知患者，经性激素紧急避孕通常会使月经推迟。性交后 120h 内放置含铜 IUD 也非常有效（失败率为 0.09%），并可提供长期避孕效果以防止妊娠[115]。

没有证据表明应用事后避孕药会增加血栓形成风险[20, 116]。相反，一份病例报道称左炔诺孕酮增强了华法林的作用，也许是因为将华法林从其主要转运蛋白 α1 - 酸性糖蛋白中置换出来了[117]，这提示需要格外监测应用华法林的女性的抗凝水平或选择另一种避孕方法[28]。通常，使用紧急避孕的获益超过任何理论上的或已证实的性激素避孕风险。有其他性激素避孕禁忌证的情况下则不适用[20, 23, 24]。

十四、特殊心脏病变女性的避孕建议

就患有各种类型心脏疾病的女性而言，关于避孕的公开信息很少，证据也很少。这些女性是一个异质的群体，这意味着风险分层和避孕建议必需个性化。不仅应当基于其心脏问题的性质，还应取决于其他医疗条件、女性及其伴侣的年龄、先前子女个数、文化和宗教信仰及个人意愿。

十五、心功能不全

既往诊断为特发性、家族性或围产期心肌病（PPCM）的女性妊娠有发生心力衰竭的风险，并偶有死亡[2, 118-122]。尽管有很好的药物治疗方案，但仍有报道称，曾患 PPCM 的左心室功能不全女性再次妊娠时，有 50% 出现左心功能恶化，约 20% 左心室正常的女性左心室功能恶化，随后妊娠终止或死产，这强调需要可靠的避孕措施以防止意外妊娠（见第 10 章）[118, 119, 123]。Tepper 及同事回顾了在 PPCM 女性中进行的研究，发现无论使用何种药物，在人数很少的 PPCM 患者中均未发现不良反应[124]。2000—2006 年间，Fett 对海地的 100 名 PPCM 女性进行了调查[125]。38% 的女性未避孕或死亡，避孕者使用了各种方法，包括每 3 个月注射 1 次长效孕激素或可植入性性激素（29%）、5 年有效植入性激素（11%）、输卵管结扎（10%）、屏障法（9%）或口服避孕药（3%）。同样，任何避孕方法均未发现并发症[125]。理论上，避孕问题包括高血压的进展、体液潴留、血栓栓塞风险的增加或心律失常的加剧。对于患有 PPCM 的女性，血栓栓塞风险尤其值得关注，因为在这种情况下左心室血栓的风险很高[126-128]。在这方面，CHCs 最为引人关注。此外，避孕分类指南指出，在心肌梗死后射血分数降低的女性中，特别是在存在其他危险因素（如吸烟和高血压）的情况下，禁忌复方口服避孕药（第 4 类）[20, 24]。尽管可能会出现一定程度体液潴留，但没有证据表明性激素类避孕药会加重心力衰竭[124]。USMEC 和 UKMEC 对于严重左心室收缩功能下降或 NYHA 4 级的女性，CHCs 被归类为第 4 类（禁用）[20, 24]。USMEC 认为，对于 PPCM 诊断的最初 6 个月内心功能轻度减低者，CHCs 都被归为第 4 类[24]。随后，就左心功能轻度减低的女性而言，CHCs

都被归为第 3 类[24]。UKMEC 未区分轻度左心功能不全诊断的早、晚时机，均将 CHCs 归为第 2 类[20]。所有其他方法均为第 1 类或第 2 类[20, 24]。

十六、需要抗凝治疗的患心脏疾病女性的避孕方法

有机械瓣膜、Fontan 循环和肺动脉高压的女性血栓风险增加，通常使用维生素 K 拮抗药来治疗。这类女性中，妊娠的心血管风险和血栓形成风险通常超过大多数避孕方法本身的风险[21]。

抗凝治疗的女性中，经量多、经期长、经间期出血和性交后出血的发生率均升高[129-131]。这些女性甚至可能在排卵时出现卵巢出血，有报道称，在极少数情况下这甚至会引起严重的腹腔内出血[132, 133]。雌激素和孕激素均可增强香豆素的抗凝作用，启用后需要更频繁地监测 INR[45, 117, 134]。

对于抗凝治疗的女性而言，理想的避孕方式不应增加血栓形成的风险，应减少月经失血并可靠地防止妊娠。仅含孕激素的方法，尤其是 LARCa 和 LNG–IUD 是这些女性可选的方法[135]。尽管同时进行的抗凝治疗可能有增加不规则出血的趋势，但大多数女性通过上述方法可减少阴道出血量[75]。一项前瞻性队列研究随访了人工心脏瓣膜置换术后的女性，她们进行抗凝治疗并使用 LNG-IUD 避孕，结果发现其经血量减少，血红蛋白水平高于对照组[136]。DMPA 也可以减少有人工心脏瓣膜女性的出血量[137]。在患有心脏疾病的女性中，关于肌肉注射 DMPA 后血肿形成的发生率证据有限，但在其他研究中似乎并未见显著意义[73, 138, 139]。对于皮下植入术后血肿形成还知之甚少，但是浅表血肿应该更易于检测和监测。仅含孕激素的避孕药虽然安全，但由于失败率较高，可能也不太容易被接受[27]。

关于复方口服避孕药所增加的血栓形成风险能否通过抗凝治疗来减轻，目前尚无很好的数据[73]。考虑到这种不确定性及该患者人群中血栓形成的严重后果，目前的指南建议，在有血栓史、复杂瓣膜病或先天性心脏病和缺血性疾病的女性中，禁用复方口服避孕药（第 4 类）。这包括有机械性心脏瓣膜（较老的单瓣瓣膜，如 Bjork Shiley 瓣膜或笼罩球 Starr Edwards 式心脏瓣膜的血栓风险最高）、Fontan 手术、发绀性心脏病、肺动脉高压、冠状动脉疾病或有相应抗凝治疗的心房颤动[20, 23, 24, 140]。但对抗凝治疗中的女性进行 CHC 应用的风险性量化评估，这方面数据非常有限。因此，应当根据 CHCs 的使用目的来评估其风险 / 利益比，是仅用来防止妊娠还是用来控制月经周期和（或）希望停用 POP 或含铜 IUD 以减少出血[20, 24]。

十七、心脏移植后的避孕

接受心脏移植的女性，由于免疫抑制药或伴随的药物治疗存在潜在致畸性、排斥反应的风险或移植功能是否足以支持妊娠而需要避孕咨询[141]。通常建议女性在移植和受孕之间至少等待 1 年[141]。然而，实体器官移植后的数月之内，生育力就可能会恢复，早在心脏移植后的数月内就妊娠的病例已有报道[142, 143]。对于接受简单移植的女性，任何一种避孕方法的获益可能都超过风险。但对于复杂移植（相关血管病变、急性或慢性排斥反应）的女性，考虑到对心血管疾病的影响，复方性激素避孕药属于第 3 类（UKMEC）或第 4 类（USMEC）[20, 24]。心脏移植管理指南建议在开始治疗之前筛查高凝状态的危险因素（明确的家族史或个体血栓栓塞病史），且由于 CHCs 会抑制 CYP-450 34A 通路，应监测免疫抑制药的血药水平[141]。屏障法由于使用失败率较高而无法提供足够的

预防作用，但建议用于预防性传播疾病。基于宫内节育器（含铜 IUD 或 LNG-IUD）极为罕见的避孕失败率或感染病例报道[144]，UKMEC 和 USMEC 均将其列为第 3 类[20, 24]。但目前有 200 多份报道指出，实体器官移植后应用 IUD 可成功预防妊娠，并且 IUD 在其他免疫抑制人群（如 HIV 人群）中也被认为是可接受的，因此，这是一个非常合理的选择[145]。LNG-IUD 的非避孕益处同样适用于移植后患者[145]。

十八、心律失常女性的避孕方法

心律失常的女性通常需要有效的避孕措施，因为胺碘酮等药物具有潜在的致畸性、需要行抗凝治疗及同时身患心脏病均会导致妊娠的高风险性。在动物模型中，雌激素调节钾离子通道。患有 2 型 QT 间期延长的女性产后风险升高[146] 及月经周期某些时候心律失常更为普遍，引发了其与性激素类避孕方法可能存在相互作用问题[147, 148]。在接受性激素治疗的绝经后女性中发现，雌激素可延长的 QT 间隔，而孕激素会抵抗 QT 延长[149]。对 3 万余名使用口服避孕药的女性进行 QTc 间期分析，第 1 代和第 2 代孕激素使用者的 QTc 间隔明显短于未使用者，而第 4 代孕激素使用者的 QTc 间隔则比非使用者长[150]。但是，几乎没有证据表明特定避孕药会引发高危女性的心律失常。Abu-Zeitone 等分析了 174 例长 QT 间期综合征、长期服用复方避孕药的女性，与初潮至 40 岁期间未用过口服避孕药的女性相比，心脏事件无显著差异。但有应用 DMPA 的女性表现为长 QT 综合征的孤立病例报道[151, 152]。尽管如此，USMEC 和 UKMEC 仍将长 QT 综合征女性应用 CHCs 归为第 4 类，将 DMPA 分为第 1 类[20, 24]。

使用含雌激素的避孕药的女性心率略有增加[153]，但单独使用雌二醇的女性则未见此现象[154, 155]。理论上，心率的增加会减少心肌灌注，促进心律失常。然而，这些研究中心率增加非常小，因此不太可能具有临床意义。

最重要的问题是在心律失常女性应用复方避孕药会增加血栓栓塞风险。患有孤立性心律失常（即孤立性室上性或室性异搏、室上性心动过速）的女性，可以使用复方避孕药。但如果有阵发性或永久性心房扑动或心房颤动，则使用复方激素避孕药要小心，因为这会增加血栓形成的风险（第 4 类）[21, 100, 156, 157]。关于新型直接口服型抗凝血药影响妊娠安全性的资料很少，但是这些药物确实可以通过胎盘[158-160]。对于有动脉栓塞风险的女性，尚无足够的研究能解决此问题，但对 EINSTEIN-DVT/PE 试验进行的事后分析表明，随机分组接受华法林或利伐沙班治疗的女性，接受性激素治疗（仅含雌激素）者与未接受者相比，复发性血栓栓塞事件的风险无统计学显著差异[161]。国际血栓形成和止血协会（ISTH）建议，在选定的患者中可以继续使用复方口服避孕药，认为抗凝治疗会有效抑制雌激素的促血栓形成作用，治疗期间应继续抗凝治疗[162, 163]。然而，这仅代表了一种专家意见，并不是普遍性指南，因此患者的治疗方法需要个体化[164]。

十九、结论

避孕是一个微妙问题，有时很难解决，其中涉及许多伦理道德和医学难题。避孕咨询应尽早开始，并应根据（计划外）妊娠的影响、不同避孕方式的风险和获益及个人偏好来选择。复杂病例将需要心脏病专家和产科医生的共同参与，高质量研究的缺乏意味着决策几乎都是基于专家意见而做出的。在许多情况下，仅含孕激素的 LARC 方法的易于应用性和有效性使其成为心血管疾病患者的优选。

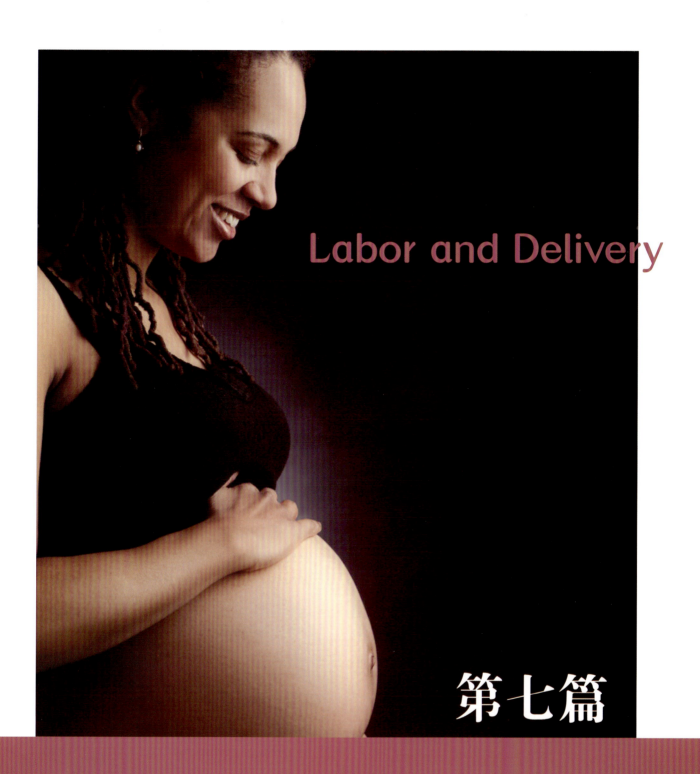

Labor and Delivery

第七篇

产程和分娩

第 35 章
心脏病患者的产程和分娩管理
Management of Labor and Delivery in a Cardiac Patient

Rohan D'Souza　Mathew Sermer　著
梁　琳　译　刘斐然　校

一、概述

在高收入国家，妊娠合并心脏疾病的发生率是 0.2%～4%，是孕产妇死亡的主要原因[1]。但是，妊娠合并心脏疾病仍然是一个证据相对缺乏的领域[2]，尤其是在产程和分娩管理方面[3]。尽管指南推荐大多数心脏病患者经阴道分娩[1, 4]，但这些女性剖宫产的可能性更高，剖宫产率为 20%～55%[3, 5]。这是因为临床医生对各种分娩方式观点各异，尤其是器械阴道助产[5, 6]，以及担心这些女性需要进行非计划性的剖宫产[7]。在本章中，我们回顾了分娩的生理过程及其对合并心脏疾病女性的血流动力学影响，并总结了与这些女性的产程和分娩管理相关的所有现存证据。

二、分娩的生理过程

（一）产程的阶段、分期和功能分区

分娩是胎儿和胎盘从子宫经阴道娩出体外的生理过程。它的特征是通过有疼痛感的子宫收缩，引起明显的宫颈消退（变薄）和扩张。产程分为三个阶段，并进一步细化分期和相应的功能分区，它们之间的关系在表 35-1 和

图 35-1 中进行了描述[8]。

1. 第一产程"宫颈消退和扩张的阶段"

该阶段开始于规律的子宫收缩，结束于宫颈的完全扩张（10cm）。第一产程进一步分为持续时间变化较大的潜伏期（到宫颈扩张 3～5cm）和持续时间变化较小且快速的活跃期。第一产程主要事件是宫颈的消退和扩张。但胎儿的逐步下降也贯穿其中，并且在宫颈扩张约 7～8cm 时开始快速下降。

2. 第二产程"胎儿娩出期"

此阶段从子宫颈扩张完成开始，到胎儿娩出结束，并进一步分为两个时期——被动下降期（从宫口开全到主动用力）和主动用力期，直至胎儿的娩出。从心脏生理学的角度来看，只有第二产程的主动期与心脏负荷增加相关，因为母体的屏气用力和 Valsalva 动作，能够引起显著的血压的升高和儿茶酚胺的释放。不同以往常常对"缩短第二阶段"错误的描述，如果因为心脏的因素，不宜或禁忌用力，那么应该延长第二产程的被动下降期，以使胎先露尽可能下降到较低的位置，直到可以用产钳或胎头吸引器助产，从而缩短第二产程，避免母体屏气用力和做 Valsalva 动作。

3. 第三产程"胎盘剥离和娩出"

该产程在胎儿娩出后立即开始，在胎盘娩

表 35-1　产程的阶段、分期和功能分区之间的关系

产程的阶段		产程分期			功能区	主要事件
阶　段	描　述	分　期	描　述	子分类		
第一产程	从规律子宫收缩到宫颈完全扩张	潜伏期	从宫缩开始到宫颈扩张 3～5cm	潜伏期	预备区	1. 足够频率、持续时间和强度的宫缩 2. 宫颈消退
		活跃期	从宫颈扩张 3～5cm 到开全 (10cm)	加速期		
				最大加速期	扩张区	1. 宫颈扩张 2. 部分胎儿下降
				减速期	骨盆区	
第二产程	从宫颈完全扩张到胎儿娩出	被动期	从宫口开全到主动用力	第二产程		1. 胎儿下降 2. 胎儿娩出
		主动期	从主动用力到胎儿娩出			
第三产程	从胎儿娩出到胎盘娩出					胎盘娩出

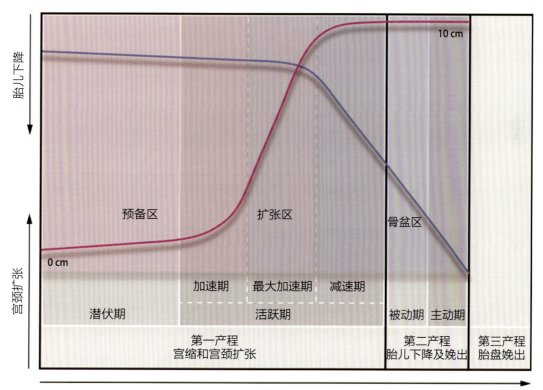

▲ 图 35-1　初产妇的分娩曲线描述了产程的三个阶段

产程根据宫颈扩张和胎儿下降曲线的预期变化分为三个功能区，预备区包括潜伏期和活跃期的第一部分（加速期）；扩张区包括活跃期的中间部分（最大加速期），骨盆区包括第三个部分（活跃期的减速期）和第二产程（引自 Cunningham et al. 2014 [8]，经 McGraw-Hill Professional Publishing 许可转载）

出后结束，并与心血管生理上的两种平衡作用相关。随着胎盘娩出和子宫收缩，血容量增加了约 500ml。与此同时，与分娩有关的出血，平均也为 500ml。

（二）产程持续时间

产程的特点是生物学差异很大。表 35-2 总结了初产妇和经产妇各个产程和时期的持续时间。第一产程的潜伏期变化最大，并且对外部因素的变化敏感，如镇静或硬膜外镇痛可能会延长产程时间，刺激子宫肌层（使用催产素）会缩短时间。它持续的时间不能代表总产程的时间或能否成功分娩。在产程活跃期，初产妇的平均宫颈扩张速度为 1.2cm/h，经产妇的平均宫颈扩张速度为 1.5cm/h。但考虑到产程模式的巨大差异，有人建议，活跃期初产妇的宫颈扩张应至少为 0.5cm/h，而经产妇为 0.8cm/h。同样，第二产程胎先露下降速度在初产妇中至少应为 1cm/h，在经产妇中应至少为 2cm/h。产程未能达到此最低标准（表

35-3），应评估产力（子宫收缩）、产道（可能的头盆关系不称）或胎儿（胎儿过大或胎位异常）并进行适当的处理。必须注意的是，在具有较高体重指数的高龄产妇中，区域镇痛的使用更为频繁，这些参数仅应作为参考。已发现硬膜外镇痛可以使第一产程活跃期延长 1h，主要是因为宫颈扩张速率的下降，在硬膜外镇痛孕妇中的宫颈扩张速率为 1.4cm/h，未使用镇痛的孕妇中为 1.6cm/h，这一差异虽然微小但却有显著的临床意义[9]。其他与活跃期延长相关的因素包括肥胖（增加 30~60min）[10, 11]和产妇惧怕分娩（约增加 45min）[12]。

三、临产和分娩过程中的心脏生理

临产和分娩使血流动力学的变化与常规妊娠期相比进一步加剧，包括心率、中心静脉压和心排血量的进一步升高（见第 1 章）[13-15]。这是由于焦虑、劳累、疼痛、子宫收缩、子宫

表 35-2 产程平均时间

产程阶段	产程分期	初产妇		经产妇	
		平均	正常上限	平均	正常上限
第一产程	潜伏期	8.6 h	20 h	5.3 h	14 h
	活跃期	4.9 h	11.7 h	2.5 h	6 h
第二产程		57min	2.5 h	18min	50min

表 35-3 评估产程进展

产程	产程分期	初产妇		经产妇	
		平均进展速度	最小期待进展速度	平均进展速度	最小期待进展速度
第一产程	潜伏期	多变	多变	多变	多变
	活跃期	扩张 1.2cm/h	扩张 0.5cm/h	扩张 1.5cm/h	扩张 0.8cm/h
第二产程		57min	下降 > 1cm/h	18min	下降 > 2cm/h

复旧及耗氧量增加 3 倍所致，并可以在感染和出血的影响下进一步加剧。通过镇痛和麻醉减轻疼痛和焦虑感可能会限制血流动力学变化和耗氧量的上升。

（一）第一产程和第二产程的血流动力学变化

除了交感神经兴奋（由于焦虑和疼痛）之外[14, 16]，每次子宫收缩时，来自子宫血窦的多达 400ml 的血液被迫进入体循环，导致中心静脉压、右心房压、心排血量和动脉压升高（图 35-2）。与分娩前水平相比，产程早期心排血量增加约 15%，宫缩时心排血量增加约 25%，主动用力时心排血量增加至 50% 左右[15]。局部镇痛可明显减轻这种波动[18]。随着第一产程进展，基础体循环动脉压升高，在子宫收缩期进一步升高。体循环动脉压的升高取决于子宫收缩持续时间和强度、分娩的体位及疼痛和焦虑的程度。每次子宫收缩期收缩压增加 15%～25%，舒张压增加 10%～15%。每次宫缩时出现的动脉血压升高表现为羊水、胸腔内静脉、脑脊液和硬膜外室压力的升高（图 35-3）。第二产程，挤压或向下用力对血压和心率的改变与 Valsalva 动作类似（图 35-4）；与仰卧位相比，这些变化在左侧卧位不那么明显。原因之一可能是妊娠期孕妇体位的改变可引起压力感受器敏感性的变化。如一项对血压正常孕妇的研究发现，仰卧位能显著降低调节心率的压力感受器的敏感性，但站立位时却没有此变化[23]。

（二）第三产程的血流动力学变化

必需意识到，无论分娩方式如何，心排血量的增加都会在第三产程到达峰值，主要因素是由于婴儿分娩后子宫胎盘床中的血液自体回输，次要因素是由于分娩后子宫对下腔静脉机械性压力的解除。一项研究比较了两组经阴道分娩的孕妇血流动力学改变，两组分别采用硬膜外阵痛和局部镇痛（宫颈旁和阴部阻滞），研究表明，尽管硬膜外镇痛减少了产前心排血量的增加，但在产后即刻，两组的心排血量均明显上升（60%）[18]。另一项比较了分别在硬膜外麻醉与全身麻醉下接受剖宫产的女性的血流动力学，心排血量在 15min 时达峰（硬膜外为 36.7%，全麻为 28%），30min 时（26.3%，17.2%），并在分娩后 60min 恢复至术前水平[24]。尽管心律降低了 15%，血压也保持不变，但由于每搏量增加，心排血量仍然保持较高水平[25]。必需指出的是，这两项研究无法比较经阴道分娩[18]和剖宫产[24]分娩升高的百分

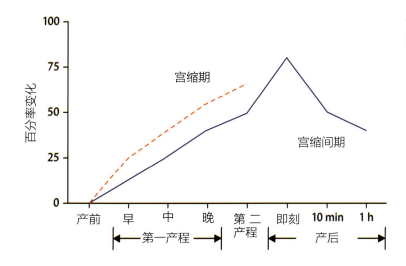

◀ 图 35-2 产程中心排血量的变化
引自 Bonica 和 McDonald 1994 的数据[17]

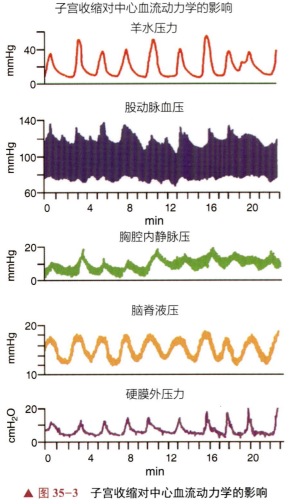

▲ 图 35-3　子宫收缩对中心血流动力学的影响
引自 Bonica 和 McDonald 1994[17]

率，因为前者是使用染料稀释技术和连续记录的光密度计进行的，分娩时采取仰卧位和截石位，而后者采用无创超声多普勒技术进行，采取左侧卧位。

（三）产后血流动力学解析

与妊娠相关的血流动力学变化在产褥期开始逐步恢复。早在产后 2 周，左心室大小和收缩力即明显降低，平均动脉压下降至孕前水平。产后 6 个月内，心排血量和全身血管阻力逐渐恢复至非孕期的水平，妊娠期血管外间隙积聚的液体通常也会消退[4, 15, 26]。

四、分娩方式

妊娠合并心脏疾病的女性应该在妊娠期尽早制定分娩计划，并由经验丰富的心脏病医生、妇产科医生、麻醉医生和新生儿科医生协作管理。并非所有合并心脏病的孕妇都在围产期具有较高的风险，因此必须在妊娠早期对围产期风险进行评估，包括将围产期心脏病事件发生的风险分为低 - 中危和高危，并在妊娠晚期再次评估。对于低 - 中危孕妇可以与正常孕妇同等管理，但高风险孕妇应在三级分娩中心

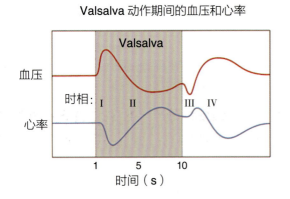

时相	1	2a	2b	3	4
胸腔内压力	上升	上升	上升	正常	正常
平均动脉压	上升	下降	上升	下降	上升
心率	下降	上升	下降	上升	下降
交感活动	下降	下降	上升	上升	上升
副交感（迷走）活动	上升	上升	下降	下降	上升

图表 1. Valsalva 动作

▲ 图 35-4　**Valsalva 动作期间的血流动力学变化，时相 1（动作开始），时相 2（用力阶段），时相 3（释放 Valsalva），时相 4：超射现象**
引自参考文献 [5, 19–22]。注意：上升和下降表示超过正常水平，而图表中上升和下降仅表示比上一个时相水平有所变化，不必超过或低于正常水平

就诊，并确保得到包括高危产科/母胎医学医生、心脏病/产科医生、麻醉医生、新生儿科医生、专业助产士、护士和危重症医学医生组成的多学科团队的诊疗[27]。产房中应该有分娩计划的书面记录，并且向患者提供一份副本，一旦早产，可以提供给其他分娩医院。

（一）有心脏适应证的计划性剖宫产

妊娠基于心脏原因而放弃阴道分娩的决定应该基于产妇分娩时心脏状况而个体化处理。在某些情况下，应考虑剖宫产（推荐等级Ⅱa，证据水平C）[1]，但鉴于证据水平较低，因此不应将此建议视为规定性的。其中包括①马方氏综合征和主动脉根部直径＞45mm；②急性或慢性主动脉夹层；③严重的难治性心力衰竭；④口服抗凝血药的机械性心脏瓣膜置换（以减少与经阴道分娩有关的胎儿颅内出血风险及无法接受局部镇痛）。此外，推荐对严重主动脉瓣狭窄的女性和患有严重肺动脉高压（包括Eisenmenger综合征）的女性（推荐等级Ⅱa，证据等级C）及主动脉根部直径40～45mm的马方综合征患者进行剖宫产（推荐等级Ⅱb，证据等级C）[1]，尽管这些女性中很多人有阴道试产的意愿。在考虑对患有肺血管疾病的女性进行剖宫产时，必须记住，对该人群实施剖宫产可能会使产妇死亡率增加1倍[28, 29]。尽管剖宫产可以避免与分娩有关的血流动力学变化，并且通常可以实施适当的侵入性和非侵入性血流动力学监测和管理，但它增加了静脉血栓栓塞、感染和产后出血，术后粘连和疼痛的风险，因为增加了胎盘植入、胎儿丢失、不育、再次剖宫产和进行子宫切除术的可能性，对未来的生殖能力产生负面影响[19, 30]。局部麻醉通常可行并且作为首选。尽管存在与插管和麻醉药相关的血流动力学不稳定的风险，某些患者仍需要全身麻醉。

（二）阴道分娩

为避免与剖宫产相关的风险，推荐将加以有效硬膜外镇痛的阴道分娩作为患有心脏病女性的首选分娩方式，因为它较少引起血流动力学参数的剧烈变化，并且引起出血、感染和血栓形成等母体并发症的风险较低（推荐等级Ⅰ，证据水平C）[1, 31]。相关证据来自于一项全球性前瞻性观察注册列表，2007年1月—2011年6月期间，收集了来自28个国家的60家医院的患有结构性心脏疾病孕妇的1262例分娩报道[5]。在这项研究中，有393例（31%）计划进行剖宫产，其中172例（44%）具有心脏相关适应证，869例（69%）计划阴道分娩。在计划进行剖宫产的孕妇中有53/393（13.5%）进行了紧急剖宫产，其中25例是由于心脏原因，如心力衰竭（13）、心律失常（5）、急性冠脉综合征（1）、缺血性脑血管事件（1），以及未具体说明的适应证（1），在计划阴道分娩的孕妇中143/869（16.5%）进行了紧急剖宫产。与经阴道分娩相比，剖宫产分娩的胎儿具有较小的胎龄（37周 vs.38周，$P=0.003$）和较低的出生体重（3073g vs. 2870g，$P<0.001$），但是围生期死亡率（1.1% vs. 2.7%，$P=0.14$）和Apgar评分（11.9 vs. 10.1，$P=0.45$）没有差异。对比计划剖宫产和紧急剖宫产，产妇死亡率（1.8% vs. 1.5%，$P=1.0$），产后心力衰竭（8.8% vs. 8.2%，$P=0.79$）或出血（6.2% vs. 5.1%，$P=0.61$）没有差异[5]。尽管无法从回顾性数据中得出明确的结论，但这项研究表明，对于没有明确的心脏或产科剖宫产适应证的心脏病患者，可以安全地尝试阴道分娩，即使临床情况恶化需要紧急剖宫产，其结局也并不比计划性剖宫产的女性差[3, 5]。在加拿大一项针对566名女性的大型前瞻性研究中，分娩方式与围产期心脏事件的发生率之间没有关联（阴

道分娩与剖宫产分娩的比例分别为 3% 和 4%，$P=0.46$）[24]。

1. 与健康孕妇相比，围产期风险最小的心脏病变

患有孤立或已修复的心脏病变且没有残留心脏功能障碍的女性被认为处于低 - 中度心脏病风险，可能无须转诊至三级中心分娩，并且可以与普通孕妇采取一样的管理方式，很少或几乎不需要修改围产期保健标准，除非具有预防感染性心内膜炎的潜在需求[1]。这些情况包括。

● 房间隔缺损或已修复的房室间隔缺损（无肺动脉高压或 Eisenmenger 综合征）

● 不伴左心扩张的小型的膜周部室间隔缺损和已修复的左心室功能保留的室间隔缺损。

● 单纯性动脉导管未闭

● 不伴重要残留的肺静脉异位连接

● 已修复的法洛四联症，无心脏功能不全

● 三尖瓣关闭不全，无心功能不全的证据

● 不伴发绀或心力衰竭 Ebstein 畸形

● 大动脉转位，已行动脉调转术

2. 需要阴道助产的心脏病变

患有某些心脏疾病的女性有可能在早期硬膜外镇痛下安全的分娩，并能耐受产后的血流动力学变化，但在第二产程的主动用力阶段，因为耗氧量的增加，回心血量及心排血量的降低，仍有发生严重的心脏事件的风险[4]。建议在这些运动耐量有限及严重的静脉回流或心肌收缩力受损的女性中[1, 32]，减少或完全避免主动用力。在这些情况下，硬膜外镇痛使第二产程的被动阶段可以延长，使胎头在骨盆内尽量下降，直至可以通过产钳或真空吸引器助产。传统上，只有 4 种情况被认为是主动用力的禁忌证：①严重的左心室流出道梗阻，如主动脉瓣狭窄，即使没有症状；②脆弱的主动脉，如伴有主动脉病变的二叶式主动脉瓣或主动脉缩窄；③肺动脉高压，包括 Eisenmenger 综合征；④与母体发绀有关的任何病变，或按纽约心脏协会（NYHA）分级，心功能为Ⅲ或Ⅳ级或射血分数 < 40%。此外，严重高血压的女性也可以考虑阴道助产（推荐类别Ⅱa，证据水平 C）[1]。尽管这些情况仅占心脏疾病患者的一小部分，但文献中报道的器械助产率很高[33, 34]。这可能是由于两个原因：①产钳和真空吸引器的使用比推荐的情况更为宽松；②错误地认为需要缩短第二产程，而实际上仅需要最小化或避免母亲在第二产程的主动用力，通常这样做是与第二产程被动阶段的延长有关[32]。尽管比较自由的依赖器械分娩，Robertson 等发现与匹配的对照组相比，Ⅲ度或Ⅳ度裂伤并没有增加（8/377 vs. 29/766，$P=0.14$）[33]。此外，在大体的产科人群中会阴创伤发生率较高，原因可能中包括使用产钳的熟练程度总体下降，在限制会阴侧切术方面的地区差异，会阴中切术的使用，以及器械助产的产科和心脏适应证的分类。当由于心脏相关适应证进行器械助产时，如为避免产妇屏气用力，往往是有计划性的位于出口部位的分娩，一般不会引起广泛的会阴创伤，与之相对，基于产科适应证的助产，如头盆不称或胎儿窘迫，往往较为困难，并且是非计划性的（有时需要旋转），胎儿在母体骨盆中的位置也可能比较高[32]。注意器械助产的适应证和时机、器械的选择、对会阴中切术更宽松的使用，以及通过使用模拟训练的产钳来提高熟练程度[35]，可能会减少在一些系列报告中较高的会阴创伤发生率。

五、分娩时间和临产

决定分娩的方式和时机要考虑的因素包括心脏病变的性质及计划分娩时患者的 NYHA 心脏功能状态和超声心动图检查结果。可以允

许许多患有心脏病的女性等待自然临产，特别是残余心脏病变极少并且心功能基本正常的女性[1, 36]。

引产

在患有心脏病的女性中，存在以下情况需要引产：①顾虑心脏和循环功能不足；②过期妊娠或其他产科适应证；③地理因素，以避免到达医院时间过长引起的分娩风险，并能够在所有医院服务均可获得的工作日分娩[1, 36]。引产的时机是个体化的，要考虑到心脏状态和胎肺成熟度，胎肺成熟度通过孕龄和（或）羊膜穿刺术确定。与先前的建议相反，现在有令人信服的证据表明，无论产次、引产适应证和宫颈成熟度，妊娠37周后引产会降低剖宫产率（推荐等级Ⅰ，证据水平A）[37]。

1. 引产方法

引产方法主要有三种：①羊膜穿刺术（人工破膜）±催产素；②前列腺素；③机械性方法。引产方法的选择主要取决于子宫颈的成熟度。最常用的评估方法是Bishop评分，包括4个宫颈参数，分别是宫颈管消退、宫口扩张、软硬程度和在骨盆中的位置及胎头的位置。如果子宫颈成熟，引产的理想方法是先行羊膜穿刺术，然后再使用逐渐增加剂量的催产素。不成熟的宫颈需要"促成熟"，以使其对子宫收缩更加敏感。

①羊膜穿刺术和催产素　虽然认为宫颈成熟时可以使用人工破膜引产，但应避免过早进行引产，特别是当胎头尚未能很好地与子宫颈贴合时，以防止在产程中因胎头位置在骨盆中移动引起脐带脱垂，这是产科急症之一，需要紧急剖宫产。单独的羊膜穿刺术或与催产素联合使用比单独的催产素引产要好[38]。使用催产素引产时，早期行羊膜穿刺术（1～2cm vs. 5cm）可以使产程减少4h，但可能与绒毛膜羊膜炎的

风险增加有关[39]。催产素具有抗利尿作用并引起液体潴留，因此应注意避免液体过多。孕妇的分娩计划包含对是否可以接受催产素引产的评估。理想情况下，催产素应该融入少量生理盐水中，通过注射泵输入，如每50ml盐水中加入10U缩宫素，从0.3～0.6ml/h（1～2mU/min）开始，以避免血管扩张，每30min增加1mU/min，直到引起足够的宫缩，最大速率为16mU/min。

②前列腺素　引产中一般使用两种前列腺素类似物-前列腺素E1（PGE1，米索前列醇）和前列腺素E2（PGE2，地诺前列酮）。前列腺素类似物被吸收到体循环中，可以降低全身血管阻力，降低体循环压力并提高心率[40]。这些变化可能对心力衰竭的女性有害，理论上可以增加患有心脏病的女性罹患冠状动脉痉挛的风险，降低心律失常的风险。这些效应在PGE2中更为常见，因此首选PGE1[41]。除心血管作用外，前列腺素有1%子宫过度刺激的危险，这可能会引起胎儿急性缺氧，而必需实施伴有相关风险的紧急分娩。通常使用β拟交感神经药来治疗过度刺激，但这些药物可引起心动过速和心律失常。

③机械性引产方法　由于担心促宫颈成熟药物潜在的不良反应，在一些心脏病女性中更倾向于选择包括Foley导尿管及Laminaria棒等非药物性方法，特别是在系统血管阻力和（或）血压下降会引起损害的发绀和心力衰竭患者中[1]。然而，理论上，利用异物引产存在感染的风险。

2. 妊娠34周前引产

如果计划在妊娠34周之前引产，则应考虑产前使用皮质类固醇（肌注倍他米松12mg，首次给药后24h重复给药1次）。在心脏功能严重受损的情况下，药物相关的液体潴留可能导致心力衰竭，需要考虑预防性使用利尿药。

六、心脏病患者的分娩管理

（一）产妇体位

在仰卧位，妊娠子宫压迫下腔静脉会降低静脉回流和心排血量，而实际上，子宫压迫远端主动脉及其分支会导致动脉压升高更大[42, 43]。宫缩时，仰卧位心排血量增加约 15%，而侧卧位仅增加 8%[43, 44]。侧卧位与静脉回流受阻或全身动脉压升高无关。对于患有阻塞性病变及心排血量增加存在风险的女性，选择侧卧位或"支撑"体位进行分娩是有益的。患有缩窄性心包炎、肥厚型心肌病等女性患者，以及依赖前负荷进行 Fontan 循环的女性，可能无法承受仰卧位。最常见的分娩位置包括截石位（仰卧、双腿抬高）或将腿放在脚蹬上的支撑体位。前者在心排血量增加可能与不良心血管并发症相关的情况下尤其不可取。侧卧位或支撑体位适合大多数女性。

（二）产妇监测

产妇血流动力学监测的类型取决于心脏病的严重程度，计划分娩的方式，可获得的技术经验和个人喜好，并要记录在分娩计划中。

1. 基础无创监测

欧洲心脏病学会建议，把间断的无创性血压，通过心电图（ECG）记录的心率和血氧监测作为监测的基本最低标准[1]。但是，大多数患有心脏病的女性分娩时出一般不会出现氧合不足的现象（如 ASD 已修复且未出现渗漏的女性，轻度至中度反流性病变不合并心力衰竭和（或）心律失常的病史，以及心脏功能正常的女性）。这些女性可能无须脉搏血氧仪即可进行常规监测下分娩。必须牢记监测的局限性，如脉搏氧饱和度仪不是通气的监测器，因此通过氧气"治愈"的低动脉血氧饱和度有可能使工作人员安心而忽视了即将发生的呼吸衰竭[45]。对于妊娠期间有症状的患者及有严重心律失常史（如室性心动过速、心房颤动和心房扑动）的患者，建议进行连续 ECG 监测（如通过遥测）。此外，对于有心律失常史的女性和有严重心律失常风险的女性（如心室功能减退的女性），也可以考虑使用。

2. 侵入性血流动力学监测

动脉置管是基本监测基础上一种相对简单的补充，可提供血压和心率的逐次测量，并有助于监测体液转移和失血，并提供血液采样的途径。当自动外部血压计甚至脉搏血氧仪无法提供准确的数据时，它仍可以低血压期间提供可靠的信息。患有梗阻性病变的女性，尤其是中度至重度 AS 的女性可能会受益于在分娩中使用动脉置管。决定是否插入中央静脉导管时必须平衡监测和评估女性体液情况趋势的潜在益处，同时要知道这些测量结果并不能很好的反映真实的容量状态和左心功能[46]。此外，导管置入引起血管损伤、气胸、心内膜炎和复杂栓塞的风险很小。可能受益于中心静脉导管置入的女性，包括患有严重心肌病、严重的二尖瓣狭窄和心力衰竭风险增加的女性。肺动脉导管可以半连续测量心排血量，右心房和肺动脉的压力及混合静脉血氧饱和度。它还可以评估右心室容积和射血分数。但是，必须在获得测量值以指导治疗的益处与放置的风险之间做权衡，尤其是在患有心脏解剖异常和术后单心室循环（如 Fontan）的患者中，这些患者可能没有通过右心房直接进入肺循环的路径[47]。在有心脏内或心脏外分流的患者中，肺动脉导管的使用受到限制（用于测量心排血量），因为用于计算心排血量的热稀释方法本质上存在缺陷。此外，肺动脉导管的使用可能会诱发威及生命的心律失常、感染、出血、肺梗死或动脉破裂[48]。尽管使用 Swan-Ganz 肺动脉导管大多是安全的，但并不保证完全无害[49]。在某些中心，Swan–Ganz 肺动脉导管用于病变严重且功能分级较差的患者（见第 2 章），但使用它们是否会改变治疗计划仍然有待讨论。随着妇产科医师、心脏病学家和麻醉学家对心脏病患者的分娩管理越来越满意，随着时间的推移，许多中心对它们的使用逐渐减少，许多中心根本不使用它们。

3. 无创心排血量监测

经食管超声多普勒监测心功能相对无创，可快速估计每搏量和心排血量，但对于清醒的女性常规使用而言非常不舒服[50]，并可能始终低估了先兆子痫女性的心排血量[51]。脉冲波形分析可通过对脉搏波的分析对心排血量进行连续的监测，能显示心排血量和每搏量变化的趋势 - 是进行液体反应性监测的良好标记，在对容量变化敏感的女性中，过多或过少的液体输入都会损害心脏输出并使组织灌注恶化。它是微创的，具有更快的反应时间和更强的每搏变化的追踪能力，并提供了可靠的预负荷状态证据，对心脏功能的洞察力并对液体治疗提供实时的指导[52]。尽管研究显示与其他更具侵入性的确定心排血量的方法有很好的一致性，但基于脉搏波形分析的设备可能更有效地用作趋势监测，而不是精准监测[53]，尽管被用作确定孕妇心排血量变化的研究工具[54]，其在妊娠期的仍未作为常规使用。其他无创监护仪正在研发中，但即使在非产科患者中也没有得到广泛使用或证明其准确性[55]。

在加拿大的一项大型研究中[56]，在 563 名分娩女性中，有 200 名（36%）没有进行特定的心脏血流动力学监测。在其余的 363 名患者中，有 270 名（74.4%）进行了连续的心电图监测，有 259 名（71.4%）同时使用了脉搏血氧仪。侵袭性的监测仅限于 83 条（22.9%）动脉导管和 54 条（14.9%）中心静脉导管，其中 14 条（3.9%）是肺动脉导管。肺动脉导管在 2000 年之前更常用（4% vs. 0.4%）。在进行计划性剖宫产的 94 名患者中，有 30 名（32%）使用动脉导管，9 名（10%）使用中心导管，其中 2 名（2%）同时使用了肺动脉导管[56]。

（三）胎儿监测

患有心脏病的女性妊娠被视为高危，建议使用连续电子胎儿心率监测以评估分娩期间的胎儿健康状况，如果发生不能使人放心的胎儿心率模式，则应及时进行干预[57]。

（四）氧气治疗

通常在分娩时使用氧气，尤其是在发绀女性中。但是，尚未证明对产妇的益处，并且尚不清楚产妇是否给予氧气及在何种程度上增加胎儿 PaO_2。经皮指尖血氧饱和度足以监测母亲的氧合作用[41]。

（五）经口摄食

一旦产程开始并使用了止痛药，胃排空时间就会明显延长。结果，摄入的食物和大多数药物残留在胃中，可能会被呕吐和误吸。美国妇产科医师学会建议在主动用力期间不吃固体食物，可以小口饮用清水，偶尔食用冰屑和使用润唇膏保湿[58]。

（六）液体平衡

以 60～120ml/h 的速度静脉输注晶体液可以防止脱水和酸中毒[8]。最近的研究[59]不赞成在常规生理盐水的基础上增加葡萄糖输注或输注较大容量（250ml/h vs.125ml/h）的等渗溶液[60]以缩短产程。应注意准确记录输入和输出的体液平衡，尤其是在有心内分流的女性及有心力衰竭风险的女性中。

（七）预防感染性心内膜炎

妊娠期间感染性心内膜炎总发病率为 0.006%，而患有先天性或瓣膜性心脏病的女性则可能高达 0.5%[61]。对 67 例可能存在选择偏倚的病例进行的回顾分析，发现孕产妇（22%）和胎儿（15%）的死亡率很高[62]。由于并不认为阴道分娩和剖宫产引起较高的菌血症风险，因此不建议常规使用抗生素预防感染性心内膜炎（推荐等级 Ⅲ，证据级别 C）[1, 63, 64]，除非有心脏金属植入物或既往有细菌性心内膜炎病史。实际上，来自于美国的一项遵循美国心脏协会感染性心内膜炎指南[20, 65]的变化趋势的研究，发现感染性心内膜炎病例并没有增加。但一些临床医生继续遵循 2008 年美国心脏病学会 / 美国心脏病协会成人先天性心脏病的指南，建议对某些高危患者［如使用修复材料或装置完全性修复先天性心脏缺陷的患者术后 6 个月内、未修复的发绀型先天性心脏病（包括那些有姑息分流和导管的先天性心脏病）、已修复的先天性心脏病、在修复装置的部位或邻近部位或修复的心脏瓣膜处有残留缺损］及先前有感染性心内膜炎病史的患者预防使用[66]。感染性心内膜炎的预防性治疗最好根据危险因素和现有指南进行个性化处理[32]。必需考虑到，在剖宫产或治疗绒毛膜羊膜炎之前，约 50% 的孕妇在分娩过程中接受了抗生素预防 B 组链球菌。需要在使用感染性心内膜炎预防性药物引起的抗生素耐药性和过敏反应的微小风险与感染性心内膜炎的可能发生的后果间寻找平衡。如果有适应证，应在计划剖宫产前 30min 或在分娩过程中胎膜破裂时或在主动用力时期，给予抗生素[4, 66]。

（八）预防 B 组链球菌（GBS）

在北美，在妊娠 35～37 周时用直肠阴道拭子筛查 GBS。建议对直肠阴道 GBS 培养阳性的女性、妊娠合并 GBS 菌尿的女性及先前分娩过 GBS 感染的新生儿的女性或具有以下任何一项的女性使用抗生素，以预防 GBS 感染，如＜ 37 周的分娩、胎膜破裂≥ 18h 或产时体温≥ 38.0℃[67]。

（九）抗凝治疗

由于妊娠期子宫的对下腔静脉的压迫导致下肢静脉回流受阻，并且维生素 K 依赖性凝血因子的增加和游离蛋白 S 的减少而导致高凝状态，妊娠与血栓风险增高相关。妊娠合并心脏病的女性怀孕期间发生血栓栓塞的风险增加。上文引用的一篇回顾性研究发现，在 688 例先天性心脏病女性的妊娠中血栓栓塞事件的发生率为 2%[61]，而在无并发症的妊娠中预期发生率为 0.05%～0.10%[68]。高凝性问题在因为人工心脏瓣膜、房性心律失常、全腔肺动脉吻合术（Fontan）或血栓栓塞事件史而有血栓形成风险的女性中尤其重要。围产期的抗凝治疗方法见表 35-4。

（十）第三产程管理

对第三产程的积极管理，包括使用催产素来减少产后出血（PPH）的发生。然而，催产素会导致负性肌力（心脏收缩力降低）和变时性（心率降低），血管扩张和低血压[70, 71]。在健康女性中，催产素在静脉推注 10U 后 30s（由于周围血管舒张）导致动脉血压略有降低，然后由于自体血液回输、心排血量增加（5～10U 后 60s 和 5U 后 120s）[21]。催产素对心脏也有直接作用，导致心脏收缩力和心率下降。这些影响可能对某些心脏病患者（如心内分流和严重阻塞性病变的女性）有害，导致严重的低血压，但很少导致心血管衰竭和死亡，当在缓慢静脉输注催产素的情况下，这

表 35-4　有机械心脏瓣膜的女性围产期抗凝治疗

母体抗凝方案	计划性分娩（阴道分娩或剖宫产）	降低母体出血风险	降低胎儿出血风险	产后建议
VKA	至少在分娩前2周停用VKA改为LMWH或UFH	剖宫产前使用凝血酶原复合物＋维生素K（1～2mg）	因为经阴道分娩较高的胎儿颅内出血风险推荐剖宫产如有必要，滴注凝血酶原复合物及维生素K至目标INR水平。	若不存在出血的顾虑，产后4～6h重新开始使用UFH，（[a]500U/h共6h，1000U/h继续使用6h，直至达到既往的aPTT目标范围）不同的中心重新使用VKA的时机不同，一些中心在患者出院前改为VKA，一些中心应用LMWH/UFH 5～7d后再逐步过渡为VKA以防母体出血
LMWH	分娩前36h最后1次使用，改为普通肝素输注约5000U，然后1250U/h，靶向aPTT为基线水平的2～3倍。在临产时或放置神经轴导管进行区域麻醉前4～6h停止UFH	考虑使用鱼精蛋白（注意：它只能部分逆转低分子肝素的抗凝血作用）	母体抗凝对胎儿无影响	

aPTT. 活化部分凝血活酶时间；INR. 国际标准化比值；LMWH. 低分子肝素；UFH. 普通肝素；VKA. 维生素 K 拮抗药
a. 仅建议使用的方案，本地方案可能有所不同
引自 D'Souza et al. 2016 [69]，经 Thieme 许可转载

种影响最小［10～40U 催产素输注超过 1～4h（＞0.16U/min）］。对于患有心肌病、肺动脉高压、阻塞性病变及有严重心力衰竭风险的女性，应考虑使用利尿药预防肺水肿。低血压可能会导致不良心血管事件的患者，如患有严重 AS 或 Fontan 循环，应考虑进行子宫按摩以防止出血过多。

产后出血的处理

出于多种原因，心脏病患者中产后出血更为常见 [72]。失血过多与母体心动过速和每搏量减少有关 [24, 73]。麦角生物碱具有 10% 的周围血管收缩和冠状动脉痉挛风险，因此在患有高血压或心肌缺血的女性中应避免使用。卡前列素（前列腺素 $F_{2\alpha}$）和米索前列醇都是有效的合成前列腺素，可有效引起持续性子宫收缩。口服或经直肠给予米索前列醇即使在高剂量下也不会影响母体心脏功能 [22]，而在血管内注射卡前列素会引起支气管痉挛，在心肌缺血和肺

动脉压升高的情况下禁忌使用 [40, 74]。机械性手法，如双手加压（短期内）、子宫加压缝合线和子宫内球囊填塞，都是药物的替代方法。

（十一）产后预防血栓

细致的腿部护理、弹力加压袜和早期下床活动是重要的预防措施，可减少产后血栓栓塞的风险 [36]。在妊娠合并发绀时，肝素会增强内在的凝血缺陷，并可能导致危险甚至致命的出血 [41]。因此，肝素应谨慎使用，并且仅限于确定为静脉血栓栓塞高风险的患者。这不适用于需要抗凝的人工心脏瓣膜患者。

（十二）产后孕妇监护

对于出现明显的产前或产时心律失常的症状或体征的患者，应在分娩早期开始进行遥测和侵入性心脏监测，并至少持续24h。那些在产前或产时有心脏失代偿的迹象，在资源有

限且由工作人员不熟悉心脏疾病治疗的非三级医疗中心分娩的患者，应视为高危，应考虑在重症监护病房中的监测 24～48h [4]。产后仍存在心力衰竭的风险，应继续进行频繁的临床评估，包括重新评估容量状态。分娩后第一天由自体输血引起的血液容量变化对左心室功能减退的患者具有不利影响，建议对高危女性密切监测心力衰竭的迹象数日 [1]。血管紧张素转化酶抑制药、利尿药和大多数 β 受体拮抗药在哺乳期不是禁忌，产后可重新使用 [75]。但是，尽管大多数心脏病患者都可以进行哺乳，但可能由于使用药物和心功能分级的严重下降成为禁忌。利尿药的使用会使产乳的过程复杂化。建议对高危女性分娩后进行常规超声心动图检查，尤其要注意患有马方综合征或主动脉瓣膜疾病女性的主动脉根。

七、产程和分娩中的特殊注意事项

（一）机械心脏瓣膜

建议计划阴道分娩前改用肝素（表 35-4）[1,69]。

● 至少分娩前 2 周应停止口服抗凝血药，使用剂量调整后的普通肝素（UFH），目标活化部分凝血活酶时间 ≥ 2 倍正常值或低分子量肝素（LMWH），给药后 4～6h 抗 Xa 活性目标值为 0.8～1.2U/ml（推荐等级 I，证据水平 C）（见第 7 章）。

● LMWH 应该在计划分娩之前至少 24h 用 UFH 代替。UFH 应该持续到计划分娩前 4～6h，如果没有出血并发症，则应在分娩后 4～6h 后重新开始使用。（推建等级 I，证据等级 C）

● 对于有瓣膜血栓形成高风险的患者，可以考虑选择计划性剖宫产，以尽可能缩短无口服抗凝血药的时间。如果临产时仍在口服抗凝血药，应进行剖宫产。（推建等级 I，证据等级 C）

（二）其他高危心脏病变的产程和分娩特殊注意事项

患有肺动脉高压、Eisenmenger 综合征、发绀型心脏病、左心室流出道梗阻、主动脉病变、心肌病、Fontan 循环和右向左分流的一组女性，其产时和产后并发症的风险增加。建议由三级中心经验丰富的多学科团队管理这些女性的产程和分娩，至少要连续监测心电图和脉搏血氧饱和度。表 35-5 [1, 4, 76, 77] 中总结了具体注意事项。

表35-5　高危心脏病变女性的特殊分娩和分娩注意事项

	肺动脉高压和 Eisenmenger 综合征	不伴肺动脉高压的发绀型心脏病	左心室流出道梗阻	主动脉病变 - 主动脉扩张或夹层病史	心肌病和心力衰竭	Fontan 循环	右向左分流
产程中除了持续心电图和脉搏血氧监测外具体的注意事项	1. 在分娩前 3 个月开始使用前列环素衍生物和西地那非等靶向治疗，并至少持续治疗至分娩后 3 个月 2. 考虑将吸入型一氧化氮与辅助供氧联合使用，因为它降低了肺动脉阻力，改善了肺血流量和氧合 3. 考虑侵入性动脉血压监测	1. 吸入补充氧气 2. 注意体液平衡，不足或超过负荷均存在风险 3. 在所有静脉导管上安装空气过滤器	1. 考虑中心静脉置管 2. 注意体液平衡，在舒张功能障碍的情况下难以耐受容量超负荷 3. 避免继发于因局部镇痛引起外周血管阻力下降的低血压		1. 注意体液平衡 2. 肥厚型心肌病分娩时应使用 β 受体拮抗药加以保护	1. 考虑穿刺力杯以避免静脉淤滞 2. 注意体液平衡 - 过度使用晶体可能导致心力衰竭，因为容量减少会降低中心静脉压，并干扰血液流经腔静脉房肺连接 3. 如果发现分流，应使用静脉空气过滤器	1. 持续的脉搏血氧测量来监测 SaO_2 的变化，它提供了对从右到左分流程度的连续评估 2. 使用可能过滤的血管导管，以防止可能的空气栓塞 3. 维持体循环压力对维持体循环和肺循环的血液流动平衡至关重要，因为从右到左分流的增加可能会导致低氧血症，增加母婴死亡的风险
除了早期增量的区域镇痛和痛外镇痛和麻醉的具体注意事项			避免局部镇痛和麻醉时周围血管阻力下降引起的低血压	马方综合征患者可能有严重的脊柱侧弯和硬膜外镇痛困难	左心室流出道梗阻的严重程度将决定是否可以接受区域镇痛和麻醉	当需要全麻时，通气应采用较低气道压力	
心血管疾病的适应证和 CD 中的具体注意事项		在 CD 时避免卵子宫外置以预防空气栓塞	一些指南建议对严重的 LVOT 梗阻，尤其是 NYHA III/IV 级或严重的肺动脉高压患者采用全麻以行 CD，即使进行了药物/手术治疗。但是，经过精确的局部镇痛，使用更少的局部麻醉药物，更多的芬太尼，并辅以阴道助产也可以考虑经阴道分娩	1. 主动脉根部> 45mm，不论病变类型 2. 早期 CD 对 Ehlers-Danlos IV 型主动脉夹层可在不扩张的情况下发生 3. 主动脉直径指数> $27mm/m^2$[a] 的 Turner 综合征早期应行 CD 4. 妊娠期进行性主动脉扩张的患者，在获得胎儿生存能力后进行主动脉修补术后紧急行 CD	一些指南建议顽固性心力衰竭心肌病女性，围产期行 CD；然而许多人倾向于局部镇痛（辅助）阴道分娩		

（续表）

	肺动脉高压和 Eisenmenger 综合征	不伴肺动脉高压的发绀型心脏病	左心室流出道梗阻	主动脉病变 - 主动脉扩张或夹层病史	心肌病和心力衰竭	Fontan 循环	右向左分流
引产的适应证	除了血流动力学不稳定，NYHA 功能状态 Ⅲ 或 Ⅳ 或射血分数 <40% 阴道助产的适应证。在所有肺动脉高压的情况下，包括 Eisenmenger 综合征。血流动力学不稳定，药物治疗无效。	血流动力学不稳定，药物治疗无效。	1. 严重的左心室流出道梗阻，尤其是主动脉瓣狭窄，即使无症状。 2. 主动脉缩窄 3. 严重的高血压	无论何种病变，主动脉根部直径 40～45mm			
产后具体注意事项	1. 产后利尿，防止右心室容量超负荷 2. 权衡静脉输注普通肝素产后出血的风险，尤其在发绀的患者，因为其固有的出血倾向 3. 延长住院时间，至少 1 周	1. 早期活动和弹力加压袜，以防止血栓栓塞 2. 密切监护 24～48h 3. 审慎的使用利尿药，以防血液浓缩	催产素可引起低血压，心律失常和心动过速，只能缓慢地注射			1. 在心室功能异常或房室瓣膜反流的女性中产后利尿 2. 避免在产后出血的情况下使用前列腺素 F 类似物 3. 注意产后补液 4. 考虑在重症监护室监测 24～48h	

CD. 剖宫产；SaO$_2$. 全身动脉血氧饱和度；LVOT. 左心室流出道；NYHA. 纽约心脏病协会

a. 由于身材矮小，在 Turner 综合征中，必需根据体表面积评估胸主动脉直径

引自参考文献 [1, 4, 69, 76]

第 36 章
引产用药的心脏效应及产后出血的防治
Cardiac Effects of Drugs Used for Induction of Labor and Prevention and Treatment of Postpartum Hemorrhage

Mark R. Johnson　著

梁　琳　译　刘斐然　校

一、宫缩药的使用

宫缩药在产科中广泛应用于终止妊娠，引产和（或）促进产程，以及预防或治疗产后出血（PPH）。在终止妊娠的情况下，前列腺素可与米非司酮联合使用以诱发流产，或可单独使用对未成熟的子宫颈进行预处理，以便后续外科手术终止妊娠。通常，终止妊娠使用的剂量高于引产时使用的剂量，后者的目的是引起足够的子宫收缩以实现经阴道分娩而不损害胎儿的健康。因此，以引产为目的时，宫缩药的剂量较低，并且缩宫素的剂量逐步增加，应避免子宫过度刺激和胎儿窘迫。在预防 PPH 时，使用的剂量较高，目的是促进胎盘的娩出并降低 PPH 的风险。在这种情况下，使用宫缩药将输血的风险降低了 3 倍。在 PPH 的情况下，患者的状况不稳定，需要积极处理以防止进一步的失血。经常会高剂量的联合使用多种药物，这些是强效的药物，经常会引起严重的不良反应，对于患有心脏病的女性来说，可能会危及生命。

二、终止妊娠

在高剂量的前列腺素被应用于终止妊娠的过程中，出现了一些不良心血管事件的病例报道。1 例 32 岁，体质量指数（BMI）为 32 的吸烟者，应用米索前列醇（800μg），引起了严重的低血压和冠状动脉缺血，使用麻黄碱后两种症状均得以缓解，提示低血压为可能的病因[1]。另 1 例描述了静脉输注硫前列酮（500μg/h）应用于孕 24 周的死产，导致了冠状动脉痉挛和心肌梗死[2]。另有 2 例报道与阴道使用 1mg 的吉美前列素有关[3]。第 1 个病例，出现血压急剧下降，最终导致心室颤动。在复苏以后，超声诊断为心脏运动功能减退，血管造影发现左冠状动脉前室间支完全闭塞，而后通过血管成形术进行了治疗[3]。该患者还使用了麦角新碱，已知会引起冠状动脉痉挛和心肌梗死[4, 5]。在第 2 个病例中，患者因呼吸心搏骤停而晕厥，通过心肌酶诊断为心肌梗死，但随后的血管造影显示正常的血管发生痉挛累及了冠状动脉左旋支，该患者同时合并有缺血性脑卒中[3]。Schulte–Sasse 还提及了制造商尚未发表的与吉美前列素相关的 3 例不良心脏事

件 [3]。此外，文献中还有 2 例前列腺素给药后脑卒中的病例报道 [6, 7]。第 1 个病例中，患者单次口服了大剂量的米索前列醇（1800μg），导致左侧大脑中动脉区域发生缺血性卒中 [7]。第 2 个病例报道了阴道使用吉美前列素的两个不良反应——缺血性脑卒中和心肌梗死 [6]。Patel 等对 PGE1 的药理效应进行了探讨，低剂量时会引起血管收缩，高剂量时会引起血管扩张，并且 PGE 受体 EP3 的激活会导致钙的释放及包括磷脂酶和一氧化氮合酶在内的几种酶的激活，这可能会加剧脑缺血 [7]。这些不良反应出现的频率很低，在一组超过 16 000 名使用米非司酮和各种前列腺素类似物终止妊娠的女性中，仅发生了 4 例不良心血管事件、3 例严重低血压和 1 例心肌梗死 [8]。

在先前已合并心脏疾病的情况下，尚无不良反应的报道。一项孕早期和中期终止妊娠的病例系列分析中，包含了 65 例患有严重程度不同的心脏疾病（NYHA Ⅰ级或Ⅱ级 =58，Ⅲ级或Ⅳ级 =7）的女性，诊断包括风湿性心脏病（72%）、先天性心脏病（20%）和心肌病（8%）。在这些女性中，有 12 名使用了不同的前列腺素类似物，联和 [4] 或不联合使用 [8] 米非司酮，没有并发症发生的报道 [9]。高剂量米索前列醇（800μg）单药成功地应用于 1 例患有冠心病、有心肌梗死病史和病态肥胖的女性，且没有并发症发生 [10]。

在已知或疑似冠状动脉疾病的情况下，使用较低剂量的前列腺素或避免使用前列腺素都是明智的。就米索前列醇而言，低剂量 25μg/4h 单独使用可有效的应用于妊娠中期（90%）和妊娠晚期（55%）死产的引产 [11]，如果与米非司酮联合使用，效果可能更好。此外，米非司酮联合催产素输注几乎与米非司酮和米索前列醇的联合使用一样有效 [12]。

推荐

对于医学终止妊娠，米非司酮 200mg 联合米索前列醇（以 25μg/4h 开始）是有效且最安全的方法。如果该方案失败，则逐步增加米索前列醇的剂量可能是有效的。如果需要避免使用前列腺素，那么可以使用缩宫素输注来引产。

三、引产

对于患有心脏病的女性，阴道分娩是最安全的选择 [13]。产程自然发动是最好的方法，但最近的数据表明，在没有心脏病的女性中，妊娠 40 周引产可降低剖宫产的风险，并使死产率降低 50% [14]。当宫颈条件欠佳时，目前引产的选择是低剂量的前列腺素、米索前列醇（PGE$_1$）或地诺前列酮（PGE$_2$），或者机械性方法。两种前列腺素在用于引产的剂量下对心血管的影响最小。对于米索前列醇，比引产使用的剂量（25μg）的高出很多的剂量（600μg）对心血管系统亦没有影响 [15]。但是，没有进一步的来自于心脏病患者的数据来验证这些发现，此外，还有零星的与这些药物相关的冠状动脉痉挛和严重低血压的报道，但这些病例通常与比上述更高的剂量有关。据报道，地诺前列酮会引起严重的低血压，但只有在 PPH 时盲目地将其注入子宫肌层时才发生 [16]。但是，在系统性血管阻力下降有危害的情况下，应考虑其他引产方法，包括机械性方法，如 Foley 导尿管 [17] 或米非司酮 [18]。人工破膜和催产素的输入对患有心脏病的女性没有不利影响。

推荐

对于子宫颈条件欠佳的引产，低剂量的前列腺素是有效的，并且很少引起心血管不良反

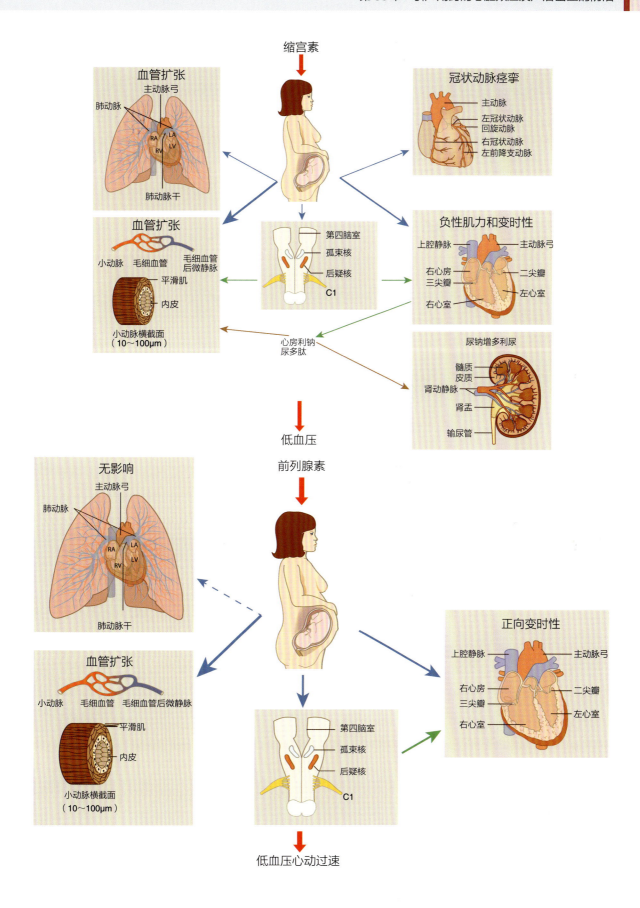

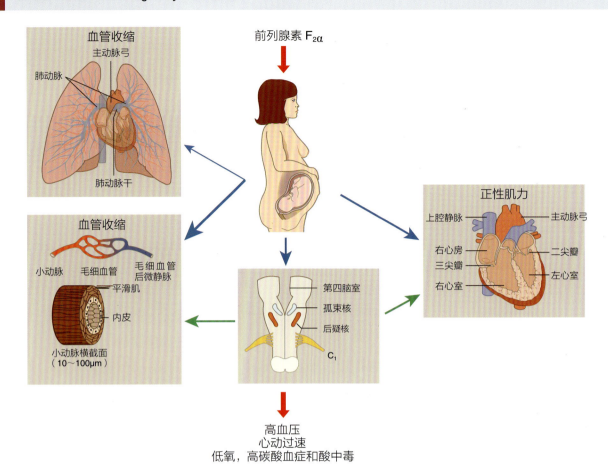

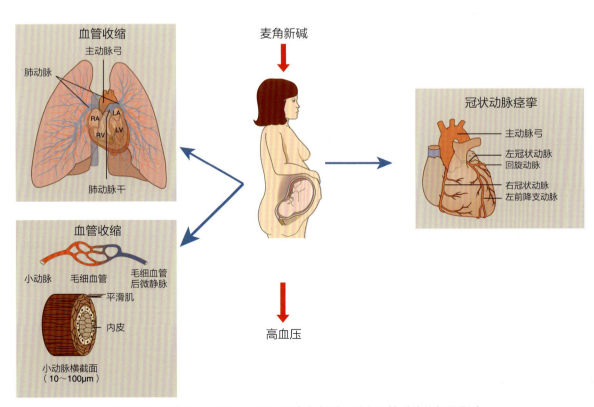

宫缩药（催产素、PGE2、PGF₂ₐ 和麦角新碱）对心血管系统的相关影响

箭宽度表示效应的强度；蓝箭表示直接效应，绿箭表示次级效应，棕箭表示三级效应；总的影响用红箭表示

C₁. 第一颈椎

应。替代方法包括机械性方法或米非司酮。对于子宫颈状况良好的患有心脏病的女性，人工膜破裂后催产素点滴是安全的。

四、第三产程

PPH 在阴道分娩时出血量 ≥ 500ml 而在剖宫产时 ≥ 1000ml 的情况很常见，发生率约 5%[2]。似乎发病率正在上升，可能与孕妇人口统计学特征的变化有关，年龄、肥胖率和合并症的都有所增加[19]。患有心脏病的女性似乎与一般人群有着相同的变化趋势[20]。患有心脏病的女性群体中，PPH 的发生率更高，总的发生率为 21%[21]，接受抗凝治疗的 PPH 高达 30%[22]，在某些特殊的病变（如 Fontan 循环）中甚至更高[21]。

在没有心脏病的女性中，缩宫素是最常用药物，单独使用或与麦角新碱联合使用[23]。在患有心脏病的女性中，由于担心这些药物对心血管的影响，缩宫素通常以较低的剂量使用，并且应该完全避免使用麦角新碱，除非认为心脏在结构上是正常的，如房间隔缺损封堵术后。缩宫素通常以 10U 肌肉注射的方式给药，当以 10U 快速静脉推注给药时，会引起胸痛、明显的低血压、心动过速和心肌缺血，同时伴有 ECG ST 段改变[24-26]。此外，单次静脉推注 10U 催产素可能导致肺动脉高压患者死亡[27]。静脉推注缩宫素比输注对心血管的影响更大[28]。在健康人群中，进行了缩宫素（5U）重复给药的效果研究，结果显示第 2 次 5U 缩宫素给药时对血流动力学产生的影响没有那么明显，说明内皮缩宫素受体的耐受性或脱敏性有所增加[18]。比较剖宫产后分别静脉注射 2U 与 5U 催产素发现，2U 和 5U 都可以有效预防 PPH，但 5U 剂量引起的低血压、心动过速和恶心患者更多[29]。

这些数据表明，应调整患有心脏病的女性催产素的剂量和给药方式。欧洲心脏病学会建议将 2U 催产素缓慢推注应用于心脏病女性的第三产程，但尚无支持的证据[30]。我们最近将单独的"低剂量"催产素输注［将 10U 催产素稀释于 500ml 生理盐水中，以 36ml/h 的速率持续 4h 以上（12mU/min）］与"低剂量"加上 ESC 建议在心脏病的女性中应用的方式，缓慢（超过 10min）推注 2U 催产素。我们发现，联合使用 2U 催产素可显著减少产后失血和 PPH 的发生率，并且不良的心血管事件（心律失常、胸痛和有记录的 ST 段改变）没有增加[31]。

小结

低剂量催产素输注［10U 催产素稀释于 500ml 生理盐水，以 36ml/h 的速率持续 4h 以上（12mU/min）］与缓慢（超过 10min）静脉内推输 2U 催产素联合应用对合并心脏病女性是安全有效的。

五、产后出血

对于合并心脏病的 PPH 的治疗具有挑战性。受损的心血管系统可能无法很好地耐受失血，这意味着较低水平的失血就有可能发生低血容量性休克，并引发更为严重的后果。另一方面，如上所述，许多常规用于治疗 PPH 的药物具有心血管不良反应。因此，一旦意识到 PPH，必须立即开始进行有效的双手子宫按摩及球囊填塞，然后尽早进行子宫压迫缝合。

子宫收缩乏力是 PPH 的最主要原因。它的有效管理需要快速但适当的反应，以平衡减少失血量的紧急需求和避免宫缩药的不良反应。缩宫素是主要的子宫收缩药，但如上所述，快速大剂量推注可产生明显的不良心血管作用。尚无患有心脏病女性 PPH 管理的相关依据，但是缓慢（5min）的推注 2U 似乎是有效且安全的。类似地，如上所述，大剂量米索前列醇与不良心血管效应有关。有限的证据表明，较低的剂量可能与较大的剂量一样有效，并且确定与较少的不良反应相关。一种可行的合理方法是，以 5～10min 的间隔重复使用 25μg 剂量，以找到每例病例的最低有效剂量。但是，已经有较大剂量被应用于心脏病患者，并且没有产生不良影响，如果失血明显，那么 200μg 可能是安全的。

两种在 PPH 管理中的关键药物应避免在患有心脏病的女性中使用，麦角新碱和前列腺素 $F_{2\alpha}$ 类似物。两者都有强效的血管收缩作用，并可能导致危险的高血压。它们的血管收缩特性也可能影响其他循环，包括冠状动脉循环，并可能诱发心肌缺血甚至心肌梗死 [4, 5, 32]；前列腺素 $F_{2\alpha}$ 类似物会引起肺血管收缩 [33]，在肺动脉高压的情况下可能会产生严重后果。该药物还可以在具有潜在的高血压倾向的女性中引起严重的系统性高血压，如在缩窄修复术后。在高血压未控的人群中，可能会引起血管夹层，已有相关报道发生于将麦角新碱应用于原本健康的女性进行 PPH 的治疗中 [34]，并且可能更常见于患有潜在主动脉病变（如主动脉瘤或马方综合征主动脉扩张）的女性。有趣的是，对已知有心律失常的患者进行的两项研究表明，前列腺素 $F_{2\alpha}$ 除了引起高血压外，还具有负性肌力作用和轻度抗心律失常作用 [35, 36]。但是，鉴于潜在的广泛心血管不良反应，在患有心脏病，尤其是冠状动脉疾病的女性中避免使用这些药物似乎是明智的。我们小组最近对患有心脏病的女性进行第三产程治疗的研究发现米索前列醇耐受性良好 [31]，但是该研究受到患者人数较少的限制。

小结

通常对重复低剂量静脉推注催产素（2U），低剂量米索前列醇（200μg）直肠给药具有良好的耐受性。应及早使用机械性方法，包括有效的双手子宫按摩、气囊填塞和子宫压迫缝合。

定义在不同情况下的最低宫缩药有效剂量是一个重要目标，这不仅对于已识别的心脏病的女性而言，而且还因为随着年龄的增长，怀孕人群中尚未被识别的心脏病的患病率正在增加，并且与更高的肥胖和其他合并症的发生率相关。目前，尚无公认的关于患有心脏病的女性宫缩药剂量的证据，尽管剂量过低与发病率增加有关，但剂量过高可能会带来严重后果。当前，当考虑在这类高危女性群体中使用宫缩药时，应以寻找最低的有效剂量为目标。